21世纪创新教材

急救医学

（第二版）

（可供临床医学、全科医学、急救医学、麻醉、儿科等专业使用）

主　编　许　铁　张劲松　燕宪亮

副主编　李小民　王振杰　李建国　徐　峰

编　委　（以姓氏笔画为序）

王兴田	徐州医科大学	王言理	连云港市第一人民医院
王振杰	蚌埠医学院附属医院	王厚清	徐州医科大学附属医院
叶　英	徐州医科大学附属医院	许　铁	徐州医科大学
任国庆	江苏大学附属医院	李小民	连云港市第一人民医院
李茂琴	东南大学附属徐州医院/徐州市中心医院	李建国	遵义医科大学附属医院
刘克喜	连云港市第一人民医院	陈玉玲	徐州医科大学附属医院
陈剑群	徐州医科大学附属医院	陈建荣	南通市第一人民医院
张　均	南京大学附属南京鼓楼医院	张青卿	徐州医科大学附属医院
陆士奇	苏州大学附属第一医院	纵雪梅	徐州医科大学附属医院
张劲松	江苏省人民医院（南京医科大学第一附属医院）	杜叶平	淮安市第二人民医院
姚爱明	徐州医科大学附属医院	徐　峰	苏州大学附属第一医院
顾　彬	泰州市人民医院	聂时南	中国人民解放军东部战区总医院
耿德勤	徐州医科大学	彭易根	南京医科大学附属江宁医院
韩　寒	徐州医科大学附属医院	燕宪亮	徐州医科大学

东南大学出版社

·南京·

内容提要

本书是由长期从事急救医学教学和临床工作的专家编写。一直以来，本书受到医学院院校师生和急诊医师的认可和欢迎。本书修订后，增加了许多新理论、新知识和新技术，使内容更充实，先进性、实用性和可操作性更强。本书共五十一章，主要介绍急救医学的概论，常见急症的病因、发病机制、诊断和鉴别诊断，重点介绍急救措施。本书还介绍了急危重症的监测、诊断和急救技术。

本书可作为高等医学院校临床医学各专业及麻醉专业教材，还可供临床各科医师参考。

图书在版编目(CIP)数据

急救医学 / 许铁，张劲松，燕宪亮主编. —2 版. —南京：东南大学出版社，2019.3（2024.1重印）
ISBN 978-7-5641-8301-1

Ⅰ. ①急… Ⅱ. ①许… ②张… ③燕… Ⅲ. ①急救 Ⅳ. ①R459.7

中国版本图书馆 CIP 数据核字(2019)第 027373 号

急救医学(第二版)

出版发行	东南大学出版社
出 版 人	江建中
社　　址	南京市四牌楼 2 号
邮　　编	210096
网　　址	http://www.seupress.com
经　　销	全国新华书店
印　　刷	南京工大印务有限公司
开　　本	787 mm×1092 mm　1/16
印　　张	38.75
字　　数	950 千字
版　　次	2019 年 3 月第 2 版
印　　次	2024 年 1 月第 4 次印刷
书　　号	ISBN 978-7-5641-8301-1
定　　价	88.00 元

* 本社图书若有印装质量问题，请直接与营销部联系，电话：025-83791830。

序

中华医学会急诊医学分会于1987年批准成立，从此急诊医学便正式成为临床医学中的一门独立学科，至今已走过了20多年，正处于盛年。回首望去，急诊（急救）医学从无到有、从弱到强，有了长足的进步，特别是在“非典”之后，更是进入了发展的快车道。但是，与医学科学的发展和现代社会对急救的需求相比，还远远不够。制约我国急诊（急救）医学事业发展的主要原因：一是急诊（急救）医学教育事业严重滞后，至今尚无完整的教育教学体系；二是急诊（急救）的专科建设特别是人才培养尚未得到足够的重视，从事急诊（急救）的医师绝大多数是“半路出家”；三是急诊（急救）知识的普及远不能适应急诊（急救）的需求，甚至在许多医学院校的教育教学体系中均未开设急诊（急救）医学的课程，公众急诊（急救）知识的普及更是无从谈起。这种现状自2000年终于被打破，这一年南京医科大学和徐州医科大学分别招收急诊医学和急救医学的本科生，急诊（急救）医学教育进入了新纪元。徐医的许铁教授、南医的张劲松教授是我省急诊（急救）医学领域中年轻的学科带头人，他们在完成繁忙医疗工作的同时，还潜心于急诊（急救）医学教育，并组织省内外急诊（急救）专业的同行编写了《急救医学》教材，我作为一名急诊（急救）战线的老兵感到无比的欣慰。最近，喜读许铁教授、张劲松教授编写的《急救医学》一书，我感到本书的编写思路明确、内容丰富、重点突出，贴近急诊（急救）工作的实际，是一本适用于我国急诊（急救）医学教学和临床非常有参考价值的教材，乐而为之序。

国际急诊医学联合会 理 事
国际人道救援医学学会 理 事
南京医科大学第一附属医院 终身教授

2010年1月

再版前言

本书于2010年出版以来，受到有关高等医学院校的师生和同道的高度认可和欢迎，有的院校还一直在使用本书。在此，我代表全体编者对使用教材的各院校师生以及选择本教材作为参考书的急诊急救同道们致以由衷的感谢！

本书第一版出版至今，已经度过九个春秋，急诊急救领域有了长足的进步，新技术、新理念在急危重症抢救、突发事件处置中广泛应用，急救医学作为一门新兴学科受到了有关部门、各级医院和急诊急救同行们的高度重视。我们于2014年就商定教材的修订再版计划，但是，由于近几年各类急危重症的诊疗指南如雨后春笋般不断出台，一等再等，延误了再版时间，恳请喜爱本教材的师生和同道谅解。

第二版教材共六篇五十一章。本书除保持第一版的特色外，更以急危重症和综合征为主线，强调病情评估和危险分层。与第一版教材相比，内容进一步充实完善，力求能全面反映最新指南的精神和专家共识的意见。此外，本书还根据部分专家的意见，将急危重症的监测与管理与急危重症的抢救技术分开，变为第5篇和第6篇两部分。这样，除了介绍传统的急危重症监测与急救技术，又介绍了最新的监测和急救技术，如POCT、床旁超声、体外膜式氧合技术等。尽管我们在编写过程中力求精益求精，但是，书中难免有不当之处，恳请广大师生和读者批评指正。

本书在修订过程中，徐州医科大学附属医院的花嵘、刘林、赵宁军、张轶、翟丽梅、陈令东、谢春雷、李聪、刘筱等医师参加部分内容的编写以及书稿的校对工作，我对他们的付出和奉献表示由衷的感谢！本书的修订得到了各位编者的大力支持，东南大学出版社也给予及时指导，在此谨向各位编者和东南大学出版社的编辑致以崇高的敬意！

许 铁

2019年1月10日于徐州医科大学附属医院

前　　言

随着现代医学科学的发展，以及现代社会的需要，各种急救技术、急救方法和设备不断进入临床，急诊医学也于1979年被正式承认为临床医学中的一门独立学科。我国的急诊（急救）医学起步于20世纪80年代初，进入21世纪后发展步伐不断加快。但是，我国急诊（急救）医学的基础十分薄弱，尤其是急诊（急救）医学教育严重滞后，急救知识和人才严重匮乏，已成为制约我国急诊（急救）医学事业健康发展的瓶颈。

现代临床医学的一个显著特点是分科越来越精细，这种模式在促进临床医学的发展和进步的同时，也限制了医学生和临床医生知识的扩展和思维。急诊（急救）医学是在综合和发展了临床各学科有关急诊的理论知识和技能的基础上，发展形成的一门临床学科，所涉及相关知识经常是各科医师均可能遇到的共同问题，如心脏骤停和心肺脑复苏术、生命支持和营养支持技术等。因此，在医学生和临床医师中开设急诊（急救）医学教育课程有其现实意义，编写一本适用于我国急诊（急救）医学教学和临床需求的《急救医学》教材也就势在必行了。

本书共45章，编写的思路是尽可能贴近急诊（急救）工作的实际，以急危重症或症候群为主线，突出横向联系，强调与临床各学科知识相互交叉和渗透；内容方面既重视基本理论、基础知识和基本技能，也尽可能反映新技术、新理论和新进展。由于在急救的临床实践中，几乎每天都能接触到各种各样的中毒事件，尤其是群体性中毒事件，其危害大，社会影响大，而有关中毒的知识是传统医学教学的盲点，本书用较大的篇幅（9章）介绍了常见中毒的急诊（急救）。急诊（急救）医学的特点是“救命救人”，所以急救技术的培训尤其重要，本书用10章分别介绍常见急危重症的监测、诊断和急救技术。

急诊（急救）医学是一门年轻的学科，涉及面广，内容浩瀚；而本书作者多为中青年教师，限于水平和能力，书中难免有疏漏和不尽如人意之处，我们在教学实践中会不断去修改、完善和提高。恳请急诊（急救）医学专业的同道和使用本书作为教材的广大师生提出宝贵意见。

许　铁　张劲松

2009年11月

目　　录

第一篇　绪论

第一章　绪论 …… (3)

第一节　急救医学的范畴与发展 …… (3)
第二节　急诊医疗服务体系 …… (4)
第三节　急诊病情评估及分诊 …… (14)

第二篇　常见急危重症的急救处理

第二章　发热 …… (23)

第三章　急诊常见的神经科问题与处理 …… (34)

第一节　急性头痛 …… (34)
第二节　眩晕 …… (39)
第三节　昏厥 …… (42)
第四节　意识障碍 …… (45)
第五节　癫痫持续状态 …… (49)
第六节　急性脑卒中的急诊处理 …… (52)

第四章　呼吸困难 …… (55)

第五章　急性胸痛 …… (61)

第六章　大咯血 …… (66)

第七章　急腹痛 …… (70)

第八章　心脏骤停和心、肺、脑复苏术 …… (78)

第一节　心脏呼吸骤停 …… (78)
第二节　心肺复苏术 …… (81)
第三节　脑复苏 …… (104)
第四节　心肺复苏有效指标和终止抢救的标准 …… (108)

第五节 死亡的有关概念 …………………………………………………… (109)
第九章 多器官功能障碍综合征 …………………………………………… (113)
第一节 概论 ……………………………………………………………… (113)
第二节 MODS 的发病机制 ……………………………………………… (114)
第三节 MODS 的诊断 …………………………………………………… (117)
第四节 MODS 的治疗 …………………………………………………… (122)
第十章 急性心律失常及处理 ……………………………………………… (126)
第十一章 急性冠状动脉综合征 …………………………………………… (144)
第十二章 高血压危象 ……………………………………………………… (159)
第一节 高血压危象的类型 ……………………………………………… (159)
第二节 高血压危象的治疗 ……………………………………………… (167)
第三节 高血压并发症及治疗 …………………………………………… (170)
第十三章 休克 ……………………………………………………………… (180)
第一节 休克总论 ………………………………………………………… (180)
第二节 低血容量性休克 ………………………………………………… (190)
第三节 分布性休克 ……………………………………………………… (194)
第四节 心源性休克 ……………………………………………………… (211)
第五节 阻塞性休克 ……………………………………………………… (214)
第六节 创伤性休克 ……………………………………………………… (215)
第十四章 急性肺水肿 ……………………………………………………… (221)
第十五章 急性呼吸窘迫综合征 …………………………………………… (225)
第十六章 急性肺栓塞 ……………………………………………………… (234)
第十七章 重症哮喘 ………………………………………………………… (246)
第十八章 急性胰腺炎 ……………………………………………………… (257)
第十九章 急性上消化道大出血 …………………………………………… (265)
第二十章 糖尿病急症 ……………………………………………………… (272)
第一节 糖尿病酮症酸中毒 ……………………………………………… (272)

第二节　高渗性高血糖状态 …………………………………… (278)
第三节　低血糖症 …………………………………………… (281)
第四节　乳酸性酸中毒 ……………………………………… (286)

第二十一章　内分泌急症 …………………………………… (289)

第一节　垂体前叶功能减退危象 …………………………… (289)
第二节　肾上腺危象 ………………………………………… (294)
第三节　甲状腺功能亢进危象 ……………………………… (297)
第四节　甲状腺功能减退危象 ……………………………… (300)

第三篇　急性中毒

第二十二章　急性中毒总论 ………………………………… (307)

第二十三章　急性常见药物中毒 …………………………… (325)

第一节　急性镇静催眠药物中毒 …………………………… (325)
第二节　急性对乙酰氨基酚药物中毒 ……………………… (330)
第三节　急性阿片类药物中毒 ……………………………… (331)

第二十四章　急性农药中毒 ………………………………… (334)

第一节　急性有机磷杀虫剂中毒 …………………………… (334)
第二节　急性百草枯中毒 …………………………………… (343)

第二十五章　急性灭鼠药中毒 ……………………………… (348)

第一节　毒鼠强中毒 ………………………………………… (348)
第二节　氟乙酰胺与氟乙酸钠中毒 ………………………… (352)
第三节　磷化锌中毒 ………………………………………… (354)
第四节　敌鼠中毒 …………………………………………… (356)
第五节　安妥中毒 …………………………………………… (357)

第二十六章　急性吸入性气体中毒 ………………………… (358)

第一节　一氧化碳中毒 ……………………………………… (358)
第二节　急性氯气中毒 ……………………………………… (362)
第三节　硫化氢中毒 ………………………………………… (364)
第四节　甲烷中毒 …………………………………………… (367)
第五节　天然气中毒 ………………………………………… (368)
第六节　液化石油气中毒 …………………………………… (369)

第二十七章　常见毒品中毒 …………………………………………………… (370)

第一节　总论 ………………………………………………………………… (370)
第二节　海洛因等毒品中毒 ………………………………………………… (371)
第三节　苯丙胺类毒品中毒 ………………………………………………… (375)
第四节　麦角酰二乙胺等致幻剂中毒 ……………………………………… (378)

第二十八章　食物中毒 ………………………………………………………… (380)

第一节　急性细菌性食物中毒 ……………………………………………… (381)
第二节　急性亚硝酸盐中毒 ………………………………………………… (386)
第三节　急性乙醇中毒 ……………………………………………………… (389)
第四节　急性毒蕈中毒 ……………………………………………………… (394)

第二十九章　急性强酸强碱中毒 ……………………………………………… (398)

第一节　强酸中毒 …………………………………………………………… (398)
第二节　强碱中毒 …………………………………………………………… (400)

第三十章　毒蛇咬伤中毒 ……………………………………………………… (402)

第四篇　意外伤害和创伤急救

第三十一章　中暑 ……………………………………………………………… (411)

第三十二章　淹溺 ……………………………………………………………… (417)

第三十三章　冻伤 ……………………………………………………………… (423)

第三十四章　电击伤 …………………………………………………………… (429)

第三十五章　创伤急诊 ………………………………………………………… (436)

第一节　创伤分类 …………………………………………………………… (436)
第二节　创伤急救原则 ……………………………………………………… (441)
第三节　颅脑创伤 …………………………………………………………… (443)
第四节　脊柱、脊髓损伤 ……………………………………………………… (459)
第五节　多发伤 ……………………………………………………………… (465)
第六节　创伤急救技术 ……………………………………………………… (471)

第五篇　急危重症的监测

第三十六章　急危重症的监测 …………………………………………………… (487)

第六篇　急危重症的诊断和抢救技术

第三十七章　急诊心脏电复律 …………………………………………………… (497)

第三十八章　紧急心脏起搏 ……………………………………………………… (501)

第三十九章　开放气道与机械通气 ……………………………………………… (503)

第一节　开放气道 ……………………………………………………………… (503)
第二节　机械通气 ……………………………………………………………… (512)

第四十章　心脏压塞和急诊心包穿刺 …………………………………………… (523)

第一节　心脏压塞 ……………………………………………………………… (523)
第二节　心包穿刺 ……………………………………………………………… (529)

第四十一章　胸腔穿刺和胸腔闭式引流 ………………………………………… (531)

第一节　胸腔穿刺术 …………………………………………………………… (531)
第二节　胸腔闭式引流术 ……………………………………………………… (532)

第四十二章　诊断性腹腔穿刺与腹腔灌洗 ……………………………………… (534)

第四十三章　急诊洗胃术 ………………………………………………………… (536)

第四十四章　血液净化 …………………………………………………………… (542)

第一节　血液透析和血液滤过 ………………………………………………… (542)
第二节　血液灌流 ……………………………………………………………… (546)
第三节　血浆置换 ……………………………………………………………… (547)
第四节　连续性肾脏替代治疗 ………………………………………………… (549)

第四十五章　高压氧在急诊医学中的应用 ……………………………………… (553)

第四十六章　体外膜肺氧合技术 ………………………………………………… (564)

第四十七章　主动脉内球囊反搏术 ……………………………………………… (576)

第四十八章　急诊介入治疗技术 …………………………………………………………… (579)

第四十九章　低温治疗技术 ……………………………………………………………………… (585)

第五十章　床旁即时检验(POCT)技术 …………………………………………………… (591)

第五十一章　床旁超声 ………………………………………………………………………… (595)

第一节　床旁超声心动图 ……………………………………………………………………… (595)
第二节　肺及胸膜腔 …………………………………………………………………………… (597)
第三节　腹部及周围血管疾病 ………………………………………………………………… (600)

主要参考文献 …………………………………………………………………………………… (603)

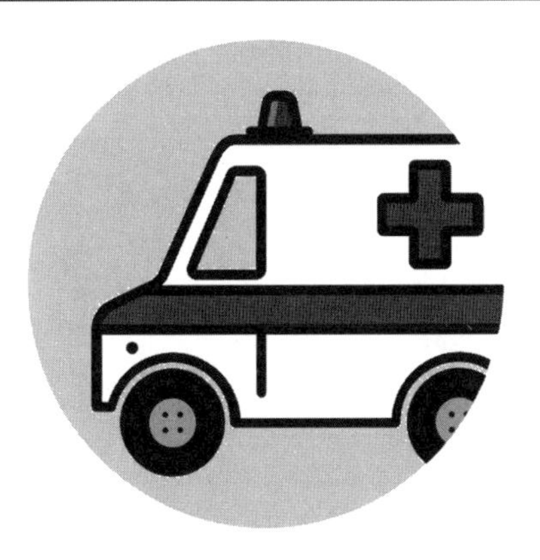

第一篇 绪论

第一章　绪　论

第一节　急救医学的范畴与发展

急诊医学是随现代医学的发展而逐步发展起来的一门新兴学科，1979 年国际上正式承认它是一门独立的学科。随着科技的发展，特别是医学科学的发展，以及社会的需要，各种急救手段和设施不断完善，急诊医学成为发展最快的学科之一。急诊医学涉及院前急救（现场急救、复苏和创伤学）、医院内急救、危重病医学、毒物学、灾害医学、急诊医疗服务体系管理学及急诊医学教学等。

急救医学从学科属性来讲，应归属于急诊医学，但从临床的观点来看，急诊并不等于急救，急救有其相对的独立性。科学技术的高速发展并与临床医学密切地结合，使临床以往所采用的应急措施和手段有了飞速的进步和质的变化，并已形成一定的系统性，急救的理论和实践也有了很大的发展，从而必然使其成为独立的学科。因此也可以认为，急救医学是专门研究急危重症伤病员病变突发过程中的相关临床变化，以及如何使用必要的设备、器材实施紧急处理，进行生命支持，集综合性、边缘性、理论性、技能性为一体的新兴学科。但也有不同看法，有人认为急救只是临床上采取的应急救治措施和手段，并不能单独成为一门学科。

急救医学研究的主要内容应包括：① 对急危重症伤患者如何能采用更迅速、更有效、更有组织的抢救措施和治疗手段；② 探讨能够减少并发症，降低伤残率和死亡率的新方法；③ 探讨与急救密切相关的基础理论，基础实验性研究和管理学等方面的问题；④ 以现代高科技为依托，促进急救器材、设施、药物的研究与改良；⑤ 探讨如何处理灾害医学中所遇到的问题。

现代医学的发展，临床学科分工越来越精细，尤其在大型医院表现更为突出，这种体制在一定程度上促进了临床医学的发展和进步，但又在一定程度上限制了临床医生的思维方式。急救医学与临床各学科知识相互交叉、相互渗透，具有明显的边缘性，许多与急救相关的知识不隶属某一专科所独有，如：心脏骤停和心肺脑复苏术，休克、心律失常、各种脏器急性功能衰竭、多器官功能障碍或衰竭的抢救，呼吸支持技术，水、电解质及酸碱平衡失调的处理，急危重症患者的营养支持等，这些是各科医师均可能遇到的共同问题。面对诸如床边或中心监测仪、人工心脏起搏器、人工除颤器、气管插管及气道管理、人工呼吸机、床边连续血液净化仪以及各种床边介入性治疗技术等现代化的治疗手段和设备，目前尚没有一个学科能很好地、完整地将这些先进的仪器设备使用知识和系统理论介绍给当今的医学生，急诊急救医学因适应这种医学需求应运而生，培养能够掌握机体生命器官综合救治知识和技能的医学生是急诊急救医学专业教育未来发展的方向。在目前实行以患者为中心和首诊医生负责制的前提下，临床医师掌握一定的急诊急救手段和方法，有重要的现实意义。

进入20世纪，一些边缘的医学领域不断加快了发展的步伐，急诊科的独立建制，危重病医学与加强监护病房(intensive care unit，ICU)的发展，院前急救("120")的创建，复苏学、创伤学、灾害医学、交通医学的发展，都面临着对急救手段和水平提高的需求。急救水平的高低不仅关系到伤病员的生命安危，也反映着一个国家、一个地区、一座城市卫生机构的组织管理水平，更显示着一所医院及其医护人员的基本素质和能力。急救中心或急诊科已成为医院的重要窗口。

国家卫生部在20世纪80年代初颁发了《关于加强城市急救工作的意见》和《城市医院急诊室(科)建立方案》两个纲领性文件。20世纪90年代以来ICU得到较快普及，相继成立了中华医学会急诊医学专业委员会和中国病理生理学会危重病医学专业委员会。特别是2003年"非典"以来，我国的急诊急救工作进入了快车道，在大中城市都设置了院前急救中心(紧急救援医疗中心)，信息产业部和卫生部联合公布了全国统一的急救电话"120"，为急救医学的发展创造了良好的客观条件。2016年8月19—20日召开的全国卫生与健康大会以及国家卫生计生委关于印发《突发事件紧急医学救援"十三五"规划(2016—2020年)》更是为急诊医学的发展提出了更高的要求。但是，我国急诊急救医学发展水平参差不齐，急诊急救工作还没有得到足够的重视，特别是急诊急救医学教育还处于非常落后的地位，如何培养大量能够熟练掌握急诊急救基本理论、基础知识和基本技能的新型急救医师队伍是急诊急救医学发展的一个紧迫任务，也是编写本书的宗旨。

第二节　急诊医疗服务体系

急诊医疗服务体系(emergency medical service system，EMSS)是近些年来发展起来的一种急诊急救医学模式。它主要由院前急救、医院急诊科急救和ICU急救等3个部分组成。三者既有明确分工，又相互密切联系，共同构成一个完整的急诊急救医学体系。完善的EMSS能确保在现场为急危重伤病员提供快速的、合理的、有效的救治，并将患者安全地转送到医院，使其在医院内急诊科和ICU得到进一步救治，为急危重症患者铺设了一条生命救治的绿色通道。EMSS的建立彻底改变了依靠传统式的由家属陪送患者上医院就医，或医师在医院等待患者上门就医的急诊急救模式，有效地降低了急危重伤病员的致残率和死亡率。

【各国EMSS发展概况】

目前世界上已有不少国家建立了EMSS，但发展极不平衡。其模式和投入的医疗技术力量也不尽相同，但均具有本国特色。

1. 美国　从20世纪50年代开始，有急救专业人员在现场进行科学、规范的救治和施行手术。美国于1966年制定国家公路安全法，该法责成运输部门建立EMSS，以提高一旦发生灾祸时的应急能力和现场急救水平。从此出现了急救医疗技术人员(emergency

medical technician，EMT）和急救医疗辅助人员（emergency medical paramedic，EMP）的培训课程，要求受训者至少接受40小时的培训，其中包括现场急救技术和操作技术。美国心脏协会提倡在公众中普及心肺复苏初级救生术（CPR-BLS）。迄今为止，全美已有5 000万人接受过此项培训，并形成阶梯式急救网：从第一急救者（现场“目击者”），到第二急救者（救护车内的EMT或EMP），再到第三急救者（医院内的医师）。这种阶梯式或“接力棒”式的急救措施使许多急危重伤病员获得了新生。

20世纪70年代后美国的EMSS得到了进一步的发展，1972年国会通过了加强急救医疗法案。此法案把全国分成300个急救区，统一急救呼救电话为“911”，并规定急诊事务由福利保健部管理。

2. 法国　是组建EMSS最早的国家之一。1956年巴黎首先组成一个急救系统，负责运送因暴发性脊髓灰质炎大流行的患者到Claude Bernard医院，并在那里建立了当时世界上第一个ICU，使一部分呼吸肌麻痹的患者得到救治。这一成功经验迅速推广到法国其他地区，并应用于公路交通事故伤员的救治。在此基础上，1965年发展成急诊医疗服务体系（法文称为SAMU）。

法国SAMU的特色是：① SAMU具有全球性；② 其院前急救由急诊专业医师负责；③ 具有部队化的组织形式和快捷反应能力。法国公民在世界任何地方发生意外，均可向该机构呼救；SAMU负责接受求助和呼救要求，并尽快给予合适的答复，从最简单的提供咨询到立即派出救护小组，包括必要时派遣直升机到现场抢救，并通过无线电通讯网络，使急救工作的各个环节全面运转。

法国SAMU执行的使命有4项：① 实施院前急救；② 对群体突发性事故医疗救援的领导；③ 医疗服务的社区化及大范围医疗救护的预测（包括制定预案）；④ 对医务人员（主要为急诊专业医师）进行高级急救培训，开展相关的科研工作等。

3. 加拿大　1960年开始急诊急救技能的训练，私人医生在开业前均需接受急救培训，经过严格的考试（笔试和口试）获得证书才能开业。目前，在加拿大医学院校中，大多开设急诊医学的课程并进行相关的训练，经考试合格者由急诊医学专家颁发证书。

4. 以色列　在全国范围内由政府基金资助建立EMSS，分4个行政区，共有12个调度中心控制全国45个急救站，有500辆普通型救护车和20辆监护型救护车。随车医务人员要接受1 600个学时的训练，包括创伤急救、生命支持等课程。

5. 中国　中国急诊急救工作真正得到重视是在20世纪80年代初。为了加强院前急救工作，卫生部曾于1980年10月颁发《关于加强城市急救工作的意见》，强调健全急救组织，加强对急救工作的领导，逐步实现急救现代化的重要性。1984年6月卫生部颁发《医院急诊科（室）建设的通知》，指出急诊医学已发展成为新兴独立学科，必须改革现行管理体制，把急诊工作提高到一个新水平。1986年7月又发出《关于加强急诊抢救和提高应急能力的通知》，提出必须加强对急诊薄弱环节的领导。我国的急诊急救事业虽然开展较晚，但各地的急救中心（站）如雨后春笋般建立起来，特别是2003年“非典”之后，各级政府投入巨资，建立健全了具有中国特色的院前急救网络（EMSS）。目前我国内地的院前急救模式主要有4种，即北京模式、上海模式、广州模式和重庆模式。尽管模式不同，但所履行的功能是一致的，即对急危重患者进行现场急救，给予最基础的生命支持，包括通气、心肺复苏、止血、包扎、固定、搬运及抗休克等，使患者的病情缓解、疼痛减轻、并发症减少，为进一步治疗提供有利条件。

我国医院内急诊急救工作也得到各家医院重视,大多数县级以上综合性医院建立急诊科,设有独立的急诊小区,并有固定编制的急诊医生。但大多数医院内急诊急救的运行模式还比较落后,急救技术和技能还有待进一步提高。

【EMSS的组成和功能】

EMSS主要由院前急救、医院急诊科急救和ICU急救等3个部分组成,确保为急危重伤病员提供现场救治和安全转送,确保急危重伤病员在医院内得到快速有效的进一步救治,为急危重症患者打造生命救治的绿色通道。

一、院前急救

1. 院前急救的概念　院前急救是指对急危重伤病员进入医院以前的医疗急救,它是EMSS最前沿的部分。

广义的院前急救是由现场目击者在发病现场对急危重伤病员进行急救以维持基本生命体征和减轻痛苦的医疗活动和行为的总称。狭义的院前急救是由有通讯、运输和医疗基本要素组成的专业从事院前急救的医疗机构,在现场和途中实施的医疗救治和监护等医疗活动。广义与狭义概念的主要区别在于是否有公众参与。一般所指的院前急救主要是狭义的。从事院前急救的医疗机构可以是一个独立的医疗单位,也可以依附在一所综合性医院之中。

2. 院前急救的重要性

(1) 从社会需求角度看:在日常生活或工作中,人们都有发生急性疾病或受到意外伤害的可能,如不进行及时有效的医疗救护,有可能导致一些本来有存活或有治愈希望的患者致残,甚至丧失生命。院前急救的重要意义就在于:在急危重伤病员的发病初期就给予及时、有效的现场抢救,维持患者的生命、防止患者的再损伤、减轻患者的痛苦,并快速地护送到医院进行进一步救治,为院内急救赢得时间和条件,减少急危重伤病员的死亡率和致残率。同时也减轻了患者、家属、同事的负担和精神压力,使他们从心理上得到安慰。

(2) 从医疗角度看:院前急救是整个EMSS最前沿的部分,是急救过程中的重要一环。现代医学告诉我们,猝死患者抢救的最佳时间是4分钟,严重创伤伤员抢救的黄金时间是30分钟;当遇有伤病员外伤出血、骨折、休克等均需在现场进行抢救,对心脏停搏的患者,相差几分钟就关系到患者的生死存亡。如果没有院前急救争取到这关键的几分钟,院内设备再好,医生的医术再高明,患者也难以起死回生。这是对"时间就是生命"的最好诠释。

(3) 从社会救灾角度看:院前急救也是整个城市和地区应急防御功能的重要组成部分。随着交通事故、火灾、化学毒剂泄漏和工伤矿难等意外事故的不断增加,地震、洪水、暴雨以及台风等自然灾害的不断发生,往往会造成人类生存环境的破坏与人员的伤亡。这就需要包括医疗救护、消防、交通、公安等组成的城市应急防御体系共同救援。一个协调的救援体系能使受灾造成的损失及影响降低到最低限度。同样,一个具有快速、有效功能的院前急救体系,可使人员的伤亡减少到最低限度。院前急救反映着一个国家、一个地区、一座城市卫生机构的组织管理水平和社会保障的程度。

3. 院前急救的特点　从社会学角度分析,院前急救具有社会性强、随机性强、时间紧急和流动性大等特点；从医疗角度分析，院前急救具有急救环境条件差、病种多样复杂只能以对症治疗为主、救护人员工作体力强度大等特点。

(1) 社会性强、随机性强：院前急救活动涉及社会各个方面，是整个城市和地区应急防御功能的重要组成部分，体现了很强的社会性。其随机性强则主要表现在患者何时呼救，重大事故或灾害何时发生往往是个未知数。

(2) 时间紧急：一有“呼救”必须立即出车，一到现场必须迅速抢救。不管是急危重伤病员，还是“一般”急诊患者，都必须充分体现“时间就是生命”，紧急处理、不容迟缓。紧急还表现在不少患者及其亲属心理上的焦急和恐惧，要求迅速送往医院的心情十分迫切，即使对无生命危险的急诊患者也不例外。

(3) 流动性大：院前急救流动性很大，平时救护车一般在本区域活动，而急救地点可以分散在区域内每个角落，患者的流向一般也不固定，它可以是区域内每一个综合性医院。如遇突发灾害事故等特殊需要时，可能会超越行政医疗区域分管范围，前往的出事地点往返距离常可达数百公里。

(4) 急救环境条件差：现场急救的环境大多较差，如地方狭窄难以操作，光线暗淡不易分辨；有时在马路街头，围观人群拥挤、嘈杂；有时事故现场的险情未排除，极易造成人员再伤害；运送途中，救护车震动和马达声也会影响诊疗工作。

(5) 病种多样复杂：呼救的患者涉及各科，而且是未经筛选的急症和危重症患者。

(6) 对症治疗为主：院前急救因无充足的时间和良好条件作鉴别诊断，故要精确治疗非常困难，只能以对症治疗为主。

(7) 体力强度大：随车救护人员到现场前要经过途中颠簸，到现场时要随身携带急救器材；如现场在高楼且无电梯时就得辛苦爬梯；如果现场是在救护车无法开进的小巷或农村田埂就得弃车步行；到现场后随车人员不能休息，须立即对患者进行抢救，抢救后又要搬运伤病员，运送途中还要不断观察患者的病情。上述每一环节都要消耗一定体力。

4. 院前急救机构的任务　院前急救主要任务有5个方面。

(1) 经常性的任务：平时对呼救患者的院前急救是主要的和经常性的任务。呼救患者一般分两种类型。一类为短时间内有生命危险的患者，称为危重患者或急救患者，如心肌梗死、窒息、休克等；此类患者占呼救患者的10%～15%，其中要进行就地心肺复苏抢救的特别重危患者的比例小于5%，对此类患者必须进行现场抢救，目的在于挽救患者生命或维持其生命体征。另一类为病情紧急但短时间内尚无生命危险的患者，如骨折、急腹症、重症哮喘等患者，称为急诊患者；此类患者占呼救患者的85%～90%，现场处理的目的在于稳定病情、减轻患者在运送过程中的痛苦和避免并发症的发生。

(2) 灾害或战争时的医疗救援：对遇害者的院前急救除应做到平时急救要求外，还要注意在现场与其他救灾专业队伍的密切配合，要确保自身的安全。若遇特大灾害或因战争有大批伤员时，应结合实际情况执行有关抢救预案。无预案时须加强现场指挥、现场伤员分类和现场救护，应区别不同情况，做到合理分流运送。

(3) 特殊任务时救护值班：指当地的大型集会、重要会议、国际比赛、外国元首来访等救护值班。执行此项任务要求加强责任心，严防擅离职守。

(4) 通讯网络中的枢纽：急救通讯网络一般由3个方面构成：一是市民与急救中心的联络；二是中心与所属分中心、救护车、急救医院(即EMSS内部)的联络；三是中心与上级领导、卫生行政部门和其他救灾系统的联络。在通讯网络结构中,承担院前急救医疗机构的急救网络承担着承上启下、沟通信息的枢纽任务。

(5) 提供急救知识:院前急救机构在平时可通过广播、电视、报刊等对公众普及急救知识,开展有关现场救护及心肺复苏的教育,以提高公众的急救知识。在急救时,院前急救机构可以为家属、事故现场的目击者提供简单有效的紧急救援知识,如正确的体位、气道开放、止血等。

5. 院前急救的内容　院前急救在现场和途中进行,其医疗和抢救不能完全用医院的各种医疗常规来要求。搬运和运输是院前急救不可分割的组成部分,也是院前急救的重要内容。

(1) 医疗:① 对症处理,给予退热、解痉、镇痛、止吐、止喘、止血等;② 各类创伤的止血、包扎、固定;③ 生命支持,保持气道开放,维持呼吸和循环系统功能。

(2) 搬运:采用安全、轻巧的搬运方法,尽快地把患者搬上救护车或病床。最常使用的是担架搬运,抬担架时应注意保持平衡,严防患者跌落。

(3) 运输:急救运输既要快速,又要注意平稳安全,运输时应时刻想着患者的病情。为避免紧急刹车可能造成的损伤,患者的体位和担架均应很好固定,医务人员和陪客应该使用安全带或抓牢扶手。患者在车内的体位应视病情放置,可以是坐位、头高(低)位或平卧位。脊柱伤患者应下垫硬板,骨折患者要防止因车辆剧烈颠簸造成疼痛加重,昏迷、呕吐患者应把头转向一侧,以防呕吐物阻塞呼吸道。

6. 院前急救的基本条件　一个健全、高效的院前急救应该符合如下要求:灵敏的通讯网络,尽可能大的通讯覆盖面积;布局合理、急救半径较小的急救网络;众多业务素质良好的医技人员;性能良好的急救车辆、急救器材、设备和配备合理的药品;良好的管理组织或指挥中心等。

(1) 灵敏、可靠的通讯网络:现代指挥通讯系统可以说既是院前急救的关键环节,同时也是 EMSS 的灵魂。院前急救机构应开设多门"120"急救专线电话,有无线通讯设备并设立专用频道,配备计算机、卫星定位系统等辅助装置,形成通讯网络。通过计算机辅助调度系统,确认呼救者的地点、病情,并根据车辆流程,自动调度距离现场最近的救护车驶至急救现场;运用卫星跟踪系统,实时监测各救护车所处的位置及状态,并在指挥中心的电子计算机屏幕上显示救护车的动态分布状况。每台救护车上都应配备有可与调度中心保持联系的无线或有线通讯设备,数据可经通讯网络传回到指挥中心的电子计算机上,并与医院急诊科实现信息双向交流。

为了保障紧急呼救通讯线路的畅通,在我国已统一规范"120"急救专线电话,"120"专线电话应配有自动录音装置;院前医疗救援中心还应在医院急诊科设置专线电话。

(2) 布局合理的急救网络:急救网络有两层意思:一是指一个地区应该有一个急救中心和急救指挥中心以及分布合理的急救分站,急救中心能够在短时间内下达指令,调集足够数量的救护车和急救人员迅速赶赴现场。二是指大中城市应建立"三级'接收医院(receiving hospital)'急救网络"。一般一级急救网络由城市一级社区医院和乡镇卫生院组成,可收治一般伤病员;二级急救网络由区、县级医院组成,可收治较重的伤病员;三级急救网络由市级综合性医院和教学医院组成,收治病情危重且较复杂的伤病员。

组建布局合理的急救网络的关键是急救半径要适中(不高于 5 千米)。其目的是当某地有紧急呼救时,救护车能以最快的速度到达伤病员身边,在急救人员经过对伤病员进行初步治疗处理后,能以最快的速度将伤病员送往合适的"接收医院"。

(3) 具有优秀素质的医护人员:从事院前急救的医护人员应有良好的职业道德与业务能力,掌握相关医学知识,具有较强的独立分析问题、解决问题的能力。应接受过严格的院前急救专业培训,能熟练掌握止血、包扎、骨折固定、搬运等技术;熟练掌握基础生命支持技术及常见急症的应急处理。监护型救护车则应接受更多的培训,如心电监测、呼吸管理、心脏电击除颤、抗心律失常等治疗措施。同时,还要有驾驶技术高超、心理素质好、接受过基本急救知识和技能培训的驾驶员。

(4) 必要的物质条件:性能良好的急救运输工具、急救设备、监测系统,以及必备的药物等是院前急救必备的物质条件。我国目前的急救工具主要为救护车,而先进国家已配备了直升机、救生快艇等更先进的运输工具。救护车是实施院前急救的重要工具,必须数量充足(平均每5万人配备一辆救护车)、性能良好,能快速启动和高速行驶,且具有较好的避震性能。同时,救护车上应配备必要的急救器材和设备及必备的急救药物。

(5) 良好的管理组织或指挥中心:主要与各医疗单位进行协调,起到组织管理的作用,为伤病员的院前急救提供可靠的组织保证。在发达国家现已形成了跨国的合作组织,建立了相关的机构。

7. 院前急救服务体系的基本模式

(1) 独立自主型急救中心(上海模式):独立自主型急救中心是直属于该地区卫生行政部门领导的,专门从事院前急救的医疗单位。一般都是独立法人单位,有属于自己的场地、建筑,有完善的急救通讯指挥系统,有专门从事急救的医务人员,有急救运输工具和急救设备和药品。能进行急救通讯、现场抢救、转运和途中监护一系列的院前急救活动。当急救中心(站)规模较大时,还设有宣传、教育、研究等机构,能进行院前急救技术的训练、教育和科研,能进行群众性急救知识的普及。

独立自主型急救中心是目前我国主要的院前急救模式,特点是专业化程度高,组织完善,管理成熟,指挥灵敏,应急能力强,能独立完成院前急救任务。

组织结构见图1-1:

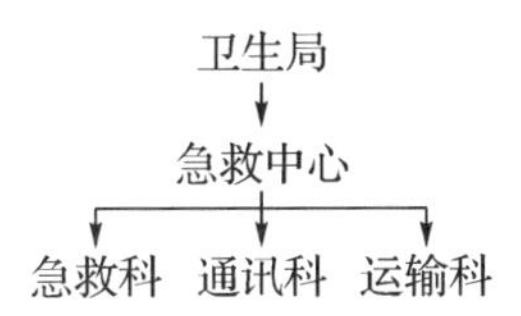

图1-1　独立自主型急救组织结构

(2) 依附医院型急救中心:在当地卫生部门领导下,选择当地一所大型综合性医院,建立一个承担院前急救任务的专业医疗单位——急救中心。有两种方式:

1) 急救中心和医院分治方式:急救中心与医院是平级关系,在人、财、物等方面互相独立。

组织结构见图1-2:

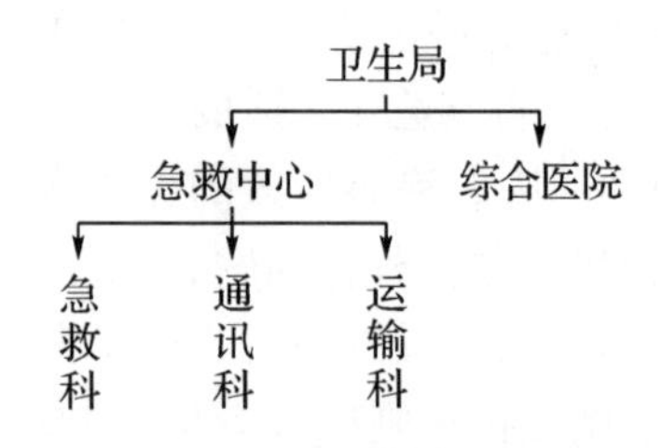

图 1-2 依托医院型急救组织结构

2) 医院管理急救中心方式:急救中心是医院的一个部门,在医院管理之下。

组织结构见图 1-3:

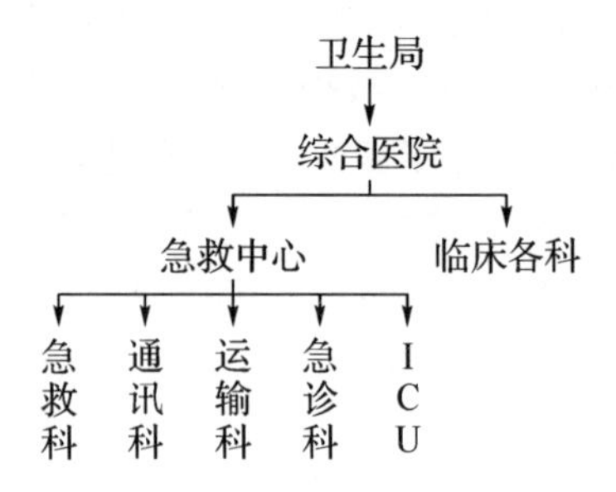

图 1-3 附属医院型急救组织结构

依附医院型急救中心由于设置在医院内,院前与院内医务人员可以进行交换,有利于医务人员业务水平的提高;同时还减少了急救中心与医院重复设置的行政管理部门。但采用医院管理急救中心方式,急救中心是在医院的整体管理之下,难免受医院管理的牵制。

(3) 综合自主型急救中心(北京模式):综合自主型急救中心是隶属于卫生行政部门领导,集院前和院内急救为一体的专门从事急救的医疗单位(独立法人)。在业务上设有院前急救和院内急救两个部分,既配备有院前急救的急救通讯、急救运输、急救医疗的设施、设备和人员,也配备有院内急救的设施、设备和人员,能独立地开展院前急救和院内急救工作。综合自主型急救中心规模较大,设有宣传、教育、科研等机构,能进行院前急救技术的训练、教育和科研,也能进行群众性急救知识的普及和教育。

由于把院前急救和院内急救集合为一体,有利于院前、院内医务人员交流,有利于急救水平的提高,有利于医疗急救的整体科研。最大的弊病是急救半径大,有争抢病员之嫌。

组织结构见图 1-4:

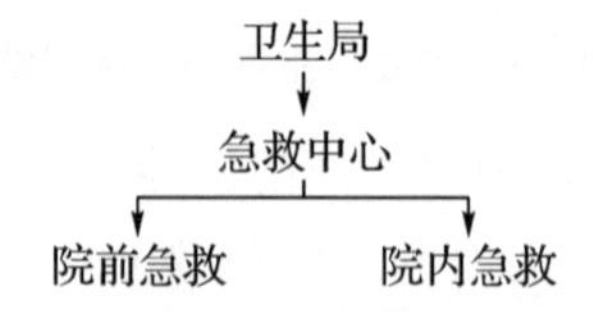

图 1-4 综合自主型急救中心(北京模式)

(4) 急救中心指挥型(广州模式):属于当地卫生行政部门领导的,仅有调度指挥功能的院前急救专业单位。

组织结构见图 1-5:

卫生局
↓
指挥调度中心
↓
各综合医院

图1-5　急救中心指挥型(广州模式)

急救指挥中心本身仅有急救通讯的设施、设备和人员。院前急救所需要的急救运输、急救医疗的设施、设备和人员,由上级卫生行政部门根据本地区医疗整体规划和急救网络建设要求,指定所在地区的综合医院承担。该医院提供并管理院前急救运输、急救医疗的设施、设备和人员。急救指挥中心负责调度指挥各医院的院前急救资源,对医院急救资源的管理给予指导和协调,保证本地区院前急救任务的顺利完成。

采用急救指挥中心的模式,可减少政府的一次性投资,仅需要投入急救通讯资源即可。急救运输、急救医疗资源和场地由指定的医院进行投入,而医疗设备、药品、医务人员是医院本身所具有的,能使医院的医疗资源得到进一步的发挥。就急救半径来说,由于医院是分散的,有利于缩小急救半径。

(5)附属消防型(香港模式):院前急救服务的组织隶属于消防机构,由消防队兼管,并与警察部门密切联系,共同使用一个报警电话号码。

组织结构见图1-6:

政府
↓
消防局
↓
急救中心

图1-6　附属消防型(香港模式)

院前救护组织如同警察、消防等部队一样,速度快,纪律严明。救护员全部从体格良好的年轻人中挑选,还要通过能力测试和严格的救护训练。救护人员的晋升,都要经过考试并接受管理学训练。

二、医院急诊科

医院急诊科是EMSS体系中最重要的中间环节,又是医院内急救的第一站。急诊科的应急能力是考核一所医院管理水平、医护人员基本素质和救治水平的综合指标。从20世纪90年代,我国开始注重急诊科的建设,但目前在许多医院仍未形成规模,甚至在一些大型医院仍停留在急诊室水平。其根本原因在于医学院校没有设立相关专业或教学体系,缺乏相关教材、教学师资及实习基地,从而造成急诊急救人员的匮乏。此外,急诊专业毕业后继续教育体系没有建立,职称晋升没有专门系列,这些进一步影响急诊急救医疗队伍的建设和稳定。进入21世纪以来,临床医学模式的转变,社会保障体系的建立健全以及社会需求的不断增长正在促进和推动着我国急诊医学、急诊学科建设和急诊急救人才的培养和发展。

1. 急诊科管理模式　临床医学随着社会的进步从原始的全科医学模式不断向专科发展,并由专科不断向专病或单一系统发展,由此极大地推动了医学理论水平的提高,使临床医疗水平有了迅猛的发展。但单系统疾病的临床思维方式限制了医生处理问题的综合能力,在急诊时则表现得更为突出,特别是急诊医学作为一门独立的学科问世以后,专科医师出急诊的问题更显露出了极大的弊端。

急诊科是医院的窗口,是承担医院急诊急救医疗任务的一级临床科室,承担着极为繁重的紧急救护任务,急诊科的管理模式直接影响着工作质量。

(1) 自主型(全科医学)模式:是指由急诊专科医师承担全部(所有专科)或大部分(内、外科)急诊工作,包括对平诊急诊患者的诊治,以及对急危重症伤病员的紧急抢救和处理的模式。该模式真正地体现了首诊负责的宗旨,可以最大限度地方便急危重症伤病员的就诊和抢救,是目前最理想的模式和未来的发展方向。这一急诊模式需要配备一定数量的、具有一专多能、业务水平较高的专职急诊医师。

也有医院在全科医学模式的基础上,再分为急诊(创伤)外科、急诊内科和急诊 ICU(EICU)三个亚专科。分别接诊外科患者、进行手术及术后管理,接诊内科患者,抢救各种急危重病,管理急诊病房和 EICU。

(2) 依赖型(专科医学)模式:我国现行的急诊工作模式基本都是依赖型模式阶段,相当于医院急诊室模式。急诊科只编有固定护士,急诊医生由各专科医生组成,分别承担着各临床二级学科(如内、外、妇、儿科)的急诊工作。管理方式也极不规范,由各专科管理或设 1～2 名急诊科主任行使管理责任。随着社会的进步和发展,专科医学模式已经越来越不适应急诊急救工作的需要,特别是大型医院的临床三级学科的医生,在面对复杂的急诊患者时常感到不能得心应手,还造成了极大的人力、物力的浪费。

(3) 支援型模式:急诊科主要承担 EICU、急诊病房以及急危重病患者(急诊抢救室)的抢救工作。日常急诊由各专科轮流派医师承担或支援,急诊科负责行政管理和监督。

2. 急诊科的设置与功能　目前,规范的急诊科应设置独立的急诊区,一般在医院的某一区域内,多与医院门诊区邻近,其关键是布局合理,既要做到宽敞、便捷,又能有效预防交叉感染。急诊区应设有鲜明的标志,有独立的出入口,有救护车专用通道,确保运送患者的车辆可以直达急诊区入口。

急诊区的规模应与医院的等级和急诊量相适应,应设置分诊室、各科诊察室、抢救室、治疗室、手术室(或清创缝合室)、观察室、急诊病房和 EICU。应单独开设发热门诊和肠道(腹泻)门诊。同时要设置诸如检验、影像检查、药房、挂号及收费等必要的辅助科室窗口。

为了急诊的高效运行,有利于急危重患者的抢救,可将急诊区或通道划分为以下功能区或通道:平诊(普通急诊)区或通道,接诊病情较轻、痛苦程度不高的患者的急诊工作区或通道;急诊区或通道,接诊可能发展为危及生命,或虽不危及生命但却较痛苦的患者的急诊工作区或通道;抢救区或通道,接诊有生命危险的急危重症患者的急诊工作区或通道(绿色通道)。

3. 急诊科的功能和任务　急诊科同其他科室一样也承担着医、教、研三大任务。

(1) 医疗:急诊科首要任务是医疗,急诊科收治疾病的范围一般包括:各种急性外伤;突发急性腹痛;突发性高热(T>38.5℃);腹泻、呕吐、严重脱水;各类休克;特发咯血、呕血、便血、有内出血征象;临产、流产或突发大量阴道出血;急性心、肺、脑、肝、肾等重要脏器功能衰竭;有抽搐症状或各种原因的昏迷;颜面青紫、呼吸困难;耳道、鼻道、咽部、眼内、气道、或食管内有异物;眼睛急性疼痛、红肿或急性视力障碍;各种意外伤害,如中毒、中暑、自杀、淹溺、电击伤、烧伤、蛇(虫)咬(蛰)伤;急性尿闭、尿潴留、肾绞痛;慢性病急性发作;急性过敏性疾病;可疑有烈性传染病;其他医生认为符合急诊条件者。

当患者被送到急诊科后,首诊医师应迅速检查病情,提出相应的检查项目,并给予积极抢救、治疗。一旦病情平稳应及时分流,病情较重或诊断不清者,应留诊观察,或收入专科病房,或转入 EICU 继续进行抢救。

(2)教学:急诊科也要承担教学任务,常规医疗工作的同时要负责专科医生、轮转医生、进修医生、实习医生及各级各类护士的培训。目前,我国许多医学院校开设急诊医学课程,1987 年全国第一个急诊医学专业硕士点在中国协和医科大学成立,以后国内不少医学院校也相继建立急诊医学硕士点;2000 年徐州医科大学在全国率先招收急救专业方向的本科生(挂靠在麻醉学系),此后,国内多所院校开始招收急诊或急救专业的本专科学生,培养专业的急诊急救医学人才要进入了正常化阶段。

(3)科研:急诊科繁重的医疗任务、大量的教学工作使得急诊科的科研工作显得相对薄弱甚至明显不足,这也严重制约了急诊科的自身发展。急诊医学是一门新兴的学科,值得研究的课题很多,如心肺脑复苏术、休克、急性呼吸窘迫综合征、多脏器功能不全综合征、中毒、创伤救治等,这些课题也只有在急诊科才能得到有效的研究。急诊医学的发展与急诊科的发展相互促进,如何改善急诊科医务人员的待遇,创造良好的科研环境,稳定急诊专业队伍已成为目前急诊科发展的重要一环。

总之,急诊科的工作具有时间性特别强、随机性比较大、病种涉及面广、任务重、责任大等特点,各级医院均应高度重视急诊科的建设,增加投入,并切实加强急诊科的管理。

三、危重病医学和 ICU

1. 危重病医学(critical care medicine,CCM)　CCM 是一门研究危重病发生、发展规律及其诊治的科学,2018 年卫健委已将危重病医学列为临床一级学科—重症医学科。CCM 也具有多学科交叉、渗透的特点,狭义的 CCM 所涉及的主要是急危重症患者,包括由于各种疾病或创伤等所引起的机体内环境严重失衡、单个或多个脏器系统功能障碍或衰竭者;广义的 CCM 则包括一切随时可能发生危及生命的伤病或综合征。

2. 加强监护病房(intensive care unit,ICU)　ICU 在我国被称为加强治疗科或加强监护病房,是将危重患者集中管理的病室,其宗旨是为急危重伤病员提供高技术、高质量的医疗服务;其手段就是运用先进的监测技术对患者生命功能进行连续、定量、实时的监测,以便及时准确地做出诊断(判断),及时采取积极的治疗措施。多年来的实践表明,ICU 的建立显著地提高了急危重症患者的治愈率、降低了各种并发症的发生率和死亡率。运行规范的 ICU 有以下三个重要内涵:

(1)训练有素的医师和护士:ICU 的医护人员必须有特殊的培训和严格的考核。在国外,一般医生需 5 年以上的临床工作实践,经国家 ICU 考试中心严格考试获取 ICU 医生资格,才能从事 ICU 专职工作,在工作以后还需接受定期的培训、进修及续聘考核。没有获取 ICU 考试中心认可的任何其他专业医生都不能专职从事 ICU 工作。在 ICU 病房工作的护士承担着繁重而复杂的临床业务,是危重患者的直接接触者,很多重要患者信息来源于护士的监测观察。因此,对 ICU 护士也有着同样的高标准要求,要具备多种专科的医疗护理基本知识,掌握多种现代化监测、治疗仪器的使用,并有较强的分析解决问题的能力。国外,护士需要在毕业后经多科实践方能得到ICU护士注册证书,并也要接受定期培训、进修、考核。

我国ICU在近10年来才有较快发展,目前国家尚未能进行正规有效的管理(没有准入限制),国内ICU医护人员主要来自于临床各专业科室,仅经过简单的培训、进修后,即专职从事ICU的医护工作。这是我国ICU建设发展过程中难以避免的现实,随着ICU的普及和发展,探索适合我国ICU模式的人才培养及考核方式是刻不容缓的任务。

一般ICU人员按床位与医师比为1∶2,与护士比为1∶3~4的标准配置。

(2) 优良的治疗环境和先进的监测设备:ICU为一独立的医疗单位,其基本模式分为综合性ICU和专科性ICU两类。ICU床位的设置应以占医院总床位数的1%~2%为最合理,否则易造成资源的浪费。按ICU的建设标准,每张病床占地面积应达到15~20 m^2。ICU病房需有独立的通风或空气净化装置(达到层流净化标准),中心供氧、中心负压吸引装置等用于医疗的辅助设施。

标准的ICU应有高质量的监测系统,包括各种型号的多功能床边监测仪、中心监测站、可对患者的心率、心脏节律、有创或无创血压、血氧饱和度、呼吸频率、体温、呼末二氧化碳分压等进行常规床边监测,还可根据临床需要对中心静脉压、肺动脉压、心房压、肺毛细血管楔压、心排量、心排指数等进行监测。

(3) 对重要器官功能进行紧急或延续性支持治疗:ICU应具有先进的、对重要器官进行支持治疗的仪器及辅助设备,如人工智能呼吸机、便携式呼吸机、血气分析仪、心脏除颤仪、临时人工起搏仪、床边血液滤过仪、主动脉内球囊反搏泵、静脉输液泵、推注泵等,可以对重要脏器功能障碍或衰竭的患者给予人工支持治疗。

3. ICU收治范围　ICU的收治对象主要是那些有生命危险的并需要密切观察和及时抢救的急危重患者,包括由于疾病或创伤所引起的危及生命的单个或多个器官急性功能不全或衰竭,或需要给予延续支持治疗及针对病因积极治疗的高危患者。具体有:① 急性可逆性疾病,对于这类患者,ICU可以明确有效地降低死亡率,疗效肯定。② 高危患者,如患有潜在危险的基础疾病(冠心病)、又因其他原因需要进行创伤性治疗的患者,ICU可以有效地预防和治疗并发症,减少医疗费用,有一定效果。③ 慢性疾病的急性加重期,ICU可以帮助这类患者度过急性期,以期望患者回到原来慢性疾病的状态。对于这类患者,ICU可能有一定的效果。

第三节　急诊病情评估及分诊

急诊医学是以现代医学发展为基础的一门新兴学科,其服务对象为急需医学帮助的患者和伤员,是医疗工作的前沿,急诊患者具有病情急、重、复杂,不确定因素多、病情变化迅速、风险高等特点,如果处理不当或对病情变化判断不清,就会影响患者的治疗,甚至危及患者的生命安全,也易产生医疗纠纷。因此,要求急诊医生在第一时间内判断病情的严重程度,并对疾病进行快速准确的诊疗。

急诊工作的主要内容为:① 迅速判断病情(首要);② 稳定生命体征;③ 明确诊断;④ 病因治疗。主要流程为:① 评估病情;② 判断病情;③ 抢救治疗;④ 再次评估病情。病情评估主要依据一般状况、生命体征、神志状况、皮肤情况等,采集病史和查体需要同时进行。

【急诊患者病情分级】

急诊病人病情的严重程度决定病人就诊及处置的优先次序。依据加拿大急诊治疗分级法(canadian emergency department triage and acuity scale,CTAS),结合我国急诊实际情况,急诊病人病情由重至轻可分为五级:

Ⅰ级:濒危(fatal patient)

病情可能随时危及病人生命,或病人呼吸心跳已经停止,需立即采取强有力的干预措施抢救病人生命。临床上出现下列情况要考虑为濒危级:严重创伤,呼吸心跳停止,严重呼吸困难如张力性气胸、重症哮喘等,昏迷,休克等。这类病人需要立即接诊及治疗干预。

Ⅱ级:紧急(critical patient)

病人生命体征不平稳,有现实的生命危险或器官功能衰竭风险,病情有可能在短时间内进展至Ⅰ级。临床上出现下列情况要考虑为紧急级:神志改变,GCS评分小于13分的头颅外伤,中毒,严重头、胸、腹痛,心脑血管意外,呼吸困难,过敏反应,出血伴血流动力学不稳定,严重疼痛(疼痛评分大于7分)等。这类病人需要在15分钟内进行治疗干预。

Ⅲ级:急迫(acute patient)

病人生命体征平稳,有潜在的生命危险,病情有潜在发展到严重情况的可能,自觉显著不适、影响工作、生活等。临床上出现下列情况要考虑为急迫级:轻至中度的头外伤、疼痛评分在8~10分的中度创伤但已完成初步处理,急性中度疼痛(疼痛评分在4~7分),中度呼吸困难,排除心、血管、肺疾病的胸痛,出血但生命体征平稳等。这类病人需要在30分钟内进行治疗干预。

Ⅳ级:普通急诊(emergency patient)

病人生命体征平稳,短时间内没有危及生命的征象,病情进展至严重疾病和出现严重并发症的可能性很低,也无严重影响病人舒适性的不适,但需要急诊处理缓解病人症状。临床上出现下列情况要考虑为普通急诊:头外伤(GCS 15),轻微疼痛(疼痛评分4~7分),轻微头痛等。这类病人需要在1小时内进行治疗干预。

Ⅴ级:非急诊(non-emergency patient)

病人病情有可能急性发作,但情况并不紧急或是慢性疾病急性发作,可等候处理,如轻、中度发热,擦伤等。

【病情评估】

一、评估流程

1. 快速收集病史　因急诊病人病情较危重,因此需在几分钟内明确病人就诊的主要原因,如外伤、服药自杀、疼痛、呼吸困难、神志改变等,重点了解主要症状及重要脏器功能储备情况;其次要了解既往史、过敏史等情况。

2. 快速进行体格检查　依据A(airway,气道)、B(breathing,呼吸)、C(circulation,循环)理论,优先检查重要脏器功能,床旁监护系统监测生命体征,同时检查瞳孔、神志、皮肤、胸腹部等。

3. 床旁快速检验与检查　如心电图、床旁胸片、床旁B超、急诊CT等,血气分析、血糖、床旁快速标记物检测、血、尿、便常规、急诊生化等。

二、创伤病情评估

创伤程度、生命体征和受伤机制等决定了患者的病情危重程度,创伤患者的病情评估一般可分为初级评估和次级评估。

1. 初级评估　初级评估主要是评估患者的生命体征,包括:呼吸频率、心率、血压、脉搏、体温等,目的是早期识别短期内直接威胁患者生命的因素,并采取相应的措施,主要有维持患者呼吸循环稳定、保护颈椎、控制出血和维持体温等。其他的影像学及实验室辅助检查也可在院内急救时使用,但不能因此耽误患者的急救时机。创伤患者初级评估的影像学检查中,正侧位颈椎、胸部和骨盆的X线检查尤为重要,诊断性腹腔灌洗也较常用。

2. 次级评估　次级评估是对创伤患者的仔细彻底的检查,包括完整的病史询问、详细的体格检查和必要的影像学和实验室检查。次级评估的主要目的是评估患者的创伤的严重程度,为进一步的治疗提供依据,同时发现潜在的影响患者预后的因素。

三、各脏器功能的评估

1. 呼吸功能评估　呼吸是四大生命体征之一,但患者呼吸异常常被忽视,呼吸异常的临床表现为呼吸困难、呼吸急促和呼吸节律的改变。气道梗阻是呼吸系统最危急的疾病,常表现为吸气性呼吸困难、三凹征,常见的病因有气道异物、会厌炎、喉头水肿、误吸等,这常需气管插管或环甲膜穿刺等紧急处理。端坐呼吸也是呼吸系统危重症的表现之一,大量气胸和胸腔积液可表现为端坐呼吸。在对呼吸系统进行病情评估时还应警惕能导致急性肺损伤和急性呼吸窘迫综合征的疾病,如重症肺炎和急性重症胰腺炎。

2. 循环功能评估　循环功能的评估中,最重要的是早期识别休克患者,休克早期常表现为四肢厥冷、出汗、呼吸急促、心率增快、少尿、血压下降或正常。

3. 意识状态评估　最常用的是格拉斯哥昏迷评分法(Glasgow coma scale,GCS)。

【常用病情评估评分表】

目前各类危重症病情评分已得到不断地完善,形成了包括院前(pre-hospital)、急诊抢救室(emergency room)到重症监护室(intensive care unit,ICU)完善病情评价系统,目前常用的评分系统有:院前指数(prehospital index,PHI)、改良早期危险评分(modified early warning score,MEWS)、格拉斯哥昏迷评分(Glasgow coma score,GCS)、创伤评分(trauma score,TS)等。

一、院前指数(prehospital index,PHI)

由Koehler等于1986年提出,是用于入院前创伤急救检伤分类的一种方法,通过现场检测创伤病人的血压、脉搏、呼吸、意识及患者有无存在胸部或腹部穿透伤来评价创伤严重程度判断预后。

使用PHI注意事项:PHI只适用于15岁以上的创伤病人,如果有胸部或腹部穿透伤,则应在原有分值上加4分,0～3分为轻伤,4～5分为中度创伤,6分以上为严重创伤。PHI

为早期创伤病人病情评价，但在创伤早期，由于机体仍处于代偿期，因此 PHI 分值可能较实际低，如脊柱损伤。

表 1－1　院前指数

收缩压		脉搏		呼吸		意识	
mmHg	记分	次/分	记分	程度	记分	程度	记分
＞100	0	51～119	0	正常	0	正常	0
86～100	1	≥120	3	费力或浅	3	模糊或烦躁	3
75～85	2						
0～74	5	≤50	5	＜10 次/分或需插管	5	言语不能理解	5

二、改良早期危险评分（modified early warning score，MEWS）

由 Subbe 等于 2001 年提出，用于早期判断急诊病人病情严重程度及鉴别存在潜在危险的危重病病人的一种评分系统。它对病人心率、呼吸频率、收缩压、体温及意识变化等 5 方面进行评分，总分为 15 分。5 分：是鉴别患者严重程度的最佳临界点，评分小于 5 分，大多数不需住院治疗；而评分大于等于 5 分，病情变化危险增大，有"潜在危重病"危险，住专科病房甚至 ICU 的危险增大；评分大于 9 分，死亡危险明显增加，需住 ICU 接受治疗。

使用注意事项：MEWS 适用于 14 岁以上危重病病人。

表 1－2　改良早期危险评分

项目	0 分	1 分	2 分	3 分
收缩压（mmHg）	101～199	81～100	大于等于 200 或 71～80	小于 70
心率（次/分）	51～100	41～50 或 101～110	小于 40 或 111～129	大于等于 130
呼吸（次/分）	9～14	15～20	21～29 或小于 9	大于等于 30
体温（℃）	35～38.4		小于 35 或大于 38.5	
意识状态（AVPU 评分）	警醒	对声音有反应	对疼痛有反应	无反应

注：AVPU：A（Alert），V（Reaction to Voice），P（Reaction to Pain），U（Unresponsive）

三、格拉斯哥昏迷评分（Glasgow coma score，GCS）

由 Graham Teasdale 与 Bryan J. Jennett 于 1974 年提出，是用于评估病人昏迷程度的指标。它从睁眼、言语反应、非偏瘫侧运动反应进行评分，分值为 3～15 分，得分值越高，提示意识状态越好，14 分以上属于正常状态，8 分或以下为昏迷，昏迷程度越重者评分越低，3 分多提示脑死亡或预后极差。轻度昏迷，13～14 分；中度昏迷，9～12 分；重度昏迷，3～8 分，其中 3～5 分为特重型。

使用注意事项：本评分不能用于 5 岁以下儿童，排除意识障碍来源于醉酒、使用镇静剂、癫痫连续状态等。

表 1-3 格拉斯哥昏迷评分

睁 眼	言 语	运 动	分值
无睁眼	无发音	无运动	1
刺痛睁眼	只能发音	刺痛伸直	2
呼唤睁眼	语无伦次	刺痛屈曲	3
自动睁眼	回答错误	刺痛躲避	4
	正常言语	刺痛定位	5
		遵嘱运动	6

四、创伤评分

创伤评分(trauma score,TS)由 Champion HR 于 1981 年提出,最初用于战场伤员分类。它对呼吸频率、呼吸幅度、收缩压、毛细血管充盈状况、GCS 评分等 5 项生理检测指标进行评分,为 5 项积分相加,分值范围为 1～16 分(表 1-4)。生理状态正常者为 16 分,分值愈少,伤情愈严重。1～3 分:生理紊乱大,死亡率高达 96%。4～13 分:生理紊乱显著,失治易死亡,而治疗可能存活,抢救价值很大。14～16 分:生理紊乱小,存活率高达 96%。

表 1-4 创伤评分

呼吸频率(次/分)		呼吸幅度		收缩压(mmHg)		毛细血管充盈度		GCS 总分	
等级	积分	等级	积分	等级	积分	等级	积分	等级	积分
10～24	4	正常	1	大于 90	4	正常	2	14～15	5
25～35	3	浅或困难	0	70～90	3	迟缓	1	11～13	4
大于 35	2			50～69	2	无	0	8～10	3
小于 10	1			小于 50	1			5～7	2
0	0			0	0			3～4	1

【分 诊】

一、定义

分诊(triage)一词来源于法文,具有挑选、选择、分类的意思,是指根据病人的主要症状及体征判断病人病情的轻、重、缓、急及其隶属专科,并合理安排其就诊的过程。分诊时间一般应在 2～5 分钟内完成。分诊的重点是病情分诊和学科分诊。

二、分诊方法

主要依据病人的主诉,简要了解病情,重点要根据病人的生命体征,进行综合分析判断病情级别,安排病人由重至轻顺序就诊。Ⅰ级病人立即安排进入抢救室;Ⅱ级病人监测重要生命体征(小于 10 分钟),并制定救治程序。Ⅲ级病人(小于 30 分钟)、Ⅳ级或Ⅳ类病人(2 小时内)安排到隶属诊室就诊,并 30 分钟追踪观察病人情况。Ⅴ级病人可以待Ⅲ级、Ⅳ级病人就诊后,安排到隶属诊室就诊。对患传染病的病人或疑患传染病的病人应到隔离室就诊排查。

三、分诊程序

在欧美及中国香港等国家与地区，急诊科都有完善的分诊制度与分诊标准，如3级病情分诊模式，4级病情分诊模式等。但至目前，我国内地尚缺乏统一的急诊预检分诊标准。大多数医院的急诊分诊标准都是根据病人的主诉症状，凭经验医生或护士(护士占主体)分诊，缺乏量化指标，不能保证分诊确实准确有效。近年来由于危重病评分及各类流程广泛应用，也使得国内分诊工作得到显著提高，临床上多采用SOAP模式进行分诊，即SOAP公式，是四个英文单词第一个字母的缩写。

S(subjective，主观感受)：收集病人的主观感受资料，包括主诉及伴随的症状。

O(objective，客观现象)：收集病人的客观资料，包括体征及异常征象。

A(asses，估计)：将收集的资料进行综合分析，得出初步判断。

P(plan，计划)：根据判断结果，进行专科分诊，按轻、重、缓、急有计划地安排就诊。

四、批量伤员分诊

当同一致伤因素导致3人或3人以上同时受伤即称为批量伤员。当发生自然等各种原因灾害时，短时间内会出现批量伤员甚至是大批量伤员，严重造成医疗资源紧张，因此需要合理的分诊，区别对待不同受伤程度的病人，最大程度发挥医疗资源的作用，对积极挽救生命具有重要经济效益和社会效益。

根据创伤评分(TS)等快速评估病情工具，快速将伤病员分别归类，并在醒目位置标记相应的伤票，按“先救命后治病，先救重伤员后救轻伤员”原则将伤员分诊到相应的诊疗区域，Ⅰ级区域(红色区域)即危重伤员就诊区，Ⅱ级区域(黄色区域)即重伤员就诊区，Ⅲ级区域(绿色区域)即普通伤员就诊区，濒死或死亡伤员分诊至黑色区域，还要明确伤员有无放射性沾染、染毒、传染性疾病等特殊情况，并做隔离处置。伤病员病情分四级(表1-5)。需注意的是，批量伤员分诊时要有统一的领导指导，且分诊要求与平时门、急诊分诊有所区别，对救治难度大、耗费医疗资源大的伤员应果断分诊到黑色区域，而且应在尽量短的时间内初步完成对病情的评估。

表1-5 伤员病情分级及分诊

伤情	临床特征	救治优先度	分诊区域	伤票
轻伤员	皮肤的擦伤，关节轻度扭伤，小面积轻度烧伤等伤员生命体征正常	第3级	绿色	绿色
重伤员	伤情并不立即危及生命，但又必须进行手术的伤员	第2级	黄色	黄色
危重伤员	伤员有危及生命的损伤不能等待，须立即进行复苏或手术，如伤员出现意识不清、呼吸困难、循环衰竭，开放性损伤大出血等	第1级	红色	红色
极度损伤伤员	如意识丧失、呼吸心跳停止、瞳孔散大临床死亡者，明显的颅脑、胸腹腔毁损、躯干离断伤等或者无法复苏的未生物死亡者	零级	黑色	黑色

(许 铁 张劲松 李建国 聂时南)

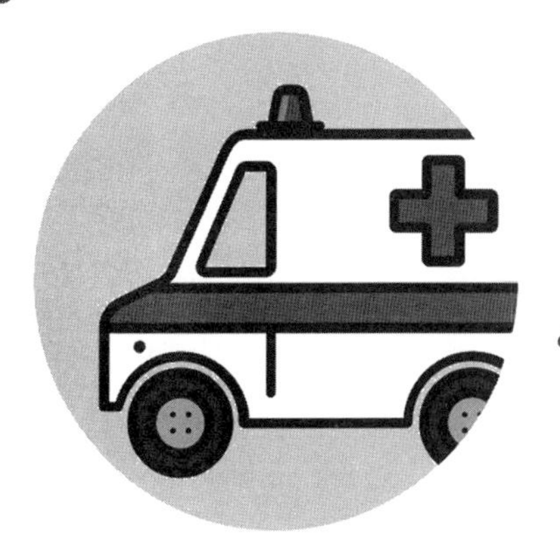

第二篇
常见急危重症的急救处理

第二章　发　热

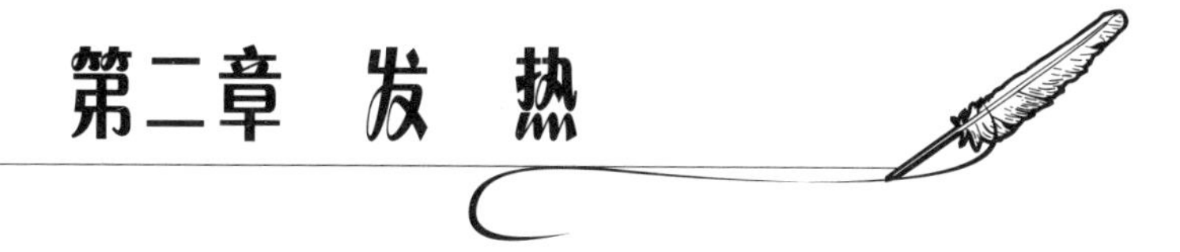

发热(fever)是病理性的体温升高，是人体对于致病因子的一种全身性反应。一般来说，口腔温度在37.3℃以上，或直肠温度在37.6℃以上，且除外各种生理因素，如饮食、剧烈运动、突然进入高温环境、情绪激动、女性排卵期与妊娠期等，可认为有发热。临床上根据发热程度(以口温为例)将发热分为：低热(37.4～38℃)；中等度热(38.1～39℃)；高热(39.1～41℃)；超高热(41℃以上)。

【病因及发病机制】

一、病因

引起发热的病因和疾病有很多，通常分为感染性与非感染性两大类(表2-1)。

1. 感染性发热　由各种急慢性传染病和急慢性全身或局灶性感染引起的发热，包括病毒感染、细菌感染、立克次体感染、寄生虫感染、衣原体或支原体感染、螺旋体感染、真菌感染和混合感染(有两种或两种以上致病微生物引起的感染)等八大类。

表2-1　引起发热的常见病因和疾病

发热性质	病　因	疾　病
感染性发热	各种病原体，如细菌、病毒、支原体、衣原体、螺旋体、立克次体和寄生虫等	急性、慢性全身或局灶感染
非感染性发热	血液病	淋巴瘤、噬血细胞综合征、白血病等
	变态反应及结缔组织病	风湿热、药物热、系统性红斑狼疮、皮肌炎、肌炎、结节性多动脉炎、结节性脂膜炎、成人Still病等
	实体肿瘤	肾癌、肾上腺癌、肝癌、肺癌等
	理化损伤	热射病、大的手术、创伤及烧伤等
	神经源性发热	脑出血、脑干伤、自主神经功能紊乱等
	其他	甲亢、内脏血管梗塞、组织坏死、痛风等

2. 非感染性发热　由结缔组织病(如系统性红斑狼疮、皮肌炎、结节性多动脉炎、结节病、风湿病、类风湿关节炎等)、变态反应与过敏性疾病(如药物热、血清病、输血输液反应、急性溶血等)、血液病与恶性肿瘤(如白血病、恶性组织细胞病、恶性淋巴瘤、肉瘤、多种癌
、

等)、物理性与化学性损害(如热射病、大手术后、骨折、大面积烧伤、放射、化学毒物等)、内分泌代谢性疾病(如甲状腺功能亢进、痛风、严重脱水或失血等)、神经源性(如脑出血、自主神经功能紊乱等)和其他原因(无菌性脓肿、内脏血管梗塞、组织坏死等)等引起的发热。

二、发病机制

1. 致热原性发热　多数患者的发热是由于致热原所致,致热原包括外源性和内源性两大类:① 外源性致热原(exogenous pyrogen):如微生物病原体及其产物、炎症渗出物、无菌性坏死组织、抗原抗体复合物等。外源性致热原不能直接作用于体温调节中枢,而是通过激活血液中的中性粒细胞、嗜酸性粒细胞和单核、巨噬细胞系统,使其产生并释放内源性致热原,进而引起发热;② 内源性致热原(endogenous pyrogen):又称白细胞致热原(1eukocytic pyrogen),如白介素(IL-l)、肿瘤坏死因子(TNF)和干扰素等。内源性致热原能通过血-脑脊液屏障,直接作用于体温调节中枢的体温调定点(set-point),使调定点(温阈)上移。体温调节中枢对体温加以重新调节,发出冲动通过垂体内分泌因素使代谢增加或通过运动神经使骨骼肌阵缩(临床表现为寒战),使产热增多;另一方面,可通过交感神经使皮肤血管及竖毛肌收缩,使排汗停止、散热减少。这一综合调节作用使产热大于散热,体温升高引起发热。

2. 非致热原性发热　见于:① 体温调节中枢直接受损,如颅脑外伤、出血等;② 引起产热过多的疾病,如癫痫持续状态、甲亢等;③ 引起散热减少的疾病,如广泛性皮肤病、广泛性瘢痕、先天性汗腺缺乏症等。

【发热疾病的诊断要点】

发热是临床工作中最常见的症状,有时甚至是疾病的唯一症状,但发热的原因复杂多样,常造成诊断上的困难。因此,遇有发热患者,必须详细地询问病史、全面细致地进行体格检查,选择必要的辅助检查,并结合动态观察,以便及时确立诊断。

一、病史

1. 发病地区及季节　对传染病与寄生虫病特别重要。某些寄生虫病如血吸虫病、黑热病、丝虫病等有严格的地区性。斑疹伤寒、回归热、白喉、流行性脑膜炎等流行于冬春季节;伤寒、乙型脑炎、脊髓灰质炎、恙虫病则流行于夏秋;钩端螺旋体病的流行常见于夏收与秋收季节。

2. 接触史、预防接种史　麻疹、猩红热、伤寒等急性传染病,病愈后常有较持久的免疫力,第二次发病的可能性甚少。中毒型菌痢、食物中毒的患者发病前多有进食不洁饮食史。疟疾、病毒性肝炎、全身性巨细胞性包涵体病、艾滋病等可通过输血传染。阿米巴肝病可有慢性痢疾病史。

3. 职业史　如五氯酚钠急性中毒所致的发热与多汗可被误诊为急性感染;热射病可被误诊为乙型脑炎或恶性疟。

4. 治疗情况　在化学合成药物疗程中出现原因未明的发热要注意药物热的可能性。药物热一般伴有药疹,有时临床表现很似系统性红斑狼疮(药物性狼疮综合征)。发热患者应用解热镇痛药、磺胺类、某些抗生素、安眠药等,发热反而持续,或原先无发热而出现发热者，尤其是伴皮疹者，须警惕药物热的可能性。无皮疹的药物热甚少见，但最易于忽略。

目前由于广谱抗生素、抗肿瘤药物、糖皮质激素等的广泛应用，引起二重感染（机会感染）而致发热不退，或退热后又再发热者也不少见。如患者同时应用大剂量糖皮质激素治疗，可使发热不明显而致漏诊。

二、症状与体征

1. 热型　许多发热疾病具有特殊的热型，热型在鉴别诊断上有重要意义。

（1）稽留热：体温持续于39～40℃，达数天或数周之久，24小时内体温波动不超过1℃，见于大叶性肺炎、伤寒、副伤寒、斑疹伤寒、恙虫病等急性传染病的极期。

（2）弛张热：体温在39℃以上，24小时内波动达2℃或更多，见于结核病、败血症、局灶性化脓性感染、支气管肺炎、渗出性胸膜炎、感染性心内膜炎、风湿热、恶性组织细胞病等，也可见于伤寒和副伤寒。

（3）双峰热：体温曲线在24小时内有两次高热波峰，形成双峰，见于黑热病、恶性疟、大肠埃希菌败血症、铜绿假单胞菌败血症等。

（4）间歇热：热型特点是高热期与无热期交替出现，体温突然上升达39℃以上，往往伴有恶寒或寒战，历数小时后又下降至正常，大汗淋漓，经一至数天后又再突然升高，如此反复发作，是间日疟和三日疟的特点，也可见于局灶性化脓性感染。

（5）再发热：又称回归热，热型特点是高热期与无热期各持续若干天，周期地互相交替，可见于回归热、鼠咬热等。

（6）波状热：体温在数天内逐渐上升至高峰（39℃以上），然后逐渐下降至常温或微热状态，不久又再发，呈波浪式起伏；可见于布鲁菌病、恶性淋巴瘤、脂膜炎、周期热等。

（7）双相热：第一次热程持续数天，然后经一至数天的解热，又突然发生第二次热程，持续数天而完全解热。此型发热可见于某些病毒感染，如脊髓灰质炎、淋巴细胞脉络丛脑膜炎、登革热、麻疹以及病毒性肝炎等。

（8）不规则热：发热持续时间不定，变动无规律。可见于流感、支气管肺炎、渗出性胸膜炎、感染性心内膜炎、恶性疟、风湿热等。

发热是疾病过程中人体的一种反应。发热的高低和久暂以及体温曲线的形式，很大程度上取决于人体的反应性，且受治疗的影响。因此，仅在未经治疗的典型病例，方可能有典型的热型。

2. 热程　短程发热以急性感染性疾病多见；长程发热以结核、局灶性感染和非感染性疾病多见。

3. 寒战　寒战是由于致热原急剧作用于机体所引起，临床表现为皮肤血管急剧收缩，肌肉抖动与高度的寒冷感。常见于感染性发热。

4. 面容　伤寒患者常表情淡漠；斑疹伤寒、恙虫病、流行性出血热患者则常呈醉酒样面容；猩红热患者有口唇周围明显苍白；麻疹患者则呈现特殊的面容，表现为结膜充血、眼睑水肿、畏光、眼分泌物增多等。面容苍白见于血液系统疾病；发热伴有面部蝶形红斑是系统性红斑狼疮的特殊病征。口唇疱疹可见于大叶性肺炎、间日疟、流行性脑膜炎。

5. 皮疹　皮疹可见于发疹性传染病、变态反应、血液病、结缔组织病等，不同的发疹特点对鉴别诊断很有帮助。出血性皮疹见于某些较严重的急性传染病、血液病及其他出血性疾病。钩端螺旋体病、流行性出血热、败血症、感染性心内膜炎、急性白血病、再生障碍性贫血、恶性组织细胞病、重症肝炎等,常有皮肤出血点或淤斑出现,特别是流行性脑膜炎的出血性皮疹,对提示早期诊断甚有帮助。药物性皮炎常发生于药物治疗第5~20天之间,但一般以第6~10天为多。

皮肤及软组织的化脓病灶,常提示为发热原因,或败血症的来源或并发症。

6. 淋巴结　局限性淋巴结肿痛常提示局部急性炎症病变,例如颌下淋巴结肿痛,常提示口腔与咽部感染。急性发疹性发热疾病,伴耳后、枕骨下淋巴结肿痛,强烈提示风疹的诊断。淋巴瘤较常累及1~2组颈淋巴结,有明显的硬度;而淋巴结转移癌则显得较硬实。全身性淋巴结肿大是泛发性淋巴组织病变或全身性感染的病征。全身性淋巴结肿大伴周期性发热,是典型霍奇金病的临床特征。如伴有不规则发热,应注意传染性单核细胞增多症、结核病、急性淋巴细胞型白血病、恶性组织细胞病、系统性红斑狼疮、弓形体病、艾滋病等。

7. 眼、耳、鼻、口咽部　巩膜视诊有助于黄疸的早期发现。败血症、流行性脑膜炎、感染性心内膜炎患者可出现眼结膜淤点,是有价值的诊断支持点之一。眼底检查可能有助于急性粟粒型结核、结核性脑膜炎、感染性心内膜炎、系统性红斑狼疮、白血病等疾病的诊断。

患者有鼻咽症状时,不仅要考虑急性上呼吸道炎症,更要避免漏诊麻疹、脊髓灰质炎、急性病毒性肝炎与肺炎支原体肺炎。如忽略检出慢性化脓性中耳炎,可漏诊耳源性脑脓肿。

口、咽部视诊对发热患者是不可忽略的常规检查。

8. 呼吸系统　咳嗽、咳痰、流涕、咽痛是上呼吸道炎症的主要病征。

上呼吸道感染虽可能有高热,但常无呼吸困难;而毛细支气管炎、重症肺炎或伴有大量胸腔积液的渗出性胸膜炎时则常有呼吸困难,甚至鼻翼扇动。大叶性肺炎发病时体温突然上升至39~40℃,伴恶寒、寒战,以后几天内保持高热状态,昼夜波动很小,最后往往骤然下降至正常。支气管肺炎、肺炎支原体肺炎、结核性肺炎及渗出性胸膜炎,体温上升较为缓慢,维持于不太高的水平,昼夜间波动较大而不规则。当患有肺脓肿、肺坏疽、脓胸等化脓性变时,通常发热很高,昼夜间波动很大,往往于热退时大汗淋漓。

活动性肺结核则常以咳嗽、潮热、盗汗、消瘦等为主要症状。

9. 循环系统　伴有发热的心血管疾病可见于心内膜炎、心包炎、心肌炎、脏器局部梗死(肺梗死、心肌梗死、脾梗死等)、血栓性静脉炎等疾病。发热期间出现的器质性心瓣膜杂音,或原来的心杂音响度明显增强或音质改变,强烈提示心内膜炎的可能性;特别是出现乐性杂音时,常提示已出现瓣膜穿孔或腱索断裂。心包炎的病征是心包摩擦音与心包积液征;风湿性、非特异性、结核性心包炎发热往往不高,而化脓性心包炎时则往往发热高而波动大,多伴有恶寒或寒战。心肌炎一般只有中等度发热或微热,发热与心率的比例常不相称,或出现各型心律不齐,如兼有第一心音减弱、心脏普遍性增大、奔马律,则心肌炎的诊断大致可以确定,但轻症病例需经心电图描记方能发现。脏器梗死以突然发作的局限性疼痛为主诉,以后才有轻度或中等度发热,发热这一症状无助于提示早期诊断。

10. 消化系统　发热患者常有不同程度的非特异性消化系统症状,如恶心、呕吐、食欲不振、便秘或腹泻。发热伴有明显腹痛要考虑胆囊炎、阑尾炎、胰腺炎、坏死性肠炎及急性腹膜炎等疾病。特别需要注意的是不能因为过分注意局部症状,而将其他严重的全身性疾病误诊为急性胃肠炎。

11. 肝、脾肿大　肝、脾两脏器关系相当密切。发热伴有肝、脾肿大，应考虑急性与慢性传染病、造血器官疾病、结缔组织病、急性溶血等情况。

12. 泌尿生殖系统　对原因未明的发热须做尿常规检查。急性肾盂肾炎通常有腰痛、膀胱刺激征等症状，尿改变可能先于膀胱刺激征而出现。泌尿系感染、泌尿生殖道器械检查污染所致的继发性感染、分娩或流产后的盆腔感染，如注意病史询问，通常不会漏诊。肾结核通常发热不高，如不累及膀胱，不出现膀胱刺激征，此时提示诊断的依据是肾外结核病史与尿常规发现镜下血尿。肾周围炎或肾周围脓肿常伴有高热、肾区疼痛及肾区叩击痛，向尿路穿破的肾脓肿除有发热、尿路刺激症状等外，还具有明显脓尿。

13. 肌肉与关节　发热伴有肌肉疼痛见于许多急性传染病，一般无特征性诊断意义。腓肠肌剧烈疼痛，甚至不能站立与行走，常提示钩端螺旋体病。急性发热患者兼有肌痛与皮疹，面部水肿、表情僵硬，则应考虑急性皮肌炎的可能性。发热、肌肉痛伴血中嗜酸粒细胞增多，可见于人旋毛线虫病、结节性多动脉炎。局部肌痛兼有发热与白细胞增多，须检查有无深部脓肿，尤其是药物肌内注射引起的臀肌无菌性脓肿。

多关节肿痛或疼痛是关节炎的病征，病因可为化脓性、感染中毒性与变态反应性。结核性关节炎或痛风的早期，常侵犯单个关节。多关节疼痛也可为某些急性传染病(如急性病毒性肝炎、登革热)、败血症、血清病的伴随症状。

14. 神经系统　发热伴有意识障碍和(或)脑膜刺激征，提示中枢神经系统损害，见于中枢神经系统疾病、某些全身性疾病或中毒性疾病。感染性中枢神经系统病变，脑脊液检查可发现细胞数增多、蛋白增多、氯化物和葡萄糖等生化改变，以及病原体相化验检查阳性结果。引起发热的非感染性中枢神经系统病变，如脑出血、脑肿瘤、热射病等则各有其独特的临床表现。

发热兼有精神症状，多起源于急性全身性感染、内分泌代谢障碍、结缔组织病、血液病等全身性疾病，以及外因性或内因性中毒。这些疾病大都有相应的病史，并有典型的临床病象或特殊病征。酗酒者及老年人罹患急性传染病时，常易发生精神症状。

自主神经功能紊乱与间脑综合征，被认为是部分慢性微热状态的原因。

三、辅助检查

辅助检查对发热性疾病的诊断与鉴别诊断是必不可少的，尤其对仅以发热为主要症状、缺乏脏器损害表现的患者，辅助检查具有更重要的诊断与鉴别诊断价值。

1. 血红细胞沉降率(血沉)　血沉加速主要是由于血浆纤维蛋白原和球蛋白增多，以及白蛋白减少所致。

病理性的血沉加速，最常见于炎症、结缔组织病、恶性肿瘤、中毒、严重的肝脏病以及贫血等。急性黄疸型病毒性肝炎血沉多不加快，故可有助于与黄疸型钩端螺旋体病相鉴别。伤寒早期血沉也不加快，有助于与败血症相鉴别。

血沉对慢性微热的鉴别:其他检查虽然正常而反复多次检查血沉均加快，则不要轻易以功能性疾病来解释，须考虑某些隐源性疾病，其中以结核、恶性肿瘤、结缔组织病尤应注意。

2. 血象　每例诊断未明的发热患者，均要检查血象。

(1) 白细胞总数:白细胞计数增多一般是中性粒细胞增多，多见于细菌性感染性疾病。极度的白细胞增多见于白血病与类白血病反应。风湿热也常有白细胞增多。

大多数病毒感染无白细胞增多;某些细菌性感染，如伤寒、副伤寒、布鲁菌病、结核病的某种类型;某些原虫感染,如黑热病、疟疾也无白细胞增多。

(2) 中性粒细胞核左移:中性粒细胞核左移现象可分为两种。一种是白细胞计数增多,并有各阶段未成熟的中性粒细胞增多的左移(再生性左移),可见于各种化脓性细菌感染、白喉、钩端螺旋体病、乙型脑炎等。另一种是由于骨髓功能受抑制,白细胞计数减少,有杆状核细胞相对增多的左移(变质性左移),见于伤寒、副伤寒、布鲁菌病、流感等。

(3) 单核细胞计数增多:在感染过程中出现单核细胞增多时,如合并中性粒细胞增多,提示炎症尚在活动;如合并淋巴细胞增多,则提示炎症趋向于消退。轻度或中等度单核细胞增多,见于活动性结核病、亚急性细菌性心内膜炎、黑热病、疟疾等疾病。

在单核细胞型白血病时,有特别显著的单核细胞增多,且出现大量形态不正常的、幼稚的和原始的单核细胞。

(4) 淋巴细胞计数:绝对性淋巴细胞增多,见于传染性单核细胞增多症、传染性淋巴细胞增多症、百日咳、淋巴细胞型白血病与淋巴细胞型类白血病反应等。相对性淋巴细胞增多,见于某些病毒性感染,如急性淋巴细胞脉络丛脑膜炎、急性病毒性肝炎,伤寒、副伤寒,波状热,恶性组织细胞病、粒细胞缺乏症和再生障碍性贫血等。

(5) 嗜酸粒细胞计数:发热兼有显著的嗜酸粒细胞增多,可见于急性血吸虫病、丝虫病、过敏性肺炎,吕弗琉综合征、热带性嗜酸粒细胞增多症、人旋毛线虫病、肺吸虫病、内脏蠕虫蚴移行症等。发热兼有轻度嗜酸粒细胞增多,可见于猩红热、霍奇金病、结节性多动脉炎、药物热等。伤寒时,嗜酸性粒细胞减少或消失。

(6) 血片检查:微丝蚴、疟原虫、黑热病原虫、回归热螺旋体、鼠咬热螺旋体、钩端螺旋体等,均可从血液中直接检出相关病原体而确定诊断。

狼疮细胞的检出,对诊断 SLE 有决定性意义。

3. 血或骨髓培养　原因未明的发热,血象和(或)骨髓又具有感染的特征,是做血和(或)骨髓培养的指征。血或骨髓培养对伤寒与副伤寒、布鲁菌病、败血症、感染性心内膜炎等疾病的病因学诊断具有决定性意义。对长期应用广谱抗生素、抗癌药物与皮质激素治疗的病例,如出现未明原因的发热,要注意真菌感染或某些条件致病菌(如厌氧杆菌)感染的可能性,此时要做厌氧条件下的血培养或骨髓培养。

血或骨髓培养标本采集要求:① 应尽可能在应用抗生素治疗前,于畏寒、寒战期多次多部位采集标本;② 采血量应在 8 ml 以上,兼顾厌氧菌及 L-型细菌培养;③ 已接受抗生素治疗的患者,必要时可停药 48～72 小时后采血培养或取血凝块培养;④ 对拟诊感染性心内膜炎者,采动脉血培养可提高检出率。

4. C-反应蛋白(C-reactive protein,CRP)　CRP 在细菌感染发生后 6～8 小时即开始升高,24～48 小时达到高峰,在感染消除后其含量急骤下降,一周内可恢复正常。革兰阴性菌感染可发生最高水平的 CRP,有时高达 500 mg/L。革兰阳性菌感染和寄生虫感染通常引起中等程度的反应,典型的是在 100 mg/L 左右。病毒感染引起的反应最轻或无变化,通常不超过 50 mg/L,极少超过 100 mg/L。CRP>100 mg/L,强烈提示细菌感染。

5. 降钙素原(PCT)　全身细菌感染后升高,局灶感染以及病毒、真菌感染后一般不升高。其中以革兰阴性菌升高的程度更明显。

6. 其他化验与器械检查

(1) 病原和血清学检查:急性发热不少是由于病毒感染所引起,病毒分离、血清补体结合试验或抗体中和试验等有助于诊断。

(2) 骨髓及活检：长期发热伴有进行性贫血者，应检查骨髓。长期发热伴有淋巴结肿大需行淋巴结活检，如初次活检未有明确结果，必要时再做活检。

(3) 其他检查：考虑体内隐匿性病灶所引起的发热，可采用相应的检查方法，例如十二指肠引流用于诊断慢性胆道感染；钡剂胃肠造影用于诊断胃肠道病灶；结核菌素试验用于诊断隐匿性结核病；B超、CT、MRI用于诊断胸、腹与颅内病灶等。

【原因未明发热疾病的诊断性治疗】

诊断性治疗是指患者经各种检查仍未能找到发热的原因；或由于条件所限，无法进行有关项目的检查，可根据临床上高度怀疑的疾病，予以相应的治疗，并观察治疗的效应，以帮助诊断。用于诊断性治疗的药物有抗菌药物、抗结核药物、抗原虫药物、抗风湿药物、抗肿瘤的化疗药物等，这些药品有些有相当的副作用，本身就可能引起药热、皮疹、黄疸、造血器官损害等。一旦决定进行诊断性治疗，必须选择副作用最小而有特效的药物，且药物剂量必须能达到疗效。此外，临床医生应充分了解诊断性治疗过程中可能遇到的情况，例如结核患者接受异烟肼治疗后不久，可由持续的发热变为弛张热，每天波动很大，如不了解这点，可导致错误的结论，以为病情恶化而过早停止诊断性治疗。

必须指出，诊断性治疗虽对诊断有一定的参考价值，但也有其局限性。就诊断而论，特效治疗的效应，一般否定的意义较肯定的意义为大。例如：给怀疑疟疾患者投予氯喹的正规疗程抗疟疾治疗，仍不能退热，则疟疾的可能性甚小。总之，诊断性治疗须慎用，且不能单纯根据治疗的效应来肯定或排除所考虑的疾病。诊断性治疗不当，不但不起作用，反可延误病情与手术时机。

【发热疾病的分组】

为便于进行鉴别诊断，从发热的缓急、程度、病程、特殊热型以及伴发的主要症状与体征等出发，常将发热划分为急性发热、急性发疹性发热、伴有肺部病征的急性发热、长期发热以及慢性微热等。此外，尚有伴其他特别体征的发热，如伴黄疸、腹痛、血细胞改变、肝脾淋巴结肿大、头痛呕吐等。

一、急性发热

急性发热在临床上相当常见，且不少为高热，绝大多数属于急性感染，其他为过敏或变态反应、风湿免疫性疾病、血液病、组织坏死与血液分解产物的吸收、物理与化学因素、恶性肿瘤等。大多数急性发热病例诊断不难，但也有部分病例因无特征性表现或表现不典型或由于技术条件所限，虽经详细检查而仍未能肯定诊断。临床上较易引起诊断上困难的疾病主要有三大类：首先是急性感染性发热疾病，包括病毒、立克次体、细菌、螺旋体及寄生虫感染等，此类临床上最为常见；其次为急性非感染性发热疾病，包括风湿热、急性系统性红斑狼疮、急性白血病、药热及热射病等；再次为急性“未明热”。

1. 高度提示有急性感染可能的全部或部分临床表现

(1) 突然起病。

(2) 伴有寒战的发热。

(3) 呼吸道症状,如咽痛、流涕、咳嗽。

(4) 全身不适感,伴肌痛或关节痛、畏光、眼痛、头痛。

(5) 恶心、呕吐和(或)腹痛、腹泻。

(6) 淋巴结和(或)脾的急性肿大。

(7) 脑膜刺激症状。

(8) 血白细胞计数高于 1.2×10^9/L 或低于 5×10^9/L。

(9) C-反应蛋白及降钙素原升高。

2. 鉴别急性细菌性感染与其他急性发热疾病的实验室方法

(1) 降钙素原(PCT)。

(2) 中性粒细胞碱性磷酸酶反应:在急性细菌性感染,血中性粒细胞碱性磷酸酶反应显著增强,强度大致与白细胞计数相平行。积分(正常积分值为 0~37)愈高,愈有利于细菌性感染的诊断。如能除外妊娠、癌、恶性淋巴瘤等情况,常表示有细菌性感染的存在。

(3) C-反应性蛋白测定:急性病毒感染时常呈阴性,化脓性细菌感染、风湿热常阳性。

3. 急性“未明热” 所谓急性“未明热”,并非没有原因,只是由于检查未能周详、设备条件或目前认识所限,致使未能作出病因学诊断,病因应首先考虑某些病毒性感染(如腺病毒、ECHO 病毒),其次为顿挫型伤寒、轻型乙型脑炎、顿挫型脊髓灰质炎等。近年有报告 L 型细菌感染引起发热。L 型细菌是细菌的细胞壁缺陷型,对渗透压较敏感,往往在普通培养基上不能生长;但用 L 型菌培养基接种,不仅可提高病原菌的检出率,还可指导及时合理治疗,尤其有助于“未明热”病例的诊断和治疗。因此,有人建议,疑诊为细菌感染患者都应做 L 型菌培养。

临床上确实有少数急性发热未能查明原因。这些急性“未明热”以夏、秋二季为多,且多见于青少年人。患者有急性感染的全身症状,体检无特殊发现,病程通常在一周左右,预后良好。

二、急性发疹性发热

急性发疹性发热疾病,可见于急性发疹性传染病、风湿免疫性疾病、变态反应性疾病、血液病等情况(表 2-2)。对于每一急性发热患者均须注意病程中有无发疹,如发现有皮疹须注意其大小、形态、有无高出皮面、颜色、硬度、边缘等情况,指压是否褪色,有无瘙痒,从何处开始,以及分布范围,有无落屑脱皮及皮肤色素沉着等。

表 2-2 急性发疹性发热疾病的分类

类 别	疾 病 名 称
急性发疹性传染病	麻疹、风疹、传染性红斑、水痘、登革热、斑疹伤寒、恙虫病、猩红热、伤寒、副伤寒、丹毒、野兔热、Lyme 病
免疫性疾病	急性系统性红斑狼疮、急性皮肌炎、成人 Still 病
变态反应性疾病	风湿热、渗出性多形性红斑、结节性红斑、血清病、药物热
血液病	急性白血病、霍奇金病
其他	败血症、感染性心内膜炎

三、伴有肺部病征的急性发热

1. 症状　发热、咳嗽、咳痰、咯血、胸痛、呼吸困难是急性肺部炎症的主要症状，但急性肺部炎症时不一定都具备这些症状。

2. 体征　急性肺部炎症如病变范围较大，体检时可呈现肺实变的体征：触诊语颤增强，叩诊浊音，听诊肺泡呼吸音减弱并出现支气管呼吸音，可听到湿性啰音与捻发音。病变范围小且位于深部的肺部炎症，可无异常体征。

3. 胸部X线检查　肺部急性炎症病变在X线检查时表现为肺部渗出性阴影，对确定病变的部位、范围与性质有重要意义，但往往需结合其他有关的检查才能确定炎症的病因。

4. 病因　急性肺部炎症绝大多数由于感染引起；变态反应、风湿免疫性疾病、化学性或物理性（放射性）等因素也可引起肺部炎症（表2-3）。

表2-3　伴有肺部体征的急性发热疾病

病因	病　名
病毒性感染	流感病毒性肺炎、肺炎型传染性单核细胞增多症、腮腺炎病毒性肺炎、艾滋病、SARS、高致病性禽流感
衣原体感染	鸟疫（鹦鹉热）
支原体感染	肺炎支原体肺炎（原发性非典型性肺炎）、立克次体感染、Q热
细菌感染	肺炎双球菌大叶性肺炎、金黄色葡萄球菌性肺炎、肺炎杆菌性肺炎、铜绿假单胞菌性肺炎、各型继发性细菌肺炎、军团病、支气管扩张继发感染、急性肺脓肿、肺坏疽、肺结核、肺型炭疽病、肺型鼠疫、马鼻疽肺部病变
钩端螺旋体病	肺出血型钩端螺旋体病
真菌感染	肺白色念珠菌病、肺曲菌病、肺毛霉菌病、肺组织胞浆菌病
寄生虫感染	阿米巴肺脓肿、卡氏肺囊虫肺炎、急性血吸虫病的肺部病变、比翼线虫病
变态反应	过敏性肺炎、吕佛琉综合征、风湿性肺炎
结缔组织病	急性系统性红斑狼疮、结节性多动脉炎、成人Still病、Wegener恶性肉芽肿
化学性与物理性损害	化学性肺炎、急性放射性肺炎、原因未明的急性肺炎、急性间质性肺炎

5. 机会致病菌性肺炎　是指一些非致病菌在一定条件下导致的肺炎，机会致病菌的致病条件是全身防御能力的严重降低。

造成全身防御能力严重降低的原因有两个：① 严重的基础疾病，如恶性肿瘤、肝肾衰竭、呼吸衰竭、糖尿病酸中毒、大面积烧伤、白血病、器官移植后免疫抑制剂的应用、遗传性或获得性免疫缺陷综合征（AIDS）等；② 附加因素，如长期静脉或膀胱保留导管、气管插管、长期使用广谱抗生素致正常菌群失调、药物或放疗所致白细胞减少或反应性改变以及T和（或）B淋巴细胞介导的免疫功能降低等。

机会致病菌性肺炎有易感性、难治性和反复性等特点，临床症状多不典型，可无明显的感染中毒症状。虽用抗生素积极治疗，但常迁延不愈，并发症多。目前革兰阴性杆菌已成为医院内机会致病菌性肺炎的重要病原，此外还有嗜肺军团杆菌、非典型分枝杆菌、卡氏肺囊虫、巨细胞病毒、念珠菌、曲菌、隐球菌等致病微生物。

四、伴腹痛的急性发热

急性发热伴腹痛的原因多为腹腔脏器感染、穿孔、破裂等。起病急、变化快、病情重是其特点。局限性或弥漫性腹部压痛、发热伴畏寒、寒战和白细胞增多提示腹腔脏器急性炎症。

要着重了解患者腹痛的部位、性质、程度以及伴随症状，有无放射痛及部位。绞痛患者常呈阵发性加剧、发作时辗转不安、呻吟不止、大汗淋漓。急性腹膜炎、胰腺炎等腹腔内炎症患者常呈持续性腹痛、卷曲侧卧、不敢活动。肝胆胰疾病常合并黄疸。腹式呼吸运动减弱或消失，腹部压痛、反跳痛、肌紧张见于急性腹膜炎；舟状腹见于急性穿孔早期；全腹膨胀、肠鸣音减弱或消失见于肠梗阻、肠麻痹和晚期腹膜炎；墨菲氏征阳性提示胆囊炎。肠鸣音亢进、气过水声是肠梗阻的征象。

对急性发热伴腹痛患者必要时要做诊断性腹穿和直肠指检。诊断性腹穿可发现有无渗液以及渗液的性质；直肠指检对诊断盆腔炎性包块、脓肿、肿瘤以及肠套叠有重要价值。

五、超高热

超高热是体温升高至体温调节中枢所能控制的调定点以上，体温达到特别高的水平，常大于41℃。只有在体温调节中枢功能衰竭时，才会出现超高热，一旦发现就会引起人体器官严重受损，尤其是脑细胞变性、水肿，可使患者昏迷甚至死亡。

超高热的原因有：热射病(中暑高热)、脑部疾病、输液和输血污染以及恶性高热。其中恶性高热是一常染色体遗传性恶性疾病，主要由麻醉或某些药品诱发发病，表现为即刻发病、体温急骤上升到超高热水平并伴全身肌肉强直性抽搐、严重代谢性与呼吸性酸中毒，血清CK显著升高，病死率高达60%～70%，多死于急性心力衰竭、脑水肿、代谢性酸中毒和急性肾衰竭。

六、长期发热

长期发热是指发热持续两周以上者。长期发热的原因除中枢性原因外，可概括为以下四大类：感染、血液病、变态反应与结缔组织病和恶性肿瘤。

1. 感染　感染是长期发热最常见的原因。在各种感染中，结核病是主要原因之一，特别是肺外结核，如深部淋巴结结核、肝结核、早期的急性粟粒型结核和脊椎结核。其他如伤寒与副伤寒、亚急性感染性心内膜炎、布鲁菌病、败血症、阿米巴肝病和血吸虫病等。

2. 血液病　造血系统的新陈代谢率较高，有病理改变时易引起发热。进行性贫血，肝、脾、淋巴结肿大，出血倾向常提示血液病的诊断。

3. 变态反应与结缔组织病　系统性红斑狼疮、结节性多动脉炎、风湿热、播散性嗜酸性细胞胶原病等。临床上，两个以上互不相关的器官损害提示结缔组织病的诊断。其中以多发性关节炎与皮疹是最常见的共同表现，且往往早期出现，还可出现心、血管、肝、肾、肺、肌肉等器官和组织的损害。自身免疫抗体检查是主要的实验室检查方法。

4. 恶性肿瘤　恶性肿瘤生长迅速，当肿瘤组织崩溃或附加感染时则可引起长期发热。血清乳酸脱氢酶活性，癌胚抗原(CEA)、甲胎蛋白(AFP)等肿瘤标志物的测定有助于诊断。

长期不明原因发热(fever of unknown origin，FUO)俗称发热待查，是指发热(≥38.5℃)持续 2～3 周以上者，经详细询问病史、体检和常规实验室检查仍不能明确诊断者。FUO 是临床常见问题之一，但不是急诊问题，在此不再赘述。

【发热的急诊处理】

1. 明确病因　对不明原因的发热患者不要轻易应用退热剂和抗生素，以免改变其原有热型或掩盖其他临床表现，延误病因诊断。对轻中度发热患者，鼓励多饮水，不必降温治疗。对高热患者应严密监测病情变化，注意生命体征，积极寻找病因；在进行必要实验室检查和标本采集后，可给予相应的治疗。

2. 降温　遇到下列情况应紧急降温处理：① 体温超过 40℃；② 高热并惊厥或谵妄；③ 高热伴心衰或休克；④ 高热中暑。具体降温措施有：

(1) 物理降温：可选用冰袋或冷毛巾冷敷，温水(32～34℃)或 30%～50%乙醇擦浴，或冰水灌肠。

(2) 药物降温：安乃近滴鼻，阿司匹林、对乙酰氨基酚口服；复方氨基比林、复方氨林巴比妥、柴胡、赖氨匹林等注射。超高热、高热伴惊厥谵妄可应用冬眠疗法。高热合并脑水肿要使用糖皮质激素和甘露醇脱水，高热合并感染性休克药也要使用糖皮质激素。

3. 其他治疗　卧床休息、补充水分和营养，注意水电和酸碱平衡。必要时酌情使用镇静剂。

4. 病因治疗

(1) 感染性疾病：积极对症治疗基础上，应早期应用抗感染药物；根据感染类型如细菌感染、病毒感染、真菌感染、支原体衣原体感染、原虫感染等分别选用特效药物。

(2) 非感染性发热：一般病情复杂，应根据原发病进行针对性治疗。

5. 发热原因待查　疑有传染病时，先行一般隔离，确诊后按传染病处理。

(韩　寒　许　铁)

第三章　急诊常见的神经科问题与处理

第一节　急性头痛

头痛是患者到急诊就诊的第四大疾病，女性患者中头痛位列第三，而在男性中位列第七。大约2/3的患者为原发性头痛，其中一些患者临床表现似为继发性头痛，但大部分最终仍诊断为原发性头痛。实际上，只有其中2%的患者由严重的继发性疾病引起。但从疾病的后果来考虑，对头痛的病人做出诊断的思路应把这些少见的临床类型放在第一位来考虑，通过详细询问病史、进行必要的体检(包括神经系统检查、五官科检查及精神方面的检查等)和辅助检查加以全面鉴别。

一、头痛分类与特征

根据国际疼痛学会头面部疼痛疾病分类委员会的推荐，头痛一般分为：原发性头痛，如偏头痛、紧张性头痛、丛集性头痛；继发性头痛，如脑血管病变、颅内感染、外伤性、颅内压变化。

1. 原发性头痛　急诊室常见头痛为原发性头痛，因此急诊医师需对不同类型的原发性头痛详细了解并熟练处理。

(1) 偏头痛：根据国际头痛疾患第二版，无先兆性偏头痛诊断标准：头痛至少发作5次，每次持续4～72小时并伴有恶心呕吐、畏光畏声；且需符合以下情况至少两项：局灶性疼痛、搏动性疼痛、疼痛强度逐渐加重或者肢体活动后疼痛加重。先兆性偏头痛与此类似，但一般伴有5～60分钟的局灶神经系统定位体征。先兆症状可先于头痛出现，但也可伴随头痛症状出现。视觉先兆最常见，可出现单侧视觉偏盲或者视野的模糊或者缺损、暗点、闪光。其次还有躯体感觉先兆，如一侧肢体和面部麻木，感觉异常。先兆持续5～30分钟。基底型偏头痛可见肢体麻木乏力、构音障碍、复视、眩晕等脑干症状。意识改变、短暂的意识丧失也可见于基底型偏头痛。

(2) 紧张性头痛：双侧枕部或全头部紧缩性或压迫性头痛，且不随肢体活动而头痛加重。头痛时间持续数分钟至数天，可伴随肌肉痉挛，尤其是颈部肌肉痉挛，伴随畏光或者怕声，但一般不伴有恶心或先兆症状。

(3) 自主性三叉神经痛：常伴有自主性体征，包括结膜水肿、流泪、鼻塞、鼻溢液、出汗、眼睑水肿或者下垂、瞳孔缩小等。根据它们持续时间不同可进行详细分类。

(4) 丛集性头痛:发病时间较长。患者一般单侧眼部、眼眶周围或者颞侧剧烈疼痛。一般呈现密集性发作,持续 15 分钟到 3 小时,一天可发作 8 次。当头痛发作时,出现剧烈疼痛,患者烦躁不安,且不能平躺。头痛可发作在一天的相同时间段,可一周或一月内密集性发作。丛集性头痛男性多见,发病率是女性 3 倍,且 5%是遗传因素导致。

(5) 发作性偏头痛:和丛集性头痛相似,在缓解一段时间后会再次复发。持续时间较丛集性头痛少,一般 2～30 分钟,常伴有单侧眼部或者眼周、颞侧的疼痛及自主神经症状。发病7 天到一年内每天发病次数高于 5 次,一般疼痛缓解期在一个月或一个月以上。有些患者因身体弯曲或者颈部活动而出现发作性偏头痛。如果患者一年内持续疼痛且不缓解,可认为是慢性发作性偏头痛。一定治疗量的吲哚美辛可防止偏头痛的发生。

(6) 劳累性头痛:劳累性头痛在偏头痛里不常见。一般由劳累引起,持续 5 分钟到 48 小时的搏动性头痛。在急诊室,该类患者需排除劳累性心绞痛。

2. 继发性头痛　急诊中虽然原发性头痛很多见,但鉴别出继发性头痛非常必要。需关注疼痛时难以忍受的雷击样痛,遇到此类病人,需首先排除蛛网膜下隙出血等。

(1) 蛛网膜下隙出血:除了典型的雷击样痛特点,还可见其他一些体征。伴有颈痛或者颈强直病人需怀疑蛛网膜下隙出血,可通过头颅 CT 或者腰椎穿刺脑脊液检查明确。

(2) 其他颅内出血:颅内脑实质出血和蛛网膜下隙出血类似。如果血液流入脑脊液中,会产生脑膜刺激症状和颈强直。根据出血部位不同,可产生不同的局灶性神经系统定位体征,包括癫痫、神志改变等。创伤后易出现硬膜外或者硬膜下出血。必须详细询问病史,因为可能出现迟发性硬膜下血肿。特别是老年病人,需询问有无近期使用抗凝药物。

(3) 颅内静脉窦血栓形成:根据颅内静脉血栓部位的不同,临床症状也不一样。常见的为头痛症状。严重的静脉血栓可导致颅内高压,引起视物模糊、恶心呕吐、定位性头痛和颅内 VI 神经麻痹,并且可导致神志改变或者昏迷。靠近皮层的静脉血栓可出现局灶神经定位体征或者癫痫发作。颅内静脉血栓的危险因素和其他部位的静脉血栓相同,包括感染、恶性肿瘤、口服避孕药、妊娠及产后或者存在高凝状态的患者。增强 CT 可见“空三角征”即造影剂通过时静脉窦充盈欠佳而呈三角状。这种特征可见于 25%～30%的静脉窦血栓中,通常情况下 CT 中显示广泛颅内水肿、脑回、大脑镰、小脑幕的局部增强。其诊断依据主要是头颅 MRV 或者 CTV。治疗上选择抗凝剂,即便是抗凝治疗,该病死亡率仍有 5%～10%。

(4) 脑膜炎:头痛伴有发热、颈强直、脑膜刺激征或者神志改变,都需考虑脑炎或者脑膜炎。但不幸的是,这种典型体征一般少见。在细菌性脑膜炎中,只有 44%的患者出现典型的发热、颈强直和神志改变症状。然而,95%患者至少出现以下四项中的两项:发热、颈强直、头痛和神志改变。有些患者只存在头痛症状。

在急诊,鉴别出脑膜炎的病原菌很重要,这些包括:细菌、病毒、真菌和分枝杆菌。这种情况下需行血培养和脑脊液检查。非感染性脑膜炎伴有头痛也很常见,包括:软脑膜转移瘤,自身免疫性疾病和药物的副反应(非类固醇抗炎药、静脉滴注免疫球蛋白及鞘内化疗)。

(5) 颈动脉或椎动脉夹层:一般伴有头痛或者颈痛。不推荐每位新发的剧烈头痛患者都要进一步检查排除夹层。研究显示,当患者出现不能解释的急性头痛或者雷击样痛,或伴有颈痛的进行性加重性头痛、霍纳氏症、颅内神经麻痹、单侧视野缺损或者其他局灶性神经系统体征,此时需考虑夹层的可能。但患者有颈部创伤史,即使颈部按摩推拿或者颈部的轻微扭伤时,亦需怀疑夹层的可能。

(6) 缺血性卒中:特别是大面积卒中时,一般不出现头痛症状。如果患者有偏头痛史,缺血性卒中会引发其出现头痛。当偏头痛患者存在先兆性神经系统体征时,此时鉴别起来就比较困难了。如果急诊偏头痛患者出现了新发的或者是较前不同的神经系统先兆,那么需考虑缺血性卒中或者其他神经系统的病变。

(7) 低颅压性头痛:当脑脊液减少时,患者会出现体位性头痛,表现为立位头痛加重,卧体位头痛减轻。低颅压性头痛是双侧或整个颅脑的搏动性头痛。它常以雷击样头痛发病且肢体用力时头痛增加。其他体征包括:眩晕、耳鸣、视物模糊等。血容量不足、脑脊液分流或者脑脊液漏都可引起脑脊液减少。近期的腰椎穿刺检查、硬膜外或者脊椎损伤以及车祸等外伤都可引起创伤性脑脊液漏。自发性脑脊液漏一般存在于脑膜或者硬脑膜病变,或者结缔组织病变。一般 CT 检查阳性率较少,虽然有时也能发现硬膜下积液。在 MRI 上见到硬脑膜增强、小脑扁桃体下降、后颅窝高压、脑室变小、硬膜下积液。腰椎穿刺术不是确诊的标准,但如行腰椎穿刺术可见到脑脊液压力的下降以及脑脊液蛋白的增加,同样脑脊液细胞数也增加。该病为自限性疾病,一般预后良好,治疗包括休息、咖啡因治疗和补液等。但是当麻醉时出现硬膜外血肿时,头痛可能会终生伴随。持续的剧烈的永久性头痛需行 CT 评估及外科手术治疗脑脊液漏。

(8) 高血压危象:患者中 50%的人最常见的症状为头痛(42%)和头晕(30%),可导致严重的后果,如卒中、高血压脑白质病变或者急性肺水肿。头痛患者伴有高血压时诊断较困难。高血压可导致头痛,同样头痛又可引起血压的再次升高。同样脑出血或者是缺血性卒中的患者也可出现高血压或者头痛。尤其是缺血性卒中的患者,血压降低会加重大脑缺血。当患者血压升高时,在降压之前首先应进行详细的神经学查体从而排除缺血性卒中。

(9) 三叉神经痛:典型表现是沿着三叉神经分布的剧烈的、尖锐的类似于穿刺样的发作性疼痛。持续至少 2 秒到 2 分钟,常存在触发点。咀嚼、说话、刷牙、冷空气及轻微的触碰都可导致发作性疼痛。该类病人常见于门诊病人,而在急诊,需行相关影像学检查排除其他继发性病变。

(10) 青光眼:急性青光眼患者常有头痛及眼部不适症状,也有相关报道在急性闭角型青光眼中,头痛是唯一症状。如果误诊,可导致病变眼睛永久性失明。当患者暴露于黑暗中时突发急性的头痛,需考虑青光眼可能。当眼部光照逐渐变暗时,瞳孔的变大使得前房流出道受阻,而出现眼内高压。此时患者会主诉突发单侧头痛和眼部不适,伴随病侧眼的视觉模糊及出现色圈。同时可伴随恶心呕吐。当怀疑青光眼时,需请眼科医师进一步评估。

二、急诊诊断思路

1. 询问病史　对头痛病人病史的询问一定要详细而全面,一般应注意向病人和(或)家属询问头痛开始发生的时间、起病形式及发生的速度、部位及持续时间、头痛的性质及程度、头痛的诱发因素、先兆和伴随症状,既往有无类似发作,家族中有无类似疾患,除头痛外病人有无其他疾患及以往的用药情况等。

(1) 发病年龄:儿童及青年患者多见于偏头痛、头痛型癫痫、血管畸形等,紧张性头痛、功能性或精神疾患较少见。中、老年患者，高血压病、脑血管疾病较多见。

（2）起病形式：急性起病（数分钟、数小时内突发），常见原因为蛛网膜下隙出血、其他脑血管病、脑膜炎、脑炎等急性颅内感染、颅脑外伤、青光眼急性发作等；少见原因为头痛型癫痫、高血压脑病、腰穿术后。亚急性起病（头痛持续数日至数周）：慢性颅内感染、硬膜下血肿、脑脓肿、高血压脑病、良性颅内压增高（各种弥漫性脑病、巨细胞颞动脉炎）。慢性起病（头痛持续数周至数月以上）：持续性可见于神经性头痛、紧张性头痛、外伤后头痛、颈椎病、鼻窦炎；进展性可见于颅内占位性病变（肿瘤、慢性血肿、脓肿、囊肿、肉芽肿等）、结核性脑膜炎；复发性可见于偏头痛、高血压病、脑室系统内肿瘤或囊虫。

（3）伴随症状：伴剧烈恶心、呕吐：颅内占位性病变、颅内感染、蛛网膜下隙出血、脑出血、某些类型的偏头痛。伴头晕或眩晕：后颅窝占位性病变、小脑出血。伴近期体重减轻：颅内原发或转移恶性肿瘤、抑郁症、巨细胞颞动脉炎。伴发热和（或）寒战：颅内感染、全身性感染。伴视觉症状：眼部疾患（如青光眼）、偏头痛先兆期、颅内压增高、某些颅内占位性病变、某些脑血管病（动脉或静脉）。伴精神症状：脑炎、额叶肿瘤。伴脑膜刺激征：蛛网膜下隙出血、脑出血、颅内感染、颅内肿瘤，以后颅窝肿瘤较突出。伴神经系统定位体征：多见于颅内各种器质性病变。

（4）诱发因素：与精神紧张、劳累、情绪变化、睡眠不足有关，多见于各种类型的偏头痛、神经性头痛、紧张性头痛和神经症等；与内分泌因素有关，多见于月经期头痛；与体位有关，头痛于站立时加重，平卧时减轻，多见于各种原因的低颅压头痛，而部分丛集性头痛的病人可在直立时疼痛减轻；与服用某些药物（或物质）有关，对不明原因的头痛病人应注意询问近期的用药情况以及病人有无特殊嗜好。

2. 体格检查　应进行全面的一般检查和神经系统检查，以下体征有助于头痛的诊断：体温升高提示颅内和（或）全身感染性疾病、中毒等。血压升高提示高血压病或颅内出血性疾病及占位性病变等。眼球突出伴球结膜水肿提示海绵窦血栓形成、眼眶内肿瘤、蝶骨嵴脑膜瘤等。额部、耳周疱疹伴局部痛觉减退提示带状疱疹（侵犯三叉神经）。鼻窦区压痛提示鼻窦炎引起的头痛。眼球结膜充血、瞳孔散大、眼压增高提示青光眼。颈部、颞部血管杂音提示血管病变。颞动脉炎可在颞动脉附近扪及条索状物并有压痛。复视、眼球运动障碍多见于脑血管病、颅脑外伤、颅内肿瘤等，也可见于眼肌麻痹型偏头痛。视野缺损、视力下降多见于脑血管病、颅内占位性病变。失语、癫痫、精神异常见于大脑皮层病变（如：脑炎、中毒等）。肢体运动和（或）感觉障碍见于各种颅内病变，颅神经和肢体瘫痪在同一侧提示大脑半球病变，颅神经和肢体瘫痪不在同一侧（交叉瘫痪）提示病变在脑干。脑膜刺激征提示脑炎、脑膜炎、蛛网膜下隙出血、后颅窝病变等。

3. 实验室检查和影像学检查　继发性头痛的临床表现各不相同，在详细了解病史及仔细查体后，仍有部分患者不能明确诊断，需要进一步实验室或影像学检查。

（1）血液检查：包括全血细胞检查中是否有白细胞增多，检测血糖或电解质了解是否有电解质紊乱，了解是否有脱水表现（尤其是呕吐病人）。年龄大于50岁的患者出现新发头痛是需要检测血沉排除巨细胞动脉炎。当有雷击痛临床表现或者有服用抗凝类药物的脑出血患者，需检测凝血情况（检测PT及APTT）。头痛并发神志改变的病人需进行肝功能检测、毒物检测。怀疑一氧化碳中毒的病人需检测碳氧血红蛋白。

（2）头颅CT检查：头颅CT检查能快速鉴别出颅内占位性病变（包括肿瘤、脓肿、卒中等引起的占位性病变)、急性出血(蛛网膜下隙出血、硬膜外出血、硬膜内出血及脑实质出血)。但当怀疑颅内静脉血栓或者转移性颅脑肿瘤时,需行CT增强检查。

(3) 腰椎穿刺术:怀疑颅内感染时,腰椎穿刺脑脊液检查很有必要,需行脑脊液炎性细胞、蛋白及糖化物检查,脑脊液革兰染色及脑脊液培养。一般患者取侧卧位,且需进一步测量脑脊液压力。如果怀疑占位性病变,头颅CT检查优先于腰椎穿刺脑脊液检查。当颅内占位性疾病行腰椎穿刺术时需注意避免脑疝的形成。如果患者是年龄大于50岁、免疫抑制状态、之前有过脑卒中、颅内感染、颅内占位性病变、癫痫、神志改变或者局灶性神经系统定位体征等临床特点时,头颅CT必须完善。

(4) 头颅MRI:急诊室中头颅MRI评估头痛不常被应用。有少数情况下头颅MRI检查是必要的。如果一位雷击样痛患者头颅CT或者脑脊液检查都是阴性,那么则需考虑头颅MRI检查。如果了解病史后仍不能确诊,那么一些被CT遗漏的病变如脑梗死、脑白质变性在MRI上可清楚呈现。垂体肿瘤和胶质囊肿在CT常被遗漏而在MRI上可清楚呈现。

(5) 血管成像:怀疑夹层时需行头部及颈部的血管彩超检查、MRA或者CTA检查。在急诊室如果行MRI检查,血管内血肿可通过MRI的脂肪测序检查。MRA或者CTA可以检测出夹层的范围。MRA检查可以区分未破坏的微动脉瘤及弥散的血管收缩病变。当患者存在MRI禁忌证时,如装有起搏器患者,那么CTA是很好的选择。

三、急诊处理

1. 原发性头痛　排除继发性头痛后,需对原发性头痛患者的头痛及不适症状进行治疗。急诊大多数偏头痛患者为严重的顽固性偏头痛,也有紧张性头痛及丛集性头痛患者去急诊就诊。通常这些患者在进行常规自行处理后无效而来到急诊。如果头痛持续数小时或者更长时间,且患者存在呕吐及进食较差,那么需注意有无脱水情况。如果患者已出现脱水症状,则需快速建立静脉输液通道并对头痛及伴随症状进行处理。患者常常由于顽固的头痛而出现痛苦和焦虑。

偏头痛患者推荐以下几种用药:① 偏头痛患者特殊用药(双氢麦角胺和舒马普坦);② 多巴胺拮抗剂如安定类药物和甲氧氯普胺;③ 其他非依赖性药物;④ 阿片类药物。上述药物常合用,达到缓解头痛症状,减弱药物间的副作用。例如,多巴胺拮抗剂和双氢麦角胺药物合用,可以减少多巴胺的恶心呕吐等副作用。

丛集性头痛治疗不同于其他原发性头痛的治疗,治疗涉及多方面,有效的方法包括:氧疗法、舒马普坦、双氢麦角胺、皮质类固醇类。

紧张型头痛的常用药物有:多虑平(Doxepin),一般自每日10 mg开始,可视情况增加至每日50~75 mg;黛力新(Deanxit),适于同时有焦虑和抑郁的患者,常用剂量为:每日1~2片,早晨及中午各1片,一般在服药1~2周后起效;氟西汀(Prozac,百优解)、舍曲林(Sertraline,左乐复,郁乐复),具有抗抑郁和焦虑作用,氟西汀的起始剂量为每日10 mg,视情况可增至每日20 mg,早晨顿服;舍曲林的一般开始剂量为每日25 mg,可视情况逐渐增加至每日50~150 mg,早晨顿服。

2. 继发性头痛　最主要是病因治疗,必要时可使用镇痛药。

第二节 眩 晕

眩晕(vertigo)是因机体空间定向和平衡功能失调所产生的自我感觉,是一种运动性错觉。

"真性眩晕"有明显的自身或他物旋转感或倾倒感,呈阵发性,伴有眼震、平衡失调(指物偏斜、站立不稳或倾倒)和自主神经症状(面色苍白、恶心、出汗、血压脉搏改变等)。"假性眩晕"(昏晕)为自身或外物的晃动不稳感,常较持续,但也可为阵发性,伴发症状较轻或不明显,外物纷杂时症状加重。"动"的感觉是其和"头昏"的鉴别标志。

维持机体空间定向和平衡功能的结构有三个系统,即视觉系统、本体觉系统和前庭系统,在大脑皮质的统一调节下协同完成。三者任一系统发生病变,导致三者的神经冲动不能在脑部协调一致时,或皮质感觉区发生病变时,即可发生眩晕,其中以前庭系统病变所致者最为常见。

【病因和临床类型】

一、前庭周围性眩晕

为真性眩晕,一般均有眼震和前庭功能改变。

1. 内耳病变(耳源性眩晕) 除眩晕、眼震和前庭功能改变外,伴有耳鸣和听力减退,多为单侧性,无其他神经系统体征。

(1) 梅尼埃病:由迷路积水引起,常因精神紧张、疲劳、受寒等诱发。发作无定时,可数日至数年发作一次。病前耳内有胀满感,每次发作持续数分钟至数小时不等,头位改变或睁眼后加重。耳鸣和听力减退呈波动性,即间歇期可恢复,但发作愈多恢复愈差,偶有一次发作后几成全聋者。多有复听(患耳健耳对同一纯音声调不同)和响度重振(怕闹声)。耳蜗电图负总和电位与动作电位之比(-SP/AP)大于0.4有助确诊。听力丧失后,眩晕常可终止,由于迷路功能因多次水肿、缺血、缺氧受到破坏之故。

(2) 急性迷路炎:见于中耳炎或迷路手术后,鼓膜穿孔后症状加重。

(3) 内耳损伤:① 前庭震荡:无颅底骨折或仅有岩骨纵形骨折,前庭功能正常。因损及中耳鼓膜,常出现混合性耳聋,外耳道有出血。少数有面瘫。3~6周可恢复,但遗有神经性聋。② 前庭出血:岩骨有横形骨折,内耳严重受损,听力丧失,前庭功能异常。因出血至中耳,鼓膜呈蓝色。半数患者有面瘫。3~8周后因对侧前庭代偿而眩晕缓解,遗有眼震和耳聋。③ 耳石损伤:表现为变位眩晕。④ 外淋巴瘘:外伤损及镫骨使卵圆窗破裂,外淋巴液流到中耳引起,症状类似梅尼埃病,手术后恢复。

(4) 鼓膜内陷或受压:见于急性咽炎时因耳咽管阻塞使中耳引流不畅,或异物和泡胀了的耵聍阻塞外耳道等,均可使听骨链压向内耳,导致内耳充血、水肿、引起眩晕发作。

(5) 耳石和前庭终末感受器病变:见于颅脑外伤、噪音性损伤、药物中毒以及老年或椎-基底动脉缺血引起的半规管囊腹的退行性变等;有的病因不明,可自行缓解。偶亦见于四脑室底部肿瘤,表现为"变位性眩晕"(也称良性阵发性位置性眩晕),即在头位突然变动的过程中发生的为时数秒至1分钟的短暂眩晕发作,头位静止后不再发作。

此外,耳源性眩晕也见于晕动病、耳硬化症和非外伤性内耳出血等。

2. 前庭神经病变　① 药物中毒:见于使用氨基糖苷类抗生素、苯妥英钠、酒石酸水杨酸等药物,因双侧受累,眩晕较轻而平衡失调较重。② 小脑桥脑角肿瘤或蛛网膜炎:除眩晕外尚有Ⅴ、Ⅶ、Ⅸ、Ⅹ脑神经和锥体束等症状。③ 前庭神经外伤:颅底或岩骨横行骨折引起,症状同前庭出血,但少见。

3. 前庭神经元炎　无听力改变,仅有前庭神经症状。常在上呼吸道或消化道感染后发病,或有头部慢性感染灶。有时呈小流行,数日可自愈,且少有复发。

二、前庭中枢性眩晕

前庭中枢性眩晕多由脑干、小脑或顶颞叶病变引起。与前庭外周性眩晕鉴别见表 3-1。

表 3-1　前庭外周性眩晕和中枢性眩晕的鉴别

	前庭外周性眩晕	前庭中枢性眩晕
眩晕特点	真性	假性或真性
自主神经症状	明显	较少或不明显
眼球震颤	多水平旋转性,与眩晕程度一致	常为单一水平性、旋转性或垂直性,眩晕缓解期仍可持续存在
神经系统体征	无,或仅有听力改变;小脑桥脑角病变时有相应体征	有脑干、小脑及顶颞叶损害体征
前庭功能试验	减弱、消失、偶过敏	可正常,或呈分离现象
位置性眼震	Ⅰ型	Ⅱ型

位置性眼震的检查方法:连续改变患者体位,在每一个体位下观察有无眼球震颤及其特点。如由仰卧位坐起,再仰卧,向左翻身,再向右翻身等。

位置性眼震检查Ⅰ型和Ⅱ型的鉴别见表 3-2。

表 3-2　Ⅰ、Ⅱ型眼震的鉴别

	Ⅰ型	Ⅱ型
潜伏期	在体位改变后经过数秒始有眼震	无,变动体位后即出现眼震
疲劳性	有,检查多次后眼震不再出现	无,连续检查继续出现眼震
眼震方向	不同头位其眼震方向不变	不同头位眼震方向常有改变
眩晕程度	伴有明显眩晕	眩晕不明显

前庭中枢性眩晕常见的病因有:

1. 脑血管病　如脑动脉硬化、后下小脑动脉血栓、小脑出血、椎-基底动脉短暂缺血发作(VB-TIA)等。后者十分常见,多因头位改变诱发,眩晕同时伴有闪辉、复视、视物变形、颜面和肢体麻木感、头痛、晕厥、猝倒等其他 VB-TIA 症状。间歇期常有角膜反射减弱、短暂眼震、调视和(或)辐辏反射障碍等轻微脑干损害体征。头后仰垂悬床外并分别左右转颈,当健侧椎动脉受压时,可因脑干缺血而出现眼震。脑血流图和脑电图波幅明显下降,眼震电图也可描示出轻微眼震;脑干听觉诱发电位可有脑干功能异常,或多次检查变化不定。

常见病因为颈椎增生或外伤、脑动脉硬化、糖尿病、心脏病等。过伸、过屈位的颈椎侧位 X 线片所示的颈椎椎体后缘不同程度的错位或正位张口位的环枢椎间隙狭窄，均有助于确诊。

2. 占位性病变　脑干、小脑或顶颞叶的肿瘤、脓肿、结核瘤、寄生虫等，以及其他部位的肿物引起的颅内压增高导致上述部位的脑组织移位、水肿等，也可引起眩晕。

3. 变性和脱髓鞘疾病　如延髓空洞症、多发性硬化、遗传性共济失调等。

4. 炎症　如脑干脑炎等。

5. 其他　如眩晕性癫痫、偏头痛等。眩晕性癫痫系以眩晕为症状的癫痫发作，起止突然，多为真性眩晕，为时数分钟至数十分钟不等。眩晕发作时，可伴有其他癫痫症状，如意识丧失、精神运动性癫痫、癫痫大发作等，由顶颞叶前庭感觉区病变引起。脑电图可有癫痫性放电表现，抗痉药物可控制发作。

三、眼源性眩晕

除视动性和俯视性等生理性眩晕外，主要因双眼在视网膜上成像不等干扰了视觉定位功能引起。一般为假性眩晕（视动性眩晕例外），在注视外物时加重，闭眼或闭一眼后症状消失（先天性眼震例外），无前庭型眼震。常见原因有：① 屈光异常：屈光参差（双眼屈光相差＞3D）、角膜病变（炎症、瘢痕、锥形角膜）、晶体异位和不适眼镜等。② 眼肌病变：眼肌麻痹、隐斜、辐辏力弱等。③ 视网膜病变：视网膜色素变性、视网膜剥离等。

四、本体感觉性眩晕

因脊髓后索或脑干内侧丘系病变致本体觉传入中断引起。为假性眩晕，伴有肢体深感觉减退，感觉性共济失调和肌张力减退等。偶可因腰肌、颈肌痉挛有过多的本体觉冲动传入中枢所致。

五、全身疾病引起的眩晕

1. 心血管疾病　高血压、低血压、体位性低血压、严重的心律失常、心肌供血不足、颈动脉窦过敏、主动脉弓综合征等均可引起眩晕。

2. 其他　感染、中毒、血液病、代谢障碍（糖尿病、低血糖症、高血脂病）等。

六、精神性眩晕

见于神经衰弱、癔病、焦虑症等。精神因素可诱发或影响前五种眩晕的发作和程度，精神性眩晕也可与器质性眩晕合并发生。

【诊　断】

诊断在于明确眩晕的原因。发作时应着重了解眩晕的性质、诱因和伴发症状如耳鸣、耳聋、脑干 TIA 症状和意识障碍等。间歇期症状应注意听力、第 V 到 X 对颅神经及脑干症状等。尚需了解既往重要病史，如心血管病、服药史、颅脑外伤史等。有了初步的病因判断后，再进行相应的体检和实验室检查。体检重点为前庭功能、听力、神经系统检查和心血管系统检查。

【治　疗】

一、病因治疗

积极采取措施治疗各种引起眩晕的疾病。

二、一般治疗

静卧,避免声光刺激,解除精神紧张等。

三、对症治疗

1. 吩噻嗪类　氯丙嗪(每次 25 mg,每日 2～3 次口服,或 12.5 mg,肌内注射)。
2. 抗组胺类　异丙嗪(每次 25 mg,每日 2 次口服)等。
3. 莨菪类　阿托品、氢嗅酸莨菪碱、山莨菪碱(每次 10 mg,肌内注射,或每日 2 次口服)等。
4. 其他　地芬尼多(眩晕停),合理补液基础上短期少量脱水等。

四、BPPV 的手法复位

目前耳石复位法是良性阵发性位置性眩晕治疗的首选方法,同时也可以配合必要的药物治疗。手法复位的患者,大部分可以一次治愈(有效率可达 75%～90%),成功治疗取决于正确的识别是哪个半规管受累,以及耳石碎片是漂浮于内淋巴液中还是黏附于壶腹嵴。手法复位的目标是将脱落的耳石复位至原先所在位置—前庭部位,以缓解眩晕。临床最常用的耳石复位法:① EPLEY 耳石复位法;② Barbecue 翻滚耳石复位法;③ Semont 摆动复位法。

五、手术治疗

内耳病变听力已丧失而久治不愈者,可行迷路破坏手术或前庭神经切断术。

不少眩晕发作的诱因为过劳、精神过度紧张、情绪激动、头位体位的突然变动、颈部持久的不良姿势、血压偏低等,应注意避免。慎用损害前庭神经药物。

第三节　昏　厥

昏厥(syncope)是一种突发性、短暂性、一过性的意识丧失而昏倒,系因一时性、广泛性脑缺血、缺氧引起,并能在短时间内自行恢复。这种症状在急诊经常遇到,但就诊时症状和体征往往消失,不需要急诊处理,决定是否进一步检查显得更加重要。昏厥可由于心输出量的明显减少或心脏瞬时停搏,周围血管阻力下降,或由于局部脑供血不足所致。昏厥多在直立位时发生。

【病因和临床类型】

一、心源性昏厥

由于严重心律失常、心肌梗死等原因引起心搏出量急骤降低所致。临床表现为突然昏厥，面色苍白，甚至出现癫痫样抽搐。主动脉瓣狭窄和肺动脉高压引起的昏厥，常伴有心绞痛发作；肺动脉狭窄时还有呼吸困难和发绀现象。左心房黏液瘤梗阻二尖瓣引起的昏厥，常发生在体位改变时。

二、反射性昏厥

反射性昏厥是一种常见的昏厥，又称血管神经性昏厥。

1. 迷走神经张力增高　恐惧、焦虑、晕针、情绪紧张、外伤、通气不良、长时间的站立等情况可引起迷走神经张力增高，导致心脏抑制和周围血管扩张，血压明显降低而引起昏厥。

2. 体位性昏厥　多在卧位转成直立时发生，常见于应用某些药物(如三环类抗抑郁药、吩噻嗪类抗精神病药、降压药等)或某些疾病时(如糖尿病性神经病变等)。

3. 颈动脉窦过敏性昏厥　颈动脉窦过敏者可发生窦性心动过缓、心脏收缩力减弱或周围血管扩张，多与颈动脉窦部位血管硬化、邻近部位的炎症、外伤或肿物等因素有关，此类昏厥可自发，也可因衣领过紧、转头时衣领和(或)颈椎横突刺激颈动脉窦而被诱发。

三、排尿性昏厥

在排尿时或排尿后突然发生，多见于男性，尤易于夜间起床排尿或憋尿过长时出现。夜间睡眠时，肌肉松弛、血管扩张，当身体突然从卧位到站立时，加之排尿后腹压急骤下降，而血管运动调节反射功能迟缓，即可导致血压下降引起昏厥发作。

四、脑源性昏厥

由于颅内外脑血管病变或血管运动中枢本身受损导致的昏厥。多见于短暂性脑缺血发作、无脉症、锁骨下动脉盗血症、脑动脉硬化症和高血压性脑病；颈椎病由于骨质增生，当转头时受到椎骨刺或外界压力的突然压迫，以及颈内动脉扭曲的突然加剧亦可致病。脑干病变，如肿瘤、炎症，变性等，都可直接或间接影响延髓血管运动中枢而产生昏厥，常有定位体征可供诊断。

五、其他昏厥

1. 咳嗽性昏厥　常见于有慢性阻塞性肺部疾病或伴有肺气肿的患者，在剧烈咳嗽之后意识丧失，当呼吸重新恢复后清醒。这是因咳嗽引起胸腔内压力升高，使静脉回流不畅，心输出量下降而导致昏厥。

2. 屏气性昏厥　由于持续用力屏气产生的昏厥，机制同咳嗽性昏厥。

3. 失血失水性昏厥　由各种原因引起的急性大量失血失水，有效循环血量骤减所致。

4. 高原性和低血糖性昏厥　由于吸入空气中氧含量和血糖含量不足所致。

【诊断及鉴别诊断】

一、病史特点

1. 发病情况　向患者或目击者详细询问昏厥前的情况,有无先兆等;昏厥发作时意识障碍的程度和持续时间的长短,以及当时的面色、脉搏、有无尿失禁及肢体抽动等;意识恢复后的主观不适等。

2. 昏厥发作的诱因　单纯性昏厥常有悲哀、恐惧、焦虑、晕针、见血、创伤、剧痛、闷热、疲劳等刺激因素;心源性昏厥多见于运动过度或用药不当;有否排尿、排便,剧烈咳嗽,失血、失水等诱因。

3. 发作时的体位及头位　直立性低血压性昏厥多发生于从卧位转为立位时,颈动脉窦过敏性昏厥多发生于头位突然转动等。

4. 昏厥发作的速度和时间　心源性昏厥一般起病突然,时间长短不一;反射性昏厥一般起病略缓,时间短暂;脑源性昏厥一般起病较缓慢,时间长短不一。

5. 昏厥发生时的临床表现　一般表现为突然意识丧失、摔倒、面色苍白、四肢发凉,多无抽搐、无摔伤及舌咬伤和尿失禁。

二、查体

应特别注意检查心血管系统,如有无心脏瓣膜病、心律失常,不同体位的血压、脉搏有无异常,颈部动脉搏动是否减弱和是否有异常杂音等。

三、辅助检查

心电图、心脏B超等检查一般适用于各型心源性昏厥和反射性昏厥;脑电图检查适用于脑源性昏厥、心源性和反射性昏厥;颈动脉和椎动脉 Doppler 超声检查、脑血管造影、头颅 CT 及脑脊液检查等适用于脑源性昏厥。此外,颈椎片和胸片、血糖、血脂等亦可酌情检查。

四、鉴别诊断

1. 失神发作(癫痫小发作)　主要表现为发作性短暂意识障碍,突然失神、持物落地,无明显诱因和先兆;一般不倒地,无发作后的乏力感。脑电图检查有助于鉴别诊断。

2. 猝倒症　表现为一种突发的、一过性全身肌张力降低,软瘫倒地;不伴有黑矇、意识障碍和出冷汗等;常在大笑时发病,病发后抑或无任何不适。

3. 眩晕　主要表现为自身或外物旋转感,因站立不稳常就地卧倒,伴有恶心、呕吐和眼震,一般无意识障碍,一次持续数十分钟、数小时或数天后逐渐好转。

4. 休克　表现为面色苍白、皮肤湿冷、脉细弱、血压明显下降或测不到。早期多烦躁,但意识清楚。

【防　治】

昏厥发作能迅速好转,但可因突然倒地而致外伤,重点在于病因治疗和预防发作。

一、昏厥发作时的处理

立即让患者平卧，解开衣领和裤带，片刻后常可自行清醒。对意识恢复较慢、血压过低、心动过缓者，可试行针刺人中诸穴或肌内注射阿托品 0.5～1.0 mg。有条件者可吸氧。以上处理仍无效，应注意其他严重器质性昏厥的可能性。

二、病因诱因治疗

如病因已查明，应尽早进行病因治疗，这是根治昏厥的最有效措施。

如有明确诱因者应尽量避免。

第四节　意 识 障 碍

意识是指人们对自身和周围环境的感知状态，可通过言语及行动来表达。意识障碍系指人们对自身和环境的感知发生障碍或人们赖以感知环境的精神活动发生障碍的一种状态。意识障碍(dysfunction of consciousness)是由多种原因引起的一种严重的脑功能紊乱状态，为临床最常见的急性症状之一，常常引起患者家属和周围人们的紧张、恐怖，有时患者甚至出现严重的违法行为，需要紧急处理和鉴别诊断。

【意识障碍的发生机制】

意识的内容包括“觉醒状态”及“意识内容与行为”。觉醒状态有赖于所谓“开关”系统、即脑干网状结构上行激活系统的完整；意识内容与行为有赖于大脑皮质的高级神经活动的完整。当脑干网状结构上行激活系统抑制或两侧大脑皮质广泛性损害时，使觉醒状态减弱，意识内容减少或改变，即可造成意识障碍。

【病　因】

一、颅内疾病

颅内病变可直接或间接损害大脑皮质及网状结构上行激活系统，如大脑广泛急性炎症、幕上占位性病变造成钩回疝压迫脑干和脑干出血等，均可造成严重意识障碍。

1. 局限性病变

(1) 脑血管病：脑出血、脑梗死、暂时性脑缺血发作等。

(2) 颅内占位性病变：原发性或转移性颅内肿瘤、脑脓肿、脑寄生虫囊肿等。

(3) 颅脑外伤：脑挫裂伤、颅内血肿等。

2. 脑弥漫性病变

(1) 颅内感染性疾病：各种脑炎、脑膜炎、蛛网膜炎、室管膜炎、颅内静脉窦感染等。

(2) 弥漫性颅脑损伤。

(3) 蛛网膜下隙出血。

(4) 脑水肿。

(5) 脑变性及脱髓鞘性病变。

3. 癫痫发作。

二、颅外疾病(全身性疾病)

颅外疾病主要通过影响神经递质和脑的能量代谢而影响意识。例如:颅外病变所引起的缺血缺氧,可致脑水肿、脑疝形成,或使兴奋性神经介质去甲肾上腺素合成减少或停止,均可间接影响脑干网状结构上行激活系统或大脑皮质;肝脏疾病时的肝功能不全,代谢过程中的苯乙胺等不能完全被解毒,形成假介质(去甲肾上腺素、苯乙醇胺),取代了去甲肾上腺素(竞争性抑制),从而发生肝性脑病;低血糖时由于脑部能量供应降低及干扰了能量代谢,可致低血糖性昏迷等。

1. 急性感染性疾病　各种败血症、感染中毒性脑病等。

2. 内分泌与代谢性疾病(内源性中毒)　常见的有肝性脑病、肾性脑病、肺性脑病、糖尿病性昏迷、黏液水肿性昏迷、垂体危象、甲状腺危象、肾上腺皮质功能减退性昏迷、乳酸中毒等。

3. 外源性中毒　包括工业毒物、药物、农药、植物或动物类中毒等。

4. 缺乏正常代谢物质

(1) 缺氧(脑血流正常):血氧分压正常而含氧量降低者有一氧化碳中毒、严重贫血及变性血红蛋白血症等;血氧分压及含氧量降低者有肺部疾病、窒息及高山病等。

(2) 缺血(脑血流量降低):见于心输出量减少的各种心律失常、心力衰竭、心脏停搏、心肌梗死;脑血管阻力增加的高血压脑病、高黏血症;血压降低致各种休克等。

(3) 低血糖:如胰岛素瘤、严重肝脏疾病、胃切除术后、胰岛素注射过量及饥饿等。

5. 水、电解质平衡紊乱　如高渗性昏迷、低渗性昏迷、酸中毒、碱中毒、高钠血症、低钠血症、低钾血症等。

6. 物理性损害　如日射病、热射病、电击伤、溺水等。

【诊　断】

意识障碍的诊断较为复杂,临床上可按如下步骤进行。

一、确定是否有意识障碍

通过详询病史及临床检查,意识障碍的判断多无困难。但在诊断中应注意与一些特殊的精神、意识状态相鉴别。

1. 木僵　见于精神分裂症的紧张性木僵、严重抑郁症的抑郁性木僵、反应性精神障碍的反应性木僵等。表现为不言不动,甚至不吃不喝,面部表情固定,大小便潴留,对外界刺激缺乏反应,可伴有蜡样屈曲、违拗症,或言语刺激触及其痛处时可有流泪、心率增快等情感反应。缓解后多能清楚回忆发病过程。

2. 癔症发作　容易误为意识障碍,但起病多有精神因素,患者发病时仍有情感反应(如眼角噙泪)及主动抗拒动作(如扒开其上眼睑时眼球有回避动作或双睑闭得更紧)。四肢肌张力多变或挣扎、乱动。神经系统无阳性体征;心理治疗可获迅速恢复。

3. 闭锁综合征(locked-in syndrome)　是由于桥脑腹侧病变,损及皮质延髓束和皮质脊髓束所致。表现为除眼睑及眼球垂直运动外,头面及四肢运动功能丧失,不能说话,貌似意识障碍。但实际意识清楚,可以通过残存的眼睑及眼球运动回答“是”与“否”。见于桥脑肿瘤、血管病及脱髓鞘疾病等。

4. 发作性睡病　是一种不可抗拒的病理性睡眠。常在正常人不易入睡的场合下,如行走、骑车、工作、进食等情况下入睡,持续数分钟至数小时,可被唤醒,多伴有睡眠瘫痪、入睡幻觉及猝倒发作。

二、确定意识障碍的程度或类型

意识障碍程度的分类各家未完全统一,常用的方法有:

1. 临床分类法　主要是给予言语和各种刺激,观察患者反应情况加以判断。按其深浅程度或特殊表现分为:

(1) 嗜睡:是程度最浅的一种意识障碍,患者经常处于睡眠状态,给予较轻微的刺激即可被唤醒,醒后意识活动接近正常,但对周围环境的鉴别能力较差,反应迟钝,刺激停止又复入睡。

(2) 昏睡:较嗜睡更深的意识障碍,表现为意识范围明显缩小,精神活动极迟钝,对较强刺激有反应。不易唤醒,醒时睁眼,但缺乏表情,对反复问话仅作简单回答,回答时含混不清,常答非所问,各种反射活动存在。

(3) 昏迷:意识活动丧失,对外界各种刺激或自身内部的需要不能感知。可有无意识的活动,任何刺激均不能被唤醒。按刺激反应及反射活动等可分三度:

① 浅昏迷:随意活动消失,对疼痛刺激有反应,各种生理反射(吞咽、咳嗽、角膜反射、瞳孔对光反应等)存在,体温、脉搏、呼吸多无明显改变,可伴谵妄或躁动。

② 深昏迷:随意活动完全消失,对各种刺激皆无反应,各种生理反射消失,可有呼吸不规则、血压下降、大小便失禁、全身肌肉松弛、去大脑强直等。

③ 极度昏迷:又称脑死亡。患者处于濒死状态,无自主呼吸,各种反射消失,脑电图呈病理性电静息,脑功能丧失持续在 24 小时以上,排除了药物因素的影响。

(4) 去大脑皮质状态:为一种特殊类型的意识障碍。它与昏迷不同,是大脑皮质受到严重的广泛损害,功能丧失,而大脑皮质下及脑干功能仍然保持在一种特殊状态。有觉醒和睡眠周期。觉醒时睁开眼睛,各种生理反射如瞳孔对光反射、角膜反射、吞咽反射、咳嗽反射存在,喂之能吃,貌似清醒,但缺乏意识活动,故有“瞪目昏迷”“醒状昏迷”之称。患者常可较长期存活。常见于各种急性缺氧、缺血性脑病、癫痫大发作持续状态、各种脑炎、严重颅脑外伤后等。

(5) 谵妄:为另一种特殊类型意识障碍。在意识模糊的同时,伴有明显的精神运动兴奋,如躁动不安、喃喃自语、抗拒喊叫等。有丰富的视幻觉和错觉。夜间较重,多持续数日。见于感染中毒性脑病、颅脑外伤等。事后可部分回忆而犹如梦境,或完全不能回忆。

2. Glasgow 昏迷量表评估法　本法主要依据对睁眼、言语刺激的回答及命令动作的情况对意识障碍的程度进行评估。其检查内容及评估方法见表 3-3:

总分 15 分,最低 3 分。按得分多少,评定其意识障碍程度:13～14 分为轻度障碍,9～12 分为中度障碍,3～8 分为重度障碍(多呈昏迷状态)。

评估意识障碍程度的方法除 Glasgow 法外,还有许多方法,如日本太田倡用的 3-3-9 度(三类三级九度)法等。

表 3-3 Glasgow 昏迷量表

检查项目	反应	评分
睁眼	自动睁眼	4
	闻声睁眼	3
	针刺后睁眼	2
	针刺无反应	1
回答	切题	5
	不切题	4
	答非所问	3
	难辨之声	2
	毫无反应	1
动作	遵嘱动作	6
	针刺时有推开动作	5
	针刺时有躲避反应	4
	针刺时有肢体屈曲	3
	针刺时有肢体伸直	2
	针刺时毫无反应	1

三、确定意识障碍的病因

意识障碍的病因繁多,诊断有时比较困难,但只要注意详询病史及仔细检查多可获得正确诊断。通常具有神经系统定位体征和(或)脑膜刺激征者多为颅内疾病引起;反之,多为颅外全身性疾病引起。

四、意识障碍的诊断程序

1. 迅速准确询问病史　包括起病方式、首发症状、伴随症状、发生环境及既往史等。

2. 全面而又有重点的查体　因病因繁多故需全面检查;因时间紧迫,故需有重点进行。在注意体温、呼吸、脉搏、血压、瞳孔、巩膜、面容、唇色、口腔及耳部情况、呼气的气味等项目的同时,重点检查神经体征和脑膜刺激征,以便迅速按病因诊断进行分类,缩小检索范围。

3. 必要的实验室检查　如血象、静脉血、尿液、肛指、胃内容、胸透、心电图、超声波、脑脊液、颅部摄片、CT 及 MRI 等检查。

4. 正确的分析与判断　依据病史、查体及实验室检查结果,确定:① 是否意识障碍;② 意识障碍的程度;③ 意识障碍的病因。

5. 检验修正诊断　在实践中,初步诊断后还要在救治的实践中去检验诊断的正确性。

【治疗原则】

一、病因治疗

迅速查明病因,对因治疗是最可靠、最有效的治疗。如脑肿瘤行手术切除、糖尿病用胰岛素、低血糖者补糖、中毒者行排毒解毒等。

二、对症治疗

病因一时未明者应给予积极的支持和对症治疗。

1. 维持呼吸　保持呼吸道通畅，给氧，必要时行插管或气管切开辅以人工呼吸，可辅助使用呼吸中枢兴奋剂。

2. 维持有效的循环功能　给予补液、血管活性药、强心剂、利尿剂和皮质激素等药物治疗。

3. 脱水降颅压　对颅压增高者给予脱水、降颅压药物，如皮质激素、甘露醇、呋塞米等。必要时行脑室穿刺引流术等。

4. 予以抗生素防治感染。

5. 控制过高血压和过高体温。

6. 控制抽搐。

7. 维持水、电解质和酸碱平衡，补充营养。

8. 给予脑代谢促进剂、苏醒剂　前者如 ATP、辅酶 A、胞二磷胆碱等；后者如甲氯芬酯（氯酯醒）、醒脑静等。

9. 加强护理　注意口腔、呼吸道、泌尿道及皮肤的护理。

三、意识障碍的急诊监护

1. 监护生命体征　包括体温、脉搏、血压、呼吸、意识变化、瞳孔等观察，并详细记录，有变化时应及时处理。

2. 防止意外伤害　采取相应措施防止由于躁动不安引起摔跌、唇舌咬伤、颞颌关节脱臼及骨折等意外伤害。

3. 防止呼吸道阻塞及窒息　在昏迷状态时可因发生咽喉肌痉挛、舌根向后移位、颈肌或呼吸肌强直或痉挛，唾液分泌增多、胃内容物上逆均可引起正常呼吸运动受限及呼吸道堵塞，引起窒息并加重脑缺氧水肿。

4. 定时检测各类生化指标。

第五节　癫痫持续状态

癫痫（Epilepsy）发作是脑神经元过度同步放电引起的短暂脑功能障碍，通常指一次发作过程。而癫痫持续状态或称癫痫状态，是癫痫连续发作之间意识尚未完全恢复又频繁再发，或癫痫发作持续 30 分钟以上不自行停止。可分为强直-阵挛性、单纯部分性、复杂部分性、失神性癫痫持续状态等几种类型，其中强直-阵挛性癫痫状态最为常见。引起癫痫持续状态的原因很多，最常见的原因是停药不当和不规则抗癫痫治疗。此外，感染、突然戒酒、精神因素、过度疲劳、急性中枢神经系统损伤（脑炎、脑膜炎、脑血管意外、外伤）等均可诱发。

【诊　断】

1. 强直-阵挛性癫痫持续状态　大发作连续反复出现，间歇期意识并不恢复。

2. 单纯部分性癫痫持续状态　局灶性运动性癫痫持续状态易累及面、眼或上肢，在面部倾向于阵挛性发作，在肢体倾向于强直-阵挛性发作，有时可累及对侧肢体，偏身痉挛性发作间歇有神经系统体征，常有短暂的轻偏瘫。脑电图在额叶、中央区、前颞可发现发作性棘波、慢波及8～15次/分的募集节律。

3. 复杂部分性癫痫持续状态　常表现为两种形式：一是患者长时间处于朦胧状态；二是一连串的复杂部分性发作反复，伴有凝视、毫无反应、语言障碍、固定不变的自动症，两次发作期间意识处于朦胧状态。脑电图示持续的慢波，或者在弥漫性的基础上出现颞叶的棘波放电。

4. 失神性癫痫持续状态　儿童多见，发作时意识浑浊，精神错乱，严重者缄默不语或语言单调，少动、定向力丧失，也可发展成木僵、昏迷状态。脑电图呈持续或间断的棘慢波放电。

【治　疗】

一、一般处理

1. 吸痰　清除口咽部分泌物十分重要。用裹有纱布的压舌板垫在上下臼齿之间，以防舌咬伤，并有利于呼吸道通畅。有呼吸道堵塞征象时，应立即做气管插管或气管切开。

2. 常规吸氧。

3. 防止肢体损伤及跌伤，床边加护栏。

4. 防止呕吐物误吸　发作难以控制应插胃管排空胃内容物，防止呕吐物吸入气管。

5. 保持静脉输液通畅。

二、控制抽搐

控制抽搐的用药原则是：选用药效迅速、安全、作用时间长且不影响意识的药物；先静脉注射控制持续状态，紧接着给予静脉滴注，使药物的血清浓度保持在有效水平；达到基本控制的要求，再酌情逐渐减量至患者发生持续状态前的水平。

1. 地西泮　是控制各型癫痫持续状态的首选药物，既可静脉注射或肌内注射，又可口服作长期治疗；能迅速通过血脑屏障，静脉注射后1～3分钟即可生效，首剂用负荷量使脑内很快达到有效浓度。成人用量：每次10～20 mg静脉注射，单次最大剂量不超过20 mg，速度每分钟3～5 mg(老人减半)。儿童用量：每次0.3～0.5 mg/kg，5岁以上儿童5～10 mg，5岁以下每岁1 mg可控制发作。注射后约8%患者于3～5分钟奏效。15分钟后，如患者有复发可重复给药。也可用100～200 mg地西泮加入5%的葡萄糖生理盐水缓慢静脉滴注(时间8～12小时)，以维持有效血药浓度。

注意：① 地西泮静脉注射太快可致呼吸停止，需立即停用。② 由于地西泮易被塑料制品吸收，故不宜用塑料注射器。

2. 氯硝西泮　为广谱抗癫痫持续状态药物，一般剂量为1～4 mg静脉缓慢注射。

3. 苯妥英钠　一般在地西泮控制病情后使用，其作用时间较持久。一般用苯妥英钠0.5～1.0 g(5%溶液10～20 ml)静脉注射，75%各型癫痫持续状态可获满意效果，维持药效可达24小时，对心、肺功能抑制则强于地西泮，注射不宜过快，特别是老年患者。每分钟注射剂量不超过 0.05 g；亦可用口服或鼻饲。在使用本药的过程中，应密切观察心率和血压变化。

4. 异戊巴比妥钠　为快效巴比妥类药物，成人剂量：每次 0.25～0.5 g 溶于注射用水 10 ml 内缓慢静脉注射，每分钟不超过 50 mg。在注射过程中，应密切观察呼吸、心律、血压情况。

5. 副醛（聚乙醛）　副醛 8～10 ml 加等量的植物油或用 10%水合氯醛 25～30 ml 作保留灌肠。使用上述药物时，均应及时排除呼吸道分泌物，密切观察呼吸、血压及心律，预防并发症。

6. 利多卡因　无呼吸道抑制作用，目前该药多用于上述抗癫痫药、镇静和控制抽搐药物缺乏时备用；或上述治疗无效时使用。急救时一般用 10%利多卡因 10 ml，以每分钟 20 mg 的速度，缓慢静脉注射，而后改为每小时 1～2 mg/kg 静脉滴注，一旦发作初步控制，即开始鼻饲常用的抗癫痫药物。本品对心脏有抑制作用，使用时应注意。

7. 丙戊酸钠　无呼吸抑制作用，成人每次 0.5～1.0 g 溶于 5%葡萄糖 250～500 ml 静脉滴注。

三、控制脑水肿

1. 甘露醇　20%甘露醇 250 ml，快速静脉滴注，每 4～6 小时可重复使用。

2. 呋塞米　一般每次 20～40 mg 溶于 10%葡萄糖 10～20 ml 静脉注射。

3. 甘油果糖　10%～20%甘油果糖 250 ml，静脉滴注，每 12 小时重复一次；滴注时间不少于 90 分钟，过快易引起溶血。

四、防治肺部感染

肺部感染者，可用抗生素等治疗，同时送咽拭子及痰液做细菌培养和药物敏感试验，以便按培养结果调整用药。

五、纠正水、电解质及酸碱平衡紊乱

进水量应加以限制，但高热、大汗、反复抽搐者应及时适量补充。24 小时入水量一般不超过 3 000 ml，一般多用 10%葡萄糖加适量氯化钾、维生素 C 和维生素 B_6，酌情采用一定量的等渗葡萄糖盐水及复方氯化钠；可用 5%碳酸氢钠纠正酸中毒。

六、控制高热

持续高热，经物理降温等处理仍不下降者，可用人工冬眠合剂、降温毯等综合降温治疗。

七、维持呼吸循环功能

因脑水肿或抗癫痫药物的副作用引起呼吸抑制，通气量不足者，应给予呼吸兴奋剂，首选山梗菜碱，一般每次 3～5 mg，肌内注射，每 2～3 小时重复 1 次，必要时静脉注射。

有血容量不足、血压下降者，应予补液，必要时给予鲜血、羧甲淀粉（代血浆）或右旋糖酐静脉滴注。补足血容量后血压仍不升，可用多巴胺等血管活性药。如有心律失常要积极

用抗心律失常药物治疗。

【癫痫持续状态的急诊监护】

癫痫持续状态也要进行生命体征监测,注意防止意外伤害和呼吸道阻塞及窒息的发生。如系精神运动性癫痫持续状态,要注意保护患者,防止伤及他人或自伤。

第六节　急性脑卒中的急诊处理

【急性脑卒中的院前处理】

急性脑卒中发病后能否及时送到医院进行救治,是能否达到最好救治效果的关键。急性缺血性卒中成功治疗的时间窗非常短暂(3～6 小时)。而急性脑出血的早期识别和积极治疗,可以降低血肿扩大的危险性,减少出血的死亡率。

一、急性脑卒中的识别

公众和医务人员应掌握脑卒中常见的症状:

1. 症状突然发生。
2. 一侧肢体(伴或不伴面部)无力、笨拙、沉重或麻木。
3. 一侧面部麻木或口角歪斜。
4. 说话不清或理解语言困难。
5. 双眼向一侧凝视。
6. 一侧或双眼视力丧失或模糊。
7. 视物旋转或平衡障碍。
8. 既往少见的严重头痛、呕吐。
9. 上述症状伴意识障碍或抽搐。

二、急性脑卒中患者的运送

基本原则是保持生命体征稳定,尽早送至医院。

发生有上述症状的可疑患者应尽快直接平稳地送往急诊室或拨打急救电话由救护车运送至有急救条件的医院,最好有神经专科医师或脑血管病专科医院。

三、现场及救护车上的处理和急救

1. 应收集的信息　救护人员到达现场后应立即采集有关病史并进行简要评估(表 3-4)。关于发病时间的信息尤其重要,因关系到急诊治疗方法(如溶栓)的选择。

表 3-4　急救人员在现场或救护车上应收集的信息

1. 神经症状出现的时间
2. 确定神经症状的性质
(1) 肢体或面部的无力
(2) 说话不清或异常语言

续表 3-4

3. 格拉斯哥(Glasgow)昏迷量表评定： (1) 语言 (2) 眼运动 (3) 运动反应
4. 近期患病、手术或外伤历史
5. 近期用药史

2. 急救措施及相关处理

(1) 监测和维持生命体征，必要时吸氧、建立静脉通道及心电监护。

(2) 保持呼吸道通畅，解开患者衣领，有义齿者应设法取出，必要时吸痰、清除口腔呕吐物或分泌物。

(3) 昏迷患者应侧卧位，转运途中注意车速平稳，保护患者头部免受振动。

(4) 对症处理，如高颅压、血压过高或过低、抽搐等的处理(详见“意识障碍”)。

(5) 尽可能采集血液标本以便血常规、生化和凝血功能检查能在到达医院时立即进行。

(6) 救护车上工作人员应提前通知急诊室，做好准备及时抢救。

【急性脑卒中的急诊诊断及处理】

脑卒中是神经科常见的急症，在急诊时，即应尽快采集病史，完成必要的检查，做出正确诊断，及时进行抢救或收住院治疗。

一、诊断

1. 病史采集和体格检查　尽快进行病史采集和体格检查，以免延误治疗时间窗。

(1) 现病史：是诊断的重要依据，典型者多为突然发病，和迅速进展的脑部受损的表现，如意识障碍、局灶体征。

(2) 神经系统检查：重点是发现脑部受损征象，如偏瘫、失语、意识障碍、颅内高压、脑膜刺激征等。同时应排除其他系统疾病。

2. 诊断步骤

(1) 是卒中还是其他疾病：重视发病形式、发病时间，同时注意排除脑外伤、中毒、癫痫后状态、瘤卒中、高血压脑病、低血糖或高血糖昏迷、脑部炎症以及躯体重要脏器功能严重障碍引起的脑部病变。

(2) 是哪一类型的卒中：是出血性还是缺血性卒中，根据起病方式、临床表现结合必要的影像学检查来确定。除非有其他原因不能检查或患者条件不允许搬动，所有疑为卒中的患者都应尽快进行头部 CT 和(或)MRI 检查来明确卒中性质。

(3) 是否有溶栓治疗指征：缺血性卒中者有溶栓指征应进行溶栓治疗，溶栓之前必须进行相应的影像学(CT/MRI)检查。

二、处理

1. 气道和呼吸管理　予以吸氧、保持呼吸道通畅，当有明显呼吸困难或窒息时，可采用气管插管呼吸机辅助通气；对有呕吐或上消化道出血的患者，应及时吸出呕吐物，防止误吸和窒息的发生。

2. 调控血压,维护心脏功能(详见相关章节内容)。

3. 需紧急处理的情况　严重高颅压,合并消化道出血、癫痫发作和血糖异常等情况需紧急处理(详见相关章节内容)。

三、脑卒中的急诊处理流程

见图3-1。

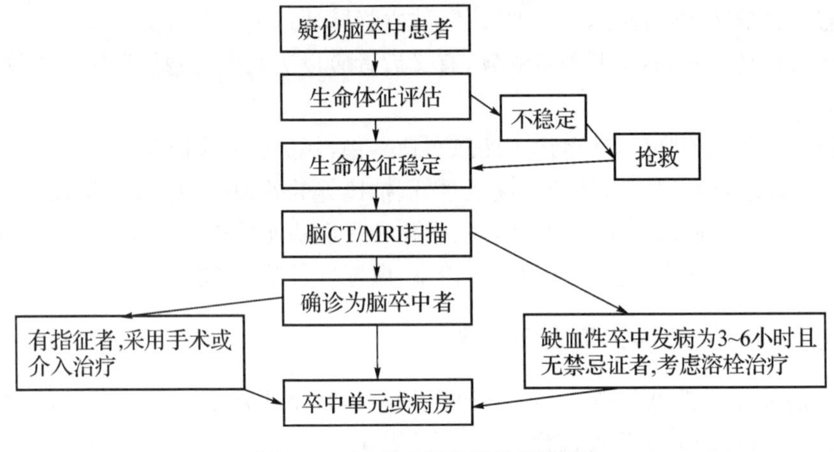

图3-1　脑卒中的急诊处理流程

(张　均　耿德勤　赵宁军)

第四章 呼吸困难

呼吸困难(dyspnea or shortness of Breath)俗称“气体饥饿”是指各种原因引起的患者在主观感觉不能吸入足够的气体,甚至窒息感;客观上呼吸费力,伴有呼吸频率、幅度和节律的异常,甚至见到辅助呼吸肌参与呼吸运动。由于“主观”特点,同样程度的呼吸困难个体感觉的差异却很大。

【病因及病理机制】

呼吸困难是许多累及呼吸系统疾病的非特异性表现,病因很多;呼吸困难的发生机制(表4-1):胸壁和肺的机械性限制;呼吸驱动刺激增加;相对和绝对的呼吸肌疲劳;精神因素。一种疾病的影响可以是多方面的,例如胸腔积液,可以引起无效的过度通气,通气血流比失调,肺扩张受限。患者也可以有几种疾病同时存在增加了呼吸困难产生的复杂性,如COPD合并冠心病。

表4-1 呼吸困难的发生机制

机制	病因
通气功能障碍(阻塞或限制)	
呼吸道	哮喘、COPD、肿瘤、气管狭窄、异物
肺实质	肺纤维化、肺水肿
胸膜	胸腔积液、气胸、间皮瘤
腹部	腹水、肠梗阻、妊娠
呼吸驱动刺激增加	
低氧血症	COPD、肺炎、胸腔积液
高碳酸血症	COPD
代谢性酸中毒	肾衰、休克、糖尿病
代谢紊乱	甲亢、妊娠
呼吸肌功能障碍	
过度通气	肺炎、哮喘
胸壁	胸廓畸形、胸膜增厚

续表 4-1

机制	病因
肌无力	甲亢、SLE、呼吸肌疲劳或麻痹
心理因素	
焦虑	过度通气综合征,对疾病诊断的恐惧
纠纷	中毒
其他(机制不明)	
肺血管疾病	肺动脉高压

按系统分类的方法把呼吸困难的病因分为以下几类:

一、肺部疾病

1. 急性感染如支气管炎、肺炎　慢性感染如慢性支气管炎、肺结核。呼吸困难伴有咳痰和发热。

2. 哮喘和 COPD　由于气道狭窄呼气时气道阻力增加导致气体残留肺内。呼吸困难可伴有哮鸣音。哮喘发病年龄轻,通常有过敏史,COPD 发病年龄大,通常有吸烟史。

3. 肺部肿瘤　表现呼吸困难伴有食欲减退、体重减轻、长期吸烟史。

4. 职业病　有害物质致肺组织损伤,如石棉肺、尘肺、蘑菇肺,有职业接触史。

5. 肺栓塞　呼吸困难突然发生,伴呼吸急促、胸痛。常有下肢静脉血栓形成,与体质虚弱、制动、高凝遗传倾向有关。

6. 肺间质病变　进行性加重的活动性气喘。继发性肺纤维化多见于系统性自身免疫性疾病,如类风湿、SLE,有相应系统疾病表现。

7. 胸膜疾病　如胸膜肥厚、胸腔积液、气胸,肺扩张受限导致呼吸困难。

8. 其他　膈肌麻痹,呼吸肌疲劳、肥胖、脊柱和胸壁畸形均可导致呼吸困难。

二、心血管病

1. 心功能不全　左心功能不全由于心脏充盈和排空能力降低,导致肺淤血、肺水肿。表现为平卧时呼吸困难、咳嗽,常常夜间憋醒,必须高枕卧位;右心功能不全导致下肢水肿,体重增加,活动性气喘。

2. 心肌病　见于病毒感染、中毒(乙醇、可卡因)、遗传及不明原因的心肌损害。

3. 冠心病　心绞痛发作或心肌梗死发生,胸痛、胸闷,呼吸困难,合并急性或慢性心功能不全时,呼吸困难更突出或为主要表现。

4. 心脏瓣膜病　风湿性心脏病瓣膜狭窄和关闭不全引起心功能不全。

5. 肺动脉高压　原发或继发性肺动脉高压主要症状为活动性气喘,继而出现右心功能不全表现。

三、系统性疾病

1. 贫血　红细胞具有携氧功能,当红细胞数量显著降低时,机体的氧需求不能满足,于是气短发生。

2. 代谢增加　如甲亢、休克、严重的全身感染、发热均增加机体的氧耗量，为满足需求呼吸加深加快。糖尿病酸中毒深大呼吸。

3. 慢性肝肾疾病　水钠潴留，腹胀、水肿，心肺负荷增加，出现呼吸困难。

四、神经系统疾病

1. 脑部病变　脑外伤、肿瘤、脑血管意外、脑炎引起脑压增高，影响呼吸中枢，呼吸困难随之发生，甚至呼吸骤停。

2. 神经肌肉疾病　脊髓灰质炎、多发性神经炎、重症肌无力、破伤风均可累及呼吸肌功能，造成呼吸肌无力或麻痹，引起呼吸困难。

3. 焦虑　有时伴呼吸加深加快（过度通气），焦虑缓解，气促消失。

五、中毒性疾病

镇静安眠药物、农药（如有机磷）或灭鼠药中毒，直接抑制呼吸中枢或作用于呼吸肌等引起呼吸困难；刺激性/窒息性气体吸入，如一氧化碳、硫化氢中毒，引起组织细胞缺氧，刺激呼吸中枢引起呼吸困难；代谢性酸中毒时，体内血液 pH 降低，刺激呼吸中枢和外周化学感受器，通过增加通气量代偿，出现呼吸深大的呼吸困难，称为 Kussmaul 呼吸。

【临床类型和分级】

呼吸困难是一种无法用“定量指标”测量的症状，肺功能和运动试验虽可判断，但容易产生误差。呼吸困难的常用分类见表 4－2，分级见表 4－3。

表 4－2　呼吸困难类型

类型	疾病	特点
吸气性呼吸困难	大气道狭窄和阻塞	三凹征及吸气性哮鸣音
呼气性呼吸困难	COPD、支气管哮喘	呼气延长且费力，呼气相哮鸣音
混合性呼吸困难	肺胸疾病，重度贫血	吸气呼气均费力，呼吸频率增快

表 4－3　呼吸困难分级

分级	表现
0	重体力活动出现呼吸困难
1	快步行走或上楼时发生呼吸困难
2	由于呼吸困难行走比同龄人慢或正常行走需停下喘气
3	行走 100 m 或几分钟需要停下喘气
4	气喘而不能出门和穿衣、脱衣

【诊断与鉴别诊断】

详细的病史和体格检查对呼吸困难的诊断是必要的。注意询问的关键问题有：症状的持续和变化情况;加重的原因或诱发因素;减轻症状的药物和体位;伴随症状。

一、呼吸困难的甄别

由于呼吸困难有主观感觉,因此要注意检查客观表现:呼吸频率、节律、心率,呼吸方式、辅助呼吸机运动情况,体位、运动等。以下情况需要进行进一步详细的医学检查:

1. 呼吸困难持续存在。
2. 突然发作而严重的呼吸困难,即使持续时间短。
3. 休息状态下的呼吸困难或平卧时呼吸困难。
4. 活动后出现或加重的呼吸困难。
5. 接触可疑过敏原或刺激性物质引起的呼吸困难。
6. 伴有其他症状时　胸痛及放射性痛,下肢水肿,持续咳嗽、痰血,发绀,头晕、乏力,体重减轻、食欲下降,发热等。

二、病史和体格检查

1. 呼吸困难发生的急缓　突然发作的呼吸困难常见于喉头水肿、气管异物、哮喘、气胸、肺栓塞、急性左心衰及非心源性肺水肿。气道狭窄肺部闻及吸气相或呼气相哮鸣音;气胸叩诊鼓音,呼吸音消失;肺水肿有端坐呼吸、肺底湿性啰音。间断发作呼吸困难常见于哮喘、心衰。缓慢劳力性气喘见于慢性心肺疾病,如COPD、冠心病、心肌病、贫血等。

2. 呼吸困难发作的诱因　季节性和花粉、异味吸入诱发见于哮喘;劳累活动引起多是慢性心肺疾病导致的心肺功能不全;进食后呛咳警惕气管异物;长期制动或下肢静脉血栓要排除肺栓塞。

3. 伴随症状　发热、咳嗽、咳痰、咯血是肺部病变的表现;伴有胸痛要考虑胸膜炎、肺栓塞、气胸、急性心肌梗死、急性心包炎、主动脉夹层等;粉红色泡沫痰见于左心衰竭;下肢水肿见于右心功能不全;神志不清要排除中枢性呼吸困难。

4. 体位改变　平卧时呼吸困难加重,患者被迫采取端坐位,常见于急性左心衰、重症哮喘、COPD急性发作期;端坐或前倾位呼吸则多见于急性心包炎。

5. 基础疾病　是否存在基础疾病对诊断很有帮助,注意询问心肺疾病史外,注意代谢性疾病如糖尿病史,慢性肝肾疾患史及血液疾病。

6. 职业接触史　工作环境是否有粉尘、有毒气体、种植蘑菇、饲养鸟类及宠物等。

7. 呼吸困难类型的鉴别。

三、辅助检查

1. 血、尿常规和血生化检查　有助于病因寻找,能够了解机体的内环境。

2. 血气分析　是判断呼吸衰竭和酸碱失衡的重要指标。$pH<7.35$ 为失代偿性酸中毒,$pH>7.45$ 为失代偿性碱中毒,HCO_3^- 是反映酸碱失衡的代谢性指标。PaO_2 正常值为80～100 mmHg,$PaCO_2$ 正常值为35～45 mmHg。$PaO_2<60$ mmHg,$PaCO_2$ 正常,诊断为Ⅰ型呼吸衰竭;$PaO_2<60$ mmHg,$PaCO_2>50$ mmHg为Ⅱ型呼吸衰竭,SaO_2 正常值为97%,是常用的血氧连续监测指标。

3. 胸部X线检查或CT　可以了解肺部疾病、胸腔疾病、心脏大小和肺水肿。

4. 肺功能　判断限制性或阻塞通气功能障碍，还是弥散功能障碍，同时判断呼吸功能障碍的程度。阻塞性通气功能障碍还需进一步鉴别病变位于上气道或下气道；限制性功能障碍见于肥胖、胸腔积液、肺纤维化；弥散功能降低提示气体交换障碍，常见于肺间质病变、肺水肿、肺炎、肺弥漫性病变。

5. 心脏检查　包括心电图、动态心电图，超声心动图、核素扫描。可以了解心脏瓣膜病变、心脏大小及收缩和舒张期功能。

6. 肺通气灌注扫描　怀疑肺栓塞时检查有重要意义，必要时做肺动脉造影确诊。

7. 血脑利尿钠肽(BNP)和D-二聚体测定　有助于左心室功能不全、肺栓塞的诊断。

四、鉴别诊断

对于急性呼吸困难患者来说，重要的鉴别诊断有喉头水肿、左心功能不全、急性肺栓塞等。

1. 喉头水肿　患者可能有感染、过敏病史，出现吸气性呼吸困难伴有喉头喘鸣音、发绀、干咳、声音嘶哑，重者迅速出现窒息。

2. 急性左心功能不全(心源性呼吸困难)　常有以下特点：① 有心脏病的病史(如冠心病、高血压)，及相应心电图和心脏超声表现；② 呼吸困难与活动及劳累有关，严重时患者常取端坐位，常伴下肢水肿；③ 呼吸困难发生急骤；④ 应用强心、利尿剂后，症状能较快缓解。如测定肺毛细血管楔压小于10 mmHg者可排除心源性病因。

3. 急性肺栓塞　见有关章节。

【治　疗】

一、病因治疗

基础疾病和并发症的治疗是关键。诊断为心衰，选择的药物有利尿剂、ACEI、地高辛、β受体阻滞剂；哮喘或COPD的治疗在于减轻气道炎症、解痉、吸氧；肺炎要积极控制感染；中毒要用解毒药物。

二、保持呼吸道通畅

昏迷患者应使其处于仰卧位，头后仰，托起下颌并将口打开；迅速清除口腔和气道内分泌物；必要时应建立人工气道及气管插管或气管切开。

三、氧疗

常用鼻导管及面罩供氧，慢性阻塞性肺部疾病常用低流量供氧(1～2 L/min)，其他原因引起的呼吸困难可以高浓度吸氧。不是所有呼吸困难都伴有缺氧，PaO_2＜60 mmHg是吸氧的指征。在保持PaO_2＞60 mmHg(SaO_2 92%～96%)的前提下，逐渐降低吸氧浓度。对低氧性呼吸困难、氧耗增加者大多有效。

四、机械通气

详见相关章节。

五、支气管扩张剂治疗

糖皮质激素兼有解痉、消炎、抗过敏等作用,可短期应用氢化可的松、地塞米松、甲基强的松龙静脉滴注,还可静脉点滴氨茶碱,沙丁胺醇、特布他林雾化吸入等治疗。

六、呼吸兴奋剂

主要用于呼吸骤停、中枢性呼吸衰竭,在气道通畅、吸氧前提下使用。常用药物如尼可刹米、洛贝林。

七、纠正水、电解质及酸碱平衡

呼吸衰竭时多伴有呼吸性酸中毒、代谢性酸中毒及电解质紊乱,及时根据监测结果补充钾、钠、氯离子。酸中毒的纠正关键在于改善通气,纠正缺氧,当酸血症严重及 $pH<7.20$ 时,适当补碱。

八、肺康复治疗

目的是减少通气需求,改善通气肌功能,调节呼吸困难的中枢敏感性,如步行、运动、缩唇呼吸、长期氧疗等。

(陈玉玲　陆士奇)

第五章 急性胸痛

胸痛(chest pain)是临床常见急诊症状之一,在发作性的疼痛中,胸痛排第5位,约占急诊总数的5%。疼痛来源广泛,可能是胸部或腹部脏器的疾病。由于疼痛的主观性,不同人胸痛的部位、性质、程度变化差异很大,尤其值得注意的是,胸痛的部位和严重程度与实际病情轻重并不完全成正相关,这大大地增加了接诊医师的诊疗难度。在临床急诊工作中,如果没有及时发现有潜在威胁的疾病,如急性心肌梗死、主动脉夹层或肺栓塞等,可能导致严重后果;相反对低危患者或是良性自限性疾病进行过度的检查和治疗,也是不必要的浪费。

【胸痛类型和病因】

一、根据致病机制分

归纳有以下几类:

1. 炎症　胸壁的炎性感染,如皮炎、带状疱疹、肌炎、流行性胸痛、非化脓性肋软骨炎、肋间神经炎等。胸腔内脏器感染如胸膜炎、肺炎、心包炎、纵隔炎等。腹腔器官炎症如膈下脓肿、高位肝脓肿。

2. 胸部器官缺血、缺氧　心绞痛、急性心肌梗死、肥厚梗阻型心肌病、严重主动脉瓣狭窄或关闭不全;急性肺栓塞/肺梗死等。

3. 机械压迫、刺激和损伤　胸腔内或纵隔原发性或继发性肿瘤的压迫;主动脉瘤侵犯胸骨或主动脉夹层外膜的膨胀;肥厚性脊椎炎时增生骨疣压迫脊神经后根;气管、食管内异物的刺激、气胸和胸部外伤。

4. 化学刺激　腐蚀剂引起的食管炎;化学性和腐蚀性气体引起的气管、支气管炎;反流性食管炎等。

5. 自主神经功能紊乱　过度换气综合征、心脏神经官能症、贲门痉挛等。

6. 邻近器官的放射或牵涉　颈肋、前斜角肌病变引起的胸廓上口综合征;肩关节及其周围病变伴有胸痛;膈下病变如肝炎、肝癌、阿米巴肝脓肿、胆道疾患、脾曲综合征、脾梗死等可引起下胸、上腹部痛并向肩背部放射。

二、根据系统脏器分

有以下几类(表 5-1)。

表 5-1 胸痛的病因

脏器	常见疾病
心脏	心肌梗死,稳定型/不稳定型心绞痛,心包炎,主动脉夹层等
肺	肺栓塞,肺炎,胸膜炎,纵隔气肿,肺部感染
胃肠道	反流性食管炎,食管裂孔疝,消化性溃疡
胸壁	肋软骨炎,肋骨骨折,肋间神经炎
其他	带状疱疹,心理精神因素

在急性胸痛中,急性心肌梗死(急性冠脉综合征)、主动脉夹层、肺栓塞/肺梗死和张力性气胸等疾病随时有生命危险的,必须予以高度关注。

【发病机制】

胸部或邻近脏器的炎症、外伤、肿瘤、缺血、血管痉挛及其他理化因素造成的组织损伤,刺激肋间神经的感觉纤维、脊髓后根传入纤维、支配心脏及主动脉胸段的感觉纤维、支配气管与支气管及食管的迷走神经纤维或膈神经的感觉纤维等,均可以引起胸痛。致痛物质是组织损伤时释放的 K^+、H^+、5-羟色胺、缓激肽、P 物质和前列腺素等,这些化学物质作用于神经末梢的痛觉受体,就产生疼痛的感觉。此外,内脏器官的痛觉纤维进入脊髓后,与皮肤传来的感觉纤维共同聚合于同一脊髓神经元上行途径传导。因此,内脏痛觉冲动传入丘脑和大脑皮层后,除产生这一内脏的局部疼痛感觉之外,还可以出现相应体表的疼痛感觉,称为放射痛或牵涉痛。

【临床特点】

一、胸痛的部位与放射

胸壁及肩周疾病的疼痛常固定于病变部位且有明显压痛;带状疱疹呈多数小水疱群,沿神经分布,不越过中线,有明显的痛感;流行性胸痛时可出现胸、腹部肌肉剧烈疼痛,可向肩部、颈部放射。非化脓性肋软骨炎多侵犯第 1、2 肋软骨,患部隆起,疼痛剧烈,但皮肤多无红肿。

自发性气胸、急性肺炎、肺梗死常呈患侧的剧烈胸痛;胸膜炎所致的胸痛常在胸廓的下侧部或前部。ACS 的疼痛常位于胸骨后或心前区,且放射到左肩和左上臂内侧。食管疾患、膈疝、纵隔肿瘤的疼痛也位于胸骨后。

膈肌病变所致的胸痛常在肋缘及斜方肌处有放射痛;肝胆疾病或膈下脓肿可引起右下胸痛,侵犯膈肌中央时疼痛向右肩部放射。

二、胸痛的性质

各种胸痛的程度、性质差别较大，肋间神经痛呈阵发性的灼痛或刺痛；心绞痛或心肌梗死常呈压榨样痛并常合并有压迫感或窒息感；主动脉夹层、气胸或血气胸在发病初期有撕裂样痛；食管炎、膈疝常呈灼痛或灼热痛；原发性肺癌、纵隔肿瘤可有胸部闷痛。

三、影响胸痛的因素

心绞痛常在用力、劳累或精神紧张时诱发，含服硝酸甘油片可以缓解；心肌梗死常呈持续性剧痛，即使含服硝酸甘油仍不缓解；心脏神经官能症所致胸痛在运动后反而好转；胸膜炎、自发性气胸、心包炎的胸痛常因咳嗽或深呼吸而加剧；食管疾病的胸痛常于吞咽食物时发生或加剧。

四、胸痛的伴随症状

气管、支气管、胸膜疾病所致胸痛常伴有咳嗽；气胸、胸膜炎所致胸痛常伴有呼吸困难；肺炎所致胸痛常伴有发热；肺结核、肺梗死、肺癌所致胸痛常伴有咯血。

心绞痛、心肌梗死伴有明显胸闷，下壁心肌梗死及腹部疾病常伴有恶心、呕吐、腹痛。食管疾病所致胸痛常伴有吞咽困难。

五、其他有关病史

肺栓塞/肺梗死常有血液高凝、代谢障碍，以及心脏病或最近手术制动病史。急性食管炎有吞咽异物或腐蚀剂病史。青壮年胸痛多注意肌源性胸痛、肋软骨炎、胸膜炎、肺炎、肺结核等。中老年者则应多考虑心血管疾病、肿瘤侵及胸膜。神经痛、心脏神经官能症则以中青年女性多见。

【诊断与鉴别】

引起胸痛的病因众多，其临床差别很大，在诊断胸痛时，必须详细询问胸痛的部位及放射、性质、时间、诱发和影响因素、伴发症状，结合体格检查、实验室和特殊器械检查，加以综合分析和判断。其核心是胸痛的病因诊断和病情评估，首先区分一般性疾病与严重性疾病，其次区别胸痛起源于胸壁、胸腔内或腹腔内脏器病变，最后确认是什么具体疾病。

一、病史

在病史的采集时应注意以下几方面：① 起病缓急，既往有无类似的胸痛发生；② 胸痛的部位及放射、性质、持续时间；③ 诱发或加重因素，以及缓解方式；④ 伴随症状；⑤ 既往病史，特别是呼吸、循环及消化系统的相关病史。

二、体格检查

体格检查时应注意以下几方面：① 生命指征，如血压（四肢）、脉搏、呼吸、体温；② 一般状况，如苍白、出汗、呼吸困难、发绀；③ 颈部，如颈静脉怒张、气管移位；④ 胸壁，如皮疹、局部压痛；⑤ 呼吸，如浊音、过清音、呼吸音、啰音、支气管呼吸音、胸膜摩擦音；⑥ 心脏，如心浊音界大小、心率、心律、心音强弱、附加音、杂音、心包摩擦音;⑦ 周围血管征,如肝颈静脉回流征、毛细血管搏动征、水冲脉、交替脉、奇脉、主动脉枪击音;⑧ 腹部,如压痛、反跳痛、肌紧张、Murphy 征;⑨ 脊柱,如畸形、压痛、叩击痛。

三、辅助检查

1. 实验室检查　血常规是例行的常规检查。白细胞计数及分类的变化对诊断炎症有帮助;血清心肌酶增高、肌钙蛋白、血尿肌红蛋白增高对判断急性心肌梗死有价值。

2. 细胞学检查　痰脱落细胞对肺癌有诊断价值,胸腔及心包穿刺液的细菌学及细胞学检查,对鉴别肿瘤与结核最有帮助。

3. 心电图、超声心动图检查　有助于心绞痛、急性心肌梗死、各种瓣膜病的鉴别、心房肿块、肥厚性心肌病和心包积液的诊断。

4. B 超检查　对肝脓肿、胸腔积液定位最有帮助。

5. X 线胸片或胸部 CT 检查　对肺部、纵隔、胸膜等具有诊断及鉴别诊断价值。CTPA 可显示主动脉瘤、肺栓塞和心室动脉瘤。

6. MRI　对脊柱旁、心脏后和纵隔内软组织分辨率更高。

7. 心导管检查　选择性冠状动脉造影及其他心导管检查对诊断冠心病、先天性心血管病、心脏瓣膜病、心包疾病和心肌病等很有价值。

8. 放射性核素扫描　有助于肺梗死、心肌梗死或局限性室壁瘤的诊断。

四、常见严重胸痛的鉴别诊断

见表 5-2。

表 5-2　常见胸痛的鉴别诊断

诊断	疼痛	特征	心电图	X 线	相关特点
心绞痛	胸骨下压榨痛	短暂,与用力有关	定位 ST 段压低或抬高	正常	硝酸甘油缓解
心肌梗死	胸骨下压榨痛	持续、严重	定位 ST 段抬高或压低	心影增大	缓解:吗啡低血压、心肌酶↑
肺栓塞	胸膜性疼痛	突发伴有气喘、咯血、窒息感	右室负荷增加	正常或肺浸润胸腔积液	有 DVT 危险因素
肺炎	胸膜痛	急性	正常	肺实变	发热、咳嗽
气胸	尖锐痛、单侧	突发伴有气喘	正常	肺萎陷	复发性
心包炎	胸膜痛	任一侧,逐渐发生	广泛 ST 段抬高	心影外形增大	缓解:体位摩擦音
主动脉夹层	严重、范围广、放射	突发撕裂样剧痛、休克样症状	非特异性左室大	纵隔增宽	俯卧,脉搏减弱或消失,主动脉关闭不全
食管痉挛和(或)反流	胸骨下	烧灼	正常	正常	硝酸甘油或制酸剂可缓解
肋软骨炎	局限,钝痛	吸气加重	正常	正常	局部压痛
带状疱疹	锐痛,单侧	触痛	正常	正常	疱疹

【治　疗】

胸痛的最根本治疗是病因的治疗。

一、胸壁病变所致的胸痛

1. 胸壁外伤、软组织挫伤及感染　局部清创、镇痛、抗生素治疗。

2. 带状疱疹　使用抗病毒药物和B族维生素；对于疼痛现大多采用神经阻滞治疗，也可用镇痛剂缓解疼痛；局部保持清洁、干燥。

3. 肋间神经痛　可给予肾上腺皮质激素、止痛剂及神经阻滞治疗。

4. 肋软骨炎　一般只作对症治疗，全身或局部应用肾上腺皮质激素可以减轻症状。

5. 流行性胸痛　适当给予镇痛药和镇静剂。

6. 骨肿瘤　多为恶性肿瘤侵犯肋软骨及神经所致，易采用手术、化疗、放射治疗等联合治疗，同时积极止痛。

二、胸腔脏器疾病所致的胸痛

1. 呼吸系统疾病

(1) 自发性气胸的胸痛：按照肺组织被压缩的程度，选择保守治疗或闭式引流治疗，保守治疗主要措施是吸氧、抗感染、卧床休息。对张力性气胸则必须给予抽气和引流治疗。

(2) 肺炎、胸膜炎的胸痛：主要是抗感染及对症治疗。结核性胸膜炎以抗结核化疗为主，必要时穿刺引流浆膜腔积液。

(3) 肺栓塞：主要是溶栓抗凝、吸氧和对症治疗，具体治疗措施见有关章节。

2. 心血管系统疾病

(1) 急性心包炎以对原发病的病因治疗、解除心脏压塞和对症治疗为主。

(2) 急性冠脉综合征和主动脉夹层的治疗见有关章节。

3. 纵隔疾病　急性纵隔炎以抗感染治疗为主；纵隔气肿排气减压；纵隔肿瘤应尽早手术，辅以化疗和(或)放疗。

4. 食管疾病　反流性食管炎以促胃动力药、抑酸药治疗为主。

5. 横膈疾病　膈下脓肿在积极抗感染同时，尽早对脓肿穿刺或手术引流极为重要。

三、腹部脏器疾病所致的胸痛

1. 胆囊炎及胆石症　予以消炎利胆、解痉及对症治疗；病情较重或已出现并发症时，应尽早手术治疗。

2. 急性胰腺炎　给予禁食、胃肠减压、抑制胰酶分泌、预防感染、维持水电解质酸碱平衡、补充足够热能等治疗；必要时可考虑手术治疗。具体治疗措施见有关章节。

3. 脾梗死　溶栓抗凝和对症治疗。

（任国庆　陆士奇　陈玉玲）

第六章　大咯血

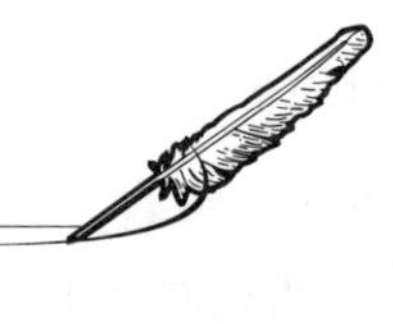

咯血(hemoptysis)是指声门以下气管、支气管或肺组织出血,并经口腔咳出。咯血是一种临床常见症状,表现为痰中带血或咯大口鲜血,常由呼吸、循环系统疾病所致,有时也可由外伤、其他系统的疾病或全身性因素引起。

咯血量的判断很重要,出血量和出血速度与病死率密切相关。一般认为:每 24 小时咯血量小于 100 ml 称小量咯血,包括痰中带血丝,100~500 ml 称中量咯血,大于 500 ml 或一次咯血 100 ml 称为大量咯血,又称大咯血。大咯血者虽然所占比例不足 5%,但往往是由严重的肺部疾病或全身疾病引起,死亡率高。

【常见病因】

咯血的病因很多,常见的病因见表 6-1。大咯血多见于支气管扩张、肺结核、肺脓肿、支气管肺癌及肺动静脉瘘。

表 6-1　咯血的常见病因

病　因	疾　病
气道疾病	支气管炎、支气管扩张、肿瘤、外伤、异物
肺实质疾病	肺结核、肺炎、肺脓肿、曲霉菌感染、肺癌
血管疾病	肺栓塞、动静脉畸形、主动脉瘤、肺动脉高压、血管炎(韦格纳肉芽肿、系统性红斑狼疮、Good-pasture 综合征)
心脏疾病	充血性心力衰竭、心脏瓣膜病、心内膜炎
血液系统疾病	凝血异常、血小板功能障碍,血小板减少症
其他	医源性咯血、气管动脉瘘、子宫内膜异位

【病理生理】

肺有双重血管供应。肺循环,起源于右心室动脉圆锥的肺动脉及其分支,为低压系统,顺应性高,提供肺组织(主要是肺泡)约 95%的血供,满足气体交换需要。支气管动脉循环,发自于主动脉,为高压系统(大约是肺循环的 6 倍),提供肺组织约 5%的血供,主要营养气道和肺的支撑结构。出血可以发生于任一血管循环系统,但在大咯血患者中 90%的出血来自支气管循环,出血来自肺循环者仅占 10%左右。

肺组织出血的机制不外乎三种情况:① 肺动脉压力升高,如二尖瓣狭窄致肺静脉淤血、先天性血管发育异常等;② 肺血管受侵害,如结核、支气管扩张侵蚀支气管血管引起大咯血;肺脓肿、癌性空洞在空洞形成的过程中侵蚀肺循环血管或形成假性动脉瘤并破裂出血,均可导致大咯血;③ 出血性疾病的并发症。

咯血对机体的影响取决于咯血速度和咯血量。大咯血是临床急诊,需紧急救治,其致命性主要在于窒息。发生窒息的表现有:突发呼吸困难,血液咯不出或咯血突然停止,口唇发绀;突然神志改变,烦躁不安,甚至意识丧失;呼吸音减弱或消失。此外,伴有肺基础疾病的患者往往不能耐受血液灌流入其他肺组织区域,一旦发生容易导致呼吸衰竭。

【诊　断】

咯血首先要注意与口咽、鼻咽部出血及胃肠道出血进行鉴别。咯血的特点是:血液因混有气体而呈泡沫样,色鲜红,可伴有喉痒、咳嗽症状、同时迅速估计咯血量和出血来源。大咯血需要立即救治,然后再展开必要的检查,进一步诊治。

一、病史询问

1. 咯血量　中大量咯血最常见于肺结核空洞、支气管扩张;肺癌多为持续血痰或小量咯血。

2. 伴随症状　① 长期反复咳嗽、咯血、咳脓痰的患者多为支气管扩张;② 咯血伴发热、脓痰,多见于肺脓肿、肺炎、支气管扩张症、肺结核空洞继发细菌感染等,低热、盗汗可见于肺结核;③ 伴刺激性干咳、持续咳痰血,体重减轻见于肺癌;④ 伴有胸痛、憋喘应考虑肺栓塞;⑤ 伴有黏膜、皮下出血等全身出血倾向要考虑钩端螺旋体病、肾综合征出血热、血液病、结缔组织病等;⑥ 肺泡出血综合征多伴有活动性气喘;⑦ 心悸气喘,心脏杂音提示风湿性心脏病二尖瓣狭窄。

3. 年龄和性别　青壮年咯血要考虑肺结核、支气管扩张、肺血管畸形。年龄较大者,尤其是男性吸烟患者应首先考虑肺癌。

4. 咯血的颜色和性状　鲜红色多为肺结核、支气管扩张症、肺脓肿和出血性疾病所致;铁锈色血痰见于典型的肺炎球菌肺炎、肺吸虫病和肺泡出血;砖红色胶冻样痰见于肺炎克雷白杆菌肺炎。暗红色多见于二尖瓣狭窄所致咯血;浆液性粉红色泡沫痰多见于左心衰竭所致;黏稠暗红色血痰见于肺梗死。

5. 其他　幼年时麻疹、百日咳或下呼吸道感染病史提示支气管扩张,还应注意有无结核病接触史;职业性粉尘接触史;吸烟史;抗凝药物使用史,如华法林;生食海鲜及月经史。

二、体格检查

仔细检查口咽和鼻咽部以排除口鼻咽腔及上消化道出血;注意皮肤黏膜有无发绀或出血点以明确有无凝血机制障碍;锁骨下、腋下淋巴结肿大提示胸腔内恶性肿瘤;杵状指(趾)见于肺癌、支气管扩张、慢性肺脓肿、先天性心脏病。

肺部体征有助于判断出血量及出血来源。咯血量多时,患侧肺部可呈实变体征,呼吸音减弱,健侧肺呼吸音正常或粗糙;肺部湿啰音是肺炎、支气管扩张、心功能不全或吸入的血液引起;而局限性干鸣音提示支气管狭窄,如气管内肿瘤或异物堵塞;肺动脉第二心音亢进,心律不齐、心脏杂音等提示肺动脉高压及心脏疾病;伴有呼吸急促、发绀要注意弥漫性肺泡出血或肺栓塞。

三、辅助检查

1. 血常规、凝血功能、尿液分析等常规检查　可以了解失血程度、出凝血障碍有关病因、肺肾出血综合征等。

2. 痰液检查　可发现结核菌、真菌、癌细胞、寄生虫,常需连续多次的检查。

3. 影像学检查　所有咯血患者都应常规胸片检查,可以发现有空洞(肺结核、坏死性肺炎)、段或叶不张(有肿瘤、异物引起的阻塞性病变)、曲菌球、支气管柱状和囊状扩张及肺浸润。胸部CT对支气管扩张的诊断价值很大,对肺部阴影、空洞等病变的检出率高,因此推荐作为不明原因咯血支气管镜检查前的常规检查。咯血量较多时血液充填气道和肺泡,与肺实质性病变易混淆,动态检查胸片或CT更有意义。

4. 支气管镜检查　可以确定出血部位及病因。对咯血原因不明,尤其40岁以上吸烟患者,纤维支气管镜应作为常规检查。严重心肺功能损害及大咯血时不宜进行。

5. 肺血管造影　肺动脉造影或选择性支气管动脉造影,由于出血部位多来自于支气管动脉,选择性支气管动脉造影可明确出血部位,还可进行栓塞止血治疗。

【治　疗】

大咯血属临床急诊,需紧急救治。治疗的目标:① 防止窒息,加强气道管理、满足氧供;② 尽快确定出血部位、控制咯血;③ 治疗原发病。

一、一般治疗

大咯血的救治需要呼吸科医师、麻醉师、胸外科和介入科医师的协作。大咯血患者应收入ICU观察,记录咯血量,做好进一步救治准备。

1. 体位　患者需立即卧床休息,可取半卧位或患侧卧位。一旦发生窒息应立即体位引流,可取头低足高45°俯卧位,用压舌板或张口器开启口腔,或经口、鼻导管吸引器吸引,迅速清理气道积血。

2. 镇静、止咳　给予镇静剂消除紧张情绪,并予以止咳治疗。

3. 气道管理和氧疗　保持气道通畅,满足氧供,防止窒息的发生。

4. 稳定血流动力学　根据出血量及时补液,必要时给予输血治疗。

5. 病因治疗　治疗基础病,防治感染。

二、紧急气管插管

急性呼吸衰竭及窒息发生是气管插管指征。选择大管径气管导管(直径大于7.5 mm),以利于吸引、排除积血。选用双腔气管导管,满足肺非出血侧肺的通气功能。

三、药物止血

1. 垂体后叶素　可收缩肺小动脉,降低肺静脉压而止血。一般每次10～20 U加入500 ml 5%葡萄糖液中静脉滴注,必要时可先用10 U加入20～40 ml溶液中,缓慢静脉注射

(大于等于20分钟)。用药过程中要监测血压、及时调整药物静脉滴注速度;注意观察有无头痛、面色苍白、心悸胸闷、腹痛、便意等副作用。患高血压病、冠心病、肺心病、心衰及妊娠等忌用。

2. 血管扩张剂　通过直接扩张血管作用,降低肺循环压力和体循环压力,起到止血效果。常用药物为酚妥拉明,每次10～20 mg加入500 ml 5%葡萄糖液中持续静脉滴注。治疗中防止低血压发生,注意有无恶心、呕吐、心绞痛、心律失常等不良反应。主要用于老年人及有垂体后叶素禁忌证的患者。

3. 促凝药物　抗纤维蛋白溶解药物如6-氨基己酸(4～6 g加入100 ml生理盐水中,15～30分钟内静滴,维持量为每小时1 g)、氨基苯酸(100～200 mg加入5%葡萄糖注射液或生理盐水40 ml内静脉注射,每日2次);改善毛细血管抵抗力和血小板功能的药物如酚磺乙胺(250～500 mg,肌内注射或静滴,每日2～3次);血凝酶(1～2 kU静脉注射,5～10分钟起效,可持续24小时)。

4. 其他药物　如普鲁卡因150 mg加入生理盐水30 ml静滴,每日1～2次,皮内试验阴性者(0.25%普鲁卡因溶液0.1 ml皮内注射)方可应用。

5. 糖皮质激素　具有非特异性抗炎作用,可减少血管通透性。可短期及少量应用甲泼尼龙20～40 mg或地塞米松5 mg静脉注射,每日1～2次。

四、急诊气管镜检查

气管镜检查可以明确出血部位,为进一步治疗提供依据。硬质支气管镜便于吸出血液和血块,保证气道通畅,但必须在手术室进行。纤维支气管镜可以在床边进行,对支气管肺的观察区域大,用于咯血量较小的情况,咯血量大则不便于吸引。气管镜下导管球囊填塞压迫止血技术、凝血酶及纤维蛋白原-凝血酶凝胶注入、肾上腺素海绵压迫或填塞,冰盐水灌洗、这些技术能迅速控制出血,然后争取进一步诊治措施。

五、选择性支气管动脉栓塞术

经支气管动脉造影向病变血管内注入可吸收的明胶海绵栓塞治疗,短期疗效达80%左右,主要用于肺病变弥漫而不能耐受手术的患者。由于复发率高,有手术适应证的患者则应选择手术。

六、手术治疗

手术应依据咯血的速度、基础病变、出血来源和手术耐受情况而定。

1. 手术的基本条件　出血范围局限于一侧肺或一叶肺,全身情况良好,肺功能可以满足手术要求。

2. 手术适应证　24小时咯血量超过1 500 ml或一次咯血量200 ml,经内科治疗无止血趋势;反复大咯血,有窒息先兆;一叶肺或一侧肺有明确的不可逆性病变。

3. 手术禁忌证　两肺广泛弥漫性病变;全身情况差;肺功能代偿不全;非原发肺部病变引起的出血;晚期肺癌。

(韩　寒　陈玉玲)

第七章 急 腹 痛

急性腹痛简称急腹痛(acute abdominal pain),是常见急诊临床症状,具有起病急、发展快、病情重、变化多和病因复杂等特点,一旦诊断延误,极易导致治疗错误或不及时而危及患者生命。急腹痛涉及内、外、妇、儿等各临床科室;原发病变多位于腹部,但其他部位的疾病和全身性疾病等,亦可引起急性腹痛。在疾病早期,各种急腹痛的临床表现有时极为相似;在急诊情况下,各种化验和辅助检查还没有做,临床资料不全,尤其遇到腹痛剧烈难忍,主诉不清或查体不合作者,立即作出正确诊断有时确实很困难。

外科习惯将急性腹痛称为"急腹症(acute abdomen)",是外科最常见的急症,部分急腹症(约20%)需及时进行外科手术。

【急腹痛机制和类型】

根据急腹痛产生机制与临床特点,急腹痛可分为三种基本类型:

1. 内脏性腹痛　支配内脏器官的神经受刺激引起的疼痛。其特点:① 深部的钝痛、灼痛或抽缩感;② 疼痛部位含混,范围比较广或接近腹中线;③ 不伴有局部肌紧张和皮肤感觉过敏;④ 常伴有恶心、呕吐、出汗等其他自主神经系统兴奋症状。

2. 体神经性腹痛　又称"腹膜皮肤反射痛",当腹壁各层受到外来或内生性刺激后,可迅速产生疼痛。其特点:① 具有脊髓节段性神经分布的特点,定位较准确;② 程度剧烈而持续;③ 疼痛可出现于腹部一侧,可因咳嗽或活动体位而加重;④ 可伴有局部腹肌的强直、压痛和反跳痛。

3. 牵涉痛(放射痛)　某内脏的病变引起与该内脏有一定距离的体表区域产生感觉过敏或疼痛。其特点:① 多为锐痛,程度较剧烈;② 位置明确,在一侧;③ 局部可有肌紧张或皮肤感觉过敏,这种疼痛常具鉴别诊断意义,代表器官有炎症或器质性病变而非功能性。十二指肠、胆道、胰腺的牵涉痛在上腹部,胆绞痛还可放射至肩胛部,空肠、回肠、横结肠的牵涉痛局限于脐周,而降结肠、乙状结肠、直肠及膀胱、子宫的牵涉痛多位于下腹部,肾盂、输尿管病变放射至会阴部。

由于迷走神经同时支配胸腔和腹腔脏器,而且支配胸腔脏器的交感神经分支与支配腹腔脏器的交感神经分支交织在一起。所以,胸腔疾病有时可以引起腹痛。

【病　因】

急腹痛的病因繁杂,涉及全身各有关系统,为鉴别诊断方便,可作以下分类:

一、腹部病变

1. 腹壁疾病 腹壁炎症、脓肿、肌纤维组织炎;腹壁疝造成内脏器官嵌顿、绞窄等。

2. 腹腔内脏器疾病

(1) 炎症:腹腔内脏器急性化脓性炎症,各种特殊原因引起的非化脓性炎症。常见的有急性胃炎、急性肠炎、急性胆囊炎、急性胰腺炎、急性阑尾炎、急性腹膜炎等。

(2) 穿孔:胃肠道急性穿孔造成胃肠液、胆汁、胰液的外漏,进而引起急性局限性或弥漫性的、化学性和(或)细菌性腹膜炎。

(3) 阻塞或扭转:常见于急性肠梗阻、胆道结石、肠扭转、囊肿蒂扭转等。

(4) 破裂出血:常见于肝脾破裂、异位妊娠破裂等。

(5) 血管病变:肠系膜动脉栓塞、门静脉栓塞、脾梗死、肾梗死、腹主动脉夹层等。

(6) 神经损伤:肿瘤生长直接累及感觉神经。

3. 腹膜后脏器疾病 肾及输尿管结石、肾外伤、肾梗死、腹膜后肿瘤等。

二、邻近器官的病变

1. 胸部病变 肋间神经痛、胸膜炎、大叶性肺炎、气胸等可引起的上腹部牵涉痛。

2. 心脏疾病 部分急性冠脉综合征仅有剑下痛或上腹痛。

3. 胸、腰椎病变 脊柱的屈曲度增加、脊柱的畸形可引起腹部的疼痛,仔细检查常可发现局部压痛。

三、全身其他系统疾病

1. 全身性感染性疾病 腹型流感、腹型疟疾、败血症、急性播散性肺结核等。

2. 变态反应及结缔组织病 腹型紫癜、腹型风湿热、系统性红斑狼疮、结节性多发性大动脉炎等。

3. 中毒性疾病及电解质紊乱 铅中毒、铊中毒、汞中毒及其他稀有金属中毒。低钾血症、低钠血症、高钙血症等。

4. 代谢性疾病 糖尿病酸中毒、尿毒症、卟啉病。

5. 寄生虫病 寄生虫或幼虫在宿主体内移动,当潜入或穿通组织时可引起剧烈的腹痛,如血吸虫、肝吸虫、肺吸虫、钩虫等。

6. 神经或精神性 包括器质性和功能性两种。前者如脊髓结核、腹型癫痫、带状疱疹、末梢神经炎等。后者包括胃肠运动功能失调和精神因素引起的腹痛等。

【腹痛的临床特点】

一、腹痛的特点

1. 腹痛发生的诱因 尽可能询问腹痛发生的诱因,如饮食不洁、暴饮暴食、酗酒、油腻饮食等可诱发急性胃肠炎、胰腺炎、胆绞痛等;嵌顿疝多与腹内压增加的因素有关。

2. 腹痛发生的缓急 突然发生、迅速加重,多见于脏器破裂、穿孔、梗阻、扭转、绞窄等;开始时较轻、逐渐加重,多为炎症性病变。

3. 腹痛的部位　腹痛的部位对病变有定位意义,尤其是腹痛的始发部位和最痛部位对急腹症的鉴别有重要意义。腹痛最初开始的部位多是病变的部位,但急性阑尾炎却常为转移性右下腹痛;少部分腹外器官疾病也表现为腹痛。急腹痛部位与常见原因的关系见表7-1。

4. 腹痛的放射　某些急腹痛可常有特定部位的放射痛,如胆道疾病、右膈下脓肿、肝脓肿等可放射到右肩部;肾绞痛可沿输尿管放射到同侧阴囊或大阴唇,或大腿内侧;急性胰腺炎多向左腹背部放射。

5. 腹痛的性质　腹痛的性质常可反映病变的类型,而且腹痛性质的变化可显示病变发展情况。① 阵发性绞痛:表现为腹痛突然发生,短时间内即可达到高峰,持续一定时间后自行缓解,间隔一定时间又反复发作。多见于胃肠道、胆道和泌尿道梗阻性疾病,如胆绞痛、肾绞痛。② 持续性胀痛:表示腹腔内炎症,或其他病理刺激(如肿瘤)。③ 持续性胀痛伴有阵发性加重:多表示有炎症的同时,还伴有空腔器官的梗阻。如开始为阵发性绞痛,以后转为持续性胀痛,则为空腔器官的梗阻已并发炎症或已发生血运障碍。

表7-1　急性腹痛部位与常见病因

腹痛的部位	腹内病变	腹外病变
右上腹	急性胆囊炎、化脓性胆管炎、肝脓肿、肝癌破裂、结肠肝曲癌梗阻、右肾及右输尿管结石	右膈胸膜炎、右下肺炎、右肋间神经痛、右侧气胸、急性心肌梗死、急性右心衰
上中腹及脐部	急性胃肠炎、胃黏膜脱垂症、胃十二指肠急性穿孔、急性胃扩张、急性胃扭转、急性胰腺炎、腹主动脉瘤、急性出血性坏死性肠炎、肠系膜血管栓塞、急性肠系膜淋巴结炎、急性门静脉或肝静脉血栓形成	急性心肌梗死、急性心包炎、脊髓痨胃肠危象
左上腹	脾梗死、脾破裂、结肠癌梗阻,左肾、左输尿管结石	左膈胸膜炎、急性心肌梗死、左肋间神经痛、左侧气胸、左下肺炎
腰腹部	肾结石绞痛、急性肾盂肾炎、肾梗死、肾破裂、输尿管结石绞痛	
右下腹	急性阑尾炎、急性局限性肠炎、回肠远端憩室炎、右侧腹股沟疝、右侧卵巢囊肿扭转或破裂、右侧输卵管炎	
下腹部	急性盆腔炎、异位妊娠破裂、子宫扭转、痛经	
左下腹	乙状结肠憩室炎、左侧腹股沟疝、左侧卵巢囊肿扭转、左侧输卵管炎、左侧卵巢囊肿破裂	
弥漫性或部位不定	急性腹膜炎、急性肠梗阻、肠穿孔、缺血性"结肠炎"、大网膜扭转	尿毒症、急性血卟啉病、糖尿病酮症酸中毒、腹型过敏性紫癜、腹型癫痫、低钙血症、低钠血症

6. 腹痛的程度　腹痛的程度与患者的敏感度、病变性质及刺激物有关。胃肠道穿孔的腹痛最剧烈,呈持续性刀割样;腔道梗阻时腹痛也较剧烈且阵发性加重。老年人对疼痛敏感性低,同样疾病腹痛较轻或无痛;癔症性腹痛、腹型癫痫,尽管没有或仅有轻度病理改变,但腹痛却很剧烈。

7. 腹痛的伴随症状和体征　腹痛时常伴有食欲降低、腹胀、腹泻、便秘等症状,尤以恶心、呕吐最为常见。如急腹症不伴有任何消化道症状时,应考虑腹腔以外病变产生腹痛的可能。

(1) 恶心、呕吐:是急腹症的重要症状,其意义仅次于腹痛,应仔细了解呕吐与腹痛的关系以及吐出物性质和总量。

(2) 腹胀、腹膨隆:腹痛伴腹部膨隆可见于急性胃扩张、原发性腹膜炎、闭襻性或麻痹性肠梗阻、肠扭转或腹腔内占位性病变。

(3) 排便、排气异常:急腹痛常伴有排便规律及大便性质的改变,既可出现大便次数增多,解水样便、黏液便、(脓)血便、果酱样便、柏油样便或白陶土便,也可出现排便排气停止。

(4) 排尿异常:腹痛伴排尿困难、尿频、尿急、血尿或尿潴留,常见于泌尿道炎症和结石。

(5) 黄疸:急腹痛伴黄疸多见于肝、胆、胰疾病。

(6) 腹部包块:急腹痛伴有腹部肿块,常见于卵巢囊肿蒂扭转、阑尾周围脓肿、肠套叠等。

二、体征

1. 胃肠型及蠕动波　多见于胃肠梗阻。

2. 腹膜刺激征　腹肌紧张、压痛和反跳痛,严重呈板状腹见于各类炎症特别是腹膜炎。

3. 肠鸣音改变　肠鸣音亢进、减弱或消失。

4. 腹水征　移动性浊音阳性。

5. 游离气体　肝浊音界减少或消失。

6. 直肠指检　急腹痛的患者应常规做直肠指检,触及直肠前壁有无触痛性包块或波动感;退出后要注意指套上有无特殊物。

【诊断与鉴别诊断】

一、急腹痛诊断的依据

急腹痛的病因繁多,病情变化迅速,临床表现复杂,需仔细询问病史、进行全面的体检以及必要的辅助检查才可能作出正确的诊断。对急腹症患者,特别强调动态观察,反复进行体格检查、必要的辅助检查,及时修正诊断。

(一) 病史采集和症状分析

1. 年龄与性别　不同年龄有不同的多发病,有些疾病只发生在特定的年龄组,如胃肠道与胆道畸形多见于婴幼儿;肠道寄生虫病、肠系膜淋巴结炎、肠套叠多见于儿童,中老年人易患胆囊炎、胆囊结石、胃肠道肿瘤等;女性下腹痛须注意妇科疾病,如异位妊娠破裂、黄体破裂、盆腔炎等。

2. 主诉、现病史　详细询问腹痛发生的时间、起病的缓急,腹痛的部位、是否放射,腹痛的诱发和缓解因素,腹痛的性质和程度,以及腹痛的伴随症状和体征。

3. 既往史　要着重了解过去有无类似情况发生,及发生的频度及规律,如慢性胃炎、消化性溃疡、胆绞痛等有反复发作史;手术史、外伤史以及特殊职业史等,如粘连性肠梗阻患者常有腹部手术史;铅中毒绞痛有长期铅接触史等。既往有腹部肿块,要考虑肿块破裂或扭转。

对育龄妇女应仔细询问月经史,如已婚妇女有月经过期史,突然发生下腹痛伴阴道出血、休克,应首先考虑宫外孕破裂;两次月经之间出现腹痛,应考虑卵巢滤泡、黄体破裂的可能。

(二) 体格检查

体征是临床诊断的客观依据之一,因此全面系统的体格检查非常必要。

1. 重视全身情况　检查患者的一般状况和生命体征,如神志、呼吸、脉搏、血压、病容、痛苦程度、体位。检查皮肤黏膜情况,如有无皮疹、贫血或黄疸等。

2. 腹部检查　重点注意:① 腹部有无膨隆,有无弥漫性或局限性胀气,有无肠型和蠕动波;② 有无腹膜刺激征,是局部的还是弥漫性的;③ 腹部有无肿块,以及肿块的部位、大小、形状、质地、有无压痛及活动度等;④ 腹腔有无游离气体,有无移动性浊音;⑤ 听诊肠鸣音是否增多、亢进、减少或消失,有无血管杂音。

3. 直肠指检、妇科检查　对于腹部急腹痛的患者应常规做直肠指检。对已婚妇女不能排除妇科病变时,应做经阴道双合诊,可以了解妇科病变。

(三) 辅助检查

1. 实验室诊断

(1) 血常规:红细胞压积测定和计数、血红蛋白降低见于出血性疾病,白细胞计数升高见于各种感染性原因的急腹症。

(2) 大、小便常规:柏油样大便或大便隐血阳性提示消化道出血;果酱样大便为小儿肠套叠的典型表现。

(3) 血、尿淀粉酶测定:淀粉酶明显升高见于急性胰腺炎;轻度升高可见于急性胃肠炎、急性肠梗阻及急性胆囊炎。

(4) 血、尿妊娠试验:妊娠试验阳性可见于异位妊娠。

(5) 血生化和血气分析:用于评估病情、了解机体内环境。

2. X线检查　① 胸腹透视:可发现膈下游离气体、肠积气和液平;还可观察膈肌的活动度及位置的高低。② 立位腹部平片:可以发现胆道、泌尿系统的结石及肠管的扩张和气液平。③ 钡灌肠:是乙状结肠扭转或肠套叠诊断和治疗的有效方法。

3. B超或彩超检查　可以发现胆道系统和泌尿系结石、胆管扩张和胰腺、肝脾肿大;对于腹腔少量积液、腹内囊肿和炎性肿物也有较好的诊断价值。

4. 内镜及其他影像学检查　内镜检查和其他影像学方法如CT、磁共振及核素扫描等对占位病变、胰腺及腹腔肿物等都有较好的诊断价值。

5. 诊断性腹腔穿刺　腹腔穿刺在急腹痛的诊断中有重要意义,是外科急腹症的常规检查手段。根据穿刺液的性质可判断病变的部位和性质,腹穿抽出不凝血提示腹腔内出血;胃肠道穿孔时可穿得黄绿色混浊液体;胆汁样液多来自胆道或十二指肠;洗肉水样液见于绞窄性肠梗阻、急性胰腺炎和肠系膜血管血栓形成和栓塞。对严重腹胀者或有肠粘连可能的患者不宜做此项检查。

6. 手术探查　急腹痛诊断不能确定,内科治疗不见好转而病情转危的紧急情况下,应考虑剖腹探查。

二、诊断思路

1. 确定急腹痛是由腹部疾病还是腹外疾病所引起　一般来说,腹外疾病引起的急腹痛都没有腹部的定位体征。

2. 确定是由外科疾病还是非外科疾病引起　这一点很重要，因为外科急腹症常常需要外科特殊处理，特别是一些危重患者，紧急手术与否可能关系到疾病的整个过程，如误诊误治，常给患者带来不良后果甚至危及生命。

(1) 外科急腹痛的特点：① 持续腹痛大于6小时，且为首发和主要症状；② 腹痛先于发热或呕吐，尤其是呕吐胆汁、呕粪等；③ 腹痛部位定位明确，且常伴腹膜刺激征，患者常“拒按”腹痛区或采取特殊体位缓解疼痛；如果腹痛、腹膜刺激征的强度越来越严重，提示病变呈进行性发展；④ 腹部膨隆或见胃肠型及蠕动波，并可触及腹部包块或条索状物等；腹式呼吸减弱或消失；⑤ 肠鸣音亢进、有气过水声或金属音或肠鸣音减弱甚至消失；⑥ 肝浊音界消失、腹部移动性浊音阳性，X线检查发现膈下游离气体、肠腔积气积液；⑦ 腹腔穿刺可有血性或脓性液体等。

(2) 内科急腹痛的特点：① 一般先有发热或呕吐、腹泻而后出现腹痛；② 腹痛较轻，腹痛部位模糊不固定；③ 腹部体征不明显，无典型的腹膜刺激征，患者常喜按；④ 腹式呼吸存在，肠鸣音正常或活跃；⑤ 存在与腹痛有关的内科疾病；⑥ 超声、X线、腹腔穿刺等检查无外科急腹症证据。

(3) 妇产科急腹痛的特点：① 腹痛多局限于中下腹、盆腔，并向会阴和骶尾部放射；② 腹痛多与月经、妊娠有关；③ 可伴有腹腔内出血和(或)阴道出血；④ 妇科检查常有阳性体征发现。

三、诊断程序与步骤

1. 详细采取病史和体检。
2. 实验室检查。
3. X线腹部平片或CT检查。
4. 综合分析病史、体检和实验室结果，得出初步诊断。
5. 不能确定诊断，内科保守治疗效果不好，1～2小时后再重复体检并做必要的检查，或行腹腔穿刺。
6. 如情况恶化或出现休克疑有外科急腹症时，应及时行剖腹手术探查。

四、几种不同类型急腹症的特点

一般说来，急腹症有炎症、梗阻、穿孔、出血、绞窄、损伤、恶性肿瘤、功能紊乱等基本病变类型。在病因诊断困难时，首先确定基本类型，以确定初步的治疗方案。

1. 炎症性急腹痛　腹腔脏器的急性感染和腹膜的炎症是急腹痛中最多见的一类，通常具有以下特点：① 起病由轻到重；② 持续性腹痛；③ 有明显的腹膜刺激征；④ 全身感染征象；⑤ 腹腔穿刺或灌洗可抽出腹腔炎性渗出物；⑥ 可有明显的胃肠道刺激症状。

2. 穿孔性急腹痛　具有以下特征：① 发病突然、腹痛剧烈、呈持续性，并迅速波及全腹；② 有明显腹膜刺激征，常伴有休克；③ 常见膈下游离气体和腹部移动性浊音；④ 肠鸣音消失。

3. 梗阻性急腹痛　其特征：① 起病急骤，常呈阵发性腹痛或持续性腹痛阵发性加重；② 恶心、呕吐，呕吐物是胃肠内容物；③ 脏器梗阻特有征象：振水音、胃肠型及蠕动波，停止排气排便;胆道梗阻出现胆囊肿大或胆管扩张,伴黄疸;泌尿系统梗阻出现尿潴留、肾积水;④ 绞窄时有腹膜刺激征象,腹腔内有血性渗出。

4. 出血性急腹痛　具有以下特征:① 发病急,持续性腹痛;② 腹膜刺激征较轻,伴有移动性浊音,腹穿抽出不凝血液;③ 有失血性休克征象。

5. 缺血性急腹痛　血管闭塞或内脏急性扭转导致缺血,并产生剧烈腹痛。缺血性急腹痛特征有:① 突发剧烈腹痛,而腹部体征轻微,甚或没有阳性体征;② 可有频繁干呕及消化道排空症状,如频繁便意、排气;③ 当肠管缺血坏死时,有急性弥漫性腹膜炎表现;④ 常有基础疾病,如房颤、动脉硬化或冠心病等。

6. 功能紊乱及全身性疾病所致的急腹痛　这类患者的特征是:① 常有精神因素或全身性疾病史。② 腹痛常无明确定位,呈间歇性、一过性或不规则性。③ 腹痛虽严重,但体征轻、腹软、无固定压痛和反跳痛。

【急救原则】

一、初步急救

急腹痛患者就诊时,应根据患者的生命体征和意识状态来判断病情的轻重缓急,切不可单纯强调诊断而耽误抢救治疗。许多患者存在危及生命的紧急情况,如创伤、出血、毒血症、缺氧、休克、水电解质及酸碱平衡紊乱等,必须先抢救再诊断,边治疗边诊断。若同一患者存在多种疾病或者存在多发性损伤,应按轻重缓急进行处理,首先处理最能威胁患者生命的疾病。若存在两种或多种情况,可以分组同时进行处理。

二、密切观察

密切观察有助于尽早作出诊断。观察过程中必须严格交接班,使动态观察得到保证而不致中断,同时给予对症支持治疗和护理。观察期间需要积极做好术前准备,为需要手术的急腹痛患者创造更加充分的条件。一般观察 24 小时,如病情不见好转,病情恶化、腹痛加重、腹膜炎发展,应考虑外科手术探查。

观察过程中应警惕下列情况:① 特殊类型阑尾炎,如老、幼、孕或异位阑尾;② 妇女嵌顿疝;③ 绞痛后尚可排气的肠梗阻,如不全性肠梗阻、高位肠梗阻、肠套叠等;④ 肝脾自发性破裂或延迟性破裂;⑤ 无溃疡病史的消化道穿孔;⑥ 多发伤、闭合性腹部损伤;⑦ 病史不详者,如休克、昏迷者及小儿等。

观察期间,要禁食禁水、禁用泻药。一般情况下应严格禁止灌肠检查或治疗,但对怀疑由粪便造成的肠梗阻,可试行低压灌肠;如怀疑肿瘤、乙状结肠扭转或肠套叠等原因造成的低位肠梗阻可行钡剂灌肠检查。不论何种原因,在诊断明确前可以在严密观察下给予早期镇痛:首选非甾体类镇痛药静脉注射;其次阿片类药物如吗啡可降低疼痛程度,但不会影响体检结果;还可适当应用解痉止痛药,如阿托品、山莨菪碱等。

三、对症及支持治疗(非手术治疗)

非手术治疗指征:① 就诊时腹膜炎已经局限,而且患者全身情况良好;② 诊断不明确,而且又无紧急手术指征者;③ 出血性疾病,经过输血治疗,血压回升,病情稳定,无再出血表现者;④ 诊断明确,非手术治疗疗效明显者;⑤ 病情危重,全身情况极差或合并重要器官功能不全,不能耐受手术者。

1. 禁食、输液　维持水电解质及酸碱平衡,补充每日所需的热量。

2. 抗休克　对并发休克的急腹痛,给予扩容、血管活性药及皮质激素等措施纠正休克。

3. 胃肠减压　对急性胃扩张、胃肠梗阻者应予胃肠减压。

4. 防止感染　给予抗生素预防和治疗感染。

5. 抑制胃肠道分泌　可应用胃肠道分泌抑制剂,减少胃肠道分泌。常用 H_2 受体阻滞剂、质子泵抑制剂、生长抑素等。

四、急诊剖腹探查术的指征

1. 突然剧烈腹痛持续数小时,非手术治疗无效或病情进行性加重。
2. 腹膜刺激征明显而范围继续扩大,病因不明可剖腹探查。
3. 腹腔内不明原因的活动性出血,并且进行性加重。
4. 空腔脏器穿孔较大,漏出液较多、腹膜炎弥散。
5. 绞窄性肠梗阻,肠坏死。
6. 急性梗阻性化脓性胆管炎。

（王振杰　翟丽梅）

第八章　心脏骤停和心、肺、脑复苏术

心脏骤停(sudden cardiac arrest,SCA)一般是指患者在心脏相对正常或无全身性严重致命性疾病情况下,在未能估计到的时间内,心搏突然停止,从而导致有效心泵功能和有效循环突然中止,若不及时处理,会造成脑及全身器官组织的不可逆性损害而导致死亡。针对心搏骤停所采取的一切抢救措施,称为“心肺复苏”或“心肺复苏术”(cardiopulmonary resuscitation,CPR)。由于心肺复苏的最终目的是恢复患者的社会行为能力。因此,从70年代开始又把“CPR”发展为“心肺脑复苏”(cardiopulmonary cerebral resuscitation,CPCR)。在对心脏呼吸骤停进行心肺复苏的同时,注重恢复脑功能,以改善预后,提高患者生存质量。CPCR的根本目标是恢复全身各器官和组织的血液灌注及氧输送,并恢复其功能,尤其是心肺脑功能,而不是单纯恢复心搏和自主呼吸。脑复苏不是指在心肺复苏后再进行脑复苏,而应在开始进行心肺复苏时,就注重恢复脑灌流和脑功能。

第一节　心脏呼吸骤停

【病因与诱因】

任何一种疾病或意外均可导致SCA,但一般将其分为两大类,即由心脏本身的病变引起的所谓心源性SCA和由其他因素和病变引起的非心源性SCA。

一、心源性心脏骤停

心血管疾病是SCA最常见且最重要的原因。各种心脏疾病在一定条件下,均有可能发生心搏骤停,其中最常见的是冠心病,约占80%,其他心脏血管疾病约占20%。常见疾病有:

1. 冠状动脉粥样硬化性心脏病　急性心肌缺血、心肌梗死、心脏破裂、附壁血栓形成、心功能不全。

2. 非粥样硬化性冠状动脉病　冠状动脉口狭窄、冠状动脉口栓塞、风湿性冠状动脉炎、冠状动脉结节性多动脉炎、先天性冠状动脉畸形、冠状动脉中层钙化。

3. 主动脉疾病　主动脉粥样硬化性动脉瘤、主动脉夹层、梅毒性主动脉瘤、Marfan综合征。

4. 心内膜疾病　感染性心内膜炎、心脏瓣膜病、二尖瓣脱垂。

5. 心肌疾病　原发性心肌疾病，包括肥厚梗阻型心肌病、扩张型心肌病、克山病、孤立性心肌病等；继发性心肌疾病，包括病毒性心肌炎、风湿性心肌炎、白喉心肌炎、心肌结节病、心肌淀粉样变。

6. 心脏肿瘤　心房黏液瘤、心脏间皮瘤、心脏转移性肿瘤。

7. 电生理异常　心脏传导系统疾病、Q-T 间期延长、特发性室颤。

8. 其他　高血压心脏病、脂肪心、心包疾病。

二、非心源性心脏骤停

1. 严重电解质紊乱和酸碱平衡失调　严重的钾代谢紊乱易导致心律失常的发生，进而引起 SCA，如果血清钾＞6.5 mmol/L，可抑制心肌收缩力和心脏自律性，引起心室内传导阻滞，心室自主心律而发生 SCA；严重低钾血症可引起多源性室早，反复发作的短阵性心动过速，尖端扭转型室性心动过速，心室扑动和颤动；血钠过低和血钙过低可加重高钾血的影响。酸中毒时细胞内钾外移，使血钾增高，也可发生 SCA。严重的高钙血症也可导致房室和室内传导阻滞及室性心律失常以致发生室颤。严重的高镁血症也可引起 SCA；低镁血症可以加重低钾血症的影响。

2. 其他因素

(1) 各类急性中毒、药物过量。

(2) 严重创伤、窒息、脑卒中等致呼吸衰竭甚至呼吸停止。

(3) 各种原因的休克、药物过敏反应等。

(4) 手术、治疗操作和麻醉意外等。

(5) 突发意外事件如电击、溺水等。

(6) 高体温、低体温、张力性气胸等。

【病理生理】

心脏呼吸骤停后的病理生理变化非常复杂，不少问题现在尚未完全明了，但基本变化是 SCA 后引起组织或器官的缺血缺氧。

一、全身性反应

儿茶酚胺释放，外周血管收缩，以保证脑心等重要器官供血；无氧代谢乳酸增多，引起代谢性酸中毒，换气不足又引起呼吸性酸中毒；此时，机体对儿茶酚胺反应性减弱，外周血管扩张，重要脏器的血流灌注减少。

二、缺血缺氧性器官损害

全身各脏器对缺氧的耐受性不同，对缺氧敏感性的高低依次排序为：脑、心、肝、肾等，而骨骼肌、骨、软骨、结缔组织对缺氧耐受性较高。

1. 缺氧对脑的损害　脑是耗氧大、需能多的器官。正常成人脑约占体重的 2.2%，而脑血流量约占心输出量的 15%，静息时脑耗氧量约占全身总耗氧量的 20%。如脑血流量保持正常的 20%，脑神经元仍可维持正常 ATP 含量；脑血流量降至正常的 15%以下时，ATP 含量降低，细胞不能保持膜内外离子梯度，致使钾离子外流，钠离子内流，加上乳酸积聚，细胞渗透压升高,促使脑细胞水肿。当脑血流量降至正常的10%时,ATP迅速丧失,代谢中断,细胞酸中毒,蛋白及细胞变性,溶酶体酶释放,造成不可逆损伤。此为SCA的致死原因,即使心跳呼吸复苏成功,也可因脑死亡而致命,或因遗留永久性脑损伤而造成“持续性植物状态”。

2. 缺氧对心脏的影响　缺氧、酸中毒、儿茶酚胺增多可使希氏束及浦氏系统自律性增高,室颤阈值降低;缺氧可改变心脏正常去极化过程,均可导致心律失常。严重缺氧导致心肌细胞损伤,肌纤维破裂、肿胀,以及心脏微血管严重损伤,共同导致心肌收缩单位减少。再进一步发展则溶酶体膜损伤,水解酶释放,心肌超微结构受损,导致不可逆损伤。

3. 其他器官影响　呼吸循环障碍及酸中毒常伴膈肌活动增强,氧耗增加。膈肌功能严重受损可致换气不足。持久缺血缺氧可引起急性肝损伤、急性肾小管坏死和急性肾衰竭、肠缺血坏死等并发症。

三、缺血和(或)再灌注损伤

SCA经心肺复苏后,恢复自主循环,此时又会发生心、脑缺血或再灌注损伤,可进一步损害细胞的结构和功能,或引起细胞死亡。

【临床表现】

一、症状和体征

SCA的临床表现以神经和循环系统的症状最为明显。

1. 心音消失。
2. 大血管搏动(脉搏)触不到、血压测不出。
3. 意识突然丧失或伴有短阵抽搐。抽搐常为全身性,持续时间长短不一,可长达数分钟。多发生于心脏停搏后10秒以内,有时伴眼球偏斜。
4. 呼吸断续,呈叹息样,稍后即停止。多发生在心脏停搏后20～30秒内。
5. 瞳孔散大,多在心脏停搏后30～60秒内出现。
6. 面色苍白或青紫。

二、心电图表现

SCA时,心脏虽丧失了泵血功能,但并非心电和心脏活动完全停止,心电图表现可分下列四种类型:心室颤动、快速性室性心动过速、无脉电活动和心脏停搏。

1. 心室颤动(VF)　心室肌发生极不规则的快速而又不协调的颤动。心电图上QRS波群消失,代之以不规则的连续的室颤波。在SCA早期最常见,约占80%,复苏成功率最高。

2. 快速性室性心动过速(VT)　为SCA相对少见的病因,但从复苏的效果和存活率的角度是最好的,常继发于冠状动脉疾病、心肌病、低钾血症和洋地黄中毒。

3. 无脉电活动(PEA)　可有几种不同类型的无脉电活动,如室性自主心律、室性逸搏心律、除颤后室性自主心律、过缓无效收缩心律和假性电机械分离(pseudo-electromechanical dissociation,假-EMD)。心超和留置的心导管证实,有心电活动的无脉患者与机械收缩相关,但这种收缩太弱,以至触诊摸不到脉搏或无创法测不到血压。PEA 通常是可复性的,如果能发现并及时正确地处理,是可治的。

4. 心脏停搏(asystole) 心室完全丧失了收缩活动,呈静止状态,心电图呈直线无心室波或仅可见心房波,多在 SCA 3～5 分钟时出现。复苏成功率较低。

【诊 断】

对 SCA 的诊断必须迅速和准确,应在 30 秒内明确诊断,SCA 的诊断主要依据是临床体征:

1. 原来清醒的患者神志突然丧失,呼之不应。
2. 大动脉(颈动脉或股动脉)搏动消失。
3. 叹息样呼吸或呼吸停止。

为了不耽搁开始抢救时机,国际心肺复苏指南要求:普通施救者(lay rescuers,LR)不检查脉搏、推定没有呼吸的无反应患者就是 SCA 者;医务人员(Health care profession,HCP)检查脉搏时间不应超过 10 秒,如果 10 秒不能确定有无脉搏,即进行胸外按压。切忌对怀疑 SCA 的患者进行反复的血压测量和心音听诊,或等待 ECG 描记而延误抢救时机。瞳孔散大虽是 SCA 的重要指征,但反应滞后且易受药物等因素的影响,所以临床上不应等待瞳孔发生变化时才确诊 SCA。

第二节 心肺复苏术

2005 年 1 月在美国的达拉斯举行了五年一度的国际心肺复苏与心血管急救会议,修订了《2005 心肺复苏与心血管急救指南》(以下称《指南》)。根据《指南》的规定,心肺脑复苏实施可归纳为 2 期。第一期:基础生命支持(basic life support,BLS);第二期:高级心血管生命支持(advanced cardiac life support,ACLS)。复苏后支持(prolonged life support,PLS)是 ACLS 的重要组成部分,此期继续加强监护与生命支持,治疗 SCA 的原发病和并发症,最重要的是脑复苏。上述的分期与步骤不能截然分开,按部就班地进行,在 BLS、ACLS 阶段就应注意脑保护。

2015 年新《指南》再次做出重要修订,建议心肺复苏应遵循的基本程序是 C-A-B-D 而不再是 2005 版指南的 A-B-C-D。新《指南》指出,医务人员比较实际的做法应该是,根据最有可能导致停搏的原因调整救治顺序。救治顺序在某些情况下可以调整变动,比如医务人员可以很快取得并使用 AED 的时候。

最初处置——C-A-B-D

C:(circulation)胸外心脏按压。

A:(airway)开放气道。

B:(breathing)人工呼吸。

D:(defibrillation)电除颤(对室颤和无脉搏的室速),由于现已有自动体外除颤器,故已将除颤作为基础生命支持的治疗手段。

现场 CPR 是指在患者发生 SCA 的现场,如家中、办公室、工厂、医院等场所,首先由现场目击者或救护人员为 SCA 患者施行的 CPR,即基础生命支持,又称徒手(或初步)CPR。其主要目的是保证提供最低限度的脑供血。经正规训练的 CPR 手法可提供正常血供的

25%~30%。现场CPR是抢救生命的关键所在。

【基础生命支持BLS】

BLS的基础包括突发心脏骤停(sudden cardiac arrest,SCA)的识别、急救反应系统的启动、早期心肺复苏(CPR)。对于心脏病发作和中风的早期识别和反应也被列为BLS的其中部分。

一、突发心搏骤停的识别

1. 评估现场安全　在事发地点目击者应该判断现场是否安全,CPR应在现场进行,不要移动患者,除非患者处在危险环境中,或创伤患者需要外科干预。在做CPR时,应摆好患者的体位,让其平卧在平地或硬板床上,然后按CABD原则进行复苏(图8-6)。如有外伤骨折,尤其是颈椎伤,搬动时应注意不要加重伤情。

2. 判断患者是否发生了心搏骤停　在事发地点,目击者或急救人员发现一个无反应成人或目击一个成年人突然倒地,急救者应通过拍打双肩和呼叫患者判断患者反应,并同时检查患者的呼吸和脉搏。如果患者也无呼吸或者无正常呼吸(仅有喘息),急救者应假定患者发生了心搏骤停!此时应呼救,启动急救医疗服务系统并立即开始CPR。

二、启动急诊医疗服务系统(EMSS)并取得AED(图8-1)

1. 如发现患者无反应、无呼吸,急救者应启动EMSS(可以用手机拨打"120"),取来AED(如果有条件),对患者实施CPR,如需要时立即进行除颤。

2. 如有多名急救者在现场,其中一名急救者按步骤进行CPR,另一名启动EMSS(拨打"120"),取来AED(如果有条件)。

3. 在救助淹溺或窒息性心脏骤停患者时,急救者应先进行5个周期(2分钟)的CPR,然后拨打"120"启动EMSS。

4. 如果需要,调度员应为疑似院外心脏骤停(OHCA)成人的呼叫者提供胸外按压CPR指令。对于OHCA成人,无论是否有调度员协助,未经训练的及接受了单纯胸外按压CPR训练的救援人员,建议他们为OHCA成人提供单纯胸外按压CPR(2017年指南)。

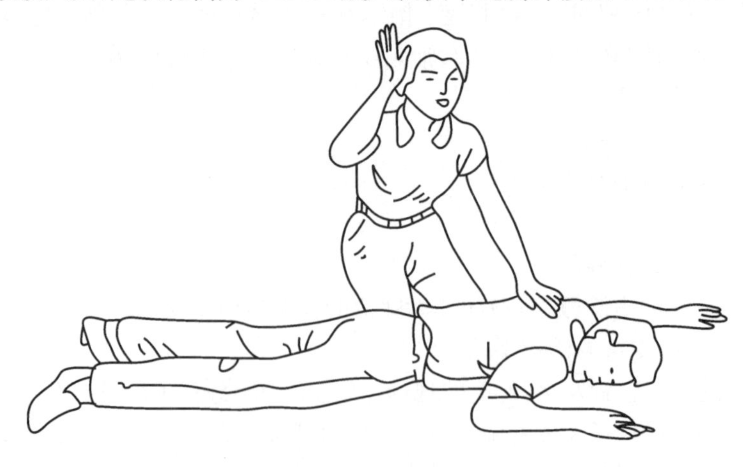

图8-1　呼救

三、脉搏检查

研究显示，对于非专业急救人员和医护人员脉搏检查均存在困难。医务人员也会花太长时间检查脉搏。对于非专业急救人员，不再强调训练其检查脉搏，只要发现无反应的患者没有自主呼吸就应按心搏骤停处理。对于医务人员，一般以一手食指和中指触摸患者颈动脉以感觉有无搏动(搏动触点在甲状软骨旁胸锁乳突肌沟内)。检查脉搏的时间一般不能超过 10 秒，如 10 秒内仍不能确定有无脉搏，应立即实施胸外按压。

四、早期 CPR

(一) 胸外按压(circulation，C)

胸外心脏按压是急救现场维持人工循环的首选方法，主要对下半胸骨略下处进行有节律的挤压。这种按压通过增加胸内压(胸泵机制)和直接挤压心脏(心泵机制)产生血流。正确的胸外按压可产生 60～80 mmHg 的峰动脉压。由按压产生的血流能给心脏和脑输送少量但极为重要的氧气和养分。对 VF 的 SCA 患者，胸外按压增加除颤成功的可能性，胸外按压对倒下时间超过 4 分钟后才进行第一次除颤的患者显得尤为重要。

胸外心脏按压操作要领如下：用力压、快速压、每次按压后允许胸廓充分恢复，尽量减少胸外按压中断时间。按压和放松的时间相等。避免在按压间隙倚靠在患者身上。按压时间应占整个复苏时间的 60%以上(表 8-1)。

1. 成人胸外按压操作步骤

(1) CPR 体位：将患者去枕仰卧于硬板或平地上，头部与心脏处于同一平面，两下肢抬高 15°，以利于静脉回流和增加心排血量。

(2) 救护者体位及按压部位：急救者跪于患者的一侧，以一手掌根部置于乳头间中点的胸骨中段略下处，手掌与患者胸骨纵轴平行以免直接按压肋骨；另一手掌根部交叉重叠在该手背上，双手手指紧扣，以手掌根部为着力点进行按压(图 8-2)。

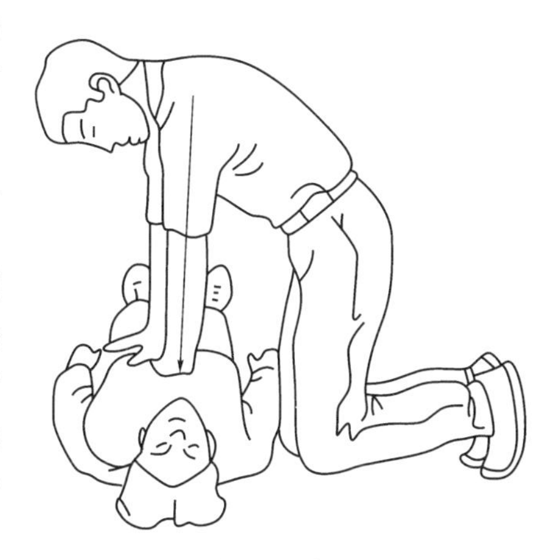

图 8-2　胸外心脏按压姿势

(3) 按压方式：急救者身体稍前倾，两肘关节绷直，使肩、肘、腕位于同一轴线上，与患者身体平面垂直，用上身重力按压(借助双臂和躯体重量向脊柱方向垂直下压)，按压应平稳、有规律、不间断进行；不能冲击式地猛压。每次下压使胸骨下段及其相连的肋软骨下陷至少 5 cm 后即放松胸骨，便于心脏舒张。但手掌根部仍与患者胸壁保持接触，待胸骨回复到原来位置后再次下压，要允许胸廓充分回弹。按压和放松的时间相等。避免在按压间隙倚靠在患者身上。

(4) 频率、按压-通气比：胸外心脏按压的频率一般成人为 100～120 次/分。心搏骤停期间，冠状动脉压随按压时间延长而逐渐增高，中断胸外按压会引起冠脉灌注压下降，导致自主循环恢复率降低、存活率下降、复苏后心梗等。故 2017 新指南规定，所有成人 CPR 时在放置高级气道之前，急救者应采用 30∶2 的按压-通气比。尽量减少按压中断的比率，按压时间应占整个复苏时间的 60%以上。

CPR 时,一旦高级气道已建立,两位施救者就不需要交替做通气/心脏按压了,即通气时不需停止胸外按压。两位施救者以 100～120 次/分的频率持续不间断地进行胸外按压,即使通气也不停止按压,仍每 6 秒给予一次人工通气(每分钟 10 次通气)。按压者和通气者应每 2 分钟交换一次,以免引起按压疲劳,导致按压质量和频率下降。在复苏过程中可以使用视听反馈装置,以达到实时优化心肺复苏效果。

2017 年指南指出:作为一种替代,EMS 提供者实施 30∶2(备注:人工呼吸时不中断胸外按压)的 CPR 是合理的,每 6 秒给予一次人工通气。

(5) 重新评价:每行 5 个按压、通气周期(约 2 分钟)后,检查循环体征,如无循环体征,重新行 CPR;已有循环体征,检查有无呼吸;如有呼吸,将患者置于恢复体位,监护呼吸和循环状态;仍无呼吸,则以 10～12 次/分频率行人工呼吸。推荐所有抢救环节,包括建立高级气道、用药、再评估患者时,均应使胸外按压的中断时间最少化。

(6) 延迟通气:对于有目击者,有可电击心律的院外心脏骤停者,基于优先权的多层急救系统可以借助 3 个 200 次的持续按压的按压周期,加被动给氧和辅助气道装置的策略,来延迟正压通气(PPV)。

2. 对儿童、婴儿的不同操作　由于儿童和成人 CA 病因不同,对婴儿和儿童患者复苏程序的推荐不同于成人患者。成人 CA 大多由 VF 引起,而儿童 CA 大多数由窒息导致。以往对原发性和继发性 CA 者都推荐同样的复苏程序,但成人因心跳停止时体内动脉血氧含量丰富,故可首先采用胸外按压(C-A-B 流程);儿童多因呼吸停止导致体内动脉血严重缺氧继发 CA,应先进行口对口人工呼吸(A-B-C 流程),以提高患者动脉血中的血氧含量。

建议旁观者对 OHCA 婴儿和 18 岁以下儿童提供有通气的 CPR。如果旁观者不能进行人工呼吸,至少应进行胸外按压。

(1) 对 1～8 岁儿童:按压部位与成人一样。按压时应用单手或双手进行,要求按压深度为胸廓前后径的 1/3,大约 5 cm。LR 或 HCP 做单人 CPR 时使用的按压-通气比为 30∶2。HCP 做双人 CPR 抢救时,应以 15∶2 的按压-通气比,直到高级气道建立(图 8－7、图 8－8)。

(2) 对婴儿(不足 1 岁):对婴儿实施 CPR 时,判断患儿意识采用拍打足底的方法,LR 或 HCP 应用 2 指垂直按压(单人)或双拇指环抱法(双人)进行胸外按压,部位在婴儿胸部乳头连线以下处(胸骨下半部分)。要求按压深度为胸廓前后径的 1/3,大约 4 cm。按压-通气比为 30∶2。如果有 2 个 HCP 做 CPR,按压-通气比为 15∶2,直到高级气道建立。

3. 胸外心脏按压机制

(1) 心泵机制:传统概念认为心脏被包裹于心包膜中,两侧纵隔限制心脏向左右移动;心脏前邻胸骨,后靠脊柱;当胸骨受压下陷时,左右心室受胸骨和脊柱的按压而泵出血流;放松按压后,心室舒张(心脏恢复原状)使血液回流,形成人工循环,此即所谓"心泵机制"。

(2) 胸泵机制:近年发现,胸外按压使胸内压发生改变,也可促进心脏血液回流和泵出,例如进行心导管检查患者在发生心室纤颤时,如让患者在 10 秒内即刻持续做咳嗽动作,间断增高和降低胸内压,仍可维持循环血流,保持神志清醒,说明胸腔内压力的增减确实可发挥心脏按压作用,故又提出"胸泵原理"。该机制认为胸内压升高时,肺循环内血液被逼出,经左心系统流向体循环,胸内腔静脉血被压至右心系统;停止按压后,胸内压降低,血流经右心径路流向肺循环,起预充胸泵的作用。

目前认为，不同患者以及病情发展的不同阶段，两种机制所起的作用有所不同。在SCA早期，心泵机制可能占主导地位，但随缺血时间延长，胸泵机制逐渐占主导地位。儿童因胸廓的解剖特点，心泵机制占主导地位。

4. 胸外心脏按压的禁忌证　① 重度二尖瓣狭窄和心脏瓣膜置换术后；② 心包压塞；③ 严重张力性气胸；④ 胸廓或脊柱严重畸形；⑤ 晚期妊娠或有大量腹水者。

5. 胸外心脏按压的并发症　① 肋骨骨折；② 血胸；③ 心脏压塞；④ 肺误吸；⑤ 腹腔内脏损伤。

未经训练的非专业抢救者可以行单纯按压式的心肺复苏，直至AED拿到或有专门训练过的人员到来。

6. 心肺复苏替代技术及辅助装置　传统心肺复苏包括人工胸外按压配合人工呼吸。从产生明显心输出量的角度来说，这存在固有低效的一面。已经研究出一系列替代方法和辅助手段，以便在心脏骤停实施复苏过程中增加心输出量。这些技术和装置多需要特殊的设备和培训，应当用在精心选择的心脏骤停患者中。

(1) 阻力阀装置(ITD)：不建议常规使用ITD辅助传统心肺复苏。当有可用设备和经过适当培训的人员在场时，可以用阻力阀装置搭配主动按压-减压心肺复苏替代传统心肺复苏。主动加压-减压CPR是操作一种带有吸杯的手提装置，其吸杯可在松弛时吸提起前胸壁。据认为松弛时可降低患者的胸内压，增加患者静脉回流到心脏。

(2) 机械胸外按压装置：无证据表明，使用机械活塞装置对心脏骤停患者进行胸外按压相对人工胸外按压更有优势。人工胸外按压仍然是救治标准。但是，在进行高质量的人工胸外按压比较困难或危险的特殊条件下(如施救者有限、长时间心肺复苏、低温心脏骤停时进行心肺复苏、在移动的救护车内进行心肺复苏、在血管造影室内进行心肺复苏，以及在准备体外心肺复苏期间进行心肺复苏)，机械活塞装置可以作为传统心肺复苏的替代品。

(3) 体外技术和有创灌注装置：对于发生心脏骤停且怀疑病因为可逆的选定患者或是等待心脏移植时，可以考虑以体外心肺复苏(ECPR)替代传统心肺复苏。ECPR是指对心脏骤停患者进行复苏时，启动体外循环和氧合。目标是在治疗潜在可逆病情时为心脏骤停患者提供支持。

表8-1　成人高质量心肺复苏的注意事项

施救者应该	施救者不应该
以100～120次/分的速率实施胸外按压	以少于100次/分或大于120次/分的速率按压
按压深度至少5 cm	按压深度小于5 cm
每次按压后让胸部完全回弹	在按压间隙倚靠在患者胸部
尽可能减少按压中的停顿(按压分数大于60%)	按压中断时间大于10秒
给予患者足够的通气(30次按压后2次人工呼吸，每次呼吸超过1秒，每次要使胸部隆起)	给予过量通气(即呼吸次数太多，或呼吸用力过度)

(二) 开放气道(airway，A)

《指南》推荐在通气前开始胸外按压，虽然尚无证据表明先开始30次按压比先实施2次通气更能改善预后，但血流有赖于按压是明确的，而且按压可立刻开始，但调整头部位置，实现密封以进行口对口通气及获取球囊面罩均需花费时间，因此先按压再通气，使首次按压的时间更短。

具体要求:① 每次通气时间在1秒以上;② 给予足够的潮气量以能见到胸廓起伏;③ 按压-通气比为30∶2。

准备CPR时,患者应仰卧于硬地上。如果患者是俯卧位的,应将其翻正至仰卧位。

1. 检查呼吸　维持开放气道位置,用耳贴近患者的口鼻,头部侧向患者胸部。眼睛观察患者的胸部有无起伏;面部感觉患者呼吸道有无气体排出;耳听患者呼吸道有无气流通过的声音。如果你在10秒内没能准确确定呼吸,应给2次人工通气。患者因为气道不通畅,或SCA的前几分钟内患者可能偶尔会有一次叹息,这种偶尔叹息并非有效的呼吸,应当作没呼吸处理,并给予人工呼吸。

2. 开放气道　对于SCA的患者,先行30次心脏按压,再开放气道。保持呼吸道通畅是施行人工呼吸的首要条件,在气道开放时,施救者应检查患者口中有无异物,并及时取出。常用的气道开放方法如下:

(1) 仰头抬颏法(head tilt - chin lift):解除舌后坠效果最佳。如果患者没有头或颈部损伤,医务人员开放气道时,应采用仰头抬颏法。术者一手置于患者前额,向后加压使头后仰。另一手的第二、三指置于患者颏部的下颌角处,将颏上抬,但应避免压迫颈前部及颏下软组织,且抬高程度以患者唇齿未完全闭合为限(图8-3)。

(2) 抬颌法(Jaw thrust):如果医务人员怀疑其有颈椎损伤,开放气道时应用抬下颌法。抢救者位于患者头侧,双肘支持在患者仰卧平面上,双手紧推双下颌角,下颌上移,拇指牵引下唇,使口微张(图8-4)。因此法易使抢救者操作疲劳,也不易与人工呼吸相配合,故在一般情况下不予应用。如抬颌法无法保证气道开放则应采用仰头抬颏法。

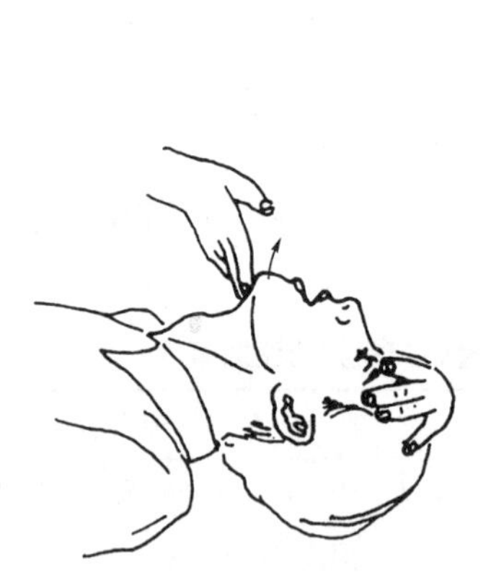

图8-3　仰头抬颏法示意图

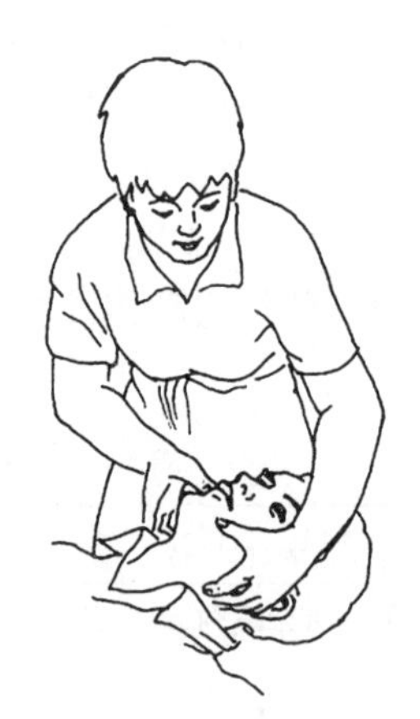

图8-4　抬颌法

(三) 人工呼吸(breathing,B)

1. 人工呼吸的方法

(1) 口对口人工呼吸法(图8-5):① 抢救者一面用仰头抬颏法保持气道通畅。② 同时用放在前额上的拇指和食指夹住患者鼻翼使其紧闭。③ 抢救开始时先缓慢吹气两口,以扩张萎陷的肺脏,并检验开放气道的效果。④ 深吸一口气,并用自己的双唇包绕封住患者的嘴外部,形成不透气的密闭状态,再用力吹气(每次吹气应持续1秒以上)。⑤ 吹气完毕,立即与患者口部脱离,轻轻抬头吸入新鲜空气,以便下一次人工呼吸。同时放松捏鼻的手,以便患者从鼻孔呼气。

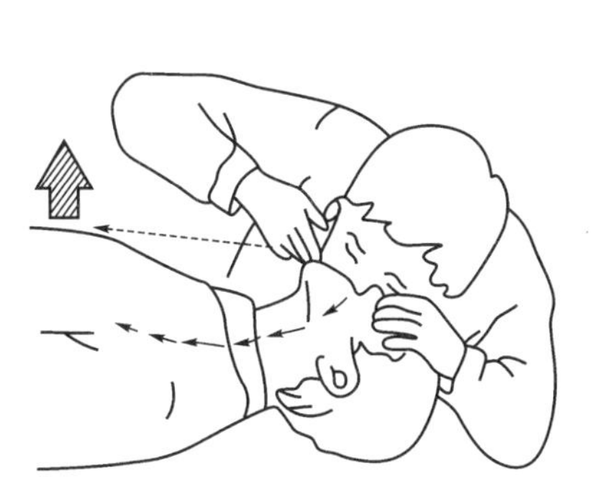
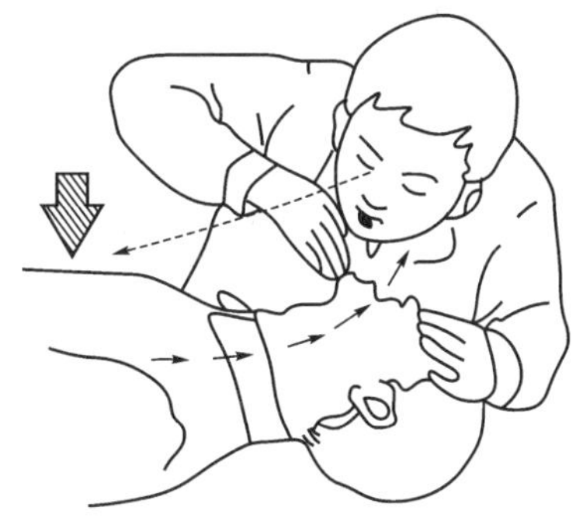

图 8－5　口对口人工呼吸

(2) 口对鼻、口对气孔通气：在患者嘴巴无法通气(如口腔严重损伤)、嘴巴无法张开、患者在水中或施救者嘴巴无法包紧患者嘴巴时，可以进行口对鼻通气。研究表明，口对鼻通气可行、安全、有效；吹气的频率、持续时间和潮气量，与对口呼吸相同。

口对气孔通气是施救者通过一个小孔向患者吹气，用儿童圆面罩在小孔上吹气，似乎是合理的选择方法，但没有公开发表的资料证明其安全性、有效性或可行性。有一项研究表明，经气管造口用有良好密封性的儿童面罩吹气比标准气囊通气更佳。

(3) 口对屏障装置吹气：尽管口对口吹气是安全的，但施救者常不愿如此做，而情愿用屏障装置。屏障装置并未降低传染的几率，而有时会增加吹气阻力。屏障装置有 2 种类型：面盾和面罩。面盾是一种塑料或硅片，减少患者与施救者接触，但并不能防止其边缘对施救者的污染。使用面盾代替口对口做人工呼吸者，如有条件，应尽可能更换为口对面罩或气袋对面罩。有些面罩包含氧气口以利供氧。如果有条件供氧时，施救者应给予最少 10～12 L 的氧流量供氧。

(4) 气囊面罩通气：单人使用气囊面罩通气时应同时抬高下巴开放气道，使面罩与患者面部完全吻合并压紧不致漏气。2 位训练有素的施救者使用气囊面罩通气是最有效的通气方式，一人开放气道并压紧使之不漏气，另一人挤压气囊，两人都应该注意胸廓抬高情况。气囊面罩装置可以在没有高级气道时产生正压通气，因此也可引起胃扩张和相应并发症。用气囊面罩通气时，每次吹气时间应在 1 秒以上，并有足够潮气量(6～7 ml/kg 或 500～600 ml，可产生明显的胸廓上抬)。施救者如使用成人型(1 L 或 2 L)气囊，且气道通畅、没有漏气(即面罩与口密闭)，用 1 L 气囊所需容量为 1/2 或 2/3，2 L 气囊时为 1/3。如果有条件，医务人员应给予氧气吸入(FiO_2＞40％，最少流量为 10～12 L)。

(5) 通过高级气道通气：发生在医院的 SCA 可采用高级气道装置，如喉面罩气道(LMA)和食管气管导管进行通气。

2. 注意事项　CPR 期间，通气的目的是保持氧合，但理想的通气频率、潮气量和吸入氧浓度尚不明确。可根据下面的一般要求进行：

(1) SCA 的起初几分钟内，人工呼吸的重要性不及胸外按压，因为在心跳刚停止的几分钟内血氧水平仍较高。在 SCA 的早期，心肌和脑氧供有赖于已降低的血流而不是缺乏的那部分氧。在 CPR 时，血流可因胸外按压产生。施救者应确保有效的胸外按压，并尽量减少中断按压。

(2) 对较长时间 VF 的 SCA 者,胸外按压和人工通气同样重要,因为血中的氧气已耗尽。通气和按压在窒息和淹溺者也同样重要,因为这种患者的 SCA 是由于低氧所致。

(3) 在 CPR 期间,心输出量仅能达到正常的 25%～33%,到达肺部的血流明显减少,因此低潮气量和低呼吸频率能够保证恰当的通气-血流比值。在 CPR 时潮气量在 500～600 ml(6～7 ml/kg)应该足够,更强调足以引起胸廓上抬的潮气量。在做 CPR 时,保持 10 次/分的通气频率是极为重要的。一项研究发现,在做 CPR 时,如果通气频率大于 12 次/分,就会导致胸内压增加,影响静脉回流到胸腔和心脏,使心输出量下降,进而降低冠状动脉和脑动脉灌注压,降低自主循环恢复率和存活率。

对有脉搏无自主呼吸的患者提供无胸外按压的人工呼吸时,婴儿和儿童人工呼吸频率为每分钟 12～20 次,成年为每分钟 10～12 次。

(4) 避免通气过大或太用力,如果吹气压力超过食管下段括约肌开放压力就会产生胃扩张。这会引起反流、误吸、横膈抬高、限制肺活动和降低肺顺应性等。故新指南要求:人工呼吸时间应超过 1 秒;给予足够的潮气量以产生可见胸廓抬起;避免过快或过大压力通气;对于深昏迷的患者可挤压患者的环状软骨,使其向后压迫食管于颈椎骨上,防止胃胀气,减少反流和误吸。

(5) 对严重阻塞性肺疾病并伴呼气阻力增加者,施救者应努力预防气体潴留,以免引起内源性呼气末正压(PEEPi),通常所称的"auto-PEEP"。低血容量患者,auto-PEEP 可使心输出量和血压降低。为防这种情况发生,对这些患者使用更低的呼吸频率(每分钟 6～8 次),允许更长的呼气时间。

(四) 电除颤

电除颤(defibrilation,D)是电流通过患者胸壁到达心脏,使心肌细胞除极,从而终止 VF。

早期除颤对 SCA 患者的存活率是极为重要的,有以下几个原因:① 目击 SCA 最常见的起始心律是心室颤动(VF);② 终止室颤最有效的方法就是电除颤;③ VF 持续时间越短,除颤成功可能性越大;④ 成功除颤的机会转瞬即逝,不进行除颤,VF 可能在几分钟内恶化为心脏停搏。

多项研究表明,除颤开始时间、目击者开始 CPR 的早晚与 SCA 存活率相关。由 VF 引起的 SCA 患者从心搏停止到除颤,每延后 1 分钟,如果不做 CPR,患者存活率下降 7%～10%;如果做 CPR,存活率也下降 3%～4%。目击者立即 CPR 并尽早除颤,存活率可提高 2～3 倍。可见迅速除颤是心室纤颤的 SCA 患者能否存活的重要决定因素。VF/无脉性 VT 应立即电除颤,之后再做 5 组 CPR,再检查心律,必要时再次除颤。现有一种新型自动体表除颤器(automated external defibrillator,AED)对心搏骤停可以自动作出诊断、自动电击除颤,操作简单、安全,非医务人员经过简单培训也会使用,相信 AED 的普及将大大提高心肺复苏成功率。

1. 电除颤的能量　现代除颤器根据波形分为 2 类:单相波和双相波。用单相波除颤器,每次除颤能量选用 360 J(传统为 200 J),第 1 次除颤后 VF 仍持续,应给予第 2 次乃至更多次的 360 J 除颤。儿童第一次 2 J/kg,以后按 4 J/kg 计算,最大剂量不超过成人量。

与单相波除颤相比,相对低能量(≤200 J)的双相波除颤更安全,并能产生与同等或更高能量的单相波除颤相同或更高的终止 VF 的效率。目前确认,单峰双相波选用 150～200 J;直线双相波选用 120 J 开始除颤是合理的。第二次或以后的除颤选用与第一次一样或更高的能量进行。除颤器厂家应在除颤器上标明产品的有效能量范围，如果施救者不知道多大安全除颤能量，则首次除颤选用“默认”能量 200 J，其后选择 200 J 或更高能量。

2. 经胸电阻抗　电除颤是要求有足量电流通过心脏。经胸电阻抗决定电流的大小，因此，电能的选择取决于经胸电阻抗。影响经胸电阻抗的因素有：除颤能量、电极片大小、除颤器与皮肤接合物、除颤次数和时间间隔、呼吸时相、电极之间的距离（由胸廓大小决定），以及除颤电极置于皮肤上的压力。成人平均电阻抗为 70～80 Ω，为了减少经胸电阻抗，除颤时通常需用一定的压力将除颤电极紧贴皮肤，并在电极片与胸壁间使用导电胶或垫湿盐水纱布；如果患者胸部有很多水或大汗，帖电极和除颤前应擦干水或汗；如果患者胸毛很多，应剃（剪）去胸毛。

3. 电极位置　电极放置位置应能产生最大的经心脏电流。标准的部位是一个电极置于胸骨右缘锁骨下方，另一个电极置于左乳头的左侧，电极的中心在腋中线上。其他可接受的位置有：放在左右胸壁（腋间）；或者心尖电极放于左胸心前区，另一电极放在心脏后面、右肩胛下角区。如果对安有永久性起搏器的患者行电转复或除颤，除颤电极切勿靠近起搏器（≥2.5 cm），以免除颤造成其功能障碍，且应在电治疗后重新评估起搏阈值；如果患者安置的抗心律失常起搏器（ICD）正在除颤，应等 30～60 秒，以利于 ICD 完成其除颤周期。

4. 同步与非同步电复律　电复律时电流应与 QRS 波群相同步，从而减少诱发室颤的可能性；在转复一些血流动力学状态稳定的心动过速时，同步除颤可避免这种并发症的发生。VF 则应选用非同步模式。值得注意，在室速时同步除颤非常困难，因为 ORS 综合波的形态和心律失常的变化很大。无脉室性心动过速（VT），应立即行非同步电复律，应该避免因试图用同步方式而延误治疗。

5. 除颤步骤　① 患者仰卧；② 手控电极涂以专用导电胶，或垫湿盐水纱布，或粘贴一次性使用的检测（除颤）电极；③ 开启除颤器；④ 选择同步或非同步模式；⑤ 选择能量；⑥ 在胸部正确安放电极；⑦ 除颤器充电；⑧ 确定周围无人员直接或间接与患者接触；⑨ 同时按压两个放电按钮进行电击。

6. 自动体外除颤器（AED）　新《指南》强调了早期除颤，以及 AED 在 SCA 中的实际应用。AED 通过两个置于胸部的电极片，自动感知心脏节律，判断是否需要进行电击。当 AED 分析有需除颤的心律时，电容器往往会自动充电，并有声音或指示灯提示救助者按电钮行电除颤。

使用 AED 的优点包括：人员培训简单，培训费用较低，而且使用比传统除颤器快捷。

新《指南》充分肯定 AED 的实用性，可广泛用于消防车、救护车、巡警车、公共建筑、剧院和飞机场。AED 开创了公众启动除颤（public access defibrillation，PAD）的新纪元，PAD 能提供这样的机会，即使是远离 EMSS 急救系统的场所，也能在数分钟内对 SCA 患者进行除颤。PAD 要求受过训练的急救人员（包括警察、消防员等），在 5 分钟内使用就近预先准备的 AED 对 SCA 患者实施电击除颤。实施 PAD 的初步实践表明，SCA 院前急救生存率明显提高（49%）。

7. 除颤次数　对 VF 或无脉 VT，施救者只做 1 次除颤，而不是以前 ECC 指南版本的 3 次除颤，因为第一次除颤成功率很高，而且尽量减少胸外心脏按压中断是极为重要的。如果第 1 次除颤失败后，不应花时间去检查脉搏或心律，而应立即进行胸外按压，可改善心肌氧供，增加后来除颤的成功率。且成功除颤的最初几分钟内，可能是心脏无效收缩或心动过缓，心脏不能有效地泵出，因此除颤后最初几分钟内应继续 CPR，直到产生再灌注。施救者做了 5 个周期的 CPR 后再分析心律，如果合适可进行再除颤，且不受除颤次数的限制。

停止胸外按压与开始除颤之间的时间越短，除颤成功率越高。施救者用于分析心律和除颤的时间要最少化，尽可能缩短中断胸外按压的时间，并准备好继续 CPR，即除颤一停立即开始胸外按压。如果有 2 人抢救，除颤操作者应在按压者从患者胸部移开他(或她)的手之前完成充电，一旦按压者和其他任何人不接触患者，立即放电除颤。

8. 先除颤还是先 CPR　CPR 能提供心脏及大脑少量但极为重要的血流，所以 SCA 患者需要立即 CPR；CPR 延长 VF 存在的时间，增加除颤成功的可能性。

有目击者发现院外 SCA，身边有 AED 并很快可用，施救者应尽可能使用 AED。如果院外 SCA 没有目击者，应该先做 5 个周期的 CPR，然后检查心律并考虑除颤。HCP 处理院内或其他有 AED 机构的 SCA 患者时，应立即行 CPR 并尽可能快地使用除颤器或 AED。

9. 关于胸前叩击　胸前叩击可使室速转为窦律，其有效性报道在 11%～25%之间。极少数室颤可能被胸前重叩终止。由于胸前叩击简便快速，在发现患者心脏停搏、无脉搏，且无法获得除颤器进行除颤时可考虑使用。

10. 起搏　中断按压去进行起搏不推荐用于心脏停搏的 SCA 患者。起搏可考虑用于有症状性心动过缓且对阿托品无反应的患者。经皮起搏推荐用于有脉搏的心动过缓患者，如果患者对经皮起搏无反应，应行经静脉起搏。

知识拓展

1. 互联网与现场心肺复苏　由于绝大多数心脏骤停发生在院外，即 out-of-hospital cardiac arrest(OHCA)，患者的生死可能取决于身边人的作为。因此《指南》提出“利用手机等现代电子设备”提高现场心肺复苏成功率的建议，也是基于让旁观者尽早实施心脏按压的考虑。当今互联网时代，智能手机已经普及，有可能通过互联网呼叫患者周围具有急救能力的人赶到现场。

在有条件的城市，应大力推动用于院外急救的互联网建设，在电话、视频等方式指导下实施现场心肺复苏。如果需要，调度员应为疑似 OHCA 成人的呼叫者提供胸外按压 CPR 指令。对于 OHCA 成人，无论是否有调度员协助，未经训练的救援人员都应该提供胸外按压 CPR。对于接受了单纯胸外按压 CPR 训练的救援人员，建议他们为 OHCA 成人提供单纯胸外按压 CPR。

2. 团队合作　由多名经过训练有素的急救者组成的综合小组，可以采用一套精心设计的方案，同时完成多步骤和评估，而不用如单一施救者那样依次完成。如由一名施救者启动急救反应系统，第 2 名施救者开始胸外按压，第 3 名进行通气或取得球囊面罩进行人工通气，第 4 名取回并设置好除颤器。

3. 紧急 PCI　绝大多数心脏骤停是心源性的，与冠状动脉内血栓有关。近年来紧急经皮冠状动脉介入(percutaneous coronary intervention，PCI)成为治疗心脏骤停的重要手段。

2015 版《指南》推荐，对于可疑心源性 OHCA 及初始心电图显示 ST 段抬高的患者，推荐行急诊 PCI；对于可疑心源性 OHCA、初始心电图为非 ST 段抬高但是持续昏迷的患者，仍然可以选择行冠脉造影。

心脏骤停患者紧急 PCI 的实施需要急诊科、心内科、导管室以及超声、影像、检验科的通力合作。近年来我国许多大中型医院成立胸痛中心，就是为了缩短心肌缺血时间，争取更早的时间和更多的机会挽救患者。但是依然存在诸多瓶颈，包括患者的延误、急救人员的延误，以及文化观念和运行机制上的问题，需要逐步解决和完善。

4. 生存链（图 8－9） 把院内和院外出现心脏骤停的患者区分开来，确认患者获得救治的不同途径。院外心脏骤停的患者将依赖他们的社区获得救助。非专业急救人员必须识别出心脏骤停、进行呼救、开始心肺复苏并除颤，直到接受过 EMS 培训的专业团队接手后，将患者转移到急诊室和（或）心导管室。相反，院内心脏骤停患者依赖专门的监控系统（例如快速反应或早期预警系统）来预防心脏骤停。如果发生心脏骤停，患者依赖于医疗机构各个部门服务间的顺畅沟通，以及由专业医疗人员组成的多学科团队。

表 8－2　BLS 人员进行高质量 CPR 的要点总结

内　容	成人和青少年	儿童 （1 岁至青春期）	婴儿 （不足 1 岁，除新生儿以外）
现场安全	确保现场对施救者和患者均是安全的		
识别心脏骤停	检查患者有无反应 无呼吸或仅是喘息（即呼吸不正常） 不能在 10 秒内明确感觉到脉搏（10 秒内可同时检查呼吸和脉搏）		
启动应急反应系统	如果您是独自一人且没有手机，则离开患者启动应急反应系统并取得 AED，然后开始心肺复苏。或者请其他人去，自己则立即开始心肺复苏；在 AED 可用后尽快使用	有人目击的猝倒 对于成人和青少年，遵照左侧的步骤 无人目击的猝倒 给予 2 分钟的心肺复苏 离开患者去启动应急反应系统并获取 AED 回到该儿童身边并继续心肺复苏；在 AED 可用后尽快使用	
没有高级气道的按压-通气比	1 或 2 名施救者 30∶2	1 名施救者 30∶2 2 名以上施救者 15∶2	
有高级气道的按压-通气比	以每分钟 100～120 次的速率持续按压 每 6 秒给予 1 次呼吸（每分钟 10 次呼吸）		
按压速率	每分钟 100～120 次		
按压深度	至少 2 in(5 cm)*	至少为胸部前后径的 1/3 大约 2 in(5 cm)	至少为胸部前后径的 1/3 大约 1.5 in(4 cm)
手的位置	将双手放在胸骨的下半部	将双手或一只手（对于很小的儿童可用）放在胸骨的下半部	1 名施救者 将 2 根手指放在婴儿胸部中央，乳线正下方 2 名以上施救者 将双拇指环绕放在婴儿胸部中央，乳线正下方
内容	成人和青少年	儿童 （1 岁至青春期）	婴儿 （不足 1 岁，除新生儿以外）
胸廓回弹	每次按压后使胸廓充分回弹；不可在每次按压后倚靠在患者胸上		
尽量减少中断	中断时间限制在 10 秒以内		

* 对于成人的按压深度不应超过 2.4 in(6 cm)。缩写：AED，自动体外除颤器；CPR，心肺复苏。

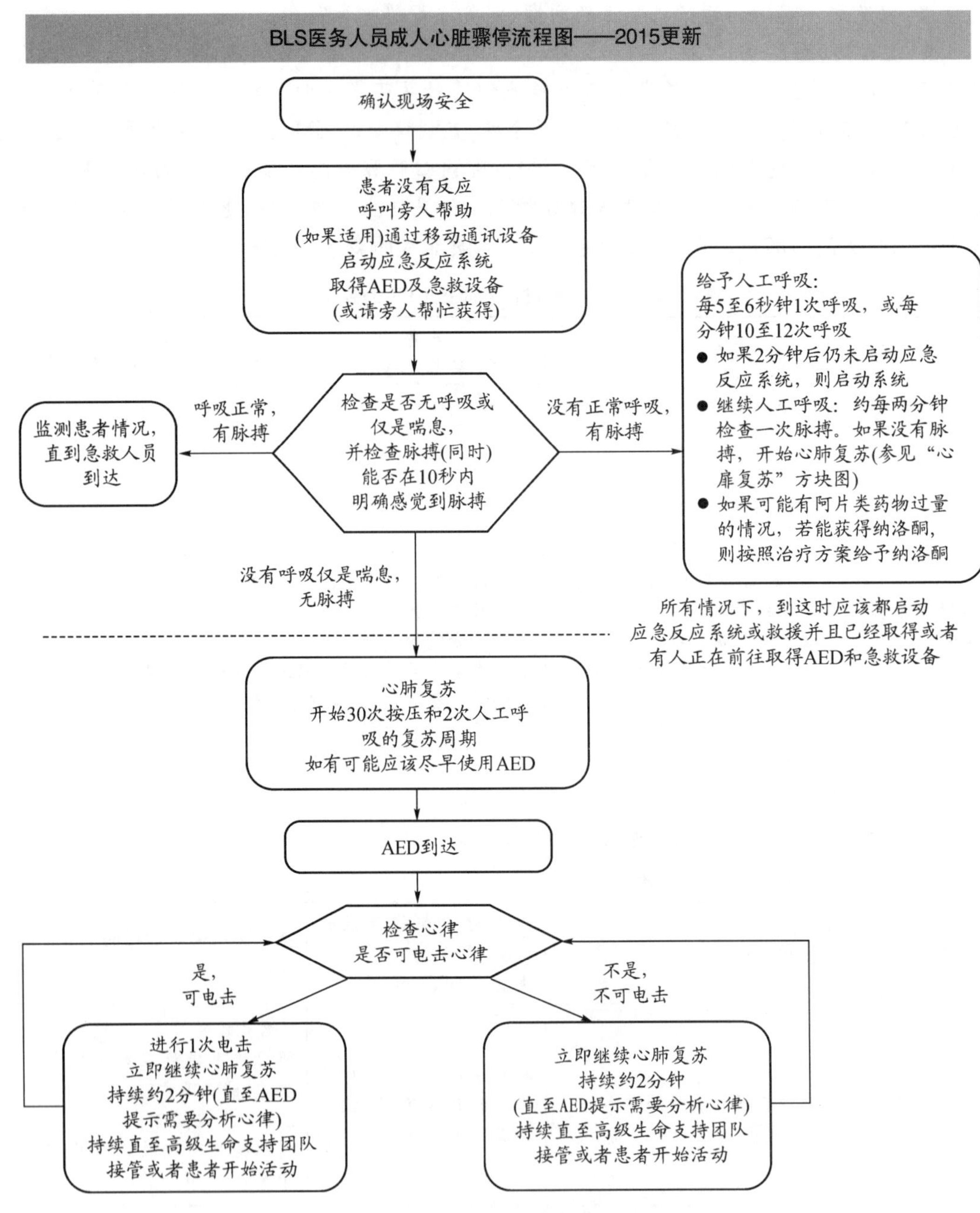

图 8-6　BLS 医务人员成人心脏骤停流程图

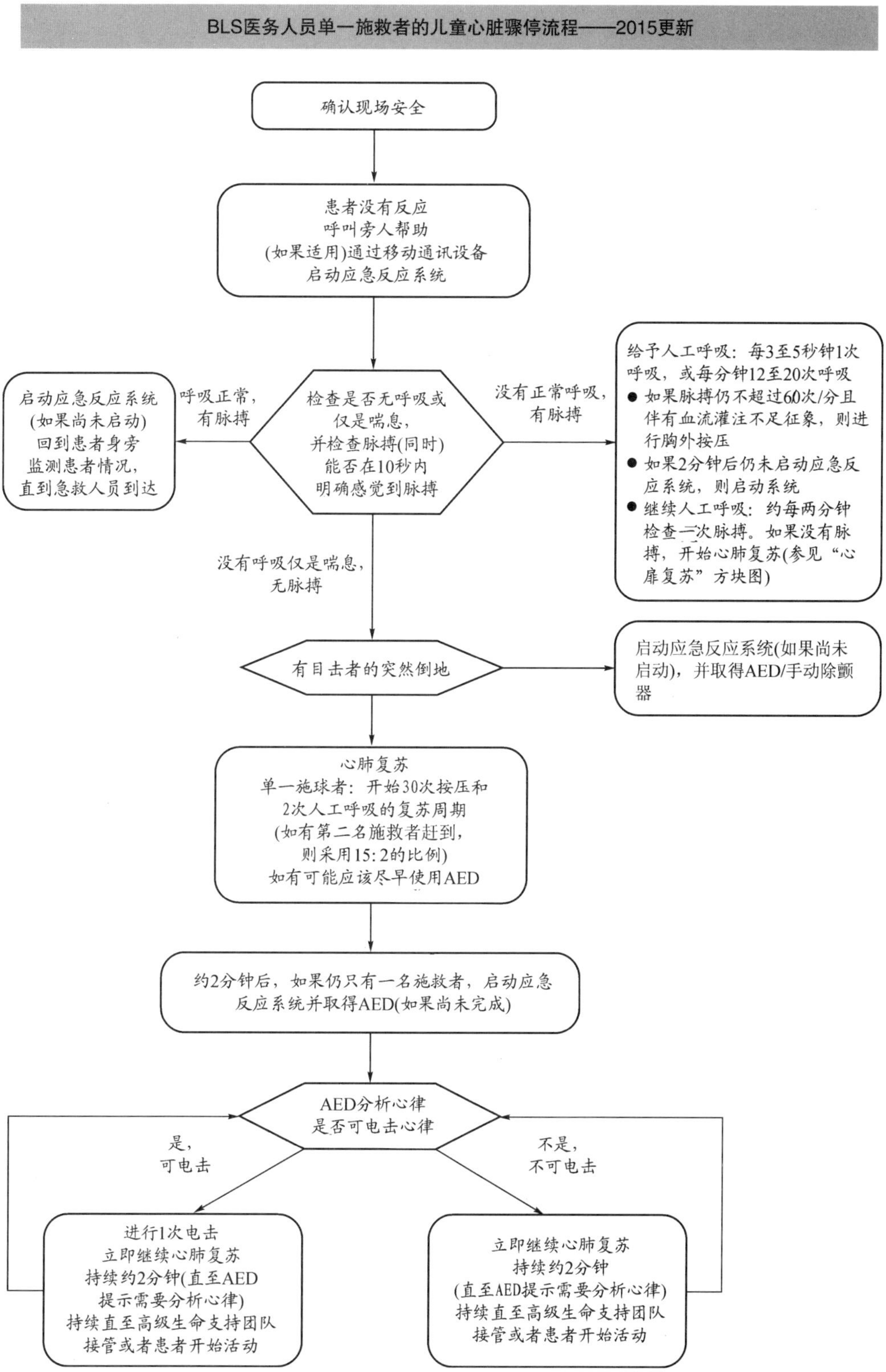

BLS医务人员单一施救者的儿童心脏骤停流程——2015更新

确认现场安全

↓

患者没有反应
呼叫旁人帮助
(如果适用)通过移动通讯设备
启动应急反应系统

↓

检查是否无呼吸或
仅是喘息，
并检查脉搏(同时)
能否在10秒内
明确感觉到脉搏

- 呼吸正常，有脉搏 → 启动应急反应系统(如果尚未启动) 回到患者身旁 监测患者情况，直到急救人员到达
- 没有正常呼吸，有脉搏 → 给予人工呼吸：每3至5秒钟1次呼吸，或每分钟12至20次呼吸
  - 如果脉搏仍不超过60次/分且伴有血流灌注不足征象，则进行胸外按压
  - 如果2分钟后仍未启动应急反应系统，则启动系统
  - 继续人工呼吸：约每两分钟检查一次脉搏。如果没有脉搏，开始心肺复苏(参见“心肺复苏”方块图)
- 没有呼吸仅是喘息，无脉搏 ↓

有目击者的突然倒地 → 启动应急反应系统(如果尚未启动)，并取得AED/手动除颤器

↓

心肺复苏
单一施救者：开始30次按压和
2次人工呼吸的复苏周期
(如有第二名施救者赶到，
则采用15:2的比例)
如有可能应该尽早使用AED

↓

约2分钟后，如果仍只有一名施救者，启动应急
反应系统并取得AED(如果尚未完成)

↓

AED分析心律
是否可电击心律

- 是，可电击 → 进行1次电击 立即继续心肺复苏 持续约2分钟(直至AED提示需要分析心律) 持续直至高级生命支持团队接管或者患者开始活动 → 返回AED分析心律
- 不是，不可电击 → 立即继续心肺复苏 持续约2分钟 (直至AED提示需要分析心律) 持续直至高级生命支持团队接管或者患者开始活动 → 返回AED分析心律

图8－7　BLS医务人员单一施救者的儿童心脏骤停流程图

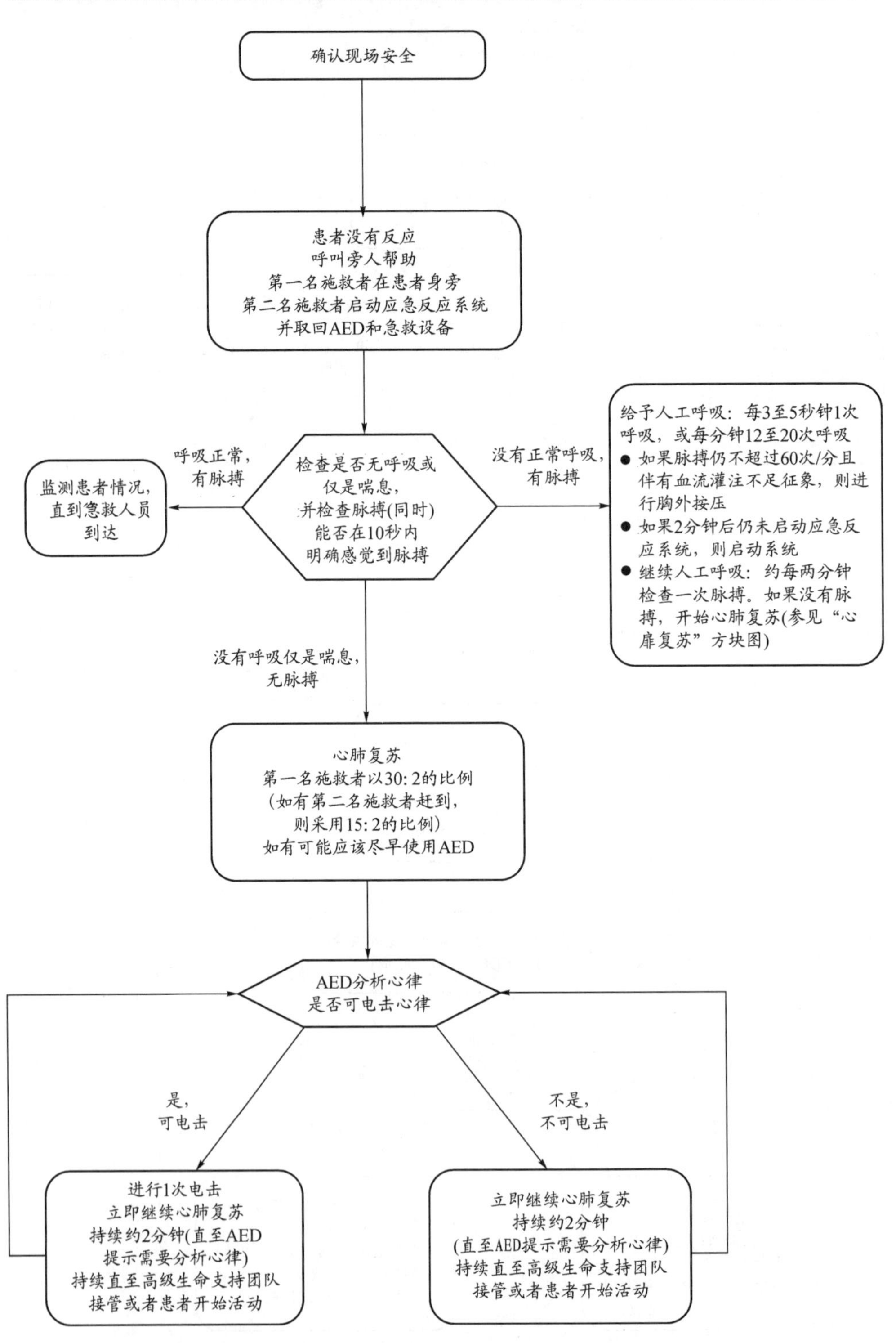

图8-8　BLS医务人员2名以上施救者的儿童心脏骤停流程图

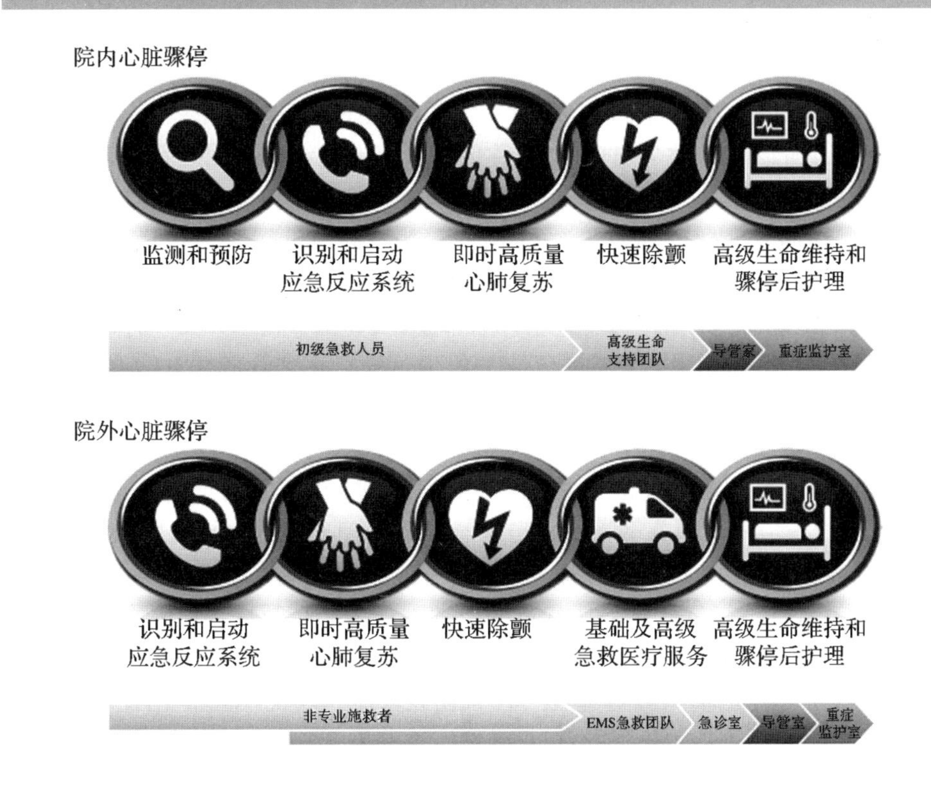

图 8－9　院内心脏骤停与院外心脏骤停生存链

【高级心血管生命支持(ACLS)】

ACLS 是指在基本生命支持的初级 CPR 的基础上,随之运用辅助设备及特殊技术巩固或建立、维持有效的通气和血液循环。通过心电监测及时识别及纠正心律失常,通过电击除颤或临时起搏以及有针对性地使用各种抢救药物等多种措施将初级 CPR 恢复的自主循环改善为有效循环。ACLS 是心肺复苏存活生命链中的重要一环,应尽早实施,在院内发生 SCA,ACLS 可与 BLS 同步进行。

一、气道控制

1. 口咽和鼻咽通气道　口咽气道应用于没有咳嗽或呕吐反射的意识不清的患者,可免除因舌后坠而堵塞气道,放置时患者需维持适当的头后仰位,以免通气道滑出。施救者选好适当口径的口咽通气道,沿舌面将通气道置入口腔和咽部,前端达下咽部开口面对着声门。鼻咽气道适用于气道阻塞或有气道阻塞风险的患者,特别是对那些牙关紧闭无法建立经口气道的患者极为有用;鼻咽通气道为长约 15 cm 的塑料或橡皮管,插入鼻孔后沿鼻腔下壁插入至下咽部。

2. 高级气道如气管插管、食管气管导管、喉罩(laryngeal mask airway, LMA)

(1) 气管插管:是最有效、最可靠的开放气道方法。气管内插管能保证气道专用、充分吸除气道内的分泌物并防止误吸,可以输入高浓度的氧气,可作为一些药物的替代给药途径,使调节潮气量更容易。紧急气管插管的指征有:① 对无意识的患者,急救人员用气囊和面罩无法达到充分的通气;② 没有气道反射保护(昏迷或 SCA)。

在气管插管完成和每次移动过患者后,抢救者都应立即确认气管内导管是否在位。确定气管导管在位的方法可以采用物理检查评估,包括:看见两侧胸廓抬起;在上腹部听诊听不见气过水音、肺部听诊能听见两侧均匀、对称的呼吸音。也可以使用装置确认气管导管位置。如呼气末 CO_2($ETCO_2$)探测仪 或食管检测装置(EDD)。在插入高级气道并确认在位后,抢救人员应在门牙处标记管子的深度并保持之。用胶带或其他商用装置固定气管导管。

(2) 食管气管导管:食管气管导管与气管插管的通气和氧合作用相当,可隔离气道、减少误吸,其优点在于易培训。但如果食管气管导管远端管口在食管或气管的位置不正确,可能发生致命的并发症。因此,必须确认插管的位置正确。与食管气管导管相关的其他并发症是食管损伤,包括穿孔、擦伤、皮下气肿。

(3) 喉罩(LMA):喉罩由通气密封罩和通气导管组成。通气密封罩呈椭圆形,用软胶制成,周边隆起,注气后膨胀,罩在咽喉部可密封气道;罩顶部连接通气导管进行人工通气。

喉罩插入方法:选择合适型号的喉罩并在通气密封罩和导管下端涂上润滑剂,将患者头置于后仰位,左手使患者开口,右手持喉罩顺患者舌正中插至咽喉部遇阻力处。插入喉罩后即行充气,然后加压通气,听诊呼吸音及观察胸部起伏以判断有无漏气及位置是否正确;如有气道梗阻应拔出重插。注意:① 喉罩不能防止反流和误吸等意外,饱食患者应避免应用喉罩;② 置入喉罩后不能再托下颌,以免喉罩压迫喉头。

3. 环甲膜穿刺　遇有紧急喉腔阻塞而严重窒息的病人,没有条件立即做气管切开时,可行紧急环甲膜穿刺,方法为用 16 号粗针头刺入环甲膜,接上"T"型管输氧,即可达到呼吸道通畅、缓解严重缺氧情况。

4. 气管切开　通过气管切开,可保持较长期的呼吸道通畅,防止或迅速解除气道梗阻,清除气道分泌物,减少气道阻力和解剖无效腔,增加有效通气量,也便于吸痰、加压给氧及气管内滴药等,气管切开常用于口面颈部创伤而不能行气管内插管者。

二、人工通气和氧疗

1. 氧疗　为改善氧合,只要条件允许,在 BLS 和 ACLS 期间,可吸入纯氧($FiO_2=1.0$)使动脉氧饱和度、动脉氧含量达到最大化。这有助于心输出量受限时的氧输送(心输出量×动脉血氧含量)。这种短期的氧疗不会产生氧中毒。吸氧可通过各种面罩及各种人工气道。

2. 简易呼吸器　由一个有弹性的橡皮囊、三通呼吸活瓣、衔接管和面罩组成。在呼吸囊后面的空气入口处装有单向活瓣,能确保气囊在舒张时空气能单向流入而无逆流,侧方有氧气入口,输入纯氧后可提高吸入氧气浓度。呼吸囊前端出口处与三通呼吸活瓣衔接。每次可吸入 500～1 000 ml 气体。如在供氧侧孔处通以 10～15 L/min 的氧气,可使吸入氧气浓度增至 60%～80%。该装置的优点是携带和使用方便,操作者还可凭按压气囊阻力的大小感觉肺顺应性的高低。

3. 呼吸机的应用　人工通气的方法以气管内插管及机械通气(呼吸机)最为有效,呼吸机的应用详见有关章节。

三、复苏用药

复苏用药的目的在于增加脑、心等重要器官的血液灌注，纠正酸中毒和提高室颤阈值或心肌张力，以有利于除颤。

(一) 给药途径及方法

1. 外周静脉　CPR时，外周静脉是首先的给药途径。但因药物到达心脏的时间显著延迟，且药物峰值浓度也较低，故复苏疗效欠佳。近年有学者指出，外周静脉给药时，用20 ml生理盐水稀释推注，循环时间可缩短40%，接近中心静脉给药的循环时间。

2. 气管内给药　适用不能迅速建立血管通路，且已完成气管插管的SCA患者，气管滴入的常用药物有肾上腺素、利多卡因、阿托品、纳洛酮及地西泮等。经气管给药方法简便易行，不影响胸外心脏按压，是美国心脏协会推荐心肺复苏时的第二位用药途径。但气管内给物，其药物在动脉血中的浓度变异较大，剂量要增加2～10倍，疗效不确定。

3. 骨内注射(IO)　骨内中空的未塌陷的静脉丛，能起到与中心静脉给药相似的作用。多个研究表明，骨内给药对液体复苏、药物输送、血标本采集是安全有效的，而且对各年龄组均可行。如果静脉通道无法建立，可以考虑骨内注射。

4. 主动脉弓导管给药　虽能使药物迅速到达作用部位，并发挥良好的药效学效应，明显优于其他给药途径，但需较高设备及技术条件，难于推广使用。

5. 心内注射　心内注射必须暂停胸外按压，且可引起气胸、心包积血、冠状动脉损伤等并发症。鉴于心内注射的种种弊病，它只有在静脉通道和气管插管均未能建立的情况下或开胸心脏按压时作为应急措施，不能作为常规给药手段。

6. 中心静脉(颈内或锁骨下静脉)给药　可使药物迅速到达动脉系统发挥作用，且药物的峰值浓度也较高，从而使复苏易成功。但放置导管需中止心脏按压，发生气胸、出血危险性大，使其应用受限。

(二) 心肺复苏常用药物

1. 肾上腺素(Adrenaline、epinephrine)

(1) 作用：肾上腺素是CPR最常用、有效的药物，通过激动α-肾上腺素能受体增加心脏和脑的供血，提高自主循环恢复率和存活率。该药的β-肾上腺素能样作用是否有利于复苏仍有争议，因其可能增加心肌氧耗和减少心内膜下心肌灌注。

(2) 适应证：① 各心电图类型的SCA；② 症状性心动过缓，如病态窦房结综合征、高度或完全性房室传导阻滞，应同时使用阿托品、多巴胺或心脏起搏；③ 过敏性休克或严重过敏反应。

(3) 剂量和用法：因不可电击心律引发心脏骤停后，应尽早给予肾上腺素，目前采用肾上腺素"标准"剂量，每次1 mg，静脉推注，每3～5分钟给药一次。在大样本的心脏骤停的随机临床研究中大剂量肾上腺素(指每次用量达到5～10 mg或0.1～0.2 mg/kg)与标准剂量(0.01～0.02 mg/kg)相比，能使冠状动脉灌注压增加，自主循环恢复率增加。但大剂量肾上腺素不改善出院存活率及神经系统预后。大剂量可用于特殊情况，如β-受体阻断剂或钙离子阻断剂过量时。

用于有症状的心动过缓患者。用肾上腺素1 mg加入500 ml生理盐水或5%葡萄糖液中持续静脉滴注,成人从 1 μg/min 开始,根据血流动力学效果调节滴速(2～10 μg/min)。

(4) 不良反应:有心悸、烦躁、头痛和血压升高等。对于高血压、心脏病、糖尿病和甲亢患者要慎重使用。

2. 血管加压素(Vasopressin)　血管加压素是一种天然的抗利尿激素,在高剂量时,产生非肾上腺素能的外周血管收缩作用。研究还发现,在心肺复苏期间,血管加压素能增加冠脉灌注压、重要器官血流和脑部氧释放。由于没有β肾上腺素能受体激动作用,因而不增加心肌耗氧和诱发室颤。

联合使用加压素和肾上腺素,替代标准剂量的肾上腺素治疗心脏骤停时没有优势。因此为了简化流程,已从成人心脏骤停流程中去除加压素。类固醇和加压素与肾上腺素一起做综合干预,治疗院内心脏骤停可能有益。

血管加压素的作用时间可达 10～20 分钟,所以只推荐使用一次,剂量为 40 U 静脉注射。

3. 去甲肾上腺素(Noradrenaline)　去甲肾上腺素是一种血管收缩药和正性肌力药。药物作用后心排血量可以增高,也可以降低,其结果取决于血管阻力大小、左心功能状况和各种反射的强弱。严重的低血压(收缩压<70 mmHg)和周围血管阻力低是其应用的适应证。将去甲肾上腺素 4 mg 加入250 ml液体中,起始剂量每分钟 0.5～1.0 μg,逐渐调节至有效剂量。顽固性休克需要去甲肾上腺素的剂量为每分钟 8～30 μg。

注意:给药时不能在同一输液管道内给予碱性液体。

4. 多巴胺(Dopamine)

(1) 作用:多巴胺属于儿茶酚胺类药物,是去甲肾上腺素的化学前体,既有 α-受体又有 β-受体激动作用,还有多巴胺受体激动作用。而这些作用均与用药剂量相关。多巴胺用药剂量为 2～4 μg/(kg · min)时,主要发挥多巴胺样激动剂作用,有轻度的正性肌力作用和肾血管扩张作用。用药剂量为 5～10 μg/(kg · min)时,主要起 β_1 和 β_2 受体激动作用;另外,在这个剂量范围内 5-羟色胺和多巴胺介导的血管收缩作用占主要地位。用药剂量为 10～20 μg/(kg · min)时,α 受体激动效应占主要地位,可以造成体循环和内脏血管收缩。

(2) 适应证:多巴胺的主要适应证是无低血容量的明显低血压,尤其是由于心动过缓和自主循环恢复后造成的低血压状态,常常选用多巴胺治疗。多巴胺和其他药物合用(包括多巴酚丁胺)可以纠正和维持复苏后体循环的灌注和氧的供给。

小剂量多巴胺对急性少尿性肾功能不全并无治疗作用,因此不推荐使用。

(3) 剂量和用法:在保持生命器官适当灌注压的前提下,应使用最低剂量的多巴胺,从每分钟 2～4 μg/kg 开始,根据需要可增加到每分钟 5～15 μg/kg。如剂量大于 20 μg/(kg · min)时,应该改用去甲肾上腺素。

注意:多巴胺使用过程中可出现药物失敏现象。多巴胺的治疗不能突然停药,需要逐渐减量。

5. 多巴酚丁胺(Dobutamine)　多巴酚丁胺是一种合成的儿茶酚胺类药物,具有很强的正性肌力作用,常用于严重收缩性心功能不全的治疗。该药在增加心肌收缩力的同时伴有左室充盈压的下降,在增加每搏心输出量的同时,可导致反射性周围血管扩张,用药后动脉压一般保持不变,常用剂量范围 2～20 μg/(kg · min)。

如果复苏后,患者的低血容量已被纠正,而血压在 70～100 mmHg 水平时,可以使用多巴酚丁胺,从小剂量(每分钟 2 μg/kg)开始,根据血流动力学检测来调整剂量。

多巴酚丁胺能引起心动过速、心律失常和血压波动,特别是大剂量和老年患者使用时更易发生。当剂量大于每分钟 20 μg/kg 时可使心率增加超过 10%,能导致或加重心肌缺血;当给药剂量达 40 μg/(kg · min)时,不良反应发生率增多。

6. 碳酸氢钠　2005 版的《指南》不推荐碳酸氢钠作为心肺复苏的一线用药。在 SCA 复苏过程中使用碳酸氢钠有很多副作用:碳酸氢钠通过降低全身血管反应性,降低 CPR 成功率;它可引起细胞外碱中毒,以致血红蛋白氧离曲线右移,抑制氧释放;它可产生高碳酸血症,并由此引起高渗血症;产生过多的 CO_2,后者自由扩散入心肌和脑细胞,并由此产生细胞内酸中毒;会恶化中央静脉的酸血症,并抑制儿茶酚胺的活性或使其失活。

对 SCA 患者,只要迅速建立有效通气和胸外心脏按压,即使血液 pH 在偏酸水平,也无须补碱。仅在某些特殊情况下使用碳酸氢钠可能有益,如 SCA 前已存在肯定的代谢性酸中毒、高钾血症、三环类抗抑郁药及巴比妥酸盐过量或中毒等。应用碳酸氢钠以 1 mmol/kg 作为起始量,再根据血气分析或实验室检查结果得到的碳酸氢盐浓度和计算碱剩余来进行调整。

7. 钙离子　大规模的回顾性研究显示,在心肺复苏期间给予钙剂更易致复苏失败,但确有少数存活者得益于在心肺复苏早期应用钙剂,这可能与引起心搏骤停的原因有关。因此,钙剂已不主张常规使用,仅在下列情况下可考虑应用:① 钙拮抗剂中毒;② 严重低钙血症;③ 严重高钾血症;④ 严重碱血症;⑤ 急诊体外循环结束时。

8. 纳洛酮　纳洛酮是特异性吗啡受体拮抗剂,现广泛地用于麻醉剂过量、休克、脑缺血性卒中、脊髓损伤、呼吸抑制等。对于已知或疑似阿片类药物成瘾的患者,如果无意识,无正常呼吸但有脉搏,可以由施救者肌内注射或鼻内给予纳洛酮(图 8 - 10)。

成人:每次 0.4 mg,首先静脉注射,必要时每隔 4 分钟重复一次,直至达到预期效果;或按 0.4 mg/h 持续滴入。纳洛酮作用时间短,应强调持续给药。也可经肌内注射或皮下注射给药,或考虑经鼻内给药,每次 2 mg,临床证实是迅速有效的。

不良反应:纳洛酮引起儿茶酚胺的大量释放可引起血压升高、室性心动过速、心室纤颤甚至猝死。

9. 脂肪乳　对于因局麻药物中毒而发生先兆神经性中毒或心脏骤停的患者,可以在标准心肺复苏的基础上同时给予静脉脂肪乳剂(ILE),对于因其他形式的药物中毒导致标准复苏措施失败的患者可以给予 ILE。

(三) 抗心律失常药物

1. 利多卡因(Lidocaine)　利多卡因是抗室性心律失常、VT 和 VF 的最常用的药物之一,但现在有足够证据证明有多种药物在终止 VT 方面优于利多卡因,利多卡因已不作为心肺复苏的首选抗心律失常药。但是室颤/无脉性室性心动过速导致心脏骤停,在出现自主循环恢复(restoration of spontaneous circulation,ROSC)后,可以考虑立即开始或继续使用利多卡因。

利多卡因的起始剂量为 0.5～1.5 mg/kg,稀释后静脉推注;5～10 分钟后可重复 0.5～0.75 mg/kg;总量可达 3 mg/kg。维持剂量为每分钟 1～4 mg。

利多卡因的毒性反应和副作用包括口齿含糊、意识改变、肌肉颤动、惊厥。

2. 胺碘酮(Amiodarone)　静脉使用胺碘酮的作用复杂,可作用于钠、钾和钙通道,并

且对 α-受体和 β-受体有阻滞作用,可用于房性和室性心律失常。

(1) 适应证:① 对心脏停搏患者,如有持续性 VT 或 VF,在电除颤和使用肾上腺素后,建议使用胺碘酮。② 对血流动力学不稳定的 VT 或 VF 效果较好;对控制血流动力学稳定的 VT、多形性 VT 和不明起源的多种复杂心动过速有效。③ 对快速房性心律失常伴严重左心功能不全患者,在使用洋地黄无效时,胺碘酮对控制心室率可能有效。④ 控制预激房性心律失常伴旁路传导的快速心室率。⑤ 作为顽固的阵发性室上性心动过速、房性心动过速电转复的辅助措施,以及心房纤颤(AF)的药物转复。对严重心功能不全患者静脉注射胺碘酮比其他抗房性或室性心律失常药物更适宜。

(2) 给药方法:先静推 300 mg,推注时间不低于 10 分钟,对再发或持续性心律失常,可重复静推 150 mg。每日最大剂量不超过 2 g。

(3) 不良反应:胺碘酮主要副作用是低血压和心动过缓,预防的方法是减慢给药速度,若已出现临床症状,可通过补液,给予加压素或临时起搏。

3. 阿托品(Atropine) 阿托品用于逆转胆碱能性心动过缓,能使血管阻力降低。可治疗窦性心动过缓,对发生在交界区的房室传导阻滞或室性心脏停搏可能有效。但结下部位阻滞时,不用阿托品。

使用方法:对心脏停搏和缓慢性无脉电活动,立即给予 1.0 mg 静脉注射,如仍为缓慢心律失常,可每间隔 3～5 分钟静脉注射一次,每次 0.5～1.0 mg,至总量 0.04 mg/kg。

4. β-肾上腺能受体阻滞剂 β-受体阻滞剂对于急性冠状动脉综合征是有益的,若无反指征,对这些患者均应使用。β-受体阻滞剂可以降低 VF 的发生率,降低非致命性再梗死和心肌缺血复发,降低死亡率。一项观察性研究发现,心脏骤停后使用 β-受体阻滞剂可能会比不用的效果更好。因室颤和(或)无脉性室性心动过速导致心脏骤停而入院后,可以尽早开始口服或静脉应用 β-受体阻滞剂。

可以选用阿替洛尔(Atenolol)、美托洛尔(Metoprolol)、艾司洛尔(Esmolol)。

一般每次用美托洛尔 5 mg 缓慢静脉注射(超过 5 分钟),若患者可耐受,间隔 5 分钟后,可重复 5 mg,直至总剂量 15 mg。最后一次注射 15 分钟后,给予口服,每次 50 mg,每日 2 次;若可耐受,继续口服,每次 100 mg,每日 2 次。

副作用是心动过缓、房室传导时间延长和低血压。

β 受体阻滞剂的反指征:高度或三度心脏阻滞,低血压,严重心衰,支气管痉挛。

5. 镁(magnesium) 目前不推荐在 SCA 中常规使用镁剂,除非心律失常是由于镁缺失或尖端扭转型室速所致;也不推荐在急性心肌梗死中常规预防性使用镁剂。但严重镁缺失可以导致心律失常(包括顽固性室颤)、心功能不全和心脏性猝死。

在紧急情况下,可使用硫酸镁 1～2 g 加入 100 ml 液体中缓慢静脉注射。快速注射镁剂也可产生低血压和心搏停止。尖端扭转型室速可见于无镁缺乏者,此时可用硫酸镁 1～2 g 加入 50～100 ml 液体中缓慢静脉注射,随后以 0.5～1.0 g/h 维持静脉滴注。

四、鉴别诊断

医生应该识别心搏骤停的可能原因,并作鉴别诊断以确定需特殊治疗、可逆转的病因。确认并处理任何心脏的、电解质的、毒理学的、肺的和神经性的致心脏停止原因。临床医生通过回顾有哪些“H”和“T”,对寻找可能的致 SCA 原因,或复杂的复苏过程或复苏后处理是很有帮助的。这些“H”和“T”是:低血容量(hypovolemia)、低氧血症(hypoxia)、氢离子(酸中毒)[hydrogen ion(acidosis)]、高或(和)低钾血症(hyper-/hypokalemia)、低血糖(hypoglycemia)、低体温(hypothermia);中毒(toxins)、填塞(心脏)[tamponade(cardiac)]、张力性气胸(tension pneumothorax)、冠脉或肺血管栓塞(thrombosis of the coronary or pulmonary vasculature)和创伤(Trauma)。

【心脏复苏后综合征的后期治疗】

复苏后治疗是高级生命支持(ACLS)的重要组成部分。自主循环恢复和稳定的起始阶段患者仍有很高的病死率。复苏后的阶段,医务人员应当:① 优化血流动力学、呼吸和神经支持;② 确认并治疗引起 SCA 的可逆性病因;③ 监测体温,并考虑体温和代谢调节障碍的处理措施。复苏后治疗,对改善血流动力学不稳定和多器官功能衰竭的早期病死率,以及脑损伤引起的病死率,有重要的潜在意义。

一、维持呼吸功能

心脏复跳后,自主呼吸未必立即恢复,即使恢复,其呼吸功能可能仍属不全。为充分供氧和减低全身耗氧量,便于呼吸道管理和调控酸碱平衡状态,仍宜保留气管插管或控制呼吸。一旦患者的自主呼吸增强,就应减少呼吸支持,直到自主呼吸完全恢复而停机。医生应根据患者的血气分析、呼吸频率、呼吸能力等调整呼吸机的通气参数。有资料表明,通气支持维持脑损伤患者的 $PaCO_2$ 于正常水平是理想的。常规高通气是有害的。

二、维持有效的循环功能

SCA 患者自主循环恢复后,经常会发生心血管和血流动力学的紊乱。常见有:低血容量性休克、心源性休克和与全身炎性反应综合征(SIRS)相关的血管舒张性休克,以上情况统称为复苏后综合征。导致复苏后综合征发生的有关因素有:① 再灌注失败;② 再灌注损伤;③ 缺血后代谢产物引起的脑中毒;④ 全身炎症介子、细胞因子、凝血-纤溶等系统的激活;⑤ 复苏时应用血管活性药物的副作用。复苏后综合征有四期变化,产生何种变化则取决于器官的缺血程度和缺血时间

1. 循环不稳定　几乎有 50%的复苏后综合征患者,其死亡多发生在发病后 24 小时内。因为在自主循环恢复后,心血管功能处于不稳定状态,12～24 小时后才可逐渐趋向稳定。由于多部位缺氧造成的微循环功能不全,使有害的酶和自由基迅速释放至脑脊液和血液中,从而使大脑和微循环功能异常持续存在。复苏后应该避免立即矫正低血压(收缩压低于 90 mmHg,平均动脉压低于 65 mmHg),因为其具体目标还未确定。但立即确认并矫正低血压症状是合理的。

2. 多器官功能障碍综合征(MODS)　1～3 天后,心功能和全身情况有所改善,但由于小肠的渗透性增加,细菌移位,易发生脓毒血症,进而导致 MODS。

3. 继发严重感染　心搏骤停数日后常继发严重感染,由此患者常迅速发展为衰竭。

复苏后维持循环稳定,完全恢复局部器官和组织的微循环灌注,特别是内脏和肾脏微循环的恢复,对防止心搏骤停后缺氧缺血致 MODS 的发生起重要作用。为保证必要的血压、心脏指数和全身灌注,可给予输液、血管活性药、正性肌力药等。

复苏后监测是复苏后处理的一个重要组成部分，除有创性导管监测血流动力学变化外，还可以应用定量的胃张力计测量胃黏膜 $PaCO_2$ 梯度来指导内脏器官复苏。

对于所有 ST 段抬高的患者，以及无 ST 段抬高，但血流动力学或心电不稳定，疑似心血管病变的患者，建议紧急冠状动脉血管造影。

三、复苏后治疗的近期目标

近期目标有：① 提供心肺功能支持，满足组织灌注，特别是大脑的灌注。② 及时将院前心搏骤停患者转运至医院急诊科或 ICU 病房。③ 及时诊断心脏停搏的原因。④ 完善治疗措施，以防心跳再次停搏。⑤ 开始有关提高长期生存和神经功能恢复治疗。

复苏成功后，有的患者血流动力学和大脑功能均恢复正常，最终完全康复；有的患者可能仍处于昏迷状态，心肺功能仍不正常。所以，对所有患者都要仔细地反复地评估其心血管功能、呼吸功能和神经系统功能，及时发现和处理复苏时的各种并发症，如肋骨骨折、血气胸、心包填塞和气管插管移位等。

四、目标温度管理(TTM)及控制血糖

体温增高可导致脑组织氧供需关系失衡，从而影响脑康复；反之，脑部温度每降低 1℃大脑代谢率可降低 7%，因而积极降温治疗十分必要。所有在心脏骤停后恢复自主循环的昏迷(即对语言指令缺乏有意义的反应)的成年患者都应采 TTM，目标温度选定在 32～36℃。降温过程中，医务人员应连续监测体温。目标温度管理(TTM)结束后可能会出现发热的症状，应该积极预防。如需对预后进行判断，应在 TTM 结束后 72 小时进行。(此部分详见脑复苏亚低温章节)

研究表明把危重患者的血糖控制在正常水平能改善预后，严格控制复苏后患者的血糖水平是必要的。昏迷时出现低血糖症状常不明显，因此临床医生应密切注意监测，以防出现低血糖，并处理高血糖。

五、保护其他脏器功能、防治 MODS

自主循环恢复后，患者可能在相当长的一段时间内始终处于昏迷状态；自主呼吸尚未恢复；血流动力学也可能处于不稳定状态，伴有异常的心率、心律、体循环血压和器官灌注。此时，仍需给予呼吸机辅助呼吸、维持循环稳定，防治低氧血症和低灌注；对每一个器官系统，尤其是肝、肾、胃肠道、血液系统等功能状态的监测和维护，及时防治 MODS(见相应章节)，为脑复苏创造一个良好的颅外环境。心肺脑复苏的主要目标是使患者有健康的大脑和完好的功能。

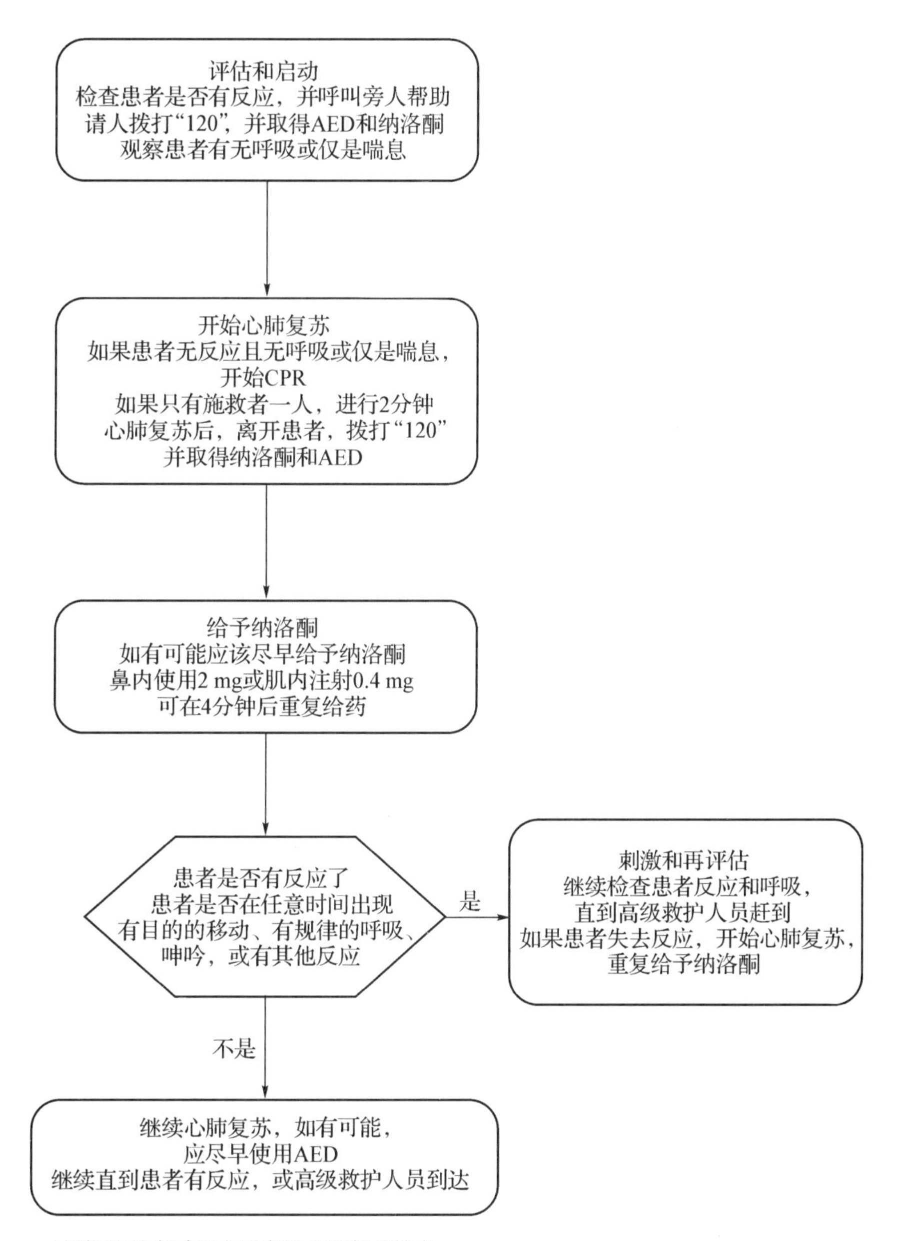

*根据施救者受训水平实施心肺复苏技术。

图 8-10　与阿片类药物相关的危及生命的紧急情况流程图

第三节 脑 复 苏

SCA患者复苏的最终目的是恢复智能和工作能力,至少能生活自理,故SCA后患者脑功能是否恢复已成为复苏成败的关键。一般认为,大脑能耐受循环停止的“安全时限”仅4~6分钟,超过此时限则发生不可逆脑损害。所以,脑复苏的成败和难易取决于心跳停止起到开始实施有效CPR的时间间隔,也与引起SCA的直接原因和SCA发生前的体格条件有关。

【缺血缺氧性脑损害和再灌注损伤】

一、脑组织对缺血缺氧性损害的差异性

脑缺血后脑组织和神经细胞的损害存在区域性和时相性差异。在中枢神经系统中,凡是越进化、越高级的脑组织越易受损,越原始、越低级的脑组织对脑缺血的耐受性越好。按脑内细胞对缺血敏感性的差异可排序如下:神经元>少突胶质细胞>星状胶质细胞>血管内皮细胞;神经元中海马CA1区的锥体细胞,小脑的浦肯野细胞,纹状体的小型及中型细胞,大脑皮层的3、5、6层细胞特别容易受损。脑缺血时间越长,则其缺血再灌注损伤也越重。

二、全脑缺血期间的病理生理

1. 能量代谢障碍 脑的主要能量物质是葡萄糖,脑内糖原和能量贮备均很少,一旦发生心搏骤停,氧和葡萄糖的供应即断绝,脑内氧化磷酸化过程也随之终止,不再产生ATP。由于机体所储备的磷酸肌酐和ATP分别在1分钟和2分钟后消耗殆尽,脑细胞的主动转运和生物合成都需要消耗磷酸肌酐和ATP,因而出现脑细胞功能障碍。

2. 脑生化代谢方面的紊乱 脑缺血后能量代谢障碍,膜离子泵(主动转运)功能障碍,细胞内K^+外流致细胞外K^+急剧升高,细胞外Na^+、Ca^{2+}内流,使细胞内外的离子梯度失常。Ca^{2+}内流导致细胞内Ca^{2+}超载是引发脑缺血再灌注损伤的重要原因。

3. 乳酸酸中毒 脑缺血时葡萄糖无氧代谢导致的乳酸产生过多,CPR期间肝、肾缺血致对乳酸的清除能力降低,是引起乳酸酸中毒的主要原因。当动脉血乳酸>5 mmol/L和pH<7.25的状态称乳酸酸中毒。乳酸酸中毒可明显抑制心肌收缩力,提高除颤阈值,降低心肌对儿茶酚胺的反应,不利于缺血期自主循环的建立,还促进溶酶体的破坏,损害线粒体组织结构和功能,影响ATP的合成。

乳酸与HCO_3^-反应可生成CO_2,心肺复苏期间过度应用$NaHCO_3$以及人工通气不足还可造成呼吸性酸中毒。呼吸性酸中毒与乳酸酸中毒并存,不仅是脑缺血再灌注损伤发生的机制之一,也是影响神经细胞最终能否存活的重要因素之一。

4. 脑水肿 在脑缺血期脑水肿即已开始,再灌注期进一步加重。在脑缺血早期,因ATP耗竭、脑细胞膜泵功能障碍,致细胞内钙、钠、氯化物和水潴留而形成脑细胞肿胀,呈细胞毒性脑水肿。当缺血达到一定时限,脑血管内皮细胞损伤,血脑屏障(BBB)受损,脑毛细血管通透性增加,血浆蛋白与水分外溢,脑细胞外液增加,此为血管源性脑水肿。此时的脑

水肿为混合性脑水肿。随着脑水肿和脑肿胀的形成，颅内压升高，造成颅内静脉压上升，脑脊液回流障碍，引起血流淤滞、红细胞聚集、微血栓形成、血管通透性增加，这些后果又加重脑水肿和脑肿胀，形成恶性循环。当颅内压达到一定程度时，脑组织向压力低的部位移动而形成脑疝，压迫生命中枢可使病情突然恶化甚至死亡。

三、脑再灌注损伤

在恢复循环后，脑组织虽又重新获得血流灌注和氧供应，但各种功能和生化代谢过程并不能同步恢复到正常状态，脑缺血性损伤可能进一步加重而造成再灌注损伤。缺血再灌注的机制非常复杂，涉及多种因素：如能量代谢的障碍，Ca^{2+} 超载损伤，兴奋性氨基酸的毒性作用，炎症反应的损害，自由基的过度增加，线粒体功能障碍，细胞膜损伤，梗死周围去极化和细胞凋亡等因素。

【自主循环恢复后脑血流量的变化】

自主循环恢复后，脑血流量(cerebral blood flow，CBF)有以下几种改变或几个阶段：

1. 立即出现的多灶性无灌流　无灌注的范围因缺血时间长短、原发性损伤的严重程度和脑灌注压高低而异。主要与脑缺血后血小板和红细胞聚集、血黏度增高、肿胀胶质细胞压迫毛细血管等因素致微循环障碍有关。一般可自行消退，若持续存在则可能成为不可逆脑损伤的病理生理基础。

2. 短暂的全脑反应性充血　反应性充血是脑血流自动调节功能衰竭和血管张力尚未恢复的结果，其程度和持续时间的长短取决于脑损伤的严重程度，一般持续 15～30 分钟。

3. 迟发性全脑或多灶性持续低灌流　该期发生在再灌注 25～90 分钟后，可持续 6 小时以上。低灌注为动脉张力增高和血管收缩所致，是再灌注脑损伤的重要原因。区域性低灌注也可与局灶性正常灌注或多血并存；低灌注和多血是脑血流和脑代谢率匹配不良的两个极端，都使脑细胞进一步受损，中断和防止这种不良匹配，是脑复苏需要重点解决的问题之一。

4. 后期的变化　约 20 小时后 CBF 或恢复正常或因脑血流停止而致脑死亡。

【脑复苏的措施】

脑复苏的成败关键在于三个方面：① 尽量缩短脑循环停止的绝对时间；② 确实有效的支持治疗措施，为脑复苏创造良好的颅外环境；③ 在降低颅内压、减低脑代谢和改善脑循环的基础上，采取特异性脑复苏措施，阻止或打断病理生理进程，促进脑功能恢复。

一、施行有效的 CPR，缩短脑循环停止的绝对时间

缩短脑缺血的绝对时间是提高 SCA 脑复苏成功率的关键因素。因此，开展 CPR 知识的普及教育，特别是让警察、消防队员、电工、救生员等人员掌握 CPR 的基本操作技术，对提高脑复苏的成功率有重要意义。医院内心肺复苏患者，在积极胸外按压的同时，及早进行电除颤和开胸心脏按压，促使患者自主循环尽快恢复，对提高脑复苏成功率有重要意义。

二、维持循环、呼吸功能，纠正内环境紊乱

进一步巩固循环功能，纠正酸中毒，积极进行呼吸支持治疗，并注意维持体液平衡和补充营养，同时注意其他重要器官系统，尤其是肝、肾、胃肠道、血液系统等功能状态的监测和维护，为脑复苏创造一个良好的颅外环境。

三、维持良好的颅内内稳态

1. 增加脑血流量(CBF)　主要通过提高脑灌注压和改善脑微循环达到此目的。脑灌注压(CPP)＝平均动脉压－颅内压。正常情况下，CBF存在自身调节机制，即当CPP在50～150 mmHg范围内，CBF可保持稳定。但在脑缺血后，患者脑血流的自身调节机制受损，此时CBF更多地依赖于CPP。增加脑血流量的措施有：① 监测血压，预防并积极治疗低血压。② 提高平均动脉压，由于血压过高可明显增加心脏后负荷，诱发心肌缺血；通过扩容提高MAP，有加剧血管源性脑水肿的危险，所以，目前主张把血压维持在缺血前水平或稍高于缺血前水平。③ 降低颅内压，脱水减轻脑水肿是降低颅内压的最有效方法之一。临床最常用的脱水药为20％甘露醇，首次剂量可按1.5～2.0 g/kg于15～30分钟内快速静脉滴入；或以0.5 g/kg直接静脉推注以防脑疝形成。甘露醇可每6～8小时重复一次，并可间断静脉注射呋米塞20～40 mg，以增强脱水效果；疗程在5～7天内终止。血浆白蛋白也是一种很好的脱水剂，不仅可减少其他脱水剂(甘露醇)的用量，而且对于患者营养和血容量的维持也大有好处，但白蛋白成本高，制备复杂，且有血制品的缺点，因此使用受限。

适度的血液稀释，保持血细胞比积(Hct)在30％～35％的范围内可降低血黏度，改善脑微循环；山莨菪碱等药物也有助于脑血流的改善。

2. 提高血液氧含量　充分给氧，使动脉血氧分压大于100 mmHg，以保证充分的组织氧合作用，使缺血后组织的修复过程得以进行。积极控制贫血提高血液携氧量，并维持适当的心排血量有助于组织氧供。

3. 控制高血糖　血糖增高可增加脑组织乳酸的产生而加剧缺血再灌注损伤。目前主张在脑缺血再灌注期间，无论何种原因引起的高血糖，均应予以控制。但在应用胰岛素控制高血糖时，一定要避免低血糖的发生。

4. 防止体温升高　体温升高有增高脑代谢率、加重脑缺氧、破坏血脑屏障完整性、增加兴奋性氨基酸释放、加剧细胞内Ca^{2+}超载和促进氧自由基产生等作用而加重脑缺血再灌注损伤。因此，心肺复苏后必须防止患者体温升高。

四、特异性脑复苏措施

1. 亚低温(32～36℃)　研究表明各种药物在脑复苏领域疗效甚微。目前认为，亚低温是唯一能有效改善心肺复苏后生存率和神经功能损伤的治疗手段，且无明显不良反应。

(1) 亚低温的适应证：基于一些临床试验的结果，国际复苏学会提出：对于昏迷的成人院外VF性心脏骤停ROSC患者应该降温到32～36℃。对于任何心律失常所致的成人院内心脏骤停，以及无脉性电活动或心脏停搏所致的成人院外心脏骤停ROSC后昏迷患者，也要考虑人工低温。

(2) 亚低温的方法：一般采用体表结合头部重点降温方法达到亚低温。对心脏停搏患

者脑复苏的降温技术有多种，如体表降温的冰袋、冰毯、冰帽等，但降温速度缓慢。快速注入大量(30 ml/kg)冷却(4℃)液体(如乳酸盐溶液)，能显著降低核心温度，但易出现病人输注液体过量。最近出现一种血管内热交换装置，能快速降温和维持病人低温状态，还能准确控制温度。降温过程必须平顺，避免寒战反应，不平稳的降温弊多利少。

(3) 亚低温可能机制：① 低温有助于降低氧需、氧耗，抑制葡萄糖和脂肪降解，终止高代谢，改善脑组织代谢的供需关系，减少脑血流量和脑组织容积，降低颅内压。② 抑制兴奋性神经递质的释放及其对神经元的兴奋性毒作用。③ 抑制氧自由基介导的脂质过氧化反应及其损伤。④ 抑制花生四烯酸的代谢及血栓素 A_2 的产生，改善脑微循环。⑤ 缓解 Ca^{2+} 等异常转移，抑制 Ca^{2+} 超载及其激活的破坏性酶反应，减少神经细胞凋亡。⑥ 亚低温还有促进脑再灌流期内蛋白合成和神经元存活，保护血脑屏障功能，稳定脑细胞膜功能并促其恢复等作用。⑦ 此外亚低温能够减轻再灌注后免疫反应，延缓 NF-κB 的表达，并减少炎症细胞因子的释放等。

(4) 亚低温开始和持续的时间：低温开始的最佳时间尚无定论，但一致认为亚低温开始的时间越早越好，有利于复苏成功和保护神经功能，稍微推迟，即可大大降低亚低温效果。因此，应根据具体情况尽早实施亚低温。但近期发表的高质量论文提示院前降温没有优势，而且可能导致并发症，因此不建议把入院前在患者恢复自主循环后对其快速输注静脉注射液降温作为常规做法。目前推荐亚低温持续时间为至少 24 小时。

(5) 复温：是实现亚低温过程中的重要一步，可用体内或体外降温装置或其他加热系统进行调节。目标温度不宜超过 37℃，略微的超过都会引起脑血管反应和调节功能损伤，从而加重脑损伤。复温要缓慢，快速复温不仅可以抵消低温对脑的保护作用，还加重了脑的缺氧，其机制可能是快速复温使脑血管突然舒张、脑温增加，造成脑水肿和颅内压升高、氧自由基大量释放、线粒体功能障碍。目前较一致的意见是每小时 0.25～0.5℃的复温速率较适宜。ROSC 后第一个 48 小时期间，对于心脏骤停复苏后的自发性轻度亚低温(＞32℃)的昏迷患者不要复温。

(6) 亚低温的并发症：血流动力学变化、心律失常、药物清除率降低、电解质紊乱、高血糖、凝血功能变化、感染、寒战等，应注意防治。

2. 高压氧治疗　高压氧治疗是一种间歇性、短期、高剂量吸氧治疗，对完全性脑缺血一般采用 40～60 次长疗程，用于完全性脑缺血患者脑复苏的治疗取得了一定的成果。

3. 皮质激素　以往认为大剂量皮质激素可稳定细胞膜减少溶酶体酶的破坏，改善血脑屏障和脑血管的通透性，加速脑水肿的消散等。但经大量对照研究发现，皮质激素并不能改善脑复苏的预后，反而因增高患者血糖等副作用而加重脑缺血性损害，故现在对全脑缺血后脑复苏患者并不主张常规皮质激素，即使使用也提倡短疗程(3～5 天)。

4. 脑代谢营养代谢促进剂　各种药物在脑复苏中疗效甚微，比如 Ca^{2+} 通道阻滞药、自由基清除剂、兴奋性氨基酸拮抗剂等未能改善 SCA 患者的神经结局和降低其死亡率。

五、防治并发症

心搏骤停后，不仅脑有缺血再灌注损伤，其他脏器如心、肝、肾、胃肠均存在缺血再灌注损伤。此外，对完全性脑缺血的复苏需要几天到十几天甚至更长的时间，在此期间往往在缺血、低灌注、再灌注损伤的基础上，出现多脏器功能衰竭和感染。因此，脑复苏最后成败不仅与是否尽早开始BLS和ALS的CPR措施及进行有效的脑复苏治疗有关,而且与并发症的防治密切相关。在进行脑复苏治疗的同时,应特别注意其他脏器功能的保护,防止多脏器功能衰竭。

第四节　心肺复苏有效指标和终止抢救的标准

【心肺复苏有效的指标】

CPR操作是否正确,主要靠平时严格训练,掌握正确的方法。而在急救中判断复苏是否有效,可以根据以下几方面综合考虑:

1. 瞳孔　复苏有效时,可见瞳孔由大变小,对光反射出现。如瞳孔由小变大、固定、角膜浑浊,则说明复苏无效。

2. 面色(口唇)　复苏有效,可见面色和(或)口唇由发绀转为红润;如患者面色变为灰白,则说明复苏无效。

3. 颈动脉搏动　按压有效时,每一次按压可以摸到一次搏动,如若停止按压,搏动亦消失,应继续进行心脏按压。如若停止按压后,脉搏仍然跳动,则说明患者心跳已恢复。有效的按压,在按压期间可测到血压在60/40 mmHg左右。

4. 神志　复苏有效,可见患者有眼球活动,睫毛反射与对光反射出现,甚至手脚开始抽动,肌张力增加。

5. 自主呼吸　出现自主呼吸说明复苏有效,但呼吸仍微弱者应继续口对口人工呼吸或采取其他呼吸支持。

【终止心肺复苏的指标】

在现场或途中必须坚持持续不断做CPR,并保证CPR的质量。

一、现场停止CPR的条件

1. 自主呼吸及心跳已有良好恢复。

2. 有其他人接替抢救,或有医师到场承担了复苏工作。

3. 有医师到场,确定患者已死亡。

4. 施救者由于体力不支,或环境可能造成施救者自身伤害,或由于持久复苏影响其他人的生命救治。

5. 发现有效的书面“不复苏遗嘱”(Do Not Attempt Resuscitation,DNAR指令)。

二、在医院内如有下列指标,方可考虑终止CPR

1. 脑死亡　脑死亡是脑的功能完全丧失,具体判断见本章第五节。

2. 无心跳及脉搏　符合脑死亡诊断标准,加上无心跳,再加上已作CPR 30分钟以上,可以考虑患者真正死亡,可终止复苏。

经过20分钟心肺复苏后,呼气末二氧化碳(ETCO$_2$)仍然较低的插管患者复苏可能性很低。医护人员可以综合其他因素考虑帮助确定终止心肺复苏时间。临床实践中,持续

CPR 30 分钟以上，仍无自主循环和呼吸，瞳孔散大，各导联心电图均为直线，并经两名医护人员确认，也可终止复苏。

第五节　死亡的有关概念

死亡是生命功能的丧失，即生命活动的终止。传统概念认为，心跳和呼吸完全停止，不能再使其恢复时，可判定为机体死亡。然而，近年来由于现代医学的进展，现代复苏术的有效应用以及器官移植的需要，在医学上、法律上、伦理道德上以及社会舆论上对死亡有了进一步认识。近年来强调脑死亡作为死亡的概念，已越来越被人们所注意。

【死亡的经过与分期】

一、濒死期(临终状态)

此时机体各系统的功能发生严重障碍，神志不清(有时意识尚存)，感觉迟钝，肌张力丧失，大小便失禁，各种深浅反射逐渐消失，心跳减弱，血压降低，呼吸变浅弱、出现潮式或间歇呼吸。此期时间根据病情而定，因心跳呼吸骤停猝死的患者，则无明显的濒死期而直接进入临床死亡期。

此期要严密观察病情变化，配合抢救工作，加强生活护理，保持室内空气新鲜、环境安静，注意保暖。多用语言和触觉与患者保持联系。通知患者家属及单位，允许家人陪伴，并做好安慰工作。

二、临床死亡期

当呼吸、心跳停止后即进入临床死亡(clinical death)期，又称躯体死亡(somatic death)或个体死亡。此期中枢神经系统的抑制过程已由大脑皮质扩散到皮质下部位，延髓处于极度抑制状态，瞳孔放大，各种反射消失。因为血液循环停止后大脑皮质质耐受缺氧的时间为 4～6 分钟，所以，此时间即为一般临床死亡期的持续时间。在低温尤其头部降温条件下，临床死亡期可延长达 1 小时或更久。处于临床死亡期的患者，通过及时有效的 CPR，恢复患者的呼吸和心跳，有可能使机体复活。

三、生物学死亡期

生物学死亡(biological death)，又称全体死亡、细胞死亡或分子死亡(molecular death)，是死亡过程的最后阶段。此期中枢神经系统发生不可逆的变化，功能永久停止；其他各器官系统的新陈代谢相继停止，出现不可逆的变化；整个机体已不可能复活。随着生物学死亡过程的进展，相继出现尸斑、尸僵等早期尸体现象。

【死亡的分类】

一、心脏死

心脏死(cardiac death)是指心跳先于呼吸停止所引起的死亡，主要见于心脏的原发性疾病或心脏损伤,例如冠心病、心肌病、心瓣膜病、心包积液、恶性心律失常以及心脏外伤等。心跳停止也可发生在高碳酸血症、高或低钾血症、或外来强烈刺激引起的迷走神经反射以及淹溺、电击等情况。

二、呼吸死

呼吸死(respiratory death)又称肺死亡(1ung death),是指呼吸先于心跳停止所引起的死亡,主要见于各种机械性窒息,如:缢死、勒死、扼死、溺死等;肺水肿或实变,张力性气胸或血气胸,肺梗死等呼吸系统疾病;麻醉过深、电击、延脑损伤或受压所致呼吸中枢麻痹;运动神经损害、低钾血症或肌肉松弛剂中毒所致呼吸肌麻痹等。

三、脑死亡

详见以下相关内容。

【脑死亡】

脑死亡是脑的功能完全丧失,大脑、小脑、脑干的神经组织全部处于不可逆状态。脑死亡患者不仅深度昏迷,而且对各种刺激完全无反应,脑干(包括中脑、脑桥、延髓)的所有脑神经反射全部丧失。呼吸停止是脑死亡的主要指征,其心、肺功能完全靠人工维持,一旦停用呼吸机,心跳也就停止。因此脑死亡者等于死亡。任何初次心脏骤停的患者发展为脑死亡后都应视为可能的器官捐献者。未能恢复自主循环而终止心肺复苏的患者,如果存在快速器官恢复项目,可以考虑为可能的肝肾捐献者。

一、脑死亡的临床诊断

临床诊断依据是:有明确不可逆的病因,临床上脑功能完全丧失。具体的脑死亡诊断标准如下:① 有明确不可逆性病因;② 脑干反射消失;③ 昏迷且对疼痛刺激无运动反应;④ 呼吸停止,$PCO_2 \geqslant 60$ mmHg;⑤ 证实试验阳性;⑥ 6 小时重复检查结果无变化。

1. 先决条件

(1) 临床和影像学检查有导致脑死亡的急性中枢神经系统疾病。

(2) 排除内科的并发症,如严重的水电解质的失衡、内分泌失常等。

(3) 无药物或其他物品中毒。

(4) 体温不低于 32℃。

2. 脑死亡的主要表现

(1) 昏迷或无反应性:对疼痛刺激(如压迫甲床及眶上)肢体无运动反应。

(2) 脑干反射消失:

1) 瞳孔中等或扩大(4～9 mm),对光反射消失。

2) 眼球运动:眼-头反射消失;前庭-眼反射消失(50 ml 冷水灌一侧耳内时无眼球偏斜)。

3) 面部感觉和运动反应:角膜反射消失;下颌反射消失;压迫甲床、眶上、颞颚关节时面部无表情。

4) 咽及气管反射:咽反射消失;咳嗽反射消失。

(3) 呼吸停止:为进一步证实呼吸停止应做以下试验:

1) 先决条件:体温超过 36.5℃;收缩压不低于 90 mmHg;正常血容量,前 6 小时内体液正平衡;$PaCO_2$≥40 mmHg;PaO_2 正常,先吸氧使 PaO_2≥200 mmHg。

2) 连接脉搏测氧仪,然后切断呼吸机。

3) 输入 100%氧 6 L/min,应将鼻导管插至隆突水平。

4) 密切观察腹部和胸部的呼吸运动。

5) 8 分钟后再测 $PaCO_2$、PaO_2 及 pH,连接呼吸机。

6) 如无呼吸运动,$PaCO_2$≥60 mmHg(比正常 40 mmHg 增加 20 mmHg),即可认为呼吸停止试验阳性,证实脑死亡的诊断。

7) 如果观察有呼吸运动,则判定为呼吸停止试验阴性(不支持脑死亡诊断)。

8) 如果试验期间收缩压不高于 90 mmHg 或脉搏测氧仪指示有明显的低氧,或出现心律失常时应再接呼吸机,立即取动脉血测定动脉血气,如果 $PaCO_2$≥60 mmHg 或 $PaCO_2$ 比正常增加不低于 20 mmHg 时,表明呼吸停止试验阳性(支持脑死亡的临床诊断)。如 $PaCO_2$<60 mmHg 或 $PaCO_2$ 比正常增加小于 20 mmHg 时表明结果不肯定,须作进一步试验证实。

二、证实性实验室检查

脑死亡是一个临床诊断,应在第一次检查后 6 小时再重复检查,当临床检查不能完全肯定时,应作以下任何一种证实实验:

1. 常规脑血管造影颈动脉分叉水平或 Willis 环无充盈。颈外动脉循环通畅,上矢状窦充盈延迟。

2. 脑电图无电活动至少持续 30 分钟。

3. TCD ① 在收缩的早期,无舒张血流或反流时收缩期的峰值较小,表明血管阻力极高,颅内压升高。② 约 10%患者可无颞窗,无信号不能认为脑死亡。

4. ^{99m}Tc HMPAO 脑扫描脑实质无放射性核素。

5. 体感诱发电位双侧正中神经刺激时 N20-P22 反应消失。

【假　死】

人体生命功能处于极其微弱的状态,以致被误认为死亡,这种状态即假死(apparent death)。假死可见于电击、各种机械性窒息(如溺水、缢颈等)、某种中毒(如催眠药、麻醉药、一氧化碳中毒等)、颅脑损伤、热射病及寒冷昏睡等。新生儿,尤其是未成熟儿也容易假死。一般疾病极少发生假死,仅癫痫、大出血或剧烈呕吐、腹泻引起的急性失水、糖尿病昏迷或尿毒症者偶有发生。

为确定是否假死,应做下列检查:

1. 微弱呼吸的检查　一般采用听诊器听喉头部有无呼吸音,来判断呼吸情况。

2. 微弱心跳的检查　① 一般是用手触摸脉搏或心尖部,如觉察不到心脏搏动时,可用听诊器检查有无心音;② 由于过度肥胖、胸壁过厚或因心跳极度微弱、心率过慢不易确定有无心音时,可用心电图检查。有时尽管心音、脉搏、血压已测不到,但心电图检查仍可显示心脏电活动功能;③ 可用 X 线检查,观察心脏的活动情况。

3. 各种神经反射及脑电图检查。

4. 眼部检查 ① 压迫眼球使瞳孔变形,当解除压迫后,瞳孔立即恢复圆形者为假死。死后因血液停止而眼压下降,则变形的瞳孔不易复圆,通常在死后数分钟即可出现这种现象;② 用眼底镜检查视网膜血管内有无血液流动来判断是否假死;③ 用1%荧光素钠点眼时,结膜和巩膜当即黄染,如为假死,2～5分钟后褪色,已死亡者虽经24小时也不褪色。

假死如不进行积极的抢救可能发展为真死。也曾发生过假死者被误认为真死而装进棺材准备埋葬或进行尸体解剖的实例,幸被及时发现通过抢救而复苏。因此在临床工作中,当有可能发生假死的情况下,应坚持进行抢救,直到患者复苏;当出现死亡的确证,即有尸斑、尸僵等早期尸体现象(一般在死后2小时左右即可出现)时,方可确定死亡。

(纵雪梅　张青卿　王厚清)

第九章　多器官功能障碍综合征

第一节　概　论

多器官功能障碍综合征(multiple organ dysfunction syndrome,MODS)是指机体受到严重感染、创伤、烧伤、大手术、病理产科、休克等打击后,同时或序贯出现两个或两个以上器官和(或)系统功能障碍(或衰竭)的临床综合征。慢性疾病终末期的器官衰竭不属于MODS范畴。

1973年Tilney提出序贯性系统衰竭的概念。1991年,美国胸科医师学会(ACCP)和危重病学会(SCCM)提出全身炎症反应综合征(systemic inflammatory response syndrome,SIRS)的概念,并认为与多脏器衰竭的发生、发展密切相关。1995年全国危重病急救医学学术会议讨论通过了《MODS病情分期诊断及严重程度评分标准》。

根据MODS器官功能障碍发生的主要原因以及SIRS在器官功能损伤中的地位,可将MODS分为原发性和继发性MODS:① 原发性MODS是指某种明确的损伤直接引起器官功能障碍,在损伤早期出现。在原发性MODS发生发展过程中,全身炎症反应不如继发性MODS那么显著;② 继发性MODS并非是损伤的直接后果,而与SIRS引起的自身性破坏关系密切。损伤引起的SIRS,而异常的炎症反应继发性造成远距离器官发生功能障碍。所以,继发性MODS与原发损伤之间存在着一段间歇期,继发性MODS很容易并发感染及免疫功能障碍。

MODS区别于其他器官衰竭的特点:① 发病前器官功能良好,休克和感染是其主要原因,大都经历了应激反应或伴有SIRS;② 衰竭的器官往往不是原发因素直接损伤的器官;③ 从最初打击到出现远隔器官功能障碍常有数天到几周的间隔;④ 功能障碍与病理损害多不一致,病理变化也缺乏特异性;⑤ 病情发展迅速,一般抗休克、抗感染及支持治疗难以奏效,死亡率很高,而慢性器官衰竭经治疗可以反复缓解;⑥ 除非到终末期,器官功能障碍和病理变化往往是可以逆转的,一旦治愈,器官损伤不留痕迹,不会复发,一般不会转入慢性病程。

第二节　MODS的发病机制

【病因、诱因】

MODS是多因素诱发的临床综合征。其中严重的创伤、感染以及在此过程中出现的低血容量性休克、脓毒症、脓毒性休克、再灌注损伤等，同时在支持治疗期间的某些医源性因素，如各种有创监测、抗酸治疗、抗生素或皮质激素使用不当等，均可诱发MODS。

如原来就患有慢性基础性疾病，如冠心病、肝硬化、尿毒症、慢阻肺、糖尿病等，在遭受急性损害后更易发生MODS。应用糖皮质激素、化疗或放疗，以及恶性肿瘤和营养不良等导致免疫功能低下的治疗或疾病，也使患者容易发生MODS。

【发病机制】

MODS发病机制复杂，至今尚未完全阐明。近20年的研究涉及了MODS的病理生理、病理学、免疫学、分子生物学以及分子流行病学，对MODS的认识逐渐深刻，提出了“炎症反应学说”“自由基学说”“肠道动力学说”“二次打击学说”“基因的多态性”等，这些假说从不同侧面解释了MODS的发病机制，相互之间有一定的重叠和联系，其中MODS的最大威胁来自失控的炎症反应得到了大家的认同。

一、炎症反应学说

器官功能障碍的根本原因不是感染或创伤引起的毒素释放和组织损伤，而是细菌(毒素)和组织损伤所诱发的全身性炎症反应，该学说是MODS发病机制的基石。

1. 全身炎症反应综合征(systemic inflammatory response syndrome，SIRS)　是指感染性或非感染性因素的打击所致的机体高代谢、高动力循环及过度的炎症反应状态，MODS是SIRS进行性加重的最终后果。因此，就本质而言，SIRS是导致MODS的共同途径。

SIRS的诊断标准(符合以下2项或2项以上)：① 体温：高于38℃，或低于36℃；② 心率：超过90次/分；③ 呼吸：超过20次/分，或$PaCO_2$<32 mmHg；④ 白细胞：大于12×10^9/L，或小于4×10^9/L，或幼稚杆状白细胞大于10%。

2. 代偿性抗炎反应综合征(compensatory anti-inflammatory response syndrome，CARS)　感染、创伤引起SIRS的同时，机体也产生内源性抗炎物质，而内源性抗炎物质的失控性释放可导致机体免疫功能低下。1996年Bone提出了CARS的概念，认为其发生主要与抗炎性介质合成(IL-4、IL-10等)、抗炎性内分泌激素释放(糖皮质激素和儿茶酚胺等)及炎症细胞凋亡等因素有关。

CARS以机体免疫功能低下为特征，其诊断标准是：外周血单核细胞HLA-DR的表达量低于30%，而且伴有炎症性细胞因子释放减少。如同时存在SIRS和CARS，则为混合性炎症反应综合征(mixed antagonistic response syndrome，MARS)。

3. SIRS/CARS失衡与MODS　正常情况下，炎症反应是机体对病原微生物的清除和损伤组织的修复，具有保护性作用。当炎症反应异常放大或失控时，炎症反应对机体的作用从保护性转变为损害性，导致自身组织细胞死亡和器官衰竭。机体受细菌、毒素、损伤刺激后，不仅释放炎症介质引起的 SIRS，同时释放大量内源性抗原介质从而发生 CARS。

SIRS 和 CARS 作为对立的两个方面，当 SIRS/CARS 严重失衡时，必然导致 MODS。发展过程可分为三个阶段：① 局限性炎症反应阶段：局部损伤或感染导致炎症介质在组织局部释放，诱导炎症细胞向局部聚集，促进病原微生物清除和组织修复，对机体发挥保护作用。② 有限全身炎症反应阶段：少量炎症介质进入循环诱发 SIRS，诱导巨噬细胞和血小板向局部聚集。同时，由于内源性抗炎介质释放增加导致 CARS，使 SIRS 与 CARS 处于平衡状态，炎症反应仍属生理性，目的在于增强局部防御作用。③ SIRS/CARS 失衡阶段：一是大量炎症介质释放入循环，刺激炎症介质级联样释放，而内源性抗炎介质又不足以抵消其作用，导致 SIRS。另一方面内源性抗炎介质释放过多而导致 CARS。SIRS/CARS 失衡的后果是炎症反应失控，使其由保护性作用转变为自身破坏性作用，不但损伤局部组织，同时打击远隔器官，导致 MODS。

二、自由基学说

缺血再灌注和自由基的产生也是导致 MODS 的重要机制之一，氧输送不足，导致组织细胞直接的缺血缺氧性损害；缺血再灌注导致大量自由基释放；白细胞与内皮细胞的相互作用，导致组织和器官损伤，最终导致 MODS。

三、肠道动力学说

肠道是机体最大的细菌和毒素库。正常情况下，由肠黏膜的机械屏障、肠道蠕动屏障、免疫屏障（黏膜浆细胞分泌型 IgA 及肠黏膜淋巴细胞和淋巴结）、细菌屏障（占绝对优势的厌氧菌）等构成的肠黏膜屏障，使肠道内细菌/毒素不能进入机体。当机体遭受感染、创伤、烧伤、休克等打击后，特别是肠道受到缺血缺氧损害后，肠道黏膜屏障功能受到破坏，肠道内的细菌和毒素可发生移位，通过肠黏膜进入淋巴系统和门静脉，导致毒血症、菌血症或脓毒血症，最终导致 MODS。肠道细菌和毒素是危重病患者菌血症或毒血症的重要来源。因此，肠道不仅是受损的靶器官而且是 MODS 发生发展的动力器官。

四、二次打击学说

MODS 往往是多元性和序贯性损伤的结果，而不是单一打击的结果。1985 年 Dietch 提出 MODS 的二次打击学说，认为感染、创伤、烧伤、休克等早期直接损伤为第一次打击。第一次打击所造成的组织器官损伤是轻微的，虽不足以引起明显的临床症状，但最为重要的是早期损伤激活了机体免疫系统，使炎性细胞处于预激活状态。此后，如病情稳定，则炎症反应逐渐缓解，损伤组织得以修复。当病情进展恶化或继发感染、休克等情况，构成第二次甚至第三次打击。第二次打击使已处于预激活状态的机体免疫系统爆发性激活，大量炎症细胞活化，炎症介质释放，使得炎症反应失控，导致组织器官的致命性损害。第二次打击强度本身可能不如第一次打击，但导致炎症反应的爆发性激活，形成瀑布样反应，往往是致命性的。

五、基因的多态性

随着人类基因组研究的不断深入，研究证实，遗传学机制的差异性是许多疾病发生、发展的内因和基础。临床上常见受到同一致病菌感染的不同个体的临床表现和预后截然不同,提示基因多态性等遗传因素是影响人体对应激打击易感性与耐受性、临床表现多样性及药物治疗反应差异性的重要因素。

【病理生理改变】

MODS病理过程的特点有:① 继发性,发病前器官功能良好,受损器官往往继发于同一原发病;② 序贯性,多由一个器官开始,随着病情进展,所发生的器官功能障碍呈“多米诺骨牌效应”,序贯性出现器官功能障碍或衰竭;③ 功能障碍的器官往往不是原发因素直接损伤的器官,而是远隔器官;④ MODS的功能障碍与病理损害在程度上不一致。病理变化没有特异性,其常见器官的病理变化如下:

一、肺脏的改变

MODS时肺往往是最先受累的器官,肺部主要病理变化为急性炎症导致肺呼吸膜损伤,出现急性呼吸窘迫综合征(acute respiratory distress syndrome,ARDS)。ARDS发生的机制为:① 肺是全身静脉血液回流的主要滤器,又是一个重要的代谢器官,全身组织中引流出许多代谢产物都要经过肺,在这里被吞噬、灭活和转换,甚至被阻留在肺;② 血中活化的中性粒细胞也都是经过肺的小血管,在此可与内皮细胞黏附,黏附的颗粒细胞和肺泡巨噬细胞释放活性氧和溶酶体酶及其他炎性介质;③ 肺富含巨噬细胞,SIRS时可被激活,在促炎介质的作用下释放出许多细胞因子,引起炎症反应。

二、肾功能的变化

肾功能障碍时主要表现为急性肾衰竭。临床表现为:少尿、无尿,同时伴有高血压症、代谢性酸中毒和氮质血症。多发生在致病因子侵袭一周左右,病理变化多为急性肾小管坏死。急性肾功能障碍的发生标志着MODS病人的预后较差。

三、心功能的变化

心功能障碍的发生主要是由于高代谢、高心排血量,增加了心脏的负担,心肌和其他组织一样摄取氧能力降低,心肌细胞缺氧,导致心肌收缩功能的降低。炎症反应释放的炎性介质损伤心肌细胞可引起心功能障碍。此外,临床还可表现各种心律失常的发生。

四、脑功能的变化

早期由于血液循环重新分布和脑循环的自身调节,可保证脑的血液供应,因而病人神志清醒,除了因应激引起烦躁不安,没有明显的脑功能障碍表现。后期随着病情发展,脑循环严重障碍,脑组织严重缺氧缺血,能量衰竭,以及有害代谢物的积聚,细胞内、外离子转运紊乱,导致一系列脑神经功能损害。

五、肠道功能的变化

病理性应激时,血液重新分布,腹腔内脏血管收缩,胃肠道血流量大为减少,胃肠道缺血缺氧、淤血,导致肠黏膜糜烂,形成应激性溃疡。此外,也有腹胀、肠麻痹等表现。

六、肝脏功能的变化

肝功能障碍主要表现为黄疸和肝功能不全，由创伤和全身感染引起者多见。原因：① 肝脏库普弗细胞活化，产生炎性介质，引起中性粒细胞黏附和微血栓形成，导致微循环障碍；② 肝脏库普弗细胞活化分泌肿瘤坏死因子-α，产生一氧化氮，释放氧自由基，可直接损伤紧邻细胞。此外，肝脏的嘌呤氧化酶含量增多，容易发生缺血-再灌注损伤。

七、凝血-纤溶系统功能的变化

出现凝血-抗凝血平衡紊乱。开始时血液高凝，通常不易察觉而漏诊，后期由于凝血因子的大量消耗，继发性纤溶亢进的发生，部分病人有 DIC 形成，病人有较为明显或难以纠正的出血。

八、免疫系统功能紊乱

一方面是作为免疫系统的重要调节细胞 T 细胞功能失调，炎症介质向抗炎反应漂移，致炎因子减少，抗炎因子增多；另一方面则表现为免疫麻痹，即细胞凋亡与免疫无反应性，T 细胞对特异性抗原刺激不发生反应性增殖或分泌细胞因子。因此，其免疫特征主要为丧失迟发性过敏反应、清除病原体无力、易感医源性感染。MODS 病人血浆补体水平有明显变化，主要表现为 C4a 和 C3a 升高，而 C5a 降低。

第三节　MODS 的诊断

【临床表现】

MODS 的临床表现复杂，个体差异大，主要取决于器官受累的范围，以及损伤是一次打击还是多次打击所致。一般 MODS 病程为 14～21 天，并经历 4 个阶段，包括休克、复苏、高分解代谢状态和器官衰竭阶段（表 9 - 1）。每个阶段都有其典型的临床特征，病情发展速度极快，患者可能死于 MODS 的任一阶段。

表 9 - 1　MODS 临床分期和特征

	第 1 阶段	第 2 阶段	第 3 阶段	第 4 阶段
一般情况	正常或轻度烦躁	急性病容，烦躁	一般情况差	濒死感
循环系统	容量需要增加	高动力状态，容量依赖	休克，心输出量下降，水肿	血管活性药物维持血压，水肿，SvO_2 下降
呼吸系统	轻度呼吸性碱中毒	呼吸急促，呼吸性碱中毒，低氧血症	严重低氧血症，ARDS	高碳酸血症，气压伤
肾脏	少尿，利尿剂反应差	肌酐清除率下降，轻度氮质血症	氮质血症，有血液透析指征	少尿，血透时循环不稳定
胃肠道	胃肠胀气	不能耐受食物	肠梗阻，应激性溃疡	腹泻，缺血性肠炎
肝脏	正常或轻度胆汁淤积	高胆红素血症，PT 延长	临床黄疸	氨基转移酶升高，严重黄疸

续表 9－1

	第 1 阶段	第 2 阶段	第 3 阶段	第 4 阶段
代谢	高血糖,胰岛素需要量增加	高分解代谢	代谢性酸中毒,高血糖	骨骼肌萎缩,乳酸酸中毒
中枢神经系统	意识模糊	嗜睡	昏迷	昏迷
血液系统	正常或轻度异常	血小板降低,白细胞增多或减少	凝血功能异常	不能纠正的凝血障碍

一、原发病的临床表现

MODS 的早期主要是以原发病为临床表现,如果原发病来势凶猛或者创伤严重,MODS 的早期症状和体征常被掩盖。因此,当有诱发 MODS 的病因存在时,就要高度警惕有发生 MODS 的可能,在治疗原发病时注意保护重要脏器的功能。

二、受累器官表现出的相应改变

一般 MODS 最早受累及的脏器是肺,表现为发绀,继而逐渐出现 ARDS 的症状和体征。心血管受累时出现休克和心力衰竭。其他受累及的脏器依次是肝脏和胃肠道,随后出现肾衰竭;当以休克为主要表现时,肾功能改变可能为最早表现。严重患者常伴 DIC 和出血倾向。脑功能受累时出现烦躁、嗜睡或昏迷。

三、MODS 的共同特征

尽管 MODS 涉及面广,临床表现复杂,但多具有以下显著特征:① MODS 病人发病前器官功能良好,发病中伴应激、SIRS,发病 24 小时后出现序贯性器官功能障碍或衰竭。② 衰竭的器官往往不是原发因素直接损伤的器官,而是远隔器官。从最初打击到远端器官功能障碍,常有一定的间隔,通常认为原发病发生 24 小时后出现。③ MODS 的功能障碍与病理损害在程度上不一致,病理变化没有特异性。④ 是组织氧利用障碍导致氧供需存在矛盾,机体持续高代谢状态和能源利用障碍。⑤ 多数 MODS 可以逆转,一旦治愈不留后遗症,不会转入慢性阶段。⑥ MODS 与休克和感染的关系密切,休克、感染、损伤(包括创伤及外科手术等)是 MODS 的三大主要致病原因。

【临床监测与辅助检查】

一、心血管系统监测

1. 心电图监测　应连续监测心电图,观察心率快慢、有无心律失常以及 ST 段的改变。

2. 血压监测　应常规监测无创动脉血压。血压波动较大或休克患者,应连续监测有创动脉压。

3. 中心静脉压监测　可反映右心前负荷和血容量状态,指导补液,评估右心功能。

4. 有创血流动力学监测　通过放置 Swan-Ganz 肺动脉飘浮导管,监测肺动脉嵌顿压、肺动脉压、右房压、心排出量及混合静脉血氧饱和度。血流动力学检测有助于判断容量状态和心功能状态，并可计算氧输送量和氧耗量，了解全身氧代谢情况。

二、呼吸监测

1. 临床观察　观察患者体位、呼吸频率、胸廓运动幅度、呼吸肌的协调运动，注意是否存在胸腹矛盾运动。

2. 血氧饱和度连续监测　可早期发现低氧血症。但对于末梢灌注差的患者，监测结果往往不准确。

3. 肺功能监测　包括潮气量、分钟通气量、最大吸气负压、气道压力、内源性呼气末正压、气道阻力、肺动态和静态顺应性等。如有条件，应监测肺压力-容积曲线，观察曲线是否具有高位转折点和低位转折点，以指导呼吸机参数的调整。

4. 动脉血气分析　反映肺通气和换气功能以及酸碱失衡情况。根据病情，可每日定期或多次复查。

5. 影像学监测　床边X线胸片检查，每1～2天复查一次，有助于肺部感染、肺水肿及ARDS的诊断。注意：X线胸片往往比临床表现滞后24～48小时，而胸部CT扫描能够更准确地反映肺组织受累的范围和程度。

三、肾脏功能监测

1. 尿量监测　尿量可反映肾脏的灌注情况，间接反映全身器官的灌注。应记录每小时尿量，并测尿比重，有助于早期发现血容量不足或肾脏功能不全。如有血红蛋白尿，应监测尿pH。

2. 血肌酐和尿素氮　有助于观察肾脏功能及机体代谢状态。

3. 肌酐清除率　能较为准确地反映肾脏功能，明显优于血肌酐和尿量。发生急性肾功能损害时，肌酐清除率明显降低后2～5天，血肌酐才开始升高。因此，监测肌酐清除率能够早期发现肾功能损害。

四、肝功能监测

除监测总胆红素和直接胆红素浓度外，还应监测氨基转移酶和乳酸脱氢酶，以了解肝实质受损程度。

五、血液系统功能监测

1. 血常规检查　每日复查血常规，了解血红蛋白浓度、白细胞计数、粒细胞百分比和血小板计数的改变，有助于早期发现出血、感染、凝血障碍等。

2. 凝血功能监测　应监测凝血酶原时间(PT)、部分凝血活酶时间(APTT)，了解有无凝血障碍。如考虑DIC，则应监测纤维蛋白原浓度、3P试验、纤维蛋白降解产物(FDP)或D-二聚体。

六、神经系统功能监测

1. 临床监测　观察意识状态、瞳孔直径及对光反射、生理和病理反射以及四肢肌力改变。

2. 双频谱脑电图监测　有助于早期发现脑电异常，定量判断MODS患者脑病的严重程度及预后。脑电图监测还有助于判断患者的镇静程度和麻醉苏醒情况。

3. 颅内压监测　可连续动态监测颅内压改变，有助于判断脑损伤程度，指导脱水治疗。

七、肠道功能监测

1. 临床观察　观察有无肠鸣音。检查胃液和大便潜血，有助于早期发现消化道出血。

2. 胃液pH监测　对于发生应激性溃疡的患者或上消化道出血的患者，通过监测胃液pH，指导抑酸药物和剂量的选择。

3. 胃黏膜pH(pHi)监测　pHi反映胃肠道黏膜的灌注和代谢情况，是反映胃肠道低灌注的敏感指标。可通过特殊的胃/乙状结肠黏膜氧张力计(pHi胃管)监测胃黏膜/乙状结肠黏膜pHi。正常值为7.35～7.45。pHi<7.35说明胃肠道缺血缺氧，pHi水平越低，说明胃肠道缺血越严重。

八、细菌等微生物学监测

感染源和致病菌的确定对感染控制具有重要意义，应及时、准确、快速地行感染源标本培养和药敏试验。对于可能感染部位的标本，如血液、下呼吸道分泌物、中段尿液、导管穿刺部位分泌物以及胸腹腔积液，应反复送检，做细菌、真菌涂片、革兰染色及培养和药物敏感试验，以指导抗生素的应用和调整。

【诊　断】

MODS可能累及机体所有的器官或系统，其诊断标准经历了不断的修订和完善。

一、修正的Fry-MODS诊断标准

MODS诊断标准的变化反映了对MODS认识的变化。1997年结合国际常用的评判标准提出的修正的Fry-MODS诊断标准几乎包括了所有可能累及的器官或系统(表9-2)。虽未能包括MODS的整个病理生理过程，但避免了繁琐的程度评分，较为简便，增加了临床实用性。

表9-2　多器官功能障碍综合征诊断标准

系统或器官	诊断标准
循环系统	收缩压低于90 mmHg，并持续1小时以上，或需要药物支持才能使循环稳定
呼吸系统	急性起病，$PaO_2/FiO_2 \leqslant 200$ mmHg，X线正位胸片见双侧肺浸润，肺动脉嵌顿压≤18 mmHg或无左房压力升高的证据
肾脏	血肌酐>177 μmol/L伴有少尿或多尿，或需要血液净化治疗
肝脏	血胆红素>34 μmol/L(2 mg/dl)，并伴有氨基转移酶升高，大于正常值2倍以上，或出现肝性脑病
胃肠	上消化道出血，24小时出血量超过400 ml，或胃肠蠕动消失不能耐受食物，或出现消化道坏死或穿孔
血液	血小板(<50×10^9/L或降低25%)，或出现DIC
代谢	不能为机体提供所需的能量，糖耐量降低，需要用胰岛素；或出现骨骼肌萎缩、无力等表现
中枢神经	格拉斯哥昏迷评分<7分

二、反映 MODS 病理生理过程诊断标准

计分法诊断标准是定量、动态评价 MODS 病理生理过程的较理想手段，但能否简便准确是计分法是否实用的关键。1995 年，Marshall 和 Sibbald 提出的计分法 MODS 诊断评估系统值得推广（表 9－3）。通过每天做 MODS 评分，可对 MODS 的严重程度及动态变化进行客观地评估。

表 9－3　多器官功能障碍综合征计分法评估系统

系统或器官	分值				
	0	1	2	3	4
肺（PaO_2/FiO_2）	>300	226～300	151～225	76～150	≤75
肾（血肌酐，μmol/L）	≤100	101～200	201～350	351～500	>500
肝（血胆红素，μmol/L）	≤20	21～60	61～120	121～240	>240
心脏（PAR，mmHg）	≤10	10. 1～15	15. 1～20	20. 1～30	>30
血液（血小板，$\times 10^9$/L）	>120	81～120	51～80	21～50	≤20
脑（格拉斯哥昏迷评分）	15	13～14	10～12	7～9	≤6

注：PAR，压力校正心率＝心率×右心房压（或中心静脉压）/平均动脉压，如应用镇静剂或肌松剂，除非存在神经功能障碍的证据，否则应视作正常计分

三、疾病特异性 MODS 评分和诊断系统

不同疾病导致的 MODS 具有不同特点，建立疾病特异性的 MODS 评分和诊断系统是 MODS 深入研究的结果。1996 年，Vincent 等提出了全身性感染相关性器官功能衰竭评分（SOFA），它不但体现器官和系统功能衰竭的病理生理过程和程度评价，而且也是对疾病（感染）特异性的 MODS 进行评估（表 9－4）。

表 9－4　全身性感染相关性器官功能衰竭评分

系统	检测项目	0	1	2	3	4
呼吸	PaO_2/FiO_2（kPa）	>53. 33	40～53. 33	26. 67～40	13. 33～26. 67 且	<13. 33 且
	呼吸支持（是/否）				是	是
凝血	血小板（10^9/L）	>150	101～150	51～100	21～50	<21
肝	胆红素（μmol/L）	<20	20～32	33～101	102～204	>204
循环	平均动脉压（mmHg）	≥70	<70			
	多巴胺剂量（μg/kg/min）			≤5 或	>5 或	>15 或
	肾上腺素剂量（μg/kg/min）				≤0. 1 或	>0. 1 或
	去甲肾腺剂量（μg/kg/min）				≤0. 1	>0. 1
	dobutamine（是/否）			是		
神经	GCS 评分	15	13～14	10～12	6～9	<6
肾脏	肌酐（μmol/L）	<110	110～170	171～299	300～440	>440
	24 小时尿量（ml/24 h）				201～500	<200

目前的 MODS 诊断标准容易使临床医生产生误解,将 MODS 看做是功能障碍或功能衰竭器官的简单叠加,而忽视了 MODS 的病理机制以及器官之间相互作用的重要性。强调各个单一器官功能衰竭对重症患者的病情判断和治疗无疑是很重要的,但 MODS 并不是各个单一器官功能障碍的简单叠加,同样是两个器官衰竭,但器官不同,对 MODS 患者的影响也不同。因此,有必要强调和确立 MODS 的"关联模式",以反映 MODS 各器官之间的相互作用,从病理生理机制的角度制订合理的 MODS 诊断标准,将有助于深刻了解 MODS 病理生理学变化,更全面更深入地认识 MODS。

第四节　MODS 的治疗

【早期预防】

预防是最好的治疗,应该加强临床观察和监测,做到早诊断、早治疗。对有全身性损害因素者,均宜看做是潜在的或有可能发生 MODS 的患者,对有危险因素者更应提高警惕。应注意对 SIRS 的诊断,及早采取措施。及早治疗和控制任何一个首先发生的器官功能失常或衰竭,阻断病理连锁反应,并警惕隐匿的其他脏器功能损害。

【治　疗】

所有 MODS 患者均应进入 ICU,但 MODS 患者的监测和治疗应由专科医师和 ICU 专职医师共同完成。尽管 MODS 的病因复杂,涉及的器官和系统多,治疗中往往面临很多矛盾,但 MODS 的治疗中应遵循以下原则:消除引起 MODS 的病因和诱因,治疗原发的疾病;改善和维持组织充分氧合;支持呼吸和心血管的功能,保护肝肾等脏器功能;合理应用抗生素;充分的营养支持及特异性治疗等。

一、控制原发病

控制原发疾病是 MODS 治疗的关键,治疗中应早期去除或控制诱发 MODS 的病因,避免机体遭受再次打击,对于存在严重感染的患者,必须积极地引流感染灶和应用有效抗生素。若为创伤患者,则应积极清创,并预防感染的发生,患者出现腹胀不能进食或无石性胆囊炎时,应采用积极的措施,保持肠道通畅,恢复肠道屏障功能,避免肠源性感染。而对于休克患者,则应争分夺秒地进行休克复苏,尽可能地缩短休克时间,避免引起进一步的器官功能损害。

严重全身性感染是导致 MODS 最主要原因之一。积极寻找并处理感染病灶,及时抗生素治疗是控制感染及 MODS 病情进展的根本措施。因此一旦明确诊断为严重全身性感染,应尽快查找感染部位,并在症状出现后 6 小时内确认。当感染灶来源明确,如腹腔内脓肿、胃肠穿孔、胆囊炎或小肠缺血已经明确为感染源,应该尽可能在液体复苏治疗开始的同时控制感染源,如果感染来自胰周坏死,应尽可能推迟手术。同时,明确诊断为严重全身性感染后,ICU 应在 1 小时内采用广谱抗生素治疗,并积极寻找病原学证据,每天应对抗生素的使用效果进行评估。经验性的抗生素联合治疗,应小于 3～5 天,然后根据细菌的敏感性降阶梯治疗,并尽可能使用单一抗生素,抗生素常规治疗为 7～10 天,但如果对治疗反应差,感染源未确定或合并粒细胞减少症，可适当延长用药。

二、改善氧代谢，纠正组织缺氧

氧代谢障碍是 MODS 的特征之一，纠正组织缺氧是 MODS 重要的治疗目标。改善氧代谢障碍、纠正组织缺氧的主要手段包括增加全身氧输送，降低全身氧需，改善组织细胞利用氧的能力等。

1. 增加氧输送　提高氧输送是目前改善组织缺氧最可行的手段，氧输送是单位时间内心脏泵出的血液所携带的氧量，由心脏泵功能、动脉氧分压/血氧饱和度和血红蛋白浓度决定。因此，提高氧输送也就通过心脏、血液和肺交换功能三个方面来实现。

提高动脉血氧分压或动脉血氧饱和度是提高全身氧输送的三个基本手段之一，氧疗、呼吸机辅助通气和控制通气是支持动脉氧合的常用手段。增加心输出量也是提高全身氧输送的基本手段，保证适当的前负荷，应用正性肌力药物和降低心脏后负荷是支持心输出量的主要方法。支持血液携带氧能力，维持适当的血红蛋白浓度，是改善氧输送的重要手段之一。但是，并非血红蛋白浓度越高，就对机体越有利，当血红蛋白浓度过高时(如高于 140 g/L)，血液黏滞度明显增加，不但增加心脏负荷，而且影响血液在毛细血管内的流动，最终影响组织氧合。一般认为，血红蛋白浓度的目标水平是 80～100 g/L 以上，或血红血细胞比容维持在 30％～35％。

2. 降低氧需　降低氧需在 MODS 治疗中常常被忽视，由于组织缺氧是氧供和氧需失衡的结果，氧需增加也是导致组织缺氧和 MODS 的原因之一。降低氧需对 MODS 的防治具有重要意义。

3. 改善内脏器官血流灌注　MODS 和休克可导致全身血流分布异常，肠道和肾脏等内脏器官常常处于缺血状态，持续的缺血缺氧，将导致急性肾衰竭和肠道功能衰竭，加重 MODS。改善内脏灌注是 MODS 治疗的重要方向。

三、器官保护与支持

1. 呼吸功能　呼吸系统是较早和最易受累的器官，加之组织灌注不足，通气血流异常，导致多数病人存在不同程度的缺氧，是 MODS 的特征之一，并成为其他器官功能进一步损伤的重要环节。因此，确保病人的有效氧输送和组织供氧至关重要，不同的病人，呼吸支持的策略和选择不同，应根据病人病情的不同，选择干预措施，目的在于提高氧浓度和血氧分压。氧疗措施包括：① 当鼻导管吸氧不能提高血氧分压，或病人不能配合时，应给予储氧面罩吸氧，同时，也应避免在吸氧治疗中的氧中毒带来的肺损伤；② 对于氧疗无效的病人，应根据病人病情尽早选择使用有创或无创呼吸机辅助通气。呼吸末正压是较理想的方法，但要注意血流动力学方面的变化(详见机械通气章节)。

2. 肾功能支持　临床上根据急性肾损伤的发病过程，给予相应的措施，总原则是扩张血管，维持血压，以保证肾脏的血流灌注。一旦发生肾衰竭和少尿，给予利尿剂或选择连续肾脏替代治疗(continous renal replacement therapy，CRRT)，此时的 CRRT 治疗具有肾脏替代、清除炎性介质、清除机体多余水分，平衡电解质等多重积极作用。

3. 心血管支持　存在休克和组织灌注不足的病人，除了早期液体复苏和有效的血管活性药物支持外，还应注意 MODS 病人的心功能与冠状动脉供血问题。脓毒症可导致心肌损伤、心肌的缺血灌注损伤、体液负荷等因素。如果病人有基础心脏病,极易引起肺水肿,或继发性的右心功能不全。应及时进行心脏和血流动力学评估,了解个体病人存在的不同、复杂血流动力学异常,给予相应的治疗措施,如:消除肺水肿,降低心脏前、后负荷,增强心肌收缩力,利尿药物等。一些有动脉硬化的病人,对低灌注非常敏感,易出现因冠脉供血不足引起的心率(律)失常、继发性心肌梗死与心功能障碍等。

4. 肝功能支持　在临床上对肝衰竭尚无特殊治疗手段,只能采取一些支持措施以赢得时间,使受损的肝细胞有恢复和再生的机会。主要措施有:① 补充足够的热量,维持正常血容量,纠正低蛋白血症;② 控制全身性感染,及时发现和去除感染灶,在抗生素的选择上,应避免选择对肝脏毒性大的抗生素;③ 肝脏支持疗法,有条件的医院可开展人工肝支持、肝脏移植等技术。

5. 凝血功能障碍的防治　MODS 病人常因各种原因引起凝血系统障碍,包括纤溶状态、与创伤相关的凝血病以及 DIC。应给予血常规、凝血功能和 D-二聚体的检查,早检查、早诊断和早期干预治疗。针对不同的凝血功能障碍、不同的病情演变需要,采取不同的防治方法。原则:① 创伤性凝血病病人应及时补充凝血相关物质,如新鲜血浆、血小板悬液、冷沉淀等血液制品;② 对高凝状态,或明确血栓形成证据的病人,应及时给予肝素抗凝治疗,或给予抗血小板聚集的药物协助治疗;③ 羟乙基淀粉类药物可降低血液黏稠度;④ 因严重肝脏功能损害、损伤引起的凝血因子合成障碍者,应考虑适当地补充凝血酶原复合物。

6. 应激性溃疡的防治　MODS 的重症病人中,既往无胃病史而突然呕血或便血,或在胃肠减压管中出现血性或咖啡样胃液时,应首先怀疑应激性溃疡。对胃肠应激性溃疡治疗,应给予胃肠减压、H2 受体拮抗剂、质子泵抑制剂及胃黏膜保护剂等,目前临床有应用生长抑素治疗胃肠道出血。

7. 代谢支持与调理　MODS 使患者处于高度应激状态,导致机体出现以高分解代谢为特征的代谢紊乱。机体分解代谢明显高于合成代谢,蛋白质分解、脂肪分解和糖异生明显增加,但糖的利用能力明显降低。器官及组织细胞的功能维护和组织修复,有赖于细胞得到适当的营养底物,机体高分解代谢和外源性营养利用障碍,可导致或进一步加重器官功能障碍。因此,在 MODS 早期,代谢支持和调理的目标应当是试图减轻营养底物不足,防止细胞代谢紊乱,支持器官、组织的结构功能,参与调控免疫功能,减少器官功能障碍的产生。而在 MODS 的后期,代谢支持和调理的目标是进一步加速组织修复,促进患者康复。

(1) 代谢支持:代谢支持是指为机体提供适当的营养底物,以维持细胞代谢的需要,而不是供给较多的营养底物以满足机体营养的需要。与营养支持的区别在于,代谢支持既防止因底物供应受限影响器官的代谢和功能,又避免因底物供给量过多而增加器官的负担,影响器官的代谢和功能。其具体实施方法有:① 非蛋白热卡小于每天 35 kcal/kg,一般为每天 25～30 kcal/kg,其中 40%～50%的热卡由脂肪提供,以防止糖代谢紊乱,减少二氧化碳生成,降低肺的负荷;② 提高氮的供应量(每天 0.25～0.35 g/kg),以减少体内蛋白质的分解和供给急性反应蛋白合成的需要;③ 非蛋白热卡与氮的比例降低到 100 kcal∶1 g。严格控制血糖是代谢支持的重要组成部分。研究证实,控制严重全身性感染或感染性休克患者血糖水平在 4.4～6.1 mmol/L 之间可改善预后;与较高水平相比,不超过 8.3 mmol/L,也可改善预后,后者可减少低血糖血症的发生。因此,对于严重全身性感染和感染性休克患者,应控制血糖小于 8.3 mmol/L,接受胰岛素控制血糖的患者,应以葡萄糖作为能源,

1～2 小时测量一次血糖，直到稳定后改为 4 小时 1 次。

(2) 代谢调理：代谢调理是代谢支持的必要补充。由于 MODS 患者处于高分解代谢状态，虽根据代谢支持的要求给予营养，仍不能达到代谢支持的目的，机体继续处于高分解代谢状态，供给的营养底物不能维持机体代谢的需要。因此，提出从降低代谢率或促进蛋白质合成的角度着手，应用药物和生物制剂，以调理机体的代谢，称为代谢调理。主要方法包括：① 应用布洛芬、吲哚美辛等环氧化酶抑制剂，抑制前列腺素合成，降低分解代谢率，减少蛋白质分解；② 应用重组的人类生长激素和生长因子，促进蛋白质合成，改善负氮平衡。代谢调理的应用，明显降低了机体分解代谢率，并改善负氮平衡，但代谢调理也不能从根本上逆转高分解代谢和负氮平衡。

根据 MODS 患者代谢特点，利用代谢支持和代谢调理对机体继续调控和治疗，可望进一步提高营养代谢支持的疗效，改善 MODS 患者的预后。

8. 纠正电解质紊乱与失衡。

四、免疫调节治疗

基于炎症反应失控是导致 MODS 的本质性原因这一认识，抑制 SIRS 有可能阻断炎症反应发展，最终可能降低 MODS 病死率。免疫调节治疗实际上是 MODS 病因治疗的重要方面。当前，对机体炎症反应认识的深入，取得了阶段性的成果，但是对 MODS 治疗发挥指导性作用，尚有待时日。

五、对患者的救治必须有整体观点

机体是一个完整的整体，各器官相互联系和补充，共同完成人体的各项生理功能。各个器官之间通过神经、体液、细胞因子等各种介质构成的网络式的反馈调节系统，影响彼此的功能。从整体的观点出发，针对脓毒症或 MODS 的治疗策略不仅仅是修复和支持受损器官，还应积极对机体的神经内分泌、免疫、炎症、凝血、代谢等各方面进行适当的调节，促进器官之间的正常的相互关系。在抓主要矛盾的时候不应忽视次要矛盾。对于治疗措施，应看到其不利的一面，并采取相应的预防措施。

【预　后】

目前，尽管人们对 MODS 的实验研究有了长足的进展，但总体预后仍然很差，总死亡率在 40％左右。器官衰竭的数目越多，死亡率越高，2 个器官衰竭病死率为 50％～60％，3 个病死率为 75％～80％，4 个或 4 个以上者，病死率几乎为 100％。存在肺功能衰竭和肾衰竭、老年患者或有慢性疾病者病死率更高。

（李茂琴　叶　英　燕宪亮）

第十章 急性心律失常及处理

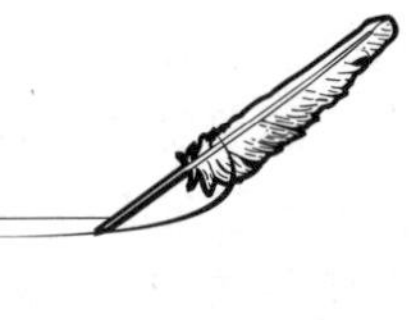

心律失常(arrhythmia)是指心律起源部位、心搏频率与节律,以及冲动传导等任何一项发生异常,曾被称为心律紊乱或心律不齐。

急性心律失常(acute arrhythmia)是指各种原因所致的突发的紧急心律紊乱或在原心律失常的基础上突然加重的心律异常,是急诊急救中较常见的临床急症或危重症,由于大部分急性心律失常对血流动力学有严重影响或有潜在性影响,特别是与某些心脏病或危重症同时伴发时,可能对患者生命构成威胁,因此,需要及时辨认并给予紧急处理。

【分 类】

心律失常有多种分类方法,常根据发生原理、部位等因素分类。临床上,最实用的还是按其发作时心率的快慢,分为快速性和缓慢性两大类。在急诊急救中应以其对自身生命构成危害程度的不同将其分为对血流动力学有明显影响的、有潜在影响的和无明显影响的三大类,这将更有利于临床救治。

一、按病理、生理学分类

1. 由于冲动发生异常引起的心律失常。
2. 由于传导异常引起的心律失常。
3. 由于冲动发生和传导异常及其他原因引起的心律失常。
4. 人工起搏所引起的心律失常。

二、按心律失常发生的部位分类

1. 窦性心律失常。
2. 房性心律失常。
3. 房室交接区心律失常。
4. 室性心律失常。
5. 其他 如预激综合征等。

三、按心律失常时心室率的快慢分类

1. 快速性心律失常

(1) 期前收缩(早搏):房性、房室交界性或室性早搏。

(2) 心动过速:① 窦性心动过速;② 室上性心动过速;③ 室性心动过速。

(3) 扑动和颤动:心房扑动(房扑)和心房颤动(房颤),心室扑动(室扑)和心室颤动(室颤)。

(4) 预激综合征引起的快速性心律失常。

2. 缓慢性心律失常

(1) 窦性:① 窦缓;② 窦性停搏;③ 窦房传导阻滞;④ 病态窦房结综合征。

(2) 房室交界性心律。

(3) 心室自主心律。

(4) 引起缓慢性心律失常的传导阻滞:① 房室传导阻滞;② 室内传导阻滞。

四、按心律失常时血液循环障碍的严重程度分类

1. 良性心律失常

(1) 窦性心动过缓。

(2) Ⅰ°房室传导阻滞。

(3) 单源性房性早搏。

(4) 单源性室性早搏。

(5) 非阵发性交界性心动过速。

(6) 非阵发性室性心动过速。

2. 潜在恶性心律失常

(1) 窦性心动过速。

(2) 阵发性房性心动过速。

(3) 持续性房性心动过速。

(4) 紊乱性房性心动过速。

(5) 阵发性室上性心动过速。

(6) 心房扑动。

(7) 心房颤动。

(8) 多源性室性早搏。

(9) 成对性室性早搏。

(10) 联律型室性早搏。

(11) RonT 型室性早搏。

3. 恶性心律失常

(1) 阵发性室性心动过速。

(2) 持续性室性心动过速。

(3) 双向性室性心动过速。

(4) 尖端扭转型室性心动过速。

(5) 心室扑动。

(6) 心室颤动。

(7) Ⅱ°Ⅱ型房室传导阻滞。

(8) Ⅲ°房室传导阻滞。

(9) 窦性停搏。

【发病机制和原因】

一、自律性异常

生理情况下,心脏自律细胞在动作电位4相能自动除极,称为心脏的自律性。在病理情况下,如自主神经功能改变、心肌坏死、缺血、电解质紊乱、药物中毒等,钙依赖的慢通道反应在病变组织可以占优势,使异位兴奋点自律性增高从而引起心动过速。异位自律性增高机制所致的心动过速可自发发生,不能用程控刺激诱发或终止。

二、触发激动

触发激动是由振荡电位引起。在心肌细胞复极晚期,即有效不应期之后,动作电位还未恢复到静息状态之前出现的电位波动,即振荡电位,当振荡电位达到阈电位水平,可触发心肌细胞再次除极。由于触发活动总是在正常除极后发生,故又称后除极,根据除极出现的时间分为早期后除极和迟发后除极两种。前者发生在动作电位复极的早期,即第二、第三相处,可由药物如普鲁卡因胺、奎尼丁,以及儿茶酚胺、低钾血症、Q-T间期延长综合征等引起。后者发生在动作电位复极后期,即第四相处,常为洋地黄中毒所致,与钙离子内流和细胞内钙离子增高有关。

三、折返心律

折返心律的形成要有3个条件:① 传导系统环路;② 单向传导阻滞;③ 传导速度减慢。

单个折返引起早搏,连续折返引起心动过速或扑动,多处发生微小折返引起颤动。过去认为心房扑动和颤动发生机制中的环行节律,现已被归入折返心律范畴。折返性心动过速可由程控刺激和快速心脏起搏诱发和终止。

四、传导异常

常见的冲动传导异常有:① 异常传导通道,也就是预激综合征;② 传导障碍,也就是传导延缓甚至阻滞;③ 递减传导;④ 超常传导。

五、缓慢性心律失常的发生机制和原因

1. 器质性病变导致的缓慢性心律失常　炎症、缺血坏死、纤维化、淀粉样变、退行性病变等器质性病变可引起缓慢性心律失常,包括窦性心动过缓、窦房传导阻滞、房室传导阻滞等。

2. 功能性因素或药物导致的缓慢性心律失常　迷走神经兴奋性过高、服用了某些抑制心脏起搏和传导组织功能的药物等功能性因素也可导致缓慢性心律失常。一般在去除了诱因后,心脏的起搏和传导功能能够恢复。临床上特别需要注意的是,在器质性病变的基础上,功能性因素能够明显地抑制心脏的起搏和传导功能。

【诊　断】

心律失常诊断主要依靠3个步骤,即病史询问、体格检查及包括心电图在内的特殊检

查。只有这样才能对心律失常的病因、性质及血流动力学变化有所了解，从而决定有效的治疗方案。

一、临床表现

1. 症状　以急性心律失常来就诊的患者、或在监测下发现的急性心律失常患者，常有一些共同的特征：① 发病突然或原有症状突然加重，呈现阵发性或持续性的心慌、胸闷、气短感；② 血流动力学改变引发的临床表现，如头晕、眼花、耳鸣、黑矇、休克、呼吸困难或急性肺水肿，甚至出现阿-斯综合征；③ 原发病的表现，急诊心律失常的发生大多有诱发因素或原发性心脏病的基础，或发生在某些急、危、重症的基础上，所以有相应的原发病的表现。

2. 常见体征　心率或快或慢、节律可规整也可不规整。有无心音改变、杂音及心包摩擦音取决于原发病。

二、辅助检查

诊断心律失常的常规心电图检查最为实用，必要时要描记长导联心电图。此外，还可应用以下几种心电图检查方法。

1. 心电图监测　在一定时间内连续监测和记录 24～48 小时心电图，可发现常规心电图所不易发现的各种心律失常，还可算出各种心律失常的发作频率和程度。24 小时动态心电图可测定心率和心律变异性能，反映自主神经系统对心律失常的影响。

2. 心腔内心电图和多导电极心脏电生理检查　即用单导或多导电极同时分别置于右心房、冠状静脉窦、三瓣环和右心室，记录希氏束电图和心腔内心电图，了解心脏电生理活动。进行人工心脏起搏，结合程控刺激测定窦房结功能；心房、房室结、心室内传导系统及旁路传导通路的前向不应期和逆向不应期；诱发各种心律失常以判断快速心律失常的发生机制。

3. 食管导联心电图检查　因探查电极靠近心房或心室表面，有助于房性与室性心律失常的识别。用食管调搏的方法进行递增刺激及程控额外刺激，对窦房结功能等进行测定。

4. 心前区心电图标测　有助于对异位起搏和异常传导束的定位，并借此进行射频消融。

5. 心室晚电位　用信号平均心电图测定心室晚电位，有助于预测发生严重室性心律失常的可能性。

6. 窦房结电图检查　用类似记录希氏束电图的方法，以电极接触窦房结，观察和描述其电活动，测试窦房结功能。

三、诊断

1. 诊断依据　急性心律失常诊断可依据病史、查体和心电图检查三者结合来确立，病史和查体对原发病是否存在、了解心律失常发生的时间有一定帮助；心电图改变则是确定和鉴别心律失常类型的重要依据。

2. 病情评估　心律失常的类型、心律失常对血流动力学的影响以及原发病的严重程度是评估病情轻重的主要依据。

3. 紧急抢救　对已有心律失常的患者，如突然发生阿-斯综合征，常来不及进行心电图检查,应按心室颤动进行紧急处理。

【抢救与治疗】

一、实施救治前需明确的几个问题

急性心律失常并非都是致命性心律失常,是否对其采取紧急处理措施决定于所发生的心律失常对血流动力学的影响。因此在治疗前应确认:① 该心律失常有否紧急处理的指征;② 是否有可以去除的引起心律失常的病因或诱因;③ 准备采取抢救或治疗的方式,药物治疗、直流电复律还是临时人工心脏起搏;④ 如进行抗心律失常药物治疗,如何选择适宜的药物(多采用经验性用药)。

二、治疗目的

心律失常必须强调综合治疗,包括病因治疗、刺激迷走神经、抗心律失常药物治疗、人工心脏起搏术及电复律术、射频导管消融和外科手术。治疗目的:① 终止发作,恢复健康;② 预防复发,维持疗效;③ 纠正心律失常所致的血液循环障碍。

三、抗心律失常药物分类、作用机制和用法

药物一直是防治心律失常的主要手段,奎尼丁应用已近百年,普鲁卡因胺应用也有 50 年历史。20 世纪 60 年代,利多卡因在心肌梗死室性心律失常中得到广泛的应用。到 80 年代,普罗帕酮、氟卡尼等药物的应用,使Ⅰ类药物发展到了顶峰。90 年代初,CAST 结果公布,人们注意到在心肌梗死后伴室性期前收缩的患者中,应用Ⅰ类药物虽可使室性期前收缩减少,但总死亡率上升。由此引起了人们重视抗心律失常药物治疗的效益与风险关系,并开始注意Ⅲ类药物的发展。

1. 抗心律失常药物分类　抗心律失常药物现在广泛使用的是改良的 Vaughan Williams 分类,根据药物不同的电生理作用分为四类(表 10-1)。一种抗心律失常药物的作用可能不是单一的,如索他洛尔既有 β 受体阻滞(Ⅱ类)作用,又有延长 Q-T 间期(Ⅲ类)作用;胺碘酮同时具有Ⅰ、Ⅱ、Ⅲ、Ⅳ类的作用,还能阻滞 α、β 受体;普鲁卡因胺属 Ia 类,但它的活性代谢产物 N-乙酰普鲁卡因胺(NAPA)具Ⅲ类作用;奎尼丁同时兼具Ⅰ、Ⅲ类的作用。可见以上的分类显得过于简单,同时还有一些其他抗心律失常药物未能包括在内。因此,在 1991 年国外心律失常专家在意大利西西里岛制定了一个新的分类,称为“西西里岛分类(Siciliangambit)”。该分类突破传统分类,纳入对心律失常药物作用与心律失常机制相关的新概念。“西西里岛分类”根据药物作用的靶点,表述了每个药物作用的通道、受体和离子泵,根据心律失常不同的离子流基础、形成的易损环节,便于选用相应的药物。在此分类中,对一些未能归类的药物也找到了相应的位置。该分类有助于理解抗心律失常药物作用的机理,但由于心律失常机制的复杂性,因此西西里岛分类难于在实际中应用。临床上仍习惯地使用 Vaughan Williams 分类。药物作用的通道、受体及主要电生理作用见表 10-1。

表 10-1 抗心律失常药物分类

类别	作用通道和受体	APD 或 QT 间期	常用代表药物
I_a	阻滞 I_{Na++}	延长+	奎尼丁、丙吡胺、普鲁卡因胺
I_b	阻滞 I_{Na}	缩短+	利多卡因、苯妥英、美西律、妥卡尼
I_c	阻滞 I_{Na+++}	不变	氟卡尼、普罗帕酮、莫雷西嗪 *
Ⅱ	阻滞 β_1	不变	阿替洛尔、美托洛尔、艾司洛尔
	阻滞 β_1、β_2	不变	纳多洛尔、普萘洛尔、索他洛尔
Ⅲ	阻滞 I_{kr}	延长 3+	多非利特、索他洛尔(司美利特、阿莫兰特)
	阻滞 I_{kr}、I_{to}	延长 3+	替地沙米(氨巴利特)
	阻滞 I_{kr}激活 $I_{Na\text{-}S}$	延长 3+	伊布利特
	阻滞 I_{kr}、I_{Ka}	延长 3+	胺碘酮、azimilide
	阻滞 I_k,交感末梢排空去甲肾上腺素	延长 3+	溴苄胺
Ⅳ	阻滞 $I_{Ca\text{-}L}$	不变	维拉帕米、地尔硫䓬
其他	开放 I_k	缩短 2+	腺苷
	阻滞 M_2	缩短 2+	阿托品
	阻滞 Na/K 泵	缩短 2+	地高辛

注:离子流简称(正文同此) I_{Na}:快钠内流;$I_{Na\text{-}S}$:慢钠内流;I_K:延迟整流性外向钾流;I_{Kr}、I_{Ka}分别代表快速、缓慢延迟整流性钾流;I_{to}:瞬间外向钾流;$I_{Ca\text{-}L}$:L 型钙电流;β、M_2 分别代表肾上腺素能β受体和毒蕈碱受体。表中( )为正在研制的新药。* 有人将莫雷西嗪列入 I_b 类。表内+表示作用强度

2. 抗心律失常药物作用机制

Ⅰ类药物:阻滞快钠通道,降低 0 相上升速率(Vmax),减慢心肌传导,有效地终止钠通道依赖的折返。Ⅰ类药物根据药物与通道作用动力学和阻滞强度的不同又可分为 I_a、I_b 和 I_c 类。此类药物与钠通道的结合/解离动力学有很大差别,结合/解离时间常数低于 1 秒者为 I_b 类药物;大于等于 12 秒者为 I_c 类药物;介于二者之间者为 I_a 类药物。Ⅰ类药物与开放和失活状态的通道亲和力大,因此呈使用依赖。对病态心肌、重症心功能障碍和缺血心肌特别敏感,应用要谨慎,尤其 I_c 类药物,易诱发致命性心律失常(室颤、无休止室速)。

Ⅱ类药物:阻滞 β-肾上腺素能受体,降低交感神经效应,减轻由 β-受体介导的心律失常。此类药能降低 $I_{Ca\text{-}L}$、起搏电流(I_f),由此减慢窦律,抑制自律性,减慢房室结的传导。长期口服对病态心肌细胞的复极时间可能有所缩短,能降低缺血心肌的复极离散度,并能提高致颤阈值,由此降低冠心病的猝死率。

Ⅲ类药物:基本为钾通道阻滞剂,能延长心肌细胞动作电位时程,延长复极时间,延长有效不应期,有效地终止各种微折返,因此能有效地防颤、抗颤。此类药物以阻滞 I_k 为主,偶可增 $I_{Na\text{-}S}$,使动作电位时间延长。钾通道种类很多,与复极有关的有 I_{Kr}、I_{Ks}、超速延迟整流性钾流(I_{Kur})、I_{to} 等,它们各有相应的阻滞剂。选择性 I_{kr}阻滞剂,即纯Ⅲ类药物,如右旋索他洛尔(d-Sotalol)、多非利特(Dofetilide)及其他新开发的药物如司美利特

(Sematilide)、阿莫兰特(Almokalant)等。I_{Kr}是心动过缓时的主要复极电流,故此类药物在心率减慢时作用最大,表现为逆使用依赖(reverse use dependence),易诱发尖端扭转型室速。选择性I_{Ks}阻滞剂,多为混合性或非选择性I_K阻滞剂,既阻滞I_{Kr},又阻滞I_{Ks}或其他钾通道,如胺碘酮、Azimilide等。心动过速时,I_{Ks}复极电流加大,因此心率加快时此类药物作用加强,表现使用依赖,诱发扭转型室速的概率极小。胺碘酮是多通道阻滞剂,除阻滞I_{Kr}、I_{Ks}、I_{Kur}、背景钾流(I_{K1})外,也阻滞I_{Na}、I_{Na-S},是一较好的抗心律失常药物,不足之处是心外副作用较多。开发中的Dronedarone从胺碘酮结构中除去碘,初步实验证明它保留了胺碘酮的电生理作用,但是否可替代胺碘酮,有待临床实践。伊波利特(Ibutilide)阻滞I_{Kr},激活I_{Na-S},对心房、心室都有作用,现用于近期心房颤动(房颤)的复律。I_{to}为1相复极电流,目前没有选择性I_{to}阻滞剂,替他沙米(Tedisamil)为I_{Kr}和I_t。阻滞剂,也用于房颤的治疗。I_{Kur}只分布于心房肌,对心室肌无影响,开发选择性I_{Kur}阻滞剂用于治疗房性心律失常,是Ⅲ类药物开发方向之一。胺碘酮、氨巴利特(Ambasilide)对I_{Kur}有阻滞作用。溴卞胺阻滞I_K,延长动作电位2相,因此心电图上不显示Q-T间期延长;静脉注射后瞬间作用是交感神经末梢释放去甲肾上腺素,表现心率上升、传导加速、有效不应期缩短,但随后交感神经末梢排空去甲肾上腺素,有效不应期延长,缩短正常心肌与缺血心肌之间有效不应期的离散。该药曾用于防止室速、室颤电复律后复发,但由于复苏后表现低血压,加上目前药源不足,现已少用。目前已批准用于临床的Ⅲ类药有:胺碘酮、索他洛尔、溴苄胺、多非利特、伊波利特。

Ⅳ类药物:主要阻滞心肌细胞I_{Ca-L},能抑制I_{Ca-L}介导的兴奋收缩偶联,减慢窦房结和房室结的传导,对早后除极和晚后除极电位及I_{Ca-L}参与的心律失常有治疗作用。常用的有维拉帕米和地尔硫䓬,它们能延长房室结有效不应期,有效地终止房室结折返性心动过速,减慢房颤的心室率,也能终止维拉帕米敏感的室速。由于负性肌力作用较强,因此在心功能不全时不宜选用。

3. 几种常用抗心律失常药物的用法

(1) 利多卡因:I_b类抗心律失常药,用于室性心律失常。给药方法:负荷量1.0 mg/kg,在3～5分钟内静脉注射,继以每分钟1～2 mg静脉滴注维持。如无效,5～10分钟后可重复负荷量,但1小时内最大用量不超过200～300 mg(4.5 mg/kg)。连续应用24～48小时后半衰期延长,应减少维持量。在低心排血量状态,70岁以上高龄和肝功能障碍者,可接受正常的负荷量,但维持量为正常的1/2。毒性反应表现语言不清、意识改变、肌肉搐动、眩晕和心动过缓。应用过程中随时观察疗效和毒性反应。

(2) 美西律:利多卡因有效者口服美西律亦可有效,起始剂量每次100～150 mg、每8小时一次;2～3天后每次可增加50 mg。宜与食物同服,以减少消化道反应。常有眩晕、震颤、运动失调、语音不清、视力模糊等副作用。有效血浓度与毒浓度接近,剂量不宜过大。

(3) 普罗帕酮:I_c类抗心律失常药,适用于室上性和室性心律失常的治疗。口服初始剂量每次150 mg,每8小时一次;3～4天后加量到每次200 mg,每8小时一次;最大每次200 mg,每6小时一次。对原有QRS波增宽者,剂量每次不得超过150 mg,每8小时一次。静脉注射每次1～2 mg/kg,以每分钟10 mg静脉注射,单次最大剂量不超过140 mg。副作用为室内传导障碍加重,QRS波增宽;诱发或使原有心衰加重;诱发恶性心律失常。心肌缺血、心功能不全和室内传导障碍者相对禁忌或慎用。

(4) 艾司洛尔(Esmolol) 和美托洛尔:主要用于房颤或房扑紧急控制心室率。用法:艾司洛尔负荷量 0.5 mg/kg,1 分钟内静脉注射,继之以每分钟 0.05 mg/kg 静脉滴注 4 分钟,在 5 分钟末未获得有效反应,重复上述负荷量后继以每分钟 0.1 mg/kg 静脉滴注 4 分钟。每重复一次,维持量增加 0.05 mg,一般不超过 0.2 mg/(kg・min),连续静脉滴注不超过 48 小时。用药的终点为达到预定心率,并监测血压不能过于降低。静脉注射或滴注时药物不能漏出静脉外。

美托洛尔的用法见第八章。

(5) 胺碘酮:Ⅲ类抗心律失常药,适用于室上性和室性心律失常的治疗,可用于器质性心脏病、心功能不全者。静脉注射负荷量 150 mg(3~5 mg/kg),10 分钟内注入,10~15 分钟后可重复,随后每分钟 1~1.5 mg,静脉滴注 6 小时,以后根据病情逐渐减量至每分钟 0.5 mg。24 小时总量一般不超过 2 g。主要副作用为低血压和心动过缓,尤其用于心功能明显障碍或心脏明显扩大者,更要注意注射速度,监测血压。口服胺碘酮负荷量每次0.2 g、每日 3 次,共 5~7 天;然后每次 0.2 g、每日 2 次,共 5~7 天;以后每次 0.2 g、每日 1 次长期维持。服药期间 Q-T 间期均有不同程度的延长(不一定是停药指征),要进行心电图检查监测 Q-T 间期。对老年人或窦房结功能低下者,胺碘酮进一步抑制窦房结,窦性心率<50 次/分者,宜减量或暂停用药。长期应用的主要副作用为甲状腺功能改变,应定期检查甲状腺功能;部分患者发生肺纤维化,应注意询问病史和体检,定期摄胸片。副作用还有日光敏感性皮炎,角膜色素沉着等。

(6) 维拉帕米:静脉注射用于终止阵发性室上性心动过速(室上速)和某些特殊类型的室速,剂量每次 5~10 mg,缓慢静脉注射(约 10 分钟);如无反应,15 分钟后可重复 5 mg。口服用于控制房颤和房扑的心室率,减慢窦速。地尔硫䓬适应证与维拉帕米相同。

(7) 洋地黄类:用于终止室上速或控制快速房颤的心室率。毛花甙 C 0.4~0.8 mg 稀释后静脉注射,可以再追加 0.2~0.4 mg,24 小时内不应超过 1.2 mg。地高辛每次 0.125~0.25 mg、每日 1 次口服,用于控制房颤的心室率。洋地黄类适用于心功能不全患者,不足之处为起效慢,对体力活动等交感神经兴奋时的心室率控制不满意。必要时与 β 受体阻滞剂或钙拮抗剂同用,但要注意调整地高辛剂量,避免过量中毒。

四、急性心律失常的治疗

(一) 室性心律失常

室性心律失常可从心电图图形、发作时间、有无器质性心脏病、预后等方面分类,但均不能涵盖室性心律失常的所有特点。近年来已明确合并于器质性心脏病者,特别是合并于缺血和心功能不全的患者有预后意义,应作为临床治疗的依据。

1. 室性早搏　其预后意义因不同情况有很大差异,应进行危险分层而施治。

(1) 不伴有器质性心脏病的室性早搏:即使在 24 小时动态心电图监测中属于频发室性早搏或少数多形、成对、成串室性早搏,预后一般良好,从危险-效益比的角度不支持常规抗心律失常药物治疗。

应去除患者诱发因素,对有精神紧张和焦虑者可使用镇静剂或小剂量 β 受体阻滞剂,其治疗终点是缓解症状,而非室性早搏数目的明显减少。对某些室性早搏多、心理压力大且暂时无法解决者,可考虑短时间使用 I_b 或 I_c 类抗心律失常药,如美西律或普罗帕酮。

(2) 伴有器质性心脏病患者的室性早搏:特别是复杂(多形、成对、成串)室性早搏伴有心功能不全者预后较差,应该根据病史、室性早搏缩的复杂程度、左室射血分数,并参考信号平均心电图和心律变异性分析进行危险分层,越是高危的患者越要加强治疗。

首先应治疗原发疾病,控制诱发因素。在此基础上用β受体阻滞剂作为起始治疗。CAST 临床试验的结果证实,在心肌梗死后有室性早搏的患者,用抗心律失常药抑制室性早搏并不一定能改善预后,特别是不应使用Ⅰ类抗心律失常药。我国学者证实,在非心肌梗死的器质性心脏病患者中,普罗帕酮、美西律和莫雷西嗪是有效且比较安全的。Ⅲ类抗心律失常药,胺碘酮或索他洛尔可用于复杂室性早搏的患者。荟萃分析显示,胺碘酮可使总死亡率明显下降,特别适用于有心功能不全的患者;索他洛尔的长期疗效还有待证实。治疗的终点现在还有争论,至少目前已不强调以 24 小时动态心电图室性早搏总数的减少为治疗目标。但对于高危患者,减少复杂室性早搏数目仍是可接受的指标。

(3) 需急诊治疗的室性早搏:下列情况下的室性早搏应给予急性治疗:急性心肌梗死、急性心肌缺血、再灌注性心律失常、严重心衰、心肺复苏后存在的室性期前收缩、正处于持续室速频繁发作时期的室性期前收缩、各种原因造成的 Q-T 间期延长产生的室性期前收缩、其他急性情况(如严重呼吸衰竭伴低氧血症、严重酸碱平衡紊乱等),详见有关章节。

2. 有器质性心脏病基础的室速

(1) 非持续性室速:发生于器质性心脏病患者的非持续室速很可能是恶性室性心律失常的先兆,应该认真评价预后,并积极寻找可能存在的诱因。对心腔内电生理检查不能诱发非持续性室速,治疗主要针对病因和诱因,在此基础上应用β受体阻滞剂有助于改善症状和预后;对于上述治疗措施效果不佳且室速发作频繁、症状明显者可以按持续性室速用抗心律失常药预防或减少发作。对于电生理检查能诱发非持续性室速者,应按持续室速处理。如果患者有左心功能不全或诱发出有血流动力学障碍的持续性室速或室颤,应该首选埋藏式心脏复律除颤器(ICD);无条件置入 ICD 者按持续性室速进行药物治疗。

(2) 持续性室速:发生于器质性心脏病患者的持续性室速多预后不良,容易引起心源性猝死。除了治疗基础心脏病、认真寻找并去除诱发因素外,必须及时治疗室速本身;室速的治疗包括终止发作和预防复发。

1) 终止室速:有血流动力学障碍者立即同步电复律,情况紧急,如发生晕厥、多形性室速或恶化为室颤也可非同步转复。药物终止室速需静脉给药,常用利多卡因,但效果欠佳,易出现消化道和神经系统不良反应,还会加重心功能不全;胺碘酮静脉用药安全有效;心功能正常者也可以使用普罗帕酮。Q-T 正常的多形室速,常用美托洛尔 5～10 mg 稀释后缓慢静脉注射,室速终止立即停止给药;β受体阻滞剂无效者,再使用胺碘酮。药物治疗无效的要给予电复律。心率在 200 次/分以下的血流动力学稳定的单形室速可以置右心室临时起搏电极,抗心动过速起搏终止。

2) 预防复发:没有可逆性或一过性因素所致的持续性室速是 ICD 的明确适应证,ICD 可显著降低这类患者总死亡率和心律失常猝死率,效果明显优于包括胺碘酮在内的抗心律失常药。无条件安置 ICD 的患者可给予胺碘酮治疗,单用胺碘酮无效或疗效不满意者可以合用β受体阻滞剂,β受体阻滞剂从小剂量开始,注意避免心动过缓。心功能正常的患者也可选用索他洛尔或普罗帕酮,但索他洛尔有引起扭转型室速的可能,应在住院条件下开始用药,如用药前使用过胺碘酮,需待 Q-T 间期恢复正常后再使用,索他洛尔的β受体阻滞剂作用明显，需时刻警惕其减慢心率和负性肌力作用；普罗帕酮也可引起或加重心功能不全，用药过程中要注意。

3. 无器质性心脏病基础的室速　此类室速亦称特发性室速，一般不合并有器质性心脏病，发作时有特征性心电图图形。据此可分为：起源于右室流出道(偶可起源于左室流出道)的特发性室速和左室特发性室速。发作终止后，窦律时可出现电张调整性T波改变。发作持续时间过长且有血流动力学改变者宜电转复。药物治疗可分为如下几种：

(1) 发作时的治疗：① 对起源于右室流出道的特发性室速可选用维拉帕米、普罗帕酮、β受体阻滞剂、腺苷或利多卡因。② 对左室特发性室速，首选维拉帕米静脉注射。

(2) 预防复发的治疗：① 对右室流出道室速，β受体阻滞剂的有效率为25%～50%，维拉帕米和地尔硫䓬的有效率为20%～30%，β受体阻滞剂和钙拮抗剂合用可增强疗效。如果无效，可换用$Ⅰ_c$类，如普罗帕酮，或$Ⅰ_a$类，如普鲁卡因胺、奎尼丁等药物，其有效率为25%～59%。胺碘酮和索他洛尔的有效率为50%左右。② 对左室特发性室速，可选用维拉帕米每次40～80 mg，每日3～4次。特发性室速可用射频消融根治，成功率很高。

4. 尖端扭转型室速(point swinging pattern of ventricular tachycardia torsade de pointes，TdP)　常反复发作，可恶化为室颤。TdP多见于Q-T延长者。Q-T延长综合征(LQTS)可以是先天的，也可以是后天获得性的。

(1) 先天性LQTS：是控制离子通道的基因异常所致，分子遗传研究已经发现了15个亚型，这些不同亚型的LQTS分别由编码钾通道、钠通道、钙通道等结构蛋白及相关因子膜调节蛋白上的基因突变构成，其中由位于KCNQ1、KCNH2和SCN5A上的突变造成的LQTS1－3型占所有15个亚型的92%。其诊断标准如下(表10－2)：

1) 12导联心电图上QTc>500 ms，并具备以下1种或多种情况，可确诊：① Schwartz风险评分大于等于3.5分；② 存在至少一个以上的明确致病突变；③ 无Q-T间期延长的继发原因。

2) 12导联心电图上QTc在480～499 ms之间，并具备以下情况时，可拟诊：无Q-T间期延长的继发原因、有晕厥史、基因筛查未在已知基因上发现致病性突变。

表10－2　遗传性LQTS的Schwartz的评分标准

诊断依据	记分	诊断依据	记分
心电图表现		临床表现	
QTc>480 ms	3	晕厥：紧张引起	2
460～470 ms	2	非紧张引起	1
>450 ms(男)	1	先天性耳聋	0.5
TdP	2	家族史	
T波电交替	1	家族成员中有肯定的LOTS	1
T波切迹(3导联以上)	1	直系亲属中有<30岁的心脏猝死	0.5
静息心率低于正常2个百分位数	0.5		

对于先天性LQTS：① 避免使用延长Q-T间期的药物，包括非心血管药物；② 不论是否有症状或猝死的家族史，均应使用患者所能耐受的最大剂量的β受体阻滞剂；③ 对于发

生过 SCA 的幸存者或使用患者所能耐受的最大剂量的β受体阻滞剂仍有反复晕厥发作的宜安置 ICD;④ 对不能耐受足量β受体阻滞剂,及无法植入 ICD 者可考虑左侧第 4~5 交感神经结切除术。

(2) 获得性 LQTS:多由电解质紊乱如低钾血症、低镁血症引起,可发生于严重的心动过缓如三度房室传导阻滞伴缓慢心室逸搏;也可由药物引起,如抗心律失常药、非竞争性抗组织胺药(如阿司咪唑)、三环类抗抑郁药等。

对发生于获得性 LQTS 基础上的 TdP 发作期的紧急治疗措施:① 首先寻找并处理 Q-T 延长的原因,如低钾血症、低镁血症或药物等;② 停用一切可能引起或加重 Q-T 延长的药物;③ 采用药物终止和预防扭转室速发作,首选硫酸镁,首剂 2~5 g 静脉注射(3~5 分钟),然后以 2~20 mg/min 速度静脉滴注;无效时,可试用利多卡因、美西律或苯妥英钠静脉注射;④ 行人工心脏起搏,可以增加心率(不低于 110 次/分)、缩短 Q-T,预防心律失常进一步加重;⑤ 静脉滴注异丙肾上腺素,提高心率、缩短心室复极时间,有助于控制扭转型室速,但有可能使部分室速恶化为室颤,使用时应小心,适用于获得性 Q-T 延长综合征、心动过缓所致扭转型室速而没有条件立即行心脏起搏者。

5. 极短联律间期的室速　维拉帕米能有效地终止并预防其发作,对反复发作的高危患者应安置 ICD。

(二) 宽 QRS 心动过速的处理

宽 QRS 心动过速是指发作时 QRS 间期不低于 0.12 秒的心动过速。以室速最为常见,也可见于下列室上性心律失常:伴有室内差异性传导、或窦律时存在束支或室内传导阻滞的室上性快速心律失常,部分或全部经房室旁路前传(房-室传导)的快速室上性心律失常。

血流动力学不稳定的宽 QRS 心动过速,应尽早行电复律。血流动力学稳定者首先应进行鉴别诊断,主要确定是室上性快速心律失常还是室速以及基础病因。有冠心病或其他器质性心脏病往往提示室速;既往心电图有差异性传导、束支传导阻滞(或频率依赖性束支阻滞)、房室旁路,发作时心电图 QRS 图形与以往相符者提示室上性来源。发作时体表 12 导联心电图、食管心电图有无室房分离有助于鉴别诊断。在能够明确诊断的情况下可按照各自的治疗对策处理。对不能明确类型的宽 QRS 心动过速,可考虑电转复或静脉应用胺碘酮。有器质性心脏病或心功能不全的患者,不宜使用利多卡因,也不应使用索他洛尔、普罗帕酮、维拉帕米或地尔硫䓬,可选用胺碘酮。

(三) 室上性快速心律失常

1. 窦性心动过速(窦速)　窦速是指成人的窦性心率超过 100 次/分。窦房结本身结构或电活动异常所致的窦速有:① 不适当窦速(inappropriate sinus tachycardia);② 窦房结折返性心动过速。窦速的治疗:① 寻找并去除引起窦速的原因;② 首选β受体阻滞剂;③ 不能使用β受体阻滞剂时,可选用维拉帕米或地尔硫䓬。

2. 房性早搏(房早)　见于器质性心脏病和无器质性心脏病者。对于无器质性心脏病且单纯房早者,去除诱发因素外一般不需治疗。症状十分明显者可考虑使用β受体阻滞剂。伴有缺血或心衰的房早,随着原发因素的控制往往能够好转,而不主张长期用抗心律失常药物治疗。对可诱发室上速、房颤的房早应给予治疗。

3. 房性心动过速(房速)　大多患者有器质性心脏病基础。特发性房速少见,多发生于儿童和青少年,药物疗效差。

(1) 治疗基础疾病,去除诱因。

(2) 发作时治疗:其目的在于终止心动过速或控制心室率。可选毛花甙 C、β受体阻滞剂、胺碘酮、普罗帕酮、维拉帕米或地尔硫䓬静脉注射。对血流动力学不稳定者,可采用直流电复律。

(3) 对反复发作的房速:药物治疗目的是减少发作或减慢发作时心室率,以减轻症状。可选用β受体阻滞剂、维拉帕米或地尔硫䓬;洋地黄可与β受体阻滞剂或钙拮抗剂合用。如果无心功能不全、无心肌缺血,也可选用I_c类或I_a类药物;对冠心病患者,选用β受体阻滞剂、胺碘酮或索他洛尔;对心衰患者,首选胺碘酮。

(4) 对合并病态窦房结综合征或房室传导功能障碍者:若必须长期用药,需安置心脏起搏器。

(5) 对特发性房速:应首选射频消融治疗。无效者可用胺碘酮口服。

4. 阵发性室上性速心动过速(PSVT)　PSVT 绝大多数为旁路参与的房室折返性心动过速及慢-快型房室交界区折返性心动过速,一般不伴有器质性心脏病,射频消融已成为有效的根治办法。

(1) 急性发作的处理:可采用刺激迷走神经方法、经食管快速心房起搏法、同步电复律法以及药物等方法终止发作。可选用以下药物终止发作:① 维拉帕米静脉注入。② 普罗帕酮缓慢静脉推注,如室上速终止则立即停止给药。以上两种药物有负性肌力和抑制传导系统功能的副作用,对有器质性心脏病、心功能不全、基本心律有缓慢型心律失常的患者应慎用。③ 腺苷或三磷酸腺苷静脉快速推注,往往在 10～40 秒内能终止心动过速。④ 毛花甙 C 静脉注射,因起效慢目前已少用。⑤ 静脉地尔硫䓬或胺碘酮也可考虑使用,但终止阵发性室上速有效率不高。在用药过程中,要进行心电监护,当室上速终止或出现明显的心动过缓及(或)传导阻滞时应立即停止给药。

(2) 防止发作:对发作频繁者首选经导管射频消融术,也可口服β受体阻滞剂或普罗帕酮。发作不频繁者不必长年服药。

5. 加速性交界区自主心律　异位节律点位于房室交界区,频率多为 70～130 次/分。见于心肌炎、下壁心肌梗死、心脏手术后、洋地黄过量,也可见于正常人。积极治疗基础疾病后心动过速仍反复发作并伴有明显症状者,可选用β受体阻滞剂。如系洋地黄过量所致,应停用洋地黄,并给予钾盐、利多卡因、苯妥英钠或β受体阻滞剂。

6. 房颤　房颤是最常见的心律失常之一,发生于器质性心脏病或无器质性心脏病的患者,后者称为特发性房颤。按其发作特点和对治疗的反应,一般将房颤分为五种类型:房颤持续时间不超过 7 天,能够自行终止或干预后终止者为阵发性房颤;房颤持续时间超过 7 天者为持续性房颤;在拟节律控制之前房颤已持续超过一年称为长期持续性房颤;患者及医生接受长期房颤的事实放弃节律控制为永久性房颤,如果患者改变想法尝试复律应重新归为持续性房颤。无风湿性二尖瓣狭窄、机械或生物瓣膜或二尖瓣修复等情况可称之为非瓣膜病性房颤。

(1) 控制心室率:永久性房颤一般需用药物控制心室率,以避免心率过快,减轻症状,保护心功能。地高辛和β受体阻滞剂是常用药物,必要时二药可以合用,剂量根据心率控制情况而定。上述药物控制不满意者可以换用地尔硫䓬或维拉帕米。个别难治者也可选用胺碘酮或行射频消融改良房室结。慢-快综合征患者需安置起搏器后用药,以策安全。

(2) 心律转复(复律)及窦性心律(窦律)维持:房颤持续时间越长,越容易导致心房电重构而不易转复,因此复律治疗宜尽早开始;超过1年的持续性房颤者,心律转复成功率不高,即使转复也难以维持。阵发性房颤多能自行转复,如果心室率不快,血流动力学稳定,可以观察24小时,如24小时后仍不能恢复则需进行心律转复。复律治疗前应查明并处理可能存在的诱发或影响因素,如高血压、缺氧、急性心肌缺血或炎症、饮酒、甲状腺功能亢进、胆囊疾病等,去除上述因素后房颤可能消失;无上述因素或去除上述因素后,房颤仍然存在者则需复律治疗。对冠心病、风心病、心肌病等器质性心脏病本身的治疗不能代替复律治疗。

1) 复律方法:房颤心律转复有药物和电复律两种方法。电复律(见有关章节)见效快、成功率高。电复律后需用药物维持窦律者在复律前要进行药物准备,拟用胺碘酮维持窦律者最好在用完负荷量后行电复律。

2) 复律药物:药物转复常用I_a、I_c及Ⅲ类抗心律失常药,包括胺碘酮、普罗帕酮、莫雷西嗪、普鲁卡因胺、奎尼丁、丙吡胺、索他洛尔等,一般用分次口服的方法。静脉给普罗帕酮、依布利特、多非利特、胺碘酮终止房颤也有效。药物复律最好在有心电监护的条件下进行。对用完负荷量而未复律者可再试用电复律。有器质性心脏病、心功能不全的患者首选胺碘酮,没有器质性心脏病者可首选Ⅰ类药。近年有报道,用普罗帕酮450～600 mg顿服终止房颤发作,成功率较高。

3) 窦律维持:房颤心律转复后要用药维持窦律,此时可继续使用各有效药物的维持量。偶发的房颤不需维持用药,频繁的阵发性房颤可在发作间歇期用药预防房颤发作。

4) 紧急复律:阵发性房颤发作时,往往心室率过快,还可能引起血压降低甚至晕厥(如预激合并房颤、或房颤合并肥厚梗阻型心肌病),应该紧急处理。对于预激合并经旁路前传的房颤或任何引起血压下降的房颤,立即施行电复律。无电复律条件者可静脉应用胺碘酮;无预激综合征的患者也可以静脉注射毛花甙C,效果不佳者可以使用静脉地尔硫䓬。

(3) 房颤血栓栓塞并发症的预防:风湿性心脏瓣膜病合并房颤,尤其是经过置换人工瓣膜的患者,应用抗凝剂预防血栓栓塞已无争议。非瓣膜病房颤是否用抗凝剂已经有明确的证据。目前非瓣膜病房颤的发生率增加,不低于80岁的人群中超过10%,非瓣膜病房颤的血栓栓塞并发症较无房颤者增高4～5倍,血栓栓塞并发症以缺血性脑卒中为主,并随年龄增长而发病率增高;一旦发生,约有半数致死或致残。非瓣膜病房颤通过抗凝治疗,其降低栓塞并发症的获益远大于出血风险。

非瓣膜病房颤发生血栓栓塞的高危因素:① 高血压;② 糖尿病;③ 充血性心力衰竭;④ 既往血栓栓塞或一过性脑缺血病史;⑤ 高龄(不低于75岁),尤其是女性;⑥ 冠心病;⑦ 左房扩大(超过50 mm);⑧ 左室功能下降(左室缩短率小于25%,LVEF≤0.40)。小于60岁的"孤立性房颤"患者,脑栓塞年发生率仅0.55%,当高危因素≥1个时,血栓栓塞几率成倍增长(表10-3)。

房颤血栓栓塞并发症的预防原则:所有$CHA_2DS2VASe$评分≥2分的男性患者均建议使用口服抗凝剂治疗;所有$CHA_2DS2VASe$评分≥3分的女性患者均建议使用口服抗凝剂治疗;$CHA_2DS2VASe$评分为0的患者无需口服抗栓及抗凝药物,CHA_2DS_2VASe评分为1分的男性及CHA_2DS_2VASe评分为2分的女性患者,可根据患者的具体情况及个人意愿给予或不给予抗凝治疗(表10-3);对于非瓣膜病性房颤抗凝药物可首选达比加群、华法林,不建议单用或联用阿司匹林;有瓣膜病相关房颤目前仅推荐华法林作为首选抗凝药物。

表 10-3 房颤血栓栓塞危险因素与 $CHA_2DS2VASe$ 评分的关系

危险因素	$CHA_2DS2VASe$
充血性心力衰竭或左室功能障碍(C)	1
高血压(H)	1
年龄不低于 75 岁(A)	2
糖尿病(D)	1
卒中/TIA/血栓栓塞病史(S)	2
血管疾病(V)	1
年龄 65～74 岁(A)	1
性别(女性)(Se)	1
最高积分	9

凝血功能监测:抗凝抗血栓药物的主要并发症是出血,与剂量有关。使用华法林需要定期检测凝血酶原时间及活动度。由于各单位制备标准品条件不同,造成测试结果不稳定,缺乏可比性。近年世界卫生组织建议用国际标准化比值(international normalized ratio,INR)作为抗凝监控指标,代替直接测得的凝血酶原时间值。调整华法林剂量,使 INR 在 2～3 的范围,可获最佳抗血栓效果而出血几率与安慰剂相近。

超过 48 小时未自行复律的持续性房颤,在需要直流电或药物复律前应投以华法林 3 周(剂量保持 INR2-3),复律后继续服华法林 4 周,避免左房耳内血栓脱落或形成新的血栓。也有学者主张用食管超声检查左房,若未见左房内血栓或云雾状显影(SEC),便直接转复,以缩短发作时程,减轻电重构。此种做法的安全性尚待证实。

7. 房扑的治疗　房扑相对少见,一般将其分为两型。Ⅰ型房扑心房率为 240～340 次/分,Ⅱ、Ⅲ、aVF 导联 F 波倒置,V1 导联直立,电生理检查时可以诱发和终止,折返环位于右心房。Ⅱ型房扑心房率为每分钟 340～430 次,Ⅱ、Ⅲ、aVF 导联 F 波向上,F 波不典型,电生理检查不能诱发和终止。Ⅱ型房扑有时介于房颤与房扑之间,称为不纯房扑。房扑可表现为阵发性,亦可表现为持续性。Ⅰ型房扑射频消融是首选方法,成功率达到 83%～96%。对于血流动力学稳定的房扑可使用静脉注射地尔硫䓬、维拉帕米、美托洛尔等药物。血流动力学不稳定的患者应予同步电复律,同时应对房扑患者进行抗凝治疗。

8. 诊断不明的室上型心动过速的处理　见图 10-1。

(四) 缓慢性心律失常

缓慢性心律失常主要由于窦房结发生的冲动减少或所发出的冲动在窦房结和心肌之间传导受阻所致。常见的原因如迷走神经张力过高、老年人传导系统退行性变、各种心脏病(包括冠心病急性心肌梗死、心肌炎、心肌病、高血压、先心病等)、电解质紊乱,颅内压增高、阻塞性黄疸、黏液性水肿,药物(如洋地黄类、奎尼丁、β 受体阻滞剂、胺碘酮等)中毒。

1. 病态窦房结综合征　是一种窦房结自律性及其所发冲动传到心房延迟或阻滞的疾病。主要是窦房结功能部分或整个毁坏及纤维化、坏死或炎症所引起,见于心肌炎、心肌病、风心病、系统性红斑狼疮、冠心病等。

(1) 临床表现:本病见于各年龄组,但主要是老年人,发病年龄最高峰是 60～70 岁。临床表现多样化,轻者可完全无症状,可间歇发生。常见症状为头晕、心悸、软弱乏力、黑矇、晕厥,甚至阿-斯综合征。

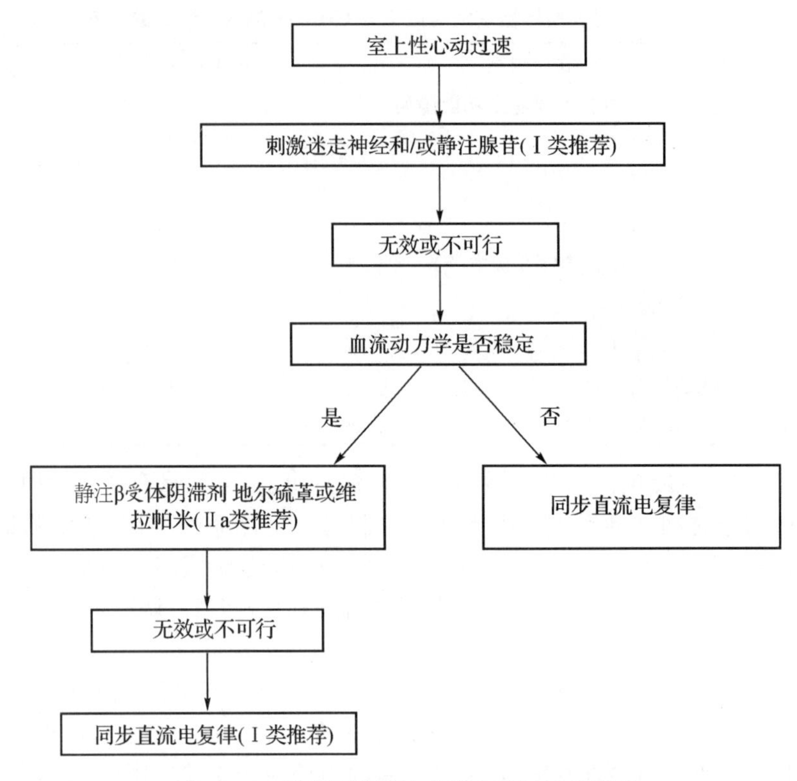

图 10－1　诊断不明的室上型心动过速的处理

(2) 心电图特征

1) 明显而持久的窦性心动过缓。

2) 对阿托品、异丙肾上腺素呈抗药性的窦性心动过缓。

3) 窦性静止和(或)窦房传导阻滞

4) 房性期前收缩(早搏)后代偿期延长。

5) 心房调搏测定窦房结恢复时间延长。

6) 慢性心房颤动。

7) 房室交界区逸搏心律。

8) 颈动脉窦性晕厥。

9) 电击复律也不能恢复窦性心律。

10) 心动过缓-心动过速综合征。

(3) 治疗

1) 病因治疗:改善心脏血液供应,纠正电解质紊乱,治疗原发病,停用相关药物等。

2) 药物治疗:对有眩晕、黑矇等症状,心率明显减慢为 40 次/分左右,运动后也不能使之增加的病例,可使用阿托品、异丙肾上腺素、麻黄碱等药物增加心率。

3) 人工起搏器治疗:如对药物治疗无效,且有发作性脑缺血症状,甚至发生阿-斯综合征的患者应考虑安装人工心脏起搏器。

2. 房室传导阻滞　心房冲动在房室传导过程中,于心房、房室结、房室束、束支任何部位发生延迟、部分或完全阻断者都能引起房室传导阻滞。可按阻滞程度分为Ⅰ、Ⅱ、Ⅲ度。

Ⅰ度为传导时间延长，无传导中断；Ⅱ度有部分冲动传导中断；Ⅲ度为全部冲动传导中断，又称完全性传导阻滞。Ⅱ度传导阻滞中，阻滞程度达到 3∶1 或以上时又称为高度传导阻滞。

（1）病因：风湿性、细菌性和病毒性心肌炎；急性心肌缺血或坏死；传导系统或心肌退行性变；心脏手术等引起损伤；传导系统功能性病变，如缺氧、电解质紊乱、药物中毒等引起的传导功能障碍；先天性传导系统缺损，可单独或与其他先天性心脏病并存，如心内膜垫缺损。

（2）临床表现：Ⅰ度房室传导阻滞很少有症状，听诊第一心音减弱。Ⅱ度房室传导阻滞可有心跳停顿或心悸、听诊心音脱漏。Ⅲ度房室传导阻滞根据心室率的快慢，可出现头晕乏力等心脑供血不足的表现，甚至可出现晕厥和阿-斯综合征，听诊第一心音强弱不等，强的又称“大炮音”。

（3）心电图特征

1）Ⅰ度房室传导阻滞：P 波后均有 QRS 波群，P-R 间期超过 0.20 秒。

2）Ⅱ度房室传导阻滞：P 波间断出现无 QRS 波群，又可分为两型：Ⅰ型亦称莫氏Ⅰ型（即文氏现象），P-R 间期不固定，心跳脱漏后第一个 P-R 间期最短，以后逐次延长，最后形成心室再脱漏；Ⅱ型 P-R 间期固定、正常或延长，心室脱漏前后 P-R 间期不变。

3）Ⅲ度房室传导阻滞：P 波全部不能下传，P 波与 QRS 波群无固定关系，但 P-P 和 R-R 间期基本规则。

（4）治疗

1）病因治疗：如控制感染，停用相关药物，纠正水与电解质紊乱，治疗原发病如风心病、冠心病等。

2）药物治疗：如阿托品、异丙肾上腺素，碱性药物如碳酸氢钠或乳酸钠静脉给药。

3）人工起搏器治疗：心室率过度缓慢、严重影响血流动力学，有导致晕厥和阿-斯综合征可能者，宜安装人工心脏起搏器。

3. 缓慢性心律失常安装人工起搏器的指征：

（1）窦房结功能异常患者永久性心脏起搏器植入的Ⅰ类指征

1）症状性心动过缓伴窦房结功能障碍，并有与心动过缓有关的证据。

2）有症状的变时功能不全。

3）必须使用某些药物，而这些药物又可引起或加重症状性心动过缓。

（2）成人获得性房室传导阻滞（AVB）患者永久性起搏器植入的Ⅰ类指征

1）任何解剖水平的高度或三度 AV 阻滞伴有下列任何一项异常

Ⅰ. AV 阻滞引起的症状（包括心力衰竭）。

Ⅱ. 心律失常和其他医学异常需要使用会引起症状性心动过缓的药物。

Ⅲ. 清醒状态下记录到无脉时间超过 3 秒，任何逸搏频率每分钟不超过 40 次，或任何逸搏节律在 AV 交界区以下（如宽大的 QRS 波），病人无症状并且是窦性心律。

Ⅳ. 清醒状态下记录到无脉时间超过 5 秒，病人无症状并且是房颤心律。

Ⅴ. AV 交界区导管消融后。

Ⅵ. 心脏手术后考虑不能恢复的 AV 阻滞。

Ⅶ. 神经肌肉疾病，如强直性肌营养不良，kearns-sayre 综合征，Erb's 营养不良，腓肠肌萎缩,伴或不伴心动过缓的症状。

2) 无症状的任何解剖水平的高度或三度 AV 阻滞,平均清醒心室率每分钟超过 40 次伴有心脏扩大和左心室功能不全。

3) 运动中出现的二度或三度 AV 阻滞,没有心肌缺血。

4) 二度 AV 阻滞,不管型别及阻滞水平产生的有症状的心动过缓。

五、特殊临床情况下快速心律失常的处理

(一) 心肌梗死合并心律失常的处理

急性心肌梗死由于缺血性心电不稳定可出现室性期前收缩、室速、室颤或出现加速性室性自主心律;由于泵衰竭或过度交感兴奋可引起窦速、房性期前收缩、房颤、房扑或室上速;由于缺血或自主神经反射可引起缓慢性心律失常、房室或室内传导阻滞。

1. 急性心肌梗死伴室上性快速心律失常的治疗　① 房性期前收缩与交感神经兴奋或心功能不全有关,无特殊治疗。② 阵发性室上速能增加心肌耗氧量,必须积极处理。可静脉用维拉帕米、地尔硫䓬或美托洛尔。合并心衰、低血压者可用电转复或食管心房起搏治疗;洋地黄制剂有效,但起效时间较慢。③ 急性心肌梗死合并房颤较为常见,而且影响预后。血流动力学不稳定,需迅速电转复治疗;血流动力学稳定的患者,以减慢心室率为首要。无心功能不全者,可用美托洛尔、维拉帕米、地尔硫䓬静脉注射,然后口服治疗;心功能不全者,首选洋地黄制剂。胺碘酮对终止房颤、减慢心室率及复律后维持窦律均有价值,可静脉用药并随后口服治疗。合并房扑少见且多为暂时性。④ 通常情况下,不建议使用 I_c 类药物治疗。

2. 急性心肌梗死伴室性快速心律失常的治疗　急性心肌梗死中出现的所谓“警告性心律失常”,如频发、多形、成对、RonT 室性期前收缩,多项研究的报告均未能证明其在预示严重室性心律失常中的价值。关于急性心肌梗死 14 项共 9 063 例利多卡因应用的随机对照试验证明,利多卡因可降低室颤的发生,但总死亡率并不降低,相反较对照组为高。鉴于急性心肌梗死住院治疗室颤发生率已显著降低,且无证据说明利多卡因预防应用可降低其死亡率,因此不主张常规预防性应用利多卡因。

治疗建议如下:① 室颤、血流动力学不稳定的持续性多形室速应迅速非同步电转复。② 持续性单形室速,伴心绞痛、肺水肿、低血压(<90 mmHg)应尽早同步电转复。③ 持续性单形室速不伴上述情况可选用静脉胺碘酮治疗。④ 频发室性期前收缩、室性期前收缩成对、非持续性室速可严密观察或予应用胺碘酮治疗。⑤ 加速性室性自主心律、偶发室性期前收缩可予观察。⑥ 溶栓、β 受体阻滞剂、主动脉内气囊反搏、急诊经皮冠状动脉腔内成形术或旁路移植术、纠正电解质紊乱(使血钾保持在 4.5 mmol/L 以上,血镁 2 mmol/L 以上)均能预防或减少心律失常发生。

心室电风暴(VES)指 24 小时内恶性心律失常不低于 3 次,又称交感风暴;急性冠脉综合征后的 VES 是指 24 小时内反复发作室速、室颤不少于 20 次,或每小时不少于 4 次。AMI 并发 VES 的死亡率极高。治疗上首选静脉注射 β 受体阻断剂,次选胺碘酮静脉注射,或两者联合应用,无效时也可使用利多卡因、溴苄胺等药物。

3. 梗死后室性心律失常治疗　几项大型临床试验说明,Ⅰ类药物(钠通道阻滞剂)具有很好的心律失常抑制作用,但最终死亡率却较安慰剂组明显增高,显示了心律失常抑制与

生存率的矛盾现象，其原因可能是由于这些药物的负性肌力及促心律失常等不利作用抵消并超过了心律失常抑制的有利作用本身，因此不宜把心律失常的抑制作为治疗的最终目标。在整体治疗的基础上，可适当选用抗心律失常药。Ⅲ类药物中胺碘酮可降低心律失常死亡，促心律失常作用低，宜低剂量维持，以减少不良反应的发生。Ⅱ类药物降低死亡率，其有利作用并不主要与心律失常抑制有关。

（二）心衰中心律失常的处理

心衰有关的心律失常治疗必须在积极治疗心衰及原发病、消除诱发因素及纠正电解质紊乱基础上进行。Ⅰ类抗心律失常药物在心衰中的应用也显示了心律失常抑制与死亡率的矛盾现象，因此不建议继续应用。胺碘酮对降低心衰猝死、改善生存有益，对心脏功能的抑制及促心律失常作用小，如无禁忌证，是严重心衰患者合并心律失常的首选药物。

1. 伴有心衰的房颤治疗　约20%的心衰患者伴慢性房颤，伴房颤死亡率增加。① 复律：应尽可能使房颤转复为窦性，胺碘酮可用于复律并维持窦律。② 抗凝治疗：心衰伴慢性房颤者并发脑卒中的年发生率高达16%；如合并其他危险因素，发生率更高，必须同时抗凝治疗。

2. 心衰室性心律失常的治疗　① 对于无症状非持续性室速，不主张积极抗心律失常药物治疗。② 血流动力学不稳定的持续性室速、室颤应立即电转复；血流动力学稳定的持续性室速，首选胺碘酮，其次利多卡因，无效者电复律。③ 心衰中ICD植入对预防猝死的价值尚待证实。④ 心衰抗心律失常药物选择，Ⅲ类钾通道阻滞剂，以胺碘酮为主，可降低心脏性猝死，对总死亡降低可能有益。Ⅱ类交感抑制剂，使心脏性猝死率降低，总死亡率降低。Ⅰ类钠通道阻滞剂可能增加心衰猝死危险，不宜用。

（三）心源性猝死的抗心律失常治疗

心源性猝死主要由恶性室性心律失常即室颤和快速或多形室速引起，其中很小一部分是由预激综合征伴发房颤经房室旁路下传引起室颤所致，极少数心脏猝死发生于心动过缓。因此，除心肺复苏的常规步骤外，关键是处理快速室性心律失常或严重心动过缓。

电复律是处理致命性快速室性心律失常的最迅速有效的方法；对心动过缓所致者应进行临时起搏。在没有条件电复律或临时起搏，或电复律后不能恢复自身心律时需在进行人工心肺复苏的同时经静脉应用抗心律失常药，目前主张首选胺碘酮。利多卡因仍可使用，但效果不如胺碘酮确切，静脉应用胺碘酮300 mg可以提高院外SCA患者的入院成活率15%。电复律虽然有效，但对屡除屡发者静脉用胺碘酮尤为重要。

在心肺复苏过程中，要注意分析可能存在的诱因并进行针对性处理，如电解质紊乱、药物毒副作用、心肌缺血等。非一过性或非可逆性因素引起的室速或室颤所致的SCA是ICD应用的明确适应证；无条件置入者可以口服胺碘酮或索他洛尔。预防心动过缓所致心脏性猝死的方法是安置永久起搏器。

（许　铁　陈建荣　张青卿）

第十一章 急性冠状动脉综合征

【定义和分类】

急性冠状动脉综合征(acute coronary syndrome,ACS)是一大类包含不同临床特征、临床危险性及预后的临床综合征,它们有共同的病理机制,即冠状动脉粥样硬化斑块破裂、血栓形成,并导致病变血管不同程度的阻塞。

根据心电图有无ST段持续性抬高,可将ACS区分为ST段抬高和非ST段抬高两大类,前者主要为ST段抬高心肌梗死(ST elevation myocardial infarction,STEMI),后者包括不稳定心绞痛(unstable angina,UA)和非ST段抬高心肌梗死(non-ST elevation myocardial infarction,NSTEMI)。ACS是导致冠心病患者预后不良的主要因素,是冠心病患者的危重状态,其中STEMI患者在再灌注治疗时代院内死亡率仍可达5%左右,而非ST段抬高急性冠脉综合征(non-ST elevation acute coronary syndrome,NSTE ACS)患者虽然院内死亡率低于STEMI,但其发病后6个月至1年内的死亡率与STEMI患者相似。在近20年间,对ACS发病机制的研究有了革命性的进步。这些研究工作逐步深入到细胞、分子、基因等微观领域。因此针对ACS的治疗方案也由以往的减少血管狭窄、恢复血流灌注转变为现今更具全局性、个体化的综合治疗策略。

【病因与病理生理】

ACS的发生与冠脉粥样硬化斑块的不稳定性有关,而与冠脉的狭窄程度关系不大。不稳定粥样硬化斑块如发生斑块内出血、斑块纤维帽出现裂隙、冠状动脉痉挛,会引发血小板聚集并形成冠状动脉内血栓,冠状动脉发生严重狭窄乃至完全闭塞,使局部心肌血流量明显下降或中断,导致该动脉灌注区心肌需氧供氧失衡及心血管事件发生。ACS进展过程中血栓形成是由动脉粥样硬化斑块、冠状动脉内皮功能障碍、循环血小板激活、管壁张力变化等多因素相互作用的产物。依据冠状动脉的阻塞程度和相应的缺血状况,ACS有不同的发作形式:血栓部分阻塞冠状动脉或先前已经建立侧支循环者表现为不稳定型心绞痛(UA)和非ST段抬高型心肌梗死(NSTEMI,也称作非Q波MI),后者与前者的区别在于存在心肌坏死;血栓完全阻塞冠状动脉并伴有心肌坏死则表现为ST段抬高型心肌梗死(STEMI,也称作Q波型MI)。虽然UA并不引起心肌坏死,但若不及时纠正其基本的病理生理学状况,则可能进一步发展为MI。心肌缺血所致的病理生理学改变为判断有效的治疗和可能出现的并发症提供了依据。

心肌梗死早期，由于冠状血管供血不足，心肌有氧代谢减少、无氧酵解增加，细胞内ATP缺乏，ATP依赖的细胞活动受损，导致细胞水肿和死亡；另一方面，ATP的缺乏影响Na^+/K^+ ATP酶的活性，导致细胞内[Na^+]和细胞外[K^+]升高，细胞内[Na^+]升高引起细胞水肿，细胞外[K^+]升高引起跨膜电位的变化，诱发致命性心律失常。此外，血栓堵塞冠状动脉后2分钟，上述代谢变化将影响到心肌的功能。若未进行干预，20分钟内细胞将发生不可逆性损伤，最突出的表现是细胞膜受损，受损的细胞膜释放蛋白水解酶损伤临近的心肌细胞，同时释放特异性的大分子物质进入血循环，其中某些可作为诊断心肌损伤的早期临床标记物。发病4～12小时可出现心肌水肿及急性炎症反应，这将进一步导致心肌组织损伤。晚期主要是不可逆损伤的心肌细胞的清除、胶原纤维沉积、瘢痕组织形成。

心肌梗死后很快会导致心肌收缩和舒张功能受损，引起心排血量降低、心室顺应性下降和心室充盈压升高等血流动力学变化，其严重度和持续时间取决于梗死的部位、程度和范围。急性大面积心肌梗死者，可发生泵衰竭-心源性休克或急性肺水肿。右心室梗死在AMI患者中少见，其主要病理生理改变是急性右心衰竭，心排血量减低，血压下降。AMI引起的心力衰竭称为泵衰竭，按Killip分级法可分为：

Ⅰ级　无明显心力衰竭；

Ⅱ级　有左心衰竭，肺部啰音称小于50%肺野；

Ⅲ级　有急性肺水肿，全肺部干、湿啰音；

Ⅳ级　有心源性休克不同程度或阶段的血流动力学变化。

心肌顿抑(myocardial stunning)是指一次严重的心肌缺血之后，尽管恢复足够的血流灌注，心肌收缩功能异常仍持续存在，一段时间后功能逐渐恢复的现象。顿抑在不稳定型心绞痛患者以及远离梗死区的心肌中很常见。

心室重塑(remodeling)是MI的后续改变，指梗死区域和非梗死区域心肌发生几何形态的变化，表现为左心室体积增大、形状改变及梗死区域心肌变薄和非梗死区域心肌增厚，这些改变对心室的收缩、舒张效应及电活动均有持续不断的影响，很大程度上促进心力衰竭进程并诱发心律失常。

【危险因素】

1. 年龄、性别　男性45岁或以上，女性55岁或以上多发，但近年有年轻化趋势。男性多见，男女比例约为2∶1，但女性在绝经期之后发病率增加。与男性相比，女性更多地表现为UA和NSTEMI。相同年龄段比较，男性发生STEMI的风险大于绝经前女性，与绝经后女性相似。

2. 血脂异常　脂质代谢紊乱是动脉粥样硬化重要的危险因素，总胆固醇(TC)、甘油三酯(TG)、低密度脂蛋白(LDL)特别是氧化型低密度脂蛋白或极低密度脂蛋白(VLDL)增高，载脂蛋白B(ApoB)增高，高密度脂蛋白(HDL)尤其亚组分Ⅱ($HDL_{Ⅱ}$)减低，载脂蛋白A(ApoA)降低都被认为是危险因素。血浆胆固醇水平与发生冠心病风险之间成线性相关，胆固醇每升高1%，冠心病风险升高2%，反之，胆固醇每降低1%，冠心病风险降低2%。

3. 高血压与糖尿病　血压升高和发生心血管疾病风险之间呈连续的线性关系，且独立于其他危险因素。60%～70%的冠状动脉粥样硬化患者合并有高血压。高血压是我国人群发生心血管事件的首要危险因素,糖尿病是动脉粥样硬化性疾病的重要危险因素,与非糖尿病患者相比,糖尿病患者心血管疾病风险增加2～5倍,未来10年发生心肌梗死风险高达20%。1999年美国心脏学会曾明确提出"糖尿病是心血管疾病"。2002年,美国《国家胆固醇教育计划成人治疗指南Ⅲ》(NCEP-ATP Ⅲ)中明确提出"糖尿病是冠心病的等危症"。高血压和糖尿病有共同的发病基础,又互相影响并加重各自并发症的发生和发展。

4. 吸烟 与不吸烟者比较,吸烟者本病的发病率和病死率增高2～6倍,且与每日吸烟的支数呈正比。吸烟是首次心肌梗死、再发心肌梗死的强烈危险因素。

其他常见的危险因素尚有:① 家族史:家族中有在较年轻时患本病者,其近亲得病的机会5倍于无家族史者。② 肥胖:尤其是腹部肥胖者,肥胖患者具有代谢异常集结的特征,其代谢综合征的发病率较非肥胖者增加三倍以上。此外肥胖也和高血压及糖尿病的发生密切相关。③ 生活方式不健康:主要包括缺乏运动、长期情绪紧张或抑郁、饮食不健康。最新研究显示,有益心脏健康的生活方式不仅对有明确心血管风险的人很重要,也可增加无危险因素人群的寿命。④ 高同型半胱氨酸血症、胰岛素抵抗、病毒及衣原体感染等也是急性冠脉综合征的危险因素。

【临床症状】

1. 不稳定型心绞痛 UA常表现为3种形式:心绞痛发作频率、持续时间、疼痛程度的逐渐增加;静息时发作心绞痛;初发心绞痛。UA患者的心前区不适症状与典型的稳定型心绞痛相似,但其发作程度更重,持续时间更长,发作时伴有出汗、恶心、呕吐、心悸或呼吸困难。休息或舌下含服硝酸甘油不能明显缓解。UA如果不能尽早确诊并得到有效治疗,病情很可能在短时间内进展直至发生心肌梗死。

2. 急性心肌梗死

(1) 先兆:过半数的患者在心肌梗死发病前数日有乏力、胸部不适、活动时心悸胸闷,甚至有不稳定型心绞痛的发生,部分患者可能伴有恶心呕吐、大汗、心动过速,或心功能不全、严重心律失常、血压大幅度波动等。发现先兆并及时处理,可使部分患者避免心肌梗死的发生。

(2) 疼痛:最先出现的症状,胸痛的部位和性质与心绞痛基本相同,但程度更重,持续时间更长,可达数小时甚至数日,疼痛范围比心绞痛更广,可放射至颈部、左肩和左上臂,少数患者疼痛位于上腹部,被误诊为胃穿孔、胰腺炎、胆囊炎等急腹症。与心绞痛不同,患者常有烦躁不安、出汗、恐惧、濒死感,休息或舌下含服硝酸甘油后不缓解。大约有25%的心肌梗死患者胸痛症状不明显或者没有任何症状,主要是糖尿病和老年患者,由于周围神经病变对疼痛的敏感程度下降,患者可没有胸痛症状。

(3) 全身症状:因坏死物质被吸收,患者可有发热、心动过速、红细胞沉降率增快、白细胞升高等全身症状。一般在心肌梗死后24～48小时出现,程度与梗死范围有关,体温在38℃左右,很少超过39℃,持续数日。

(4) 心力衰竭:主要是急性左心衰,可在起病最初几天内发生,大面积心梗时很快出现,与心肌梗死时左室收缩及舒张功能减低或不协调导致心搏量下降有关,患者舒张末压上升,左房压和肺静脉压力升高,产生肺淤血、肺水肿及顺应性减低,出现呼吸困难。病程进展可出现颈静脉怒张、肝大、水肿等右心衰竭表现。右心室心肌梗死时可以一开始就出现右心衰竭，并伴有血压下降。下壁心肌梗死患者常有心动过缓、低血压。

(5) 心律失常：见于75%～95%的患者，起病1～2周内多发，以24小时内最多，可伴有头昏、乏力、心悸、晕厥等表现。各种心律失常中以室性心律失常最多，尤其是室性早搏，频发室性早搏、短阵室性心动过速、R on T现象及成对出现的室性早搏多为室颤的先兆。房室传导阻滞及束支传导阻滞也较多见，前壁心肌梗死若发生房室传导阻滞常提示梗死范围广泛、病情重。室上性心律失常相对少见，与梗死心肌顺应性差、心功能不全有关。

(6) 低血压和休克：疼痛中血压下降未必就是休克，如疼痛缓解仍表现为血压下降、大汗、烦躁、面色苍白、皮肤湿冷、脉搏细速、反应迟钝甚至晕厥，多提示存有休克。休克多发生于起病数小时至数日内，多为心源性，主要原因为心肌广泛坏死(40%以上)，心排血量急剧下降，部分患者可能合并有血容量不足的因素参与。

(7) 胃肠道症状：与迷走神经受坏死心肌刺激、心排血量减低、组织灌注不足等有关。表现为频繁恶心、呕吐、腹痛、腹胀，部分患者可发生呃逆。

【体　征】

不稳定型心绞痛多无特别体征。

心肌梗死时多数患者心率加快，心尖区第一心音减弱，可出现第四心音(心房性)奔马律，少数有第三心音(心室性)奔马律。若炎症波及心包，于第2～3天可闻及心包摩擦音。收缩期杂音常见于乳头肌功能失调、二尖瓣关闭不全及梗死累及室间隔造成室间隔破裂。

除早期血压可能升高外，几乎所有心肌梗死患者都有血压降低的表现。起病前有高血压者，血压可降至正常，起病前无高血压者，血压可降至正常以下，还有可能不再回复到起病前的水平。

此外，还可出现发热、皮肤湿冷、面色苍白、烦躁不安及与心律失常、休克、心力衰竭等相关的体征。

【辅助检查】

1. 心电图　体表ECG是筛查心肌缺血和心肌梗死患者的重要工具之一，也是评估病变部位、范围、危险分层及预后的有效工具，ACS发作时心电图可出现心肌缺血、损伤和梗死的进行性动态变化。因此，所有疑及ACS的患者均应做床边ECG。急诊科对疑诊ACS的患者应争取在10分钟内完成临床检查，描记18导联心电图(常规12导联加V7、V8、V9、V_{3R}、V_{4R}、V_{5R})并进行分析。但其发现AMI的敏感性相对较低：50% AMI患者ECG有ST段抬高，其他AMI患者有ST段压低和(或)T波倒置，1%～5% AMI患者与4%～23%的不稳定型心绞痛患者ECG可完全正常或无特异性改变。

(1) 心绞痛发作时心电图：ST段压低≥0.1 mV，伴或不伴T波倒置。在平时有T波持续倒置的患者，发作时可变为直(假性正常化)。

(2) ST段抬高型MI者心电图：特征性改变：① ST段抬高呈弓背向上型，在面向坏死区周围心肌损伤区的导联上出现；② 宽而深的Q波(病理性Q波)，在面向透壁心肌坏死区的导联上出现；③ T波倒置，在面向损伤区周围心肌缺血区的导联上出现。在背向梗死区的导联则出现相反的改变，即R波增高、ST段压低和T波直立并增高。

动态性改变:① 起病数小时内,可无异常或出现异常高大且两肢不对称的 T 波;② 数小时后,ST 段明显抬高,弓背向上,与直立的 T 波连接,形成单向曲线,并逐渐出现病理性 Q 波,同时 R 波减低,是为急性期改变;③ 早期如不干预,抬高的 ST 段在数日至两周左右回到基线水平,T 波则变为平坦或倒置,是为亚急性期改变;④ 数周至数月后,T 波呈 V 型倒置,两肢对称,波谷尖锐,是为慢性期改变。

(3) 非 ST 段抬高型 MI 心电图:ST-T 动态变化是 NSTEMI 最有诊断价值的心电图表现,一般无病理性 Q 波,多数有普遍性 ST 段压低不低于 0.1 mV 或有对称性 T 波倒置,也可无 ST 段改变,仅有 T 波倒置改变。初始心电图正常或临界改变,不能排除 NSTEMI 的可能性,患者出现症状时应再次记录心电图,且与无症状时或既往心电图对比,注意 ST-T 的动态变化。

心肌梗死的定位和范围见表 11-1。

表 11-1 ST 抬高型心肌梗死的心电图的定位判断

部位	导联
前间隔心梗	V_1-V_3 呈 QS 型,甚至偏移至 V_4
前壁心梗	V_1 呈 rS,V_{2-4}有 Q 波或 V_1-V_4R 波振幅降低
前侧壁心梗	V_{4-6},Ⅰ,aVL 有 Q 波
侧壁心梗	Ⅰ,aVL 有 Q 波
下壁心梗	Ⅱ,Ⅲ,aVF 有 Q 波
下侧壁心梗	Ⅱ,ⅢI,aVF 和 V_5-V_6 有 Q 波
正后壁心梗	V_1-V_2R 波超过 0.04 s 且 R/S>1
右室心梗	Ⅱ,Ⅲ,aVF 呈 Q 波,且 rV_4ST 段抬高

2. 血清生化标志物 ① 血清肌钙蛋白在心肌梗死症状发作 2~4 小时后开始升高,10~24 小时达高峰,持续 7~10 天并缓慢下降,较大范围的心肌梗死后肌钙蛋白升高可持续 10~14 天。血清 TnI 或 TnT 升高对诊断 AMI 有较高的特异性。肌钙蛋白增高也可见于肺栓塞、心肌炎或心包炎、胸部创伤引起的心肌损伤及脓毒症和终末期肾病患者。② 肌酸激酶同工酶 CK-MB 在心肌梗死后 3~8 小时开始升高,18~24 小时达到高峰,3~4 天后恢复正常。其他器官损伤(如骨骼肌损伤)或非心肌梗死所致的心脏疾病(如心肌炎)也会导致 CK-MB 水平升高,但通常不会表现这种动态演变现象。此外,CK-MB 对检测心肌梗死的敏感性和特异性方面均不如肌钙蛋白。③ 肌红蛋白于发病后 1~2 小时开始升高,4~12 小时达到高峰,敏感度高于 CK 和 CK-MB,但非心肌特异,在肌肉组织也可表达,假阳性率很高。

对心肌坏死标记物的测定应进行综合评价。如肌红蛋白在 AMI 后出现最早,也十分敏感,但特异性不强,cTnT 和 cTnI 出现稍延迟,但特异性很高,在症状出现后 6 小时内测定为阴性者应在 6 小时后再复查,其缺点是持续时间可长达 10~14 天,这对 AMI 的起病时间推断和判断起病后是否发生新的梗死不利。CK-MB 虽不如 cTnT、cTnI 敏感,但对早期 AMI 的诊断有较重要价值(表 11-2)。

表 11－2　心肌梗死心肌损伤标记物及其检测时间

时间	肌红蛋白	cTnT	cTnI	CK-MB
开始升高时间(h)	1～2	2～4	2～4	3～8
峰值时间(h)	4～8	10～24	10～24	18～24
持续时间(d)	0.5～1	10～21	7～14	3～4

3. 超声心动图　超声心动图检查可发现心肌缺血时左心室射血分数(LVEF)减低和心肌节段性运动减弱，甚至消失。对诊断室壁瘤和乳头肌功能失调等有一定临床意义。负荷超声心动图的阴性预测值较高。超声心动图对主动脉夹层、肺栓塞、主动脉瓣狭窄、肥厚型心肌病及心包积液等疾病的鉴别诊断具有重要价值。

4. 冠状动脉造影　冠状动脉造影一直是诊断冠心病最常用的有创检查方法，曾被认为是诊断冠心病的金标准，可清晰显示血管轮廓、内径、狭窄程度、血流速度等血管相关信息，并有助于指导治疗和评估预后。冠状动脉粥样硬化最基础的病理改变是血管壁的改变，而冠状动脉造影却不能显示血管壁的病理改变是其缺陷，目前常在冠状动脉造影时用冠脉内超声检查来了解血管壁的斑块分布、大小、性质及是否破溃和血栓形成等更准确的相关信息。

5. 放射性核素　放射性核素^{201}Tl-心肌显像技术可以发现心肌梗死或供血不足区域；放射性核素^{99m}Tc心腔造影技术可测定左心室射血分数，有助于判断心室功能、诊断心肌梗死造成的室壁运动失调和室壁瘤的存在；正电子发射断层心肌显像(PET)则可判断心肌的血流灌注，了解心肌的代谢情况，并可准确评估心肌的活力。

【诊断和鉴别诊断】

ACS的诊断主要取决于以下几点：① 患者的症状；② 典型的ECG改变；③ 特异性的心肌坏死血清标志物检测。UA者血清心肌坏死标志物阴性，主要根据患者胸痛的临床症状和ECG有心肌缺血改变[常为ST段压低和(或)T波倒置低平]作出诊断。与UA不同，非ST段抬高的MI除了临床表现和心电图ST-T异常外，心肌坏死血清标志物为阳性。ST段抬高的MI则常有典型的临床表现，特征性的心电图动态改变和心肌坏死血清标志物阳性。

鉴别诊断主要考虑以下疾病：

1. 心包炎　尤其是急性非特异性心包炎可表现为剧烈而持久的心前区疼痛，但心包炎的疼痛常伴随发热，吸气或咳嗽时加重，早期可闻及心包摩擦音，全身症状一般不如MI严重，心电图可见弥漫性(除aVR外)ST段弓背向下的抬高，T波倒置，而无异常Q波出现。

2. 主动脉夹层　胸痛一开始即达高峰，常放射到背、肋、腹、腰和下肢。患者诉撕裂样疼痛难以忍受。两上肢的血压可有明显差别，可有主动脉瓣关闭不全的表现。无血清心肌坏死标记物升高。X线示纵隔增宽、胸部CT或磁共振体层显像有主动脉夹层征象，主动脉造影可以明确。

3. 急性肺动脉栓塞　可发生胸痛、咯血、呼吸困难，常合并有右心负荷增加的表现，如颈静脉充盈、发绀、肺动脉瓣区第二心音亢进、肝大、下肢水肿等。既往可能有静脉血栓性疾病。D-二聚体常升高，典型心电图为$S_{Ⅰ}Q_{Ⅲ}T_{Ⅲ}$，但不常见，胸片有肺动脉阻塞征、肺动脉高压症及右心扩大征。螺旋CT、肺动脉造影、超声心动图及磁共振成像有助于明确诊断。

4. 急腹症　急性胰腺炎、消化性溃疡穿孔、急性胆囊炎、胆石症等，均有上腹部疼痛，可能伴休克,与ACS容易混淆,通过病史、体格检查、心电图检查、腹部超声、血淀粉酶、心肌坏死血清标志物检测等可协助鉴别。

【并发症】

UA若未予及时治疗往往在随后数天至数周内有10%～20%发展为心肌梗死。出现心肌梗死后,由于坏死区域的炎症性、机械性以及电生理特性的异常改变可引起各种并发症。早期的并发症有坏死心肌本身引起,在心肌梗死后数天至数周发生的并发症则可能是由炎症反应引起。常见的并发症如下:

1. 心律失常　在ACS尤其是心肌梗死时极为常见,且是院前死亡的主要原因。常见的心律失常包括室性早搏、室性心动过速、心室颤动、室上性心律失常、传导阻滞。急性心肌梗死时各种心律失常多由于折返或心肌细胞的自律性增高引起。室性早搏比较常见,除非有成对、多源、频发或呈R on T的室性早搏,一般不需要针对性处理。心室颤动是大部分心肌梗死患者发生心脏性猝死的主要原因,心肌梗死后前48小时内发生的心室颤动经常是由一过性电不稳定性引起,不影响患者的长期预后,梗死48小时后发生的心室颤动常伴有严重左心功能不全,患者远期死亡率较高。

2. 心力衰竭　急性心肌缺血时心肌功能受损与心律失常、心室重构和心梗的机械并发症共同导致并加重心衰,主要是左心衰竭,发生率为32%～48%,患者常有呼吸困难、发绀、烦躁、肺部湿啰音等症状和体征。大约有1/3的下壁心肌梗死患者同时有右心室梗死,此时常有右心衰竭和低血压存在。

3. 乳头肌功能失调或断裂　二尖瓣乳头肌因缺血、坏死使其收缩功能发生障碍,造成不同程度的二尖瓣反流,引起心力衰竭或肺水肿的症状。重者可导致患者立即死亡,轻则可以恢复,其杂音亦可消失。乳头肌整体断裂极少见,多发生在二尖瓣后乳头肌(因其血供不稳定,因此较前乳头肌更容易坏死),多见于下壁MI,心力衰竭明显,预后差。

4. 心脏破裂　少见,常在心肌梗死后2周内出现,多为心室游离壁破裂,常见于女性和有高血压病史的患者。可迅速引起心包填塞导致猝死。偶为室间隔破裂,造成穿孔,在胸骨左缘第3～4肋间出现响亮的收缩期杂音,可引起心力衰竭和休克在数日内死亡。

5. 栓塞　发生率1%～6%,多见于起病后1～2周,心梗后左室收缩功能受损区域血流减慢,易形成血栓,多发于心尖部梗死或有真性室壁瘤的患者。心腔内附壁血栓脱落可引起脑、肾、脾或四肢等周围动脉栓塞。

6. 心室壁瘤　是心梗晚期并发症,主要见于左心室。体格检查可见左侧心界扩大,心脏搏动范围较广,可有收缩期杂音。急性STEMI后数周ST段持续抬高,X线片上左心缘向外膨隆提示存在左心室壁瘤,超声心动图检查可确诊。

7. 心肌梗死后综合征(postmyocardial infarction syndrome)　于心肌梗死后数周至数月内出现,发生率约10%,可能为机体对坏死物质的过敏反应所致,可反复发生,表现为心包炎、肺炎或胸膜炎,有胸痛、发热等症状。

【危险分层】

对ACS患者进行危险分层,不仅可以在疾病急性期指导临床医师采取与患者情况适当的诊断和治疗措施,而且也为预后判断和病情稳定后个体化的二级预防提供依据。临床上常依据患者病史、胸痛特点、临床表现、心电图及心肌标志物等指标进行分层。近年来也有多种简单快捷的风险积分系统应用于临床，如：TIMI 积分系统、GRACE 积分系统、CRUSADE 出血积分系统、ACUITY 出血积分系统等。

1. 非 ST 段抬高 ACS 的危险分层　见表 11－3。不稳定型心绞痛和(或)非 ST 段抬高型心肌梗死的 TIMI 危险评分见表 11－4。

表 11－3　不稳定型心绞痛和(或)非 ST 段抬高型心肌梗死的早期危险分层

项　目	高度危险性（至少具备下列一条）	中度危险性（无高度危险特征但具备下列任何一条）	低度危险性（无高度中度危险特征但具备下列任何一条）
病史	缺血症状在 48 小时内恶化	既往心肌梗死，或脑血管疾病，或冠状动脉旁路移植术，或使用阿司匹林	
疼痛特点	长时间(超过 20 分钟)静息性胸痛	长时间(超过 20 分钟)静息胸痛目前缓解，并有高度或中度冠心病可能。静息胸痛(不足 20 分钟)或因休息或舌下含服硝酸甘油缓解	过去 2 周内新发 CCS 分级Ⅲ级或Ⅳ级心绞痛，但无长时间(超过 20 分钟)静息性胸痛，有中度或高度冠心病可能
临床表现	缺血引起肺水肿，新出现二尖瓣关闭不全杂音或原杂音加重，S_3 或新出现啰音或原啰音加重，低血压、心动过速，年龄超过 75 岁	年龄超过 70 岁	
心电图	静息性心绞痛伴一过性 ST 段改变(高于 0.05 mV)，新出现束支传导阻滞或持续性心动过速	T 波倒置超过 0.2 mV，病理性 Q 波	胸痛期间心电图正常或无变化
心肌标志物	明显增高(即 cTnT＞0.1 μg/L)	轻度增高(即 cTnT＞0.01，但＜0.1 μg/L)	正常

注：NSTE-ACS 患者短期死亡和非致死性心脏缺血事件的风险评估是一个牵涉多因素的复杂过程，该表仅提供总的原则和解释，并非一成不变的教条，标准不一致时以最高为准

表 11－4　不稳定型心绞痛和(或)非 ST 段抬高型心肌梗死的 TIMI 危险评分

项目	分值
年龄 65 岁或以上	1 分
不少于三个冠心病危险因素	1 分
七天内应用阿司匹林	1 分
冠脉造影显示，冠脉堵塞不低于 50%	1 分
24 小时内两次及以上静息心绞痛发作	1 分
心电图 ST 段变化	1 分
心脏损伤标志物水平升高	1 分

注：总分 7 分，0～2 分低危，3～4 分中危，5～7 分高危。缺点是没有定量每项指标的权重程度，每项指标的分数也没有差别，且未包括心力衰竭和血液动力学因素，因此降低了对死亡风险的预测价值

2. ST段抬高ACS的TIMI危险评分　TIMI危险积分介于0～14分之间,它所对应的30天的死亡率分别为:总分0分0.8%、2分1.6%、3分2.2%、4分7.3%、5分12%、6分16%、7分23%、8分27%、8分以上36%(表11-5)。TIMI危险分层系统是一种简捷的评分系统,可方便地用于ST段抬高ACS患者进行急诊床旁的危险分层。

表11-5　ST段抬高型心肌梗死的TIMI危险评分

临床危险因子	评分
病史	
年龄超过75岁	3
年龄在65～74岁	2
有糖尿病、高血压或心绞痛病史	1
体格检查	
收缩压小于100 mmHg	3
心率大于100次/分	2
Killip分级Ⅱ～Ⅳ级	2
体重不足67 kg	1
临床表现	
前壁导联ST段抬高或左束支阻滞	1
开始再灌注时间超过4小时	1
最高积分	14

STEMI患者危险分层是一个连续的过程,需根据临床情况不断更新最初的评估。高龄、女性、killip分级Ⅱ-Ⅳ级、既往心肌梗死史、心房颤动、前壁心肌梗死、肺部啰音、血压低于100 mmHg、心率大于100次/分、糖尿病、肌钙蛋白明显升高等独立危险因素使STEMI患者死亡风险增加。另外,溶栓治疗失败(胸痛不缓解、ST段持续抬高)或伴有右心室梗死和血流动力学异常的下壁STEMI患者病死率高。STEMI新发生心脏杂音时,提示可能有室间隔穿孔或二尖瓣反流,超声心动图检查有助于确诊,这些患者死亡风险增大,需尽早外科手术。

【治　疗】

对ACS患者,强调早发现、早住院、早治疗,需要尽快恢复心肌血流灌注,改善氧供需平衡,缩小心肌缺血范围,达到挽救濒死心肌、防止梗死扩大、保护和维持心脏功能的目的,应及时处理严重心律失常、泵衰竭和各种并发症。虽然部分治疗方案在所有ACS患者都一样,但对于ST段抬高和非ST段抬高的ACS患者治疗上依然存在很大差异。

一、STEMI的治疗

患者来院后应立即开始一般治疗,重点关注再灌注,并预防心肌梗死相关不良事件和并发症。

1. 一般处理

(1) 休息:急性期卧床休息,限制运动量,保持环境安静,减少不良刺激,减轻焦虑。

(2) 吸氧:尽管目前并没有证据支持常规使用氧气可以降低死亡率或并发症,但研究表明吸氧可以限制缺血心肌的损伤,降低心肌梗死患者的 ST 段抬高。

(3) 监测:对患者进行心电图、血压、呼吸和氧饱和度的监测,及时发现危及生命的心律失常、心力衰竭、高血压危象等。建立静脉通路,除颤仪应随时处于备用状态。

(4) 镇痛:AMI 剧烈胸痛时患者交感神经过度兴奋,产生心动过速、血压升高和心肌收缩功能增强,从而增加心肌耗氧量,容易诱发快速性室性心律失常,可给予有效镇痛剂,可选择吗啡 5～10 mg 皮下注射或 2.5～5 mg 静注,必要时重复。

(5) 饮食:少量多餐,清淡为主。对合并有高血压或心力衰竭的 STEMI 病人,应限制钠盐的摄入。

(6) 保持大便通畅:可予肠道润滑剂,如 20%甘露醇 80 ml 或适量,必要时重复,但不宜用番泻叶。

2. 药物治疗

(1) 抗血小板:除非对阿司匹林禁忌或已服用过阿司匹林,院前急救人员应给予胸痛并怀疑为 STEMI 的病人 300 mg 的阿司匹林嚼服进行初始治疗,维持治疗每日 75～100 mg,长期服用。STEMI 患者准备直接 PCI 时,口服负荷量 P2Y12 受体拮抗剂,包括:氯吡格雷 300～600 mg 或普拉格雷 60 mg 或替格瑞洛 180 mg。STEMI 患者接受 PCI 治疗后,应该口服 P2Y12 受体拮抗剂至少 1 年,每日维持量:氯吡格雷每日 75 mg 或普拉格雷每日 10 mg 或替格瑞洛 90 mg,每日 2 次。对急诊 PCI 者可以静脉使用 GP $Ⅱ_b$/$Ⅲ_a$ 受体拮抗剂,如阿昔单抗 0.25 μg/kg 静推,0.125 μg/(kg·min)维持,或高剂量替罗非班 25 μg/kg 静推,每分钟 0.15 μg/kg 维持。

(2) 抗凝:对直接 PCI 的 STEMI 患者,应该辅助抗凝治疗,并根据是否使用 GP $Ⅱ_b$/$Ⅲ_a$ 受体拮抗剂调整普通肝素剂量,使 ACT 时间维持在治疗要求。也可选用比伐卢定抗凝治疗。对出血风险高的患者,单用比伐卢定优先于联合使用普通肝素和 GP $Ⅱ_b$/$Ⅲ_a$ 受体拮抗剂。

对于选择纤溶再灌注治疗的 STEMI 患者应接受抗凝治疗,可选择的治疗方案如下:① 肝素:根据体重调整的剂量静脉团注和滴注,APTT 维持在对照值的 1.5～2 倍持续 48 小时或直至血运重建;② 依诺肝素:根据年龄、体重、肌酐清除率调整剂量于 15 分钟内静脉注射,随后在住院期间皮下注射,可长达 8 天或直至血运重建;③ 磺达肝癸钠:给予初始剂量在 24 小时内静脉注射,如果估计的肌酐清除率大于 30 ml/min,随后可每日皮下注射 8 天或直到血运重建。

(3) 他汀类:目的是保护心肌、降低围术期心肌梗死和主要不良心脏事件的发生率,长期强化治疗是为了达到治疗目标的强化,建议 LDL-C 水平达到低于 1.8 mmol/L(70 mg/dl)或降幅大于 50%。如无绝对禁忌,所有 STEMI 患者应在入院后尽早启动或继续强化他汀治疗。

(4) β受体阻滞剂:只要病人无禁忌,应该在第一个 24 小时内给予治疗,对在 STEMI 发病的第一个 24 小时有应用β-阻滞剂禁忌证的病人,应重新评价他们是否可以接受β-阻滞剂治疗。如无禁忌,住院或出院后长期口服β受体阻滞剂。β-阻滞剂禁忌证:心力衰竭、低心排量、增加心源性休克可能或其他禁忌(PR 间期大于 0.24 秒、二或三度房室传导阻滞、哮喘或气道高反应性)。

(5) 血管紧张素转换酶抑制剂(ACEI):如无禁忌,所有 STEMI 患者,发病 24 小时内口服 ACEI。如不能耐受 ACEI,可选择 ARB。已经口服 ACEI 和 β 受体阻滞剂的 STEMI 患者,若 LVEF≤40%、或有心衰症状、或合并糖尿病,需要加用醛固酮拮抗剂。

(6) 硝酸酯类药物:可以扩张冠状动脉、增加冠脉血流,降低心室前负荷。大多数 AMI 患者有使用硝酸酯类药物的指征。硝酸甘油的副作用有头痛和反射性心动过速,严重时可产生低血压,加重心肌缺血,此时应立即停止给药并给予对症处理。硝酸甘油的禁忌证有低血压(SBP<90 mmHg)、严重心动过缓(HR<50 次/分)/心动过速(HR>100 次/分)。下壁伴右室梗死时,因更易出现低血压,也应慎用硝酸甘油。

3. 再灌注治疗　主要包括介入治疗、溶栓治疗和外科手术搭桥治疗。

(1) 介入治疗:首次医疗接触(first medical contact,FMC)10 分钟内(救护车内)记录 ECG、临床表现,12 小时内转运至具有直接 PCI 资质的医院,直接送到导管室。对于合并有溶栓禁忌、溶栓失败、心源性休克及严重心衰的患者,无论 FMC 至直接 PCI 时间延迟如何,都直接进行 PCI 治疗。

初诊无条件 PCI 的医院,FMC 至 PCI 时间延迟小于 120 分钟(理想小于 90 分钟),立即转运至具有直接 PCI 资质的医院;如 FMC 至 PCI 时间延迟大于 120 分钟,应于 30 分钟内溶栓治疗(无溶栓禁忌)。

发病 12～24 小时的 STEMI 患者,如有临床或心电图证据显示仍有缺血现象,可行再灌注治疗,该类患者首选直接 PCI 治疗。

ECG 证实 STEMI,且院外行心肺复苏的患者,应立即行 CAG/PCI,直接 PCI 时,经导管血栓抽吸是合理的;无双联抗血小板治疗禁忌、依从性比较好的患者,优先考虑应用药物涂层支架。

延迟介入治疗的推荐:对于首选溶栓治疗或者未接受再灌注治疗的 STEMI 患者出现以下情况:① 出现心源性休克或严重急性心力衰竭;② 出院前,非侵入性评估提示中高危组患者;③ 溶栓失败或溶栓后血管再次闭塞,有意行介入血运重建的患者;④ 住院期间,自发性或轻微活动量即能诱发心肌缺血的患者。上述情况宜尽早行冠状动脉造影及 PCI 治疗。一般而言,溶栓后病情稳定的 STEMI 患者,出院前行冠状动脉造影评估病情,溶栓后 2～3 小时内不建议冠状动脉造影检查。

(2) 溶栓治疗:溶栓治疗可使冠状动脉内新鲜血栓中的纤维蛋白降解,进而使血栓溶解,使闭塞的冠状动脉和缺血心肌恢复血流再灌注,以挽救濒死的心肌,适用于 ST 段抬高型心肌梗死患者。常用的溶栓药物有:尿激酶、链激酶、重组组织型纤溶酶原激活剂(rt-PA)、瑞替普酶(r-PA)。

溶栓治疗适应证:① STEMI 症状出现不足 12 小时,心电图两个胸前相邻导联 ST 段抬高不低于 0.2 mV 或肢体导联 ST 段抬高不低于 0.1 mV 或新出现(可能新出现)的左束支传导阻滞的患者;② STEMI 症状出现 12～24 小时内,仍然有缺血症状,心电图仍然有 ST 段抬高。

溶栓治疗禁忌证:① 既往脑出血病史,脑血管结构异常(如动静脉畸形等);② 颅内恶性肿瘤(原发或转移);③ 缺血性卒中病史(不包括 3 小时内的缺血性卒中);④ 曾使用链激酶(5 天～2 年内)或对其过敏的患者,不能重复使用链激酶;⑤ 近期(2～4 周内)活动性内脏出血(月经除外);⑥ 可疑主动脉夹层,活动性消化性溃疡,妊娠;⑦ 入院时严重且未控制的高血压(高于 180/110 mmHg)或慢性严重高血压病史;⑧ 目前正在使用治疗剂量的抗凝药物(国际标准化比率 2～3),已知有出血性倾向;⑨ 近期(2～4 周内)创伤史、持续＞20 分钟的心肺复苏、外科大手术或肠道出血;⑩ 3 个月内严重头部闭合性创伤或面部创伤。痴呆或已知的其他颅内病变;⑪ 不能压迫部位的大血管穿刺。

溶栓剂的使用方法:① 尿激酶:150 万单位(2.2 万 U/kg),溶解于 100 ml 生理盐水中于 30～60 分钟内静脉滴注,配合普通肝素皮下注射 7 500～10 000 U,每 12 小时给药 1 次;或低分子量肝素皮下注射,每日 2 次,共 3～5 天。② 链激酶或重组链激酶:150 万单位于 1 小时内静脉滴注,配合肝素皮下注射 7 500～10 000 U,每 12 小时给药 1 次,或低分子量肝素皮下注射,每日 2 次。③ 阿替普酶:a. 90 分钟加速给药法:首先静脉推注 15 mg,随后 30 分钟持续静脉滴注 50 mg,剩余的 35 mg 于 60 分钟持续静脉滴注,最大剂量 100 mg。b. 3 小时给药法:首先静脉推注 10 mg,随后 1 小时持续静脉滴注 50 mg,剩余剂量按 10 mg/30 min 静脉滴注,至 3 小时末滴完,最大剂量 100 mg。④ 瑞替普酶:10 U 溶于 5～10 ml 注射用水,2 分钟以上静脉推注,30 分钟后重复上述剂量。

溶栓疗效评估:溶栓开始后 60～180 分钟应当监测临床症状、心电图 ST 抬高程度的演变和心律变化。尽管冠状动脉造影 TIMI Ⅱ 或 Ⅲ 级血流是评估冠状动脉血流灌注的"金标准",但临床中并非常规用于评价是否溶栓成功。临床常用的间接判定指标包括症状、心电图、心肌酶学峰值、再灌注心律失常,其中心电图和心肌损伤标志物峰值前移最重要。

1) 溶栓治疗开始后 60～90 分钟内 ST 段抬高至少降低 50%。

2) 患者在溶栓治疗后 2 小时内胸痛症状明显缓解,但症状不典型的患者很难判断。

3) 心肌损伤标志物的峰值前移,血清心肌型肌酸激酶同工酶酶峰提前到发病 12～18 小时内,肌钙蛋白峰值提前到 12 小时内。

4) 溶栓治疗后 2～3 小时内出现再灌注心律失常,如加速性室性自主心律、房室传导阻滞或束支传导阻滞突然改善或消失,下壁心肌梗死患者出现一过性窦性心动过缓、窦房阻滞伴或不伴低血压。

(3) 冠状动脉搭桥(CABG)治疗:适用于以下情况:① 由于冠脉解剖结构,无法行 PCI 治疗,且有难治性心肌缺血、心源性休克、严重心力衰竭,或其他高危因素者,行紧急 CABG 治疗。② STEMI 后,出现急性机械并发症,需行 CABG 修补。③ STEMI 发病 6 小时内,不适合 PCI 或溶栓治疗且无心源性休克者,可行紧急 CABG。

二、NSTEMI/UA 的治疗

NSTE-ACS 的治疗目的在于根据患者危险分层采取适当的药物治疗和冠脉血运重建策略,稳定斑块,防止冠脉内血栓形成,以改善心肌耗氧与供氧的失平衡,缓解缺血症状,减少并发症,降低病死率。其一般治疗与 STEMI 患者大致相同。

(一) 药物治疗

药物治疗是 NSTE-ACS 抗心肌缺血的基石,不仅可缓解心肌缺血症状,更重要的是改善预后,提高远期生存率。

1. β 受体阻滞剂　该类药物通过阻断心脏 β_1 受体减慢心率,抑制心肌收缩力,降低心肌耗氧量;通过延长心肌有效不应期,提高室颤阈值,进而降低恶性心律失常发生率。此外，β受体阻滞剂治疗在缓解心绞痛症状的同时，可降低患者的远期死亡率。因此，如无明确的禁忌证或对β受体阻滞剂不能耐受，NSTE-ACS患者应常规使用β受体阻滞剂。对心绞痛基本缓解、血流动力学稳定的患者，发病后24小时内开始β受体阻滞剂治疗。治疗时，宜从小剂量开始，逐渐增加剂量，并观察心率、血压和心功能状况。常用药物包括阿替洛尔、美托洛尔、比索洛尔、卡维地洛等。对心绞痛发作频繁、心动过速、血压较高的患者，可先采用静脉β受体阻滞剂(美托洛尔、艾司洛尔等)，以尽快控制血压、心率，缓解心绞痛发作。病情稳定后改为口服药物治疗。

2. 硝酸酯类　该药通过扩张容量血管，减少静脉回流，降低心脏前负荷和心肌耗氧量，发挥抗心绞痛作用。较大剂量给药时，可降低外周血管阻力、扩张冠状动脉。对无禁忌证的NSTE-ACS患者应立即舌下含服硝酸甘油0.3～0.6 mg，每5分钟重复1次，总量不超过1.5 mg，同时评估静脉用药的必要性。静脉给药用于NSTE-ACS合并顽固性心绞痛、充血性心力衰竭及高血压的患者。病情稳定后尽快转为口服制剂。硝酸酯类与β受体阻滞剂联合应用，可以增强抗心肌缺血作用，并相互抵消药物的不良反应(如心率增快)。持续给予硝酸酯类可能会出现耐药性，因此，应维持每天至少8小时的无药期。期间可用舌下含服硝酸甘油缓解症状，也可用钙通道阻滞剂预防心绞痛发作。对心绞痛发作频繁的患者，更应评估冠脉病变情况，必要时行血运重建治疗。

3. 钙通道阻滞剂(CCB)　CCB用于NSTE-ACS治疗的主要目的是缓解心绞痛症状或控制血压，目前尚无证据显示CCB可以改善NSTE-ACS患者的长期预后。在应用硝酸酯类药物和β受体阻滞剂后患者仍然存在心绞痛症状或难以控制的高血压，可加用长效的二氢吡啶类CCB；如患者不能耐受β受体阻滞剂，可将非二氢吡啶类CCB(例如维拉帕米或地尔硫䓬)与硝酸酯类合用。由于短效CCB易引起血压波动和交感神经激活，因此不宜用于NSTE-ACS患者。二氢吡啶类CCB对血管亲和力高，对心脏收缩、传导功能的影响弱。但非二氢吡啶类CCB对心脏收缩和传导功能有明显的抑制作用。因此，非二氢吡啶类CCB不宜用于左心室收缩功能不全的NSTE-ACS患者并尽量避免与β受体阻滞剂合用。

4. 血管紧张素转换酶抑制剂(ACEI)　ACEI本身不能直接发挥抗心肌缺血的作用，但可通过阻断肾素-血管紧张素系统(RAS)发挥心血管保护作用，显著降低冠心病患者的心血管死亡、非致命性心肌梗死和卒中的联合终点。因此，无禁忌证的情况下，所有NSTE-ACS患者均应接受ACEI治疗。对不耐受ACEI的患者，可应用血管紧张素受体拮抗剂(ARB)替代。

5. 尼可地尔　该药兼有ATP依赖的钾通道开放作用及硝酸酯样作用，前者通过促进血管平滑肌细胞内钾离子外流使细胞膜超极化，从而抑制肌浆网钙的释放而使细胞质中钙浓度降低；后者通过活化鸟苷酸环化酶、增加环磷酸鸟苷的合成、促进钙泵介导的钙离子外流，使收缩蛋白对钙离子的敏感性降低。推荐用于对硝酸酯类不能耐受的NSTE-ACS患者。

6. 抗血小板　NSTE-ACS患者入院后应尽快给予ASA(负荷量150～300 mg)，如能耐受，长期持续治疗(每日75～100 mg)。对ASA过敏或因胃肠道疾病而不能耐受ASA时，使用氯吡格雷(负荷量后每日维持量)。对胃肠道出血史、溃疡病或存在多个消化道出血危险因素患者(例如幽门螺杆菌感染、超过65岁、同时使用抗凝剂或类固醇激素)，使用质子泵抑制剂和胃黏膜保护剂，减低胃肠道出血风险，但尽量不用奥美拉唑。

(1) 中或高危及准备行早期 PCI 的 NSTE-ACS 患者：入院后尽快开始双联抗血小板治疗，除 ASA 外，在 PCI 前加用氯吡格雷 300～600 mg 或替格瑞洛 180 mg。对已接受 ASA 和一种噻吩吡啶类药物并准备行 PCI 的高危 NSTE-ACS 患者(例如 cTn 增高、糖尿病、ST 段明显压低)，且出血风险较小时，可考虑术前静脉给予血小板 GPII_b/III_a 受体抑制剂，但如准备选用比伐卢定或 6 小时前已接受至少 300 mg 氯吡格雷者，则不用血小板 GPII_b/III_a 受体抑制剂。接受 PCI 治疗(尤其是置入药物洗脱支架)的 NSTE-ACS 患者，术后给予氯吡格雷每日 75 mg、普拉格雷每日 10 mg 或替格瑞洛 90 mg，每日 2 次，并维持治疗至少 12 个月。

(2) 早期保守治疗的 NSTE-ACS 患者：入院后迅速启动 ASA 及抗凝治疗的基础上，加用氯吡格雷(负荷量后每日维持量)，并持续至少 1 个月，推荐延长到 1 年。在保守治疗期间，如心肌缺血反复发作，存在心力衰竭或严重心律失常，应行诊断性冠脉造影。同时，术前给予血小板 GP II_b/III_a 受体拮抗剂及抗凝治疗。

7. 抗凝　抗凝和双联抗血小板治疗被推荐为 NSTE-ACS 初始阶段的一线治疗，二者联合较单一用药更为有效。因此，所有 NSTE-ACS 患者在无明确的禁忌证时，均应接受抗凝治疗以抑制凝血酶生成和(或)活性，减少血栓相关心血管事件。但需根据缺血和(或)出血风险、疗效和(或)安全性慎重选择使用抗凝剂。

准备行 PCI 的 NSTE-ACS 患者，推荐开始选择依诺肝素(1 mg/kg，皮下注射，每日 2 次)或普通肝素、磺达肝癸钠或比伐卢定。如没有磺达肝癸钠或依诺肝素，则推荐使用普通肝素，并维持 APTT 50～70 秒；其他推荐剂量的低分子肝素也可使用。对准备行紧急或早期 PCI 的患者(特别当出血风险高时)，推荐比伐卢定代替普通肝素合用血小板 GP II_b/III_a 受体抑制剂，以减少导管内血栓形成。

单纯保守治疗且出血风险高的 NSTE-ACS 患者，选择磺达肝癸钠优于依诺肝素或普通肝素，抗凝治疗应维持至出院。对无并发症的患者，PCI 后停用抗凝治疗。

8. 他汀类　除调脂作用外，他汀类药物还兼有抗炎、改善血管内皮功能、抑制血小板聚集的作用。现有研究资料显示，心肌梗死后尽早开始强化他汀类药物治疗可以显著改善临床预后，降低围手术期心肌梗死的发生率。因此，如无使用禁忌证，无论基线低密度脂蛋白胆固醇(LDL-C)水平如何，所有患者(包括 PCI 术后)均应给予他汀类药物治疗，使 LDL-C＜2.6 mmol/L。LDL-C 达标后，继续长期维持治疗，有利于冠心病二级预防。

(二) 血运重建治疗

心肌血运重建可以使 NSTE-ACS 患者症状缓解、住院时间缩短并改善预后。其指征和最佳时间以及优先采用的方法(PCI 或 CAGB)取决于具体临床情况、危险分层、并发症和冠脉病变的程度及严重性。

1. 冠状动脉介入治疗

(1) 高危患者：于症状发生最初 72 小时内行诊断性冠脉造影，然后根据病变情况行血运重建治疗。对心肌缺血极高危患者(即难治性心绞痛伴心力衰竭、危及生命的室性心律失常或血流动力学不稳定)，可行紧急侵入性策略(不足 2 小时)。对 GRACE 积分＞140 合并多项其他高危因素(例如 cTn 或 ST-T 改变)的患者，推荐早期(不足 24 小时)行侵入性治疗策略。荟萃分析显示，对 NSTE-ACS 患者早期介入治疗较选择性介入治疗明显降低死亡率和(或)心肌梗死发生率，高危患者可以从早期介入治疗获益更多。同样，GRACE 积分大于 140 的 NSTE-ACS 患者，早期介入治疗使心肌缺血一级终点发生率明显减低；而

GRACE积分小于140者,早期介入与延迟介入的一级终点发生率相似。但也有学者持不同意见。因此,介入治疗的时间选择对NSTE-ACS患者预后的影响有待进一步研究论证。

(2) 低至中危患者:对低至中危且无症状复发的NSTE-ACS患者,可先行无创性心肌缺血评估。心肌血运重建(PCI或CABG)与否应基于患者临床症状和冠脉病变严重性(例如SYNTAX积分)进一步确定。对低危患者,不主张常规行侵入性检查或治疗。

2. 冠状动脉搭桥术(CABG) 临床上约10%NSTE-ACS患者需行CABG,常在内科治疗病情稳定数日后进行。主要包括:① 左主干或3支血管病变合并左心室功能减退(LVEF<50%)的患者,尤其合并糖尿病时,CABG后生存率优于PCI;② 2支血管病变且累及前降支近段伴左心室功能减低(LVEF<50%)的患者;③ 强化药物治疗下持续心肌缺血但不适宜或不能行PCI时,可考虑CABG。

(许 铁 顾 彬 任国庆)

第十二章　高血压危象

高血压危象(hypertensive crisis)是高血压的常见并发症，在原发性和继发性高血压的发展过程中，在某些诱因作用下，使血压急剧升高，病情急剧恶化以及由于高血压引起的心脏、脑、肾等主要靶器官功能严重受损的并发症；或者舒张压持续高于140～150 mmHg和(或)收缩压持续高于220 mmHg，无论有无症状亦应视为高血压危象。特别强调的是除了血压升高的绝对水平和速度外，靶器官受累程度亦极为重要，在并发急性肺水肿、主动脉夹层动脉瘤、心肌梗死或脑血管疾病时，即使血压仅中度增高，也应视为高血压危象。

高血压危象是高血压致死的主要原因之一，其治疗的当务之急是将血压维持在安全范围，使衰竭脏器的功能得以改善以至恢复正常功能；但如果降压过速、过甚，则反而使上述脏器血供显著减少，加重功能障碍，造成恶性循环，故对高血压危象的降压治疗应既迅速又谨慎。

第一节　高血压危象的类型

高血压危象原统称为高血压急症，1997年JNCⅥ统一命名为高血压危象，并根据靶器官损害和是否需要立即降压治疗而将高血压危象分为高血压急症和高血压次急症。

高血压急症(hypertensive emergencies)是指高血压伴有急性进行性靶器官病变，舒张压不低于130 mmHg，需要立即降压治疗(但并不需要降至正常范围)以阻止或减少靶器官损害，常需要静脉内用药。主要包括：① 高血压脑病；② 急进性/恶性高血压伴有心、脑、肾、眼底的损害；③ 严重高血压出现急性并发症，如合并脑血管病、心脏疾病、急性肾衰竭以及子痫和嗜铬细胞瘤等(表12-1)。

高血压次急症(hypertensive urgencies)也称为高血压紧迫状态，指血压剧烈增高而尚无急性靶器官损害。允许在几小时到24小时内将血压降低，不一定需要静脉内用药。主要包括：① 急进型/恶性高血压无心、脑、肾、眼底损害；② 先兆子痫；③ 围手术期高血压等(表12-1)。

表12-1　高血压危象分类表

高血压急症	高血压次急症
1. 高血压脑病	1. 急进型/恶性高血压未出现急性并发症
2. 急进型/恶性高血压有心、脑、肾、眼底损害	2. 高血压合并视乳头水肿、进行性其他靶器官损害

续表 12-1

高血压急症	高血压次急症
3. 严重高血压出现急性并发症	3. 先兆子痫
(1) 脑血管病	4. 急性全身性血管炎合并严重高血压
脑内出血	5. 与外科有关的高血压
蛛网膜下隙出血	需即刻手术的严重的高血压
急性粥样硬化血栓性脑梗死	严重围手术期高血压
(2) 快速进行性肾衰竭	肾移植后严重高血压
(3) 心脏	6. 高血压严重鼻出血
急性左心衰竭伴肺水肿	7. 撤药综合征
AMI	8. 药物诱发高血压
不稳定性心绞痛	过量拟交感神经药物
急性主动脉夹层	α-激动剂和非选择性β-受体阻滞剂相互作用
(4) 子痫或妊娠期严重高血压	9. 慢性脊髓损伤伴发作性严重高血压
(5) 儿茶酚胺过高分泌状态	(自律性过高反射综合征)
嗜铬细胞瘤危象	
食物或药物(酪胺)与单胺氧化酶抑制剂相互作用	
少数严重撤药综合征(如可乐定等撤药后)	
(6) 冠状动脉搭桥术后高血压	
(7) 头部损伤	

【高血压脑病】

高血压脑病(hypertensive encephalopathy)是指在高血压病程中,由于血压突然急剧升高,引起脑水肿和颅内压增高,并由此产生的一系列临床表现,称为高血压脑病。任何类型高血压只要血压显著升高,均可引起高血压脑病,但临床上多见于既往血压正常而突然发生高血压者,如急性肾小球肾炎、妊高征等。除血压突然升高外,常伴剧烈头痛与神志改变,还可出现肢体活动障碍。

一、病因

1. 原发性高血压　包括严重的缓进型高血压和急进型高血压。
2. 继发性高血压　如妊高征、急性肾小球肾炎、肾动脉狭窄、嗜铬细胞瘤等。

二、发病机制

高血压脑病的发病机制尚未完全阐明,有两种学说:

1. 过度调节或小动脉痉挛学说　见图 12-1。

2. 自动调节破裂学说(突破性扩张学说) 脑血管具有强大自我调节能力,可随血压变化而扩张或收缩,以保持脑血流量的相对稳定。正常人当平均动脉压(MAP)在60~120 mmHg之间时脑血流量是恒定的。血压明显上升,如MAP≥180 mmHg时,自动调节机制破坏,原先收缩的脑血管由于不能承受过高的压力而突然扩张,产生所谓被动性扩张现象,结果脑血管过度灌注,脑血流量增加,血浆渗入血管周围组织而导致脑水肿和颅内高压,从而产生一系列临床表现(图12-2)。

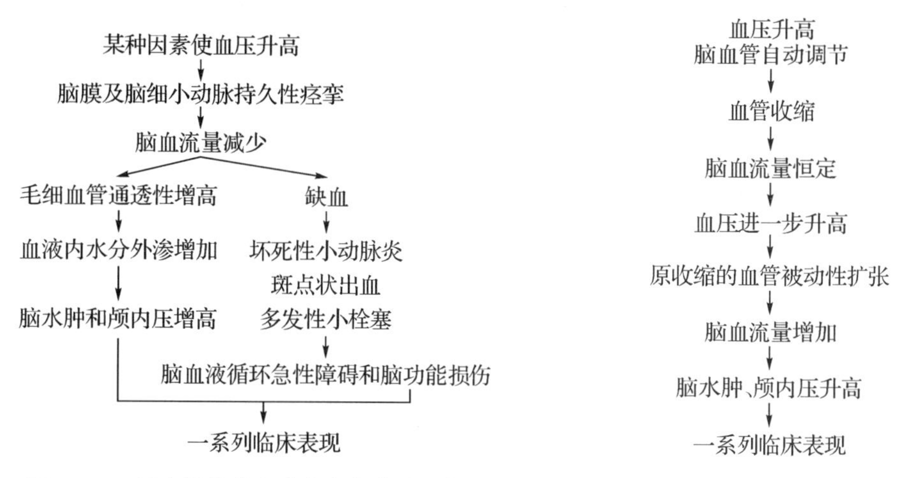

图12-1 过度调节或小动脉痉挛学说示意图 **图12-2 自动调节破裂学说(突破性扩张学说)**

三、病理生理

过去认为高血压脑病主要由于渐进性脑血管痉挛和缺血引起。目前认为是脑小动脉突破性扩张,导致过度灌注,脑血流量明显增多和体液通过血脑屏障漏入血管周围组织所致。当MAP达到180 mmHg的危险水平时,先前收缩的脑血管由于不能承受高压力而突然扩张;肌张力较低的部位首先扩张,然后普遍扩张,在较高的压力作用下,脑血管过度灌注,组织液漏入血管周围组织而导致脑水肿,继而出现高血压脑病临床综合征。对慢性高血压患者,由于长期适应较高的压力,通过交感神经调节使管壁增厚,即使血压升高到较高水平,也不出现高血压脑病。上述病理生理改变可解释某些临床征象:

1. 既往血压正常而突然发生的高血压,如急性肾小球肾炎、妊高征患者等,常在相对较低的血压水平时就出现高血压脑病,可能与这些患者的脑血管动脉壁还未像慢性高血压患者那样增厚,其自动调节的上限还未上升有关。

2. 慢性高血压患者除非血压很高,一般不易发生高血压脑病。

3. 慢性高血压患者多不能耐受快速降压而出现头晕、乏力等严重直立性低血压的症状。

4. 进一步增加脑血流量的因素,如吸入CO_2,将加重高血压脑病的临床症状。

5. 脑血栓形成时脑血管的自动调节功能丧失。当血压升高时,原已受损的脑组织由于过度灌注,可出现脑水肿并压缩正常的脑组织。以上为高血压脑卒中患者需谨慎降压的临床依据。

四、临床表现

常有过度劳累、紧张和情绪激动等诱发因素。

1. 血压急剧升高　在原有高血压的基础上,出现血压急剧升高,舒张压常超过 120 mmHg,甚至在短时间内升高到 200～260 mmHg/140～180 mmHg。

2. 神经系统症状　主要是脑水肿和颅内高压的症状,常先有严重的弥漫性头痛,常伴呕吐,有时呈喷射性。初期兴奋、烦躁不安,继而精神萎靡、嗜睡;病情继续进展,脑水肿加剧,则出现意识模糊,甚至昏迷。可有一过性偏瘫、半身感觉障碍,甚至失语,有的还有颈项强直、全身抽搐、四肢痉挛等神经症状,严重者并有呼吸中枢衰竭症状。可出现偏盲、黑朦等症状。

3. 眼底改变　眼底有局限或弥漫性视网膜血管痉挛,可伴有渗出、出血和视盘水肿。

4. 辅助检查

(1) 脑电图检查:出现局限性异常或双侧同步锐慢波。或因脑水肿而出现广泛性慢波。

(2) 脑脊液检查:脑脊液压力明显升高,镜检仅见红细胞或白细胞,蛋白质含量稍增加。但一般不主张做脑脊液检查,以防因脑压过高发生脑疝。

(3) 头部 CT 或 MRI 检查:可显示颅内出血及梗死灶。

五、诊断

诊断依据:① 血压突然升高病史;② 典型临床表现;③ 除外其他疾病,如脑卒中、头部外伤、脑炎、癫痫、胶原性疾病特别是红斑狼疮伴有脑血管炎。

六、预后

本病起病较急,若不及时治疗,可使脑水肿加剧,由于脑组织缺血,自动调节失控,其容积进一步增加而压迫正常脑组织,易出现脑疝,可迅速死亡。

【急进型恶性高血压】

急进型恶性高血压(accelerated hypertension)指高血压发病过程中由于某种诱因使血压骤然上升,进而引起一系列的神经-血管加压效应,出现某些靶器官功能的严重障碍。

急进型高血压患者的 DBP＞130 mmHg(或 DBP＞140 mmHg),眼底检查示视网膜出血或渗出,如不及时治疗,可迅速转为恶性高血压。恶性高血压是指在急进型高血压基础上,又出现视乳头水肿,同时伴有严重肾功能损害,若不积极降压治疗则很快死亡。急进型高血压是恶性高血压的前驱,两者病理改变、临床表现、治疗及预后基本相似,是高血压病发展过程中的不同阶段,常统称为急进型恶性高血压。

一、病因和诱因

急进型恶性高血压多见于原发性高血压,少数是由继发性高血压如肾血管性高血压、嗜铬细胞瘤、急性肾小球肾炎等引起。此类患者大多为吸烟者,其诱因有极度疲劳、神经过度紧张、寒冷刺激、更年期内分泌改变等。

二、病理生理与病理解剖

急进型/恶性高血压主要的血管损伤是动脉内膜增生和纤维素样坏死。血管内膜增生肥厚，同时血管平滑肌肥厚、胶原沉积导致中膜肥厚，使腔径、管腔与壁的比例减小。内皮细胞受损使纤维素和其他血液成分侵入，导致水肿、纤维素沉积和血栓形成，最后出现管腔狭窄，引起靶器官缺血。实验证明当 MAP 达到 150 mmHg 时常发生动脉壁的严重损害，开始出现急进型高血压的临床表现。

急进型恶性高血压最典型的肾脏损害为过度增生性动脉硬化（增生性动脉内膜炎及坏死性动脉炎），急进型肾小球退变和内膜增厚。一部分肾小球出现局灶阶段性纤维素样坏死，小血栓及新月体形成，另一部分肾小球出现缺血性萎缩及硬化，并继发肾小管萎缩及肾间质纤维化，疾病进展非常迅速。临床上除舒张压大于 130 mmHg，伴有视乳头水肿外，患者将出现蛋白尿，乃至大量蛋白尿（24 小时尿蛋白大于 3.5 g），并伴有血尿、白细胞尿及管型尿，肾小球滤过率下降、血肌酐及尿素氮升高，短期内即可进展至尿毒症。

此外，急进型恶性高血压的患者常有血中肾素、儿茶酚胺增高，可能与高血压时肾脏的改变和交感神经系统活性增高有关，并形成恶性循环。

三、发病机制

急进型恶性高血压的发病机制还不十分清楚，多由于某种诱因使血压骤然上升而引起一系列的神经-血管加压效应（压力性利尿是主要机制），继而出现某些脏器功能的严重障碍（图 12－3）。

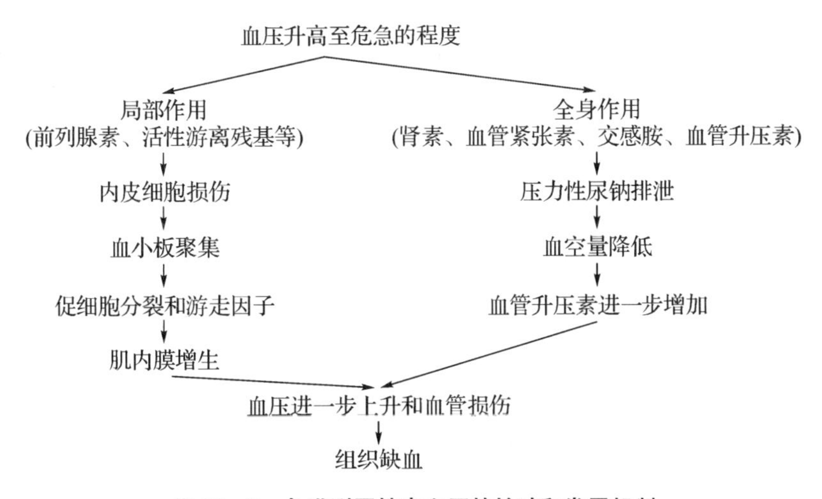

图 12－3　急进型恶性高血压的始动和发展机制

四、临床表现

本病多见于青年人和中年人，约 80%患者的年龄在 30 岁左右，男性居多，多数在发展成急进型恶性高血压前有良性高血压史，以后血压逐渐增高，发展甚快。约 20%发病一开始即为急进型恶性高血压。

1. 症状　多无特异性症状，头痛占 70%，且较剧烈；视力模糊；有胸闷、心慌气短；恶心呕吐;烦躁多尿,尤其是夜尿增多。

2. 血压显著升高　达到急进型恶性高血压水平(DBP≥130 mmHg)。

3. 眼底改变　可见视乳头水肿或出血、渗出。

4. 其他　严重者常出现心、肾功能不全的表现。由于微小动脉溶血和弥散性血管内凝血(DIC),可有溶血性贫血和出血的表现。

五、辅助检查

1. 实验室检查　几乎所有患者尿内可出现红细胞和(或)蛋白;约69%患者血清肌酐增高;还常有低钙血症,重症患者可出现代谢性酸中毒。溶血性贫血发生率约为41%。由于肾小动脉内弥漫性纤维素样改变,动脉堵塞、痉挛,可造成严重肾缺血,肾素活性增高,继而出现继发性醛固酮增多症,半数患者血钾降低,使病情迅速恶化。

2. 心电图检查　心电图有左心室肥大、劳损等改变,可伴各种心律失常。

3. X线检查　胸部X线片可有主动脉型心脏改变。

4. 超声心动图检查　超声心动图显示室间隔和左心室壁对称性肥厚,主动脉内径增宽;心功能检查示左心室舒张功能、收缩功能异常。

5. 免疫学检查　急进型高血压患者血清免疫球蛋白IgG、IgM可能增高;抗核抗体、抗α肾上腺素能受体抗体、抗血管紧张素Ⅱ受体抗体的检测对本病的诊断具有重要意义。

6. 肾组织活检　肾组织活检可发现肾脏组织及血管的病理变化。

六、诊断要点

1. 多见于年轻人。

2. 常有突然头痛、头晕、视力模糊、心悸、气促和体重减轻等非特异性症状。

3. 常有心、肾功能不全的表现。

4. 动脉舒张压常持续超过130 mmHg。

5. 眼底检查常有出血、渗出和视乳头水肿。

6. 除外其他疾病。若由继发性高血压所致者尚有相应的临床表现。危重者可有弥散性血管内凝血和微血管病性溶血性贫血。

7. 预后:急进型恶性高血压的病情虽不及高血压脑病危急,但若不及时降压,一年生存率也仅10%~20%,多数在半年内死亡。不出现肾功能损害或损害程度较轻者预后较好,有长期存活的可能性。预后与血压水平、眼底损害程度以及是否出现肾功能损害有关。肾脏损害对预后影响更为重要,常加剧病情,形成恶性循环,积极治疗可显著改善其预后。

【严重高血压合并心脑血管和肾脏损害】

参见高血压并发症的治疗。

【嗜铬细胞瘤危象】

嗜铬细胞瘤危象(pheochromocytoma crisis)是起源于肾上腺髓质、交感神经节或其他部位的嗜铬组织的肿瘤,这种肿瘤能间歇或持续分泌过多的儿茶酚胺类物质[多巴胺、肾上腺素和(或)去甲肾上腺素],引起持续性高血压或阵发性高血压,以及靶器官的功能障碍和

(或)代谢紊乱。嗜铬细胞瘤约占高血压患者的0.1%,随着诊疗水平的提高,发病率可能进一步增加。本病的高血压为继发性,治疗效果较好。但如不及时治疗或治疗不恰当可威胁患者的生命。本病发病年龄以20～50岁多见,男女之间发病率无明显差异,少数患者有家族史。

嗜铬细胞瘤80%～90%位于肾上腺,其中90%为良性,恶性者仅约10%。80%以上为单侧单个腺瘤,双侧腺瘤约占10%。发生于肾上腺外的嗜铬细胞瘤约为10%,以位于腹主动脉旁的最多,其他部位包括肾门、肝门区、左右腰椎旁间隙、腹腔神经丛、近胰腺处、直肠后、卵巢、膀胱内、纵隔、颈部等处。

1. 发病机制　儿茶酚胺是调控机体功能和代谢的重要激素。体内几乎所有细胞都有它的受体,即α和β肾上腺素能受体,这两型受体又分别可分为α_1和α_2,β_1和β_2两型。肾上腺素对α_1受体的亲和力略强于去甲肾上腺素,而对α_2受体则反之;对β_1受体的亲和力,两者相似,但肾上腺素对β_2受体的作用比去甲肾上腺素至少强10倍。对外周血管的收缩作用和升高血压的作用以去甲肾上腺素作用为主,而对糖和脂肪代谢,骨骼肌中小动脉、冠状动脉及静脉血管的扩张则以肾上腺素作用为主。肾上腺髓质的嗜铬细胞瘤可分泌肾上腺素和去甲肾上腺素;肾上腺外的嗜铬细胞瘤,由于缺乏儿茶酚-O-甲基转移酶,只能产生去甲肾上腺素。

嗜铬细胞瘤以不受控制地合成、储存和不规则大量释放儿茶酚胺为特点,并通过其受体产生一系列症状和体征。其发病机制参见图12-4。

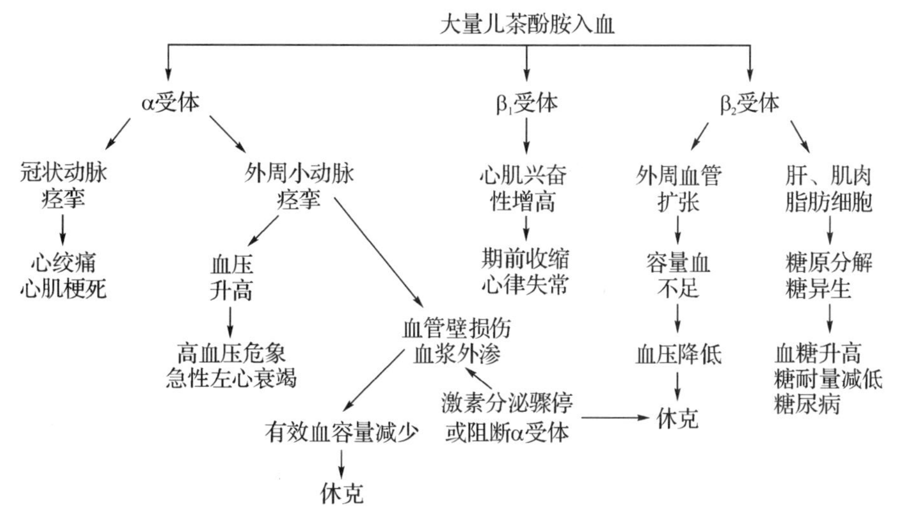

图12-4　嗜铬细胞瘤危象发病机制

2. 临床表现　嗜铬细胞瘤多见于年轻人,以发作性血压升高为特点;阵发性或持续性血压升高,常伴发作性头痛、出汗、心悸、面色苍白、发抖、瞳孔扩大、视力模糊等交感神经兴奋征象;代谢亢进和糖代谢紊乱的征象,后者可出现糖尿病症候群,也可出现低血糖症候群;常因精神刺激、剧烈运动、体位改变和挤压肿瘤所致。嗜铬细胞瘤的临床表现还有以下特点:

(1) 阵发性:高血压常自发发作,也可因某些诱因如改变体位、焦虑、大小便、挤压肿瘤引起发作。发作时,血压骤然升至200～300 mmHg/130～180 mmHg。发作频率可数月

1次至每天数十次;持续几分钟到24小时;发作逐渐加重,每次的表现基本相同;发作时间多在夜间或晨起不久。

(2) 多样(变)性:肿瘤以分泌去甲肾上腺素和(或)肾上腺素为多见。分泌去甲肾上腺素为主者症状多与α受体兴奋有关,除高血压外,可伴有休克、低血压和间歇发作三个症状的组合。分泌肾上腺素为主者β兴奋受体的表现较突出,表现为收缩压升高、心动过速、出汗、高代谢状态、直立性低血压、焦虑等。分泌多巴胺为主的血压正常或低血压,可有心动过速、腹泻、多尿、恶心等。肿瘤分泌的生化特点与患者临床表现并不完全吻合,每次释放的儿茶酚胺也不完全相同。结合型和游离型儿茶酚胺比值的变化也可影响儿茶酚胺的生物活性,从而产生千变万化的临床表现。

(3) 不典型性:嗜铬细胞瘤典型三联征:失重、心率快、多汗怕热。尚可伴有高血糖、发热、白细胞计数升高、ESR加快、高基础代谢率、低钾血症等。但典型表现较为少见。

(4) 低血压、休克和高、低血压交替出现:其原因有:① 肿瘤出血、坏死,儿茶酚胺释放骤停。② 大量儿茶酚胺引起严重心律失常、心功能不全,导致心输出量锐减。③ 肿瘤分泌肾上腺素为主,兴奋β受体扩张周围血管。④ 大量儿茶酚胺使血管强烈收缩、组织缺氧,血管通透性增加、血容量下降、血压降低,然后又反射性地刺激儿茶酚胺分泌,血压又迅速上升,如此反复交替。⑤ 血中大量儿茶酚胺使血管壁交感神经末梢在从卧位站起时失去反射性增高去甲肾上腺素分泌的能力,且因慢性动静脉收缩、血容量减少,立位时血管床难以进一步收缩,从而产生直立性低血压和心动过速。⑥ 手术切除肿瘤或静脉注射α受体阻断药时也可见低血压。⑦ 血中结合型多巴胺高时血压低,游离型多巴胺高时心率减慢。

(5) 急性:常因麻醉、妊高症诱发,病情凶险,如不及时治疗可以致死,也可导致心脑血管急症等并发症。

3. 辅助检查

(1) 血糖:空腹血糖升高和尿糖阳性,特别是在血压持续升高的患者中,常伴有糖耐量的改变,但在阵发性高血压、血液中儿茶酚胺升高时,亦可出现低血糖。

(2) 脏器的缺血性改变:表现为血中胰腺、肝脏和心肌等脏器酶谱升高,心电图有缺血性改变等,重症病例甚至可以出现儿茶酚胺性心肌病。

(3) 血浆和尿儿茶酚胺或其代谢产物的测定:嗜铬细胞瘤患者在持续性高血压或阵发性血压升高时,血浆、尿儿茶酚胺及其代谢产物均升高。正常24小时尿香草扁桃酸(VMA)含量应小于7 mg,嗜铬细胞瘤时24小时可高达14 mg。血浆去甲肾上腺素水平大于2 000 pg/ml,肾上腺素大于200 pg/ml有诊断意义。

(4) 定位检查:嗜铬细胞瘤的定位检查十分重要,它决定患者的手术治疗。一般嗜铬细胞瘤的瘤体较大,多数直径在2 cm以上,较肾上腺的其他肿瘤为大,所以定位检查阳性率都比较高。定位检查方法如下:

1) B超:为首选检查,可全方位扫描不受断层限制,且简便、价廉,阳性率可达80%~90%。但对小于2 cm的肿瘤不易检出,因胃肠道气体影响,使腹膜后显像受干扰。随着仪器和技术进步,B超检出的阳性率和准确性会进一步提高。

2) CT:是目前常用的定位检查方法之一,其阳性率可达90%~97%,但对小于0.8 cm肿瘤不易检出,对肾上腺外肿瘤因断层部位限制检出困难。配合B超,对可疑部位进行薄层扫描,可以提高检出的阳性率。

3) MRI：优点为无放射性，孕妇也可做，且可做矢状面、冠状面的检查，有利于肿瘤准确定位和显示与周围组织关系，能很好地显示椎旁组织，便于寻找肾上腺外肿瘤。

4) ^{131}Ⅰ-MIBG：该试剂是一种标有放射性碘的肾上腺素能受体阻断药，其分子结构与去甲肾上腺素相似，可作为一种假神经递质被嗜铬细胞瘤组织摄取并与儿茶酚胺库的受体结合。正常嗜铬组织不显像，只有具高功能的嗜铬细胞瘤才能显像，因此可对嗜铬细胞瘤做出定性和定位诊断。其准确率可达80%～98%。但有人报道仅有50%的恶性嗜铬细胞瘤摄取^{131}Ⅰ-MIBG。

5) 膀胱镜：怀疑为膀胱嗜铬细胞瘤的患者应做膀胱镜检查，国内报道其阳性率可达100%。

4. 可乐定抑制试验　可乐定(clonidine)可以抑制由交感活性增加所引起的血浆去甲肾上腺素水平增高，至少可以减低50%，但嗜铬细胞瘤造成的血循环儿茶酚胺升高不会受到影响。

(1) 试验方法：① 试验前48小时停用β受体阻断药和其他降压药。② 确保患者血容量充足。③ 口服可乐定30分钟前，平卧位采集静脉血测血浆儿茶酚胺水平。④ 口服可乐定0.3 mg。⑤ 服后每隔1小时采静脉血一次，共3次测血浆儿茶酚胺浓度。

(2) 试验结果的解释：可乐定对神经源性高血压、血浆去甲肾上腺素的抑制高峰在服药后的2～3小时，正常抑制率在50%以上。如静息状态时血浆儿茶酚胺不升高，则试验无意义。

5. 诊断要点

(1) 多见于年轻人，常因精神刺激、剧烈运动、体位改变和按摩肿瘤部位而诱发。

(2) 典型发作者血压常突然升至250～300 mmHg/130～180 mmHg，绝大多数患者两次发作间血压是持续升高的，发作时进一步升高，且波动大。

(3) 交感神经兴奋和代谢亢进的临床征象。

(4) 24小时尿VMA明显升高，血中儿茶酚胺升高。

(5) X线、CT、MRI、B超、ECT检查等可帮助确定肿瘤部位。

6. 鉴别诊断

(1) 肾上腺髓质增生：肾上腺髓质增生的疾病临床表现及辅助检查特点与嗜铬细胞瘤很相似，血压也有持续性增高发作性加剧的特点，但B超、CT、MRI检查显示的是肾上腺增生(多为双侧)，而不是肿瘤；发作性高血压也没有嗜铬细胞瘤那么凶险。有人认为肾上腺髓质增生是嗜铬细胞瘤的前期表现。行肾上腺髓质大部切除可以缓解。

(2) 其他疾病：嗜铬细胞瘤尚需与下列疾病相鉴别：早期原发性高血压、急进性高血压、甲状腺功能亢进症、多发性大动脉炎、肾血管性高血压(肾动脉狭窄)等。

第二节　高血压危象的治疗

一、高血压危象的治疗原则

1. 正确判定病情　是威胁生命的高血压危象还是无急性靶器官损伤的高血压重症。

2. 合理使用降压药物　结合患者的具体病情正确选择和合理使用降压药物。高血压急症应在1小时内或更长一段时间内控制血压,应静脉给予降压药物。高血压次急症,可在24小时内逐步降低血压,一般口服给予负荷量的降压药物。如已经使用了抗高血压药物却未能降低血压时,应逐渐加大剂量或加用另一类药物,避免快速更换药物。

3. 降压的幅度和速度　取决于靶器官损伤的缓急和程度,一般来说,收缩压不要低于160 mmHg,舒张压不要低于100 mmHg,或最初48小时内平均动脉压不要低于120 mmHg,或平均动脉压下降不超过危象发作时平均动脉压的25%。降压程度要参考治疗前的血压水平,收缩压下降50～80 mmHg,舒张压降低30～50 mmHg,不同类型的患者应采用个体化治疗方案。将血压降至安全水平,而不是立即降至正常,避免血压下降过快和过低而给患者带来不利的影响。

4. 必须注意的几个因素

(1) 年龄:老年患者常合并有冠心病、血压自动调节能力较差,因而血压下降过低容易引起低灌注;此外,对药物的敏感性也增加。因而老年患者应选用低剂量。

(2) 体液容量状态:如果不存在容量的过度负荷,在高血压危象的早期是否使用利尿剂值得考虑。严重的高血压,尤其是恶性高血压,其血管内容量常常是降低的。此时,应谨慎地使用血管舒张剂。在液体容量过度负荷时,如由于肾实质性疾病、急性肾小球肾炎、原发性醛固酮增多症或高血压合并左心衰竭时,建议使用利尿剂。

(3) 高血压病程:对于慢性高血压患者,自动调节功能受损,快速降压可导致心、脑等脏器缺血。而且恶性高血压的患者,由于小动脉管腔狭窄并已导致局部缺血,因此,即使血压降至正常,也可能引起脑缺血。

(4) 药物的不良反应:某些药物如可乐定、甲基多巴和利血平等具有中枢抑制作用,使用时应监测其神经系统症状。在心肌缺血和主动脉夹层的患者应避免使用可引起反射性交感神经兴奋的药物。

二、急诊抢救步骤

1. 一般处理　高血压危象患者应立即进入抢救室,或收入ICU,卧床休息,避免过多搬动,室内保持安静,光线柔和。

2. 吸氧　病情需要时吸氧,密切注意神志改变。

3. 开放静脉通道、监测生命体征　立即开放静脉通道,进行动脉内测压,定时测量血压、心率和呼吸。

4. 准确评定血容量和颅内压　准确评定血容量和颅内压,谨慎使用脱水药或快速利尿药。

5. 迅速将血压降至安全范围　迅速将血压降至160/100 mmHg左右,以缓解靶器官急性损伤。

三、常用的治疗高血压危象的药物

见表12-2。

表 12-2　常用治疗高血压危象的静脉药及用法

药物	剂量及用法	副作用	应用建议
硝普钠	0.25～10 μg/(kg・min),iv	恶心,呕吐,肌肉抽搐,多汗,硫氰酸和硫代硫酸中毒	多数高血压急症,慎用于颅内高压和氮质血症
尼卡地平	5～15 mg/h,iv	心动过速,头痛,面部潮红,局部静脉炎	多数高血压急症,但不伴心力衰竭,慎用于冠脉缺血
硝酸甘油	5～100 μg/min,iv	恶心呕吐,高铁血红蛋白血症,长期应用易产生耐药性	冠脉缺血
依那普利	1.25～5 mg/6 h,iv	在高肾素状态时可引起血压骤降,反应多变性	急性左心衰竭,不用于急性心肌梗死
肼苯哒嗪	10～20 mg,iv 20～30 mg,im	心动过速,头痛,面部潮红,恶心	子痫
二氮嗪	50～100 mg,iv 15～30 mg/min,iv	心动过速,面部潮红,恶心,胸痛	需密切地监测,现已不用
拉贝洛尔	20～8 mg,iv 0.5～2.0 mg/min,iv	恶心,头皮发麻,咽喉灼热,头晕,恶心,心脏传导阻滞,体位性低血压	大多数高血压急症,不用于急性左心衰竭
艾司洛尔(esmolol)	250～500 μg/(kg・min),然后 50～100 mg/min	低血压,恶心	主动脉夹层分离,围手术期高血压
酚妥拉明	5～15 mg,iv	心动过速,面部潮红,头痛	儿茶酚胺蓄积
乌拉地尔	12.5～25 mg 每 10 分钟一次,0.1～0.4 mg/min	头痛,头晕,恶心,呕吐,出汗,乏力,心悸	多数高血压急症,充血性力心衰竭。孕妇除外

四、具体治疗措施

(一) 需立即治疗的高血压急症

1. 高血压脑病和主动脉夹层　需紧急降压,其治疗原则基本一致,要争分夺秒尽快降压,制止抽搐和防止严重并发症。但紧急降压到什么程度应视患者原有的基础血压而定,一般情况下先将血压降低 25%左右为好(不超过 40%),或将血压先保持在 160/100 mmHg 左右。药物选择如下:

(1) 硝普钠(Sodium nitroprusside):目前迅速降压首选硝普钠。本药属于动、静脉扩张剂,通过降低外周血管阻力而降压,降压作用发生和消失均迅速,使用硝普钠时应严密监测血流动力学。避光静脉滴注,一般剂量为 50～100 mg 加入 5%葡萄糖液 500 ml 中静脉滴注,开始剂量为 20 μg/min,视血压和病情可逐渐加量,剂量范围在 0.25～10 μg/(kg・min);将血压降至上述安全范围或稍低即可。持续静脉点滴不宜超过 72 小时,以避免发生硫氰酸盐中毒。副反应有恶心、呕吐、出汗、肌肉抽搐等。本品应临时配制成新鲜药液,药液滴注超过 6 小时,应重新配制。

(2) 硝酸甘油:近年来主张用硝酸甘油静脉滴注代替硝普钠。大剂量静脉滴注硝酸甘油可明显扩张静脉和小动脉,在降压的同时,还能增加心、脑等部位的血供。一般剂量为硝酸甘油 10～30 mg 加于 500 ml 5%葡萄糖液中静脉滴注,血流动力学监测较硝普钠简单,副反应较少,对合并冠心病、心肌供血不足和心功能不全者尤为适宜。

(3) 乌拉地尔:α肾上腺素能受体阻滞剂,具有中枢和外周性扩血管作用。用法:首次静脉注射 25 mg,然后以 6 μg/(kg·min)静脉滴注,并根据血压调整滴速。

(4) 二氮嗪(diazoxide):50~100 mg 快速静脉注射,应与呋塞米联用,以防止水钠潴留。

(5) 可乐定:0.15~0.3 mg 加入 20~40 ml 50%葡萄糖液中缓慢静脉注射。

(6) 拉贝洛尔(Labetalol、柳胺苄心定):兼有α和β受体阻滞作用,50 mg 加入 5%葡萄糖液 40 ml 中,以 5 mg/min 静脉推注。注射完后 15 分钟无效者,可重复注射 2~3 次,若 3 次无效则停用。

(7) 利血平和硫酸镁:在基层单位,若无上述药物可用利血平 1~2 mg 皮下或肌内注射,或以 20 ml 5%葡萄糖液稀释后缓慢静脉注射。也可用 10 ml 25%硫酸镁深部肌内注射。

2. 嗜铬细胞瘤急性发作性血压升高　首选酚妥拉明 5~10 mg 快速静脉注射,有效后维持静脉滴注。一般认为待收缩压降至 180 mmHg,舒张压降至 110 mmHg 后逐渐减量,并用口服降压药维持。也可选用拉贝洛尔,用法同上。

(二) 允许短期内降压至要求水平的高血压次急症的治疗

高血压次急症病情尚未处于危重状态,患者一般情况良好,也无心、脑、肾的严重并发症,可采用口服降压药缓慢降压。具体药物选择:① 选用血管扩张剂如硝酸甘油和硝普钠静脉滴注,加噻嗪类利尿剂。② 选用钙离子拮抗剂(CCB)如硝苯地平每次 10~20 mg 或尼群地平每次 10 mg,均每日 3~4 次口服;或其他的长效 CCB 如硝苯地平控释片、非洛地平缓释片、氨氯地平等。③ 选用或加用β阻滞剂,如美托洛尔。④ ACEI,如卡托普利每次 25~50 mg,每日 3 次;依那普利每次 5~10 mg,每日 2 次,或苯那普利或福辛普利等长效 ACEI。⑤ 用α受体阻滞剂如特拉唑嗪等。

第三节　高血压并发症及治疗

高血压病的危害在于高血压能导致心、脑、肾等多个器官和系统的病变,高血压发生时间越久,血压越高,组织器官受损的可能性越大,越容易产生并发症。在我国,高血压病最常见的并发症是脑卒中;其次是高血压相关心脏损害,包括心肌肥厚、冠状动脉硬化、心律失常和心力衰竭等;再其次是肾脏损害,周围血管病变,以及视网膜病变。较少见但极为严重的并发症是主动脉夹层血肿。糖尿病也是高血压常见的并发症之一。

降压可以使脑卒中的发生减少 35%~40%、心肌梗死的发生减少 20%~25%、心力衰竭的发生减少 50%。收缩压每下降 2~5 mmHg,脑卒中死亡率下降 6%~14%,冠心病的死亡率下降 6%~9%,总死亡率下降 3%~7%。积极降压治疗是防治和改善各种并发症的有效措施。

一、高血压并发脑卒中

(一) 分类

脑卒中分为出血性和缺血性两大类:① 出血性脑卒中主要有高血压脑出血和蛛网膜下隙出血。高血压脑出血又称原发性脑出血,是由于长期高血压和动脉硬化引起颅内小动脉破裂出血所致。蛛网膜下隙出血大多来源于颅内动脉瘤和脑血管畸形，病因多为先天性。② 缺血性脑卒中包括脑血栓形成、脑栓塞和高血压脑病。

（二）高血压与脑卒中的关系

高血压是出血性或缺血性脑卒中的首要危险因素，60％以上的脑卒中与高血压有直接关系，高血压脑出血约占全部脑出血的 70％。

1. 高血压与脑缺血卒中　1990 年 MacMahon 等对七个大规模前瞻性人群随访观察资料进行荟萃分析。总数 405 511 人，年龄 35～69 岁，平均随访 10 年。随访开始时的偶测舒张压水平分别为＜80 mmHg，80～89 mmHg，90～99 mmHg，100～109 mmHg，≥110 mmHg，随访期间共有脑卒中 843 例。计算每一个舒张压水平亚组脑卒中发生的相对危险性，经年龄、血胆固醇和吸烟史等因素校正后，发现舒张压水平与脑卒中相对危险性呈连续的、线性正相关关系；即使在正常血压水平范围内，血压水平与脑卒中相对危险性也呈线性正相关关系。长期血压每升高 9/5 mmHg，脑卒中发生率增加 1/3；血压升高 18 mmHg/10 mmHg，增加 1/2；反之，血压每降低 5～6 mmHg（长期，平均降幅），将减少脑卒中 35～40％。在所观察的血压范围内，血压越低，脑卒中相对危险性越小，不存在脑卒中危险性升高的低血压阈值。而且，大约 3/4 脑卒中发生在偶测舒张压＜100 mmHg 的轻型高血压和正常血压者中，虽然这部分人群脑卒中的相对危险性较小，但绝对人口数很大。

随后的研究证实，收缩压和脉压与脑卒中的关系更加密切，1997 年发表的哥本哈根随访研究，对不同血压水平与 10～12 年随访期间脑卒中的危险性进行观察，发现收缩压水平和脉压差更大程度地决定脑卒中的危险性，脉压差大于 80 mmHg 者脑卒中的相对危险性是脉压差小于 50 mmHg 者的 3～4 倍。

我国 10 组人群前瞻性研究表明：血压水平和脑卒中发病的相对危险呈对数线性关系，即在控制了其他危险因素之后，基线收缩压每升高 10 mmHg，脑卒中发病的相对危险增高 49％（缺血性卒中增高 47％，出血性卒中增高 54％）；舒张压每增加 5 mmHg，脑卒中发病危险增高 46％。研究还证实，单纯性收缩期高血压患者的脑梗死发生率比收缩期和舒张期血压均增高的患者高 1.8 倍。因为收缩压长期升高可使动脉内膜损伤，加速动脉硬化，促进血栓形成。因此，单纯性收缩期高血压患者易发生脑卒中。

2. 高血压与脑出血　脑出血的患者大多伴有高血压，适当调整血压，有利于止血。对于高血压患者，降低血压是预防脑出血的主要措施。我国一项对大量人群的干预试验表明，120/80 mmHg 可能是预防脑卒中的理想血压值。

（三）高血压合并脑卒中的治疗

1. 缺血性脑卒中

(1) 早期：一般认为在急性缺血性脑卒中的早期，除非血压很高（如大于 180/105 mmHg），应暂停用降压药，直至病情稳定；否则积极地降血压可能降低脑灌流，而低灌流将进一步加重神经损害。所以，缺血性卒中急性期的血压在一段时间内都应维持在相对较高的水平。此外，脑卒中患者即使要进行降压治疗，降压过程也要平稳，血压不宜降得太快，要使 24 小时内血压的“波峰”和“波谷”接近，这样既可避免血压波动对血管壁的损害，又可防止血压过低可能导致的脑灌注不足。降压幅度应降到比卒中前稍高的水平，使收缩压维持在 150～160 mmHg，舒张压维持在 100 mmHg 左右。

(2) 溶栓：对脑梗死进行溶栓治疗，在 24 小时内要监测血压。溶栓治疗对血压的要求是:① 既往有高血压的患者,维持血压在160～180 mmHg/100～105 mmHg水平;② 既往无高血压的患者,血压维持在160～180 mmHg/90～100 mmHg;③ 当血压高于200/105 mmHg时,先考虑谨慎的降压治疗。

(3) 脑血管痉挛:对于急慢性脑血管痉挛,可选用尼卡地平或尼莫地平等钙拮抗剂进行降压治疗,在降压的同时可以增加脑动脉血流。

2. 出血性脑卒中

(1) 降压治疗:高血压脑出血的内科治疗主要是降低颅内压,控制血压,防止再次出血及并发症的治疗。对于颅内出血的降压治疗有一定的争议,虽然降压治疗可减少再出血和降低水肿形成,但可因降低脑血流量而增加脑缺血。对于血压轻、中度增高的患者可不必治疗,尤其是对于长期慢性高血压的患者;而对于急性、严重的血压增高,也应在几个小时内使血压逐渐降低。当脑出血者的收缩压＞200～210 mmHg和(或)舒张压＞110 mmHg时应降压治疗,使收缩压降至140～160 mmHg即可。

采用何种治疗方案依然在争议中,可以应用钙拮抗剂、血管紧张素转换酶抑制剂和硝普钠等,在并发蛛网膜下隙出血者可首选尼莫地平;不宜用对脑血管有收缩作用的β受体阻滞剂。有些药物如肼苯达嗪,在降压的同时会使颅内血管扩张,增加脑血流和颅内压,加重脑水肿,甚至诱发脑疝,应慎用;而甲基多巴、可乐定、利血平、β受体阻滞剂等可引起嗜睡、眩晕、抑郁及视觉障碍等中枢神经系统副作用。

(2) 其他治疗:可用地西泮10～20 mg肌内注射或静脉注射,或用苯巴比妥0.1～0.2 g肌内注射制止抽搐。用呋塞米40～80 mg静脉注射和(或)20%甘露醇250 ml快速静脉滴注,进行脱水降颅压治疗。还要加强对症处理、吸氧、镇静、卧床休息、支持疗法等措施。

二、高血压并发心脏损害

(一) 左室肥厚

左室肥厚是高血压最重要的并发症,在20%～30%的高血压患者中,可查到LVH。轻度高血压患者发生LVH比正常血压者增多2～3倍,而重度高血压患者可达10倍。LVH还是心梗的一个潜在危险因素,并影响左室收缩和舒张功能,因此高血压合并LVH是一个与心血管发病率和死亡率密切相关的重要危险因素。

1. 发病机制　LVH是血流动力学因素(容量和压力负荷)和神经体液因子(如肾上腺素、血管紧张素Ⅱ、内皮素、加压素等)综合作用的结果,后者较前者更为重要。长期血压升高,左心室收缩负荷过度,导致LVH。高血压患者的血浆儿茶酚胺浓度升高,去甲肾上腺素可诱导心肌蛋白合成,也引起LVH。室间隔对去甲肾上腺素的敏感性较右心室和左室后壁为高,可能是室间隔增厚早于左室后壁的原因之一。

2. 高血压性心脏病(高心病)　高血压早期LVH为向心性心肌肥厚,随着病程延长心脏扩张。高血压合并心肌肥厚和心脏扩张共同组合构成高心病。

3. LVH预防和治疗　降低高血压患者的血压可以预防并减轻左室肥厚。降压药宜选用能阻止或逆转左室肥厚的药物,如钙拮抗剂、血管紧张素转换酶抑制剂、血管紧张素Ⅱ受体拮抗剂及β受体阻滞剂;α受体阻滞剂效果不明显;直接血管扩张剂能增加心脏重量,因而不宜用。限盐、降低体重对减轻左室肥厚也有效。

(二) 心力衰竭

高血压是心力衰竭最常见的原因之一,血压越高,发生心力衰竭的危险性也越大。流行病学研究表明40%～50%的心衰起因于高血压;有高血压病史的人发生心力衰竭的危险比没有高血压病史者高6倍。高血压患者出现心肌梗死、糖尿病、高脂血症、左室肥厚或瓣膜性心脏病等疾病几率远高于血压正常者,这大大增加了发生心力衰竭的危险性。

1. 高血压时左心室舒张和收缩功能障碍　① 左心室充盈受限:左心室后负荷增加使左心室收缩末期室壁应力加大,左心室舒张期末压(LVEDP)增加,致使左心室舒张早期充盈率和充盈量受限。② 心肌氧供求比率改变:长期压力负荷过重,心肌氧耗增加而能量供应相对不足,影响心肌的钙泵活动,心肌细胞胞浆中的钙离子不能充分泵入肌质网和细胞外,使心肌的舒张功能减退。③ 左心室肥厚导致心肌顺应性下降,僵硬度增加。④ 严重高血压时,主动脉压急剧上升,左心室有效搏出量减少,左心室舒张末期容量增加,出现收缩功能障碍。这种反应表明存在心脏的泵功能衰竭,不一定存在心肌收缩功能衰竭,此现象称为后负荷匹配失调(after-load mismatch)。⑤ 左心室出现代偿性心腔扩大,心肌收缩力减退,每搏量明显下降,LVEDP明显升高,导致急性肺水肿。⑥ 心肌肥厚使冠状循环储备明显减少;高血压引起小冠状动脉或冠状动脉阻力血管管壁增厚,心肌供血相对或绝对不足,使得肥厚心室的舒张功能和收缩功能异常进一步加重,出现心脏功能不全。

2. 临床表现及诊断　早期表现为舒张功能障碍,心室充盈异常,充盈压升高,而收缩功能正常;晚期出现收缩功能异常及全心衰竭。发生心力衰竭时除心衰的表现外,血压常急剧升高。有高血压病史,典型心力衰竭的表现,除外其他呼吸困难性疾病即可诊断。

3. 治疗　高血压并发急性左心衰竭时,治疗的关键是尽快降低血压,降低心脏前、后负荷,增加心排血量。可选用硝普钠(首选)、酚妥拉明、利尿药和ACEI,必要时也可应用洋地黄类制剂。

(三) 急性冠脉综合征

1. 高血压与冠心病的关系　长期高血压是引起冠心病的主要危险因素之一。高血压病患者患冠心病的危险是血压正常者的2倍。高血压长期不治疗,有50%死于冠心病,且与血压升高的程度呈正相关;50%的男性和75%的女性冠心病患者合并高血压,透壁性心肌梗死患者中60%有高血压病史。高血压加速冠状动脉粥样硬化病变形成的主要机制是压力升高引起的内膜受损,脂质沉积,肥大的平滑肌从血管中层向损伤的内膜浸润,使动脉纤维化。降压可使冠心病的发生率降低15%,但要避免降压过快而引起反射性心动过速、交感神经紧张。

2. 高血压对心脏供血的影响　高血压可加速动脉粥样硬化发展,并促进冠脉更快地发生闭塞,由于动脉粥样硬化及小动脉壁增厚和管腔狭窄,可引起心肌供血不足。高血压使冠状动脉的储备功能下降,心肌耗氧增加;最终引起心肌供氧量和需氧量之间的平衡失调,进一步引起心绞痛、心肌梗死等。

3. 临床表现　ACS表现为不稳定性心绞痛或急性心肌梗死者,常合并有严重高血压,SBP可达240 mmHg,DBP>140 mmHg,其临床表现酷似嗜铬细胞瘤。ACS之后出现的高血压可能是疼痛或焦虑不安所致,而升高的血压又加重了心肌的负荷并增加氧耗量,加重冠状动脉供血不全,形成恶性循环,使心肌缺血或已发生心肌梗死者的面积迅速扩大,出现严重并发症,甚至死亡。

4. 诊断　高血压合并心肌缺血是临床诊断的难点，其要点是有高血压病史，有心肌缺血的表现，同步心电图检查提示急性缺血或坏死，心肌酶学升高，超声心动图检查时可发现左房、左室增大，室壁运动障碍。

5. 治疗　可选用β受体阻滞剂、钙拮抗剂、ACEI等药物止血压，不宜用加快心率的血管扩张剂。具体治疗措施见十一章。

(四) 心律失常

高血压患者出现心律失常的原因是多方面的：长期高血压导致左室肥厚，使左室的顺应性降低，左房压升高，左房扩大；心肌组织纤维化，灶性坏死，破坏心肌细胞电稳定性并干扰心肌细胞的电活动；长期抗高血压药物的使用，如利尿剂、β受体阻滞剂、钙拮抗剂及ACEI等使体内儿茶酚胺水平升高，有促发心律失常的作用；利尿剂的应用可致细胞内钠、钙、钾及镁离子异常，导致心肌细胞膜电位的稳定性失调；高血压导致冠心病和(或)左室肥厚，引起冠状动脉供血不足和心肌缺血，进而影响心肌细胞膜电位的稳定性。以上原因都可引起各种心律失常，以房性心律失常最常见。

对高血压合并缓慢性心律失常的患者进行降压治疗时，宜选用不影响窦房结、房室结功能，增加心率的药物如硝苯地平等；应慎用β受体阻滞剂、维那帕米、地尔硫草、甲基多巴、可乐定等。病窦和高度房室传导阻滞者应禁用β受体阻滞剂、地尔硫草。高血压合并阵发性室上速，某些室性心动过速首选维那帕米或β受体阻滞剂，但禁止维那帕米与β受体阻滞剂合用。

三、高血压并发肾脏损害

1. 高血压与肾脏损害　慢性肾脏损害是指：① 肾小球滤过率小于60 ml/(min·1.73 m^2)，相应的肌酐水平男性大于132.6 μmol/L，女性大于114.9 μmol/L；② 蛋白尿：每升尿含蛋白量超过3 g。

高血压可以引起慢性肾脏损害，而肾功能减退又会加重高血压的持续发展。一般来讲，高血压病持续发展5～10年后，可以出现轻至中度的肾小动脉硬化、肾动脉狭窄，导致肾脏局部缺血，造成肾功能降低，最终可演变为肾衰竭。少数高血压患者会突然出现进行性血压升高，伴严重的肾功能减退，从而转化成急进型恶性高血压。

血压正常偏高(135/85 mmHg)的个体，发生终末肾衰竭的危险性较正常血压(120/80 mmHg)的个体高出2倍。高血压3级(不低于180/110 mmHg)的患者，发生终末肾衰竭的危险性较正常血压个体高出12倍。1996年发表的MRFIT(multiple risk factor intervention trial)资料显示，随着血压水平的增高，在随访的16年中终末期肾脏病(ESRD)发生率明显增加，重度高血压患者的ESRD发生率是正常血压者的11～22倍，即使血压降到正常高值范围也达到1.9倍。舒张压每降低5 mmHg，可使发生ESRD的危险减少1/4。

2. 高血压肾脏损害的治疗和预防

(1) 降压目标：多重危险因素干预试验已经证实140/90 mmHg这一降压程度不能完全预防高血压肾损害的发生。许多临床试验资料证实，若要有效预防肾小动脉硬化的发生，平均动脉压应控制在100 mmHg之内，血压应降至130/85 mmHg以下；若蛋白尿大于每天1 g，目标血压应为125/75 mmHg。但在进行降压治疗时也应避免使血压过急地下降，同时注意观察在血压下降时肾功能的变化。

(2) 药物选择:大多数高血压患者的肾脏小动脉处于收缩状态,肾血管阻力增高,因此应选用能明显降低肾血管阻力的降压药进行治疗。ACEI、血管紧张素Ⅱ受体拮抗剂与钙拮抗剂都有肾脏保护作用,ACEI、血管紧张素Ⅱ受体拮抗剂还有利于控制糖尿病和非糖尿病性肾病的进展。ACEI用于肾实质性高血压治疗取得良好疗效,对高肾素活性状态的高血压患者尤为适用。应用ACEI治疗可逆转原发性高血压所致的肾功能异常,有肾小球滤过率损害的患者,其肾功能可获明显改善。大剂量ACEI有致低血压、蛋白尿、功能性肾功能不全等不良反应,但使用ACEI或血管紧张素Ⅱ受体拮抗剂使血肌酐水平较基线值升高小于35%,除非有高钾血症出现,否则不是停药的指征。

对伴有轻度肾损害的高血压患者来说,以血管紧张素转换酶抑制剂及利尿剂为首选。为避免降压过度、发生高钾血症,应从小剂量开始服用。使用利尿剂时不应利尿过度,以免引起血容量不足及电解质紊乱。对单侧肾动脉狭窄无手术指征者可酌情用血管紧张素转换酶抑制剂,对轻中度肾功能不全者亦可酌情选用,同时加用钙拮抗剂,若内生肌酐清除率小于30 ml/min,一般不用ACEI。

肾衰竭的患者则要选用能增加肾血流量或不影响肾血流的药物,如血管扩张剂米诺地尔(长压定)、钙拮抗剂。钙拮抗剂以扩张肾入球小动脉为主,增加肾小球血流灌注和肾小球内压,增加肾小球滤过,使血尿素氮和肌酐下降,长期应用能改善高血压患者的肾功能。β受体阻滞剂对肾功能影响有颇大差异,阿替洛尔(氨酰心安)、柳胺苄心定对肾功能无不良影响,可以选用,但剂量应酌减;而普萘洛尔可使肾血流量和肾小球滤过率下降,肾功能恶化,应禁用。直接血管扩张剂肼苯哒嗪虽不影响肾功能,但易造成交感神经张力增高或体液潴留,只有同时应用β受体阻滞剂和利尿药,才能达到最佳效果。利血平长期应用可使肾功能恶化,故不宜应用。

(3) 其他治疗:高血压患者并存糖尿病、高脂血症或高尿酸血症时,良性小动脉性肾硬化症更易发生,故需同时治疗,并要注意降压药物对这些并存疾病的影响。伴有肾损害的高血压患者还应注意低盐、低磷和优质高蛋白饮食,避免使用对肾有毒性的药物。

四、高血压与主动脉夹层(血肿)

主动脉夹层血肿或主动脉夹层分离简称为主动脉夹层(aortic dissection),过去曾称为夹层动脉瘤(aneurysm),是由于内膜撕裂后高压血流进入中层,或中层滋养动脉破裂产生血肿后压力过高导致内膜撕裂所致。动脉内膜撕裂、动脉管壁剥离和血肿在动脉壁内蔓延扩大是夹层动脉瘤的基本病理发展过程。内膜一旦撕裂,由于血流顺向和逆向冲击,剥离的范围越来越大,夹层血肿可破入胸腔、心包,导致猝死,或破入主动脉内,形成第二个开口,形成主动脉的假腔道,是一种常被疏忽而又极为凶险的高血压急性并发症。

(一) 病因与发病机制

主动脉由三层组成,即菲薄的内层、较厚的中层和较薄的外层。主动脉强度依赖于中层,正常主动脉壁非常坚固(使主动脉壁裂开需500 mmHg以上的压力)能承受巨大的张力,而且具有很大的膨胀性和弹性。因此,动脉壁缺陷尤其是中层的薄弱、缺陷,或中层变性是发生主动脉夹层的先决条件。

1. 主动脉夹层的发病有关因素　① 高血压是主动脉夹层最常见的致病因素,70%~87%主动脉夹层是由高血压所致,长期高血压可引起平滑肌细胞肥大、变性及中层坏死,主动脉壁应力增加,导致中层弹力纤维断裂。近半数A型和几乎全部B型主动脉夹层患者有高血压史,急性发作时多有血压升高。② 动脉中层囊性变性、坏死是主动脉夹层的另一个重要原因,常表现为胶原和纤维组织变性坏死伴囊性改变,导致夹层破裂,如Marfan综合征(占主动脉夹层的6%~9%)。③ 妊娠,40岁以下妇女发生主动脉夹层者有1/2以上在妊娠期发病,多数在妊娠晚期,原因不明,可能与怀孕后期心输出量、血容量增加及内分泌变化使主动脉的结构发生改变而易于裂开有关。④ 主动脉粥样硬化可促进夹层的发生,但其在本病中的重要性有争论。因主动脉夹层分离较多发生于升主动脉,但降主动脉的粥样硬化往往较升主动脉的粥样硬化严重,而且内膜破裂处很少发生在粥样斑块溃疡的底部。⑤ 先天性心血管疾病,如二叶式主动脉瓣、主动脉缩窄、主动脉发育不全等可发生急性主动脉夹层。⑥ 感染,梅毒性主动脉炎是主动脉夹层的常见原因。巨细胞主动脉炎也可引起主动脉夹层。⑦ 其他:如外伤和主动脉内气囊反搏、造影剂误注入动脉内膜下、冠状动脉旁路术等医源性因素也可引起主动脉夹层分离。

2. 发病机制　主动脉夹层形成的机制有:主动脉中层变性;心脏搏动引起主动脉扭曲和侧向移动;左心室射血对主动脉壁的应力作用。血压幅度、脉压陡度、血液黏稠度、血液流速及涡流为夹层蔓延扩大的促发因素,以血压与脉压陡度影响最大。

(二) 分型

1. De Bakey分型　1955年De Bakey等依据内膜口撕裂位置和血肿累计范围将主动脉夹层可分为三型(图12-5)。

Ⅰ型　内膜裂口位于主动脉瓣上5 cm内,近端可影响主动脉瓣和冠状动脉,向下延伸累及降主动脉、腹主动脉及髂动脉。

Ⅱ型　内膜裂口与Ⅰ型相同,主动脉血肿仅限于升主动脉。

Ⅲ型　内膜裂口位于主动脉峡部,即在左锁骨下动脉开口处2~5 cm内。也有分为$Ⅲ_a$和$Ⅲ_b$,夹层范围局限于膈上降主动脉为$Ⅲ_a$;夹层范围扩展到膈下降主动脉为$Ⅲ_b$。

Ⅰ型和Ⅱ型可累及主动脉瓣,引起主动脉瓣关闭不全和心力衰竭,较Ⅲ型更为严重。

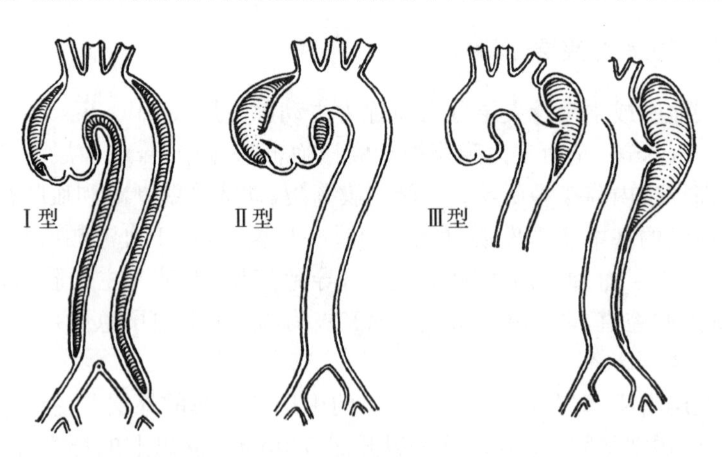

图12-5　主动脉夹层分型示意图

2. Miller分型　近年来多采用Miller提出的分型,根据病变是否累及升主动脉而将主动脉夹层分为两型:凡升主动脉受累者为A型(包括De BakeyⅠ型和Ⅱ型),约占2/3;病变在左锁骨下动脉远端开口(不累及升主动脉)为B型(即De BakeyⅢ型),约占1/3。

（三）临床表现

1. 疼痛　90%的病例表现出相应部位的突发性、剧烈的疼痛。疼痛能提示本病的起始时间，疼痛性质常常因人不同而呈现为撕裂样、刀割样、搏动性或压榨性；疼痛从发病开始即达高峰，极为剧烈，常常难以忍受，使用强止痛剂也无法缓解，部分患者疼痛甚至可以持续到死亡，部分疼痛减轻或消失后再反复发生者提示病变范围的扩展。依病变部位不同，临床以胸骨后疼痛最为常见，其次为腹痛或腰痛，多伴有放射性疼痛。

在疼痛发生的同时，绝大部分患者有大汗淋漓、头晕、恶心、呕吐等伴随症状，甚至部分患者伴有强烈的恐惧感或濒死感。

2. 休克样症状　在急性发病期，常出现呼吸急促、大汗淋漓、颜面苍白、皮肤湿冷、脉搏快速等休克样表现，但症状与血压多不呈平行关系，故称为与血压不成比例的休克样症状。有些患者发病早期血压可能骤然升高达 200～220 mmHg/110 mmHg；部分患者可有一时性血压过低，但会很快恢复至正常或血压偏高的水平。如血压明显过低或不能测到并伴有急性贫血表现时，多为动脉夹层外破裂所致，预后不良。

3. 邻近器官和血管受压的表现　当夹层血肿压迫邻近的脏器或使脏器发生供血不足时，临床上可出现受累脏器引发的症状或体征。

（1）心血管系统：突然出现的主动脉听诊区的舒张期杂音或同时伴发的收缩期杂音提示主动脉瓣受累。在大动脉夹层分离部位，常可闻及血管样杂音或触及震颤，波及冠脉血流者，可产生心绞痛或急性心肌梗死的表现。病情危重者，多发生急性左心衰竭；部分患者可发生心包填塞或猝死。

（2）呼吸系统：主要表现为胸痛、呼吸困难、咳嗽或少量咯血，部分患者可有出血性休克，此类表现多是由于夹层血肿破入胸腔所致，临床以左侧胸腔较为多见。

（3）消化系统：以恶心、呕吐、呕血、便血、腹痛较为常见，个别可发生吞咽困难。由于病变发生突然，或以腹主动脉夹层为主要临床改变时，极易误诊为急腹症。影响肝动脉者，可出现黄疸、肝功能异常。

（4）泌尿系统：临床主要表现为突发性腰痛或血尿，部分患者可发生少尿或无尿，出现急性肾衰竭的改变。

（5）神经系统：可表现为头晕、失眠、偏瘫、神志模糊、嗜睡、晕厥、昏迷，以及 Hornor 综合征的表现。

（6）其他：颈动脉至股动脉的搏动减弱或消失，肢体血压不对称；声音嘶哑、声带麻痹等。

4. 辅助检查

（1）血管造影(DSA)：主动脉造影检查对确立诊断、了解病变的范围、脏器受累情况有重要意义(金标准)，对外科手术计划的制订具有重要的参考价值。但该检查方法为有创性检查，具有较大的危险性。

（2）多排螺旋 CTA(金标准)：为目前重要的检查手段之一，配合静脉注射造影剂更增加了诊断的准确性，此种方法为无创性检查，对危重患者更安全。

（3）MRI(金标准)：具有较强的特异性和敏感性，诊断率较高，是目前无创检查中最好的方法之一。

（4）超声波检查：对临床诊断具有重要的提示作用，尤其病变位于升主动脉及主动脉弓者,诊断率较高;对降主动脉及腹主动脉检查效果不佳;对心包积液或胸腔积血有提示作用;对排除心脏瓣膜病所致的心脏杂音有鉴别意义。

(5) 心电图:急性主动脉夹层一般无特异性心电图改变,如伴有明显 ST-T 改变,常提示冠状动脉受累。

(6) X 线检查:平片摄像往往缺乏确切的诊断价值。

(四) 诊断

根据典型临床表现及影像学检查,可以确定诊断。

不典型的要与急性心肌梗死、急性肺梗死、急性心包炎、瓦氏窦瘤破裂入心脏、脑血管意外、急腹症和上腔静脉阻塞综合征等疾病的鉴别。

(五) 治疗

主动脉夹层发病急、进展快,病情及并发症严重,死亡率极高,除积极内科保守治疗外,有条件要积极进行介入治疗或外科手术治疗。

1. 内科保守治疗

(1) 一般治疗:主动脉夹层一旦诊断应立即进入监护室进行监护、卧床、吸氧。

(2) 镇静、止痛:常用吗啡 5~10 mg 静脉注射止痛,6~8 小时可重复一次。

(3) 降压:将血压降到能维持人体生命器官灌注的最低水平,如血压降至 100/70 mmHg。常用硝普钠静脉滴注,也可使用硝酸甘油、乌拉地尔、柳胺苄心定等。

(4) 减慢心率和左心室射血的力量和速度:将心率降至 50~60 次/分。常用 β 受体阻滞剂。

(5) 禁用抗凝剂。

度过急性期后,需长期药物维持治疗,其原则和方法与急性期相同,要将收缩压控制在 120 mmHg 以下。

2. 手术治疗

(1) 适应证:① A 型主动脉夹层:急性 A 型主动脉夹层有导致主动脉破裂、心脏压塞、急性主动脉瓣反流等致命后果的可能,首选手术治疗。② B 型主动脉夹层:一旦发生重要脏器损伤进行性加重、主动脉破裂或接近破裂(如囊状主动脉瘤形成)、主动脉瓣反流、逆行扩展至升主动脉等情况,也应及时手术;对于无并发症的 B 型患者可先采用药物治疗。③ Marfan 综合征发生主动脉夹层:无论 A 型或 B 型,均需手术治疗。

(2) 手术时机:手术应在诊断确立、患者一般情况基本稳定时立即手术。高龄、有基础疾病(特别是肺气肿)、主动脉破裂、心脏压塞、休克,或因心肌梗死、脑血管意外、肾衰竭而导致的重要脏器损伤等因素均增加手术危险。

(3) 手术方式:经典的手术方式包括切除内膜片,加强缝合主动脉消除假腔、重建主动脉和置换人造血管等。对近端主动脉夹层分离,可将错位的主动脉壁缝合,再悬吊以保留主动脉瓣。但常常需要进行人工瓣膜置换,采用带主动脉瓣的袖套样涤纶人造血管,以代替从瓣环水平到头臂分支的主动脉夹层,然后将冠状动脉入口像纽扣样缝合到人造血管上。对远端主动脉夹层分离所致的动脉分支被假腔填塞而闭塞者,多采用血管分流术,用 Gott Shunt 管跨过病变部位,以维持分支远端重要器官的血液循环。

3. 介入治疗　近年来发展起来的血管内导管介入治疗克服了药物治疗和外科治疗的一些不足,具有创伤小、恢复快的优点,多数患者能够耐受。

(1) 对B型患者,主要采取以下方法进行介入治疗:① 近端破口未闭,有血流进入假腔者,用带膜支架封闭破口,阻滞真假腔之间的血流交通;② 夹层进展迅速、压迫真腔导致重要脏器缺血者,用支架开放真腔及重要分支血管,重建血运;③ 近端破口难以通过带膜支架封闭,夹层继续扩展者,通过球囊开窗术或用血管内剪切技术切开内膜片,开放夹层远端,与真腔交通,降低假腔压力,改善脏器血供,防止夹层延伸。介入治疗B型主动脉夹层使得病死率降至20%以下,明显优于外科治疗。

(2) 对于有远端并发症的A型主动脉夹层,如果难以外科手术或疗效不好,导管介入治疗也有较好疗效,可成为联合外科手术治疗的重要方法。

(六) 预后

多数病例在起病后数小时至数天内死亡,在开始24小时内病死率为35%,48小时病死率为50%,1周病死率为70%,2周病死率为80%;2周后如能生存,则在第一年的病死率仍较高,2周至3个月内病死率仍为50%。介入和手术治疗已大大改善主动脉夹层的预后。

早期病死的主要原因与夹层血肿扩大、破裂有关,心脏压塞常迅速致命。

后期死亡可能是由于心脑血管并发症、严重的主动脉瓣关闭不全引起的心力衰竭及残余假腔引起的主动脉瘤破裂。

主动脉夹层的晚期并发症包括主动脉瓣反流、夹层复发、动脉瘤形成或破裂等,因此有必要对患者定期随访,进行认真体检以及必要的影像学检查。

(许　铁　李小民)

第十三章 休克

第一节 休克总论

休克(shock)是指由于各种原因导致的有效循环血量减少、心排量不足或周围血流分布异常,引起组织器官灌注不足所导致的细胞缺血、缺氧代谢紊乱和功能受损的综合征,是临床各科均较常见的急危症之一。临床上主要表现为血压下降、脉压减小、心率增快、脉搏细速、面色苍白或发绀、皮肤湿冷、尿量减少或无尿、神志模糊甚至昏迷。

【病因及分类】

一、按休克发生原因及病理生理改变进行分类

引起休克的原因很多,分类方法不一。目前,国内外趋于一致的是将休克按发生原因及病理生理改变分为以下几类。

1. 低容量性休克(hypovolemic shock) 因各种原因导致的患者血管内容量不足是这类休克的主要临床病理生理改变,包括失血和失液、烧伤、创伤、炎性渗出等。

2. 分布性休克(distributive shock) 也称为血管源性休克(vasogenic shock),其共同特点是外周血管、特别是阻力血管小动脉失张使大血管内压力损失,容量血管失张使回心血量锐减,这两种情况可以单独或合并存在。血流在毛细血管和(或)静脉中潴留,或以其他形式重新分布,而微循环中有效灌注不足,主要包括感染性休克、过敏性休克、神经源性休克等。

3. 心源性休克(cardiogenic shock) 这类休克的始动发病环节是心输出量的急剧减少,常见于大范围心肌梗死(梗死范围超过左心室体积的40%)、严重的弥漫性心肌病变如暴发性心肌炎、严重心律失常,以及急性瓣膜关闭不全和室间隔穿孔等。

4. 阻塞性休克(obstructive shock) 这类休克的基础是心脏以外原因造成血流阻塞,血流阻塞导致左室舒张期不能充分充盈,从而降低心输出量。临床可见于急性心包填塞、缩窄性心包炎、腔静脉阻塞、人工心脏瓣膜血栓形成或功能障碍,以及大块肺栓塞、原发性肺动脉高压和张力性血气胸等疾病。

5. 创伤性休克(traumatic shock) 随着对创伤研究的深入,发现创伤性休克是一个特殊的休克类型,除了创伤本身可直接导致休克外,几乎涉及所有的休克类型,包括创伤后低

血容量、阻塞性休克、创伤后神经源性因素。本书倾向将创伤性休克作为一个独立的休克类型。

值得注意的是在临床实际中，一个休克患者可能同时涉及多种休克类型，如低容量性休克合并分布性休克、心源性休克合并低容量性休克等。

二、按休克时血液的动力学的特点进行分类

在临床实践中有时还按休克时血液的动力学的特点，把休克分为低排高阻型休克和高排低阻型休克。

1. 低排高阻型休克　亦称低动力型休克(hypodynamic shock)，其血流动力学特点是心脏排血量低，而总外周血管阻力高。由于皮肤血管收缩，血流量减少，使皮肤温度降低，故又称为“冷性休克(cold shock)”。本型休克在临床上最为常见。低血容量性、心源性、创伤性、过敏性休克、神经源性休克和大多数感染性休克都属这一类型。

2. 高排低阻型休克　亦称高动力型休克(hyperdynamic shock)，其血流动力学特点是总外周血管阻力低，心脏排血量高。由于皮肤血管扩张，血流量增多，使皮肤温度升高，故亦称“温性休克(warm shock)”。有部分感染性休克属本类型。

【病理生理】

休克的基本病理生理变化是心排血量减少和动脉血压降低，以及由此引起的急性微循环障碍，重要的生命器官血液灌流不足和细胞功能紊乱。

一、休克分期及微循环变化

1. 休克早期

(1) 休克早期微循环变化：小动脉、微动脉、后微动脉、毛细血管括约肌和微静脉、小静脉明显收缩；大量真毛细血管关闭，微循环处于缺血缺氧状态，故而又称为缺血性缺氧期(ischemic anoxia phase)。

(2) 引起微循环缺血的机制：① 由于有效循环血量不足，使交感-肾上腺髓质系统(sympathetico-adrenomedullary system，SAS)兴奋，儿茶酚胺等缩血管物质的大量释放。② 由于微动脉、后微动脉和毛细血管比微静脉对儿茶酚胺更敏感，导致毛细血管前阻力比后阻力更大，开放的真毛细血管数量大大减少，使组织处于低灌低流、缺血缺氧状态。③ 肾缺血，使肾素-血管紧张素-醛固酮系统(renin-angiotensin-aldosterone system，RAAS)活性增高，产生大量血管紧张素Ⅱ(AngⅡ)，致使血管强烈收缩。④ 血容量减少可促进下丘脑分泌抗利尿激素(antidiuretic hormone，ADH)，引起内脏小血管收缩。⑤ 儿茶酚胺可刺激血小板释放血栓素 A_2(thromboxane A_2，TXA_2)，使小血管发生收缩。⑥ 胰腺在缺血、缺氧可生成的心肌抑制因子(myocardial depressant factor，MDF)，使腹腔内脏的小血管收缩。

(3) 微循环变化对机体的代偿意义：该期也称为休克代偿期(shock compensatory stage)，机体通过三个方面进行代偿：

1) 保证心、脑的血液供应：由于不同器官的血管对儿茶酚胺反应不一，腹内脏器和皮肤等器官的血液灌流量因血管收缩而显著减少，但心和脑的血管却并不发生收缩，故在全身循环血量减少的情况下，心、脑的血液供应基本可维持正常。

2) 回心血量增加,心输出量增多:a. 交感神经兴奋和儿茶酚胺增多,使肝储血库收缩、血管床容积减少能增加回心血量;使毛细血管中流体静水压下降,组织液进入血管,致回心血量增加。b. 醛固酮的增多可使肾小管对钠和水的重吸收增强。c. 抗利尿激素的增多又可使肾远曲小管和集合管对水的重吸收增多。d. 儿茶酚胺增多可引起心率加快、心肌收缩力增强。e. 上述使回心血量增多的机制共同作用使心输出量增多。

3) 动脉血压维持正常:在外周血管总阻力增高、回心血量增多和心输出量增加的作用下,休克初期动脉血压常维持正常或略升高。此时,机体发生明显的血液重新分布,一方面保证了心、脑的血液供应;另一方面引起皮肤、腹腔内脏、肾等组织、器官的缺血缺氧,造成细胞的代谢紊乱和功能障碍。

2. 休克期(淤血性缺氧期,stagnant anoxia phase)　亦称可逆性失代偿期(decompensation phase)。

(1) 休克期微循环的变化:此期为休克的进展期,其特点是:① 终末微血管对儿茶酚胺类缩血管物质的反应性进行性降低,使外周血管总阻力降低,动脉血压明显下降;② 微静脉持续收缩或白细胞粘着、堵塞使微循环出现"灌大于流"的现象,使血流淤滞在微循环;③ 血管内流体静压升高和毛细血管通透性增高,使回心血量显著减少。

(2) 造成微循环淤血的机理:① 微循环持续性缺血使组织缺氧加重而发生乳酸性酸中毒,局部酸性物质增多使微动脉和毛细血管前括约肌对儿茶酚胺反应性降低而扩张。② 组织缺氧、内毒素增加组胺、缓激肽的释放,使小动脉和微动脉的紧张度降低、前毛细血管松弛、大量毛细血管同时开放,血管床容量骤然增大,回心血量减少。③ 缺氧使组织内腺苷、核苷酸等代谢产物增多,对微血管有扩张作用。④ 毛细血管后微静脉的平滑肌对缺氧和酸中毒敏感性较差,仍处于痉挛状态,使毛细血管内血流淤滞、毛细血管内血液流体静力压增高,血浆向组织间隙渗出。⑤ 休克使脑和血液中的内啡肽增多,内啡肽可抑制心血管系统,使心肌收缩力减弱、血管扩张和血压下降。由于血液淤滞、血管床容量增大和血浆外渗,造成有效血循环量相对和绝对不足、回心血量和心排血量减少,以及周围血管阻力降低,使血压明显下降。此时,组织处于严重的低灌流状态,心、脑缺血缺氧加重,生命受到威胁。

3. 休克晚期　又称微循环衰竭期(microcirculatory failure stage),可发生 DIC 和 MODS。

此期,微血管平滑肌处于麻痹状态,对任何血管活性药物均失去反应,所以称为微循环衰竭期。患者因组织严重缺氧、酸中毒、血液高凝状态以及血管内皮细胞损伤而发生弥散性血管内凝血(disseminated intravascular coagulation,DIC);一旦发生 DIC,将使休克病情进一步恶化,微循环不仅表现为微血管扩张,而且有大量微血栓阻塞微循环,随后由于凝血因子耗竭,纤溶活性亢进,出现出血。由于微循环血流停滞,组织得不到氧和营养物质供应,重要器官功能和代谢严重障碍(multiple organ dysfunction syndrome,MODS),休克转入难治阶段,故又称为难治性休克期(refractory shock stage);最后心、脑、肺和肾等重要器官发生"不可逆"的损害,进入不可逆性失代偿期(irreversible decompensation stage)。

二、血液流变学的变化

1. 血细胞比容的改变　休克早期,由于组织间液向血管内转移、血液稀释,使血细胞比容降低。休克进入微循环淤血期,液体外渗、血液浓缩,使血细胞比容升高。血细胞比容越高，血液黏度越大，血流阻力越大，导致血流量减少、血流缓慢。

2. 红细胞变形能力降低，聚集力加强　休克可造成红细胞变形能力降低，其结果是红细胞难以通过毛细血管，从而导致血流阻力增高。红细胞聚集可增加血液黏度、血流阻力，还能导致红细胞淤滞并阻塞微循环，甚至形成微血栓。

3. 白细胞黏着和嵌塞　休克时，可见白细胞附着于小静脉壁或嵌塞于血管内皮细胞核的隆起处或毛细血管分支处，这可增加血流阻力和加重微循环障碍，而且嵌塞的白细胞还可释放自由基和溶酶体酶类物质，从而破坏生物膜和引起坏死。

4. 血小板黏附和聚集　休克可引起血小板黏附和聚集，其主要机制：① 血流减慢，血管内皮完整性破坏，内膜下胶原暴露；② 损伤的内皮组织释放二磷酸腺苷（adenosine diphosphate，ADP）；③ 发生聚集的血小板可释放 ADP、TXA_2 以及血小板活化因子（platelet activating factor，PAF），进一步触发并加重血小板的聚集。

血小板黏附和聚集的后果是：① 阻塞微血管；② 释放生物活性物质如儿茶酚胺、TXA_2、5-羟色胺等，使局部微血管收缩、通透性增高、血管内皮水肿和血流减少；③ 释放促凝血的血小板因子，加速凝血过程，形成 DIC。

5. 血浆黏度增大　休克使机体发生应激，使体内合成纤维蛋白原增多；液体外渗、血液浓缩，使血浆纤维蛋白原浓度增高、血浆黏度增大。这不但影响组织血液流量，并可促进红细胞的聚集。

三、体液因子与休克

研究发现，一些休克患者在微循环衰竭之前已有细胞、亚细胞的改变，如膜通透性增加、溶酶体破裂、蛋白质及三磷酸腺苷（adenosine triphosphate，ATP）合成减少、离子转运障碍等，故微循环学说尚不能解释休克全过程。除已知的儿茶酚胺、血管紧张素、组胺、激肽、乙酰胆碱、MDF 等体液介质外，近年发现很多体液因子与休克的发展有关，其中较密切的有下列数种。

1. 脂类介质　① 血清磷脂酶 A_2（phospholipase A_2，PLA_2）：休克时血清 PLA_2 持续升高，并可进一步代谢为花生四烯酸（arachidonic acid，AA），产生有害介质。② 前列环素（prostacyclin I_2，PCI_2）与 TXA_2：TXA_2 是体内最主要的血小板凝集促进剂和血管收缩物质，而 PCI_2 作用与之相反，正常时两者处于动态平衡状态。休克时 TXA_2 明显增高，可导致 DIC，还可引起肺动脉压增高、肺分流量增多、肺生理死腔扩大、肺毛细血管通透性增加等。③ 白细胞三烯（leukocyte triene，LT）：能显著增加微血管通透性（较组织胺强 1 000 倍），并可促进中性粒细胞的趋化聚集及溶酶体的释放。

2. 肿瘤坏死因子（tumor necrosis factor，TNF）　TNF（尤其是 TNFα）是机体的重要炎性介质，可通过与细胞相应受体结合而发挥毒性作用，参与休克的发生发展。

3. 白细胞介素（interleukin，IL）　属炎性细胞因子（inflammatory cytokines，Ics），在休克时具有促炎作用的 IL-6、IL-8、可溶性白介素 2 受体（soluble interleukin 2receptor，sIL-2R）等显著升高，有抗炎作用的 IL-4、IL-10 显著降低，可引起全身炎症反应综合征（systemic inflammatory response syndrome，SIRS）和代偿性抗炎反应综合征（compensatory anti-inflammatory response syndrome，CARS）。

4. 纤连蛋白（fibronectin，Fn）　在休克时 Fn 明显减少，可导致巨噬细胞系统吞噬功能的抑制及免疫功能低下。

5. β-内啡肽　在内毒素、创伤等应激状态时大量释放,对心血管有抑制作用。

6. 氧自由基　在过敏、毒素、组织低灌注及再灌注、细胞缺血时,氧自由基生成增加及清除能力降低,氧自由基对不饱和脂肪酸的细胞膜起破坏作用,并可直接损伤血管内皮细胞的完整性,促进血小板聚集和微血管栓塞。

7. 促甲状腺素释放激素(thyrotropin releasing hormone,TRH)　Mizobe等研究发现,在实验性出血性休克动物发生出血时延髓及中脑的TRH含量明显增加,在出血停止60分钟后及不可逆休克时明显降低,且与血乳酸呈负相关。给予外源性TRH后可改善各类休克患者心血管功能,增加周围血管的加压效应,提高实验性动物的存活率。

四、细胞代谢的变化以及功能和结构的损害

休克时细胞的代谢障碍及其功能、结构的损害,既是组织低灌流、微循环流变学改变和(或)各种毒性物质作用的结果,又是引起各重要器官功能衰竭和导致不可逆性休克的原因。

1. 休克时细胞代谢的变化　休克时细胞代谢改变比较复杂,共同的重要改变如下:

(1) 糖酵解加强:休克时由于组织的低灌流和细胞供氧减少,使有氧氧化受阻,无氧酵解过程加强,从而使乳酸产生增多,导致酸中毒。但严重酸中毒又可使糖酵解从加强转入抑制。

(2) 脂肪代谢障碍:休克时,由于组织细胞的缺血缺氧和酸中毒,使脂肪酰CoA合成酶和肉毒碱脂肪酰转移的活性降低,因而脂肪酸的活化和转移发生障碍;另一方面因线粒体获氧不足和酸中毒,使线粒体呼吸功能被抑制,转入线粒体内的脂肪酰CoA不能被氧化分解,造成脂肪酸和(或)脂肪酰CoA在细胞内蓄积,从而加重细胞的损害。

2. 休克时细胞的损害　休克的损害从细胞的损害开始,细胞的损害是各脏器功能衰竭的共同机制。

(1) 细胞膜的损害:最早的改变是细胞膜通透性增高,进而破坏膜结构和完整性,细胞发生不可逆性损伤。引起细胞膜损害的原因有:① 能量代谢障碍,使细胞膜不能维持正常功能和结构;② 蓄积于细胞内的脂肪酸和脂肪酰CoA与细胞内Na^+、K^+、Ca^{2+}等阳性离子结合形成“皂类”化合物,可直接对膜上脂类起“净化去垢”的破坏作用;③ 细胞酸中毒直接或间接破坏膜系统的功能和结构;④ 产生大量的氧自由基,通过膜脂质过氧化反应而破坏生物膜。

(2) 线粒体损害:休克时线粒体最早出现的损害是其呼吸功能和ATP合成受抑制,线粒体ATP酶活性降低。此后,发生超微结构的改变,最终被完全破坏。线粒体损害可能与下列因素有关:① 内毒素等毒性物质及酸中毒对线粒体各种呼吸酶的直接抑制;② 缺血导致线粒体合成ATP的辅助因子(如NAD、CoA和腺苷等)不足;③ 氧自由基对线粒体膜磷脂的过氧化作用。线粒体是维持细胞生命活动的“能源供应站”,线粒体损害必然导致细胞损害和(或)死亡。

(3) 溶酶体破裂:溶酶体含有多种水解酶如组织蛋白酶、多肽酶、磷酸酶等,但在未释放之前都处于无活性状态,一旦释放出来后,即转为活性状态进而可溶解和消化细胞内、外的各种大分子物质。休克导致溶酶体破裂的主要原因是:① 组织的缺血、缺氧、酸中毒以及内

毒素对溶酶体膜的直接破坏；② 氧自由基对溶酶体膜磷脂的过氧化作用；③ 血浆补体被激活产生 C_{5a}，后者可刺激中性粒细胞释放溶酶体酶。

五、重要器官功能的改变

休克时各器官功能都可发生改变，特别是中枢神经系统、心、肾、肺、胃肠及肝脏等重要器官的功能障碍。

1. 中枢神经系统功能的改变　休克时血压降低，不能维持脑的血液供给，发生脑缺氧。大脑皮层对缺氧极为敏感，随缺氧逐渐加重，脑功能从初期的兴奋转为抑制，出现惊厥和昏迷；皮层下中枢因严重缺氧也发生抑制，呼吸中枢和心血管运动中枢兴奋性降低。

2. 心脏功能的改变　除心源性休克伴有原发性心脏功能障碍外，其他各类型休克都可引起心功能的改变。一般而言，休克的早期可出现心脏活动的代偿性加强，此后心脏的活动即逐渐被抑制，甚至出现心力衰竭。

3. 肾功能的改变　在休克早期就可发生功能性的肾功能改变，出现少尿(尿量小于400 ml/d或小于 30 ml/h)或无尿(小于 100 ml/d)。此时，如休克逆转、血压恢复，肾血流量和肾功能即可恢复正常。反之，休克持续时间较长，可引起急性肾小管坏死，发生器质性的肾衰竭，即使休克好转、肾血流量恢复，肾功能也难以在短期内恢复正常。

4. 肺功能的改变　在休克早期，出现通气过度、低碳酸血症和呼吸性碱中毒。继之，由于肺低灌流引起水肿、出血、局限性肺不张、微循环血栓形成和栓塞以及肺泡内透明膜形成等重要病理改变，此即休克肺(shock lung)。到休克肺阶段，由于肺通气功能、气体弥散受影响，肺通气/血流失调，导致呼吸衰竭甚至死亡。休克肺是休克死亡的重要原因之一，约有 1/3 的休克患者死于休克肺。

5. 胃肠功能的改变　休克时因微循环障碍发生胃肠缺血，继而转变为淤血，肠壁因而发生水肿甚至坏死；胃肠的缺血缺氧使消化液分泌抑制、胃肠运动减弱；肠道黏膜屏障功能减弱或破坏，致使肠道细菌和毒素移位，引起毒血症、菌血症或脓毒血症。

由于胃肠微循环淤血、内液体外渗、黏膜胃肠黏膜糜烂或形成应激性溃疡，导致胃肠道出血。

6. 肝功能的改变　休克时常有肝功障碍，其主要机制有：① 低血压和有效循环血量减少使肝动脉血液灌流量减少，引起肝细胞缺血缺氧，严重者可导致肝小叶中央部分肝细胞坏死；② 腹腔内脏的血管收缩，致使门脉血流量急剧减少，也可加重肝细胞的缺血性损害；③ 肝内微循环障碍和 DIC 形成，更可引起肝细胞缺血缺氧；④ 肠道产生的毒性物质经门脉进入肝，直接损害肝细胞。

肝功能障碍又通过以下机制加重休克：① 对糖和乳酸的利用障碍，促使乳酸蓄积引起酸中毒；不能为重要脏器提供充足的葡萄糖；② 肝脏蛋白质和凝血因子合成障碍、引起低蛋白血症和出血；③ 肝解毒功能减弱，增加休克时感染与中毒的危险。

7. 多器官功能不全和衰竭　休克的晚期常出现 MODS，是休克死亡的重要原因，有关 MODS 的详情参见有关章节。

【临床表现】

由于不同类型的休克病因不同，其临床表现亦有各自的特殊性。除去原发病的临床表现外，其共同特征主要表现为如下几点。

一、休克早期

主要是交感神经兴奋的症状和体征。

患者多表现为神志清醒，轻度烦躁不安、焦虑或激动，面色、皮肤苍白、出冷汗，常诉头晕、恶心和呕吐，心率加快、脉细速、血压正常或偏高但脉压减小，呼吸频率增加，尿量减少。部分患者表现为肢暖、出汗等暖休克的特点。此期患者的临床症状和体征不明显或被原发病的临床表现掩盖，极易被忽视，引起漏诊或误诊。

二、休克期

大多数人神志尚清楚，但多表情淡漠、反应迟钝，重症则表现为意识模糊或昏迷。皮肤发绀、湿冷并出现花斑纹改变；血压下降(SBP＜80 mmHg)、脉压缩小(小于 20 mmHg)、心率加快，呼吸浅表，尿量减少或无尿。

三、休克晚期

表现为顽固性低血压、DIC 和多器官功能衰竭。

1. DIC 表现　皮肤黏膜广泛淤斑、淤点和内脏出血，常与器官衰竭并存。

2. 急性肾衰竭　尿量显著减少或无尿，血尿素氮和血肌酐、血钾明显升高。

3. 急性心功能衰竭　心率加快、心音低钝、奔马律、心律不齐；呼吸急促、发绀，严重者出现端坐呼吸、咳吐泡沫血痰等急性肺水肿的表现。

4. 急性呼吸衰竭　吸氧难以纠正的进行性呼吸困难，呼吸频率加快、发绀、肺底细小湿啰音等表现。

5. 意识障碍　意识障碍程度与脑缺血缺氧的程度和持续时间有关，合并脑水肿时呕吐、颈强、瞳孔及眼底改变。

6. 肝功能衰竭　轻者仅有肝功能异常，重者可出现肝性脑病、谵语、扑翼样震颤、黄疸及肝臭等。

【监测与辅助检查】

休克的早期诊断往往比较困难，对有休克原因的患者，可从以下几方面进行监测：

1. 脉搏和血压　脉搏变化多先于血压波动，因此更有实际意义，一般而言早期脉搏加速、继续发展可至脉搏变细，不易触及甚至不能触及。血压是诊断休克的重要依据，需进行无创或有创血压监测。

2. 周围灌注　皮肤温度、色泽和潮湿度可反映周围循环情况，是临床监测指标之一；测定肢端与躯干之间的温差有更大的临床实用价值。

3. 意识状态和瞳孔　意识可由兴奋、烦躁转为抑郁、淡漠甚至昏迷。瞳孔及对光反射是反映病情的指标。

4. 尿量　是反映重要器官血液灌注的最敏感指标之一；测量单位小时的尿量是常规监测手段。

5. 血流动力学监测　可采用 Swan-Ganz 导管测定中心静脉压(central venous pressure,

CVP)、肺动脉压、肺毛细血管嵌压(pulmonary capillary wedge pressure,PCWP)和心排出量(cardiac output,CO)等血流动力学指标。① CVP 能反映循环血量与右心室搏血能力,对输液、选用血管活性药、强心药和利尿剂有较大意义。② PCWP 可间接反映左室功能状态,是估计血容量、指导输液、防治肺水肿的重要指标。③ CO 能反映心脏射血功能。

6. 氧输运和氧消耗　通过 Swan-Ganz 导管采集肺动脉的混合静脉血,测定 SvO_2 及 PvO_2,判断肺毛细血管与组织之间的氧供情况。反应氧输送的主要指标为总耗氧量,其值由心脏指数及肺泡-动脉氧分压差的乘积获得。正常为 150 ml/(min • m^2),小于 115 ml/(min • m^2)时提示氧输送严重障碍。

7. 眼底检查　初期血管痉挛,后期静脉扩张;严重时可见视网膜水肿和视乳头水肿。

8. 实验室检查　应检查血象、红细胞压积、血小板测定;检查病原体,包括体液、排泄物和穿刺引流液的培养;内毒素测定;尿常规及尿比重测定;血气分析、血生化和 DIC 等指标的检查。

9. 心电图检查　可发现心律失常、心肌损伤、心肌缺血和坏死。

10. 影像学检查　对确定病因、评估病情有指导意义。

【诊　断】

1. 休克的诊断标准　休克是一个严重的临床综合征,诊断主要依据低血压、周围循环灌注不良等临床表现。至今仍沿用 1982 年全国急性“三衰”会议制定的休克诊断标准:① 有发生休克的病因;② 意识异常;③ 脉细速,超过 100 次/分或脉不能触知;④ 四肢湿冷,胸骨部位皮肤指压试验阳性(压后再充盈时间超过 2 秒),皮肤花纹,黏膜苍白或发绀,尿量每小时小于 30 ml 或尿闭;⑤ 收缩压小于 80 mmHg;⑥ 脉压小于 20 mmHg;⑦ 原有高血压者收缩压较原水平下降 30%以上。凡符合以上①,以及②、③、④中的两项和⑤、⑥、⑦中的一项者,即可诊断为休克。

2. 休克的病因诊断　在诊断休克的同时应积极作出病因诊断,特别是注意一些不典型的原发病,如老年患者、免疫功能低下患者发生严重感染时往往无发热、无白细胞计数升高;不典型心肌梗死常无心前区疼痛及典型的心电图表现;不典型的消化道内出血或穿孔。

3. 早期诊断　早期诊断、早期治疗是抢救休克的关键。对有发生休克原因的患者,应重视并监测休克的早期体征,如脉搏细速、心音低纯、心率增速、奔马律、呼吸急促、表情紧张、肢端厥冷、尿量减少等,应早期诊断、及时采取抢救措施。

【治　疗】

休克的治疗原则为积极消除病因,尽快恢复有效循环血量,纠正微循环障碍,保护心、脑、肾等重要脏器的功能和改善细胞代谢。

一、原发病的治疗

积极防治引起休克的原发病,去除休克的原始动因,如止血、控制感染、输液、镇痛等是休克治疗的基础。

二、一般治疗

1. 体位　采取卧位、抬高下肢 20°～30°;或头和胸部抬高 20°～30°,下肢抬高 15°～20°的体位。

2. 氧疗　间断或持续吸氧,增加动脉血氧含量,减轻组织缺氧。

3. 呼吸道管理　应及时清除呼吸道分泌物,保持呼吸道通畅;必要时应做气管插管或气管切开并行人工辅助通气。

4. 镇静　保持患者安静,必要时用镇静药;必须避免过多搬动。

5. 注意保暖　保暖但不加温,以免皮肤血管扩张而影响生命器官的血流量和增加氧的消耗。

三、扩容治疗

积极补充液体(液体复苏)是纠正有效循环血量降低、改善器官微循环灌注、抢救休克的主要措施。补液的种类,盐水与糖水、胶体与晶体的比例,按休克类型和临床表现而有所不同,血液浓缩宜补等渗晶体液,血液稀释宜补胶体。补液量和速度应根据患者的具体情况,心肾功能状况,并以血流动力学监测指标作为指导。下列指标提示血容量已补足:① 患者神志由淡漠迟钝或烦躁转为清醒安静;② 指甲、口唇由苍白转为红润,肢端由湿冷转为温暖;③ 血压回升(大于 90 mmHg);④ 脉压加大(30 mmHg);⑤ 脉搏变慢而有力(小于 100 次/分);⑥ 尿量每小时达 30 ml 以上。

四、纠正酸中毒

休克时多合并酸中毒,应予纠正。纠酸应在改善微循环灌注的基础上进行,否则很难奏效。纠酸首选 5%碳酸氢钠,根据酸中毒的程度调整剂量;三羟甲基氨基甲烷(THAM)适用于需要限钠的酸中毒患者,因其易透入细胞内,有利于细胞内酸中毒的纠正,缺点是静脉滴注溢出静脉外可引起局部组织坏死,静脉滴注过快可抑制呼吸。一般来说,在休克早期补足血容量、改善微循环后,酸中毒即可缓解,不必给予碱性药物;对休克严重、持续时间长、pH≤7.15 的患者,才考虑使用碱性药物。

五、血管活性药物的应用

补充血容量、纠正酸中毒并进行适当的病因治疗后血压仍未稳定时,应及时采用血管活性药物。应用血管活性药物应采用输液泵或微量注射泵给药,根据血流动力学指标选择最低有效剂量,血压不宜提升过高,且应在短时间内撤药。有些血管活性药物可引起血管过度收缩,使组织及重要器官血供进一步减少,缺氧加重,因此,要严格掌握适应证和药物选择。

1. 去甲肾上腺素　具有强大的 α 受体激动作用,非选择性地使动、静脉血管收缩,同时还能激动心脏 β_1 受体,增加心肌收缩力,临床常用于顽固性休克的抢救。

常用剂量及方法:以 5%葡萄糖或生理盐水稀释后使用,起始剂量一般为每分钟 0.5～1.0 μg,根据病情逐渐调整剂量,成人平均使用量为每分钟 2～12 μg,最多可增加到每分钟 30 μg。在使用中严禁将本药漏出血管外,以免引起周围组织坏死。长时间大量使用本药可导致重要器官特别是使肾脏缺血加重，引起急性肾衰竭，应密切观察尿量；本药还可能使心肌耗氧量增加，加重心肌缺血及诱发心律失常。

2. 间羟胺(阿拉明) 作用特点是去甲肾上腺素，但相对较弱。常用剂量为 10～100 mg 加入 250～500 ml 液体中滴注，根据病情调节给药速度。该药能增加休克患者心输出量，升压作用可靠，维持时间长，而且对心率影响小，很少引起心律失常。

3. 肾上腺素 具有 α 受体和 β 受体的双重激动作用，是抢救过敏性休克最有效、作用最迅速的首选药物，一般以 1 mg 作深部肌内注射或皮下注射；危急时可以稀释后缓慢静脉注射。本药的缺点是可以引起血压急剧升高。

4. 多巴胺 是去甲肾上腺素生物合成的前体，能作用于血管 α 受体、β 受体和多巴胺受体。小剂量以兴奋多巴胺受体、扩张肾血管为主；中等剂量以兴奋 β 受体、增强心肌收缩力为主；大剂量以兴奋 α 受体、收缩外周血管为主。多巴胺适用于各类休克的抢救，一般以 20～100 mg 加入生理盐水或 5%葡萄糖液中稀释后静脉滴注。高浓度给药可引起心率加快，或诱发其他心律失常。多巴胺不宜加入碳酸氢钠等碱性药物中同用。

5. 多巴酚丁胺 能选择性激动 β 受体，对 α 受体作用微弱。可显著增强心肌收缩力，增加心输出量，改善心功能，适用于心肌梗死伴有泵衰竭的患者，临床常与多巴胺合用。常用剂量为 100～200 mg 加入 5%葡萄糖中静脉滴注或以 5～15 μg/(kg・min)速度持续静脉输注。本药能增加房室传导速度，对房颤患者应加以注意。

6. 异丙肾上腺素 是典型的 β 受体激动剂，对 β_1、β_2 受体的选择性不强，对 α 受体无作用。本药在抗休克的使用中范围较局限，一般用于血容量已补足，但心输出量仍低，外周阻力较高的患者，或由严重心动过缓导致休克的患者。本药有加快心率、增加心肌耗氧量，引起心律失常的危险，应予注意。常用方法：异丙肾上腺素 1～2 mg 加入 5%葡萄糖或生理盐水 250 ml 中静脉滴注，病情调节滴速。

7. 苄胺唑啉 又称为酚妥拉明，为选择性 α 受体阻滞剂，可明显降低外周血管阻力，使血管扩张，血压下降，同时可降低肺动脉压。

适应证：① 长时间大剂量使用血管收缩剂而血压回升不好，并伴有末梢循环不良；② 各种抗休克方法治疗未能奏效的患者；③ 末梢阻力增高的冷休克患者；④ 容量已补足，CVP 增高，但脉搏、血压无改善的患者。可与去甲肾上腺素合用，以减轻血管剧烈收缩。

用法：以 5～20 mg 加入 5%葡萄糖液中稀释后滴注(0.1～0.3 mg/min)，根据血压及全身状况调整滴速。

苯苄胺又称为酚苄明，α 受体的阻滞作用起效慢，但作用强大而持久，适应证与酚妥拉明相同。用法：0.5～1.0 mg 加入 100 ml 5%葡萄糖中静脉滴注。

8. 胆碱能受体阻滞剂 通过阻滞胆碱能受体产生抗胆碱作用，解除因迷走神经过度兴奋所致的传导阻滞及心脏抑制；通过调节微血管舒缩功能，纠正休克时的血流病理性分布，减少微血栓形成，加快微循环血液流速及流量；通过调节儿茶酚胺、组织胺、炎性介质及氧自由基等体液因子而减轻微血管渗漏，进而改善休克时的微循环状态。同时还能提高细胞对缺血、缺氧和毒素的耐受性，起到稳定细胞膜的细胞保护作用。在休克治疗中多采用大剂量、短疗程、莨菪化、个体化、静脉给药的原则。但由于此类药物在休克总体治疗上应用范围较窄，应严格掌握适应证。

(1) 常用药物及剂量：① 阿托品：常用量为 1～2 mg 加入液体稀释后静脉注射，每间隔

15～30分钟可给药一次,直至达到莨菪化;维持用药8～12小时。② 山莨菪碱:较阿托品更为常用,多以20～40 mg加入5%葡萄糖溶液中静脉滴注。③ 东莨菪碱:每次0.3～0.6 mg,稀释后静脉滴注。

(2) 使用注意事项:① 所谓莨菪化即指阿托品化,切忌盲目强调大剂量。② 青光眼、前列腺增生伴排尿困难的老年人应禁用或慎用。③ 大剂量使用可引起精神神经症状,甚至出现幻觉、谵妄。④ 心率加快使心肌缺血加重,急性心肌梗死所致休克患者应慎用。

六、糖皮质激素

糖皮质激素具有抗休克、抗毒素、抗炎症反应、抗过敏、扩血管、稳定细胞膜、抑制炎性介质等作用,各类休克都可以考虑应用,是过敏性休克的次首选药物,多与肾上腺素合用,也可与抗组胺药物合用。对感染性休克患者,应在使用足量抗生素的情况下,短期内使用。临床常用地塞米松10～20 mg静脉注射或氢化可的松300～500 mg静脉滴注或甲泼尼龙40～80 mg静脉滴注,均每日一次。

七、洋地黄类强心剂

对由快速性房颤所致的心源性休克,或扩容已经足够、中心静脉压升高但动脉压仍较低患者,临床常以毛花甙C 0.2～0.4 mg加入5%葡萄糖溶液或20～40 ml生理盐水中缓慢静脉注射。

八、机械性辅助循环

机械性辅助循环是某些特殊类型休克抢救的重要措施和手段,目前应用于临床的主要方法包括:主动脉内气囊反搏术、体外反搏术、左室辅助泵、双心室辅助泵、抗休克裤等。

九、防治并发症及多脏器功能衰竭

休克时各器官功能,特别是中枢神经系统、心、肺、肾、胃肠及肝脏等重要器官的功能都可发生障碍;防止其发生是抢救重要内容。一旦出现,除采用一般的治疗外,还应给予针对性的脏器支持治疗。

1. DIC的防治。

2. 急性心力衰竭的防治　在补液时应控制补液速度和补液量预防急性心衰。一旦发生急性心衰,就应停止或减少补液,给予强心、利尿治疗,并适当降低前、后负荷。

3. 休克肺　要给予正压通气,改善呼吸功能。

4. 肾衰竭　应尽早利尿和进行血液净化等治疗。

连续性血液净化治疗(continuous blood purification therapy,CBPT)是一种符合生理性肾脏替代的治疗方法,溶质清除率高并能滤过和吸附清除细胞因子和炎症介质,为休克并发MODS患者的救治提供了非常重要的、患者赖以生存的内稳态平衡。

第二节　低血容量性休克

低血容量性休克(hypovolemic stock)是由各种原因引起的全血、血浆或体液和电解质丢失导致循环血容量下降而引起的休克。

【病　因】

包括出血性和非出血性两大类。

1. 出血性病因

(1) 消化道出血：胃、十二指肠溃疡出血，肝硬化食管胃底静脉破裂出血，应激性溃疡，急性糜烂性胃炎，胆道出血，急性出血坏死性肠炎，血管畸形和肿瘤等。

(2) 脾破裂出血：外伤、自发性脾破裂等。

(3) 肝破裂出血：肝外伤、肝癌破裂等。

(4) 大血管破裂出血：腹及胸主动脉瘤破裂、夹层动脉瘤破裂、手术及外伤所致等。

(5) 支气管肺大出血：如支气管扩张、空洞型肺结核等。

(6) 泌尿、生殖系统出血：肾损伤、肿瘤、卵巢囊肿破裂、宫外孕及产后大出血等。

(7) 各种严重外伤或手术损伤大血管。

2. 非出血性病因

(1) 经胃肠道丢失：严重呕吐、腹泻等。

(2) 经皮肤丢失：主要见于烧伤、大面积剥脱性皮炎等。

(3) 经肾脏丢失：过度利尿、糖尿病等引起的渗透性利尿、尿崩症和失盐性肾病等引起的多尿。

(4) 容量转移至第三间隙：各类原因引起的大量胸水、大量腹水，出血坏死性胰腺炎、过敏和肾病综合征等引起的严重水肿。

【临床表现】

低血容量性休克的临床表现取决于血容量丢失的程度和速度、休克持续时间、机体的代偿反应、原发病及伴随疾病情况等。低容量性休克分为轻、中、重三个等级，包括原发病表现(略)和休克本身的表现。

一、轻度休克

血容量减少低于20%，失血量为800～1 000 ml；四肢发冷、面色苍白、皮肤和甲床血液再灌注延迟、口干、出汗、脉率加快、脉压差偏小、皮下静脉萎陷、CVP开始下降；大多数患者平卧位血压仍可在正常低限。

二、中度休克

血容量减少20%～40%，失血容量在1 200～1 700 ml；四肢发冷，肢端发绀，烦躁不安或淡漠，脉搏细速，收缩压明显下降(75～60 mmHg)；脉压差显著缩小，CVP显著下降，尿量减少。

三、重度休克

血容量减少高于40%，失血量大于1 700 ml；面色极度苍白，口唇及肢端明显发绀，四肢冰冷，呼吸急促或不规则，表情淡漠或意识障碍，尿量显著下降或无尿；收缩压低于

60 mmHg,CVP 极度下降或为 0,心电图出现心肌缺血的改变,如病理性 Q 波和 ST-T 段改变。

【诊　断】

1. 诊断依据　① 有造成血容量减少的原因;② 心动过速和低血压;③ 体温低及四肢末梢发绀;④ 颈静脉塌陷;⑤ 少尿和无尿;⑥ 静脉快速输血输液后上述体征可很快被纠正。

2. 病因诊断　寻找出血或体液丢失证据,对休克的病因作出准确的诊断十分重要。

3. 判断失血或体液丢失的程度　准确评估失血失液量,密切观察周围循环情况,监测尿量、血压、脉搏、中心静脉压、血细胞压积及血电解质有助于判断失血或体液不足的程度。

4. 鉴别诊断　低容量性休克需要与其他原因引起的休克相鉴别,可根据各类休克的特点进行鉴别,其中血流动力学监测具有很重要价值。

【治　疗】

低容量性休克治疗包括原发病的治疗和纠正休克两个方面。

原发病的有效治疗是休克抢救成功的基础。对于出血性休克,主要根据出血原因予以处理:外出血可采用局部压迫止血、手术止血;内出血患者,在内科保守治疗不能有效纠正低血压时,应尽早手术止血。

早期、快速和足量的扩容是休克抢救成功的关键,组织氧供的维持则是休克抢救成功的重要保证。

一、液体复苏/扩容治疗

对患者进行快速液体复苏,即迅速补充丢失液体是休克抢救成功的关键。目前多接受限制补液(仅补到休克逆转时)的观点。

1. 建立静脉通路　建立必要的静脉通路是扩容治疗的前提。一般需建立两条静脉通路:一条为肘静脉或大隐静脉,应用 16 号套管针补液;另一条一般为颈内静脉或锁骨下静脉穿刺,既可快速输液,又可监测中心静脉压。对静脉穿刺有困难的患者,应及时行大隐静脉或股静脉切开。

2. 补液量　一般在治疗的第一个 30 分钟内快速静脉滴注平衡液 1 000～1 500 ml 及中分子右旋糖酐 500 ml;根据血压恢复情况,可再快速静脉滴注平衡液 1 000 ml。如此时配血试验完成,可输全血 400～600 ml。

3. 液体类型　出血性休克常伴有大量细胞外液的丢失,成人可达 2 L 以上,且细胞外液的丢失不能单用输血来纠正,选择合适的液体对纠正低血容量休克尤为重要。

(1) 晶体溶液:可有效扩张细胞外液,维持有效血容量,改善微循环,但其所含电解质和水分会按照机体的体液成分进行分布,仅 25%留存在血管内,过量输入晶体液可导致全身水肿,甚至诱发肺水肿。因为存在血管内外的再分布,用等渗晶体溶液进行液体复苏时,需要使用失血量 3～4 倍的液体。常用晶体溶液主要包括生理盐水、乳酸林格液、高渗氯化钠溶液。

生理盐水的优点在于它的广泛适用性,而且是唯一的可以和血制品混合的晶体液。但因其所含钠和氯离子浓度高于细胞外液,在肾功能有障碍时,可出现钠潴留、高氯血症和代谢性酸中毒。

乳酸林格液的优点在于其电解质、酸碱度、渗透压与细胞外液更相近，但其含有的乳酸根需经肝脏代谢，有肝功能障碍者应慎用或禁用，以防乳酸蓄积。

高渗氯化钠溶液通过产生的渗透压效应使水分从细胞内转移到细胞外，从而可以用有限的液体量扩充细胞外容量，减轻脑水肿和降低颅内压。常用3%氯化钠溶液，有报道3%氯化钠与右旋糖酐溶液合用可进一步提高扩容效果。

(2) 胶体溶液：胶体溶液含有高分子溶质，不易从毛细血管渗出，在血管内存留时间长；胶体溶液可提高血浆胶体渗透压，有利于组织间液回流到血管内，扩容效果远好于晶体溶液。

全血或少浆全血：及时补充全血或少浆全血对大多数出血性休克患者是必需的。输血特别是大量输库存血液时应注意：① 输库存时间长的血液，因其血细胞破坏多、血浆中含钾高，可引起或加重高钾血症；② 因血小板的破坏及血液中的抗凝剂，大量输血易引起出血和低钙血症；③ 库存血温度在4℃左右，大量快速输血可使患者体温骤然下降；④ 库存血中有大量细胞碎片，大量输血可引起肺栓塞。

白蛋白或血浆：是最常用的胶体溶液，可迅速扩容，但不能补充红细胞。如患者毛细血管通透性明显增加，则血浆蛋白可渗漏至肺间质而加重肺水肿。

右旋糖酐：能有效提高胶体渗透压，每静脉滴注右旋糖酐1 g，可使20～25 ml水回灌到血管内；而且滞留时间较长(半衰期12～24小时)，扩容持续时间长。但右旋糖酐可引起肾衰竭、过敏和出血等副作用，影响交差配血反应和血糖检测。所以，右旋糖酐用量以每天不超过1 000～1 500 ml为宜。

羟乙基淀粉：是一种人工合成的物质，可有效扩容，其扩容效果可维持3～24小时；血管内增加的容量大于实际输入的剂量。临床常用改良的中分子羟乙基淀粉(贺斯)，剂量为20～36 mg/kg，其副作用少，还可减轻毛细血管渗漏，减少血管活性物质释放，降低血液黏度中，改善微循环，使患者心脏指数、氧供/氧耗比显著提高。

4. 液体选择　取决于休克的类型以及休克的严重程度。非失血性休克患者仅需给予晶体溶液。

(1) 轻度休克：常用生理盐水、平衡液、右旋糖酐及血浆，首选晶体溶液。

(2) 中、重度休克：一般情况下补充细胞外液容量以平衡液为主；右旋糖酐有利于血容量的维持，可适量应用；存在大量失血时适当补充全血是必要的。

(3) 出血性休克：治疗早期可先快速给予生理盐水或平衡液，为患者争取配血时间。对红细胞比容小于30%的患者应输入全血；若红细胞比容大于30%，可输入血浆和血浆制品；而对红细胞比容大于30%，CVP较高伴心力衰竭的患者，仅需输入红细胞悬液并严格控制输液速度。输血应以矫正红细胞比容大于35%为度，每次输血以提高红细胞比容2%～3%为宜。

二、顽固性休克的处理

对于治疗无反应、休克持续存在或治疗开始时有反应、随后再次出现休克或加重，常提示内出血或再出血。应连续监测血细胞压积，给予输注全血，寻找出血原因并尽早采取更为有效的止血方法，常需进行手术探查和止血。

三、其他治疗和监测

休克患者均需吸氧,一般经鼻导管或面罩高浓度、高流量吸氧,必要时行气管插管或切开进行呼吸机辅助呼吸。根据病情补碱纠酸、选用血管活性物质,密切监测病情变化,具体方法见休克总论。

第三节 分布性休克

分布性休克(distributive shock)是因为血液淤积在毛细血管和(或)静脉中,或重新分布而引起的休克。常见分布性休克包括感染性休克、过敏性休克、神经源性休克。

Ⅰ. 感染性休克

感染性休克(septic shock)以往亦称败血症性休克、脓毒性休克和中毒性休克等,是指由微生物及其毒素等所引起的全身炎症反应综合征伴休克。2016《中国急诊感染性休克临床实践指南》指出:感染性休克是急诊科常见的急危重症,是指严重感染导致的低血压持续存在,经充分的液体复苏难以纠正的急性循环衰竭,可迅速导致严重组织器官功能损伤,主要死亡原因为多器官功能衰竭,病死率高,早期正确诊断和处理与临床结果密切相关。2016年《国际脓毒症与感染性休克管理指南》对感染性休克的定义:感染性休克是指脓毒症伴循环及细胞/代谢功能障碍,其死亡风险较高。感染性休克多发生在严重的局部或全身感染的基础上,是临床常见的休克类型之一。

【病　因】

引起感染性休克的病原菌有细菌、病毒、立克次体、螺旋体、真菌及寄生虫等。以革兰阴性菌多见,约占1/3,如脑膜炎双球菌、大肠埃希菌、铜绿假单胞菌、克雷伯菌属、类杆菌属等,亦见于肺炎球菌、金黄色葡萄球菌、链球菌及梭状芽孢杆菌等革兰阳性菌感染。流行性出血热病毒也极易引起。立克次体、螺旋体、真菌、寄生虫则较少见。

原有糖尿病、肝硬化、恶性肿瘤、烧伤、器官移植、长期应用免疫抑制剂、放射治疗或长期留置导管等易于继发感染和感染性休克。

【发病机制】

感染性休克的发病机理极为复杂,目前的研究已深入到细胞、亚微结构及分子水平。当机体抵抗力降低时,侵入机体或体内正常寄居的病原得以大量繁殖,释放其毒性产物,并以此为动因激活人体体液和细胞介导的反应系统,产生各种炎性介质和生物活性物质,从而引起机体一系列病理生理变化,使血流动力学发生急剧变化,导致循环衰竭。

一般认为革兰阴性菌胞壁脂多糖(lipopoly saccharide,LPS)、革兰阳性菌菌壁磷壁酸、肽糖酐及真菌的酵母多糖、金葡菌的毒素(中毒休克综合征毒素-1,TSST-1)等可直接损伤组织细胞,或形成抗原抗体复合物损伤组织细胞,引发感染性休克。至于病毒、立克次体和寄生虫的毒性物质尚未弄清。既往对感染性休克发病机制的研究主要集中在LPS与各体液途径的相互作用上,而目前研究的焦点集中于被刺激的巨噬细胞和其释放的细胞因子方面。

LPS、磷壁酸、肽糖酐、TSST-1、酵母多糖等可激活补体系统。补体激活产生的 C_{2b}、C_{4a} 具有激肽样作用，使血管通透性增加；产生的 C_{3a}、C_{5a}，为过敏毒素，能使肥大细胞、血流中的嗜碱细胞释放组织胺，引起血管扩张，通透性增加，形成局部水肿。C_{3a}、C_{5a} 还能使平滑肌痉挛，中性粒细胞活化、聚集并黏附于血管内皮细胞上，进而使血小板凝集，形成血栓，导致组织和血管内皮细胞损伤，氧自由基增加，溶酶体、5-羟色胺、血小板活化因子（platelet-activated factor，PAF）、纤溶酶原活化素释放。LPS、磷壁酸、肽糖酐可直接激活内凝血系统，引起内皮细胞、巨噬细胞受损产生组织因子激活外凝血系统，从而导致凝血机制障碍和 DIC 发生。缓激肽释放增加、血管内皮细胞分解放出的弛缓因子、巨噬细胞产生的氧化亚氮、MDF，以及内源性阿片类物质大量释放入血均可引起血压下降。

此外，当机体各种吞噬细胞吞噬病原体、内毒素、肽糖酐、酵母多糖或免疫复合物后，吞噬细胞合成分泌 IL-1 和 TNF 促进与休克的发生发展。

【临床表现】

1. 原发病的表现　多数患者有严重感染性疾病的表现，如急性弥漫性腹膜炎、急性化脓性阑尾炎、急性胆囊炎、重症肺炎等。部分患者近期有创伤、手术或分娩流产等病史。

2. 休克的表现　具有休克共有的特征性表现，部分患者可表现为高排低阻型休克（暖休克）。

3. 多脏器功能衰竭的表现　感染性休克容易发生顽固性低血压、DIC 和 MODS；出现脑功能障碍、胃肠功能障碍、内分泌功能障碍、血液系统功能障碍、肝肾功能衰竭、心血管功能衰竭、急性呼吸功能衰竭和 ARDS 时有相应的表现，详见休克总论。

【实验室检查】

1. 血常规　白细胞计数多升高，中性粒细胞增加，核左移。红细胞压积和血红蛋白浓度增高（血液浓缩所致）。并发 DIC 时，血小板进行性减少。

2. 病原学检查　感染源和致病菌的确定对感染性休克的治疗具有极其重要的意义。应及时、准确、快速、反复地行感染源标本培养和药敏试验。特别注意应尽可能在抗生素治疗前采集病原学培养标本。

3. DIC 相关检查　DIC 时常有消耗性凝血障碍和纤溶亢进两个方面。

4. 血气分析　常有低氧血症、代谢性酸中毒；休克早期多为呼吸性碱中毒，晚期出现呼吸性酸中毒。

5. 尿常规和肾功能检查　出现肾衰竭时，尿比重由初期的偏高转为低而固定；血肌酐和尿素氮升高，尿与血肌酐的浓度之比小于 20；尿渗透压降低，尿与血浆渗透压的比值小于 1.5；尿钠排出量大于 40 mmol/L。

6. 血生化和电解质检查　应激性高血糖十分常见，休克晚期出现低血糖。血乳酸浓度升高，反映细胞内灌注不足。肝功能检查显示胆红素、氨基转移酶和碱性磷酸酶升高。血钠和氯多偏低，血钾高低取决于肾功能情况。

【诊断、鉴别诊断】

一、诊断必备条件

感染性休克的诊断必须具备感染及休克这两个条件。

1. 感染依据　临床表现及辅助检查:发热、寒战症状,降钙素原(procalcitonin,PCT)、C-反应蛋白(C-reactive protein,CRP)、抗链球菌透明质酸酶检测,近期出现中性粒细胞升高等。

病原菌和感染部位:在不明显延误抗菌治疗的前提下进行病原菌培养。常规检测包括血培养和药敏试验,其他培养如痰、粪、尿、伤口、导管、置入假体、脑脊液或胸腔积液等。在有真菌感染的高危因素需要鉴别侵袭性念珠菌感染时,建议使用1,3-β-D-葡聚糖、甘露聚糖和抗甘露聚糖抗体检测;感染部位的判断通常与突出的临床症状和体征有关,感染性休克的常见感染部位包括:肺(35%)、腹部(21%)、尿道(13%)、皮肤和软组织(7%)、其他部位(8%)及未知部位(16%)。感染性休克常见的感染部位及病原菌分布和临床症状和体征见表13-1。

对有感染依据的患者,出现下列症状,提示有发生感染性休克的可能:① 体温骤升或骤降,突然寒战高热、唇指发绀者,或大汗淋漓体温不升者;② 皮肤、甲皱淤斑淤点,肢端与躯干皮温差增大,甲皱毛细血管襻减少血流迟缓失去均匀性;③ 表情淡漠、迟钝或嗜睡;④ 血压低于80/50 mmHg。

表13-1　感染性休克常见感染部位、病原菌及临床症状和体征

感染部位	病原菌	临床表现
感染性心内膜炎	金黄色葡萄球菌32%,草绿色链球菌18%,肠球菌11%,凝固酶阴性葡萄球菌11%,牛链球菌7%,其他链球菌5%,G^-杆菌2%,真菌2%	发热,胸部、后背疼痛,咳嗽,呼吸困难,关节痛,肌痛
皮肤蜂窝织炎	链球菌属(通常为A组),金黄色葡萄球菌,铜绿假单胞菌	皮肤红、热、水肿
急性肾盂肾炎	大肠埃希菌,腐生葡萄球菌,变形杆菌	发热,寒战,肋腹部疼痛,恶心/呕吐;肾区压痛,单侧或双侧肋脊角叩痛,血尿
急性细菌性胰腺炎	支原体,分枝杆菌,军团菌,钩端螺旋体,沙门氏菌	发热,持续性上腹痛,可放射至背部伴恶性/呕吐;心动过速,上腹部压痛,肋腹部出血斑(Grey-Turner's征)或脐周斑(Cullen's征)见于1%的病例
胆管炎	通常为混合感染,大肠埃希菌,克雷伯菌,肠杆菌,肠球菌,厌氧菌	夏科三联征(间断寒战和(或)发热,黄疸,右上腹痛,见于50%～70%的患者),雷诺德五联征(除夏科三联征外,还包括意识障碍和低血压)
细菌性腹膜炎	大肠埃希菌,克雷白杆菌,肠杆菌,肺炎链球菌,链球菌及肠球菌,厌氧菌,混合感染	腹水,发热(低热或正常),腹痛或压痛

续表 13－1

感染部位	病原菌	临床表现
社区获得性肺炎	肺炎链球菌，流感嗜血杆菌，卡他莫拉菌，肺炎支原体	咳嗽、发热、咳痰、呼吸困难，伴或不伴胃肠道症状；心动过速，啰音或出现肺实变体征
医院获得性肺炎	金黄色葡萄球菌，革兰阴性杆菌(肺炎克雷白杆菌，肠杆菌，大肠埃希菌，铜绿假单胞菌，不动杆菌)，军团菌，厌氧菌	发热，呼吸道脓性分泌物，伴或不伴呼吸困难；胸片或CT有浸润影
血管内导管相关性感染	凝固酶阴性葡萄球菌(37%)，金黄色葡萄球菌(13%)，肠球菌(13%)，革兰阴性杆菌(14%)，念珠菌(8%)	发热，静脉炎表现(置管部位皮肤发红，皮温升高，有压痛)

2. 感染性休克的特点　临床出现休克的表现，并有以下特点：① 血压下降的同时心输出量增加；② 外周氧耗减少；③ 系统血管阻力下降；④ 心室射血分数下降；⑤ 相关多器官功能衰竭。

3. 感染性休克的危险因素　临床上，通过一些危险因素分析，识别可能发生感染性休克的高危患者，从而及早地给予关注、评估和干预，改变疾病的转归。感染性休克的危险因素包括年龄、身体状态等一般因素，还包括基础疾病状态、解剖结构的破坏、相关实验室指标和药物因素等。感染性休克的危险因素见表 13－2。

表 13－2　感染性休克的危险因素

一般因素：	解剖结构异常或介入治疗：	基础疾病：
年龄超过 65 岁	中心静脉导管	免疫功能缺陷(如 AIDS、酗酒)
营养不良	近期侵入性手术	恶性肿瘤或白血病
体温过低或高于 38.2℃	血液透析	急性胰腺炎、肠道系统疾病
ECOG 身体评分低(＜2 分)	胆道系统异常	糖尿病
住院时间长	气管内插管或机械通气	肾衰竭
长期卧床	**药物因素：**	肝功能衰竭
心率高于 120 次/分	长期使用抗生素	存在易出血的感染灶
SBP＜110 mmHg 或低于基础值的 60%～70%	近期使用类固醇激素	病毒感染
	化疗药物	器官移植
	非甾体类抗炎药	中性粒细胞缺乏
	其他	
	放疗	

SBP：收缩压；AIDS：获得性免疫缺陷综合征

二、感染性休克诊断标准

感染性休克的标准包括：① 临床上有明确的感染；② 有 SIRS 的证据；③ 有低血压，或血压依赖输液或药物维持；④ 有组织器官灌注不良或功能衰竭的表现。

SIRS 的诊断标准：① 体温高于 38℃或低于 36℃；② 心率大于 90 次/分；③ 过度通气：呼吸大于 20 次/分或二氧化碳分压(PCO_2)小于 32 mmHg；④ 白细胞增多(大于 12×10^9/L)，或白细胞减少(＜4×10^9/L)，或有超过 10%的幼稚白细胞。

低血压：成人收缩压(systolic blood pressure，SBP)小于 90 mmHg，平均动脉压(mean artery pressure，MAP)小于 70 mmHg，或 SBP 下降大于 40 mmHg，或低于正常年龄相关值的2 个标准差。

组织低灌注标准:① 高乳酸血症:血清乳酸水平大于 2 mmol/L;② 毛细血管再充盈时间延长、皮肤花斑或淤斑。

器官功能障碍的诊断标准:感染性休克患者的预后极差,死亡率高,因此在临床上要尽快评估各器官功能,有助于判断预后,并给予针对性的措施。《拯救脓毒症运动指南》中列举的感染性休克的器官功能障碍标准见表 13-3。

表 13-3 《拯救脓毒症运动指南》器官功能障碍标准

1)	低氧血症[氧分压(PaO_2)/吸氧浓度(FiO_2)<300 mmHg]
2)	急性少尿[即使给予足够的液体复苏,尿量仍小于 0.5 ml/(kg·h),且至少持续 2 小时以上]
3)	血肌酐升高大于 0.5 mg/dl(44.2 μmol/L)
4)	凝血功能异常(国际标准化比值大于 1.5 或 APTT 大于 60 s)
5)	肠梗阻(肠鸣音消失)
6)	血小板减少(小于 100 000/μl)
7)	高胆红素血症[血浆 TBiL>70 μmol/L(4 mg/dl)]

三、鉴别诊断

感染性休克应与低血容量性休克、心源性休克、过敏性休克、神经源性休克等鉴别。依据各类休克自身特点,鉴别不困难。

【治 疗】

感染性休克的治疗首先应快速评估并稳定患者的生命体征,尽早经验性使用抗菌药物,同时积极确定病原菌,并基于对患者病理生理学状态的分析以及器官功能障碍的评估,改善机体的炎症状态和器官功能,防止感染性休克向 MODS 发展。治疗过程中应注重个体化因素,而不能固守于程序化的标准治疗。

一、控制感染

1. 感染性休克的初始治疗 见表 13-4。

表 13-4 感染性休克的初始治疗目标

时机	治疗措施	目标
即刻处理	OMI(吸氧、监测、静脉通路): ➢将病人安置于抢救室或监护室,休克体位 ➢吸氧,建立生命支持通道,监护重要生命体征 ➢识别意识状态	
1 小时内目标	➢开始液体复苏,纠正酸碱平衡失调和电解质紊乱 ➢获取病原学标本送检 ➢开始抗菌药物治疗	➢MAP≥60 mmHg

续表 13－4

时机	治疗措施	目标
3 小时内目标	➢检测 CVP 和 MAP ➢监测乳酸水平 ➢维持血压稳定 ➢使用血管活性药物(用于对早期液体复苏无反应的低血压) ➢有条件时可开展超声或其他无创设备检测	➢MAP≥65 mmHg ➢血乳酸降低
6 小时目标	➢应用血管活性药维持 MAP ➢初始液体复苏后持续低血压或初始乳酸水平超过 4 mmol/L 时,需要重复评估容量状态和组织灌注,以下两者之一予以评估: ➢评估生命体征＋心肺功能＋毛细血管再充盈＋脉搏＋皮肤改变 ➢测量 CVP＋中心静脉血氧饱和度($S_{CV}O_2$)＋床旁超声(心肺)＋被动抬腿试验或液体负荷试验以评估液体反应性(任意两项) ➢如果初始乳酸水平增加,则重复予以测量	➢MAP≥65 mmHg ➢尿量不低于 0.5 ml/kg/h ➢CVP 达到 8～12 mmHg ➢$ScvO_2$ 不低于 0.70 ➢乳酸水平正常

2. 感染源控制　确定感染源、控制感染是救治感染性休克的主要环节,抗生素的早期合理使用能显著提高存活率。在控制感染方面,2014《中国急诊感染性休克临床实践指南》推荐:需要紧急控制感染灶时(如坏死性筋膜炎、腹膜炎、胆管炎、肠梗死),推荐及时做出解剖学诊断或排除诊断;如果可行的话,对于可控制的感染灶,并考虑尽早采取措施控制感染源(12 小时内);在感染性休克确诊后尽早开始(1 小时内)静脉使用有效的抗菌药物治疗;推荐初始经验性抗感染治疗应包括可以覆盖所有可能的致病微生物;对感染性休克患者,建议经验性联合治疗不超过 3～5 天;一旦病原菌的药敏确定,结合患者临床情况降级到最恰当的单药治疗。2016《国际脓毒症与感染性休克管理指南》推荐:应在 1 小时内尽快启动静脉抗生素治疗;经验性使用一种或者几种广谱抗生素进行治疗,以期覆盖所有可能的病原体(包括细菌及潜在的真菌或者病毒);一旦确认致病微生物,同时药敏结果已经明确,和(或)临床病情已充分改善,需要缩小经验性抗生素的抗菌谱。

在病原菌未明确的情况下,根据原发病灶的临床表现,推测最可能的致病菌,选用对感染组织应具有良好的组织穿透力的广谱抗生素。抗生素使用原则是:① 选用效力强、抗菌谱广的抗生素;② 给药剂量大,联合两种以上药物同时使用;③ 定时/多次静脉滴注;④ 以控制 G^- 杆菌为主,兼顾 G^+ 球菌和厌氧菌;⑤ 选用杀菌药,避免使用抑菌药;⑥ 根据培养结果和药敏及时调整窄谱抗生素。

严重感染需控制感染源时,应采取对生理损伤最小的有效干预措施(如经皮穿刺引流脓肿而非手术引流),必要时可手术。如果留置导管是感染性休克可能的感染灶,应在建立其他血管通路后立即拔除对已确定感染灶,如腹腔脓肿的患者,在液体复苏的同时,要尽快给予引流等控制感染灶的治疗。

对有肝、肾功能受损的患者,应避免使用可加重肝、肾损害的药物。对肾功能损害者,应减小给药剂量,一般肾功能轻度损害,给药量减至 1/2,中度损害者减量至 1/2～1/5,重度者减量至 1/5～1/10。

二、抗休克治疗

1. 液体复苏/扩容治疗　有效循环血量相对和绝对不足是感染性休克的主要矛盾,液体复苏是抗休克的基本手段。

(1) 容量复苏的原则:感染性休克早期,患者均有血容量不足,根据血细胞比容、中心静脉压和血流动力学监测选用补液的种类,掌握输液的速度。推荐晶体为主,有利于防止胶体从血管渗漏导致肺水肿和心力衰竭的发生。低蛋白血症患者推荐白蛋白。

(2) 容量复苏的目标:一旦确定存在组织低灌注时应当立即进行,不应延迟到患者入住重症监护病房以后。对急性全身感染导致的低灌注的复苏目标包括以下所有内容,并作为治疗方案的一部分:① CVP 8～12 mmHg;② MAP 大于 65 mmHg;③ 尿量大于 30 ml/h;④ $ScvO_2 \geqslant 0.70$ 或混合静脉血氧饱和度(SvO_2)$\geqslant 0.65$。对以乳酸水平升高作为组织低灌注指标的患者,以乳酸水平降至正常作为复苏目标。

(3) 容量反应性评估:根据条件,推荐从无创到微创再到有创的原则选择监测方法。机械通气、自主呼吸或心律失常时,可选用被动抬腿试验预测脓毒症患者的液体反应性。对无自主呼吸和心律失常、非小潮气量通气的患者,可选用脉压变异度(pulse pressure variation,PPV)、每搏输出量变异(stroke volume variation,SVV)等作为脓毒症患者液体反应性的判断指标。

常用的容量反应评估方法有:

1) CVP 指导的容量负荷试验:在 10～15 分钟内快速静脉输注 100～250 ml,如 CVP 升高小于 2 cmH_2O,提示容量不足,可再次补液试验或大量输液;如 CVP 升高大于 5 cmH_2O,提示容量过多,心脏负荷过重,须限制补液;如 CVP 升高 2～5 cmH_2O,提示容量可能在允许范围内,也可等待 15 分钟,再次测定 CVP,重新开始容量负荷试验,直至得到容量过多或不足的信息。但对于心功能不全及老年患者,慎用补液试验。

2) 功能性血流动力学参数:包括 SVV、PPV、收缩压变异(systolic pressure variation,SPV)、腔静脉直径变异度等。

3) 被动抬腿试验:将患者摇升至 45°角的半卧位,保持患者处于这一体位 2 分钟以上测基础值,然后将患者置于平卧位,医护人员将患者双腿抬高 45°,保持这一体位 2 分钟以上测值。比较测量前后容量指标的变化,用超声心排血量监测仪无创监测每搏量(stroke volume,SV)、心排血量(cardiac output,CO)、外周血管阻力(peripheral vascular resistance,SVR)等血流动力学指标,评估患者的容量状态。

4) 超声评估:多普勒心脏超声尤其是经食管超声心动图,静态指标包括对心脏内径～面积～容积和流量测定;监测 SV、CO、SVR 等。

5) 肺动脉楔压(pulmonary artery wedge pressure,PAWP)导向的容量负荷试验:PAWP 升高小于 3 mmHg 提示容量不足,可再次补液试验或大量输液;PAWP 升高大于 7 mmHg,提示容量过多,须限制补液;PAWP 升高 3～7 mmHg 之间,提示容量可能在允许范围内,也可等待 15 分钟,再次测定 PAWP,重新开始容量负荷试验,增加幅度小于 3 mmHg,可重复补液试验,增加幅度在 3～7 mmHg,可输液,但应减慢输液速度。

2. 纠正代谢性酸中毒　首选 5%碳酸氢钠,详见休克总论。2014《中国急诊感染性休克临床实践指南》及 2016《国际脓毒症与感染性休克管理指南》指出:对低灌注导致的 pH≥

7.15 的乳酸血症患者，不建议使用碳酸氢钠改善血流动力学或减少血管加压药物的需求。

3. 血管活性药物的应用　感染性休克不同阶段的病理生理过程十分复杂，治疗关键是纠正血流动力学紊乱；治疗的主要目标是改善组织器官的血流灌流，恢复细胞的功能与代谢。迄今为止，合理应用血管活性药仍是休克基础治疗之一，其中以多巴胺和去甲肾上腺素为常用。2016《国际脓毒症与感染性休克管理指南》：推荐去甲肾上腺素作为首选的血管活性药物；不推荐使用低剂量多巴胺用于肾脏保护。

多巴胺属于儿茶酚胺类药物，是去甲肾上腺素前体，既可激动 α 受体和 β 受体，还可激动多巴胺受体。药理作用是肾上腺素能受体激动效应和外周多巴胺受体激动效应，并呈剂量依赖性。多巴胺静脉内应用，常用剂量 2～20 μg/(kg·min)，小剂量 1～4 μg/(kg·min)时主要是多巴胺样激动剂作用，有轻度正性肌力和肾血管扩张作用，5～10 μg/(kg·min)时主要兴奋 β 受体，可增加心肌收缩力和心输出量，10～20 μg/(kg·min)时 α 受体激动效应占主导地位，使外周血管阻力增加，更大剂量则减少内脏器官血流灌注。

去甲肾上腺素主要作用于 α 受体，而刺激心脏 β1 受体的作用轻微，对 β2 受体几无作用，与肾上腺素相比，其血管收缩效应突出，正性肌力效应较弱，并反射性地引起心率减慢。临床应用主要是其升压作用，对心排血量的影响取决于血管阻力的大小、左心室功能状态以及各种反射的强弱。静脉输注时在 0.1～1 μg/(kg·min)剂量范围内，能有效提升平均动脉压，而在剂量大于 1 μg/(kg·min)时，其导致炎症、心律不齐、心脏毒副作用等副作用会变得突出和明显。

近年来，相继发表的去甲肾上腺素对感染性休克血流动力学影响的研究证明，去甲肾上腺素较多巴胺在治疗感染性休克方面有更大的优势，尤其是前者在提高平均动脉压、增加外周血管阻力和改善肾功能方面表现了较强的作用，能够改善内脏的灌注和氧合，可使局部氧代谢改善，氧摄取率增加，满足了微循环对氧的需求。而后者可能有更多的不良反应，特别是心房颤动等心律失常，且病死率风险增加。

经过充分液体复苏，血压仍不达标时，为了使 MAP＞65 mmHg 需要加用血管升压药物，首选去甲肾上腺素；只有当患者心律失常发生风险较低且低心输出量时，才考虑使用多巴胺。为将 MAP 提升至目标值或减少去甲肾上腺素的使用剂量，可在去甲肾上腺素基础上加用血管加压素(最大剂量 0.03 U/min)。应用血管加压素不能改善病死率，但可以减少去甲肾上腺素的用量，并且该方法是安全的。在休克早期，由于交感神经兴奋，儿茶酚胺释放过多，可以造成血压“假性”升高，此时不应使用降压药物。

临床上，宜严密细致地监测血压变化，10～30 分钟一次，同时观察病人的皮肤颜色、温度、指压恢复时间等相关症征，在有条件的情况下可放置动脉导管进行有创血压监测。目标血压值能否作为评估患者死亡率的指标尚存争议，有研究结果显示，血压治疗指标差异对于感染性休克死亡率并无影响，高平均动脉压目标组(80～85 mmHg)与低平均动脉压目标组(65～70 mmHg)相比第 28 天并没有生存优势。值得注意的是，对原有高血压病史的患者进行亚组分析，发现高平均动脉压目标组急性肾损伤的发生率和肾替代治疗率均较低。

4. 糖皮质激素　具有抗炎、抗毒素和抗休克等作用。临床研究证明，糖皮质激素可降低脓毒血症和感染性休克的病死率。应当在使用有效抗生素治疗的基础上应用，多采用短期大剂量冲击疗法。对成人感染性休克患者，如充分的液体复苏和血管活性药能恢复血流动力学稳定,不建议使用静脉注射糖皮质激素。如未达目标,在排除存在持续免疫抑制的情况下建议静脉应用糖皮质激素。应用氢化可的松时,采用持续滴注而非间断静脉推注。需要强调的是,肾上腺皮质功能低下的患者,可小剂量使用激素;在SIRS反应初期,激素应用对患者具有积极的作用;但对于免疫抑制的患者应谨慎使用。应用氢化可的松时应该注意与头孢哌酮类抗菌药物的配伍禁忌,以免发生双硫仑样反应。

5. 其他治疗

(1) 纳洛酮:20世纪80年代提出用纳洛酮治疗感染性休克并获得成功,该药通过阻断内啡肽等物质使血压回升,同时有稳定溶酶体膜,降低心肌抑制因子的作用,使心排血量增加。用法和剂量:首剂,纳洛酮0.4~0.8 mg静脉注射,2~4小时后再静脉注射0.4 mg。

(2) 控制血糖:2014《中国急诊感染性休克临床实践指南》及2016《国际脓毒症与感染性休克管理指南》均推荐:目标血糖上限不高于10.0 mmol/L(180 mg/dl)。推荐应该在有营养支持情况下控制血糖,以防止低血糖发生。当连续2次血糖水平大于10.0 mmol/L(180 mg/dl)时,开始使用胰岛素定量治疗。推荐每1~2小时监测血糖值,直到血糖值和胰岛素输注速度稳定后改为每4小时监测1次。

(3) 血液净化治疗:充分容量复苏的前提下,患者尿量仍没有增加、内环境不稳定时,应及早给予肾功能支持。

2014《中国急诊感染性休克临床实践指南》指出:连续性肾脏替代治疗(continuous renal replacement therapy,CRRT)和间断血液透析对严重感染导致的急性肾衰竭患者的效果相当。但鉴于CRRT能连续、缓慢、等渗地清除水分及溶质,容量波动小,更适合感染性休克血流动力学不稳定的患者,故建议使用CRRT辅助管理血流动力学不稳定的患者的液体平衡。

6. 中医中药　丹参、川芎可使微循环淤滞或缓慢流动的血细胞加快流速,降低血黏度,开放毛细血管网,扩张微血管,疏通微循环。此外,尚有抗凝、调整纤溶和清除氧自由基作用,达到活血化瘀,改善微循环的作用。

三、抗内毒素和抗炎症介质治疗

近年来抗内毒素及抗炎症介质治疗日益受到临床重视。但目前均处于进一步研究中。① 内毒素单克隆抗体:较有价值的是E_5,能与G^-杆菌内毒素相结合。② TNF-α单克隆抗体、IL-1(白介素-1)受体拮抗剂等均已进入临床试验阶段,其疗效有待进一步明确。

四、防治各种并发症

感染性休克常可导致各类脏器损害,如心功能不全、心律失常、肺水肿、ARDS、消化道出血、肝功能损害、DIC和急性肾衰竭等,应作相应的处理。

【预　后】

预后取决于下列因素:① 治疗反应,如治疗后患者神志清醒安静、四肢温暖、发绀消失、尿量增多、血压回升、脉压增大,则预后良好;② 原发感染灶能彻底清除或控制者预后较好;③ 伴严重酸中毒和高乳酸血症者预后多恶劣,并发DIC或多器官功能衰竭者病死率亦高;④ 有严重原发基础疾病,如白血病、淋巴瘤或其他恶性肿瘤者休克多难以逆转;⑤ 合并其他疾病，如糖尿病、肝硬化、心脏病者预后亦差。

【附】

附表 1　Glasgow 昏迷评分

评分	睁眼反应	言语反应	运动反应
6			遵命动作
5		切题	定位动作
4	自如	不切题	肢体回缩
3	呼唤睁眼	含混不清	肢体屈曲
2	刺激睁眼	难辨之声	肢体过伸
	无反应	无反应	无反应

附表 2　Marshall MODS 评分系统

	0	1	2	3	4
肺(PaO_2/FiO_2)	＞300	226～300	151～225	76～150	≤75
肾(Cr umol/L)	≤100	101～200	201～350	351～500	＞500
肝(Bil umol/L)	≤20	21～60	61～120	121～240	＞240
血($Plt \times 10^9/L$)	＞120	81～120	51～80	21～50	≤20
心(PAR)	≤10.0	10.1～15.0	15.1～20	20.1～30	＞30
脑(GCS 评分)	15	13～14	10～12	7～9	≤6

附表 3　急性肾损伤的诊断标准(AKIN 标准)

分期	血清肌酐标准	尿量标准
1 期	绝对升高不低于 0.3 mg/dl 或相对升高≥50%	＜0.5 ml/($kg \cdot h^{-1}$)(时间超过 6 小时)
2 期	相对升高大于 200%～300%	＜0.5 ml/($kg \cdot h^{-1}$)(时间超过 12 小时)
3 期	相对升高大于 300%或在≥4.0 mg/dl 基础上再急性升高不低于 0.5 mg/dl	少尿[小于 0.3 ml/($kg \cdot h^{-1}$)]× 24 小时或无尿×12 小时

附表 4　急性透析质量指导组(ADQI)急性肾损伤的 RIFLE 诊断分级标准

分期	肾小球功能指标	尿量指标
R 期(风险期)	Scr 升高大于 1.5 倍或 GFR 降低大于 25%	尿量小于 0.5 ml/(kg·h)，时间超过 6 小时
I 期(损伤期)	Scr 升高大于 2 倍或 GFR 降低大于 50%	尿量小于 0.5 ml/(kg·h)，时间超过 12 小时
F 期(衰竭期)	Scr 升高大于 3 倍或大于 353.6 μmol/L (4 mg/dl)或急性增加大于 44.2 μmol/L (0.5 mg/dl)，或 GFR 降低等大于 25%	尿量小于 0.3 ml/(kg·h)，时间超过 24 小时或无尿超过 12 小时
L 期(功能丧失期)	持续肾衰竭超过 4 周	
E 期(终末期肾病)	终末期肾病超过 3 个月	

Scr：血清肌酐；GFR：肾小球滤过率

附表 5　欧洲危重病学会(ESICM)急性胃肠损伤(AGI)严重程度分级

AGI 分级	表现
一级	自限性阶段，但进展为胃肠道功能障碍或衰竭风险较大
二级	通过临床治疗能够重建胃肠功能
三级	胃肠道功能经过干预处理后仍不能恢复
四级	胃肠道功能衰竭，并危及生命

附表 6　欧洲危重病学会(ESICM)急性呼吸窘迫综合征(ARDS)分级

	ARDS		
	轻度	中度	重度
起病时间	一周之内急性起病的已知损伤或者新发的呼吸系统症状		
	ARDS		
	轻度	中度	重度
低氧血症	P/F：201～300 并且 PEEP≥5 cmH_2O	P/F≤200 并且 PEEP≥5 cmH_2O	P/F≤100 并且 PEEP≥10 cmH_2O
肺水肿来源	不能被心功能不全或液体过负荷解释的呼吸衰竭**		
X 线胸片	双侧浸润影*	双侧浸润影*	至少累积 3 个象限的浸润影*
其他生理学紊乱	无	无	$V_{ECorr}>10$ L/min 或 $C_{RS}<40$ ml/cmH_2O

注：*通过专业影像学培训，不能被胸腔积液、结节、肿块、肺叶塌陷所完全解释。**如果没有危险因素，需要客观指标的评估。$V_{ECorr}=V_E\times PaCO_2/40$　V_E：呼出潮气量，C_{RS}：呼吸系统顺应性

附表 7　美国胸科医师学会/重症监护医学学会(ACCP/SCCM)感染性休克急性肺损伤和急性呼吸窘迫综合征标准

	时间	氧合程度	胸部影像	肺动脉闭塞压
急性肺损伤(ALI)	急性发作	$PaO_2/FiO_2\leqslant$ 300 mmHg	胸部前位片双侧浸润	小于等于 18 mmHg 或无左侧动脉高压证据
急性呼吸窘迫综合征(ARDS)	急性发作	$PaO_2/FiO_2\leqslant$ 200 mmHg	胸部前位片双侧浸润	小于等于 8 mmHg 或无左侧动脉高压证据

附表 8　肝脏 Child-Pugh 评分

分值	1	2	3
肝性脑病(级)	无	1～2	3～4
腹水	无	轻度	中、重度
总胆红素(μmol/L)	小于 34	34～51	大于 51
白蛋白(g/L)	大于 35	28～35	小于 28
凝血酶原时间延长(秒)	小于 4	4～6	大于 6
A 级：5～6 分；B 级：7～9 分；C 级：10～15 分			

附表 9　APACHE-Ⅱ评分

年龄评分 APS						
参数	分　值					得分
	4	3	2	1	0	
年龄(岁)	≥75	65～74	55～64	45～54	≤44	
急性生理学评分(APS)						
参数	分　值					得分
	4	3	2	1	0	
直肠温度(℃)	≥41	39～40.9	—	38.5～38.9	>35.9	
	≤29.9	30～31.9	32～33.9	34～35.9	—	
平均动脉压(mmHg)	≥160	130～159	110～129	—	70～109	
	≤49	—	50～69	—	—	
心率(次/分)	≥180	140～179	110～139	—	70～109	
	≤39	40～54	55～69	—	—	
呼吸频率(次/分)	≥50	35～49	—	25～34	12～24	
	≤5	—	6～9	10～11	—	
氧合作用	当 FiO_2<0.5 时用 PaO_2；FiO_2≥0.5 时用肺泡-动脉氧分压差【(A-a)DO_2】					
PaO_2(mmHg)	<55	55～60	—	61～70	>70	
DaO_2(mmHg)	>500	400～500	200～400	—	<200	
血液酸碱度	血液酸碱度以动脉血 pH 为好，无血气分析则用静脉血 HCO_3^- 代替					
动脉血 pH	≥7.7	7.6～7.69	—	7.5～7.59	7.33～7.49	
	≤7.14	7.15～7.24	7.25～7.32	—	—	
或 HCO_3^-(mmol/l)	≥52	41～51.9	—	32～40.9	22～31.9	
	<15	15～17.9	18～21.9	—	—	
血 Na^+(mmol/l)	≥180	160～179	155～159	150～154	130～149	
	≤110	111～119	120～129	—	—	
血 K^+(mmol/l)	≥7.0	6～6.9	—	5.5～5.9	3.5～5.4	
	<2.5	—	2.5～2.9	3～3.4	—	
Cr(急性肾衰时加倍)(mol/l)	≥309	176～308	124～175	—	53～123	
	—	—	—	53	—	
红细胞压积(%)	≥60	—	50～59.9	46～49.9	30～45.9	
	<20	—	20～29.9	—	—	
白细胞计数($\times 10^9$)	≥40	—	20～39.9	15～19.9	3～14.9	
	<1.0	—	1.0～2.9	—	—	
Glasgow 昏迷评分	等于 15 减去实际 GCS 分值					

续附表 9

慢性健康状况评分(CPS)			
评分法:凡下列器官或系统功能严重障碍或衰竭的慢性病,如行急诊手术或未手术者加 5 分,择期手术者加 2 分		得分	
心血管系统	休息或轻微活动时出现心绞痛或心功能不全的表现,如:心悸、气急、水肿、肝大、肺部啰音等或符合美国纽约心脏协会制定的心功能 4 级标准		
呼吸系统	慢性限制行、阻塞性或血管性肺部疾病所致病人活动严重受限,不能上楼或做家务或有慢性缺氧、高碳酸血症、继发性红细胞增多症、严重肺动脉高压(mmHg)或需呼吸机支持		
肝脏	经活检确诊肝硬化伴门脉高压,以往有门脉高压致上消化道出血、肝功能衰竭、肝性脑病或肝性脑病史		
肾脏	接受长期透析治疗		
免疫功能障碍	接受免疫抑制剂、化疗、放疗、长期激素治疗,或近期使用大量激素,或患白血病、淋巴瘤或 AIDS 等抗感染能力低下者		

附表 10 RAPS 和 REMS 评分表

	0	1	2	3	4	5	6
脉搏	70～109		55～69 110～139	40～54 140～179	＜40 ＞179		
SBP(mmHg)	90～129		70～89 130～149	150～179	＞179		
呼吸频率	12～24	10～11 25～34	6～9	35～49	＞49		
GCS	＞13	11～13	8～10	5～7	＜5		
年龄	＜45		45～54	55～64		65～74	＞74
SPO_2	＞89	86～89		75～85	＜75		

附表 11 SOFA 评分

	1	2	3	4
呼吸 PaO_2/FiO_2,mmHg	＜400	＜300	＜200	＜100
凝血血小板×10^3/mm^3	＜150	＜100	＜50	＜20
肝脏胆红素 μmol/L	20～32	33～101	102～204	＞204
心血管低血压	MAP＜70 mmHg	多巴胺≤5 或多巴酚丁胺(任何剂量)	多巴胺＞5 或肾上腺素≤0.1 或去甲肾上腺素≤0.1	多巴胺＞15 或肾上腺素＞0.1 或去甲肾上腺素＞0.1
中枢神经 GCS	13～14	10～12	6～9	＜6
肾脏肌酐 μmol/L 或尿量	110～170	171～299	300～440 或＜500 ml/d	＞440 或＜200 ml/d

附表 12　SAPS Ⅱ评分表

变量	分值 0	1	2	3	4	5	6	7	8	9	10	11	12	13	15	16	17	18	26
年龄(岁)	<40							40～59					60～69		70～74	75～79		≥80	
HR(次/分)	70～119		40～69		120～159			≥160				<40							
SBP(mmHg)	100～199		≥200			70～99								<70					
T(℃)	<39			≥39															
PaO_2/FiO_2(mmHg)							≥200			100～199		<100							
尿量(L/d)	≥1.0				0.50～0.999							<0.5							
血 BUN(mmol/L)	<10.5						10.5～31.0				≥32.0								
WBC($\times10^9$/L)	1.0～19.9			≥20.0									<1.0						
血钾浓度(mmol/L)	3.0～4.9			<3,≥5															
血钠浓度(mmol/L)	125～144	≥145				<125													
血 HCO_3^- 浓度(mmol/L)	≥20			15～19			<15												
血胆红素浓度(μmol/L)	<68.4				68.4～102.5					≥102.6									
GCS 评分	14～15					11～13		9～10						6～8					<6
慢性疾病										转移癌	血液恶性肿瘤						AIDS		
住 ICU 类型	择期手术						内科患者		急诊手术										

Ⅱ. 过敏性休克

过敏性休克(anaphylactic shock)是指由于外界抗原物质(过敏原)进入已致敏的人体后,通过免疫机制在短时间内发生的以急性周围循环灌注不足为主的全身速发性变态反应,常伴有喉头水肿、气管痉挛、肺水肿等。过敏性休克的表现与程度,依机体反应性、抗原进入量及途径等而有很大差别。通常都突然发生且很剧烈,如不及时处理,常导致死亡。

【病　因】

过敏性休克病因复杂多样,其中许多是由药物所致。常见的抗原性物质如下:

1. 异种(性)蛋白

(1) 激素:胰岛素、加压素等。

(2) 酶:糜蛋白酶、L-天冬酰胺酶、青霉素酶等。

(3) 花粉及浸出液。

(4) 食物:蛋清、牛奶、海鲜、硬壳果、柑橘和芒果,以及蝉、蛹、蝎子等。

(5) 血液制品及抗血清:免疫球蛋白,各类抗血请,如蛇毒抗血清、破伤风抗毒素等。

(6) 蜂类毒素和毒液:昆虫叮咬,特别是膜翅目昆虫和火蚂蚁。

2. 多糖类　例如右旋糖酐铁(葡聚糖铁)。

3. 常用药物

(1) 抗生素:青霉素、头孢霉素、磺胺类、两性霉素 B、万古霉素、链霉素、硝基呋喃妥因等。

(2) 局部麻醉药:普鲁卡因、利多卡因等。

(3) 维生素:维生素 B_1、叶酸等。

(4) 诊断性制剂:碘化 X 线造影剂、碘溴酞等。

(5) 职业性接触的化学制剂:如乙烯氧化物。

【发病机制】

绝大多数过敏性休克是由 IgE 介导的、典型的Ⅰ型变态反应,可累及全身各器官,特别是循环和呼吸系统。外界的抗原性物质(某些药物是不全抗原,进入机体后与蛋白质结合成全抗原)初次进入体内能刺激免疫系统产生抗体,主要是 IgE,这些特异性 IgE 有较强的亲细胞性质,能与皮肤、支气管、血管壁等的“靶细胞”(肥大细胞和嗜碱粒细胞)结合使机体处于致敏状态。当同一抗原再次进入已处于致敏状态的机体,就能激活靶细胞,使其迅速脱颗粒释放大量的组胺和血小板活化因子,这些炎性介质引起皮肤瘙痒、支气管痉挛、支气管出血、血小板聚集、血管舒张、血管通透性增加,引起血压急骤下降而发生休克,还可导致喉头水肿、窒息致死。

在输全血、血浆或免疫球蛋白的过程中发生的过敏性休克还有以下机制:① 供血者的特异性 IgE 与受者正在接受治疗的药物(如青霉素 G)起反应。② 选择性 IgA 缺乏者,在多次输注含有 IgA 血制品后,可产生抗 IgA 的 IgG 类抗体。当再次注射含 IgA 的血制品时,可生成 IgA^-抗 IgA 抗原抗体免疫复合物,诱发Ⅲ型变态反应而引起的过敏性休克。③ 用于静脉滴注的丙种球蛋白制剂中含有高分子量的丙球聚合物,可激活补体,产生 C_{3a}、C_{4a}、

C_{5a}等过敏毒素，继而活化肥大的细胞，产生过敏性休克。

鸦片酊或阿片类药物、非甾体类抗炎药、右旋糖酐、电离度高的 X 线造影剂等不产生 IgE 抗体，但部分患者在应用这类药物可通过致肥大细胞脱颗粒作用，引发与过敏性休克相同的临床表现，称之为类过敏性休克反应(anaphylactoid reaction)，即在没有过敏原与抗体反应的情况下，通过非免疫机制而引发的过敏性休克样症状与体征。

【临床表现】

本病大都猝然发生，半数以上患者在接触过敏原 5 分钟内发生症状，仅 10%患者症状起于半小时以后。极少数患者可达 24 小时以上，多见于连续服药过敏、食物或接触物过敏，此类病情相对较轻，预后亦较好。

1. 皮肤黏膜表现　是过敏性休克最早且最常出现的征兆，包括皮肤瘙痒、潮红，继以广泛的荨麻疹和(或)血管神经性水肿，可出现刺激性咳嗽、喷嚏、水样鼻涕、音哑，以及结膜充血、泪液过度分泌等。

2. 呼吸道阻塞症状　是最多见的表现，也是最主要的死因。由于气道水肿、分泌物增加，加上喉和(或)支气管痉挛所致，首先出现咽部异物感和喉头堵塞感，随即出现呼吸困难和肺水肿，表现为胸闷、气急、喘鸣、憋气、发绀，可因窒息而死亡。

3. 循环衰竭表现　多先有心悸、出汗、面色苍白、脉速而弱；然后发展为肢冷、发绀，血压迅速下降，甚至测不到血压，脉搏消失；最终发生心跳停搏。少数原有冠状动脉硬化的患者可并发心肌梗死。

4. 意识改变　多有恐惧、烦躁不安和头晕等症状；随着脑缺氧和脑水肿加剧，可发生意识障碍或完全丧失，部分出现抽搐、肢体强直、大小便失禁。

5. 消化系统　腹痛或腹胀，甚至腹部绞痛，可进展至出现呕吐、腹泻、间断呕血和便血。

【诊断与鉴别诊断】

本病发生很快，必须及时作出诊断。对有明确的用药史或其他过敏原接触史，突然发病、出现一组过敏相关的症状如皮肤瘙痒发红、荨麻疹、血管性水肿或喉头水肿、支气管痉挛等，且血压常急剧下降到 80/50 mmHg 以下的患者，即可诊断为过敏性休克。但需下列情况鉴别：

1. 迷走血管性昏厥(或称迷走血管性虚脱，vasovagal collapse)　多发生在注射后，尤其是患者有发热、失水或低血糖倾向时。患者常呈面色苍白、恶心、出冷汗，继而可昏厥，很易被误诊为过敏性休克。但此症无瘙痒或皮疹，昏厥经平卧后立即好转，血压虽低但脉搏缓慢，这些与过敏性休克不同。迷走血管性昏厥可用阿托品类药物治疗。

2. 遗传性血管性水肿症(hereditary angioedema)　这是一种由常染色体遗传的缺乏补体 C_1 酯酶抑制物的疾病。患者可在一些非特异性因素如感染、创伤等刺激下突然发病，表现为皮肤和呼吸道黏膜的血管性水肿。由于气道的阻塞，患者也常有喘鸣、气急和极度呼吸困难等，与过敏性休克极为相似。但本症起病较慢，有家族史或自幼发作史，通常无血压下降和荨麻疹等，据此可与过敏性休克相鉴别。

【治　疗】

过敏性休克多突然发生,进展极快,可因喉头水肿窒息或心跳停搏而迅速死亡。一旦发生过敏性休克,必须争分夺秒,就地抢救,不应因为转移或搬动患者而延误抢救时机。如果抢救措施正确,短时间内病情就会缓解或改善。过敏性休克的治疗与其他休克有很大的区别,具体的抢救药物及措施如下:

1. 脱离过敏源　立即停用可疑的过敏原或致病药物;由于接触环境中过敏原而发病者,应立即离开现场;对消化道摄入致敏原的患者,可放置胃管洗胃和灌注活性炭;结扎注射或虫咬部位以上的肢体以延缓吸收。

2. 肾上腺素　是抢救过敏性休克的首选药物,立即用0.1%肾上腺素0.3~0.5 ml皮下注射,或0.5 ml肌内注射,或0.1~0.2 ml静脉注射,每5~10分钟可以重复一次。一般过敏性休克注射肾上腺素1~2次,在半小时内休克症状即可缓解。对已发生心跳停搏的患者,立即进行心肺复苏。

3. 肾上腺糖皮质激素　是治疗过敏性休克的次首选药物,对多次注射肾上腺素后,休克持续不见好转的严重病例,更应及早使用。可用地塞米松10~20 mg静脉注射,或氢化可的松200~400 mg或甲泼尼龙120~240 mg静脉滴注,每6小时重复一次。

4. 抗过敏、抗组胺药和钙剂　现临床多应用异丙嗪25~50 mg、肌内注射或10%葡萄糖酸钙10~20 ml缓慢静脉注射。

5. 保持呼吸道通畅　清除口、咽、气管分泌物,吸氧;严重支气管痉挛者,用氨茶碱0.5 g加入20~40 ml 50%葡萄糖液中缓慢静脉注射;对喉头水肿、窒息患者要紧急气管插管或气管切开。

6. 血管活性药物　在应用肾上腺素和抗组胺药后仍有低血压者,应及时给予升压药物。常用多巴胺或间羟胺,必要时可用去甲肾上腺素。

7. 补充血容量　对过敏性休克同样需积极补充血容量以维持组织灌注。可选用平衡盐液、低分子右旋糖酐或血浆等,一般先补500~1 000 ml液体。应注意输液量和速度,以免诱发肺水肿。

8. 其他治疗　对青霉素所致的过敏性休克,可在原注射部位注射青霉素酶80万U;而由链霉素引起的过敏性休克首选钙剂。

9. 后续治疗和观察　经抢救治疗,部分患者休克虽有改善,但血压仍有波动,需口服麻黄素,每次25 mg,每日3次,维持血压;遗留有血管神经性水肿、风团或皮肤其他损害者,可口服泼尼松或抗组胺类药物如氯苯那敏、氯雷他定等。

有高达25%的过敏性休克患者存在双相发作,即在初期救治成功后,经历一个无症状间歇期,再次出现危及生命的过敏症状,因此,在抢救成功后,对过敏性休克患者,至少还应密切观察24小时。研究显示糖皮质激素有明显的抑制过敏性休克的双相发作的作用;每6小时静脉注射氢化可的松100~250 mg可阻止双相过敏反应的迟发表现。

【预后、预防】

通常接受抗原后出现本症的症状越迟者,预后越好。某些高度过敏而发生闪电样过敏性休克者,预后常较差。神经系统症状明显者恢复后易残留脑缺氧后的各种并发症。有基础疾病患者预后较差。

因为绝大多数过敏性休克是由 IgE 介导的Ⅰ型变态反应，每次由相应过敏原引起的 IgE 产量是依次增多的，意味着再次接触该过敏原时，会发生更为剧烈的反应，因此，应忠告患者永远不能接触类似致敏原，并将禁忌药物醒目地登记在病历卡首页上。

Ⅲ. 神经源性休克

神经源性休克(neurogenic shock)是由脊髓损伤、区域阻滞麻醉或自主神经阻滞药物所致的外周血管舒缩调节功能丧失所导致的低血压休克。神经源性休克常发生于深度麻醉或强烈疼痛刺激后，或在脊髓高位麻醉或损伤时，其病理生理变化和发生机制比较简单，微循环的灌流没有急剧减少，而且预后好，有时不经治疗即可自愈或应用缩血管药物后迅速好转。有学者建议将这种情况归为低血压状态(hypotensive state)，而不算真正的休克。

因在创伤性休克中还要论述，此处就不再赘述。

第四节　心源性休克

心源性休克(cardiogenic shock)是由各种原因引起的、以心脏泵血功能障碍、心脏排血量急剧下降为特征的，急性组织灌注不足、细胞器官代谢和功能障碍，是休克中的危重类型，抢救不及时或处理不当极易发生死亡。

【病　因】

狭义的心源性休克原因就是急性心肌梗死，发生在急性心肌梗死严重泵衰竭时，病死率高达 50%～80%。

广义的心源性休克病因包括急性暴发性心肌炎，严重瓣膜狭窄伴有心动过速，终末期心肌病，心房黏液瘤，乳头肌或腱索断裂、瓣叶穿孔，间隔或游离壁破裂，急性心包填塞，右心室心肌梗死，严重的快速性或极度缓慢性心律失常等。

【临床表现】

一、急性心肌梗死的症状与体征

1. 心肌梗死的表现　突发的心前区或胸骨后疼痛；无其他原因可解释的胸闷、气短或呼吸困难；查体发现心界扩大、心律失常、心音减弱或出现第三心音、第四心音以及闻及病理性杂音。右心室梗死所致的血压下降，临床上主要表现为右心衰竭，而肺淤血不明显，有动脉压下降、颈静脉充盈等。需要注意的是右心室梗死的临床表现可为心源性休克掩盖。

2. 心脏机械性损伤并发症的表现　由于腱索、乳头肌断裂或间隔穿孔等所致的全收缩期杂音。心室游离壁穿孔可致的心包填塞，临床上突然出现心率减慢(心动过缓或高度房室传导阻滞)，或无脉性电活动，血压快速下降甚至测不出。

二、休克共有的表现

可有组织器官灌注不足的表现；脉搏细速、血压下降、脉压减小；尿少或尿闭；以及意识障碍的症状和体征;后期也可出现DIC和多器官功能不全的表现。

三、心力衰竭的症状和体征

心源性休克常先有或同时出现心力衰竭的表现。左心衰竭多有明显的呼吸困难,肺部可闻及湿啰音或水泡音;右心衰竭可出现腹胀、纳差,颈静脉怒张、肝脏肿大、触痛,肝颈静脉回流征阳性等。

四、严重心律失常的表现

可出现多发性或多源性室性早搏、室性心动过速或室颤,也可发生高度或房室传导阻滞等严重的缓慢性心律失常。

【辅助检查】

一、实验室检查

1. 心肌酶谱和肌钙蛋白等血清标志物检测　有助于心肌梗死的诊断。
2. 血常规　大多有白细胞计数和中性粒细胞的增加,还需监测细胞压积和血红蛋白。
3. DIC指标　血小板减少,血纤维蛋白原减低,凝血酶原时间延长,3P试验阳性等。
4. 血生化和血气分析　检测血糖、肝肾功能、血丙酮酸和乳酸、电解质以及动脉血气。

二、影像学检查

1. X线检查　胸片或胸部CT可发现肺水肿。
2. ECT　可了解心肌灌注的情况,计算心肌梗死的面积,评价心脏功能。
3. 超声心动图　测量心脏大小,观察室壁运动和瓣膜情况,测定心功能;确定有无心包积液(填塞)。

三、心电图检查

可诊断急性心肌梗死、各类心律失常;常需要动态观察。

四、血流动力学监测

测定CVP、PCWP和CO,是诊断心源性休克的重要手段之一;心源性休克的血流动力学特点是:① CVP升高,或原先不高,但稍微补充血容量就迅速升高;② CO和CI下降;③ PCWP升高。

五、尿量监测

留置导尿管测量单位小时尿量。

【诊　断】

在新近发生的急性心肌梗死或原有心脏病变突然加重,并且出现血压下降、微循环灌注不足和交感神经代偿性亢进的临床表现,即可诊断心源性休克。

诊断依据：① 有造成心脏泵血功能障碍的原因；② 有循环灌注不足的临床表现；③ 收缩压低于 80 mmHg，脉压差低于 20 mmHg；④ 尿量小于 30 ml/h 或尿闭；⑤ 血流动力学显示：CVP＞18 cmH_2O，CI＜1.8 L/(min·m^2)、PCWP 18 mmHg。其中血流动力学是诊断和鉴别诊断的主要依据。

【治　疗】

一、病因治疗

针对心源性休克不同病因给予相应的及时治疗。对急性心肌梗死及时给予溶栓或 PCI 治疗；纠正严重心律失常；及时穿刺抽液或手术解除心包填塞。

二、一般治疗

1. 镇静止痛、缓解患者紧张状态；绝对卧床休息，降低氧耗。
2. 建立有效的静脉通道；留置导尿管监测尿量；持续心电、血压、呼吸和血氧饱和度监测。
3. 氧疗　持续吸氧，氧流量 4～6 L/min，必要时正压通气，人工辅助呼吸。

三、改善低血容量

扩容是各类休克的首选治疗原则，心源性休克同样存在有效血容量不足，应补充容量。但心源性休克多数为泵衰竭的结果，补充液体量常受到一定的限制，一般 24 小时输液量不超过 1 500～2 000 ml；而且输液速度不宜过快。输液过程中注意观察呼吸、心率、血压、静脉充盈情况及每小时尿量，经常听诊肺部有无啰音。

四、血管活性药物的应用

在心源性休克治疗时，补液量常受到限制，因此，应及时给予缩血管药物，以尽快提升血压，使收缩压维持在 90～100 mmHg 之间，现多采用间羟胺与多巴胺联合应用，升压效果好，不良反应少，是升压治疗的首选组合。

任何休克都有不同程度的微循环障碍，在应用升压药的同时必须加用改善微循环的药物。现多主张缩血管药物与扩血管药物联合应用：① 当 PCWP＞18 mmHg，CI＞2.2 L/(min·m^2)时，宜选用静脉扩张剂，如硝酸甘油静脉滴注或泵入，并适当利尿。② 当 PCWP＜18 mmHg，CI＜2.2 L/(min.m^2)，而且肢端湿冷时，宜选用动脉扩张剂，如酚妥拉明静脉滴注或泵入。③ 当 PCWP＞18 mmHg，CI＜2.2 L/(min.m^2)，而且肢端湿冷时，可选用硝普钠静脉滴注或泵入。

五、强心药物的应用

目前主张使用非洋地黄类具有血管扩张作用的强心药治疗心源性休克。由快速性室上性心律失常引起的心衰和休克，可使用洋地黄制剂，常以毛花苷 C 0.2～0.4 mg 加入 5% 葡萄糖溶液或 20～40 ml 生理盐水中缓慢静脉注射。

六、机械辅助循环

机械辅助循环能在不增加心脏排血量的条件下,增加平均动脉压,如心脏机械辅助泵、主动脉气囊反搏术和体外反搏术。

1. 主动脉内球囊反搏(imtra-aortic balloon counterpulsation,IABP) IABP是一种最常用的辅助循环方法,通过股动脉穿刺插入反搏球囊导管,由心电图R波同步触发,使球囊在舒张期开始迅速充盈、收缩期开始迅速回缩。IABP能显著提高主动脉内舒张压,增加冠脉血流;还能降低主动脉收缩压、心脏后负荷,减少心肌耗氧量,最终达到逆转休克状态的目的。

2. 体外反搏(ECP) 在患者上肢、下肢及骨盆穿上可加压的套衣裤,在心脏舒张期充气加压将小血管中的血挤入大血管中以达到反搏效果,挤入大动脉的血液可增加舒张压和冠状动脉的灌注,ECP具有无创伤、使用方便、成本较低等优点。

七、其他治疗

1. 心肌保护 可用1,6-二磷酸果糖或其他能促进或改善心肌代谢的药物。

2. 纠正酸中毒 对有严重酸中毒的患者可用5%碳酸氢钠或克分子乳酸钠纠正。

3. 防治并发症 并发其他脏器功能障碍的患者,应采取相对应的脏器支持治疗。

第五节 阻塞性休克

阻塞性休克(obstructive shock)的病理基础是心脏或大的静脉受压等原因引起血流阻塞,阻塞时血液回流受阻,导致左室舒张期不能充分充盈,进而影响心脏的泵血功能,使心排血量降低。临床见于急性心包填塞、缩窄性心包炎、肺动脉主干栓塞、原发性肺动脉高压和张力性血气胸等疾病。

【临床表现】

1. 外周低灌注的表现 低血压、心动过速、肢端厥冷、少尿和意识障碍。

2. 体循环淤血的表现 可有腹胀纳差、颈静脉怒、肝脏肿大和肝颈静脉回流征阳性等表现。

3. 心包填塞体征 ① 在患者自主呼吸时,吸气时颈静脉怒张程度反而增加,称为Kussmaul征。② 出现奇脉,即在自主呼吸时,发生吸气时收缩压下降超过10 mmHg,伴有脉搏减弱或消失。

4. 致病原因的表现

(1) 张力性气胸:胸部叩诊患侧为鼓音,患侧呼吸音消失;其中气管移位伴颈静脉怒张是张力性气胸特有的体征。

(2) 严重胸壁的创伤:血压突然下降或休克、颈静脉怒张、心音低钝、遥远等,称为Beck三联征,可据此作出心脏压塞的诊断。

(3) 机械通气:通过以下机制导致心脏阻塞性休克:① 膨胀的肺脏压迫上、下腔静脉;② 膨胀的肺脏压迫肺血管,增加右心室射血阻力;③ 右心房和右心室受压。

5. 血流动力学监测 发生心包填塞时,CVP、PAP、PCWP均增高。

6. 影像学检查　胸片显示心影增大，无特异性，但对张力性气胸有确诊意义。B超检查可明确诊断心包积液。

【诊断和鉴别诊断】

诊断要点：① 有造成心脏阻塞的原因；② 有休克的临床表现；③ 颈静脉显著充盈、奇脉；④ 多没有肺淤血或肺水肿的症状和体征。

主要与无阻塞性的心源性休克相鉴别，两者均存在低心输出量和高静脉压。但其原发病因不一样，心源性休克多有肺淤血和肺水肿的表现，据此可以鉴别。

【治　疗】

阻塞性休克更强调病因治疗，解除病变区域的阻塞是治疗的关键。对于张力性气胸，可立即用粗针头刺入患侧胸腔迅速排气缓解胸腔内压力。心包填塞时应进行心包减压术。根据病情适当降低机械通气压力并增加循环血量，纠正 PEEP 造成的阻塞。如果是其他原因，则需要手术探查加以明确。

其他治疗措施与各类休克有相同之处，此处不再赘述。

第六节　创伤性休克

创伤性休克(traumatic shock)是指机体遭受严重创伤后发生的一种组织灌注不足以维持正常细胞功能与结构的临床综合征。创伤性休克无论在平时或战时均是常见的严重并发症之一。休克是创伤患者死亡的主要原因之一，但是，创伤性休克的及时发现和正确处理将在很大程度上挽救伤者的生命。

【病因、发病机制及临床类型】

创伤性休克主要发生于严重创伤，尤其是伴有内脏损伤和大量失血的伤员。战时常见于枪弹伤、烧伤、冲击伤以及核武器伤等；平时多见于交通事故伤(约占 65%)、机械伤(约占 12%)、坠落伤(约占 12%)、其他伤(约占 11%)，也可发生在接受大手术者等。研究发现，创伤性休克是一个特殊的休克类型，几乎涉及所有的休克类型。

一、创伤失血失液致低血容量性休克

创伤后低血容量性休克是由于严重创伤直接导致有效循环血量急剧减少而引起的休克，发病原因为大量出血和失液，是创伤性休克最常见的临床类型，以至于以往将创伤性休克归类为低血容量性休克。一般来说，失血量超过总血量的 20%时就可能导致休克。大量失血常见于创伤造成肝或脾等内脏器官破裂、大血管损伤、骨盆骨折等；大量失液常见于大面积烧伤后血浆大量渗出以及遭受严重创伤的组织因炎症反应引起大面积水肿；发生挤压伤和大面积撕裂伤时既有出血，又有血浆丢失。

二、创伤致神经源性休克

严重创伤通过以下机制引起休克：① 剧烈疼痛、过度恐惧引起休克；② 头部创伤或创

伤后脑栓塞直接累及血管运动中枢而造成休克;③ 脊髓创伤后,肌肉瘫痪促使静脉容积扩大和血流缓慢,回心血量减少导致休克。

三、创伤致心源性休克或梗阻性休克

创伤直接造成心肌受损,使心肌收缩力减低,同时心肌水肿、心肌舒张不足,导致心输出量骤减而发生休克。主要见于心脏挫伤、冠状血管损伤、瓣膜破裂等。

创伤致张力性血气胸、连枷胸、心包内积血积液等,使胸腔压力增高,压迫心脏,致心脏收缩和舒张受限及心排血量严重降低而发生休克。

四、创伤、继发感染致感染性休克

一般出现在创伤后中晚期,发生在创伤继发严重感染的基础上。细菌及毒素进入血液循环,作用于血管,使血管舒缩功能紊乱,通透性增加,致感染性休克。

上述 4 种因素,既可单一作用,也可复合存在,产生综合作用。

一般认为,由于伤及血管引起出血如表浅动脉或静脉的破裂等,最终导致休克的发生,而疼痛的因素不足以引起交感系统的兴奋者,归为失血性休克;而创伤性休克是失血性休克与疼痛两者共同存在相互作用的临床过程,应具备两个基本条件:① 失血或失液造成低血容量;② 疼痛因素。两个因素同时对机体神经、内分泌系统等的强烈作用,引起休克的一系列病理生理反应,如肢体被绞断、严重挤压伤等。

【临床表现】

一、症状与体征

创伤性休克的临床表现与其他休克的表现大致相同,如低血压、少尿等,后期也可出现DIC、MODS,但创伤性休克也有其典型特点。

创伤性休克的典型特点表现为"5P",即皮肤苍白(Pallor)、冷汗(Perspiration)、虚脱(Prostration)、脉搏细弱(Pulselessness)、呼吸困难(Pulmonary deficiency)。

1. 皮肤苍白　创伤性休克时皮肤表现往往明显,尤其在颜面和肢端。一般由于皮肤血管收缩和血流滞行,皮肤苍白或苍黄,有的可呈青紫色花纹或花斑状;皮温降低,腋下与肛内温差增大;胸骨前或指甲床加压转白色后,解压恢复原色迟缓。皮下静脉萎陷或充盈时间延长,均为灌注不足所致。

2. 冷汗　由于交感神经兴奋促使汗腺分泌,皮肤潮湿或明显出汗。

3. 虚脱　是因脑供血不足而出现的一组急性症候群,患者面色苍白,虚汗淋漓,头昏眼花,恶心呕吐,心跳加快,血压下降,有的大小便失禁,甚至晕倒在地;休克进一步加重,可出现昏迷。

4. 脉搏细弱　常在休克早期即出现脉搏细而快,多出现在血压下降之前。在休克晚期,心力衰竭、心搏无力时,脉搏可变为慢而细。

5. 呼吸困难　出血致血液携氧减少,低血压致组织缺氧性酸中毒,代偿呼吸性加快,出现呼吸深快、呼吸浅快等呼吸困难表现。

二、辅助检查

1. 血红蛋白及血细胞比容测定　早期可升高，提示血液浓缩、容量不足；随后，红细胞与血红蛋白显著降低，血小板减少。

2. 血气分析　PaO_2、BE、$PaCO_2$ 降低；休克中晚期 $PaCO_2$ 升高。

3. 动脉血乳酸盐测定　正常值小于 2 mmol/L，休克时大于 3.0 mmol/L。如乳酸盐浓度持续升高，表示病情严重，预后不佳；当乳酸盐浓度大于 8 mmol/L 者，死亡率几乎为 100%。

4. DIC 检查　进行有关血小板和凝血因子消耗程度、反映纤维蛋白溶解性的检查。

5. 尿量和尿比重　休克时尿量减少或尿闭，尿比重增加。

6. 血生化测定　进行血糖、电解质和肝肾功能检测。

7. 心电图　可出现冠状动脉供血不足，以及各类心律失常的表现。

8. 血流动力学监测　根据需要采用 Swan-Ganz 导管监测 CVP、PCWP 和 CO 等指标。

【诊　断】

一、诊断依据

创伤性休克的诊断要点为严重创伤史和组织低灌注的证据。

1. 严重创伤史。

2. 典型“5P”的表现。

3. 其他组织灌注不足的证据　① 毛细血管充血时间超过 3 秒，中心温度/体表温差大于 3℃；烦躁不安，虚脱，表情淡漠。② 收缩压小于 80 mmHg、脉压小于 20 mmHg，或原有高血压者收缩压较原水平下降 30%以上。③ 尿量小于 30 ml/h 或尿闭。④ 烦躁不安或表情淡漠，意识障碍。⑤ 动脉血乳酸大于 3 mmol/L。

二、出血量评估

1. 休克指数　休克指数(脉搏/收缩压)可用于出血量估计。正常值为 0.45；指数=1，失血 800～1 200 ml；指数大于 1，失血 1 200～2 000 ml；指数=2，失血约 2 000 ml。

2. 创伤的性质与范围　根据单侧闭合性骨折的部位及胸部 X 线表现估计失血量(表 13-5)

表 13-5　根据骨折部位及胸部 X 摄片估计失血量

部 位	失血量(ml)	X 胸片	失血量(ml)
骨盆骨折	1 500～2 000	一根肋骨骨折	100～150
一侧髂骨骨折	500～1 000	一侧胸肋膈角消失	500
一侧股骨骨折	800～1 200	一侧上界达肺门	500～1 000
一侧胫骨骨折	350～500	一侧上界达胸腔顶部及严重压迫肺脏	1 500～2 000
一侧肱骨骨折	200～500		
一侧尺骨、桡骨骨折	300		

三、创伤性休克的严重度评估

根据意识、血流动力学、呼吸和尿量把创伤后性休克分为轻、中、重三级(表 13－6)。

表 13－6　创伤后低血容量性休克的严重度分级

评估参数	轻度	中度	重度
意识	正常或兴奋	烦躁不安、表情淡漠、虚脱	谵妄或昏迷
收缩压(mmHg)	70～90	50～70	0～50
脉压(mmHg)	20～30	10～20	0～10
脉率(次/分)	80～100	100～140	＞140 或触不清
CVP(cmH_2O)	5～10	＜5	＜6 或＞20
失血量(ml)	750～1 500	1 500～2 500	＞2 500
血容量丢失(％)	15～30	30～45	＞45
呼吸(次/分)	＜25	＞25	不规律
尿量(ml/h)	减少(比重高)	15～25	0～15(比重低)

【治　疗】

与其他休克治疗原则一样，首先尽最大可能去除病因；恢复有效的血液循环功能，如适当的容量复苏、心功能支持、调整血管张力、纠正微循环障碍；恢复组织器官的正常代谢，促进受损细胞的结构修复；防治并发症，尤其继发性多器官功能障碍。但创伤性休克有其自身的特点，常在创伤现场发病、进展迅速，具体治疗应有所侧重。

一、一般治疗

1. 体位　一般应取平卧位，无头、颈、背部或下肢创伤者也可取头高足低位；保持安静，除非绝对必要，否则不移动伤者；对感觉恶心或呕吐者，使头偏向一侧或翻身至侧卧(疑有颈椎受伤者例外)。松解伤者衣服，并覆盖毛毯或其他任何可以给身体保暖的物品。如果伤者请求喝水，可以湿润口唇，但不容许饮水。不要试图给予镇静药、热饮料或乙醇饮料。

2. 开放气道和充分供氧　首先要保持气道通畅，如合并气道梗阻患者，要立即插管或紧急气管切开。对呼吸心脏骤停者，应就地进行心肺复苏术。

3. 迅速止血　急性出血必须及早控制。可采用直接压迫、加压包扎及止血带等简易方法止血。

抗休克裤是一种通过充气(20～40 mmHg)压迫止血的装置，适用于下肢、腹腔内出血，常用于伤者的转运途中。还能驱使血液重分布至上半身，有利于维持心、脑的血流灌注；也有助于下肢骨折的固定。但抗休克裤压力过高、时间过长可引起下半身组织缺氧，并影响通气功能。解除休克裤时，应在充分扩容条件下进行，以防止下肢血流猛增，引起血压突然降低。

4. 止痛、固定　对有头颈部或脊柱创伤时，必须给予适当固定；四肢骨折也应给予适当固定。实施固定可减少伤痛和再致伤，也有利于转运。固定止血后仍有疼痛可给予止痛药。

5. 迅速建立静脉通路　应迅速建立两条静脉通道，对于严重出血者，在采取止血措施的基础上适量补液。在尚未有效控制出血前，过多输液、扩容，可能加重出血。

二、手术去除病因

对创伤性休克出血患者实施抢救性外科手术是起决定性作用的治疗措施。严重开放性创伤或实质性脏器损伤造成活动出血时，如不及时手术止血，休克不可能得到纠正，应在积极抗休克的同时施行手术。对内脏破裂、大血管损伤以及多发性骨折引起的休克患者，必须行手术止血、修补损伤的脏器和血管，对骨折实施复位和内固定术；对张力性气胸、连枷胸患者进行局部固定、穿刺或闭式引流；有心包压塞时，宜行开胸手术，排除积血和修复心肌和心包伤口。

三、容量复苏

1. 容量复苏的方法　传统的容量复苏方法是积极/正压复苏（aggressive/normotensive resuscitation）、即刻复苏（immediate resuscitation）和正温复苏（normothermic resuscitation），即主张在创伤失血后立即快速给予大量液体，保持机体正常温度，使用正性肌力或血管活性药物以尽快恢复血压。但近年来，随着对创伤性休克病理生理过程的深入了解，人们对于液体复苏的时机和标准有了新的认识，提出了一些针对性的新复苏方法，如限制/低压复苏（limited/hypotensive resuscitation）、延迟复苏（delayed resuscitation）和低温复苏（hypothermic resuscitation）。

目前，倾向于把创伤性休克病程分为三个阶段，根据各阶段的特点采取不同的复苏原则与方案。

第一阶段：活动性出血期，从受伤至手术止血，约8小时。此阶段的特征为急性失血失液，主张应用平衡盐液和浓缩红细胞（2.5∶1）进行液体复苏；而不主张用高渗盐和过多的全血或羟甲淀粉（代血浆），以免影响细胞代谢和组织间隙水肿。

第二阶段：强制性血管外液体扣押期，从出血停止到体重增加到最大程度，为1～3天。其特点为全身毛细血管渗透性增加，大量血管内液进入组织间隙，出现全身水肿，体重增加。复苏原则是在心肺功能耐受的情况下积极复苏、维持机体足够的有效循环血量，但不主张输注过多的胶体溶液，特别是白蛋白。此期大量血管内液体进入组织间隙，有效循环血量不足，可能出现少尿甚至无尿，此时强行利尿无益，关键是补充有效循环血量。

第三阶段：血管再充盈期利尿期，从获得最大体重到恢复正常，为3～4天。此期特点为大量组织液回流入血管，故极易发生急性血容量增高，血压增高和心肺功能衰竭。复苏原则是减慢输液速度，减少输液量，以维持生命体征为度，严防超负荷。辅助应用利尿药排出多余的血容量。

2. 延迟复苏（delayed resuscitation）　对创伤性低血容量性休克，特别是有活动性出血的休克患者，在到达手术室彻底止血前，给予少量的平衡盐溶液维持机体基本需要；在手术彻底处理后再进行大容量复苏的方法，称为延迟复苏。

3. 小容量复苏（small volume resuscitation）　近几年主张对失血未能控制的创伤性休

克患者,进行小容量复苏,即应用7.5%氯化钠+10%羟乙基淀粉或7.5%氯化钠+10%右旋糖酐,按3～4 ml/kg进行扩容。临床实践证明这种复苏方法能迅速恢复有效循环血量,改善心脏功能,减轻组织水肿,降低颅内压,并改善组织和器官的氧供。但是,由于这种方法可引起血浆渗透压和Na^{+}、Cl^{-}浓度的剧烈变化,这不仅对血管内皮、血细胞、血脑屏障、脑组织含水量和颅内压等有不良影响,而且不利于组织低灌注的改善,因此值得进一步研究。

4. 液体类型　详见本章第二节。

5. 维持血液携带氧的功能　对红细胞比积低于20%,血红蛋白低于70 g/L的患者,应补充红细胞。

6. 维持正常凝血功能　在严重失血时,由于大量输入不含凝血因子和血小板的溶液,会发生凝血功能障碍,应补充凝血因子如新鲜冰冻血浆、凝血酶原复合物和血小板等。

四、血管活性药物的应用

经合理输血输液,手术止血治疗后血压仍未稳定时,应采用血管活性药物。用法用量详见本章第一节。

五、应用碳酸氢钠

目的是纠正代谢性酸中毒和碱化尿液。在容量复苏的基础上,患者出现严重的代谢性酸中毒,可酌情使用碳酸氢钠。由于创伤可出现肌红蛋白血症,碳酸氢钠碱化尿液可减轻肌红蛋白对肾脏的不利作用。用5%碳酸氢钠150～200 ml静脉滴注,然后再根据血气分析调整用量。

六、肾上腺皮质激素

创伤性休克治疗中,使用大剂量皮质激素可改善创伤后的全身和细胞反应。一般用在下列情况:① 合并严重脊髓损伤者;② 合并存在肾上腺皮质功能不全或长期使用肾上腺皮质激素维持治疗者。应用方法详见本章第一节。

七、抗感染

创伤性休克患者易发生感染,除了外科处理外,早期正确使用抗生素,可防治严重感染及感染性休克,但要注意预防发生二重感染。

八、其他治疗

必要的营养支持、代谢支持、器官功能支持等全身支持法,可从整体上改善休克状态,促使患者康复。应用肝素防治DIC;纳洛酮改善组织灌注;使用清除氧自由基、花四烯酸的药物辅酶Q_{10}、阿司匹林等;应用ATP等能量保护细胞功能等。

（王振杰　王厚清）

第十四章　急性肺水肿

急性肺水肿(acute pulmonary edema)是由于各种病因引起的过多的液体聚积在肺血管周围、血管外间质组织、肺泡壁、或肺泡内的一种临床综合征。肺毛细血管通透性增加、肺毛细血管内静水压增高、肺淋巴管阻塞和血浆胶体渗透压降低等均可引起肺水肿。临床上可分为高压性肺水肿和高通透性肺水肿两种类型,前者多见于心源性肺水肿,后者多见于非心源性肺水肿。急性肺水肿由于肺含水量增加,肺血管与肺组织间液体交换功能紊乱,引起肺气体弥散功能障碍,导致急性呼吸困难。

【病　因】

临床上引起急性肺水肿的病因甚多。

1. 血流动力学因素　左心衰竭、二尖瓣梗阻(如二尖瓣狭窄、左房黏液瘤)、容量负荷过重。

2. 通透性改变　吸入有毒气体和烟雾、肺部感染、内毒素血症、淹溺、吸入性肺炎、变态反应(过敏性肺水肿)、急性呼吸窘迫综合征等。

3. 血浆胶体渗透压下降　肾病、肝病引起的低蛋白血症。

4. 胸膜内负压过低　气胸、积液抽气抽液后肺重新膨胀(复张性肺水肿)。

5. 其他　如神经性因素(如颅脑严重创伤、颅内出血)、海洛因过量、高原性肺水肿、肺栓塞、淋巴回流障碍等。

【发病机制和病理生理】

一、肺毛细血管液体交换

肺水肿主要是毛细血管静水压和胶体渗透压之间量的关系失去平衡所致。肺水肿既可由于肺毛细血管静水压升高引起,也可因肺毛细血管内胶体渗透压降低而发生。研究表明:在正常血浆蛋白浓度(正常胶体渗透压)时,左房压或肺毛细血管静水压>25 mmHg,就可发生肺水肿;用生理盐水稀释血浆蛋白,使其浓度下降一半,左房压上升至 11 mmHg 时即可发生肺水肿。

1. 胶体渗透压(colloid osmotic pressure,COP)下降　引起 COP 降低的病因有:① 肺或全身毛细血管通透性增加;② 血浆白蛋白在肝内生成减少或动用障碍;③ 出血或炎症引起血液或血浆大量丧失;④ 晶体溶液大量输入,使血浆蛋白相对减少。当胶体渗透压下降时,左室充盈压不高或轻度升高即可引起肺水肿。

2. 肺毛细血管静水压升高　在急性心肌梗死和心肌炎,以及高血压、心瓣膜病、输液过多等情况时,心肌负荷与心肌收缩强度间不平衡,左心室失去有效泵血功能,由此导致左心射血分数减少,左室舒张末压、舒张末容量和平均左房压均升高,同时,肺血容量、肺静脉、肺毛细血管静水压也升高。当肺静水压超过胶体渗透压,出现液体向外流动的网络梯度(net gradient),就发生肺水肿。

3. 胶体渗透压-静水压梯度(colloid osmotic-hydrostatic pressure gradient)　急性肺水肿的产生与 COP 和 PAWP 间的代数差(algebraic difference)有关。同时测量 COP 和 PAWP,假如胶体渗透压-静水压梯度持续大于 8 mmHg,则不会发生急性肺水肿;若为 4～8 mmHg,肺水肿发生的危险性明显增加;若小于 3 mmHg 持续 12 小时以上,几乎全部发生肺水肿。一旦胶体渗透压-静水压梯度增加到 8 mmHg 或更高水平,则患者的肺水肿能逆转;若持续小于 3 mmHg,常对治疗缺乏反应。在输入大量血液、电解质、晶体溶液时,应调节左室充盈压或采用胶体溶液,维持 COP-PAWP 梯度大于 7 mmHg,否则就容易发生肺水肿。

二、肺毛细血管壁及肺泡壁通透性增加

肺部感染或败血症,各种毒素及机体释放各种血管活性物质等均可损害毛细血管内皮和肺泡上皮,使血管壁和肺泡壁通透性增加,血浆蛋白漏出到组织间液,使血管内外胶体渗透压差减小,液体进入肺组织而发生肺水肿,尤其易发生在急性呼吸窘迫综合征(ARDS)。

三、肺淋巴回流受阻

肺部淋巴系统对血管外水分引流入静脉及维持液体流动压差具有重要作用。液体滤过增加时,淋巴流动量和速度加快将间质内多余的液体引出。一旦淋巴引流不畅,肺间质就可能有液体积滞,产生肺水肿。

四、间质负压增加

当快速大量从胸腔抽出液体或气体,因胸腔负压突然增加,使流入扩张肺部的血流量骤增,肺毛细血管壁内外静水压的压差大为增加。另外,因萎陷的肺组织通气和血流灌注不足,影响肺毛细血管内皮和肺泡上皮细胞的代谢,使其通透性增加,肺泡表面活性物质减少,导致肺水肿。

【临床表现】

1. 症状　常表现为严重的呼吸困难、端坐呼吸,也可为阵发性夜间呼吸困难;咳嗽、咳吐白色或粉红色泡沫样痰;烦躁、焦虑,出冷汗、大汗。

2. 体征　肺部有哮鸣音和(或)广泛湿啰音;血压升高或下降、颈静脉怒张、房性和(或)室性奔马律、脉搏细速或交替脉搏;晚期可出现发绀。

3. 辅助检查

(1) X线检查:提示肺水肿征象,且有助于高压性(心源性)肺水肿与渗透性肺水肿的鉴别(表 14-1)。

（2）血气分析：血气分析可以发现有无低氧血症、酸碱代谢紊乱及其严重程度，对于病情评估及治疗具有指导意义。

表 14－1　高压性与渗透性肺水肿的 X 线表现

X线表现	高压性	渗透性
心脏大小	扩大	正常
肺上叶血管	扩张	正常
Kerley 线	存在	无
肺阴影	中央模糊	周围斑片
支气管充气征	不常见	常见

【诊　断】

根据典型的临床表现、X 线检查诊断不难，关键是心源性和非心源性肺水肿的鉴别诊断和病因诊断。

【急救与处理】

急性肺水肿应尽快去除病因，进行氧疗和镇静，控制输液量，给予利尿、强心治疗，必要时使用血管扩张剂和肾上腺皮质激素。严重者应尽早使用呼吸机辅助呼吸，以改善缺氧，减轻心脏负荷。

一、高压性肺水肿（急性心源性肺水肿）治疗

1. 氧疗　氧流量为 5～10 L/min，需加湿化剂；严重者采用机械性辅助呼吸。

2. 镇静　首选地西泮，如无效并有烦躁不安者可使用吗啡 5～10 mg 皮下注射，若已行呼吸机辅助呼吸可以静脉注射。对有呼吸抑制、支气管哮喘和休克者应慎用或禁用。

3. 利尿剂　首选呋塞米 20～40 mg，静脉注射。利尿同时扩张静脉血管作用，使静脉回流减少而减轻肺水肿。

4. 血管扩张剂　既可降低肺动脉高压又可改善通气，改善肺气体弥散交换功能，减轻心脏前负荷。常用硝普钠 50～100 mg 加入葡萄糖水或生理盐水中静脉滴注。其次是硝酸甘油静脉滴注。也可采用多巴胺、多巴酚丁胺和酚妥拉明联合静脉滴注或使用氨茶碱、硝酸盐、钙离子通道阻滞剂等药物。

5. 增强心肌收缩力　多用于室上性快速心律失常引起的肺水肿，减慢心率的意义远大于强心作用。如 2 周内未用洋地黄类药物，可用毛花苷 C 0.4～0.8 mg 或毒毛花苷 K 0.25 mg 静脉缓慢注射。

6. 氨茶碱　一般采用 250 mg 稀释后缓慢静脉注射，尤其适用于心源性哮喘和支气管哮喘鉴别困难时。

7. 肾上腺皮质激素　常用地塞米松 10～20 mg 或甲泼尼龙 80～160 mg 静脉注射，或氢化可的松 100 mg 静脉滴注。

8. 呼吸机辅助呼吸　多选择持续正压和呼气末正压通气模式。根据呼吸困难和缺氧

情况，调节吸气与呼气的比例，提高吸氧浓度(一般应小于60%，危急情况可吸纯氧)。

二、高原性肺水肿

多发生在海拔4 000 m以上的高原地区。救治措施包括卧床休息、高流量持续吸氧、利尿、激素、氨茶碱和血管扩张剂等。肺动脉压恢复正常、肺水肿消退后，可用乙酰唑胺或碳酸酐酶抑制剂，对高原性肺水肿有预防作用。

三、中枢神经性肺水肿

颅外伤和脑出血伴发颅内高压者可因下丘脑功能紊乱，释放大量肾上腺素能递质，引起弥散性的、一时性的血管强烈收缩。血液从高阻力的体循环转运到低阻力的肺循环，使肺毛细血管静水压上升和通透性增加，导致肺水肿。可按高压性肺水肿处理，加用脱水剂。

注意：避免用PEEP通气，防止增高颅内压和减少大脑供血。

四、淹溺性肺水肿

吸入海水(高渗液体)或淡水(低渗液体)，均可发生肺水肿。淹溺性肺水肿救治特别强调应用机械辅助呼吸、氧疗和激素的重要性。详见淹溺一章。

五、肺复张性肺水肿

重在防止肺水肿的发生。一旦发生处理上与一般肺水肿相似。

六、中毒性肺水肿

常见于吸入刺激性气体，出现呼吸道刺激症状，继而缓解，而后出现肺水肿。救治上应保持呼吸道通畅，应用机械辅助呼吸，多选择持续正压和呼气末正压通气模式，同时应用大剂量激素和抗生素。

七、急性肺水肿合并低血容量

对急性肺水肿的广泛研究，揭露了血管内血容量不是增加，而是减少。当毛细血管静水压的升高超过胶体渗透压时，可产生一个负COP-PAWP梯度。由于急性心力衰竭时，大量低蛋白液从血管内渗出至肺组织间隙和肺泡内，其量可达血浆容量的一半。实际上，急性肺水肿伴随血容量不足的现象有时很明显，以致出现急性循环衰竭。灌注不足可以被输液所纠正，但尽可能选用胶体溶液，剂量为0.5～1.5 L，这不会加剧肺水肿，而能增强利尿作用。

急性肺水肿合并低血容量的患者在补充血容量时出现肺水肿加重是少见的，然而急性循环衰竭可以被大量输液而转复的事实提示，对低血容量伴有急性心源性肺水肿的患者，其容量补充十分重要。

(张劲松　李茂琴　陈玉玲)

第十五章　急性呼吸窘迫综合征

急性呼吸窘迫综合征(acute respiratory distress syndrome,ARDS)是严重感染、创伤、休克、烧伤等非心源性疾病引起肺毛细血管内皮细胞和肺泡上皮细胞损伤,造成弥漫性肺间质水肿以及肺泡塌陷,进而导致急性呼吸功能衰竭。病理学特征为弥漫性肺泡损伤,病理生理学特征为肺容积减少、肺顺应性降低、严重的通气/血流比例失调,临床表现为呼吸窘迫和进行性低氧血症,肺部影像学表现为非均一性渗出性病变。

【病　因】

根据损伤机制可将 ARDS 病因及危险因素分为直接性和间接性损伤。

1. 直接性损伤

(1) 误吸:吸入胃内容物、毒气、烟雾等。

(2) 弥漫性肺部感染:见于细菌、病毒、真菌及肺囊虫感染等。

(3) 肺钝挫伤。

(4) 溺水。

(5) 肺栓塞:脂肪栓塞、羊水栓塞、血栓栓塞等。

(6) 放射性肺损伤。

2. 间接性损伤

(1) 严重感染及感染性休克。

(2) 严重的非胸部创伤。

(3) 急诊复苏导致高灌注状态。

(4) 心肺移植术后(少见)。

(5) 大面积烧伤。

(6) 急性重症胰腺炎。

(7) 神经源性,见于脑干或下丘脑损伤等。

【发病机制】

ARDS 的发病机制尚未完全阐明,尽管病因各异,但共同的基础是肺泡—毛细血管的急性损伤,其早期特征是固有免疫细胞介导的肺泡上皮细胞(特别是Ⅰ型肺泡上皮细胞)和毛细血管内皮细胞的损伤以及肺间质和肺泡内大量富含高蛋白质的水肿液。随着疾病的发生发展,肺内固有成纤维细胞增殖分化以及气道阻细胞和Ⅱ型肺泡上皮细胞分化为Ⅰ型肺泡上皮细胞,参与 ARDS 肺泡结构的修复。如果原发疾病过重或治疗不恰当(比如呼吸机相关性肺损伤)则导致广泛基底膜损伤,上皮化的延迟引起肺泡和间质纤维化的形成。

固有巨噬细胞在整个 ARDS 初始阶段的发生发展中扮演关键角色,其在致病因素作用下被激活,分泌促炎症细胞因子及趋化因子,导致嗜中性粒细胞、单核细胞或巨噬细胞的聚集,同时激活肺泡上皮细胞和效应 T 细胞,促使炎症反应增大并加重组织损伤。内皮活化和微血管的损伤导致屏障结构的破坏和功能丧失,进一步加重肺间质及肺泡水肿,并且因呼吸窘迫或者不恰当的机械通气产生的机械牵张而进一步恶化。组织因子介导肺毛细血管内血小板异常聚集、微血栓形成、肺泡内凝血及透明膜形成。

就其本质而言,ARDS 并不是细菌、毒素等直接损害的结果,而是致病因素导致机体炎症反应失控的结果。ARDS 等器官功能损害的发展过程表现为两个极端:一个极端是大量炎症介质释放入循环,刺激炎症介质瀑布样释放,而内源性抗炎介质又不足以抵消其作用,结果导致 SIRS。另一个极端是内源性抗炎介质释放过多,结果导致代偿性炎症反应综合征(CARS)。SIRS/CARS 失衡的后果是炎症反应扩散和失控,使其由保护性作用转变为自身破坏性作用,不但损伤局部组织细胞,同时打击远隔器官,导致 ARDS 等器官功能损害。就其本质而言,ARDS 是机体炎症反应失控的结果,也就是说是 SIRS/CARS 失衡的严重后果。因此,实际上 ARDS 是 SIRS 和 MODS 在器官水平的表现。

【病理及病理生理改变】

ARDS 的病理过程分为渗出期、增生期和纤维化期三个阶段,各阶段相互关联且部分重叠(图 15-1)。

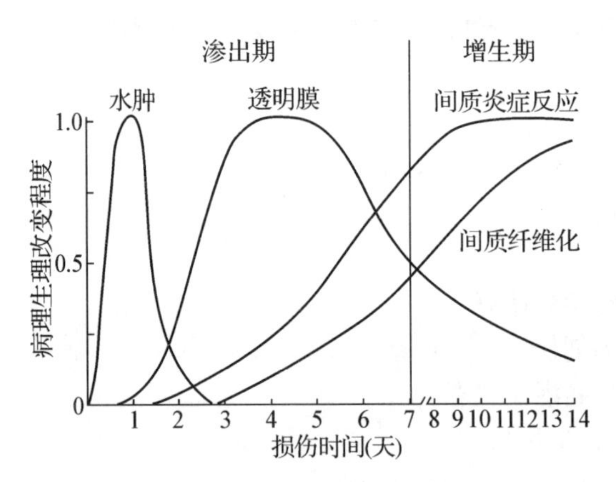

图 15-1 ARDS 的病理演变

1. 渗出期 发病后 24～96 小时出现,主要特点是毛细血管内皮细胞和Ⅰ型肺泡上皮细胞受损。毛细血管内皮细胞肿胀,细胞间隙增宽,基底膜裂解,导致血管内液体渗出形成肺水肿。由于修改功能的存在,使毛细血管内皮细胞损伤较轻。肺间质顺应性较好可容纳较多水肿液,只有当血管外肺水超过 20%时,才出现肺泡水肿。Ⅰ型肺泡上皮细胞变性肿胀、空泡化,脱离基底膜。Ⅱ型上皮细胞空泡化,板层小体减少或消失。上皮细胞破坏明显处有透明膜形成和肺不张,呼吸性细支气管和肺泡管处尤为明显。肺血管内有中性粒细胞浸润。电镜下可见肺泡表面活性物质出现断裂、聚集或脱落到肺泡腔,腔内充满富含蛋白质的水肿液，同时可见灶性或大片肺泡萎陷不张。

2. 增生期　发病后 3～7 日，显著增生出现于发病后 2～3 周。主要表现为Ⅱ型上皮细胞大量增生，覆盖脱落的基底膜，肺水肿减轻，肺泡膜因Ⅱ型上皮细胞增生、间质中性粒细胞和成纤维细胞浸润而增厚，毛细血管数目减少。肺泡囊和肺泡管可见纤维化，肌性小动脉内出现纤维细胞性内膜增生，导致管腔狭窄。

3. 纤维化期　发病后 36 小时，7～10 日后增生显著，若病变迁延不愈超过 3～4 周，肺泡间隔内纤维组织增生致肺泡隔增厚，Ⅲ型弹性纤维被Ⅰ型僵硬的胶原纤维替代。电镜下可见肺组织纤维化的程度与病人病死率呈正相关。肺血管床发生广泛管壁增厚，动脉变性扭曲，肺毛细血管扩张，肺容积明显缩小。肺泡管的纤维化是晚期 ARDS 病人的典型病理变化。

总的来说，肺实质细胞损伤是 ARDS 的主要病理特点。早期 ARDS 或急性肺损伤是以肺毛细血管内皮细胞损伤和功能障碍导致水和蛋白向间质渗出增加为特点，而肺毛细血管内皮细胞损伤后进一步损伤肺泡上皮细胞，使肺泡内水增加，肺泡塌陷，导致弥漫性微小肺不张。由于 ARDS 发病急，进展快，多数患者在一期或二期死亡，肺的纤维化是 ARDS 最严重的后遗症。

ARDS 的病理形态学改变具有以下特征：

(1) 病变部位的不均一性：病变部位可分布于下肺或上肺，呈现不均一分布的特征。同时存在重力依赖性分布特征，即下肺区和背侧病变较重，而上肺区和前侧病变轻微，中间部分介于两者之间。

(2) 病理过程的不均一性：不同病变部位可能处于不同的病理阶段，即使同一病变部位的不同部分，可能也处于不同的病理阶段。例如，某一病变部位的中心区处于纤维化期，而周围区呈现为渗出期。

(3) 病因相关的病理改变多样性：不同病因引起的 ARDS，肺的病理形态变化有一定差异。全身性感染和急性胰腺炎所致的 ARDS，肺内中性粒细胞浸润十分明显。创伤后 ARDS 肺血管内常有纤维蛋白和血小板微血栓形成。而脂肪栓塞综合征则往往造成严重的肺小血管炎症改变。

(二) 病理生理改变

ARDS 病理生理学改变特征为肺容积减少、肺顺应性降低、严重的通气/血流比例失调。

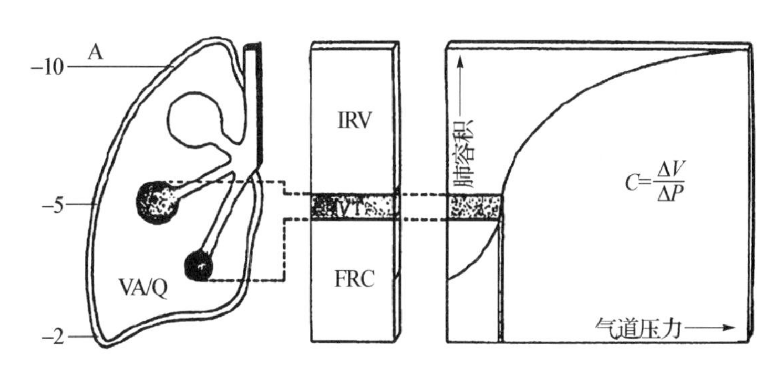

图 15－2　ARDS 患者肺容积和顺应性改变

注：FRC 为功能残气量；IRV 为补吸气量；*C* 为顺应性

1. 肺容积减少　ARDS 患者早期就有肺容积减少，表现为肺总量、肺活量、潮气量和功能残气量明显低于正常,其中以功能残气量减少最为明显。肺容量减少的原因包括以下几点。

(1) 肺泡水肿:水肿液充满肺泡,参与通气的肺泡减少。

(2) 肺泡表面活性物质减少:肺泡表面活性物质生成减少、破坏增加,肺泡表面张力增加引起肺泡萎陷,肺顺应性下降,单位跨肺压下的肺容积减小。

(3) 间质性肺水肿:间质性肺水肿压迫小气道及小气道痉挛,所支配的肺泡通气量减少。

2. 肺顺应性降低　肺顺应性降低是ARDS的特征之一。表现为需要较高的气道压力,才能达到所需潮气量。主要与肺泡表面活性物质减少引起的表面张力增高和肺不张、肺水肿导致的肺容积减少有关。在ARDS的纤维化期,肺组织广泛纤维化使肺顺应性进一步降低。

3. 通气/血流比例失调　ARDS患者严重的低氧血症主要与通气/血流比例失调有关,特别是与真性分流明显增加有关。

(1) 通气/血流比值降低及真性分流:间质肺水肿压迫小气道、小气道痉挛收缩导致远端肺单位通气不足,表面活性物质减少导致肺泡部分萎陷亦引起相应肺单位通气不足,均导致通气/血流比值降低,即生理学分流,是导致低氧血症的重要原因。生理学分流导致的低氧血症可通过提高吸氧浓度改善。广泛的肺泡不张和肺泡水肿引起局部肺单位只有血流而无通气,即真性分流或解剖样分流,是导致顽固性低氧血症的主要原因。真性分流导致低氧血症难以通过提高吸入氧浓度改善。ARDS早期肺内分流率(Qs/Qt)可达10%～20%,后期高达30%以上。

(2) 通气/血流比值升高(即死腔样通气):肺微血管痉挛或狭窄、广泛肺栓塞、血栓形成使部分肺单位周围的毛细血管血流量明显减少或中断,即导致死腔样通气。ARDS后期死腔率可高达60%。

4. 肺循环改变

(1) 肺毛细血管通透性明显增加:ARDS肺循环的主要改变是肺毛细血管通透性明显增加。通透性增高性肺水肿是ARDS病理生理改变的基础,其主要依据有:① ARDS尸检有严重肺水肿,支气管肺泡灌洗液中蛋白含量明显增加;② 动物实验显示ARDS动物肺淋巴流量和肺淋巴蛋白清除率均明显增加,^{125}I或伊文思蓝标记清蛋白测定均显示肺微血管蛋白漏出增加,同时双指示剂稀释法显示肺血管外肺水量增加。

(2) 肺动脉高压:肺动脉高压伴肺动脉嵌顿压正常是ARDS肺循环的另一个特点。早期ARDS时,肺动脉高压是可逆的,与低氧血症和缩血管介质(TXA_2、TNFα等)引起肺动脉痉挛有关。内皮细胞中内源性一氧化氮合成酶减少,导致一氧化氮生成减少亦是导致肺动脉高压的原因。ARDS后期的肺动脉高压为不可逆的,除上述原因外,主要与肺小动脉平滑肌增生和非肌性动脉演变为肌性动脉等结构性改变有关。值得注意的是,尽管肺动脉压力明显增高,但肺动脉嵌顿压一般为正常,这是与心源性肺水肿的重要区别。

【临床表现】

(一) 症状

ARDS多于原发病起病后5天内发生,约半数发生于24小时内。除原发病的相应症状和体征外,最早出现的症状是呼吸加快,并呈进行性加重的呼吸困难、发绀,常伴有烦躁、焦虑、出汗等。呼吸频速、呼吸窘迫是 ARDS 的主要临床表现。通常在 ARDS 起病 1～2 天内发生，呼吸频率大于 20 次/分，并逐渐进行性加快，可达到 30～50 次/分。呼吸困难也逐渐加重，危重者可达 60 次/分，呈现呼吸窘迫症状。进而出现缺氧症状，表现为烦躁不安、心率增快、唇及指甲发绀。鼻导管吸氧和常规氧疗无法缓解缺氧症状。后期多伴有肺部感染，出现发热、咳痰、畏寒等症状。

（二）体征

初期除呼吸频率增快外无明显的呼吸系统体征，随着疾病进展出现唇及指甲发绀表现，肺部听诊可闻及干湿啰音、哮鸣音，后期可出现肺实变体征，如呼吸音减低或水泡音等。

（三）典型的 ARDS 临床分期

ARDS 按 Moore 氏标准分为 4 期：

1. 第一期（急性损伤期） 以创伤、感染、休克等原发病为主要临床表现。此期可不表现出肺或 ARDS 的症状，有的表现为呼吸频率开始增快，过度通气，并发展为低碳酸血症。此期氧分压尚属正常或在正常低值。

2. 第二期（稳定期） 多在原发病发生 24～48 小时后，此期呼吸增快，浅速而有轻度困难，肺部可听到湿性啰音或少数干性啰音。PaO_2 下降，肺内分流增加，胸部 X 线显示细网状浸润阴影，反映肺间质液体含量增加。

3. 第三期（急性呼吸衰竭期） 此期病情发展迅速，呼吸困难加重，表现为呼吸窘迫。肺部听诊湿性啰音增多。PaO_2 进一步下降，吸氧难以纠正。X 线胸片因间质与肺泡水肿而出现典型的、弥漫性雾状浸润阴影。

4. 第四期（终末期） 严重呼吸窘迫，患者严重缺氧和高碳酸血症，最后导致心力衰竭、休克、昏迷。X 线胸片呈“白肺”（磨玻璃状）。

不同原因引起的 ARDS，其临床表现可能会有所差别。通常内科系统疾病引起的 ARDS 起病较缓慢，临床分期不如创伤等原因引起的 ARDS 分期那样明确。但总的来说，ARDS 的病程往往呈急性过程。但也有一部分病例，经过积极治疗，病程较长。

（四）肺气体交换障碍的监测

监测肺气体交换异常对 ARDS 的诊断和治疗具有重要价值。动脉血气分析是评价肺气体交换的主要临床手段。在 ARDS 早期，常常表现为呼吸性碱中毒和不同程度的低氧血症，前者与呼吸频速、通气过度有关，后者与换气功能障碍有关。通过鼻导管或鼻塞给氧，提高吸入氧浓度，低氧血症往往难以纠正。当肺损伤恶化到一定程度，低氧血症进一步加重，吸氧浓度大于 50%时，PaO_2 仍小于 60 mmHg，肺泡动脉氧分压差[$P_{(A-a)}O_2$]显著增加，高于 35～45 mmHg。必须应用呼吸机实施机械通气以维持患者生命。

对于接受机械通气的患者，PaO_2 与吸入氧浓度的比值（PaO_2/FiO_2）即改良的呼吸指数，是反映 ARDS 低氧血症程度的主要指标，与 ARDS 患者的预后直接相关，该指标也常常用于肺损伤的评分系统。除表现为低氧血症外，ARDS 患者的换气功能障碍还表现为死腔通气增加，在 ARDS 后期往往表现为二氧化碳潴留、动脉二氧化碳分压升高。死腔通气增加主要与广泛的肺毛细血管阻塞有关。

（五）肺力学监测

肺力学监测是反映肺机械特征改变的重要手段，可通过床边呼吸功能监测仪监测。机械特征的改变主要包括顺应性降低、气道阻力增加。分钟通气量明显增加，可大于 20 L/min。

肺静态总顺应性可降至 15～40 ml/cmH_2O。功能残气量显著下降,肺动静脉分流增加。

(六) 影像学检查

胸部 X 线早期可没有明显变化或只表现肺部纹理增粗,常迅速出现双侧弥漫性浸润性阴影,且受机械通气治疗干预影响大。

与正位胸片相比,CT 扫描能更准确地反映病变肺区域的大小。CT 上病变范围常能较准确地反映气体交换的异常和肺顺应性的改变。另外,CT 扫描能发现气压伤及小灶性的肺部感染,如间质性肺气肿、肺脓肿等。

(七) 血流动力学监测

血流动力学监测对 ARDS 的诊断和治疗具有重要的意义。肺动脉楔压正常或降低,常小于 18 mmHg,但合并左心功能不全或应用呼气末正压时,可影响其结果。肺动脉嵌顿压有助于与心源性肺水肿鉴别,指导液体治疗。

(八) 支气管灌洗液

支气管灌洗及保护性支气管刷片是诊断肺部感染及细菌学调查的重要手段,ARDS 患者肺泡灌洗液的检查常可发现中性粒细胞明显增高(非特异性改变),可高达 80%(正常小于 5%)。肺泡灌洗液发现大量嗜酸性粒细胞,对诊断和治疗有指导价值。

(九) 肺泡毛细血管屏障功能和血管外肺水

肺泡毛细血管屏障功能受损是 ARDS 的重要特征。测定屏障受损情况,对评价肺损伤程度具有重要意义。

血管外肺水增加也是肺泡毛细血管屏障受损的表现。可用指示剂稀释法测定血管外肺水的含量。正常人血管外肺水含量不超过 500 ml,ARDS 患者的血管外肺水可增加到 3 000～4 000 ml。

【诊断与鉴别诊断】

(一) 诊断

1994 年欧美联席会议提出的诊断标准:

1. 急性起病。
2. 氧合指数(PaO_2/FiO_2)≤200(不管呼气末正压水平)。
3. 胸部 X 线显示双肺均有斑片状阴影。
4. 肺动脉嵌顿压,或无左心房压力增高的临床证据。

2011 年 10 月德国柏林举行的第 23 届欧洲重症医学年会上,由欧美等国重症医学专家协商制定,参考现有的流行病学证据、生理学概念以及相关临床研究的结果,制定柏林定义(表 15 - 1)并于 2012 年正式发表在 NewEngland 杂志上,主要从起病时间、低氧血症程度、肺水肿来源、X 线胸片及其他生理学紊乱五个方面进行描述,也是目前 ARDS 诊断广泛采用的标准。

柏林标准通过建立"基于在最小呼气末正压基础上低氧血症的严重程度"来划分三种危险等级,进而打破了传统观念。该定义更加明晰了放射学诊断标准,并允许使用肺部 CT 来描述这些影像学病变,而这些病变往往呈异质性改变。此外,该定义承认,如果 ARDS 发生进一步进展,其一般发生在临床上所识别的一个已知危险因素后的 7 天内,而这种最常见的危险因素是肺炎和脓毒症。

该标准有助于临床医师早期诊断、早期干预、早期判断疾病严重程度，较为准确地估计预后，同时能将临床研究结果转化成临床实践，从而改善病人预后。

表 15－1　ARDS 的柏林定义

标　准	解　释
在已知的临床损伤后 7 天内发病或新发呼吸系统症状或已有的呼吸系统症状加重	观察数据提示大部分高危患者 72 小时内进展为 ARDS，并且几乎全部的高危患 者在 1 周内发展为 ARDS
胸片或胸部 CT 显示，与“肺水肿一致”的双肺阴影	在解读胸片存在肺水肿方面，观察者间的可靠性较差，为解决这个问题，柏林定义制定了更加明确的标准[例如，不能完全用渗出(或积液)、肺叶或肺不张、结节或肿块解释的阴影]，并需提供解释性放射学影像
ARDS 严重度分级	一个患者层面的荟萃分析确认了低氧血症的三个临界值，但 PaO_2 ∶ FiO_2 均小于等于 300 mmHg
轻度	201≤PaO_2 ∶ FiO_2≤300 mmHg；死亡率为 27%(95% CI，24～30)
中度	101≤PaO_2 ∶ FiO_2≤200 mmHg；死亡率为 32%(95% CI，29～34)
重度	PaO_2 ∶ FiO_2≤100 mmHg；死亡率为 45%(95% CI，42～48)
最小的 PEEP 或 CPAP 为 5 cmH_2o；PaO_2 ∶ FiO_2 通过有创机械通气评估(CPAP 标准用于轻度 ARDS 的诊断)	除有创通气或无创通气支持(使用紧密面罩)外，氧输送系统的 FiO_2 的估算并不准确，而经鼻高流量吸氧系统是个例外(流量>45 L/min)；要求更高的 PEEP 设置并不增加柏林严重的分层的预测有效性，相反会增加其复杂性

（二）鉴别诊断

上述 ARDS 的诊断标准并非特异性的，如果 ARDS 发病缓慢或者没有确定的危险因素，此时应该要立即考虑到“所谓 ARDS 相似的疾病”可能(表 15－2)，这包括大量的疾病或综合征，其中一些可能需要特定的治疗。在以往的定义中排除了容量过度负荷或心衰这两种临床情况，但是最近的研究证据表明，这些情况往往和 ARDS 合并存在，且比例高达 ARDS 患者的 1/3。通常能通过详细询问病史、体检和 X 线胸片等作出鉴别。鉴别困难时，可通过测定肺动脉嵌顿压、超声心动图检测心室功能等作出判断并指导后期治疗。

表 15－2　与 ARDS 相似的临床情况

充血性心力衰竭
间质性肺疾病(例如：急性间质性肺炎、非特异性间质性肺炎、隐源性机化性肺炎、急性嗜酸性粒细胞肺炎、过敏性肺炎以及肺泡蛋白沉积症)
结缔组织病，例如多发性肌炎(抗合成酶综合征)
弥漫性肺泡出血如血管炎或 Goodpasture 综合征
药物导致的肺疾病(例如博来霉素或胺碘酮)，包括免疫治疗后的血管渗漏综合征癌症(T 细胞或 B 细胞淋巴瘤或转移癌)
支气管结核

注：这些情况在文献中被称为“类似 ARDS”或“继发原因”，可能需要额外的试验来诊断，治疗上也不同于 ARDS

【治 疗】

目前ARDS治疗主要限于器官功能及全身支持治疗,特别是呼吸支持治疗,“等待”肺损伤缓解。对于ARDS的基本病理生理改变(肺毛细血管通透性增加和肺泡上皮受损)及ARDS发病的根本原因(炎症反应)均缺乏特异而有效的治疗手段,这可能是ARDS患者病死率居高不下的重要原因。治疗上要取得突破,必须探索有效的病因治疗手段,并改进支持治疗措施。

ARDS治疗应从感染、创伤的早期开始,原则为纠正低氧血症,提高全身氧输送,维持组织灌注,最终目的都是为了保证给予细胞充足的氧供,防止组织进一步损伤。主要治疗措施包括:原发病的治疗、呼吸支持治疗及液体管理等。

(一) 原发病的治疗

是ARDS治疗的首要原则和基础。控制原发病,积极控制感染(包括有效清创、感染灶充分引流、抗生素合理应用等),早期纠正休克,改善微循环,遏制感染诱导的全身失控性炎症反应。

(二) 呼吸支持治疗

1. 氧疗　目的是改善低氧血症,使PaO_2达到60～80 mmHg,但吸入氧浓度尽可能小于60%。根据低氧血症改善的程度和治疗反应调整氧疗方式,首先应用鼻导管,当需要较高吸气浓度时可采用调节氧浓度的文丘里面罩或带贮氧袋的非重吸式氧气面罩。大多数ARDS常规氧疗无法纠正缺氧症状,机械通气仍是最主要的呼吸支持手段。

2. 无创机械通气　对于轻度ARDS患者,当病人神志清楚、血流动力学稳定,并能够得到严密监测和随时行气管插管时可尝试无创机械通气治疗。若应用1～2小时期可首先试用该通气策略,以避免呼吸机相关性肺炎的发生及改善预后。

3. 有创机械通气

(1) 选择时机:机械通气的目的是提供充分的通气和氧合,以支持器官功能。当病人经高浓度吸氧仍不能改善低氧血症时,应及时气管插管进行有创机械通气。

(2) 肺保护性通气:小潮气量通气是ARDS病理生理结果的要求。潮气量设置为6 ml/kg(理想体重),在实施肺保护性通气策略时,限制气道平台压比限制潮气量更为重要,可将吸气末气道平台压控制在30 cmH_2O以内。

(3) PEEP的选择:ARDS广泛肺泡塌陷不但可导致顽固性低氧血症,而且部分复张的肺泡周期性塌陷开放而产生的剪切力,会加重呼吸机相关性肺损伤。充分复张塌陷的肺泡应用适当水平的PEEP可防止呼气末肺泡塌陷,改善低氧血症,并避免剪切力。但PEEP可增加胸内正压,减少回心血量,从而降低心排血量,并有加重肺损伤的潜在危险。因此在应用PEEP时应注意:① 对血容量不足的病人,应补充足够的血容量以代偿回心血量的不足,同时不能过量,以免加重肺水肿。② 从低水平开始,先用5 cmH_2O,逐渐增加至合适的水平,争取维持$PaO_2>60$ mmHg而$FiO_2<60\%$。最佳PEEP的设置目前仍有争议,一般使用在5～15 cmH_2O。

(4) 肺复张:充分复张ARDS塌陷的肺泡是纠正低氧血症和保证呼气末正压效应的重要手段。ARDS病人在高PEEP和FiO_2的情况下病人仍然有严重的低氧血症,则进行肺复张通气。

常用的复张手法有控制性肺膨胀、PEEP递增法及压力控制法(PCV法)。其中实施控制性肺膨胀采用恒压通气方式，设置吸气压为 30～40 cmH_2O，持续时间 30～40 秒。

(5) 45°半卧位：ARDS 合并呼吸机相关性肺炎（VAP）会导致肺损伤进一步恶化，除非有脊髓损伤等体位改变的禁忌证，机械通气者均应保持半卧位（30°～45°），以降低机械通气时 VAP 的发生。

(6) 俯卧位通气：可通过降低胸腔内压力梯度、促进分泌物引流和促进肺内液体移动来改善氧合。对于中重度 ARDS 患者，当使用小潮气量肺保护性通气至 4 ml/kg 仍无法保证吸气末气道平台压低于 30 cmH_2O、氧合指数大于 150 时，应考虑行俯卧位通气以改善氧合。

(7) 体外膜氧合技术（ECMO）：ECMO 可在肺外进行气体交换，减轻肺负担，有利于肺功能恢复。

NIH ARDSnet 机械通气模式和参数设置方法见表 15－3。

表 15－3　NIH ARDSnet 机械通气模式和参数设置方法

通气模式——容量辅助/控制通气
潮气量 6 ml/kg（理想体重*）
保持气道平台压小于 30 cmH_2O
潮气量 6 ml/kg 时气道平台压大于 30 cmH_2O，减少潮气量至 4 ml/kg（理想体重）
动脉血氧饱和度或经皮血氧饱和度在 88%～95%之间
不同 FiO_2 对应的预期 PEEP 水平

FiO_2	.3	.4	.4	.5	.5	.6	.7	.7	.7	.8	.9	.9	.9	1.0
PEEP	5	5	8	8	10	10	10	12	14	14	14	16	18	20～24

* 理想体重的计算公式
男性＝50＋2.3[身高（英尺）－60]或 50＋0.91[身高（cm）－152.4]
女性＝45.5＋2.3[身高（英尺）－60]或 45.5＋0.91[身高（cm）－152.4]

（三）液体管理

为减轻肺水肿，应合理限制液体入量，以可允许的较低循环容量来维持有效循环，保持肺脏于相对"干"的状态。在血压稳定和保证组织器官灌注前提下，液体出入量宜轻度负平衡，可使用利尿药促进水肿的消退。通过积极的液体管理，改善 ARDS 病人的肺水肿具有重要的临床意义。

关于补液性质尚存在争议，由于毛细血管通透性增加，胶体物质可渗至肺间质，所以在 ARDS 早期，除非有低蛋白血症，不宜输注胶体液，对于合并低蛋白血症的 ARDS 病人，在补充白蛋白等胶体溶液同时联合应用利尿剂有助于实现液体负平衡。

（四）其他加强营养支持与治疗

其他治疗措施如糖皮质激素、一氧化氮吸入、肺表面活性物质、鱼油、重组人活化蛋白 C、前列腺素 E 等治疗效果仍不确切且具有争议，因此并未推荐进行使用。

【预　后】

尽管经过积极的治疗，ALI/ARDS 的病死率仍然在 50%左右。预后要结合原发病、肺损伤严重程度、继发的多器官功能衰竭和治疗后 PaO_2/FiO_2 改变来综合判断。能康复者大部分能完全恢复，部分留下肺纤维化，但多不影响生活质量。

（张劲松　李茂琴　李　聪）

第十六章　急性肺栓塞

肺栓塞(pulmonary embolism,PE)是由内源性或外源性栓子阻塞肺动脉引起肺循环和右心功能障碍的临床综合征,根据栓子来源和性质不同,可分为肺血栓栓塞症、脂肪栓塞、羊水栓塞、空气栓塞、肿瘤栓塞和细菌栓塞等。

肺血栓栓塞症(pulmonary thromboembolism,PTE)是肺栓塞最常见类型,通常所称PE即指PTE。PTE是来自静脉或右心循环系统的血栓阻塞肺动脉或其分支所致的疾病,以肺循环和呼吸功能障碍为主要病理生理特征和临床表现。当肺动脉发生栓塞致血流供应阻断而发生肺组织坏死者,称为肺梗死(pulmonary infarction,PI),临床各科均可发生这种并发症,可致猝死。引起PTE的血栓主要来源于深静脉血栓形成(deep venous thrombosis,DVT);PTE与DVT是静脉血栓栓塞症(venous thromboembolism,VTE)在不同部位的两种临床类型。

近年来,对急性肺栓塞的认识不断提高,我国PTE的发病例数呈增加趋势。急性肺栓塞可没有症状,经偶然发现确诊,部分患者首发表现为猝死,因而难以获得准确的流行病学资料。急性肺栓塞的发生风险与年龄相关,40岁以上人群,每增龄10岁发生风险增加约1倍。本文阐述的肺栓塞指PTE。

【高危因素】

DVT占肺栓塞的栓子来源的50%～90%,因而,引发PE的危险因素与VTE基本相同,包括原发性因素和继发性因素。原发性因素多由遗传变异引起,常以反复静脉血栓栓塞为主要临床表现;对40岁以下无明显诱因或反复发生VTE,或呈家族遗传倾向,应注意做相关遗传学检查。继发性因素是指后天获得的易发生VTE的多种病理生理异常,可以单独存在,也可同时存在,通过静脉血流淤滞、血液高凝状态和静脉系统内皮损伤三方面共同作用导致静脉系统内血栓形成。

其他栓子有感染性病灶引起的菌栓、恶性肿瘤的瘤栓、外伤及骨折并发的脂肪栓塞、分娩过程中的羊水栓塞,以及少见的空气栓塞。常见易患因素见表16-1。

【病　理】

引起PE的栓子大部分来源于下肢深静脉,栓子可累及多支肺动脉,一般认为右肺动脉多于左肺,下肺动脉多于上肺,右下肺动脉约占85%以上。少见栓塞在右或左肺动脉主干或骑跨在肺动脉分叉处。

病理见肺动脉内血栓或栓子形成,栓塞远端血流减少或中断,近端肺动脉扩张。24 小时后栓子表面逐渐被内皮样细胞覆盖,随后栓子机化贴于动脉壁,血管重建。栓塞肺血管远端肺区域间质和肺泡内液体增多或出血;肺泡萎陷及肺不张。PE 的另一后果是 PI,其组织学特征为肺泡内出血和肺泡壁坏死,梗死区及周围肺不张;胸膜表面常见渗出,1/3 为血性。但由于肺组织的氧供来源于肺动脉、支气管动脉和肺泡内气体等三方面,发生 PI 比较少见,大约 15%的患者出现肺梗死。

【高危因素】

DVT 占肺栓塞栓子来源的 50%～90%,因而引发 PE 的危险因素与 VTE 基本相同,包括原发性因素和继发性因素。原发性因素多由遗传变异引起,常以反复静脉血栓栓塞为主要临床表现。对 40 岁以下无明显诱因或反复发生 VTE,或呈家族遗传倾向,应注意做相关遗传学检查。继发性因素是指后天获得的易发生 VTE 的多种病理生理异常;可以单独存在,也可同时存在,通过静脉血流淤滞、血液高凝状态和静脉系统内皮损伤三方面共同作用导致静脉系统内血栓形成。其他栓子有感染性病灶引起的菌栓、恶性肿瘤的瘤栓、外伤及骨折并发的脂肪栓塞、分娩过程中的羊水栓塞以及少见的空气栓塞。常见易患因素按照其强弱可分为:强易患因素:包括骨折(髋部或腿)脊髓损伤、髋或膝关节置换、普外科大手术、大创伤、房颤、房扑;中等易患因素:包括膝关节镜手术、中心静脉置管、化疗、慢性心衰或呼衰、激素替代治疗、恶性肿瘤、口服避孕药治疗、中风发作、怀孕及产后、既往下肢静脉血栓、血栓形成倾向等;弱易患因素:包括卧床超过 3 天、久坐不动(如长途车或空中旅行)、腹腔镜手术(如胆囊切除术)、肥胖、怀孕及产前、静脉曲张等。

【发病机制和病理生理】

急性肺栓塞导致肺动脉管腔阻塞,血流减少或中断,引起不同程度的血流动力学和气体交换障碍。轻者几无任何症状,重者因肺血管阻力突然增加,肺动脉压升高,压力超负荷导致右心室衰竭,是急性肺栓塞死亡的主要原因。

1. 血流动力学改变　急性肺栓塞可导致肺循环阻力增加,肺动脉压升高。肺血管床面积减少 25%～30%时肺动脉平均压轻度升高;肺血管床面积减少 30%～40%时肺动脉平均压可达 30 mmHg(1 mmHg=0.133 kPa)以上,右心室平均压可升高;肺血管床面积减少 40%～50%时肺动脉平均压可达 40 mmHg,右心室充盈压升高,心脏指数下降;肺血管床面积减少 50%～70%时可出现持续性肺动脉高压;肺血管床面积减少超过 85%时可导致猝死。此外,急性肺栓塞时血栓素 A_2 等物质释放可诱发血管收缩。解剖学阻塞和血管收缩导致肺血管阻力增加,动脉顺应性下降。

2. 右心功能改变　肺血管阻力突然增加导致右心室压力和容量增加、右心室扩张,使室壁张力增加、肌纤维拉伸,通过 Frank-Starling 机制影响了右心室的收缩性,使右心室收缩时间延长。神经体液激活引起右心室变力和变时效应。上述代偿机制与体循环血管收缩共同增加了肺动脉压力,以维持阻塞肺血管床的血流,暂时稳定体循环血压。但这种即刻的代偿程度有限,未预适应的薄壁右心室无法产生 40 mmHg 以上的压力以抵抗增高的肺动脉阻力，最终可发生右心功能不全。右心室壁张力增加使右冠状动脉相对供血不足，同时右心室心肌氧耗增多，可导致心肌缺血，进一步加重右心功能不全。

3. 心室间相互作用　右心室收缩时间延长，室间隔在左心室舒张早期突向左侧，右束支传导阻滞可加重心室间不同步，致左心室舒张早期充盈受损，加之右心功能不全导致左心回心血量减少，使心输出量降低，造成体循环低血压和血流动力学不稳定。

4. 呼吸功能改变　急性肺栓塞时呼吸衰竭主要为血流动力学紊乱的结果。心输出量降低引起混合静脉血氧饱和度降低。此外，阻塞血管和非阻塞血管毛细血管床的通气/血流比例失调，导致低氧血症。由于右心房与左心房之间压差倒转，约1/3的患者超声可检测到经卵圆孔的右向左分流，引起严重的低氧血症，并增加反常栓塞和卒中的风险。

【临床表现】

一、症状

PE的临床症状缺乏特异性，表现取决于栓子的大小、数量、栓塞的部位及患者是否存在心、肺等器官的基础疾病有关，可以从无症状到血流动力学不稳定，甚至发生猝死。

1. 呼吸困难　是PE最常见的临床症状，可伴发绀。栓塞大血管时，呼吸困难严重且持续时间长；栓塞小血管时，只有短暂的呼吸困难或仅持续几分钟；反复发生的小栓塞，可出现阵发性呼吸困难。

2. 胸痛　心绞痛样疼痛和胸膜性疼痛。前者为胸骨后压迫性疼痛，与冠状动脉供血不足或肺动脉高压有关；胸膜性疼痛因栓塞部位附近的胸膜有纤维素性炎症。

3. 咯血　均为小量咯血，大咯血少见。同时出现呼吸困难、胸痛和咯血被称为“肺梗死三联征”，但发生率不足30%。

4. 晕厥　有时是唯一和首发症状。

5. 休克　均为巨大肺栓塞，严重者可猝死。

6. 其他　原发病症状加重，发热、心悸，烦躁不安等。

二、体征

1. PE体征　呼吸急促(频率超过20次/分)、心动过速(超过90次/分，或发生快速性心律失常)、发绀、发热、颈静脉充盈或搏动、肺部可闻及哮鸣音和(或)细湿啰音、胸腔积液的相应体征、肺动脉瓣区第二音亢进或分裂，$P_2>A_2$，三尖瓣区收缩期杂音、肝脏触诊肿大、触痛，两下肢远端凹陷性水肿等提示右心负荷加重，严重者可出现血压下降甚至休克。

2. 深静脉血栓的症状与体征　在考虑PE诊断的同时，要注意发现是否存在下肢(尤其单侧性)肿胀、周径增粗、疼痛或压痛、浅静脉扩张、皮肤色素沉着、行走后患肢易疲劳或肿胀加重等DVT症状。肺栓塞常见症状和体征的发生率见表16-2。

表 16-2　肺栓塞常见症状和体征的发生率

症　状	发生率	体　征	发生率(%)
呼吸困难及气促	80%～90%	呼吸急促	70%
胸膜炎性胸痛	40%～70%	心动过速	30%～40%
心绞痛样疼痛	4%～12%	发绀	11%～16%
烦躁不安、惊恐或濒死感	55%	发热(多为低热)	43%
晕厥	11%～20%	颈静脉充盈或搏动	12%
咯血	11%～30%	肺部细湿啰音	18%～51%
咳嗽	20%～37%	哮鸣音	5%
心悸	10%～18%	胸腔积液的体征	24%～30%
		P_2 亢进或分裂	23%

【实验室检查】

一、血气分析

血气分析指标无特异性。可表现为低氧血症、低碳酸血症、肺泡-动脉血氧梯度[$P(A\text{-}a)O_2$]增大及呼吸性碱中毒,但多达 40%的患者动脉血氧饱和度正常,20%的患者 $P(A\text{-}a)O_2$ 正常。检测时应以患者就诊时卧位、未吸氧、首次动脉血气分析的测量值为准。

二、血浆 D-二聚体

血浆 D-二聚体(dimer)是交联纤维蛋白在纤溶系统作用下产生的可溶性降解产物,为一个特异性的纤溶过程标记物。急性血栓形成时,凝血和纤溶同时激活,可引起血浆 D-二聚体水平升高。D-二聚体检测的阴性预测价值很高,水平正常多可排除急性肺栓塞和 DVT。但其他情况也会使 D-二聚体水平升高,如肿瘤、炎症、出血、创伤、外科手术等。低度急性肺栓塞可疑的患者,通过高敏或中敏方法检测 D-二聚体水平,正常则可排除急性肺栓塞。中度急性肺栓塞可疑的患者,即使检测示 D-二聚体水平正常,仍需进一步检查。高度急性肺栓塞可疑的患者不主张检测 D-二聚体水平,此类患者无论采取何种检测方法、结果如何,均不能排除急性肺栓塞,需行 CT 肺动脉造影进行评价。

三、心电图

心电图表现无特异性。可表现为胸前导联 V 1～V4 及肢体导联Ⅱ、Ⅲ、aVF 的 ST 段压低和 T 波倒置,V 1 呈 QR 型,$S_{Ⅰ}Q_{Ⅲ}T_{Ⅲ}$(即Ⅰ导联 S 波加深,Ⅲ导联出现 Q/q 波及 T 波倒置),不完全性或完全性右束支传导阻滞。上述改变为急性肺动脉阻塞、肺动脉高压、右心负荷增加、右心扩张共同作用的结果,多见于严重急性肺栓塞。轻症可仅表现为窦性心动过速,约见于 40%的患者。房性心律失常,尤其心房颤动也较多见。心电图的动态改变较之静态异常对于提示 PE 更具有意义。

四、超声心动图

超声心动图在提示诊断、预后评估及除外其他心血管疾病方面有重要价值。超声心动图可提供急性肺栓塞的直接和间接征象。直接征象为发现肺动脉近端或右心腔血栓,如同时临床表现疑似急性肺栓塞,可明确诊断,但阳性率低。间接征象多是右心负荷过重的表现,如右心室壁局部运动幅度下降,右心室和(或)右心房扩大,三尖瓣反流速度增快以及室间隔左移,肺动脉干增宽等。既往无肺血管疾病的患者发生急性肺栓塞,右心室壁一般无增厚,肺动脉收缩压很少超过 35～40 mmHg,因此在临床表现基础上结合超声心动图特点,有助于鉴别急、慢性肺栓塞。

五、胸片

PE 的 X 胸片缺乏特异性,常见的 X 线异常有区域性肺血管纹理变细、稀疏或消失,肺野透光度增强。发生 PI 有圆形或片状浸润阴影,典型呈基底部靠近胸膜,尖端指向肺门的楔形阴影;可有单侧横膈升高、盘状肺不张。肺动脉高压征象表现为右下肺动脉干增宽或伴截断征,肺动脉段膨隆以及右心室扩大。可有少至中量胸腔积液征。

六、螺旋 CT 肺血管造影

螺旋 CT 肺血管造影(computer tomography pulmonary angiography,CTPA)能够发现段以上肺动脉内的栓子,是 PE 的确诊手段之一,CTPA 已成为确诊 PE 的常规检查;PE 的直接征象为肺动脉内的低密度充盈缺损,部分或完全包围在不透光的血流之间(轨道征),或者呈完全充盈缺损,远端血管不显影。间接征象包括肺野楔形密度增高影,条带状的高密度区或盘状肺不张,中心肺动脉扩张及远端血管分支减少或消失等。同时可对右心室形态、室壁厚度进行分析。CT 肺动脉造影是诊断急性肺栓塞的重要无创检查技术,敏感度为 83%,特异度为 78%～100%,主要局限性是对亚段及亚段以下肺动脉内血栓的敏感度较差(图 16-1)。

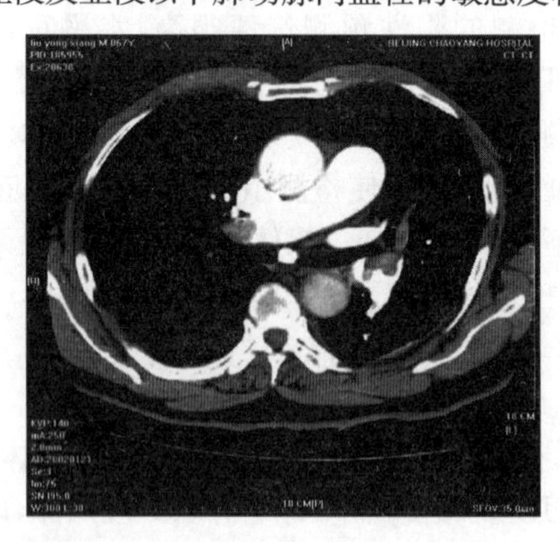

图 16-1　肺栓塞 CTA 图像:左右肺动脉干内的血栓向舌叶延伸

七、DSA 肺动脉造影

肺动脉造影(pulmonary angiography)是一项有创检查,敏感性和特异性均达到 98%,特异性 95%～98%,其直接征象为肺血管内造影剂充盈缺损,伴或不伴轨道征的血流延迟;间接征象为肺动脉造影剂流动缓慢,局部低灌注,静脉回流延迟。肺动脉造影是 PE 诊断的

“金标准”，在其他检查难以确诊时，如无禁忌可进行该项检查。

床边肺动脉导管检查是另一选择，血流动力学改变有助于诊断和监测。急性 PE 的典型改变有右房压和肺动脉压升高，而肺楔压正常。

八、放射性核素肺通气/灌注扫描(V/Q scanning)

肺的放射性同位素灌注显像(以^{99m}Tc 标记的巨聚白蛋白颗粒静脉注射后扫描显像)简便安全，对 PE 有确定诊断价值，敏感性 92%，特异性为 87%，且不受肺动脉直径的影响。对诊断亚段以下的 PTE 具有特殊意义。典型征象是呈肺段或肺叶分布的肺灌注缺损，并与通气显像不匹配。但是若栓子未引起血管完全阻塞，或栓子位于周围小血管，肺显像可能显示不出缺损。任何引起肺血流或通气受损的因素如肺部炎症、肺部肿瘤、慢性阻塞性肺疾病等均可造成局部通气血流失调，单凭此项检查可能造成误诊，部分有基础心肺疾病的患者和老年患者由于不耐受等因素也限制了其临床应用。此检查可同时行双下肢静脉显像，与胸部 X 线平片、CT 肺动脉造影相结合，可显著提高诊断的特异度和敏感度。

九、磁共振肺动脉造影

磁共振肺动脉造影(MRPA)可直接显示肺动脉内栓子及急性肺栓塞所致的低灌注区，相对于 CT 肺动脉造影，MRPA 的一个重要优势在于可同时评价患者的右心功能，适用于碘造影剂过敏者。

十、下肢深静脉检查

由于急性肺栓塞和 DVT 关系密切，对可疑急性肺栓塞的患者应检测有无下肢 DVT 形成。

1. 静脉造影　是诊断深静脉血栓的金标准，其诊断敏感性和特异性均接近 100%。

2. 多普勒超声　对下肢深静脉血栓的检出敏感性和特异性高，是一项无创、安全的检查。对可疑患者推荐行 CUS 检查，即通过探头压迫静脉等技术诊断 DVT，静脉不能被压陷或静脉腔内无血流信号为 DVT 的特定征象。

3. MRI　对有症状的急性 DVT 诊断的敏感性和特异性可达 90%～100%。

4. 放射性核素静脉造影　属无创性 DVT 检测方法，常与肺灌注扫描联合进行。

十一、遗传性易栓症相关检查

存在以下情况的患者应接受遗传性易栓症筛查：① 发病年龄较轻(不足 50 岁)；② 有明确的 VTE 家族史；③ 复发性 VTE；④ 少见部位(如下腔静脉，肠系膜静脉，脑、肝、肾静脉等)的 VTE；⑤ 无诱因 VTE；⑥ 女性口服避孕药或绝经后接受雌激素替代治疗的 VTE；⑦ 复发性不良妊娠(流产，胎儿发育停滞，死胎等)；⑧ 口服华法林抗凝治疗中发生双香豆素性皮肤坏死；⑨ 新生儿暴发性紫癜。抗凝蛋白缺陷是中国人群最常见的遗传性易栓症，建议筛查的检测项目包括抗凝血酶、蛋白 C 和蛋白 S 的活性。

【诊　断】

急性肺栓塞不仅临床表现缺乏特异性，常规检查如胸片、心电图、血气分析、超声心动图等也缺乏特异性。多排螺旋 CT、放射性核素肺通气灌注扫描、肺动脉造影常能明确诊断,但费用高,尤其肺动脉造影具有侵入性。因此在突然出现不明原因的呼吸困难、胸痛、昏厥等症状时,应首先进行临床可能性评估,然后进行危险分层,最后逐级选择检查手段明确诊断,对 PE 应强调早期诊断。

(一) 临床可能性评估

常用的临床评估标准有加拿大 Wells 评分和修正的 Geneva 评分,两者简单易懂,所需临床资料易获得。最近,Wells 和 Geneva 评分法则均进一步简化,更增加了临床实用性,有效性也得到证实(表 16-3、表 16-4)。

表 16-3 急性肺栓塞临床可能性评估的 Wells 评分标准

项目	原始版(分)	简化版(分)
既往肺栓塞或 DVT 病史	1.5	1
心率≥100 次/分	1.5	1
过去 4 周内有手术或制动史	1.5	1
咯血	1	1
肿瘤活动期	1	1
DVT 临床表现	3	1
其他鉴别诊断的可能性低于肺栓塞	3	1

注:临床可能性根据各项得分总和推算。三分类法(简化版不推荐三分类法)中,总分 0~1 分为低度可能,2~6 分为中度可能,≥7 为高度可能。二分类法中,对于原始版评分标准而言,0~4 分为可能性小,≥5 分为可能;对于简化版评分标准而言,0~1 分为可能性小,≥2 分为可能。DVT 为深静脉血栓形成

表 16-4 急性肺栓塞临床可能性评估的 Geneva 评分标准

项目	原始版(分)	简化版(分)
既往肺栓塞或 DVT 病史	3	1
心率:		
75~94 次/分	3	1
≥95 次/分	5	2
过去 1 个月内有手术或骨折史	2	1
咯血	2	1
肿瘤活动期	2	1
单侧下肢痛	3	1
下肢深静脉触痛和单侧肿胀	4	1
年龄>65 岁	1	1

注:临床可能性根据各项得分总和推算。三分类法中,对于原始版评分标准而言,总分 0~3 分为低度可能,4~10 分为中度可能,≥11 分为高度可能;对于简化版评分标准而言,0~1 分为低度可能,2~4 分为中度可能,≥5 分为高度可能。二分类法中,对于原始版评分标准而言,0~5 分为可能性小,≥6 分为可能;对于简化版评分标准而言,0~2 分为可能性小,≥3 分为可能。DVT 为深静脉血栓形成

（二）危险度分层

治疗方案应根据病情严重程度而定，必须迅速准确地对患者进行危险度分层，然后制定相应的治疗策略。危险度分层的相关指标主要指临床特征、右心室功能不全、心肌损伤标志物及肺栓塞严重指数（pulmonary embolism severity index，PESI），或其简化版本（sPESI）（表 16－5，表 16－6），依据以上指标进行危险分层（表 16－7）。

表 16－5　急性肺栓塞危险分层的主要指标

临床特征	休克
右心室功能不全	低血压
	超声心动图示右心扩大，运动减弱或压力负荷过重表现
	螺旋 CT 示右心扩大
	BNP 或 NT-proBNP 升高
	右心导管术示右心室压力增大
心肌损伤标志物	心脏肌钙蛋白 T 或 I 阳性
肺栓塞严重程度指数（PESI）	详见表 16－6

注：低血压定义：收缩压＜90 mmHg 或血压降低＞40 mmHg 达 15 分钟以上，除外新出现的心律失常、低容量或败血症所致低血压

表 16－6　肺栓塞严重程度指数（PESI）及其简化版本（sPESI）的评分标准

项目	原始版（分）	简化版（分）
年龄	以年龄为分数	1（若年龄＞80 岁）
男性	10	—
肿瘤	30	1
慢性心力衰竭	10	1
慢性肺部疾病	10	
脉搏＞110 次/分	20	1
收缩压＜100 mmHg	30	1
呼吸频率＞30 次/分	20	—
体温＜36℃	20	—
精神状态改变	60	—
动脉血氧饱和度＜90％	20	1

注：原始版本评分中，总分≤65 分为Ⅰ级，66～85 分为Ⅱ级，86～105 分为Ⅲ级，106～125 分为Ⅳ级，总分＞125 分为Ⅴ级；危险度分层：原始版本评分Ⅰ～Ⅱ级或简化版本评分 0 分为低危，原始版本评分Ⅲ～Ⅳ级或简化版本评分≥1 分为中危，原始版本评分Ⅴ级为高危；简化版本中存在慢性心力衰竭和（或）慢性肺部疾病评为 1 分

表 16-7 急性肺栓塞危险分层

早期死亡风险		危险分层指标				
		临床表现（休克或低血压）	评估临床风险 PESI 或 sPESI	右心室功能不全	心肌损伤	推荐治疗
高危		+	a	a	a	直接再灌注治疗
中危	中高危	−	PESI 分级Ⅲ-Ⅳ或 sPESI≥1	+	+	抗凝、监测、补救性再灌注治疗
	中低危	−		+	−	住院、抗凝治疗
		−		−	+	
		−		−	−	
低危		−	PESI 分级Ⅰ-Ⅱ或 sPESI=0	−	−	早期出院家庭治疗

注：a：当出现低血压后休克时就不需要评估右心功能、心肌损伤、评估临床风险情况

【鉴别诊断】

急性 PE 的症状无特异性，临床容易与胸痛、呼吸困难的其他原因混淆。

1. 冠心病　心肌梗死和心绞痛有胸痛、呼吸困难、休克等表现，且约 19%的肺栓塞可发生心绞痛，易与之混淆。注意心绞痛病史，动态观察心电图与心肌酶的变化等有助于二者的鉴别。要注意两者有时可合并存在。

2. 主动脉夹层动脉瘤　也有胸痛、血压下降等表现；但患者多有高血压病史，胸痛剧烈，无咯血，两侧脉搏不等；胸片有上纵隔增宽，胸部 CTA、MRI 检查等可作出鉴别。

3. 细菌性肺炎　可有与 PE 相似的症状和体征，如呼吸困难、胸痛、咳嗽、咯血、心动过速、发热、发绀、低血压，X 线表现也可相似。但肺炎有寒战、高热、脓痰等感染表现，白细胞计数明显增高，抗生素治疗有效；而无栓子形成的原发病史和高危因素。

4. 胸膜炎　约 1/3 的急性 PE 患者可发生胸腔积液，易被诊断为感染性胸膜炎。全身中毒症状，胸腔积液性质、细菌学、细胞学检查可资鉴别。

5. 晕厥　部分 PE 仅表现为晕厥，需要与心脑血管、迷走反射、代谢因素引起的晕厥相鉴别。

6. 休克　PE 所致的休克属于心外梗阻性休克，表现为动脉血压低而静脉压升高，需与心源性、低血容量性、血容量重新分布性休克相鉴别。

7. 慢性血栓栓塞性肺动脉高压　常常伴有肺动脉压力升高，右心肥厚和右心衰竭，需与特发性肺动脉高压等相鉴别。

【治　疗】

一、一般治疗

1. 监测　对高度疑诊或确诊 PE 的患者，应进行严密监护，监测呼吸、心率、血压、心电图及血气的变化。要求绝对卧床，并保持大便道畅，以防止栓子再次脱落。对于有焦虑、胸痛、发热、咳嗽等症状可给予镇静、止痛、镇咳等相应的对症处理。

2. 呼吸循环支持治疗　采用经鼻导管或面罩吸氧。当合并严重的呼吸衰竭时，可使用经鼻面罩无创性机械通气或进行气管插管机械通气。对于右心功能不全，血压尚正常的病例，可用多巴酚丁胺和多巴胺；如出现血压下降，加大多巴酚丁胺和多巴胺剂量，或使用其他加压药物，如间羟胺、肾上腺素等。补液时应注意控制液体量，保护心功能。

二、溶栓治疗

溶栓治疗(thrombolysis therapy)能迅速溶解部分或全部血栓，恢复阻塞的血液循环，纠正血流动力学障碍，降低肺动脉压，改善右室功能，减少严重 PTE 患者的病死率和复发率。溶栓的时间窗一般定在 14 天内，在 PTE 确诊的前提下应尽早开始溶栓。溶栓治疗的主要并发症是出血，应充分评估治疗的风险，注意个体化的原则，掌握适应证和禁忌证、用法和用量。

1. 溶栓治疗的适应证

(1) 高危 PTE。

(2) 中高危 PTE 抗凝疗法无效或者全面权衡出血获益风险后可给予溶栓治疗。

(3) 深静脉血栓。

2. 溶栓治疗的禁忌证

(1) 绝对禁忌证：出血性卒中；6 个月内缺血性卒中；中枢神经系统损伤或肿瘤；近3 周内重大外伤、手术或头部损伤；1 个月内消化道出血；已知的出血高风险患者。

(2) 相对禁忌证：6 个月内短暂性脑缺血发作(TIA)发作；应用口服抗凝药；妊娠或分娩后 1 周；不能压迫止血部位的血管穿刺；近期曾行心肺复苏；难以控制的高血压(收缩压＞180 mmHg)；严重肝功能不全；感染性心内膜炎；活动性溃疡。对于危及生命的高危急性肺栓塞患者大多数禁忌证应视为相对禁忌证。

3. 溶栓时间窗　肺组织氧供丰富，有肺动静脉、支气管动静脉、肺泡内换气三重氧供，肺梗死的发生率低，即使发生也相对较轻。急性肺栓塞溶栓治疗的主要目的是尽早溶解血栓疏通血管，减轻血管内皮损伤，减少慢性血栓栓塞性肺高压的发生。急性肺栓塞发病 48 小时内开始行溶栓治疗，疗效最好，对于有症状的急性肺栓塞患者在 6～14 天内溶栓治疗仍有一定作用。

4. 溶栓方法　常用的溶栓药物有尿激酶(UK)、链激酶(SK)和重组组织型纤溶酶原激活剂(rtPA)。三者溶栓效果相仿。以下方案与剂量主要参照欧美的推荐方案，供参考使用。溶栓治疗应监测凝血酶原时间(PT)或活化部分凝血活酶时间(APTT)。

(1) 尿激酶：2 小时溶栓方案：按 20 000 IU/kg 剂量，维持静脉滴注 2 小时；或负荷量 4 400 IU/kg，静脉注射 10 分钟，随后以 2 200 IU/(kg・h)，持续静脉滴注 12 小时。

(2) 链激酶：负荷量 25 万 IU，静脉注射 30 分钟，随后以 10 万 IU/h，持续静脉滴注 24 小时。本药有抗原性，故用药前半小时需肌内注射苯海拉明或地塞米松，以防止过敏反应。链激酶 6 个月内不宜再次使用。

(3) 重组组织型纤溶酶原激活剂(rt-PA)：溶栓作用与链激酶、尿激酶相当，但对血栓有较快的溶解作用，是溶栓的首选药物。推荐 50～100 mg 持续静脉滴注 2 小时，体重＜65 kg 的患者总剂量不超过 1.5 mg/kg。

(4) 瑞替普酶 r-PA：是目前国内临床上唯一的第 3 代溶栓药，广泛应用于急性心肌梗死、卒中、急性肺栓塞、下肢深静脉栓塞等血栓性疾病的溶栓治疗。目前大多数研究推荐r-PA18 mg(相当10 MU)溶于生理盐水静脉推注超过2分钟,30分钟后重复推注18 mg。也有研究推荐r-PA18 mg溶于50 ml生理盐水静脉泵入2小时,疗效显著优于静脉推注r-PA和静脉尿激酶的疗效。

5. 溶栓并发症　溶栓治疗的主要并发症是出血。最严重的是颅内出血,发生率为1%～2%,发生者近半数死亡。用药前应充分评估出血的危险性,必要时应配血,做好输血准备。溶栓前宜留置外周静脉套管针,以方便溶栓中取血检测,避免反复穿刺血管。

三、抗凝治疗

急性PE和DVT常反复发作,故应进行抗凝治疗(anticoagulant therapy),以防止血栓再形成和复发。临床高度怀疑急性PE时,不必等待影像学诊断,即可开始抗凝治疗。常用的抗凝药物有普通肝素(简称肝素)、低分子肝素、磺达肝葵钠、华法林和新型抗凝药物。肝素或低分子肝素的疗程一般需7～10天。肝素使用3～5天和低分子肝素使用7天时需检查血小板。抗凝治疗的主要并发症是出血,活动性出血、凝血功能障碍、未能控制的严重高血压等禁用。

1. 抗凝药物

(1) 肝素(heparin):3 000～5 000 IU或按80 IU/kg静脉注射,随后以18 IU/(kg·h),使部分凝血活酶时间和凝血时间保持在正常对照的1.5～2.5倍之间。在开始治疗后的最初的24小时内,每4～6小时测定APTT,根据APTT调整剂量。肝素亦可用皮下注射方式给药。一般先给予负荷量3 000 IU～5 000 IU静脉注射,然后按250 IU/kg剂量,每12小时皮下注射1次。调节注射剂量使注射后6～8小时的APTT达到治疗水平。

(2) 低分子肝素(LMWH):一般根据体重给药,不同LMWH的剂量不同,每日1～2次,皮下注射。出血并发症比普通肝素要低,故不需监测APTT和调整剂量。但对于过度肥胖和孕妇宜监测血浆抗Xa因子活性,并根据结果调整剂量。

(3) 磺达肝癸钠:磺达肝癸钠是选择性Xa因子抑制剂,2.5 mg皮下注射,每天1次,无需监测。其清除随体重减轻而降低,对体重小于50 kg的患者慎用。严重肾功能不全(肌酐清除率小于30 ml/min)的患者,可造成磺达肝癸钠体内蓄积而增加出血风险,应禁用。中度肾功能不全(肌酐清除率30～50 ml/min)的患者应减量50%。

(4) 华法林(Warfarin):初始剂量为2.5～5 mg。由于需要数天才能发挥全部作用,因此需与肝素/低分子肝素重叠应用至少5天,通常在肝素或低分子肝素应用后的第1～3天加用华法林。当国际化标准比率(INR)达到2.5(2.0～3.0)时,或使凝血酶原时间(PT)延长至正常的1.5～2.5倍,持续至少24小时,方可停用肝素,单用华法林抗凝治疗,并定期测定以调节华法林的剂量。

(5) 新型抗凝药物:包括直接凝血酶抑制剂阿加曲班、达比加群以及直接Xa因子抑制剂利伐沙班、阿哌沙班等。

2. 抗凝时程

(1) 由暂时或可逆性诱发因素(服用雌激素、临时制动、创伤和手术)导致的肺栓塞患者推荐抗凝时程为3个月。

(2) 对于无明显诱发因素的首次肺栓塞患者(特发性静脉血栓)建议抗凝至少3个月,

3个月后评估出血和获益风险再决定是否长期抗凝治疗,对于无出血风险且方便进行抗凝监测的患者建议长期抗凝治疗。

(3) 对于再次发生的无诱发因素的肺栓塞患者建议长期抗凝。

(4) 对于静脉血栓栓塞危险因素长期存在的患者应长期抗凝治疗,如癌症患者、抗心脂抗体综合征、易栓症等。

四、手术和介入治疗

1. 经静脉导管碎解和抽吸血栓　包括猪尾导管或球囊导管行血栓碎裂,液压导管装置行血栓流变溶解,抽吸导管行血栓抽吸以及血栓旋切。适用于溶栓绝对禁忌证的患者及经溶栓或积极的内科治疗无效者。

2. 肺动脉血栓摘除术　手术风险大,技术条件要求高(成功率为40%～60%),应严格掌握适应证。手术治疗的指征:① 有溶栓禁忌证者;② 经溶栓和其他积极的内科治疗无效者。

3. 腔静脉阻断术　方法有:下腔静脉结扎术;下腔静脉折叠术和下腔静脉滤器。可过滤由下腔静脉来的巨大栓子,预防下肢或盆腔栓子脱落进入肺循环,减少严重肺梗死的发生。置入滤器后要长期抗凝治疗。

【预后和预防】

肺栓塞是一临床危重症,未经治疗的肺栓塞死亡率为25%～30%,而得到及时诊断和治疗,死亡率可降至2%～8%。早期诊断及时治疗是影响预后的最主要因素。

对存在发生危险因素的病例,宜根据临床情况采用相应预防措施。机械预防措施:术后早期下地,抬高患肢,穿高筒弹性袜,下腔静脉滤器。药物预防措施:包括小剂量肝素、低分子肝素皮下注射、口服华法林等。

(陈玉玲　韩　寒　张劲松)

第十七章　重症哮喘

支气管哮喘是由多种细胞如嗜酸性粒细胞、肥大细胞、T细胞、中性粒细胞、气道上皮细胞等和细胞组分参与的气道慢性炎症性疾病。这种慢性炎症导致气道反应性增加，并引起气道阻塞和气流受限。表现为反复发作性的喘息、呼吸困难、胸闷或咳嗽等症状，多数患者可自行缓解或经治疗缓解。

在目前全球3亿哮喘患者中，有10%～20%确诊为哮喘的患者尽管经过长期规范化治疗，甚至使用大剂量糖皮质激素，症状仍难以控制，承受使用激素带来的不良反应，具有很高的住院率及病死率，这部分患者被称为重症哮喘(severe asthma)。重症哮喘患者的哮喘症状持续存在或继续恶化；或哮喘呈暴发性发作，从哮喘发作后短时间内即进入危重状态，称之为致死性哮喘(near-fatal asthma)，临床上常常难以处理，也称为难治性急性重症哮喘(severe acute intractable asthma)。

【病因和发病机理】

重症哮喘的形成原因较多，其发病机制也较为复杂，各种原因可单一存在亦可相互重叠使哮喘持续发作不能缓解。其病因和发病机制如下：

一、引起哮喘发作的过敏原或其他致喘因素持续存在

哮喘是由于支气管在特定的刺激后发生速发相及迟发相反应而引起支气管痉挛、气道炎症和气道高反应性，造成呼吸道狭窄所致。如果患者持续吸入或接触过敏原或其他致喘因子，导致支气管平滑肌的持续痉挛和气道炎症的进行性加重，并使黏膜充血水肿、黏液大量分泌甚至形成黏液栓，以及气道平滑肌极度痉挛，严重阻塞呼吸道，最终使哮喘难以缓解。

二、黏痰阻塞气道

哮喘发作时患者张口呼吸、多汗、饮水过少，氨茶碱应用致尿量相对增多，从而造成全身和气道局部的失水，使痰液黏稠，形成无法咳出的黏液痰栓，广泛阻塞中小气道。

三、继发支气管感染

重症哮喘发作时由于痰液不易排除，常继发细菌等病原微生物引起的呼吸道感染，而且部分哮喘的发病本身就与病原微生物的感染有关。感染能刺激支气管内胆碱能神经纤

维引起迷走神经介导的支气管痉挛；可损伤支气管黏膜引起黏膜急性炎症、充血、水肿和分泌物增多变稠，致小气道阻塞；使气道上皮细胞损伤，感觉神经末梢暴露，气道高反应性加剧，支气管解痉剂难以奏效，导致哮喘呈重度发作或持续状态。

四、酸中毒

哮喘持续发作时，通气功能障碍，二氧化碳潴留，致呼吸性酸中毒；严重缺氧、进食少、肾功能障碍等致体内酸性代谢产物增多，发生代谢性酸中毒。两种酸中毒的并存，导致病情严重恶化。在酸中毒情况下，气道对许多平喘药的反应性降低，进一步加重哮喘病情。

五、β_2 受体激动剂的应用不当

在临床上许多哮喘患者长期盲目地使用以 β_2 激动剂为主的支气管扩张剂，从而使 β_2 受体发生下调节作用，导致其“失敏”产生耐药。在这种情况下突然停止用药可造成气道反应性显著增高，从而诱发重症哮喘。

六、抗感染治疗不充分

哮喘是一种气道炎症性疾病，抗炎药物为治疗哮喘的第一线药物。然而由于认识上的不足，抗感染治疗往往不充分或药物使用不当，导致气道变态反应性炎症未能有效控制，使气道炎症和气道高反应性加剧，哮喘病情更加恶化。

七、突然停用激素，引起“反跳现象”

长期反复不恰当使用或不规则使用糖皮质激素，使机体产生依赖性或耐受性。在某些情况下如手术、妊娠、消化道出血、糖尿病或治疗失误等，突然停用糖皮质激素，致使哮喘不能控制并加剧。

八、出现严重的并发症

如气胸、纵隔气肿或伴发心功能不全、肺血栓栓塞性疾病等均可使哮喘的症状加重。

【病理生理】

重症哮喘的气体交换、血流动力学均有明显的异常，气道的阻力明显升高。

黏液痰栓形成和弥漫性支气管收缩、气道水肿严重损害了肺的通气功能；早期过度通气，以及相应区域毛细血管的灌注减低，结果死腔增大，使肺泡通气/血流比例失调，引起低氧血症。$PaCO_2$ 可以降低、正常或增高，与气道阻塞的严重程度密切相关，一般先出现低碳酸血症，随后进展为高碳酸血症。

哮喘急性发作时，吸气相跨肺压可达 50 cmH_2O（正常呼吸时仅为 5 cmH_2O），呼气相转变为主动过程，患者用力呼气将肺内残气排出狭窄的气道，使呼吸功显著增加。但此时的呼气流率由于气道狭窄而明显降低，呼气时间延长，肺内残气量增加。当肺内残气不能完全排空时，内源性呼气末正压（PEEPi）增大，又致吸气功耗增大。

胸内压波幅增高可降低静脉回流，致脉搏反常。其机制是：① 用力吸气时胸内负压的增大，降低心室的充盈；② 右室扩大、室间隔移向左室，肺血流量减少，以及肺组织过度充

气,导致左室舒张功能受损及充盈不完全,最终将导致每搏输出量和收缩压的下降,收缩压在吸气和呼气末的变化更为明显,出现“肺性奇脉”。

【临床表现】

一、症状和体征

1. 症状　休息状态下极度呼气性呼吸困难、被迫采取坐位呈端坐呼吸,并出现语言表达不连贯;干咳或咳大量白色泡沫痰;焦虑烦躁、表情痛苦而恐惧、疲惫衰竭;可出现神志改变、意识模糊、嗜睡、昏迷。

2. 体征　明显发绀、大汗淋漓、脱水、呼吸频率大于 30 次/分或呼吸微弱出现节律异常;出现吸气“三凹征”及胸腹矛盾呼吸等;胸部听诊布满哮鸣音,或哮鸣音明显降低甚至消失,表现为所谓“寂静肺”(silent chest);心率大于 120 次/分,出现节律不齐,可出现血压下降,“肺性奇脉”。

二、重症哮喘的类型

1. 急性重症哮喘　女性最为常见,约 70%的患者发展为呼吸衰竭,进展相对较缓(数天)。治疗反应慢,系统使用糖皮质激素效果也不好。但清除气道分泌物可大大改善患者的病情。

2. 急性窒息性哮喘　有少数年轻男性患者,很快从首次哮喘发作进展到呼吸停止,发作前症状很轻甚至无症状,但气道反应性很高。该类型哮喘可能与某种过敏原刺激或精神因素有关,发作多伴有中枢神经损害(昏迷)、严重酸中毒。对于这部分患者若积极地使用支气管扩张剂往往能收到很好的效果。即使需要气管插管或机械通气治疗,也可能在短时间内改善病情。

3. 难治性哮喘　患者对皮质激素治疗反应不好,治疗难以达到临床控制。气道炎症细胞以中性粒细胞为主,小气道病变和气道重构明显。

三、并发症

重症哮喘出现并发症常使病情进一步恶化,因此对难以控制的哮喘要仔细排查是否发生了并发症。常见的并发症包括:气胸、纵隔气肿,肺炎及胸腔积液,肺不张,心功能不全,消化道出血和水电酸碱失衡等。

【实验室检查】

一、肺功能测定

判断哮喘严重性的最常用指标是一秒最大呼气量(FEV_1)和呼气峰流率(PEFR),一般而言,FEV_1 或 PEFR 低于预计值或个人水平的 30%～50%(FEV_1<1 L、PEF<120 L/min)预示着病情恶化,FEV_1<25%预计值,PEF<60 L/min,应视为哮喘危重状态。

二、血气分析

重症哮喘发作患者都有中度以上缺氧，PaO_2 降低，缺氧产生代谢性酸中毒；早期出现代偿性过度通气，使 $PaCO_2$ 下降，呈呼吸性碱中毒。随着病情的恶化，广泛性气道阻塞进一步加重，缺氧加重，CO_2 潴留，呈呼吸性酸中毒伴代谢性酸中毒。早期哮喘患者一旦出现 $PaCO_2$ 不降低，即意味着气道阻塞严重，当 $PaCO_2 \geqslant 50$ mmHg 时，通常需要机械通气。

三、胸部 X 线检查

重症哮喘肺部呈过度吸气状态，可见两肺野透亮度增强。合并呼吸道感染时可见肺纹理增粗及炎症浸润影。有并发症者可出现肺不张、气胸、纵隔气肿等。

四、心电图检查

急性重症哮喘患者的心电图常表现为窦性心动过速或其他心律失常，电轴右偏、顺时针向转位或右束支传导阻滞，少数肺性 P 波和右心室负荷过重。

五、血液常规检查

血液常规检查可有嗜酸性粒细胞增高；白细胞计数及中性粒细胞数一般正常，合并细菌感染时则相应增高。

六、痰液检查

痰液检查一般为白色泡沫痰，合并感染时可为黄稠痰。危重型哮喘痰中多以中性粒细胞为主，而嗜酸性粒细胞较少，合并感染可见大量脓细胞，细菌培养可检出致病菌。

七、生化测定

重症哮喘常伴有水电解质紊乱，需监测血钾、血钠、血糖和肝肾功能。

【诊 断】

中华医学会呼吸病学分会哮喘学组在《支气管哮喘防治指南(2016 年版)》中给出的定义为：重症哮喘通常是指在过去 1 年中 50%及以上时间需要给予大剂量吸入糖皮质激素(inhaled corticosteroid，ICS) 联合 LABA 和(或) LTRA/缓释茶碱，或全身激素治疗，才能维持哮喘控制，或即使在上述治疗下仍不能控制的哮喘。

"全球哮喘防治创议"(Global Initiative for Asthma，GINA)，制定了哮喘发作时严重程度判断标准(表 17－1)，根据哮喘发作的严重程度和治疗反应增加了控制水平分级标准(表 17－2)。

表 17-1　哮喘急性发作期分度和诊断标准

临床特点	轻度	中度	重度	危重
气短	步行/上楼	稍事活动	静息时	
体位	可平卧	坐位	端坐(呼吸)	
讲话方式	连续成句	间断	单字	不能讲话
精神状态	尚安静	焦虑	烦躁	嗜睡或意识模糊
出汗	无	有	大汗淋漓	
呼吸频率	轻度增加	增加	>30/min	
呼吸三凹征	无	可有	常有	胸腹矛盾运动
哮鸣音	散在	弥漫	弥漫响亮	减弱或无
脉率	<100 次/分	100～120 次/分	>120 次/分	>120 次/分或变慢而不规则
奇脉	无	可有	常有	无
PEF 占预计值	>80%	50%～80%	<60%	
PaO_2	正常	60～80 mmHg	<60 mmHg	
$PaCO_2$	40 mmHg	≤45 mmHg	>45 mmHg	
SaO_2	>95%	90%～95%	<90%	
pH			降低	降低

表 17-2　哮喘的控制水平分级

特征	控制(以下几点均需具备)	部分控制(任何 1 周内具备任何一点)	未控制
日间症状	无(每周 2 次或更少)	多于 2 次/周	任何 1 周内有符合部分控制水平的3个或 3 个以上特征
活动受限	无	任何程度	
夜间症状或(和)觉醒	无	任何程度	
需用缓解剂疗或(和)急救治疗	无(每周 2 次或更少)	多于 2 次/周	

这里需要特别注意的是不应将哮喘急性发作期等同于重症哮喘。前者是哮喘病理生理发生发展过程中具体的一个分期,而后者则是哮喘不同类型中的一种特殊类型。两者在病因、发病机制、临床表现、诊断原则、治疗规范等方面都有显著的差异,因此正确地区分哮喘急性发作期和重症哮喘对于预后有着重要的意义。

【鉴别诊断】

重症哮喘要与其他引起呼吸困难、喘鸣的心肺疾病鉴别。

1. 心源性哮喘　心源性哮喘多发生于急性左心功能不全时,出现与支气管哮喘相似的喘息性呼吸困难。心源性哮喘多有心脏病病史和相应的症状和体征,如高血压、冠心病、风心病等。临床呈阵发性咳嗽,端坐呼吸,咯粉红色泡沫痰;体检有左心界扩大、心率增快,心尖部可闻奔马律;两肺可闻广泛的湿性啰音和哮鸣音;X 线片可见心影增大、肺淤血。

2. 慢性喘息性支气管炎　患者多为中老年。多有吸烟史，冬季好发，常反复发作，无明显过敏史。以慢性咳嗽、咳痰为主要症状，可并发喘息。长期发作呈肺气肿体征。抗感染联合平喘药治疗有效。

3. 肺嗜酸细胞浸润症　为临床上较为常见的一组外源性变态反应性肺泡炎，包括热带性嗜酸细胞增多症、嗜酸性粒细胞增多性肺浸润、多源性变态反应性肺泡炎等。致病原为寄生虫、真菌、花粉、药品、职业粉尘等，多有接触史。中青年多见，临床症状较轻，可有咳嗽、气促、低热、乏力，胸部体征轻微可有哮鸣音。胸部X线改变呈游走性的浸润灶，可自行消失或再发，血中嗜酸性粒细胞增多(常大于6%，甚至达20%～70%)。

4. 其他　还要与肺栓塞，上气道阻塞(如会厌炎、声带功能失调、异物吸入、气道肿瘤、或血管性水肿)、过度通气综合征、急性支气管炎等疾病鉴别。

【治　疗】

重症哮喘是临床急危重症，应立即给予抢救治疗措施。治疗的目的是：① 尽快解除气流受限或气道阻塞；② 纠正低氧血症；③ 制定预防复发的措施。

一、迅速消除或治疗引起哮喘持续发作的诱发因素。

二、氧疗

哮喘急性发作加重时，应立即经鼻塞或面罩给氧，吸氧浓度3～5 L/min，吸氧的同时必须注意加强湿化，可避免干燥气体对鼻腔的气管、支气管的刺激，有利于痰液稀释，防止痰栓形成。氧疗过程中监测血气变化以便及时调整氧流量。

三、支气管扩张药物

1. 吸入速效β_2受体激动剂　重症哮喘患者需要反复规律吸入足够量的短效β_2激动剂，如沙丁胺醇(Albuterol)或特布他林(Terbutalin)。

(1) 给药方式：① 可用定量吸入器(MDI)吸入沙丁胺醇，每20分钟一次，连用3次，每次2揿(100 μg/揿)；② 沙丁胺醇0.25 mg加入2.5 ml生理盐水中雾化吸入，速度为0.1～0.2 ml/min；③ 经与呼吸机相连的管道雾化给药。目前没有证据支持严重哮喘静脉使用β_2受体激动剂。

(2) 注意事项：① 高血压、心律失常等患者禁用；② 就诊前过量应用β_2受体激动剂，心率>120次/分禁用；③ 应予心电监护；④ 注意补钾。

2. 吸入抗胆碱药　如异丙托溴胺、噻托溴铵，与β_2受体激动剂联合吸入较任一种药物单用效果好，可以显著改善FEV_1和PEF值。目前已有β_2受体激动剂和抗胆碱药的组合气雾剂。

3. 氨茶碱　在我国氨茶碱仍是哮喘的主要治疗药物。

(1) 使用方法：对于24小时内未用过者，4～6 mg/kg负荷量，稀释至100 ml液体中静脉滴注30分钟，以后0.6～0.9 mg/(kg·h)静脉滴注维持，成人总量24小时不超过1～1.5 g。24小时内用过氨茶碱的患者，不给负荷剂量。

(2) 注意事项：① 茶碱血药浓度监测，使之维持在6～15 μg/ml的范围内；② 对老人、幼儿、心、肝、肾功能障碍及甲亢患者应慎用该药;③ 警惕甲氰咪呱、喹诺酮类、大环内酯类抗生素等药物对茶碱清除率的影响,应加强监测并减少用量。

在 GINA 指南中,认为茶碱对哮喘急性发作效果有限,而副作用多,如心悸、心律失常、恶心、胃食管反流等,应限制使用,

四、糖皮质激素

糖皮质激素是治疗哮喘最为有效的抗炎药,能够促使哮喘患者 β_2 受体数目和功能恢复;抑制炎症细胞的迁移和活化;抑制细胞因子的生成;抑制炎症介质的释放;减少毛细血管渗出,抑制气道黏液分泌;降低气道反应性。糖皮质激素使用后需 4～6 小时方才充分发挥作用,故应尽早应用激素。

1. 给药方法　重症哮喘需大剂量冲击给药,通常认为第一天静脉应用氢化可的松 400～1 500 mg,或相当剂量甲泼尼龙(80～320 mg),每 6～8 小时用一次;尽量短程使用,症状缓解后尽快减量,使用时间在 3～5 天内,可直接停药。

研究表明应用定量吸入器(MDI)吸入较大剂量激素如布地奈德雾化混悬液 2.4 mg 每天 2 次吸入,或雾化吸入糖皮质激素配合短效 β_2 受体激动剂对解除支气管痉挛,较单用 β_2 受体激动剂效果好。吸入皮质激素作为预防用药可显著降低哮喘的复发及严重性。

2. 副作用　大剂量糖皮质激素的副作用包括消化道出血、二重感染、血糖升高、血压升高、低钾血症、代谢性碱中毒、水钠潴留、性情的改变;应给予胃黏膜保护剂、抗生素,并监测血糖、血压等。如果机械通气的患者在使用糖皮质激素的基础上,加用神经肌肉阻断剂,可致肌肉肥大,最终导致通气机依赖现象。

五、维持酸碱、水电解质平衡

重症哮喘发作的患者因过度通气、出汗、食欲减退、饮水减少及氨茶碱的利尿作用等因素,造成失水。失水使呼吸道分泌物干燥,黏附于管壁,不易排除,易产生黏液栓加重气道阻塞。因此足量补液是哮喘治疗的重要方法之一,每日补液量为 2 500～3 000 ml。若有代谢性酸中毒($pH<7.20$),可适当补碱。因体内酸碱紊乱,摄入不足及糖皮质激素、β_2 受体激动剂等药物的应用,易于发生电解质紊乱,以低钾血症紊乱最常见和重要,应予纠正。

六、其他非常规疗法

1. 肾上腺素或异丙肾上腺素静脉滴注　肾上腺素 1 mg 加入 500～1 000 ml 葡萄糖液中静脉滴注,每日一次;或异丙肾上腺素 1～2 mg 加入 500 ml 葡萄糖液中静脉滴注。使用中应控制滴速(15～30 滴/分),密切观察心率、心律及血压情况。适用于年龄＜50 岁、无心血管疾病的患者。

2. 硫酸镁　5 ml 25％硫酸镁加入 40 ml 葡萄糖液体中缓慢静脉注射(20 分钟左右)。或 20 ml 25％硫酸镁加入 250 ml 5％葡萄糖液中静脉滴注(约 30 滴/分),使用中注意呼吸、血压、心率。不推荐常规应用,仅用于某些 $FEV_1<30\%$ 或初始治疗反应不好、肺功能无改善的患者。

3. 支气管肺泡灌洗(BAL)　对于重症哮喘,在积极的药物治疗无效,且痰栓阻塞严重,常规治疗无效的情况下,进行 BAL 可获得较好的症状缓解。有报道 54 例机械通气哮喘患

者中，36例应用BAL，无病例死亡。

4. 氦氧混合气　氦和氧按80/20的比例混合，通过面罩吸入。氦的密度比氮气低，通过狭窄气道是呈层流而非涡流。这可导致阻力的下降，因而使呼吸功降低及氧耗量和CO_2的生成量降低；可增加通气、延缓呼吸衰竭的发生。

七、控制感染

哮喘重症发作时，由于糖皮质激素的大量应用，抑制机体免疫力，氨茶碱可使中性粒细胞趋化力减低，吞噬力下降，以及气道炎症，支气管痉挛和黏液栓等，使痰液引流不畅等易并发感染，故抗生素应常规使用，其选择依病情而定。参考血常规、痰细菌培养结果，主张静脉给予广谱抗生素。

八、促进祛痰

哮喘发作时气道分泌亢进，大量黏液阻塞气道，可形成黏液栓堵塞小支气管形成肺不张，造成猝死，因此必须促进痰液排除，畅通气道。常用方法有给予祛痰剂溴己新（必嗽平）、沐舒坦。雾化吸入：可选用生理盐水20 ml，加入糜蛋白酶5 mg、庆大霉素4万单位，以溶解稠痰。机械性排痰可翻身拍背，经气管插管或气管切开处吸痰。

九、机械通气辅助呼吸

重症哮喘治疗时，采用无创或有创正压机械通气，建议首先使用面罩双向正压支持通气（BIPAP）或持续气道正压通气（CPAP），对挽救危重型哮喘的生命起了重要作用。但正压通气必然会造成重症哮喘患者出现不同程度的动态性肺过度充气（dynamic hyperinflation DHI），而高水平的DHI可致低血压和张力性气胸；此外，正压通气使整个呼吸周期胸膜腔呈正压，阻碍静脉血回流，引起血流动力学不稳定等严重的甚至是致命的并发症。因此临床应用时应严格掌握机械通气适应证。

1. 机械通气的目的　① 减少呼吸功；② 改善通气和气体交换；③ 清除气道内的分泌物。

2. 机械通气的指征　① 进行性的呼吸衰竭；② 神志改变；③ 血流动力学不稳定。

3. 重症哮喘正压通气的通气策略　降低分钟通气量、延长呼气时间、降低气流阻塞是重症哮喘正压通气的三大要素。目前推荐采用控制性低通气/允许性高碳酸血症通气策略。具体措施有：① 较低的呼吸频率；② 较低的潮气量；③ 增加吸气流率，减少吸气时间；④ 调节呼气流速和波形，使呼气时间最长；⑤ 避免设定呼气末正压。详细推荐方案见表17-3。

表17-3　机械通气推荐方案

设置	建议
模式	压力控制
呼吸频率	10～15次/分
潮气量	6～10 ml/kg
分钟通气量	8～10 L/min
呼气末正压	10 cmH_2O

续表 17-3

设置	建议
吸/呼比	≥1∶3
吸气流速	≥100 L/min
吸氧浓度	保证 SaO_2>90%
平台压	<35 cmH_2O
呼气末肺容量	<1.4 L

4. 撤机　重症哮喘患者支气管痉挛在较短的时间内即可缓解,因此在较短的时间内撤机和拔管是可能的。一般的做法是:支气管痉挛恶化的体征消失,镇静剂和肌松剂等药物作用消失后即开始撤机,多选用 SIMV+PSV 模式,逐渐降低频率和压力,最终拔管。

十、并发症的治疗

1. 低血压　镇静药物的使用、容量不足、心律失常、气胸、肺的过度充气等均可引起低血压。可采用呼吸暂停试验来排除 DHI,如血压改善、CVP 下降则强烈提示 DHI 是低血压的原因;减慢频率、适当降低潮气量、延长呼气时间即可纠正低血压。否则,应寻找其他导致低血压的原因,如心律失常、气胸、容量不足等,并给予相应的治疗。

2. 气胸　重症哮喘患者可发生自发性气胸、纵隔气肿,但大多数气胸仍是发生在行机械通气后。发生气胸的一侧由于持续肺泡充气,易发生张力性气胸。明确诊断后应行闭式引流,并调整呼吸模式。

3. 消化道出血　应激、缺氧、大剂量的糖皮质激素、外周静脉回流受阻所致胃肠道淤血都可以起消化道出血。消化道出血重在预防,应早期静脉给予 H_2 受体阻滞剂、质子泵抑制剂。一旦出现消化出血要给予积极治疗(详见有关章节)。

4. 急性激素性肌病　部分行机械通气的患者可出现肌痛、肌无力、CK 升高。与大剂量糖皮质激素的应用相关,其他参与的因素是使用肌松剂和乳酸酸中毒。所有接受大剂量激素治疗的重症哮喘的患者,都应每天监测 CK 水平,如 CK>1 000 U/L,应停用肌松剂和尽可能减少激素的用量。必要时应进行肌电图检查或肌肉活检。

5. 乳酸酸中毒　多由于大剂量应用 β_2 受体激动剂(静脉滴注)后出现。原因是 β_2 受体激动剂直接刺激糖酵解途径,代谢反应主要在肌肉内无氧代谢。其他参与因素如缺氧。重症哮喘患者应密切监测 HCO_3^-,尤其注射 β 肾上腺素能活性药物。

【哮喘急性发作的急诊处理流程】

见图 17-1。

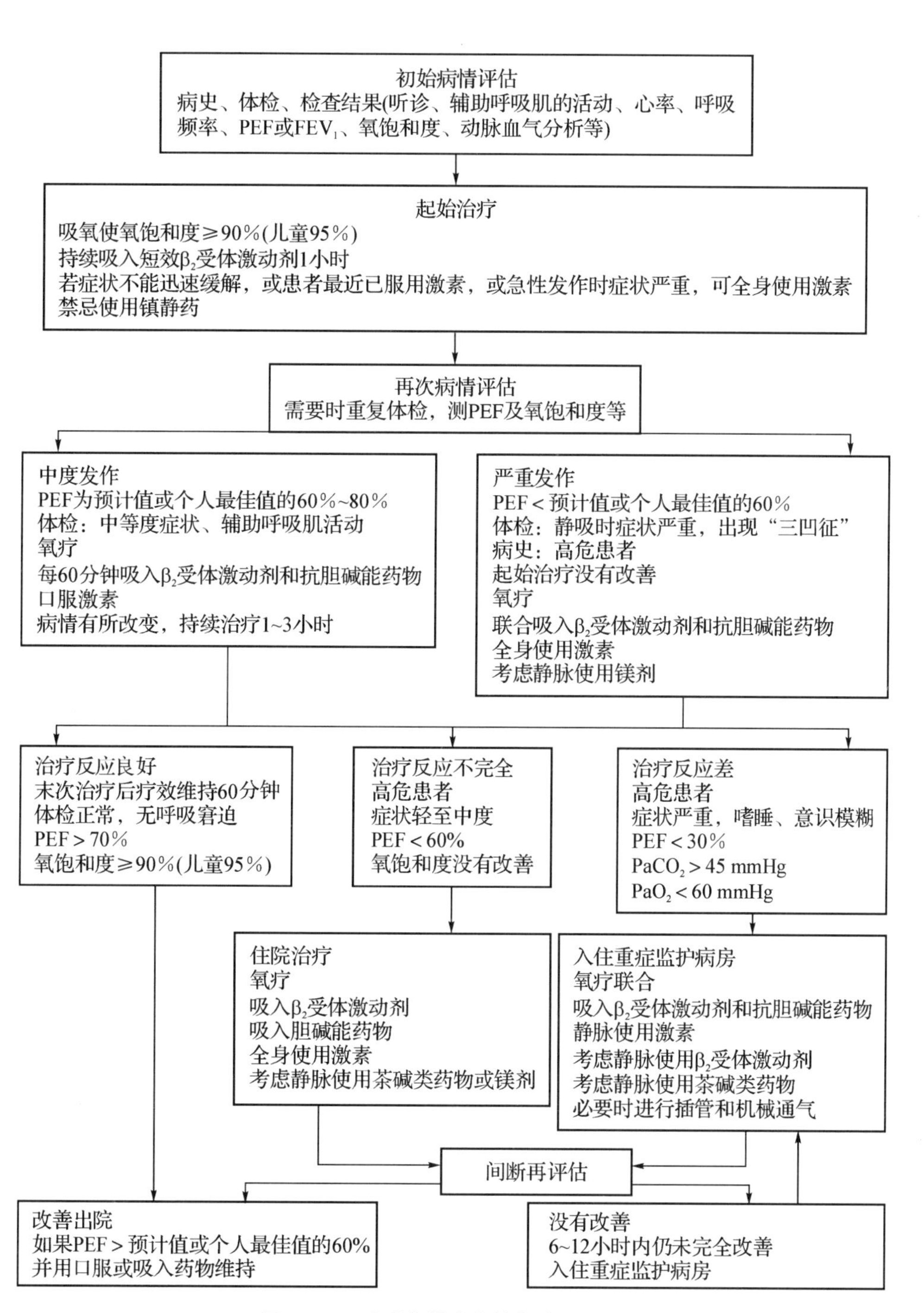

图 17－1　哮喘急性发作的急诊处理流程

【预后和预防】

哮喘发作的预后一般与病程的长短无关,只与发作的严重程度有关。患者既往是否因哮喘发作急诊或住院治疗,糖皮质激素的用量,是否曾采用人工气道行机械通气等,对病情严重程度的判定有一定的价值。急性重症哮喘1966—1985年间,死亡率约为13%,1986—1994年,死亡率降为4%左右。ICU和机械通气使得死亡率呈下降趋势。

哮喘的预防包括去除危险因素、早期诊断和治疗防止病情发展、积极控制症状、防止病情恶化和减少并发症。同时应教育患者加强自我管理。

(张劲松　陈玉玲　王言理)

第十八章　急性胰腺炎

急性胰腺炎(acute pancreatitis,AP)是指在某些病因作用下胰酶排泌障碍,胰酶在胰腺内激活引起胰腺组织自身消化、出血、坏死等变化所导致的化学性炎症。严重者可发生全身炎症反应综合征(systemic inflammatory response syndrome,SIRS),并可伴有多器官功能障碍,是临床上较常见的急腹症之一,多见于青壮年,女性高于男性(约 2∶1)。临床上将急性胰腺炎分为轻症急性胰腺炎(mild acute pancreatitis;MAP)、中度重症急性胰腺炎(moderately severe acute pancreatitis, MSAP)和重症急性胰腺炎(severe acute pancreatitis;SAP),重症急性胰腺炎占 5%～10%,其特点为:发病急、进展快、病情凶险复杂、并发症多,常引起 MODS,死亡率高达 15%～25%,是猝死的重要病因之一。

【病　因】

急性胰腺炎病因及发病过程复杂。在我国,胆道疾病是本病的主要原因,占 40%～60%。国外资料表明大量饮酒是其发病的主要原因,占 20%～60%。目前我国大量饮酒及暴饮暴食所致发病也呈上升趋势。

1. 胆道疾病　约 70%的人胆胰管共同开口于十二指肠壶腹,由于胆道或壶腹部结石、胆道炎症、胆道蛔虫、十二指肠乳头部水肿,以及 Oddis 括约肌痉挛等因素,使胆汁不能通畅流入十二指肠内,而反流至胰管内,胰管内压升高,致胰腺腺泡破裂,胆汁、胰液和被激活的胰酶渗入胰实质。具有高度活性的胰蛋白酶对胰腺实质进行“自我消化”,引起化学性胰腺炎。其中最常见的是胆道结石,据统计 30%～80%的急性胰腺炎为胆囊炎、胆石症所引起。

2. 胰管阻塞　结石、蛔虫、狭窄、肿瘤均可导致胰管阻塞,胰管内压力增加,细小胰管破裂,胰液外溢,胰蛋白酶原激活。

3. 乙醇　大量饮酒能刺激胰泌素与缩胆囊素(cholec ystokinin, CCK)分泌,使胰腺外分泌增加;乙醇能引起 Oddis 括约肌痉挛及十二指肠乳头水肿,导致胰液排出受阻,胰管内压力增加;长期大量饮酒能使正常胰液内的蛋白酶增加,并沉积于胰管形成蛋白栓子,导致胰管阻塞,胰液排出不畅。

4. 暴饮暴食　短时间内大量食糜进入十二指肠,引起十二指肠乳头部水肿及 Oddis 括约肌痉挛,同时刺激大量胰液及胆汁分泌,胰管内压骤增,诱发本病。急性胰腺炎 20%～60%发生于暴食酒后。

5. 内分泌与代谢性疾病　高脂血症,特别是家族性高脂血症,因胰液内脂质沉着或来自胰外脂肪栓塞并发胰腺炎。高钙血症,常发生于甲状旁腺功能亢进者或甲状旁腺肿瘤的患者,因胰管钙化、胰液分泌增加、胰蛋白酶原激活而发生急性胰腺炎。

6. 手术与创伤　腹腔手术、腹部创伤直接或间接损伤胰腺组织、或影响胰腺的血供引起胰腺炎。逆行胰胆管造影术(ERCP)检查后因注射不当亦可引发胰腺炎。

7. 药物　常见的药物有噻嗪类利尿药、硫唑嘌呤、糖皮质激素、磺胺药等,可直接损伤胰腺组织。

8. 感染　急性胰腺炎可继发于一些感染性疾病,如柯萨奇病毒或腮腺炎病毒感染。

【发病机制和病理生理】

1. 自身消化学说　胰酶原的激活一直被认为是急性胰腺炎的重要发病机制之一,即胰腺自身消化学说。其机制为:各种病因导致胰腺腺泡内酶原激活,发生胰腺自身消化;胰腺导管内通透性增加,使活性胰酶渗入胰腺组织,加重胰腺炎症。各种消化酶原激活后起主要作用的活化酶有:磷脂酶 A(phospholipaseA,PLA)、激肽释放酶或胰舒血管素(kallidinogenase)、弹性蛋白酶(elastase)和脂肪酶(lipase)。PLA 能分解磷脂,产生溶血磷脂酰胆碱和溶血脑磷脂,引起胰腺实质及脂肪组织坏死和溶血。激肽释放酶能使激肽释酶原变为激肽(Kinin)和缓激肽(Bradykinin),引起血管内膜损伤和血管舒张,导致水肿和休克。弹性蛋白酶能溶解血管弹性纤维引起出血和血栓形成。脂肪酶参与胰腺间质和胰腺周围的脂肪坏死。

2. 缺血/再灌注损伤　研究表明,缺血/再灌注通过氧自由基、白细胞激活、微循环灌注不良,细胞酸中毒、钙超载等机制引起的急性胰腺炎。在严重休克、持续性惊厥、体外循环、胰腺移植等情况下,患者可因缺血/再灌注损伤并发急性胰腺炎。

3. 神经体液因素　酗酒使分布在胰腺、十二指肠和 Oddi 括约肌上的毒蕈碱受体的功能发生异常,使其对乙酰胆碱的反应增强,进而引起富含蛋白质的胰液分泌增加、十二指肠张力增大、十二指肠腔内压力增高;而 Oddi 括约肌松弛,结果导致十二指肠—胰反流引起急性胰腺炎。

近年认为炎性介质如氧自由基、血小板活化因子、前列腺素、白介素等以及血管活性物质如一氧化氮、血栓素等在急性胰腺炎的发展中也起重要作用。

【临床表现】

一、症状和体征

1. 腹痛　腹痛是本病的首发症状和主要表现,约见于 95%的患者。起病突然,多发生在大量饮酒或饱餐后,呈绞痛或刀割样疼痛,多为持续性疼痛,可伴阵发性加剧。疼痛部位通常在中上腹部,常向左肩或两侧腰背部放射,疼痛在弯腰或起坐前倾时可减轻。腹痛程度较剧烈,但与胰腺坏死的程度不尽一致。

2. 恶心、呕吐　约 2/3 患者有此症状,发作频繁,多在发病初期即出现。呕吐后腹痛症状不缓解;呕吐物多为胃内容物,重者可为胆汁或血性物。

3. 发热　由坏死组织的吸收而致中度发热(38～39℃),一般 3～5 天后逐渐下降。持续多日不降并出现中毒症状,则提示胰腺感染或脓肿形成,严重者可体温不升。合并胆道炎症时可有寒战、高热。

4. 低血压、休克　急性重症胰腺炎常发生不同程度的低血压或休克,多发生在病后2～3小时。发生的原因有两方面:一方面由于腹腔、腹膜后大量渗液出血,肠麻痹肠腔内积液,呕吐致体液丧失引起低血容量性休克;另一方面,大量蛋白质分解产物被吸收导致中毒性休克。少数严重者可发生猝死。

5. 水、电解质、酸碱平衡及代谢紊乱　多有脱水、低钾血症、代谢性碱中毒,重者出现代谢性酸中毒。30%～60%患者出现低钙血症,严重可出现手足抽搐。

6. 腹部体征　轻型患者可有轻度腹肌紧张、中上腹部压痛、反跳痛,有时呈现胆囊炎表现。重症胰腺炎患者可出现明显的腹膜炎体征,有明显的腹部压痛、反跳痛及肌紧张。多数患者常因肠麻痹而有腹胀,肠鸣音减弱或消失。部分患者移动性浊音呈阳性。少数重症患者由于胰液外溢并沿组织间隙达腹壁肌肉下,溶解脂肪,使毛细血管破裂出血,引起脐周(Cullen征)、前下腹壁及腰部(Grey-Turner征)皮肤呈青紫色;同时多有血性腹水,是严重胰腺炎的表现。

二、胰外器官表现

1. 急性呼吸窘迫综合征　常发生在病后24～48小时,占胰腺死亡的60%。

2. 急性肾衰竭　多在发病后3～4天发生,死亡率高达80%。主要与胰腺坏死组织、有毒产物、胰激肽等血管活性物质,以及低血容量、休克等因素有关。

3. 循环功能衰竭　由于低血压、休克致心肌灌注不足;激活的胰酶、后期继发感染的毒素对心肌的损害,使心肌收缩力减低、心排血量下降和血压降低,导致心力衰竭、心律失常和心源性休克。

4. 胰性脑病　表现为定向力缺乏,幻觉、躁狂、意识障碍及脑膜刺激征等。是由PLA对脑细胞的损害,使脑组织出现变性、软化,乃至脱髓鞘病变,多为一过性,可完全恢复,也可遗留精神异常。

5. DIC　常是由于大量腹腔和腹膜后渗液,低白蛋白血症,低血容量性休克时补充胶体导致血液浓缩、血细胞比容增加、微循环血流淤滞、凝血-纤溶系统失平衡之故。

三、局部并发症

1. 胰腺坏死　腹部CT是确诊胰腺坏死的“金标准”。多同时存在脂肪坏死、积液和出血。

2. 胰腺假性囊肿　常在发病4周以上出现。如假性囊肿大于6 cm,可出现压迫症状,若合并感染、出血需行囊肿引流术或切除术。

3. 胰腺脓肿　常表现为高热、白细胞计数增高等感染征象,影像学检查可发现胰腺或周围脓肿。

【实验室检查】

一、酶类测定

1. 血、尿淀粉酶测定　是临床诊断急性胰腺炎最常用的初选检查。90%以上患者出现血清淀粉酶升高,多在发病后8～12小时开始增高,至24小时达最高峰,并持续24～72小时,2～5 天逐渐降至正常。尿淀粉酶在发病后 12～24 小时开始增高,48 小时达高峰,可持续 1～2 周。但要注意淀粉酶升高的幅度与病变程度可不一致。

2. 淀粉酶清除率与肌酐清除率比值(Carn/Cer)　正常值为 1.24%±0.13%,一般应小于 4%,如比值大于 5%,并持续 5 天以上,可证实有急性胰腺炎存在。

3. 脂肪酶　在发病后 24 小时开始升高,72～96 小时达高峰,可持续 5～10 天。因其升高持续时间长,对就诊较晚的患者,以及血清淀粉酶活性已下降至正常或其他原因引起血淀粉酶活性增高的患者,测定血清脂肪酶活性有诊断和鉴别诊断价值。

4. 其他酶测定　急性胰腺炎还可测定胰蛋白酶、PLA_2 等相关酶的活性。

二、血常规

急性期白细胞计数显著升高,可达 20×10^9/L 以上,并出现核左移现象。

三、尿常规

尿糖、尿酮体阳性;尿中可出现蛋白、红细胞和管型。

四、电解质及生化指标

1. 血清钙　监测血钙可判断病情,当血钙＜1.75 mmol/L,提示病情严重、预后不良。

2. 血糖　常升高,甚至大于 11.2 mmol/L;长期不能恢复即成为胰源性糖尿病。

3. 血清钾　多数患者血清钾降低,病情严重者尤为明显。

4. 肝肾功能　血清胆红素升高,多伴有血清碱性磷酸酶和氨基转移酶的增高。并发肾功能损害时出现血尿素氮、肌酐升高。

五、血清 C 反应蛋白

在发病 72 小时后,如血清 C 反应蛋白(CRP)＞150 mg/L,提示胰腺组织坏死。

【影像学检查】

1. 腹部 CT　CT 扫描是诊断急性胰腺炎的标准影像学方法,必要时行增强 CT 或动态增强 CT 检查。根据腹部 CT 胰腺炎症改变将 CT 分为:

A 级:正常胰腺。

B 级:胰腺实质改变,包括局部或弥漫的腺体增大。

C 级:胰腺实质及周围炎症改变,胰周轻度渗出。

D 级:除 C 级外,胰周渗出显著,胰腺实质内或胰周单个液体积聚。

E 级:广泛的胰腺内外积液,包括胰腺和脂肪坏死,胰腺脓肿。

临床上一般将 D 级和 E 级归为重症胰腺炎。

2. B 超检查　腹部彩色 B 超可以检查胰腺组织形态学变化,判断有无胆道疾病。

3. X 线检查　腹部平片可确定有无胰周胀气、结肠截断征、胆囊阳性结石;对后腹膜继发感染者可显示腰大肌阴影消失。胸片可显示膈肌抬高、胸腔积液。

4. 磁共振　主要依据为胰腺弥漫性增大、水肿、炎症和胰周水肿。

【诊　断】

一、诊断依据

1. 有发生急性胰腺炎的基础病和诱发因素。
2. 有较为典型的临床表现。
3. 血尿淀粉酶升高。
4. 影像学符合胰腺炎的改变。
5. 除外其他疾病。

二、区分是轻症、中度重症还是重症急性胰腺炎

1. 轻症急性胰腺炎(MAP)　不伴有器官功能衰竭，无局部或全身并发症，CT 分级在 A、B、C 级。一般在 1～2 周内恢复，病死率极低。

2. 中度重症急性胰腺炎(MSAP) 伴有一过性(不足 48 小时)器官功能障碍。CT 分级在 D、E 级。

3. 重症急性胰腺炎(SAP)　CT 分级在 D、E 级。伴有持续的(48 小时以上)器官功能衰竭。器官功能衰竭的诊断标准依据改良的 Marshall 评分系统，任何器官评分大于等于 2 分可定义为存在器官功能衰竭。

Ranson 标准和改良 Marshall 评分系统见表 18－1，表 18－2。

表 18－1　Ranson 标准(每满足 1 项得 1 分)

时间	指标	酒精性	胆源性
入院时	年龄	>55 岁	>70 岁
	白细胞	$>16\times10^9$	$>18\times10^9$
	血糖	>11.1 mmol/L	>11.1 mmol/L
	AST	>250 U/L	>250 U/L
	LDH	>350 U/L	>400 U/L
入院 48 小时	HCT	下降>10%	下降>10%
	BUN	上升>1.8 mmol/L	上升>0.72 mmol/L
	血钙	<2 mmol/L	<2 mmol/L
	PaO_2	<8 kPa	
	BE	>4 mmol/L	>5 mmol/L
	失液量	>6 L	>4 L

表 18－2　改良 Marshall 评分系统

评分项目	0 分	1 分	2 分	3 分	4 分
呼吸(PaO_2/FiO_2)	>400	301～400	201～300	101～200	<101
循环(收缩压，mmHg)	>90	<90，补液后可纠正	<90，补液不能纠正	<90，pH<7.3	<90，pH<7.2
肾脏(Cr，μmol/L)	<134	134～169	170～310	311～439	>439

注：FiO_2 为吸入氧气浓度，按照空气(21%)及纯氧 2 L/min(25%)、4 L/min(30%)、6～8 L/min(40%)、9～10 L/min(50%)换算；1 mmHg＝0.133 kPa

三、急性重症胰腺炎病情评估

以下 13 项指标可以反映病情:

1. 全腹剧痛、恶心、呕吐、腹胀,出现腹肌强直、腹膜刺激征。

2. 四肢湿冷、烦躁不安、肢端发绀、皮肤呈斑点状、血压下降等休克表现。

3. 出现 ARDS、肾功能不全、胰性脑病、消化道出血等多器官功能不全。

4. 肠胀气等麻痹性肠梗阻,肠鸣音明显减弱。

5. 出现 Grey-Turner 征和(或)Cullen 征。

6. 血白细胞$\geqslant 20\times 10^9/L$。

7. 血清钙<2 mmol/L。

8. 血清及尿淀粉酶显著增高,或与病情不相符的突然下降。

9. 腹腔诊断性穿刺,可抽出淡黄色或血性液体,而且腹水的淀粉酶含量高于血清淀粉酶。

10. 正铁血红蛋白阳性。

11. 氧分压$\leqslant 60$ mmHg。

12. 血糖>11.2 mmol/L(无糖尿病患者)。

13. 血尿素氮>14.3 mmol/L。

Ranson 等根据上述指标确定一个简易评估预后的方法:① 少于以上 3 项指标的患者临床死亡率为 1%左右;② 具有 3~4 项者死亡率为 18%;③ 具有 5~6 项者死亡率为 50%;④ 具有 7~9 项者死亡率为 90%。

四、鉴别诊断

急性重症胰腺炎需与下列疾病相鉴别

1. 胃、十二指肠穿孔　有溃疡病史,腹痛突然加剧,腹肌紧张,肝浊音界消失,X 线透视见膈下有游离气体等可确定诊断。

2. 胆石症与急性胆囊炎　常有胆绞痛史,疼痛位于右上腹,常放射到右肩部,Murphy 征阳性,血及尿淀粉酶轻度升高。B 超及 X 线胆道造影可明确诊断。

3. 急性肠梗阻　腹痛为阵发性,腹胀,呕吐,腹部听诊肠鸣音亢进,有气过水声,无排气,可见肠型。腹部 X 线可见液气平面。

4. 急性心肌梗死　有冠心病史或高危因素,突然发病,一般疼痛限于上腹部。心电图出现心肌梗死的变化,血清心肌酶升高;血、尿淀粉酶正常。

5. 急性阑尾炎　起病初期上中腹持续性隐痛、阵发性加剧,可伴恶心、呕吐,需与急性胰腺炎鉴别。发热,疼痛转移至右下腹,麦氏点压痛、肌紧张,及白细胞和中性粒细胞增高,可以明确诊断。

6. 肾、输尿管结石　突然发生左或右侧腹部疼痛,呈阵发性绞痛,并向会阴部放射;腹部压痛不明显。疼痛发作时可见血尿为本病的特征,作腹部 X 线摄片、静脉肾盂造影等可以明确诊断。

【抢救及治疗措施】

急性重症胰腺炎的治疗原则：抑制胰酶分泌、缓解疼痛、抗休克、纠正水电解质平衡失调及抗生素的应用。

一、非手术治疗

1. 抑制胰腺分泌

(1) 禁食与胃肠减压：可显著减少胰腺分泌。

(2) 抗胆碱能药物：能显著减少胰腺分泌，但因可诱发或加重肠麻痹，一般不推荐使用。有报道 24 小时持续静脉滴注山莨菪碱(>40 mg/d)，可缩短病程，降低死亡率。

(3) H_2 受体拮抗剂及质子泵抑制剂：抑制胃酸分泌、进而减少对胰液分泌的刺激，还可起到预防应激性溃疡的作用。常用西咪替丁、法莫替丁、奥美拉唑等。

(4) 生长抑素类药物：奥曲肽(Octreotide)或施他宁(Stilamir)，能抑制胰酶的分泌，减轻已激活胰酶的损害作用，对胰腺细胞具有保护作用。这类药物在急性重症胰腺炎的救治过程中占有重要位置。

2. 抑制胰酶活性

(1) 加贝酯(Foy)：可强力抑制蛋白酶、激肽系统、纤维蛋白溶酶、凝血酶系统的活力，显著减轻胰腺炎症，消除疼痛等症状，减少并发症的产生。

(2) 5-氟尿嘧啶：能抑制胰酶合成，但其免疫抑制作用会使疾病恢复时间延长，如要使用，最好是短时间应用。

3. 抗休克　主张早期大量补充血容量，根据血流动力学结果调整补液速度及补液量，能使平均动脉压维持在 65～85 mmHg，每小时尿量>0.5～1.0 ml/kg。由于微循环障碍在急性重症胰腺炎发病中起着重要作用，推荐使用改善胰腺和其他器官微循环的血管活性药物，如前列腺素 E 制剂、血小板活化因子拮抗剂、丹参制剂等。尽量避免用升压药来提升血压。

4. 镇静与止痛　剧烈腹痛可引起或加重休克，还可能导致胰-心反射，发生猝死。因此，迅速、有效地缓解疼痛十分重要。可联合使用哌替啶、地西泮，或合用阿托品或山莨菪碱。不单独使用吗啡止痛，因其可导致 Oddis 括约肌痉挛，使用时应合用阿托品。

5. 抗生素　不常规应用预防性抗生素，但对部分易感人群(如高龄、胆管梗阻、免疫低下者)可能发生肠源性细菌移位者，可予抗生素预防感染，可选的药物有头孢菌素类、喹诺酮类、碳青霉烯类及甲硝唑。

6. 营养支持　尽早进行肠内营养。对于 MAP 只要没有腹痛、恶心、呕吐及肠梗阻等无法经口饮食的情况即可常规进食或先禁食后尽早恢复常规进食；对于 SAP 也应在 48 小时内进行肠内营养，肠内营养可通过鼻胃管或远端放置在 Treitz 韧带以下的鼻肠管来实施。但若伴有肠道并发症如肠出血、麻痹性肠梗阻，则不应继续予以肠内营养，而给予静脉营养。

7. 维持水、电解质平衡　因为治疗需要禁食、胃肠减压，以及呕吐等可引起的水、电解质紊乱，应及时予以纠正，尤其注意纠正低钙。

8. 肾上腺皮质激素　急性重症胰腺炎在并发休克、ARDS、败血症，且中毒症状明显可考虑用激素治疗。但对并发应激性溃疡、DIC、重症感染或败血症不易控制者,以及严重真菌感染者应慎用或禁用。

9. 内镜治疗　对胆源性重症胰腺炎,或有胆管炎、黄疸、胆总管扩张,或最初判断是轻症胰腺炎,但在治疗中病情恶化者,应在24小时到48小时内尽早行内镜下逆行胰胆管造影术(Endoscopic Retrograde Cholangiopancreatography,ERCP),并酌情行鼻胆管引流或内镜下括约肌切开术。

10. 腹腔灌洗疗法　对重症胰腺炎,采用腹腔灌注疗法能清除腹腔内渗出物和各种活性酶、血管活性物质、细菌和毒素,减轻其对腹膜的刺激作用、避免其进入血循环后对全身器官的损害。(相关指南均未提及这项)

二、手术疗法

手术目的是清除感染和坏死的胰腺和胰周围组织,引流脓液和其他积存的液体。经过72小时强化保守治疗,患者的病情仍未稳定,甚至进一步恶化者,应考虑手术治疗。

手术治疗的适应证:① 不能排除其他原因所致的急腹症患者;② 经积极的非手术治疗,病情继续加重;③ 合并有腹腔内严重的感染;④ 胰腺脓肿或胰腺坏死。

三、胆源性急性胰腺炎的处理

对于伴有胆囊结石的MAP应在当次住院期间切除胆囊,以防复发;对于伴有胆囊结石的SAP,应在临床缓解、CT显示炎症消退后或再推迟6周切除胆囊,以防诱发或加重感染。

四、并发症的防治

1. ARDS　是急性胰腺炎的严重并发症,详细处理措施参见有关章节。

2. 急性肾衰竭　主要是稳定血流动力学、预防肾衰竭的发生。积极施行血液净化不但可以治疗急性肾衰竭,也有助于疾病的治疗和康复。

3. DIC　重在预防,可适时使用肝素。

4. 及时发现、处理假性囊肿　有胰液积聚者,部分会发展为假性囊肿,对于胰腺假性囊肿应密切观察,部分会自行吸收,若假性囊肿大于6 cm,且有压迫现象和临床表现,可行穿刺引流或外科手术引流。

(陈剑群　翟丽梅)

第十九章　急性上消化道大出血

上消化道出血系指屈氏(Treitz)韧带以上的消化道出血，包括食管、胃十二指肠以及胰腺、胆道出血。胃空肠吻合术后的上段空肠病变出血，亦属此范围。为临床上常见的急症之一，占内科住院患者的2%～3%，病死率8.0%～13.7%。临床主要表现为呕血和(或)黑便，以及由于血容量减少而引起的急性周围循环衰竭的表现。上消化道出血临床上可有三种表现形式：① 肉眼不能观察到便血又无明显临床症状，仅粪便隐血试验阳性，称为慢性隐性出血；② 肉眼能观察到鲜红或咖啡色呕吐物或黑色的粪便，但临床上无循环障碍表现，即慢性显性出血；③ 急性大量出血，指24小时内失血量超过1 000 ml，或超过循环血量的20%，并出现低血压、休克和严重贫血症状，需紧急处理才能纠正的上消化道出血。本章主要讨论急性大量出血。

【分　类】

一、按部位和病因分类

1. 食管　常见的是食管胃底静脉破裂(占25%)，少见的有食管贲门黏膜撕裂症、食管裂孔疝、反流性食管炎、食管溃疡、食管癌、食管良性肿瘤、腐蚀性食管炎、食管憩室。

2. 胃、十二指肠　胃、十二指肠溃疡(占40%～60%)；急性糜烂出血性胃炎(占15%)；应激性溃疡(占4.5%)。少见出血原因有：胃癌、胃泌素瘤、胃黏膜脱垂、胃良性肿瘤及胃血吸虫性肉芽肿、胃黏膜下小动脉畸形、吻合口缝线渗血。

3. 胆管、胰腺、肝脏　如胆道出血，壶腹部癌或胰腺癌侵犯十二指肠，门脉高压性胃病。

二、按发病机理分类

1. 炎症　是上消化道出血最常见的病因，急性糜烂性或出血性食管炎或胃炎。

2. 消化性溃疡　胃溃疡、十二指肠溃疡及应激性溃疡都可引起上消化道出血。

3. 机械性疾病　食管裂孔疝，食管贲门黏膜撕裂症；内镜活检或治疗引起的出血。

4. 新生物　息肉、平滑肌瘤及癌肿等。

5. 血管性疾病　食管胃底静脉曲张，肠系膜血管栓塞、血管瘤、遗传性毛细血管扩张症等。

6. 全身性疾病　如过敏性紫癜、遗传性毛细血管扩张症、血液病、尿毒症、结缔组织病、急性感染等也可引起上消化道出血。

【病理生理变化】

1. 胃内积血大于 300 ml,发生呕血,大出血 4 小时即可排出黑便。

2. 上消化道大出血后机体出现以下代偿:① 交感神经兴奋,出血 30 秒后出现小动脉收缩,增加末梢阻力,使静脉收缩,增加回心血量,维持血压稳定。表现为:皮肤苍白,湿冷,心率增快。② 内分泌代偿作用,约在出血 40～60 分钟后发生,由于肾缺血,肾素分泌增加,激活肾素-血管紧张素-醛固酮系统,血管收缩,肾脏储水保钠。表现为:少尿或无尿。③ 组织间液回吸收至血管,约 1 小时后开始,36～48 小时后充分发挥。通过血液稀释,恢复血容量。所以,在出血 36～48 小时后测血红蛋白较准确。

通过以上代偿,能维持收缩压大于 70 mmHg,就不会影响冠状动脉、脑动脉的血流量。

【临床表现】

临床症状的轻重取决于出血量、出血速度、出血前机体的健康情况。

一、呕血与黑便

一般来说幽门以下出血易致黑便,而幽门以上出血易致呕血。但如出血量少,血液在胃内未引起恶心、呕吐,则全部向下排出呈黑便。反之,如出血量大,在幽门以下血液反流到胃内引起恶心、呕吐亦可产生呕血。有黑便者可无呕血,但有呕血的患者均有黑便。呕出血液的性质取决于血液在胃内存留时间,是否经过酸性胃液的作用;粪便的颜色则取决于血液在肠道内停留时间的长短。在临床上以食管胃底静脉曲张破裂出血较为凶险,出血量大、常呕出鲜血伴血块,病死率高。

二、周围循环衰竭表现

如头昏、心慌、乏力、肢体冷感,心率加快、血压偏低、站立性晕厥等。严重者呈休克状态,表现为烦躁不安或神志不清、面色苍白、四肢湿冷、口唇发绀、呼吸急促、血压持续下降、脉压差减小。

三、氮质血症

1. 肠源性氮质血症　是由血红蛋白在肠道中被分解吸收而引起,一般在出血数小时内血中尿素氮即可增加,24～48 小时达高峰,一般 3～4 天内降至正常。

2. 肾性氮质血症　由于肾血流量减少、肾小球滤过率和肾排泄功能降低,而产生肾性氮质血症。特点:在无反复或持续出血情况下出现氮质血症,且持续 4 天或更长。

四、发热

消化道出血常出现不同程度发热(低于 38.5℃),可持续 3～5 天。发热机制尚不清楚,一般认为是循环血容量减少,周围循环衰竭,导致体温调节中枢功能障碍,而与肠道积血、代谢产物吸收无关。

五、原发病的症状

如肝硬化并发上消化道出血，会有肝硬化的临床表现。

【辅助检查】

1. 血红蛋白测定、红细胞计数、血细胞压积　可以帮助估计失血的程度，但在急性失血的初期，由于血液浓缩及血液重新分布等代偿机制，上述数值可以暂时无变化。一般在出血后 3～4 小时开始减少。

2. 白细胞、血小板　白细胞在出血后 2～5 小时升高，可达 $10\times10^{9}/L$～$20\times10^{9}/L$，出血停止后 2～3 天可恢复正常。血小板多略有升高。如原有脾功能亢进，则白细胞、血小板计数可不增高。

3. 大便隐血　阳性对消化道出血的诊断具有肯定价值，但不能确定出血的部位。

4. 急诊内镜　在急性上消化道出血时，胃镜检查安全可靠，是目前首选的诊断方法，诊断正确率高达 80%～94%，宜在呕血或柏油样便后 24～48 小时内进行；对处于失血性休克的患者，应首先补充血容量，待血压平稳后立即行内镜检查。对于手术时仍不能发现出血病灶，可行术中胃镜检查。此外，还可在内镜下行止血治疗。

5. 胶囊内镜　是近年来用于临床的微型摄像机消化道检查法，作为胃镜及肠镜的补充，对小肠疾病的诊断具有重要价值，对不明原因和部位的消化道出血意义更大。

6. X 线钡剂造影　虽然其诊断价值不及内镜检查，但也有不能取代之处，如因肠道的解剖部位不能被一般的内镜窥见，或有内镜检查的禁忌证，就必须行 X 线钡剂造影。在活动性出血后不宜过早进行钡剂造影，否则会因按压腹部而引起再出血或出血加重。一般主张在出血停止、病情稳定 3 天后进行，其时黏膜病变可能已愈合，故其诊断阳性率较低。

7. 急诊 B 超检查　对胆管出血的诊断有帮助。

8. 选择性腹腔动脉造影　对反复消化道出血而内镜未能发现病灶，或不宜接受内镜检查，或高度怀疑小肠出血者，应做选择性动脉造影，其病因和定位诊断率在 70%以上。本法也是血管畸形、小肠平滑肌瘤出血的主要诊断方法。而且，可通过造影导管滴注血管收缩剂或注入人工栓子进行止血治疗。

9. 放射性核素扫描　主要用于急性消化道出血定位诊断和慢性间歇性消化道出血部位的探测。内镜、X 线检查阴性的病例，可做放射性核素扫描。当有活动性出血，而且出血速度能达到 0.1 ml/min，核素便可以显示出血部位。

【诊断和鉴别诊断】

患者有呕血和(或)黑便以及急性周围循环衰竭的表现，并能排除急性感染、过敏、中毒及心源性因素，排除其他内出血(如宫外孕破裂、动脉瘤破裂、自发性或外伤性肝脾破裂)的可能，即可考虑急性上消化道出血。

诊断上消化道出血应包含以下几方面内容：

一、出血的部位

在最终确定为上消化道出血前需区别：① 是上消化道还是下消化道出血(表 19－1)；

② 是否是来自呼吸道出血或口、鼻、咽喉出血;③ 是否是由进食(如鸡血、鸭血)或药物引起“黑便”。

表 19-1　上消化道与下消化道出血的鉴别

鉴别要点	上消化道出血	下消化道出血
既往史	多有溃疡、肝、胆疾病史或呕血史	多有下腹部疼痛、包块及排便异常或便血史
出血先兆	上腹闷胀、疼痛或绞痛发作、恶心、反胃	中下腹不适或下坠欲排便感
出血方式	呕血或柏油样便	便血、无呕血
便血特点	柏油样便、稠或成形,无血块	暗红或鲜红、稀,多不成形,大量出血时可有血块

二、出血量的估计

可通过以下几种简单的办法对出血量进行评估。

1. 一般估计　见表 19-2。

表 19-2　临床表现与成人出血量估计

估计出血量	临床表现
成人消化道出血>5～10 ml/d	大便隐血阳性
出血量达 50～100 ml/d	可出现黑便
胃内积血血量达 250～300 ml	可引起呕血
一次出血量<400 ml	临床无循环衰竭症状
一次出血量>400～500 ml	出现贫血、头晕乏力、口渴、肢体冷感,血压偏低,甚至一过性晕厥等临床症状
一次出血量>1 500～2 500 ml,或失血量占全身血容量 30%～50%	出现失血性休克的典型表现,血压显著下降、脉压差减小

2. 根据收缩压判断出血量　见表 19-3。

表 19-3　收缩压与失血量大致关系

收缩压(mmHg)	失血量
90～100	占总血容量 1/5
60～80	占总血容量 1/3
40～50	占总血容量 1/2

3. 根据红细胞压积计算

失血量$=BV_1-(BV_1\times Hct)\div Hct_1$

BV_1:估计的正常血容量(约占体重的 7%);

Hct:测得的红细胞压积;

Hct_1:估计的正常红细胞压积(42%)。

4. 计算休克指数

休克指数=脉率/收缩压

正常值为 0.58,表示血容量正常。休克指数与失血量的关系表 19-4。

表 19－4　休克指数与失血量的关系

休克指数	失血量(ml)
1.0	约 1 000
1.5	约 1 500
2.0	约 2 000

5. 上消化道出血分级　根据症状、血压脉搏、血红蛋白和出血量，上消化道出血可分为轻度、中度和重度(表 19－5)。

表 19－5　上消化道出血程度分级

分级	出血量	血压	脉搏	血红蛋白	症状
轻度	出血量＜500 ml，(占全身总血量的 10%～15%)	基本正常	正常	无变化	兴奋、紧张、头晕
中度	出血量 800～1 000 ml，(全身总血量的 20%)	下降	100 次/分	70～100 g/L	一过性晕厥、口渴、少尿、脉压差减小
重度	出血量＞1 500 ml，(全身总血量的 30%以上)	收缩压＜80 mmHg	＞120 次/分	＜70 g/L	四肢厥冷、心悸、少尿或无尿、神志恍惚

三、出血的病因诊断

除初步判定出血量和出血程度外，对出血的可能原因作出初步诊断十分必要，在确定原因时应遵循先常见病、后少见病原则。消化性溃疡、食管胃底静脉曲张破裂出血、急性胃黏膜病变和肿瘤是上消化道出血主要病因。

四、判断是否继续出血和再出血

判断消化道出血是否停止对判断病情和预后、指导治疗极其重要。急诊胃镜检查对判断是否继续出血和再出血有确定诊断价值。此外，具有以下征象提示有继续出血或再出血：

1. 仍反复呕血和(或)黑便次数增多，伴肠鸣音亢进。

3. 经输血、补液等治疗，但周围循环衰竭的症状没有改善。

3. 红细胞计数、血红蛋白值和红细胞压积进行性下降，网织红细胞计数增加。

4. 临床无明显脱水或肾功能不全证据，但血尿素氮继续升高或持续超过 3～4 天。

五、诊断思路

在止血、稳定血压、积极抢救治疗的同时，进行简洁、必要的问诊和体格检查；有指征时立即行急诊内镜检查，必要时在内镜下止血；疑为胆道出血应行急诊 B 超检查；病因仍不明，可行选择性腹腔动脉造影、放射性核素扫描或胶囊内镜检查；经上述检查后病因仍不明，而且经内科保守治疗出血不停止、病情不稳定可进行手术探查。

【治　疗】

一、监测和一般急救措施

监测患者的心率、血压、呼吸、尿量及神志变化等生命体征。

卧床休息、保持呼吸道通畅、禁食,必要时吸氧。

二、补充血容量,纠正休克

大出血使患者血容量不足、处于休克状态,此时首先应补充血容量。补液开始要快,用生理盐水、林格液、右旋糖酐或其他血浆代用品。根据以下指征,尽早输入适量的全血或红细胞悬液,保持血红蛋白不低于 90 g/L:① 体位性晕厥、血压下降、心率增快;② 失血性休克;③ 血红蛋白低于 70 g/L 或红细胞压积低于 25%。对肝硬化患者输注库血,可诱发肝性脑病,宜用鲜血。注意避免输血、输液过多过快而引起肺水肿。

三、药物止血

1. 降低门脉压力的药物　血管加压素(垂体后叶素)和生长抑素及其衍生物。

(1) 垂体后叶素:能使门脉压力降低 8.5%左右,止血率在 50%~70%。用法:垂体后叶素 0.2~0.4 U/min 持续静脉滴注;此药可引起冠状动脉收缩,导致心肌缺血,高龄、心脑血管病和冠心病患者应慎用或与硝酸甘油合用。

(2) 生长抑素及其衍生物:常用奥曲肽(Octreotide)和施他宁持续静脉滴注,能减少门脉血流,可降低门脉压力 12.5%~16.7%,对静脉曲张破裂止血率达 70%~87%,对糜烂性胃炎及溃疡止血率达 87%~100%。常用奥曲肽 100 μg 静脉缓慢注射,继以 25~50 μg/h 持续静脉滴注。

2. 抑制胃酸分泌　酸性环境不利止血,pH 7.0 时止血反应正常;pH 6.8 以下时止血反应异常;pH 6.0 以下时血小板解聚,凝血时间延长;pH 5.4 以下时血小板聚集及凝血不能;pH 4.0 以下时纤维蛋白血栓溶解。抑酸治疗、提高胃 pH 有利于止血。常用的抑酸剂有质子泵抑制剂(PPI)如奥美拉唑、兰索拉唑、潘妥拉唑、雷贝拉唑、埃索美拉唑等,以及 H_2 受体拮抗剂如西咪替丁、雷尼替丁、法莫替丁等。

PPI 与 H_2 受体拮抗剂作用的比较:PPI 抑制泌酸的最终环节,作用强大,完全阻止各种刺激引起的胃酸分泌,持续用药无耐受性,作用持久、递增,3~5 天后达稳态,胃内 pH 维持平稳;H_2 受体拮抗剂能拮抗组胺受体、但对胃泌素和乙酰胆碱受体无作用,抑酸能力有限,易产生耐受性,用药 12 小时后作用减弱,增加剂量不能克服,胃内 pH 波动大。

3. 胃黏膜保护药物　常用的胃黏膜保护剂有硫糖铝、前列腺素 E 制剂等。

4. 纠正出凝血机制障碍药物　巴曲酶(立止血)、凝血酶、冻干凝血酶原复合物等。

5. 血管扩张剂　主要与缩血管药合用,常用的有硝酸甘油等。

6. 其他　如云南白药等有止血功效。

四、物理法内镜治疗

1. 钳夹法　适合胃内血管性出血,用特制的止血夹对准出血部位钳夹结扎可立即止血,具有成功率高、复发率低、并发症少的优点,但操作技术较复杂。

2. 电凝法　本法较简单,止血效果好,但设备较贵,对组织有一定损伤。

3. 微波法　组织损伤可控制,价格适中。

4. 热凝探头法　安全但价格昂贵。

5. 激光法　止血成功率高,组织损伤较大,并发症多。

6. 食管静脉套扎疗法。

7. 食管胃底静脉组织胶注射法。

五、化学法内镜治疗

1. 硬化剂注射法　用1%乙氧硬化醇和5%鱼肝油酸钠，在出血部位旁1～2 mm，每点注射0.5～1 ml，共3～4点，最后对出血灶或血管残端注射。

2. 乙醇注射法　用无水乙醇注射，方法同上，注射量应控制在每点0.1～0.5 ml。

3. 盐水注射法　选用高渗盐水，或1∶10 000～20 000去甲肾上腺素生理盐水溶液，或生理盐水，注射方法同上。用生理盐水时，每点可用2～5 ml，高渗盐水用量应稍减。

4. 喷洒凝血或缩血管药

(1) 孟氏夜：为碱性硫酸亚铁溶液，常用5%溶液作为收敛止血药，局部应用能迅速形成血痂，多内镜下使用，不能口服。

(2) 去甲肾上腺素：常用4～8 mg加入生理盐水中口服；或经胃管或内镜下注入。

(3) 凝血酶：能使纤维蛋白原转变为纤维蛋白、促进凝血，口服、胃管或内镜下注入。

六、器械治疗

1. 三腔二囊管　三腔管压迫是比较古老的方法，对食管静脉曲张破裂出血非常有效，故沿用至今。

(1) 适应证：门脉高压症、食管胃底静脉曲张出血、并发生呕血、一般止血无效的患者。

(2) 操作步骤及注意事项：① 选择气囊完整、坚韧的三腔二囊管，头端有注水—吸引孔、辨认食管囊及胃囊开口；② 注气约150～250 ml于胃囊中，注气后与水银柱血压计连接时，应达50 mmHg压力(有效压迫)，然后放气待用；③ 乙醇纱布擦拭插入部分后，头端涂以消毒液状石蜡，准备宽粘膏或牵拉带；④ 小心自鼻孔插入三腔管至(距门齿)55 cm深度，胃囊中充气，夹闭或扎紧开口，向外拉紧三腔管，至有弹力回缩为止，固定三腔管于面颈部或以250～500 g重量牵引；⑤ 如胃囊充气后不再呕血，可不必充气入食管囊，如仍有呕血再充气入食管囊；⑥ 可自中间胃管做胃内抽吸或注入药物；⑦ 三腔管气囊压迫时间不应超过24小时，如出血未停止，可再次充盈气囊恢复牵拉；⑧ 出血指征消失48小时或72小时后可考虑拔管；⑨ 拔管时先去除牵拉，给患者口服液状石蜡约10 ml，稍候片刻，拔出前先向内送管少许，感觉无粘连、固定时，再缓慢拔出三腔管；⑩ 拔管后观察血压、脉搏及出血情况，至稳定为止，如再出血，还可再用。

2. 经颈静脉肝内门体支架分流术(transjugular intrahepatic portosystemic stent shant，TIPSS)　此法尤适用于准备做肝移植的患者。

七、外科手术治疗

有下列指征需手术治疗：① 内镜不能控制的动脉出血；② 具有呕血或黑便同时伴低血压的再出血患者；③ 总出血量超过1 600 ml者；④ 住院期间多次反复出血者。

(陈剑群　翟丽梅)

第二十章 糖尿病急症

第一节 糖尿病酮症酸中毒

糖尿病酮症酸中毒(diabetic ketoacidosis,DKA)是指糖尿病患者在各种诱因的作用下,胰岛素不足明显加重、胰岛素拮抗激素增多,造成以高血糖、高血酮和代谢性酸中毒为主要改变的临床综合征。DKA是糖尿病最常见的急性并发症,病情严重时可发生昏迷,甚至死亡。

【病因与诱因】

DKA多见于1型糖尿病,据统计约1/3的1型糖尿病患者以DKA为首发表现。2型糖尿病患者在一定诱因作用下也可出现DKA。任何引起胰岛素相对或绝对不足的因素,均可成为DKA的诱因。临床常见的诱发因素如下:

1. 感染　是最常见和最主要的诱因,以呼吸道、消化道、泌尿道感染最为多见。

2. 应激状态　主要见于创伤、手术、麻醉、急危重病、急性心血管事件、精神紧张和严重刺激等。

3. 降糖药物使用不当　外源性胰岛素骤然中断或剂量不足,或停用口服降糖药物或不适当地减少降糖药物的剂量或产生抗药性。

4. 饮食失调　多见于暴饮暴食或进食大量含糖及脂肪食物,酗酒或过度限制碳水化合物摄入。

5. 胃肠疾患　胃肠疾病引起呕吐、腹泻、厌食、高热等导致严重失水和进食不足等可导致DKA。急性胰腺炎也是DKA较为常见的诱发因素。

6. 心血管事件　包括心肌梗死、中风、肺栓塞等。

7. 拮抗胰岛素的激素增多　如皮质醇增多症、肢端肥大症或大量使用糖皮质激素、高血糖素、拟交感神经活性药物等。

8. 电解质紊乱　常见于低钾血症患者。

9. 糖尿病未控制或病情加重。

10. 其他　妊娠与分娩、甲亢等也可以诱发DKA。

10%～30%的糖尿病患者发生DKA时无明显诱因。

【发病机制】

一、激素异常

糖尿病酮症酸中毒的发病机制主要是胰岛素的相对或绝对不足，以及拮抗胰岛素的激素（胰岛素反调节激素）胰高血糖素、皮质醇、生长激素、儿茶酚胺增多。

二、代谢紊乱

胰岛素是一种强有力的储能激素，在代谢中起着促进合成、抑制分解的作用。由于胰岛素的分泌相对或绝对不足、胰岛素反调节激素增多，导致糖、脂肪和蛋白质代谢紊乱，结果发生以高血糖、高酮血症和代谢性酸中毒为特征的 DKA。

1. 高糖血症　胰岛素不足、胰岛素反调节激素增加，使蛋白质合成减少、分解代谢增加、氨基酸糖异生增多；肝糖原分解加速；葡萄糖不能进入三羧酸循环；使肝糖输出增多；周围组织对糖的利用减少，从而导致高血糖与高尿糖。增高的血糖由肾小球滤过，由于升高（5～10 倍）的程度远远超过近端肾小管回吸收糖的能力，多余的糖随尿液排出，因渗透性利尿作用而带走大量的水分和电解质，使有效血容量下降，机体处于脱水状态。

2. 高酮（体）血症和酸中毒　胰岛素不足、胰岛素反调节激素增加，使脂肪的动员与分解加速，分解远大于合成，大量游离脂肪酸进入肝脏，在肝内经 β 氧化产生乙酰乙酸、β-羟丁酸和丙酮，三者称为酮体。当酮体生成量剧增，超过外周组织的利用能力时，血酮体即开始升高；加上机体脱水，血容量不足，肾脏排泄酮体能力降低，造成酮体的大量堆积，导致高酮血症。乙酰乙酸和 β-羟丁酸是较强的有机酸，可以大量消耗体内的储备碱，一旦超过机体的代偿能力，即产生酮症酸中毒。

随病情进一步恶化将引起：① 组织分解加速；② 毛细血管扩张和通透性增加，影响循环的正常灌注；③ 抑制组织的氧利用；④ 出现代偿性换气过度，当 $pH<7.2$ 时，刺激呼吸中枢引起深快呼吸（Kussmaul 呼吸）；当 $pH<7.0$ 时，可导致呼吸中枢麻痹。

3. 水盐代谢紊乱　高糖血症与高酮血症均有明显的利尿作用，酸中毒则引起恶心、呕吐、腹泻以及深大呼吸，导致脱水和血容量不足，严重者出现末梢循环衰竭，进而引起肾功能不全。另一方面，酮体结合 K^+、Na^+ 等，促进它们从尿中排泄。代谢性酸中毒导致细胞内外 K^+ 和 H^+ 交换增加，使血钾呈现假性增高。当酸中毒纠正后，细胞外的 K^+ 重新返回细胞内，造成低钾血症。

【临床表现】

DKA 早期症状主要为原有糖尿病症状加重，由于显著高血糖及酮症使尿量明显增多，体内水分大量丢失，多饮、多尿症状突出。随病情进展患者可出现以下表现：

1. 消化系统　食欲减退、恶心、呕吐和乏力在 DKA 早期十分常见，有时出现肌痛和腹痛。少数病例因脱水和电解质紊乱出现上腹部剧痛，腹肌紧张并压痛，酷似急性胰腺炎或外科急腹症，极易误诊。合并低钾血症，可致胃肠胀气，甚至出现麻痹性肠梗阻。

2. 呼吸系统　酸中毒早期可刺激呼吸中枢引起 Kussmaul 呼吸，但患者主观上常无呼吸困难的感觉；呼出气体有烂苹果味为 DKA 最特有的表现。当酸中毒进一步加重、血 pH

<7.0 时呼吸中枢被抑制而处于麻痹状态，出现呼吸衰竭。少数患者可并发 ARDS。

3. 循环系统　由于 DKA 时心肌收缩力减弱、心搏出量减少，加之周围血管扩张、严重脱水，血压常下降，周围循环衰竭。高龄或有冠心病者可并发心绞痛、心肌梗死，以及心律失常或心力衰竭。

4. 神经系统　由于糖代谢紊乱、糖利用异常，能量来源主要为酮体，使脑功能处于抑制状态。轻度的 DKA 患者仅有头昏、头疼等症状，病情严重时出现表情淡漠、反应迟钝、嗜睡、肌张力下降，最后进入昏迷。

5. 严重脱水　脱水是 DKA 的一个非常突出表现。可表现为皮肤黏膜干燥、弹性差，舌干、口唇樱红色、眼球下陷。后期因容量不足而导致循环和中枢神经系统功能障碍。

6. 其他　合并肾衰竭时少尿或无尿，尿液检出现蛋白尿与管型。部分患者可有发热，病情严重者体温下降，甚至<35℃，这可能与酸血症血管扩张和循环衰竭有关。

【辅助检查】

1. 血糖　血糖明显升高，多数在 16.7～33.3 mmol/L，若血糖超过 33.3 mmol/L，应考虑同时伴有高渗性高血糖状态或有肾功能受损。

2. 血酮　定性强阳性，血酮高于 5 mmol/L 即有诊断意义。DKA 时纠正酮症常比纠正高血糖缓慢，少数使用胰岛素治疗的患者虽然血糖正常，但尿酮和血酮升高，称为正常血糖性酮症酸中毒。有条件应直接测定 β-羟丁酸，评估 DKA 的程度。

3. 尿液检查　尿糖强阳性，尿酮体强阳性；肾功能严重损伤可使肾糖阈和肾酮阈值明显增高、肾小球滤过量减少，导致尿糖和尿酮减少，甚至消失，故容易漏诊。因此，诊断时应注意以血液检查为主。尿中出现蛋白及管型。

4. 血电解质

(1) 血钾：因多尿和呕吐使体内总钾量缺失，但由于酸中毒细胞内外 K^+ 和 H^+ 交换增加，血钾可正常或略低；在酸中毒纠正后，钾离子重新进入细胞内而出现低钾血症。无尿者血钾可以升高。

(2) 血钠：多为轻中度低钠血症，由于高血糖的渗透性利尿使钠离子丢失所致。

5. 血气分析　代偿期 pH 可在正常范围以内；失代偿期 pH<7.35，HCO_3^-<10～15 mmol/L。此时，碱剩余负值增大，阴离子间隙增大。DKA 患者的酸中毒常较为严重，pH 多小于 7.2。

6. 肾功能　血清尿素氮和肌酐轻度至中度升高，多为肾前性，随着输液和 DKA 纠正、尿素氮和肌酐恢复正常。肾脏本身有病变或者严重脱水造成肾功能受损者，尿素氮和肌酐可以持续升高。

7. 血浆渗透压　多数在正常范围，少数可轻度升高，甚至达 330 mmol/L。

8. 血常规　白细胞增高，尤以中性粒细胞增高较显著；血红蛋白、红细胞压积增高，提示失水和血液浓缩。

9. 其他　胸部 X 线检查和心电图检查有助于发现诱因，如肺部感染、心律失常、心肌梗死等。40%～75%的患者血淀粉酶升高。

【诊断与鉴别诊断】

DKA 的诊断主要根据：① 糖尿病病史；② 诱发因素；③ DKA 的临床表现；④ 相关的辅助检查。

1. DKA 的诊断标准　无论有无糖尿病病史，有诱发因素，并出现失水、酸中毒、休克、神志淡漠、意识模糊或昏迷等临床表现，就应考虑到 DKA 的可能，并立即检查血糖和酮体、尿糖和酮体，以及血 pH，最终确定或排除 DKA 诊断。DKA 诊断标准及分级见表 20－1。

表 20－1　DKA 的诊断标准及分级

	轻	中	重
血浆葡萄糖(mmol/L)	>13.9	>13.9	>13.9
动脉血 pH	7.25～7.30	7.00～7.24	<7.00
血清 HCO_3^-(mmol/L)	15～18	10～15	<10
尿酮	阳性	阳性	阳性
血清酮	阳性	阳性	阳性
血浆渗透压	可变化	可变化	可变化
阴离子间隙	>10	>12	>12
意识与精神状态	可有	迟钝或(和)嗜睡	木僵或(和)昏迷

2. 危重程度评估　本病出现以下情况表明病情危重：① 重度脱水、Kussmaul 呼吸和昏迷；② 血 pH<7.1；HCO_3^-<10 mmol/L；③ 血糖高于 33.3 mmol/L，血浆渗透压高于 330 mmol/L；④ 出现血钾过高或过低等电解质紊乱征象；⑤ 血尿素氮持续升高。

3. 鉴别诊断　DKA 发生昏迷者只占少数，一旦出现昏迷者应同其他导致昏迷的疾病相鉴别，如脑血管意外、中毒、肝性脑病，根据病史、临床特点、头颅 CT 等不难鉴别。此外，还要与糖尿病的其他急症，如非酮症性高血糖高渗综合征、低血糖、乳酸酸中毒等加以区别(表 20－2)。

表 20－2　与糖尿病昏迷有关的几种急症的鉴别诊断

疾病	病史、症状	服药史	体征	辅助检查
酮症酸中毒	青年患者多发口渴、多尿、恶心呕吐、食欲减退、腹痛	部分有服降糖药或胰岛素应用史	轻度脱水、Kussmaul 呼吸、呼吸有酮味	血糖>16.7 mmol/L，尿糖、尿酮阳性、血 pH 和 HCO_3^- 降低
高渗性高血糖状态	多为老年，40%可无糖尿病史，有缺水和感染史，昏迷多见	利尿药、激素	明显脱水、血压低或休克，可有病理反射	血糖>33.3 mmol/L、尿糖强阳性、尿酮阴性或弱阳性、血浆渗透压>330 mmol/L
低血糖昏迷	心悸、出汗、饥饿、颤抖、癫痫样发作、意识障碍甚至昏迷	胰岛素或其他降糖药物	瞳孔散大、心率快、多汗	血糖<2.5 mmol/L、尿糖阴性
乳酸酸中毒	多有肝肾病史或慢性心肺疾患或缺氧	苯乙双胍	深大呼吸、皮肤潮红、发热	血乳酸>5 mmol/L、阴离子间隙>18 mmol/L

【治　疗】

DKA一旦明确诊断,应立即进行治疗。治疗原则:① 提高循环血容量和组织灌注;② 控制血糖和血浆渗透压至正常水平;③ 以平稳速度清除血中和尿中的酮体;④ 纠正水电解质紊乱;⑤ 治疗诱因。

一、一般急诊处理

1. 吸氧4～6 L/min,维持PaO_2>60 mmHg,保护呼吸道通畅,防止误吸。

2. 根据病情给予胃管、留置尿管等措施。

3. 立即开放2条以上静脉通道补液。

4. 常规生命体征监护和脏器功能监护,仔细观察病情变化,列表记录治疗措施和实验室检查变化。

5. 立即采血行血糖、血气分析、血常规、电解质、肾功能、血浆渗透压及尿常规等检查。胰岛素应用过程中要注意定期监测血糖及电解质,治疗初期至少应每1～2小时复查一次,以指导用药。

二、大量补液

DKA患者失水量可达体重的10%以上。严重脱水可导致组织灌注不良,甚至引起血压下降和休克,还使胰岛素敏感性降低;同时应激状态下拮抗胰岛素的激素分泌增多,因此,充分补充液体是治疗DKA首要的措施。

1. 补液的目的　充分补液使血糖稀释性下降,渗透性利尿被控制,拮抗激素分泌可减少,并迅速恢复有效血容量。

2. 补液原则　先快后慢,适时补钾。

3. 补液量及速度　补液量应视病情而定,一般第1天输液总量在4 000～5 000 ml,脱水严重者可达6 000～8 000 ml或更多;补液速度可以根据失水程度以及患者的心肺功能而定,通常在第一小时快速静脉滴注1 000 ml,接着以500 ml/h的速度再补1 000 ml,以后逐渐减慢输液速度,并根据血压、尿量、心率、末梢循环状态来调节输液的速度与总量。补液后尿量每小时应在100 ml以上,如尿量仍少,表示补液不足或心、肾功能不佳。对有心血管疾病或老年患者,应适当减少补液量、减慢速度。

4. 液体选择　开始用等渗氯化钠或林格液,当血糖降至13.9 mmol/L时改为5%葡萄糖液或葡萄糖盐水。如血钠>155 mmol/L、血渗透压>330 mmol/L,可适当应用0.45%盐水、按每小时4～14 ml/kg速度静脉滴注。对已发生休克的患者,应输入胶体溶液如血浆或血浆代用品等,并采取其他抗休克措施。

5. 胃肠道补液　对无明显呕吐、胃肠胀气或上消化道出血者,可在静脉补液的同时进行胃肠道补液,胃肠道补液安全可靠,补液量以占总补液量的1/3～1/2为宜。对清醒患者要鼓励多饮水,昏迷患者可通过胃管补液;胃肠道补液的量在最初2小时内为500～1 000 ml,以后依病情调整。

三、小剂量持续静脉滴注胰岛素

胰岛素为治疗本症的特效药物，应与补液同时进行，首先给予负荷量，即采用胰岛素每千克体重 0.1 U 静脉注射，然后采用小剂量胰岛素持续静脉滴注(每千克体重每小时给予胰岛素 0.1 U)。也可采用间歇静脉或肌内注射方法给予胰岛素。小剂量胰岛素持续静脉滴注可分两阶段进行：

第 1 阶段：DKA 诊断明确且血糖高于 16.7 mmol/L，立即以每小时 2～8 U 的速度持续静脉滴注加入了普通胰岛素的生理盐水。每小时复查血糖，如与滴注前水平相比，血糖下降不足 30%，可将胰岛素加量；如下降超过 30%，则按原剂量继续滴注，直至血糖下降到 13.9 mmol/L或以下，转第二阶段治疗。当血糖低于 8.33 mmol/L 时，应减量或停止使用胰岛素。

第 2 阶段：当患者血糖下降至 13.9 mmol/L 以下时，将生理盐水改为 5%葡萄糖液，或糖盐水，按葡萄糖与胰岛素之比为(2～4)∶1 持续静脉滴注，使血糖维持在 11.1 mmol/L 左右，酮体阴性；然后过渡到日常治疗剂量。在停止静脉滴注胰岛素前 1 小时，酌情皮下注射胰岛素 1 次，以防血糖的反跳。DKA 临床纠正的标准为：血糖<11.1 mmol/L，血 HCO_3^- ≥15 mmol/L，血 pH>7.3，血清酮体不足 0.3 mmol/L，阴离子间隙不超过 12 mmol/L。

在治疗过程中，应注意避免血糖下降过快或过低，以免诱发脑水肿。对于极少见的高度胰岛素抵抗者，需要应用大量的胰岛素，若胰岛素用量达到 100 U/h 以上，应同时给予肾上腺皮质激素。

四、纠正电解质紊乱

DKA 一般都有钾丢失和体内缺钾。所以，除非患者已有肾功能不全、无尿或血钾高于正常，一般在开始补液、输注胰岛素后，即给予静脉补钾。具体分为三种情况：① 治疗前血钾低于正常，开始治疗时即应补钾，每小时补氯化钾 1.0～1.5 g。② 治疗前血钾正常，如尿量>40 ml/h，在输液和输注胰岛素的同时即开始补钾，每小时补氯化钾 1 g；如尿量少于每小时 30 ml，暂缓补钾，待尿量达每小时 40 ml 后再补钾。③ 治疗前血钾高于正常，暂不补钾，但要密切监测血钾水平，如降至正常水平低值或以下时，可考虑补钾。

一般补钾浓度不超过 20 mmol/L，24 小时总量为 6～10 g 之内，根据监测的血钾浓度，随时调整补钾量和速度。口服或鼻饲补钾是一种更为安全的补钾方式，但有胃肠道的副作用。由于钾随糖、镁、磷等进入细胞较慢，即使血钾正常，补钾还要持续 1 周左右。经充分补钾 2～3 天后低钾血症难以纠正，或血镁低于 0.2 mmol/L 时，应考虑补镁。

五、纠正酸中毒

DKA 为继发性酸中毒，其病理生理基础是酮体生成过多，纠正酸中毒的核心是应用胰岛素抑制酮体生成、促进酮体氧化。如果血 pH>7.1，经过输液和应用胰岛素，酸中毒就可以被纠正，不必给予碱性液体。严重的酸中毒使外周血管扩张，心肌收缩力降低，由此导致低体温与低血压，并降低胰岛素敏感性；如果血 pH<7.1，则出现呼吸中枢抑制以及中枢神经系统功能障碍，并可诱发心律失常，危及患者的生命安全，此时应补充碱性液体。一般主张，当患者血 pH<7.1、HCO_3^-<5 mmol/L，可给予 5%碳酸氢钠 100～200 ml，用注射用水

稀释成等渗(1.25%)液体后静脉滴注。必须指出,如补充碱性液体过多过快,会导致血 pH 上升过快,但因脑内 CO_2 透过血脑屏障的能力大于 HCO_3^-,脑脊液呈酸性,引起脑细胞酸中毒而加重昏迷。

六、积极治疗诱因、防治并发症

1. 防治感染　感染是 DKA 最常见的诱发因素,而 DKA 患者又因为抵抗力的降低易于合并急性感染,应选用对肾功能无损害的抗生素防治感染。

2. 积极防治各类并发症　DKA 患者常并发休克、心力衰竭、肾衰竭和脑水肿,治疗中应注意预防,一旦发生,应视病情给予相应治疗。

3. 支持治疗　注意给予患者足够的营养,增强患者的应激与抵抗能力。

第二节　高渗性高血糖状态

高渗性高血糖状态(hyperosmolar hyperglycemic state,HHS)既往称为糖尿病非酮症性高渗综合征(diabetic nonketotic hyperosmolar syndrome,DNHS)或高渗性非酮症糖尿病昏迷(hyperosmolar nonketotic diabetic coma,HNDC)、高渗性昏迷(hyperosmolar coma),是糖尿病急性代谢紊乱的另一种严重的临床类型,死亡率高达 10%～20%。目前已用 HHS 一词代替 HNDC,因为:① 高渗状态下可以存在意识障碍,但不一定表现为昏迷;② 高渗性高血糖状态可以伴有不同程度的血酮升高。

HHS 是以血糖显著升高、严重脱水甚至休克、血浆渗透压增高以及进行性意识障碍而无明显酮症与酸中毒为基本特征的、严重的糖尿病急性代谢紊乱综合征。HHS 发病率低于糖尿病酮症酸中毒,好发于 50 岁以上的 2 型轻型糖尿病患者,偶可发生于年轻的 1 型糖尿病患者,男女发病率大致相同,超过 2/3 的患者发病前无糖尿病史。

【病因与诱因】

HHS 基本病因与 DKA 相同,除了原有的糖尿病基础外,几乎都有明显的诱因,临床上常见的诱因包括应激、糖摄入过多、水分丢失过多及摄入不足、某些药物等因素(表20－3)。

表 20－3　HHS 的诱因

类别	具体诱因
应激或内分泌疾病	感染,外伤,手术,烧伤,脑血管意外,急性心肌梗死,急、慢性肾衰竭;库欣综合征,甲亢和肢端肥大症等分泌拮抗胰岛素的激素
糖摄入过多	摄入高糖食品或静脉输入大量葡萄糖液
水分丢失过多及摄入不足	呕吐、腹泻、胃肠引流、脱水或利尿治疗、腹膜或血液透析、大面积烧伤,高热、出汗过多,渴感减退致饮水不足
血糖清除降低	急性或慢性肾功能不全使肾小球滤过率明显下降,血糖的清除由此降低
某些药物	噻嗪类利尿剂、甘露醇、糖皮质激素、免疫抑制剂、苯妥英钠、普萘洛尔、西咪替丁、氯丙嗪、甲状腺激素

【发病机制】

HHS发病的基本机制为胰岛素绝对或相对不足、周围组织对胰岛素敏感性降低和拮抗胰岛素激素分泌增加。患者在糖代谢紊乱的基础上，加之其他促进血糖增高及引起脱水的因素，造成极度高血糖、高血钠和高渗透压状态。因渗透性利尿和细胞外渗透压过高导致细胞失水和损伤、血液浓缩，从而引起循环衰竭甚至休克、急性肾功能不全、血栓形成和中枢神经系统障碍等一系列临床表现。

HHS虽有严重高血糖，但无明显酮症，其可能机制是：① 多为2型糖尿病，血浆中胰岛素水平比酮症酸中毒要高。这些胰岛素虽不能应付在某些诱因时糖代谢负荷增加的需要，但足以抑制脂肪分解，减少游离脂肪酸进入肝脏和生成酮体。② 有的患者游离脂肪酸水平很高而无酮体，可能存在肝脏的生酮作用障碍。③ 高血糖本身有抗酮体生成作用。④ 明显的血浆高渗透压可抑制脂肪分解，减少游离脂肪酸进入肝脏，肝脏生成酮体减少。

【临床表现】

一、前驱期

多数HHS患者起病隐匿，病情发展较慢，前驱症状持续时间长，可长达数天至数周。早期多表现为烦渴、多饮、多尿、乏力等原有糖尿病症状加重。无糖尿史者常表现为表情淡漠、反应迟钝、表情淡漠，恶心、呕吐和厌食等症状。这些症状缺乏特异性。

二、典型期

1. 严重的脱水　唇舌干裂、眼球凹陷、皮肤弹性差、血压降低、心跳加速、四肢厥冷，甚至可出现休克和无尿状态。

2. 神经系统症状和体征　常常是患者就诊的主要原因，提示有脑细胞脱水和循环障碍。可表现为一过性偏瘫、偏盲，眼球及肌肉震颤、肌张力增高，幻觉、定向障碍，癫痫样发作或出现颈项强直及病理反射，意识障碍、模糊、嗜睡直至昏迷，易误诊为脑血管意外。这些包括偏瘫在内的神经系统表现，当脱水、高渗状态和脑循环得到改善后，可以完全消失。但若严重脱水，血流缓慢和高凝状态而形成了脑血栓，则难以恢复。

3. 无明显酮症　HHS没有典型的Kussmaul呼吸，为浅表呼吸且呼气无酮味。如患者出现中枢性过度换气现象时，则应考虑是否合并有脓毒血症或脑血管意外。

4. 并发症的表现　在病情得不到控制或治疗不当时，易出现肾衰竭、心律失常、DIC、脑水肿、低钾血症等一系列并发症，甚至死亡。

【实验室检查】

1. 血糖　明显升高，一般高于33.3 mmol/L(600 mg/dl)。

2. 血浆渗透压　高于350 mmol/L(正常范围280～300 mmol/L)。

3. 血电解质　血钠可能高于145 mmol/L，其他电解质变化不明显。

4. 血酮体　大多正常或轻度升高。

5. 尿常规　尿糖强阳性，尿酮体阴性或弱阳性，可有蛋白尿和管型。

6. 血常规　血红蛋白升高，白细胞计数多大于 $10\times10^9/L$。

7. 肾功能　尿素氮与肌酐多增高，补足血容量后，其值可以恢复正常，如仍不下降，提示预后不良。

8. 血气分析　大多无明显异常。

【诊断与鉴别诊断】

一、诊断

对于昏迷的老年人，脱水伴有糖尿或高血糖，特别是有糖尿病史并使用过利尿药或糖皮质激素者，应高度警惕患有高渗性高血糖状态的可能。详细地询问病史和诱因，结合临床表现和相应的实验室检查，一般可以确立 HHS 的诊断。

1. 实验室诊断依据　① 血糖高于 33.3 mmol/L。② 血浆渗透压高于 350 mmol/L。③ 尿糖强阳性，尿比重高，酮体阴性或弱阳性。④ 血钠高于 145 mmol/L。⑤ 血肌酐、尿素氮升高。

2. 危重程度评估　所有高渗性高血糖状态患者均为危重患者，但有下述表现者提示预后不良：① 昏迷持续 48 小时尚未恢复；② 血浆高渗透状态于 48 小时内未能纠正；③ 昏迷伴癫痫样抽搐和病理反射征阳性；④ 血肌酐和尿素氮持续增高；⑤ 合并严重的细菌感染，尤其是革兰阴性菌感染者；⑥ 出现横纹肌溶解或肌酸激酶升高。

二、鉴别诊断

本病需要与糖尿病其他急性并发症如糖尿病酮症酸中毒、低血糖昏迷等鉴别(表 20-2)。还需与脑血管意外和引起昏迷和发热的其他疾病相鉴别。

【治　疗】

HHS 患者病情危重，并发症多，病死率高，应采取积极抢救措施。治疗原则：① 及时补充血容量以纠正休克和高渗状态；② 小剂量胰岛素治疗纠正血糖及代谢紊乱；③ 消除诱因，积极防治并发症。

一、一般急诊处理

1. 吸氧　维持 $PaO_2>60$ mmHg，保护呼吸道通畅，防止误吸。

2. 建立静脉通道　一般建立 2 条以上静脉通道用于大量、快速补液。

3. 持续监护　常规生命体征和脏器功能监测，严密观察病情变化。

4. 快速采集标本　立即进行血、尿常规、血糖、电解质、肾功能、血浆渗透压、血气分析等检查。

二、纠正脱水和高渗状态

迅速补液恢复血容量，纠正脱水和高渗状态是抢救成功的关键。

1. 输液量　一般按体重的 10%～15%计算补液总量。大多需要 6～18 L，平均 9 L。

2. 输液速度　掌握先快后慢的原则，前 2 小时输入 1 000～2 000 ml，4 小时内输入总量的1/3,12小时输入总量的1/2加当日尿量,其余在24小时内输入。输液时应注意心肺功能及病情变化随时调整输液量和速度。若补液4～6小时仍无尿者,可给予呋塞米20～40 mg。

3. 液体选择　一般首选等渗盐水。若患者血钠高于155 mmol/L,血浆渗透压高于350 mmol/L,可考虑输入0.45%～0.6%的低渗盐水,降低渗透压,纠正细胞内脱水。但低渗液体可能诱发脑水肿,老年患者易于出现心力衰竭,临床上应加以重视。如伴休克或低血压,可在补充生理盐水同时,给予血浆、羧甲淀粉或白蛋白等胶体溶液。当血糖小于16.7 mmol/L时,输入5%葡萄糖液或葡萄糖盐水,以防止血糖及血浆渗透压过快下降。

4. 胃肠道补液　因本病多为老年患者,常伴心血管疾患,为避免心脏负荷过量,应尽量采用肠道补液。鼓励清醒患者口服温开水,意识障碍者尽快插胃管补充液体。

5. 停止补液的条件　具备以下条件可停止输液:① 血糖不足13.9 mmol/L;② 尿量大于50 ml/h;③ 血浆渗透压降至正常或基本正常;④ 患者能饮食。

三、胰岛素治疗

胰岛素的使用原则和方法与DKA大致相同,在开始输液的同时给予小剂量胰岛素[0.1 U/(kg·h)]持续静脉滴注。HHS患者一般对胰岛素比DKA敏感,在治疗中对胰岛素需要量相对较少。当血糖不足13.8 mmol/L时,将液体改为5%葡萄糖液,并按葡萄糖与胰岛素之比为(2～4)∶1维持静脉滴注。若血钠低于正常则应给予5%葡萄糖盐水。

高血糖是维护HHS患者血容量的重要因素,如果血糖降低过快、细胞外液水分向细胞内转移,而液体又未及时补充,将导致血容量和血压进一步下降,反而促使病情恶化。因此,应使血糖每小时以2.75～3.9 mmol/L的速度下降,尿糖保持在(+～2+)为宜。有下列情况要暂缓应用胰岛素:① 低血压伴严重高血糖,此时应首先补液、纠正低血压。② 低钾血症伴有失水和高血糖者,应首先补钾,待血钾正常后再予胰岛素,以防低钾性心律失常和呼吸肌麻痹而死亡。

四、纠正电解质紊乱

与DKA治疗相同。

五、消除诱因、防治并发症

应用适当抗生素,控制和预防感染。当血浆渗透压高于380 mmol/L时,应加用小剂量肝素或其他抗凝剂,预防脑血栓形成。输液速度不宜过快。血糖不宜下降过快。密切监测心功能,预防心力衰竭。

第三节　低血糖症

低血糖症(hypoglycemia)是血葡萄糖浓度低于正常的一种病理状态,不是一种独立的疾病。对成人而言,当血糖不高于2.8 mmol/L时,即可诊断为低血糖症。临床上以交感神经兴奋、心血管系统功能异常及脑功能障碍为主要症状,但有的患者可耐受很低的血糖而无症状。持久的严重低血糖将导致昏迷,称为低血糖昏迷(hypoglycemic coma),可造成永久性脑损伤,甚至死亡。

【病 因】

低血糖症的病因复杂,根据临床发作特点和发病机制分为三类。

一、空腹低血糖

1. 内分泌性

(1) 胰岛素或胰岛素样物质增多:见于胰岛素瘤或胰外肿瘤。

(2) 拮抗胰岛素的激素缺乏:如生长激素或肾上腺皮质激素缺乏症、垂体前叶功能减退、甲状腺机能减退、艾迪生病。

2. 肝源性

(1) 获得性肝病:中毒性肝炎、肝硬化、肝淤血和晚期肝癌等。

(2) 先天性糖原代谢酶缺乏:见于糖原累积症、果糖-1,6-二磷酸酶和丙酮酸羧激酶等葡萄糖异生酶缺乏性疾病。

3. 营养障碍性　婴儿酮症低血糖、严重营养不良、妊娠后期和尿毒症等。

4. 免疫原性　胰岛素自身免疫综合征、系统性红斑狼疮等。

二、药源性低血糖

1. 降糖药使用过量　长期口服磺脲类降糖药,对老年人及肾功能不全者易诱发低血糖。胰岛素使用不当,未按时进餐、剧烈活动也可引起低血糖。

2. 阿司匹林类制剂　本身具有降糖效应,并可增强磺脲类降糖药的作用。

3. 乙醇　乙醇可抑制糖异生,导致低血糖。

4. 其他　β受体阻滞剂、磺胺类抗生素、苯妥英钠等药物也可诱发低血糖。

三、餐后低血糖(反应性低血糖)

1. 特发性低血糖　临床上最为多见,占餐后低血糖患者的60%左右,主要为自主神经功能失调、迷走神经功能亢进,刺激胰岛β细胞分泌过多的胰岛素,常在餐后2～4小时发作。本病不经治疗可自行恢复。

2. 早期糖尿病低血糖　由于胰岛细胞对高血糖引起的胰岛素释放反应延迟,在餐后3～4小时发生低血糖。

3. 胃肠手术后低血糖　见于胃切除术、迷走神经切断术、幽门成形术、胃肠吻合术后等患者,由于饮食快速由胃进入小肠,大量葡萄糖吸收,刺激胰岛过量分泌胰岛素。

4. 其他　可见于半乳糖血症、遗传性果糖不耐受等疾病。

【发病机制和病理生理】

1. 发病机制　任何原因使血糖来源不足或利用过度,均能导致血糖降低。具体机制有:

(1) 糖摄入严重不足或消化吸收不良。

(2) 糖中间代谢酶的缺陷或获得性肝病,使糖原储藏、分解或异生减少。

(3) 生长激素、糖皮质激素、胰高糖素和肾上腺素等胰岛素反调节激素分泌不足。

(4) 供给糖异生的底物不足。

(5) 胰岛素等使血糖降低的激素或物质过多。

(6) 组织消耗能量过多。

(7) 迷走神经过度兴奋等。

2. 病理生理　神经系统只能利用葡萄糖和酮体作为能量的来源,而且神经组织细胞本身并无糖原储备,脑细胞内存储的少量葡萄糖在完全中断血糖供应后只能维持代谢 10～15 分钟;酮体的形成又需要一定的时间,不是抵御急性低血糖的有效保护措施。短暂的低血糖导致可逆性的脑功能不全,严重而持久的低血糖则可引起脑死亡。低血糖对中枢神经系统影响与脑部发育进化程度有关,首先是大脑皮层受抑制,出现意识障碍,精神失常等症状;继而皮层下中枢包括基底节、下丘脑、中脑以及延脑的功能活动受到影响,出现躁动不安,瞳孔散大,扭转痉挛和阵发性惊厥等症状。

大多数健康人在血糖降至 2.5 mmol/L 以下即出现早期抵御低血糖的交感神经兴奋综合征。然而,如果血糖缓慢下降,而且降幅不大,但持续的时间长则无明显交感神经兴奋综合征出现,主要表现为大脑功能障碍。相反,如果血糖迅速大幅度下降,2 小时内从 20 mmol/L 降至 6.7～7.2 mmol/L。虽然此时血糖水平在正常范围内,但也可出现交感神经兴奋的早期低血糖表现。

3. 病理改变　低血糖早期脑组织充血伴多发性出血淤点;后期脑细胞水肿及缺血性坏死,尤以大脑皮层、基底节和海马等部位最明显;最后神经细胞广泛坏死消失、脑组织软化,病情不可逆转。

【临床表现】

低血糖症的临床表现是非特异的,与低血糖的程度、患者的年龄、血糖下降的速度及持续的时间有关。临床表现主要是交感神经过度兴奋与脑功能障碍两大类症候群。

一、交感神经兴奋的表现

低血糖可使交感神经兴奋、刺激肾上腺髓质激素分泌。出现乏力、出冷汗、四肢发凉、皮肤面色苍白、心悸、饥饿感、手足颤动、烦躁不安等表现。此时神志尚清,及时补充糖分即可恢复。

二、脑功能障碍

1. 大脑皮质功能受抑制　患者有意识模糊、定向力及识别力明显减退、嗜睡、多汗、震颤、神志不清及语言障碍。

2. 皮质下中枢受抑制　患者神志不清、躁动不安,痛觉过敏、阵挛性舞蹈动作、瞳孔散大,强制性抽搐及锥体束征阳性。

3. 大脑、中脑受累　患者肌张力下降,出现癫痫样抽搐。

4. 脑干受损　表现为去大脑强直、心动过缓,体温不升及各种反射消失。

5. 遗留永久的脑功能损害　如偏瘫、截瘫、失语、共济失调、面神经麻痹、视野缺损等。

6. 其他　严重而持久的低血糖,患者很快进入昏迷状态,各种反射消失,甚至猝死。新生儿和婴儿低血糖往往以惊厥为主要表现。

三、低血糖分层

1. 血糖警惕值:血糖不高于 3.9 mmol/L,需要服用速效碳水化合物和调整降糖方案剂量。

2. 临床显著低血糖:血糖不足 3.0 mmol/L,提示有严重的、临床上有重要意义的低血糖。

3. 严重低血糖:没有特定血糖界限,伴有严重认知功能障碍且需要其他措施帮助恢复的低血糖。

【实验室检查】

1. 血糖　多低于 2.8 mmol/L。但长期高血糖的糖尿病患者血糖突然下降时,虽然血糖高于此水平仍会出现低血糖反应的症状。

2. 血浆胰岛素　血浆胰岛素(μU/ml)与同时测定的血糖值(mg/dl)之比,称为胰岛素释放指数,正常人小于 0.3,若大于 0.4 为异常,胰岛 β 细胞瘤的患者常大于 1。

3. 延长口服葡萄糖耐量试验(OGTT)　将试验延长到 5 小时,如出现低血糖,可诊断为反应性低血糖。

4. 肝功能　肝病性低血糖患者多为肝病晚期,反映肝功能的指标多明显异常。

5. 有关激素的测定

(1) 垂体、甲状腺或肾上腺功能检查:测定血 T_3、T_4、TSH、GH、ACTH、皮质醇、儿茶酚胺等激素。

(2) 血清胰岛素样生长因子-Ⅱ(IGF-Ⅱ)测定:胰腺外肿瘤性低血糖症患者血清 IGF-Ⅱ水平显著升高。

(3) 血 hCG 测定:有助于良、恶性胰岛素瘤的鉴别,约 2/3 的恶性胰岛素瘤患者血 hCG 水平升高,而良性胰岛素瘤患者其水平不升高。

6. 特殊检查　如 48～72 小时饥饿试验、C 肽抑制试验、选择性动脉造影等。

【诊断与鉴别诊断】

一、低血糖症诊断

1. 诊断依据　① 低血糖症的临床表现;② 发作时血糖不足 2.8 mmol/L;③ 补充葡萄糖后症状迅速缓解。

2. Whipple 三联症　① 空腹或运动促使低血糖发生;② 发作时血糖不足 2.8 mmol/L;③ 供给葡萄糖后低血糖症状迅速缓解。

二、病因分析

1. 糖尿病早期反应性低血糖　多在进食后 3～5 小时出现低血糖。患者多超重或肥胖,可有糖尿病家族史。5 小时 OGTT 显示空腹血糖高于正常,服糖后 0.5 小时、1 小时、2 小时血糖升高,3～5 小时可出现低血糖。血浆胰岛素高峰往往迟于血糖高峰。

2. 特发性低血糖　发生于餐后或 OGTT 2～5 小时的暂时性低血糖。多见于女性，症状多而体征少，以交感神经兴奋为主。发作时血糖轻度降低，5 小时 OGTT 显示空腹和服糖后 2 小时血糖正常，2～3 小时可出现低血糖。没有胰岛素分泌过多的证据。

3. 肝源性低血糖　多有严重的肝脏疾患，肝功能异常。主要为空腹低血糖，饥饿、运动等可诱发出现，病情呈进行性。OGTT 显示空腹血糖偏低，服糖后 2 小时血糖偏高，至 3～5 小时可能出现低血糖。

4. 胰岛 β 细胞瘤　可见于任何年龄，女性约占 60%；起病缓慢，反复发作，进行性加重。多在清晨、饥饿及运动时发作低血糖，发作时血糖很低。OGTT 呈低平曲线，血浆胰岛素明显升高。

5. 乙醇性低血糖　患者常有慢性肝病病史，在大量饮酒，尤其是空腹饮酒后出现低血糖。没有胰岛素过多的证据，可伴有代谢性酸中毒、酮尿或酮血症。

三、鉴别诊断

1. 低血糖昏迷易误诊为脑血管疾病，应通过病史、体格检查和血糖测定等全面分析。所有昏迷、癫痫发作、意识障碍、药物过量以及乙醇中毒的患者，都应测定血糖。有糖尿病史者应随时做血糖测定。

2. 低血糖昏迷应与糖尿病酮症酸中毒和高渗性高血糖状态鉴别（表 20－2）。

【治　疗】

低血糖为内科急症，如持续时间过长可使脑细胞发生不可逆损害甚至脑死亡。因此应尽可能使血糖迅速恢复正常水平，防止低血糖的反复发作。

一、发作时的急诊处理

1. 立即取血　检测血糖和血胰岛素。

2. 升高血糖

（1）补充葡萄糖：神志清醒者口服葡萄糖水或含葡萄糖饮料或进食高碳水化合物即可。意识模糊或抽搐者应立即静脉注射 50%的葡萄糖溶液 40～100 ml（短期可重复注射 1 次），儿童 0.3 g/kg。然后持续静脉滴注 10%葡萄糖液，根据血糖水平调整滴速，直至患者清醒、血糖恢复到正常水平。由于中枢神经系统血糖恢复正常的时间滞后于其他组织，输注葡萄糖的时间应持续数小时，以免再次发生低血糖症。长时间昏迷者，可鼻饲葡萄糖水和流质。

（2）肾上腺素：对情况紧急而严重的低血糖状态，可给予 1%肾上腺素 0.5 ml 皮下注射，可促进肝糖原分解，减少肌肉对葡萄糖的摄取。

（3）胰高糖素：肌内或静脉注射胰高糖素 1～2 mg，儿童 15 μg/kg。

（4）氢化可的松：100～200 mg 静脉滴注。

3. 定时监测血糖　每 15～20 分钟测血糖一次，直至低血糖完全纠正，并追踪监测 24～48 小时。

4. 脱水　血糖恢复正常且维持 30 分钟以上仍昏迷者，称为低血糖后昏迷（post-hypoglycemic coma）。这类患者多存在脑水肿，应在维持血糖正常的同时进行脱水治疗，甚至需要采用低温、亚低温疗法。

二、病因治疗

尽快查明低血糖症的病因和诱因,治疗原发病和消除诱因,防止低血糖症再次发作。

三、不同类型低血糖症的特殊处理

1. 胰岛素瘤　确诊后应尽早手术切除。暂不能手术者可试用:① 链脲霉菌素及氟尿嘧啶联合治疗;② 糖皮质激素与胰高血糖素联合使用以提高血糖;③ 奥曲肽(Octreotide)100～300 μg,皮下注射。

2. 胰外肿瘤　手术切除肿瘤。

3. 肝源性低血糖　保肝治疗,多进食高碳水化合物饮食,必要时睡前加餐。

4. 反应性低血糖　少量多餐,严格控制碳水化合物摄入量,增加蛋白质摄入量。对于精神紧张、易激动、焦虑患者可适当应用镇静药物,或使用阿托品降低迷走神经张力。

第四节　乳酸性酸中毒

乳酸性酸中毒(lactic acidosis,LA)是指各种原因引起血中乳酸持久增高和血 pH 减低的异常生化改变所致的临床综合征。本症是糖尿病的急性并发症之一,可单独存在或与酮症酸中毒和高渗性高血糖状态并存,其病情严重,病死率高达 50%以上,早期诊断与治疗非常重要。

【病因与发病机制】

乳酸是糖无氧酵解的终产物,在供氧正常时放出能量 ATP,但当供氧不足时,丙酮酸不能进一步代谢而堆积在细胞内。在乳酸脱氧酶系的作用下,丙酮酸由 NADH(还原型辅酶Ⅰ)获得 H^+ 而转变为乳酸,正常乳酸的产生与利用之间保持平衡,血乳酸浓度正常值为 0.4～1.4 mmol/L,约为丙酮酸的 10 倍。当全身或局部缺血、缺氧在细胞水平氧利用减低,糖酵解增强,丙酮酸生成增多,直接转变为乳酸也多。随着血乳酸生成,血 pH 改变取决于:① 组织产生乳酸的速度;② 细胞外液的缓冲能力;③ 肝、肾对 H^+ 清除的能力。因此血乳酸堆积有两种情况:一种只是血乳酸水平暂时增加而无血 pH 降低的“高乳酸血症”(hyperlactacidemia),即 Huckabee 分型Ⅰ型;另一种为乳酸性酸中毒,血乳酸增高同时有 H^+ 堆积、血 pH 降低,即 Huckabee 分型Ⅱ型。糖尿病乳酸性酸中毒常发生于 2 型糖尿病,其虽与上述各型都有联系,但更常见的是由口服双胍类降糖药(苯乙双胍、二甲双胍)引起的。苯乙双胍(DBI)引起乳酸性酸中毒的原因是:① DBI 增加糖无氧酵解使乳酸产生增加;② 减少了肝和肌肉对乳酸的摄取;③ 减少了肾脏排酸功能。已证实二甲双胍升高血乳酸的能力较 DBI 小,因此已逐渐代替 DBI。过量饮酒、超量应用胰岛素等都有诱发乳酸性酸中毒的可能。另外,亦与糖尿病病人已合并有慢性心、肺疾病或肝、肾功能障碍有关。

【诊　断】

一、临床表现特点

LA多见于50岁以上2型糖尿病,使用双胍类降糖药的过程中或伴发于急性重症并发症时。起病较急,主要表现为代谢性酸中毒引起的深大呼吸,严重时神志模糊。精神恍惚、谵妄以至昏迷,也可出现呕吐、腹泻等脱水症状,可有明显的腹痛,易误诊为急腹症。其临床过程又不能以肾衰竭或酮症酸中毒解释。

二、实验室检查

实验室检查是乳酸性酸中毒诊断的关键。除糖尿病的实验室检查外,还有:① 血酸度明显增高:血pH<7.30,有的可降至7.0以下;血HCO_3^-明显降低,常低于10 mmol/L。② 血乳酸:常高于5 mmol/L,有时可达35 mmol/L(高于25 mmol/L者大多不治);血丙酮酸相应增高,达0.2～1.5 mmol/L;血乳酸/丙酮酸≥30∶1。当乳酸浓度高于5 mmol/L,HCO_3^-不超过10 mmol/L,血乳酸/丙酮酸高于30∶1而可除外其他酸中毒原因时,可确诊为本病。③ 血浆阴离子间隙(AG):AG常高于18 mmol/L,可达25～45 mmol/L(正常值12～16 mmol/L)。AG增高常见于糖尿病酮症酸中毒或乙醇性酮症酸中毒、尿毒症性酸中毒、乳酸性酸中毒及某些药物毒性所致如水杨酸盐等,临床上若排除前二者,又不存在药物毒性的可能,此时AG增高强烈支持乳酸性酸中毒。④ 血酮体一般不升高,或轻度升高。

三、注意事项

糖尿病患者在服用双胍类降糖药过程中,呈现严重酸中毒,既无酮体增多(血酮、尿酮皆不增多),又无严重高血糖、血浆渗透压升高或高钠血症等,即应疑及本症。凡有休克、缺氧、肝肾功能衰竭者,如酸中毒较重时,必须警惕LA的可能性。确诊依靠血乳酸测定,若无乳酸测定的设备条件,可根据AG增大,但先决条件是除外酮症酸中毒及高渗性高血糖状态。LA主要诊断标准为:① 血乳酸≥5 mmol/L;② 动脉血pH≤7.35;③ AG>18 mmol/L;④ HCO_3^-<10 mmol/L;⑤ CO_2CP降低;⑥ 丙酮酸增高,乳酸/丙酮酸≥30∶1;⑦ 血酮体一般不升高。

【治疗与预防】

1. 预防为主　LA病死率高,治疗难度大,故必须提高警惕,认真预防。双胍类药物如DBI可诱发LA,肝、肾、心功能不全时,可导致双胍类药物在体内蓄积,因此在应用双胍类药物前应查肝、肾、心功能,若存在功能不全时则忌用双胍类药物。对于其他能诱发LA的药物,如水杨酸、异烟肼、山梨醇、乳糖等,也应尽量避免应用。休克、缺氧、肝肾功能衰竭状态下的危重病人,若伴有酸中毒,须警惕发生LA的可能性。

2. 一般措施　寻找和去除诱发LA的诱因,停用所有可诱发LA的药物与化学物质。畅通呼吸道,充分给氧,改善氧合功能,加强监测。

3. 纠正休克　补液扩容可改善组织灌注,减少乳酸的产生,促进利尿排酸。输液宜用生理盐水,避免用含乳酸的液体。

4. 纠正酸中毒　高渗碳酸氢钠溶液可抑制 HbO_2 分离,加重组织缺氧,尤其有早期循环衰竭者。大剂量碳酸氢钠可引起血钠过高、血渗透压升高、容量负荷加重,血乳酸反而增高。故目前主张用小剂量等渗碳酸氢钠溶液持续静脉滴注的方式,使 HCO_3^- 上升 4～6 mmol/L,维持在 14～16 mmol/L,动脉血 pH 升至 7.2。

缺乏 HCO_3^-(mmol/L)=(正常 HCO_3^- －测得 HCO_3^-)(mmol/L)×0.5×体重(kg)

糖尿病患者有 DKA 存在时仅需少量碳酸氢钠使 pH 恢复到 7.0～7.1 为宜。除补液补碱外,随时补充钾盐以防低钾。

5. 降低血乳酸　① 胰岛素治疗:胰岛素不足是导致糖尿病 LA 的诱因之一。胰岛素不足使丙酮酸脱氢酶活性降低,丙酮酸进入三羧酸循环减少。应用胰岛素治疗,减少糖无氧酵解,有利于血乳酸的清除。血糖不高的患者需同时静滴葡萄糖液。② 亚甲蓝为氧化还原剂,其作用类似 NAD^+,可促使乳酸转化为丙酮酸,降低血乳酸的浓度。用法是 1～5 mg/kg 静滴,2～6 小时作用达高峰,可维持 14 小时。③ 二氯醋酸(DCA):是丙酮酸脱氢酶激活剂,能迅速增强乳酸的代谢,并可阻止肝细胞释放乳酸和丙酮酸,使血中浓度进一步降低。此外,DCA 能增强心肌收缩力和心排出量,从而改善心脏灌注。④ 血液净化疗法:用不含乳酸钠的透析液进行血液或腹膜透析治疗,可加速乳酸排泄,并可清除 DBI 等引起的 LA 的药物,尤其适用于不能耐受钠过多的老年患者与肾衰竭病人,对双胍类药物引起的 LA 是最为有效的治疗方法。

(李建国　李小民　谢智慧　陈令东)

第二十一章　内分泌急症

第一节　垂体前叶功能减退危象

垂体前叶功能减退危象简称垂体危象（pituitary crisis），是在垂体功能减退的基础上，由于各种应激状态所诱发的垂体激素严重缺乏导致的一种内分泌急症。常表现为意识模糊、昏迷、循环衰竭、低血糖和（或）低钠血症等危急状态。垂体危象病情凶险，如诊治不及时，可危及生命。本病好发于成年女性。

【病因及诱因】

一、病因

由于垂体前叶分泌细胞受下丘脑分泌激素的调节，故垂体前叶功能减退可原发于垂体疾病，亦可继发于下丘脑病变。垂体前叶功能减退症可由多种因素引起，如垂体和下丘脑附近肿瘤，蝶鞍区手术、外伤和放射治疗，颅内感染或浸润性疾病，以及缺血坏死等。其中最常见的病因是垂体腺瘤和产后大出血所致垂体缺血性坏死。因产后大出血所致垂体前叶功能减退亦称为希恩综合征（Sheehan syndrome）。

二、诱因

诱发垂体危象的原因有多种，最常见的诱因是感染，约占70%，包括上呼吸道感染、胃肠道感染、泌尿系感染等。其次为过度劳累、手术创伤、停药、进食过少或不进食、进水量过多、寒冷刺激，以及使用胰岛素、麻醉剂和镇静剂不当等。

【病理生理】

一、多种激素分泌不足

1. 肾上腺皮质激素分泌不足　由于垂体前叶ACTH分泌减少，体内肾上腺皮质激素水平降低。糖皮质激素缺乏，使机体免疫功能和应激能力下降，易发生感染；在应激情况下易发生低血糖。糖皮质激素缺乏，潴钠排钾作用降低，使血钠处于低水平，血容量减少，易发生低血压和直立性低血压。ACTH减少使得患者肤色变淡，以乳晕、腹中线等处更为明显。

2. 甲状腺激素分泌不足　垂体前叶TSH分泌减少,体内甲状腺激素水平低下,机体各系统功能减低,代谢减慢,易出现低体温、智力减退、反应迟钝、面容苍老、毛发脱落、心率缓慢、心音低钝等。

3. 性腺激素分泌不足　促性腺激素缺乏,使性腺激素分泌减少,女性可有闭经、乳腺及生殖器萎缩,生育能力丧失;男性第二性征退化,睾丸萎缩,精子停止发育,外生殖器及前列腺缩小。

4. 泌乳素(PRL)分泌不足　在分娩后产妇乳房不胀,没有乳汁分泌。

5. 生长激素(GH)分泌不足　GH有升血糖作用,GH分泌不足主要表现为低血糖。

根据疾病表型不同,其发病机制也各异。

二、激素不足或缺乏与垂体危象

1. 低血糖昏迷　垂体前叶功能减退使生长激素、糖皮质激素及甲状腺激素等减少,拮抗胰岛素的能力减弱,使葡萄糖糖利用增多、糖原合成增加、分解减少,导致低血糖和低血糖昏迷。当患者有饥饿、胃肠炎症、运动过度或情绪波动时,更易发生低血糖。

2. 失钠性循环衰竭性昏迷　垂体前叶功能减退引起继发性肾上腺皮质功能减退,并导致电解质紊乱,尤其是低钠血症。当患者处于应激状态时,醛固酮分泌不能相应增多,导致失钠、低钠血症和低血容量;如同时合并抗利尿激素分泌增多,又会进一步加重低钠血症。低钠血症和低血容量可引起神经系统功能失常,甚至昏迷。

3. 水中毒性昏迷　由于肾上腺皮质激素分泌不足,抗利尿激素相对过量。摄水过多后,肾脏不能排出多余的水分,水潴留导致血液稀释,血浆渗透压下降,水分向组织内转移,引起细胞肿胀。脑细胞肿胀引起颅内压升高和一系列神经精神症状或昏迷。

4. 低温性昏迷　低温是指肛温低于35℃。垂体功能减退的患者,机体产热量减少,当处于散热过多状态而又未及时保暖时,则出现低体温。本型昏迷多发生于冬季,中枢抑制药物如镇静剂、麻醉药是常见的诱发因素。如果垂体功能减退者只使用糖皮质激素而未服用甲状腺激素,也可诱发低体温。

5. 高热昏迷　多在感染时发生,体温高达40℃以上。由于缺乏肾上腺皮质激素,感染后易高热,易出现烦躁不安、意识不清或反应迟钝、抽搐、痉挛及昏迷。

6. 垂体卒中　肿瘤引起的垂体机能减退者,因肿瘤缺血、坏死或出血,体积突然增大,压迫垂体及周围组织,引起一种特殊的危象状态。

【临床表现】

根据病情进展过程,大致可分为危象前期和危象期两个阶段。

一、危象前期

在一些诱因促发下,原有的垂体前叶功能减退的症状加重,以精神神志改变和胃肠道症状加重尤为突出。

1. 精神神经症状　患者严重乏力、精神萎靡、表情淡漠、嗜睡。

2. 胃肠道症状　明显的厌食、恶心、自发呕吐或进水进食后呕吐,可伴有上腹痛。

3. 其他　体温正常、偏低或高热，血压偏低、脉压小或有体位性低血压。

部分患者症状进展缓慢，厌食、恶心可长达数周，逐渐发展为呕吐、失水、消瘦、乏力及精神萎靡更为明显。因感染而伴有高热患者病情进展迅速，仅有数小时的恶心、呕吐、烦躁或淡漠等症状，即进展为危象期。服用安眠药、镇静剂而诱发昏迷的患者往往无胃肠症状，直接在“睡眠中”进入危象昏迷。

二、危象期

因分泌低下的激素种类和程度不同及个体差异，垂体危象的临床类型有多种。

1. 低血糖或低血糖性昏迷　是垂体危象中最常见的临床类型，约占垂体危象的1/3。

(1) 快速发生的反应性低血糖：多在空腹、饮酒后发生，或在高糖饮食或输入葡萄糖后发病，在出现典型的低血糖表现后，短时间内即出现昏迷，常伴有口吐白沫或癫痫样抽搐，血压下降、休克。

(2) 缓慢发生的低血糖：多见于年龄较大、长期卧床而进食量很少的患者，以神志改变为主，如嗜睡、神志朦胧、呼之能应，或最初有烦躁、呻吟，逐渐进入昏迷状态。常无明显大汗，血压正常或降低。

2. 低钠性昏迷　此型危象以显著的低钠血症、低血容量，甚至休克和昏迷为特点。多有胃肠功能紊乱、手术和感染等应激诱发因素。

3. 水中毒性昏迷　由于排水障碍，进水过多可导致水潴留、血液稀释和血浆渗透压下降，水分向细胞内转移引起(脑)细胞肿胀。表现为恶心、呕吐及一系列神经精神症状，如意识淡漠、精神错乱、抽搐、嗜睡和昏迷。此型患者一般无脱水征象，不发生周围循环衰竭，反而有水肿、体重增加等表现。

4. 低温性昏迷　是较为少见的临床类型，多发生于严冬，尤其是有黏液性水肿患者。起病缓慢，逐渐进入昏迷，昏迷时体温很低，甚至在30℃以下。

5. 感染性昏迷　患者发生感染后易出现高热，体温可高达40℃，而脉搏往往不相应递增；可出现恶心、呕吐、烦躁不安、意识不清或反应迟钝，谵妄、昏迷及休克的表现。

6. 镇静、麻醉剂所致昏迷　镇静安眠药是导致昏迷的诱因之一。垂体前叶功能减退患者对镇静、麻醉剂甚为敏感，即使服用一般常用剂量亦可能发生长时间昏睡，昏睡中血糖逐渐下降，进入低血糖昏迷。

三、垂体卒中

因垂体肿瘤缺血坏死或出血，导致体积突然增大，压迫垂体及周围组织，引起一种特殊的危象状态，称为垂体卒中。垂体卒中起病急剧，病情凶险，多因神志障碍或昏迷死亡。可出现以下临床表现：

1. 颅内压突然增高的症状　如剧烈头痛、眩晕、呕吐，严重者昏迷。

2. 蝶鞍临近组织压迫的症状　向上压迫视觉通路、间脑和中脑，可引起视力下降、视野缺损及生命体征改变；向下压迫丘脑，可引起血压、体温、呼吸及心律失常；压迫侧面进入海绵窦，可引起眼外肌麻痹、三叉神经症状及静脉回流障碍等。

3. 少数有尿崩症或抗利尿激素分泌不当综合征(syndrone of inappropriate antidiuretic hormor secretion，SIADH)。

【辅助检查】

一、内分泌功能检查

1. 垂体前叶激素测定　泌乳素、促甲状腺激素、促性腺激素和促肾上腺皮质激素明显减少。由于垂体激素在血中含量很低，而且其分泌呈脉冲式，血中水平波动很大，有时仅1或2次测定结果不能下结论，常需要多次测定。

2. 靶腺激素测定　甲状腺激素、性激素和糖皮质激素等均显著降低。

3. 兴奋试验　垂体联合功能试验在垂体前叶功能减退的诊断中具有重要价值，但必须在急性期渡过以后实施。可进行促甲状腺激素释放激素(TRH)兴奋试验、黄体生成素释放激素(LHRH)兴奋试验以及促肾上腺皮质激素(ACTH)刺激试验，以了解下丘脑-垂体-甲状腺轴，下丘脑-垂体-性腺轴，以及垂体-肾上腺皮质轴的功能情况。如一次性静脉注射ACTH 25 U，注射前、注射后30分钟、60分钟取血清测定皮质醇浓度，正常人升高到552 nmol/L或以上，而患者反应降低或消失。原发性靶腺功能减退者始终无反应，而垂体功能减退者，使用垂体激素刺激时靶腺可有迟发反应。

下丘脑激素兴奋试验还可鉴别损害是来自下丘脑或垂体，垂体疾病者不发生反应；在下丘脑损害时，垂体可发生迟发反应；而靶腺原发功能减退时，垂体呈过高反应。

二、代谢紊乱的指标

因临床类型不同，生化检查结果常不一致。一般可见血糖降低，血钠、血氯下降。

三、其他

X线检查、CT、MRI、脑血管造影可发现垂体肿瘤。

【诊断与鉴别诊断】

一、诊断

经过详细地询问病史，了解有无诱发因素，加上具有垂体功能减退的症状与体征，并伴有休克或昏迷，一般可以明确诊断。对于诊断有疑问时，可以先行针对性治疗，待病情平稳后，再做相关的辅助检查，以便明确诊断。

二、鉴别诊断

垂体危象易与其他原因导致的低血糖症、黏液性水肿、昏迷和肾上腺危象混淆，应注意加以鉴别。

当证实有靶腺功能减退时，需鉴别是原发性或继发于垂体的靶腺功能减退。靶腺原发性功能低下者，多为个别腺体功能减退，其特点是靶腺激素显著降低，而垂体相应的促激素明显升高；反之，继发性靶腺功能减退者，靶腺激素和垂体各相应的促激素都降低。

【治　疗】

垂体危象昏迷多由低血糖和(或)低钠血症引起。故处理原则是：首先要纠正低血糖、水和电解质紊乱、补充相关激素，同时控制应激诱因及对症治疗等。

一、纠正低血糖

立即静脉注射50%葡萄糖液40～80 ml，随后以10%葡萄糖液持续静脉滴注，不可骤停，以免患者再次昏迷；或数小时后再给50%葡萄糖液40～60 ml静脉注射。患者清醒后能进食者，可给糖水、食物，第一个24小时糖的摄入量不少于150～200 g。当患者血压稳定、饮食恢复正常时停用静脉输液。

二、补充血容量

有胃肠道紊乱、失钠及血容量不足表现者，可给予5%葡萄糖盐水，严重低钠血症者，可酌情补给高渗盐水。输液量根据血容量不足的严重程度而定，注意出入量平衡，避免输液过量。有水中毒者，应严格控制输液量、加用利尿药和脱水剂，保持轻微的水负平衡(1 L/d)。此时，补充激素更重要。

三、补充相关激素

1. 肾上腺皮质激素　在补充葡萄糖的同时，必须补充糖皮质激素。立即在5%葡萄糖生理盐水中加入氢化可的松200～300 mg静脉滴注。病情稳定后，逐渐减量，最后改为维持量口服。一般在1～2天后减量，7～10天降至平日替代量。

2. 甲状腺激素　可增加代谢率，提高体温，对水中毒、低体温者，首选三碘甲状腺原氨酸(T_3)鼻饲或静脉注射，每次12.5～25 μg，每12小时一次；也可口服甲状腺素(T_4)，每次0.1～0.2 mg，每日1～2次；或甲状腺片，每次20～40 mg，每12小时一次。在使用甲状腺激素的同时或之前，应给予氢化可的松，以免发生严重的肾上腺皮质功能不全。

四、纠正低体温

对低温患者应予保温，体温低于35℃时可采用热水浴缓慢加温，也可用电热床褥加热。注意复温不宜过快，体温回升速度以每小时不超过1℃为宜，体温回升过快，可增加耗氧量并使周围血管突然扩张，以致发生不可逆性休克。加温同时，应使用氢化可的松及甲状腺激素。

五、纠正水中毒

对水中毒昏迷者，要严格控制入水量，并将氢化可的松25～50 mg加入40 ml 25%～50%葡萄糖液中静脉推注，继之以250 ml 5%～10%葡萄糖液加氢化可的松100 mg静脉滴注。

六、纠正休克

垂体危象患者血压下降很常见，失水、血容量不足和低血糖、皮质激素缺乏是重要原因。经上述处理后多数患者不用升压药，血压即可逐渐恢复。但有部分严重感染患者，经上述治疗后血压仍不能恢复，需及时加用升压药物。

七、去除诱因、积极控制感染

感染是发生危象最为常见的诱因,积极控制感染是尽快治愈危象的关键之一。应根据感染的性质、细菌学检查结果选用有效的抗生素,剂量和疗程要足够。

病情平稳后,应该给予激素替代治疗,包括糖皮质激素、甲状腺激素和性激素。

第二节 肾上腺危象

肾上腺危象(adrenal crisis)亦称急性肾上腺皮质功能减退症(acute adrenocortical hypofunction)或艾迪生危象(Addisonian crisis),是由于肾上腺皮质功能急性衰竭,皮质醇和醛固酮绝对或相对分泌不足引起的以体循环衰竭为主要表现的临床综合征,是临床急诊抢救时经常遇到的一种内分泌危象。其病情凶险,死亡率高,临床上缺乏特异性表现,容易误诊或漏诊。

【病因与诱因】

由于肾上腺皮质严重破坏致肾上腺皮质激素绝对不足,或慢性肾上腺皮质功能减低,患者在某种应激情况下肾上腺皮质激素相对不足所致。

1. 原发性肾上腺皮质急性破坏 是导致肾上腺危象的常见原因。临床引起肾上腺急性破坏的病因有:① 严重感染败血症合并全身和双侧肾上腺出血,如流行性脑脊髓膜炎合并的 Waterhause-Friderichsen 综合征(华-弗综合征);② 全身性出血性疾病如血小板减少性紫癜、弥散性血管内凝血、白血病等,以及抗凝药物治疗引起的肾上腺出血;③ 癌瘤的肾上腺转移破坏;④ 外伤引起肾上腺出血或双侧肾上腺静脉血栓形成。

2. 诱发因素 有原发性和继发性慢性肾上腺皮质功能不全的患者,下列情况可诱发肾上腺危象:① 感染、劳累、外伤、手术、分娩、呕吐、腹泻和饥饿等应激情况;② 长期激素替代治疗患者突然减停激素;③ 垂体功能减低患者如希恩综合征,在未补充激素情况下给予甲状腺素或胰岛素时也能诱发肾上腺危象。

【发病机制】

正常人在应激情况下皮质醇分泌较基础水平增加 10 倍,但慢性肾上腺皮质功能减低、肾上腺皮质破坏的患者则不能相应增加,导致肾上腺皮质激素严重不足。皮质激素不足引起肾小管 Na^+ 重吸收障碍,大量失钠伴失水使血容量急剧减少,血压下降,休克,导致肾上腺危象的发生。糖皮质激素不足还使糖原异生减弱导致低血糖。

【临床表现】

肾上腺危象可因皮质激素绝对分泌不足或严重应激而骤然发病(急性型)。也可以呈亚急性型,主要是由于部分皮质激素分泌不足或轻型应激所造成,临床上发病相对缓慢,但疾病晚期也表现为严重的急性型。发生危象时,既有共同的临床表现,也可因原发病不同而表现出各自的特点。

一、肾上腺危象的共同表现

肾上腺危象时,多同时有糖皮质激素及盐皮质激素缺乏所致的共同症状。典型表现如下:

1. 循环系统　在原有血压偏低、心音低钝的基础上,突发脉搏细弱、心率加快、血压下降甚至休克。

2. 消化系统　食欲不振、厌食、恶心、呕吐,腹痛、腹泻、腹胀。部分患者的消化道症状特别明显,出现严重腹痛、腹肌紧张、反跳痛,酷似外科急腹症。

3. 神经系统　软弱无力、萎靡嗜睡、意识障碍和昏迷。发生低血糖者常有出汗、震颤、视力模糊、复视,严重者精神失常、抽搐。

4. 泌尿系统　合并肾功能减退时,出现少尿或无尿,血肌酐、尿素氮增高。

5. 全身症状　极度乏力,严重脱水,绝大多数有高热或出现低体温。

二、不同病因/诱因所致肾上腺危象的特征性表现

1. 手术所致肾上腺危象　多在术后即刻发生,因失盐、失水有一个过程,常常在48小时后症状明显。

2. 难产分娩　若有肾上腺出血也常在分娩后数小时至1~2天内发生危象。

3. DIC所致　常有严重的感染、休克、出血倾向、缺氧发绀及多器官栓塞等表现,凝血机制检查有异常发现。

4. 华-弗综合征　多有高热,头痛呕吐、颈强、意识障碍,血压下降或休克,皮肤广泛出血点或大片淤斑等症状和体征。

5. 慢性肾上腺皮质功能减退症　常有明显色素沉着、消瘦、低血压、反复昏厥发作等病史。

6. 长期应用肾上腺皮质激素　有向心性肥胖、多血质、高血压、肌肉消瘦、皮肤菲薄等表现。

【辅助检查】

一、实验室检查

特点是三低(低血糖、低钠血症、低皮质醇)、两高(高钾血症、高尿素氮)和外周血嗜酸性粒细胞增高。

1. 血常规检查　白细胞计数多数正常,嗜酸性粒细胞可升高达 $0.3\times10^9/L$。

2. 生化检查　血钠低、血氯低,血清钾和尿素氮偏高,血钠/血钾<30;空腹血糖低,口服葡萄糖耐量出现低平曲线。

3. 激素测定　是肾上腺皮质功能低下或肾上腺危象最有特异性诊断意义的指标,典型患者常有如下改变:① 血皮质醇降低;② 24小时尿皮质醇及17-羟皮质类固醇下降。

二、腹部X线片及肾上腺CT

某些Addison患者腹部X线片及肾上腺CT可发现肾上腺区钙化,或因结核、真菌感

染、出血、肿瘤转移等引起的双侧肾上腺增大。

【诊断与鉴别诊断】

一、诊断

肾上腺危象如发生在原已诊断慢性肾上腺皮质功能减退的基础上，一般诊断不难；对尚未明确诊断的患者，发生危象时诊断较为困难，易发生漏诊或误诊。在临床急诊工作中，若患者有导致肾上腺危象的原因和诱因，又出现下列情况之一时就应考虑到肾上腺危象的可能：① 不能解释的频繁呕吐、腹泻或腹痛；② 发热、白细胞增高但用抗生素治疗无效；③ 顽固性低血压、休克；④ 顽固性低钠血症(血钠/血钾<30)；⑤ 反复低血糖发作；⑥ 不能解释的神经精神症状；⑦ 精神萎靡、明显乏力、虚脱或衰弱与病情不成比例，且出现迅速加深的皮肤色素沉着。

简言之，凡有慢性肾上腺皮质功能减退、皮质醇合成不足的患者，一旦遇有感染、外伤或手术等应激情况时，出现明显的消化道症状、神志改变和循环衰竭即可初步诊断为肾上腺危象；如血、尿皮质醇或尿 17-羟皮质类固醇降低即可确诊。

二、鉴别诊断

1. 与其他病因引起的昏迷鉴别　由于大多数肾上腺危象患者表现有恶心、呕吐、脱水、低血压、休克、意识障碍和昏迷，必须与其他病因的昏迷鉴别，如糖尿病酮症酸中毒昏迷、高渗性昏迷、急性中毒及急性脑卒中等，此类患者血糖高或正常，嗜酸性粒细胞数不增加，而本症表现为血糖和皮质醇低、嗜酸性粒细胞增加等可助鉴别。

2. 与急腹症鉴别　由急性双侧肾上腺出血和破坏引起的肾上腺危象患者，半数以上有腹痛、肌紧张并伴有恶心、呕吐、血压低和休克，因此必须和内、外科急腹症，如胃肠穿孔、急性胆囊炎、急性重症胰腺炎、肠梗阻等鉴别。若患者同时有血 K^+ 高、嗜酸性粒细胞增高和血、尿皮质醇减低，则提示有肾上腺危象的可能。

【治　疗】

立即补充肾上腺皮质激素，纠正水和电解质紊乱、抗休克，去除诱因与病因，对症支持治疗。

开始治疗前，首先要取血做相应的检查(血电解质、血糖、BUN、皮质醇等)，然后立即给予静脉补液治疗。主要措施如下：

1. 补充糖皮质激素　立即静脉补充氢化可的松 100 mg，然后每 6 小时给予 100 mg，在第一个 24 小时总量 400 mg。若病情改善则第二天改为每 6 小时给予 50 mg。当患者一般状态改善、血压稳定后，可按每日 20%～30%的速度逐渐减量。但应强调：如患者的诱因和应激状态未消除，则不能减量过快。当病情稳定能进食后，糖皮质激素改为口服，并逐渐减至维持量(醋酸可的松 25～75 mg/d)。

2. 纠正水和电解质紊乱　补液量应根据失水程度、呕吐等情况而定，一般第一日需补 2 500～3 000 ml 以上，以 5%葡萄糖盐水为主，有显著低血糖时另加 10%～50%葡萄糖液，以后根据血压、尿量等调整入量。补液时需注意电解质平衡，若治疗前有高钾血症，当脱水和休克纠正，尿量增多，补充糖皮质激素和葡萄糖后，一般都能降至正常；若起始血清钾>6.5 mmol/L 或同时心电图有高钾血症引起的心律失常，则常需给予碳酸氢钠。呕吐、腹泻严重者，经大量补葡萄糖液和皮质激素后应密切注意补钾。

3. 抗休克　伴有低血压、休克患者，经补液及激素治疗仍不能纠正循环衰竭时，应及早给予血管活性药物。

4. 去除诱因与病因治疗　原发病与抗感染治疗等，体温高达 40℃以上者，应予物理降温。

5. 对症治疗　给氧、使用镇静剂，但禁用吗啡、巴比妥类药物。给予肝素防治 DIC。

第三节　甲状腺功能亢进危象

甲状腺功能亢进危象（crisis of hyperthyroidism）简称甲亢危象或称甲状腺危象（thyroid storm），是在甲亢未治疗或未得到良好控制的情况下，由于某些诱发因素致使病情急剧恶化而导致的一种严重的内分泌急症。临床表现为高热、大汗、心血管系统异常、精神神经系统症状和胃肠道症状。病情凶险，如抢救不及时，病死率高达 20％～50％，多因心力衰竭和休克而死亡。

【病因及诱因】

甲亢危象的根本原因是甲状腺功能亢进，但其发生的关键因素在于某些诱因急剧加重了甲亢病情，使其表现为一种危及生命的严重状态。甲亢危象常见的诱因如下：

1. 甲状腺手术前准备不充分　机体高代谢状态未控制即进行手术，是发生甲亢危象最常见的原因。麻醉及手术对患者的刺激，手术过程中对甲状腺的挤压，术中流血过多、血压下降或麻醉不完全、患者烦躁不安等都是引起危象的重要原因。危象常发生在术后 1～2 天以内或发生在手术过程中。

2. 各种应激因素　强烈的精神刺激、过度劳累、各种感染、手术、创伤、分娩、心肌梗死、肺梗死、糖尿病急症、严重的药物反应和输液反应等应急情况都能诱发甲亢危象。其中各种感染，尤其是急性上呼吸道感染和胃肠道感染是最常见的诱因之一。

3. 放射性碘（^{131}I）治疗　^{131}I 治疗所致危象常见于甲状腺肿大明显及病情较重者，接受^{131}I 治疗后 5％～10％患者出现放射性甲状腺炎，使甲状腺激素大量释放导致危象的发生。一般发生在治疗后 1～2 周。

4. 重度甲亢　严重甲亢药物尚未奏效时，病情急剧进展，也可发生危象。

5. 停用抗甲药物不当　病情未控制即停用抗甲状腺药物，亦可诱发甲亢危象。

【发病机制】

1. 血液循环中甲状腺激素水平骤然升高　甲亢手术、^{131}I 治疗或挤压甲状腺，大量甲状腺激素迅速释放进入血，使循环中甲状腺激素含量突然增加，由此导致甲状腺危象。

2. 血中游离甲状腺激素增加　感染、甲状腺以外其他部位的手术等应激，可使血中甲状腺激素结合蛋白质浓度减少，与其结合的甲状腺激素解离，血中游离甲状腺激素增多，导致甲状腺危象。

3. 机体对甲状腺激素反应性增加　一些甲亢危象患者血中甲状腺激素水平并无明显增高,但机体对甲状腺激素的耐受力降低,对甲状腺激素的反应性发生改变。

4. 儿茶酚胺作用增强　应激使交感神经系统和肾上腺髓质活性增加,分泌大量儿茶酚胺;甲状腺激素对儿茶酚胺受体有上调作用,增强儿茶酚胺的效应,由此加重甲亢,诱发甲状腺危象。

5. 肾上腺皮质功能减退　甲亢患者肾上腺糖皮质激素的代谢、清除加快,肾上腺皮质储备不足。应激时,肾上腺皮质不能代偿地分泌更多的糖皮质激素,结果产生肾上腺皮质功能衰竭。

【临床表现】

甲状腺危象多为突然起病,其突出表现是发热、心动过速,心率与体温升高不成比例,并伴有神经、循环、消化系统的严重功能紊乱。甲亢危象可分为两个阶段,即危象前期和危象期;少数甲亢患者直接进入危象期或以甲亢危象为首诊。

一、危象前期

临床上把那些甲亢症状突然加重而尚未进入危象期的早期患者称为危象前期或危象先兆。这时患者体温在 38～39℃之间,心率在 120～160 次/分,部分患者可有心律不齐。同时患者多有乏力、多汗、焦虑、烦躁不安、食欲不振、恶心、大便次数增多。危象前期进一步发展即为危象期。

二、危象期

1. 高热　体温在 39℃以上、皮肤潮红和大汗淋漓,一般的解热措施无效;高热是甲亢危象的特征性表现,是与重症甲亢的重要鉴别点。

2. 神经精神症状　是甲亢危象的典型表现之一。烦躁不安、激动、定向力异常、焦虑和幻觉等十分常见,严重者可出现谵妄和昏迷。有些易被误诊为精神病。

3. 心血管表现　心动过速(＞160 次/分)、心率增快与体温升高程度不成比例是甲亢危象的特征性表现。可出现严重心律失常、心衰,少数严重病例出现休克。

4. 胃肠道症状　食欲减退、恶心、呕吐及腹泻是常见的临床表现,但大便检查多无炎症表现。

三、淡漠型危象

有些淡漠型甲亢的患者在发生危象时,并无典型甲亢症状,表现为淡漠加重,极度衰弱,嗜睡、反应迟钝,甚至木僵、昏迷,体温轻度上升或体温过低,皮肤干皱、汗少,心率不快、甚至缓慢,可有房室传导阻滞。此一状况称为淡漠型危象(apathetic crisis),可因危象而“安静地死亡”。

【实验室检查】

1. 甲状腺激素　血清总 T_3、T_4 升高,TSH 降低,但危象患者血游离甲状腺激素升高更为显著,所以测定血清游离 T_3 和游离 T_4 水平最有价值。

2. 电解质　可有血钠、血氯、血钙减低，部分患者血磷与血钾升高。

3. 肝肾功能　可见胆红素升高及氨基转移酶异常，部分患者血清尿素氮升高。

【诊断与鉴别诊断】

一、诊断

甲状腺危象诊断最关键的指标是高热和心动过速。任何一个甲亢患者，尤其是未经正规治疗，或治疗中断，或有上述诱因存在的情况下，原有的甲亢病情突然明显加重，出现：① 极度不安、谵妄、昏迷；② 高热达39℃以上，一般退热剂无效；③ 心率异常升高与体温升高不相对应，＞160次/分；④ 大汗淋漓；⑤ 频繁呕吐、腹泻等交感神经过度兴奋和代谢旺盛。出现以上甲亢危象的典型表现，即可以诊断为甲状腺危象。

对淡漠型危象，应该给予高度警惕，诊断困难时，应注意检查甲状腺激素。

二、鉴别诊断

本病应与引起高热、心动过速、胃肠炎和神经精神症状的其他疾病鉴别，应重点与感染、心血管疾病和嗜铬细胞瘤等鉴别。

三、病情评估

甲状腺危象患者出现下列情况提示病情危重：① 过高热；② 惊厥、昏迷；③ 严重心律失常和心衰；④ 休克；⑤ 体温不升；⑥ 极度衰竭。

【治　疗】

治疗原则是早期治疗，在危象前期即应采取积极治疗措施，抑制甲状腺激素的合成，减少甲状腺激素的释放，拮抗甲状腺激素的作用，注意对症支持治疗，去除诱因。

一、降低血液循环中甲状腺激素的浓度

1. 抑制甲状腺激素的合成　确诊后立即口服或鼻饲丙基硫氧嘧啶或甲巯咪唑(他巴唑)。丙基硫氧嘧啶吸收快，用药后50分钟血中浓度达峰值；而且可以抑制组织中5′-脱碘酶的活性，阻断T_4向生物活性更强的T_3转化，故为首选制剂。一般使用丙基硫氧嘧啶，每次200～300 mg，每日3～4次口服；或甲巯咪唑(他巴唑)，每次20～30 mg，每日3～4次口服。此疗法可使T_3浓度在24小时后下降50%。待甲亢危象缓解后，可逐渐减至常规剂量。

2. 抑制甲状腺激素的释放　碘制剂能使甲状腺球蛋白上的甲状腺激素不被水解，减少甲状腺激素向血中释放；而且，用碘制剂治疗危象其疗效更为迅速有效。因此，碘制剂应同抗甲状腺药物同时使用。口服或经胃管灌入复方碘溶液(Lugol液：含碘5%、碘化钾10%)，首剂30～60滴，以后每6～8小时一次，每次5～10滴。或将碘化钠0.5～1 g溶于10%葡萄糖液中持续静脉滴注12～24小时。然后开始减量，危象缓解后3～7天可停用碘剂，最长疗程不超过2周。碘剂对外科手术引起的甲亢危象，效果常不明显。对碘过敏的患者可选用碳酸锂每日0.5～1.5 g，分3次口服。

3. 清除已分泌至循环中的甲状腺激素　对于那些经过常规治疗症状仍不缓解者，可选

择血液净化疗法或换血疗法清除血液中甲状腺激素。

二、降低周围组织对甲状腺激素和儿茶酚胺的反应性

1. β受体阻滞剂　肾上腺素能β受体阻滞剂能有效地降低外周组织对儿茶酚胺和甲状腺激素的反应性,还可以减少 T_4 向 T_3 的转化。一般选用普萘洛尔(心得安),每次 10～40 mg,每 4～6 小时口服一次;或静脉注射每次 1～2 mg,每 2～5 分钟重复一次,总剂量用至 5～10 mg。严重的心力衰竭、房室传导阻滞及哮喘者慎用。

2. 利血平　为肾上腺素能阻滞剂,能使神经组织储存的儿茶酚胺耗竭。肌内注射,每次 1～2 mg,每 4～6 小时一次。本药能够引起意识障碍,临床上应给予重视。

3. 胍乙啶　肾上腺素能阻断剂,使组织中的儿茶酚胺耗竭。每日每公斤体重 1～2 mg,分 3 次口服。

三、肾上腺糖皮质激素

甲状腺危象患者应用肾上腺糖皮质激素具有以下作用:① 纠正肾上腺皮质功能相对不足状态;② 抑制甲状腺激素的分泌;③ 抑制 T_4 向 T_3 的转化;④ 减轻外周组织对甲状腺激素的反应;⑤ 退热、抗毒与抗休克等。因此,治疗甲亢危象时,推荐同步使用肾上腺皮质激素,如氢化可的松 200～500 mg 或地塞米松 10～30 mg 静脉滴注,每日 1 次,待病情好转后逐步停用。

四、对症支持治疗

对于高热的患者,应该积极采用物理或药物降温的方法,必要时可用人工冬眠。

注意防治电解质紊乱、补充维生素、处理心力衰竭及抗感染等。

第四节　甲状腺功能减退危象

甲状腺功能减退危象(hypothyroid crisis,HC)简称甲减危象,又称黏液性水肿昏迷(myxedema coma),是甲状腺功能低下失代偿的一种严重的临床状态。病死率在 50%以上,多见于未经治疗或病情控制欠佳的老年甲减患者,常在冬季发病,病前多有应激等诱发因素。

【病因及诱因】

甲状腺功能减退(甲减)、甲状腺激素缺乏是发生甲减危象的基础病因。甲减可分为原发性、继发性、三发性和甲状腺激素抵抗综合征四类,原发性甲减是发生甲减危象的最主要原因,占 90%～95%;少数甲减危象是由于周围组织对甲状腺激素拮抗或不敏感引起。

任何使机体对甲状腺激素需要量增加的因素均可诱发本病。常见的诱因有:寒冷,急性感染,各种创伤、出血、缺氧、手术、麻醉,不适当的应用镇静、麻醉、退热药物以及药物中毒或输液反应、心衰、肺水肿、心肌梗死、癫痫、脑血管意外、低血糖、血钙异常等。原有肺部及心血管疾患的老年甲减患者更易发生甲减危象。

【发病机制】

一、缺氧和二氧化碳潴留

甲减患者对缺氧和高二氧化碳血症的换气反应明显减弱，舌体增大、上呼吸道不通畅、贫血，以及中枢神经系统抑制等均可使机体缺氧和二氧化碳潴留，发生二氧化碳麻醉及呼吸性酸中毒，这是甲减危象的最主要机制。

二、代谢障碍

1. 能量代谢障碍　甲状腺激素不足时，细胞的氧化磷酸化过程出现障碍，ATP 生成减少而不能供给足够的能量，使细胞的各种代谢活动受到抑制。

2. 黏液水肿　体内脂质和黏蛋白分解代谢减慢，出现高脂血症和黏液性水肿。黏蛋白亲水力很强，沉积在各组织细胞间隙吸附大量水分，使组织肿胀、细胞受压，引起细胞功能障碍。

3. 糖代谢紊乱　胃肠消化吸收功能减退，肝糖原合成减少，引起低血糖。

三、低体温

甲状腺激素不足、基础代谢率降低，产热减少导致低体温。老年患者产热下降得更明显，且代偿能力差，更易出现低体温。

四、水电解质紊乱

由于肾血流量减少，肾脏对水的清除能力降低，容易发生水中毒和稀释性低钠血症。

五、脑功能高度抑制

黏液性水肿时，脑血流量减少，脑代谢减慢，脑中许多重要的酶活性受损，以及低体温、低血糖、低血压、水中毒等使脑功能高度抑制，引起意识障碍，最后出现昏迷。

【临床表现】

甲减危象的临床表现复杂，易误诊误治。昏迷前常有乏力、懒动、反应迟缓、怕冷、食欲不振、便秘、体重增加、声音粗哑和听力下降，少数患者昏迷前有情绪抑郁或胡言乱语，类似精神分裂症的表现。

1. 神志精神异常　是诊断甲减危象的必备条件之一。表现为定向力障碍、嗜睡、意识模糊、昏迷，甚至明显的精神症状。昏迷可在几天内缓慢发展，也可在寒冷、创伤、感染时突然发生。昏迷一旦发生不易逆转。

2. 低体温　是甲减危象的基本特征，见于 80%以上的患者。体温常低于 35℃、甚至 30℃以下，低体温程度与病情的严重度基本一致。一些患者在昏迷前常先出现体温下降，因此，对甲减危象患者出现体温下降应给以足够的重视。

3. 呼吸功能受抑制　呼吸浅快，呈低换气状态，可出现脑缺氧和呼吸性酸中毒的表现。

4. 低血糖　甲减时糖原异生障碍，若再合并肾上腺皮质激素不足，甲减危象常引起严重的低血糖。

5. 低钠血症和水中毒　甲状腺激素缺乏可引起水中毒和稀释性低钠血症,患者出现神志恍惚、思睡、谵妄、抽搐甚至昏迷等神经系统表现。

6. 心率缓慢、低血压　甲减危象患者都有心率减慢,约50%患者出现血压下降,低血压是病情难以逆转的不祥预兆。

7. 出血倾向　主要见于皮肤、消化道、齿龈出血等,因毛细血管脆性增加引起。

8. 其他　甲减的特征性外部表现:如面部四肢肿胀、皮肤干燥粗厚、面色苍白、唇厚舌大等。可因神经、肌肉张力降低,出现尿潴留和麻痹性肠梗阻。心力衰竭和血压下降导致少尿、无尿。感染的症状与体征常常被严重的代谢紊乱所掩盖,有时感染很重也不发热,心率不快,白细胞也无明显增高。

【辅助检查】

1. 甲状腺功能检查　血中甲状腺激素水平明显减低,血清TSH升高为原发性甲减,TSH水平降低或不能测出,表示为继发性甲减。

2. 血常规　轻度正细胞性贫血、血细胞比容下降。白细胞计数轻度减少,并可轻度核右移,分类计数粒细胞轻度减少;感染时白细胞计数极少超过10×10^9/L,也不会有典型的核左移;如果出现细胞核左移现象,在甲减患者都应高度怀疑败血症。

3. 血生化　低血糖,低钠、低氯血症,血钾正常或升高。还可有血脂和磷酸肌酸激酶升高、肝功能异常、尿素氮增高。

4. 血气分析　可见低氧血症、高碳酸血症、呼吸性或混合性酸中毒。

5. 心电图　心动过缓,各导联低电压,T波低平或倒置,有时伴有传导阻滞。

6. 影像学检查　超声心动图可以发现心包积液,胸部X线显示心影扩大。蝶鞍CT或MRI可见鞍体增大的征象。

【诊断与鉴别诊断】

一、诊断

1. 诊断依据　① 甲状腺功能减退的病史;② 明确的诱发因素;③ 典型临床症状与体征;④ 相关的辅助检查符合甲减改变。

2. 早期诊断　甲减危象的早期诊断线索有:① 有甲状腺功能低下或甲状腺疾病或有甲状腺手术或放射性碘治疗病史,并有感染、寒冷、应激等诱发因素。② 存在甲状腺功能低下的特征性表现如面部四肢肿胀、皮肤干燥粗厚、面色苍白、唇厚舌大等。③ 意识障碍缓慢进展,逐渐由嗜睡、昏睡直至昏迷。④ 有心动过缓、低体温、低钠血症、低血糖,以及呼吸性酸中毒等表现。此时,宜抽血进行甲状腺功能检查。

3. 病情判断　如甲减危象合并严重感染,但体温在34℃以下;合并明显的呼吸循环功能衰竭;昏迷较深,且时间较长等都提示病情危重。

二、鉴别诊断

本病需与垂体危象、低血糖昏迷、肾功能不全和某些心脏疾患鉴别。

【治　疗】

治疗原则　甲状腺激素替代治疗，给予肾上腺皮质激素、保暖、改善呼吸功能、治疗诱因及合并症。

1. 甲状腺激素替代治疗　甲减危象患者都应给予甲状腺激素治疗，以逆转甲状腺功能低下状态。首选三碘甲状腺原氨酸(T_3)，每次 25～50 μg，每 12 小时静脉注射一次；或左旋甲状腺素(L-T_4)，首次静脉注射 300～400 μg，以后每日 50～100 μg 静脉注射 1 次；在患者清醒、病情稳定后，改为口服。如无 T_3 或左旋甲状腺素，可以鼻饲甲状腺片，每次 40～80 mg，每日 2～3 次。

2. 肾上腺皮质激素　甲减患者常伴有肾上腺皮质功能不足，应用甲状腺激素后，此现象更加明显。所以，对于有明确肾上腺皮质功能减退的甲减危象患者，应该首先给予糖皮质激素，而后再应用甲状腺激素制剂。如果合并休克、低血糖和低钠血症，糖皮质激素的应用更为必要。用法：氢化可的松(100～200 mg/d)稀释后静脉滴注。

3. 积极改善呼吸状况　维持呼吸道通畅，给予鼻导管吸氧、面罩或经口咽或鼻咽通气道供氧，纠正缺氧和高碳酸血症。经吸氧治疗病情不见好转、或肺部感染严重或二氧化碳潴留和缺氧显著的重症患者，应行气管切开、机械通气。若血细胞比容＜30％时，可输注红细胞、增加血液的携氧量，纠正组织缺氧。

4. 保暖复温　患者应住在室温 21～24℃的病房中，并覆盖毛毯或棉被等保暖。经甲状腺激素治疗后大部分患者的体温可在 1～2 天内逐渐回升，无须再给予特殊复温治疗。少数严重低温（体温＜30℃）的昏迷者，需用电热毯或热水袋复温。但复温一定要慢(＋0.5℃/h)，过快地复温可使耗氧量迅速增加，周围血管扩张，导致加温性休克和严重心律失常。因此，在复温过程中要进行心电监护，做好药物或电复律的准备。

5. 补充液体、纠正电解质紊乱　黏液性水肿昏迷患者补充液体必须小心进行，一般每天 600～1 000 ml 即可。稀释性低钠血症约占本症的 70％，轻度低钠血症无须特殊处理，经甲状腺激素治疗后即可恢复；明显低钠(＜110 mmol/L)者，可适当补充 2.5％～3.0％高渗氯化钠溶液。

6. 纠正低血压、休克　首先给予适当补液，以晶体液为主，休克者应给予胶体或输血。经补液等治疗血压不回升可选用升压药，首选胰高血糖素，其次可选用多巴胺，宜小剂量使用，以防心律失常。

7. 纠正低血糖　合并低血糖者，可给予 50％的葡萄糖液 40 ml 静脉注射，再根据血糖和病情恢复状况予以调整。病情稳定后改为口服。

8. 其他　去除诱因，防治感染，治疗心力衰竭，慎用、禁用镇静剂和麻醉药。

（李建国　李小民　谢智慧　陈令东）

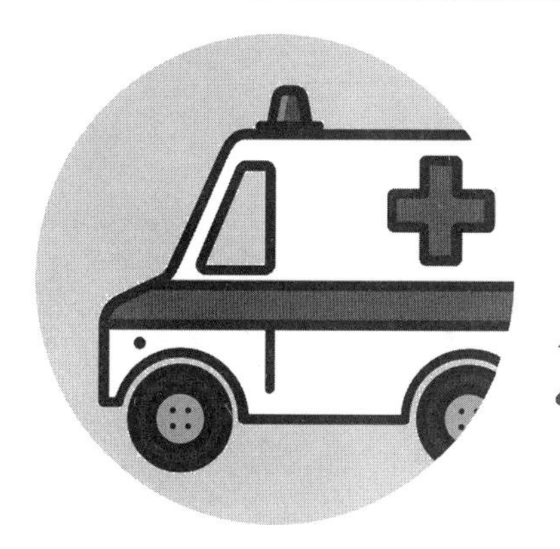

第三篇
急性中毒

第二十二章　急性中毒总论

中毒(poisoning)是指外源性化学物质(毒物)进入人体后,产生毒作用,导致机体功能障碍和(或)器质性损害而引起的疾病甚至死亡的过程。根据接触毒物的毒性、剂量和时间,中毒可分为急性中毒和慢性中毒两类。急性中毒(acute poisoning)是大量毒物在短时间内(<24 小时)一次或多次进入人体内引起的中毒;急性中毒发病急骤、症状严重、变化迅速,如不及时处理常危及生命。慢性中毒(chronic poisoning)由小量毒物多次或持续缓慢进入体内蓄积引起的;慢性中毒起病缓慢,病程较长,多缺乏特异性中毒诊断指标,容易误诊和漏诊。慢性中毒多见于职业中毒。

由于科学技术、工业化、城镇化的迅猛发展,生存环境的日益恶化,人类接触有毒物质日益增多,发生中毒的事件与日俱增,突发性中毒事件频频出现。我国每年近百万人发生急性中毒,各类中毒性疾病已位居疾病谱第四位。

【毒物的分类和毒性】

毒物(toxicant)是指在一定条件下,给予较小剂量即可与生物体相互作用,引起生物体功能性或器质性改变,导致暂时性或持久性损害,甚至危及生命的化学物质。

一、毒物的分类

毒物按其来源分为生物性毒物及化学性毒物两大类。按其作用性质分为刺激性毒物、腐蚀性毒物、窒息性毒物、麻醉性毒物、溶血性毒物和致敏性毒物等类型。按其作用的靶器官分为神经毒性毒物、心脏毒性毒物、肺毒性毒物、肾毒性毒物、血液毒性毒物、生殖毒性毒物和免疫毒性毒物等类型。按其理化状态分为固态或粉尘毒物、液态毒物、气态或蒸气态毒物、气溶胶态(雾、烟)毒物等类型。

临床上一般结合毒物的来源和用途分为以下几类。

1. 工业毒物

(1) 金属、类金属及其化合物:如砷、汞、铅、钡、铬、锰、镉等。

(2) 刺激性气体:如氮氧化物、氨、氯等。

(3) 窒息性化合物:如氰化物、一氧化碳、硫化氢等。

(4) 有机化合物:如甲醇、四氯化碳、苯酚等。

2. 农药

(1) 杀虫剂:如有机磷杀虫剂、氨基甲酸酯类杀虫剂等。

(2) 杀菌剂:如有机硫类杀菌剂等。

(3) 杀鼠剂:如氟乙酰胺、毒鼠强等。

(4) 除草剂:如百草枯、敌稗等。

3. 植物性毒物

(1) 含生物碱类植物:如曼陀罗、马钱子等。

(2) 含甙类植物:如万年青、苦杏仁等。

(3) 含毒蛋白类植物:如蓖麻子、巴豆等。

(4) 含萜及内酯类植物:如苦楝子、雷公藤等。

(5) 含酚类植物:如大麻子、狼毒等。

(6) 含其他毒素类植物:如甜瓜蒂、八角莲等。

(7) 其他:如毒蘑菇、油桐子等。

4. 动物性毒物

(1) 动物咬、蜇中毒:如毒蛇、毒蜘蛛等。

(2) 有毒动物或器官:如河豚、鱼胆等。

5. 药物　有些药物过量会引起中毒,如地西泮、吗啡、地高辛等。

6. 日常生活用化学品　如化妆品、洗涤剂、消毒剂等也会引起中毒。

7. 军用毒物及化学品　如军用毒剂、纵火剂、发烟剂等。

二、毒物的毒性

1. 毒性(toxicity)　指某种毒物引起机体损害的能力,如导致机体功能障碍、应激能力下降、维持机体内稳态能力降低或对其他环境因素的敏感性增高以及致癌、致突变和致畸形的能力。毒性是影响毒物作用的主要因素,毒性与其化学结构及理化性质等诸多因素有关。

2. 急性毒性　一次投给时,物质所产生的毒性称为急性毒性。衡量急性毒性的指标有半数致死剂量或浓度、最小致死剂量或浓度、绝对致死剂量或浓度、最大耐受量及浓度等。

3. 致死剂量(lethal dose,LD)　指毒物接触或进入机体后引起死亡的剂量。毒物的毒性常以此物质引起实验动物死亡数所需的剂量表示,常以 mg/kg 或 mg/m^2 为单位。其中常用的有:① 半数致死剂量(half lethal dose,LD_{50})指毒物引起急性实验动物群体中半数(50%)动物死亡的剂量;② 最小致死剂量(minimum lethal dose,MLD)指引起一组实验动物中个别死亡的剂量;③ 绝对致死剂量(absolute lethal dose,LD_{100})指引起一组实验动物全部(100%)死亡的最低剂量。

4. 致死浓度(lethal concentration,LC)　指经呼吸道吸入的毒物、在空气中的可以引起机体中毒死亡的浓度,常以 mg/L 或 mg/m^3 作为单位。其中常用的有:① 半数致死浓度(half lethal concentration,LC_{50})指气态毒物引起急性实验动物群体中半数(50%)动物死亡的浓度;② 最小致死浓度(minimum lethal concentration,MLC)指引起一组实验动物中个别死亡的浓度;③ 绝对致死浓度(absolute lethal concentration,LC_{100})指引起一组实验动物全部(100%)死亡的最低浓度。

5. 毒性分级　一般根据毒物的 LD_{50} 或 LC_{50} 将毒物的毒性分为剧毒、高毒、中等毒和低毒四个等级。常用的化学物质的急性毒性分级标准见表 22-1、表 22-2。

表 22-1 化学物质的急性毒性分级

毒性分级	小鼠一次经口 LD_{50} (mg·kg^{-1})	兔涂皮时 LD_{50} (mg·kg^{-1})	对人可能致死量	
			g/kg	总量(g/60 kg)
剧毒	<1	<5	<0.05	0.1
高毒	1	>5	>0.05	3
中等毒	>50	>44	>0.5	30
低毒	>500	>350	>5	>250

表 22-2 世界卫生组织(WHO)/国际化学品安全署(IPCS) 建议分级
(依据大鼠 LD_{50})

危害分级	经口(mg/kg)		经皮(mg/kg)	
	固态	液态	固态	液态
I_a剧烈危害	≤5	≤20	≤10	≤40
I_b高度危害	5～50	20～200	10～100	40～400
Ⅱ中度危害	50～500	200～2 000	100～1 000	400～4 000
Ⅲ 低度危害	>500	>2 000	>1 000	>4 000

【影响毒物作用的因素】

毒物的毒作用必须在一定条件下才发生。人们经常可以看到，在相同中毒的情况下，各个中毒者的病情轻重不一样，有的甚至不发生中毒。这说明许多因素影响中毒的发生及中毒的严重程度。

一、毒物因素

1. 剂量　毒物的中毒剂量有一定范围，能使机体发生中毒症状的毒物的最小剂量叫中毒剂量；低于中毒剂量不引起中毒或死亡。一般来说，同一种毒物，剂量越大毒性越大，毒性作用越快；但是毒性作用的增加比剂量的增加更大，如毒物剂量仅增加 2 倍，但毒性作用却增加 10～20 倍甚至更多。毒物对机体的毒性作用还取决于毒物被机体吸收的剂量。

2. 毒物的化学结构　低价化合物较高价化合物的毒性为大，如三价砷的毒性较五价砷大，一氧化碳的毒性较二氧化碳大。

3. 毒物的物理性质　毒物吸收的快、慢、难、易与毒物状态及性质有关。

(1) 物理性状：通过影响毒物的吸收而影响毒物作用。一般来说，固体状态毒物难被胃肠道吸收(依次为块状<颗粒状<粉末状)；液态的毒物在胃肠道容易被吸收，毒作用较快；气态或挥发性大的毒物更易被呼吸器官吸收，毒性发生更快。由于毒物在皮肤停留的时间较短，故经皮肤吸收发生中毒的程度较小。腐蚀性毒物主要是局部腐蚀作用，与浓度关系密切。

(2) 溶解度：毒物溶解度大，易为血液所吸收，其毒性较强；反之，溶解度低或不溶解的毒物，则难被组织吸收，则毒性较弱。

(3) 溶剂:溶剂对毒物的毒性作用影响极大。如油剂有保护黏膜的作用,且不易被组织吸收,故油溶性的毒物毒性作用发生最迟;而乙醇容易侵入血液,故溶于乙醇的毒物其毒作用发生较快。水溶性的毒物,其毒作用介于两者之间。

(4) 温度:冷溶液较热溶液中的毒物难被组织吸收,毒性发作较迟。

4. 毒物的协同或拮抗作用　两种以上毒物联合作用时,它们的毒性作用是相加或相互促进的,其毒作用增强,称为协同作用,如乙醇使所有脂溶性毒物毒性增强。两种以上毒物联合作用时,其毒性作用相减或相互抵消,或一种毒物使另一种毒物变得难以溶解或不溶解,称为拮抗作用,如酸性毒物与碱性毒物、阿托品与有机磷相拮抗。

5. 毒物性状的改变　毒物经过较长时间的存放毒性会降低,如氰化物可与空气中的二氧化碳结合,部分变为无毒的碳酸盐;挥发性毒物可因自然挥发而毒性变弱。

二、机体的因素

1. 体重　毒物的中毒剂量与体重成正比,体重越重,中毒剂量越大。

2. 年龄　儿童因其体重轻而中毒量较低。此外,儿童对毒物较成人敏感,特别是麻醉药,如吗啡等。老年人对毒物的耐受力减低,特别是作用于血液系统的药物、催吐药及泻药等。

3. 性别　妇女在妊娠、哺乳或月经期对毒物的反应较为剧烈。

4. 营养状况　营养不良、饥饿、消瘦或过度肥胖等能降低对毒物毒作用的耐受性。

5. 健康状态　全身疾病,特别是心、肝、脑、肾疾病能降低机体对毒物的耐受性。

6. 耐受性或成瘾性　长期使用同样的毒物能使机体对该毒物的反应逐渐减弱,达到能耐受中毒量甚至超过致死量的程度,如吗啡成瘾者 1 次能服用 1 g 以上的吗啡,而一般人服用 0.1～0.25 g 即可中毒致死。

7. 超敏性　与耐受性相反,有人对某种药物特别敏感,在治疗剂量时可出现中毒症状。

8. 体内蓄积　一些分解或排泄慢的毒物可在体内蓄积,反复使用该类物质可发生蓄积中毒而出现类似急性中毒的表现,如洋地黄类药物。

三、环境因素

1. 温度　高温环境中皮肤毛细血管扩张,吸收加快,加速毒物从皮肤和呼吸道吸收。

2. 湿度　潮湿环境促进一些毒物经皮肤吸收,如芥子气在高温、高湿环境中毒性明显增强。

四、毒物进入机体途径和速度

毒物进入机体的途径不同,吸收的速度有所不同,其潜伏期、症状及严重程度也不尽相同。可以根据毒物吸收的快慢,作如下排序:静脉注射＞经呼吸道吸入＞腹腔注射＞肌内注射＞皮下注射＞口服＞直肠灌注。还有某些毒物,如苦杏仁,静脉注射无毒,而口服却有毒;口服蛇毒一般不发生中毒,但从破损的皮肤进入即引起中毒。

同一种毒物,同一剂量,相同的侵入途径,但进入速度不同,可产生完全不同的后果。侵入速度越快,生物效应越为激烈,例如氯化钾静脉滴注可起到治疗作用,而用静脉推注则可导致死亡。

【毒物的吸收、分布和排泄】

1. 毒物的吸收(absorption)　毒物从局部进入血流的过程称为吸收,有以下途径:

(1) 经消化道吸收:可溶性毒物如氰化钾,可从消化道吸收;少数毒物如毒鼠强,可从口腔和食管黏膜吸收。消化道吸收受胃的充盈情况、食物性状、胃肠蠕动能力等因素的影响,油腻性食物一般减慢毒物的吸收,但对某些易溶于脂类的驱虫药则促进其吸收。经消化道吸收的毒物、药物多数在肝脏内进行生物转化,再进入循环、组织器官发挥毒性作用。因此,从毒物口服到中毒症状出现一般有一个间隔时间,称潜伏期。

(2) 经呼吸道吸收:有毒气体和易挥发性毒物、气溶胶和粉尘类毒物经呼吸道进入肺内,能迅速大量地弥散入血液而直接进入体循环,毒性作用发生迅速,瞬间到几分钟内即出现中毒症状,甚至死亡。

(3) 经皮肤或黏膜吸收:脂溶性毒物可经健康皮肤缓慢吸收;液态毒物也能通过直肠、阴道、尿道、外耳道及眼结膜而被吸收。皮肤破损后,毒物易从创面被吸收,腐蚀性毒物在腐蚀破坏接触部位的皮肤或黏膜后,能迅速被吸收。

(4) 经注射吸收:血管内和椎管内注射毒物,其毒性作用发生最快,其他依次为体腔(胸腔、腹腔、心包腔)内注射、肌内注射和皮下注射。

2. 毒物的分布与蓄积　毒物从血液循环通过不同屏障达到作用部位的过程即为分布。

影响毒物分布的因素有:① 毒物与血浆蛋白的结合力;② 毒物与组织的亲和力;③ 毒物对体内屏障(如血脑屏障等)的透过能力;④ 毒物的理化性质;⑤ 透过生物膜的能力等。

有人将毒物浓度或含量最高的器官或组织称为该毒物的蓄积库,例如脂肪组织是脂溶性有机氯农药 DDT 的蓄积库,骨组织是铅的蓄积库。

3. 毒物在体内的生物转化(代谢)　毒物在肝脏、组织进行的化学变化过程称为生物转化或体内代谢,包括氧化、还原或水解以及结合等过程。毒物经过生物转化,能促使毒物失活和排出体外,称为解毒;但有的毒物经生物转化后产生比原型毒性更强的中间代谢产物,称为活化或毒化。

4. 毒物的排泄　毒物经排泄和分泌器官以被动扩散或主动分泌的方式从机体排出体外称为排泄。毒物以代谢产物形式或原形排泄。排泄缓慢毒物可因蓄积导致中毒。

肾脏是最重要的排泄器官,也是易受毒物损害的器官。肾脏排泄毒物有两个机制,即肾小球的被动性过滤和肾小管的主动性分泌。酸化或碱化尿液可促进碱性或酸性毒物排泄;输液利尿也可增加毒物排泄。肾功能损害可影响毒物的排泄。

有些毒物在肝脏转化,其代谢产物可直接排入胆汁经肠道排出;但有的可经肝肠循环被再吸收,延缓了这些毒物的排出并增加其毒性。肝功能损害可减少毒物经胆道的排泄。

有毒气体和挥发性毒物经肺排泄,部分毒物随汗液、乳汁、唾液等分泌排出。

【中毒机制】

不同毒物的中毒机制不同,有许多毒物通过几种机制产生毒作用。

1. 局部刺激和腐蚀　强酸和强碱对细胞结构有强烈水解作用,使细胞中某些有机物的键断裂,造成细胞变性或死亡。有些化学毒物的刺激腐蚀作用是由于其强烈的氧化能力。硫酸是由于其强烈的吸水性而使机体灼伤。

2. 缺氧　毒物通过引起机体缺氧，使组织器官功能和代谢发生障碍而出现中毒症状。引起缺氧的机制有以下几种：① 毒物抑制呼吸中枢，或引起喉头水肿、支气管痉挛及肺水肿等；② 毒物引起血液成分改变，影响携氧功能，如形成碳氧血红蛋白症、高价铁血红蛋白症及溶血等；③ 毒物抑制组织细胞呼吸、影响氧的利用，如氰化物中毒；④ 毒物干扰氧的释放，如碳氧血红蛋白症；⑤ 毒物引起循环功能的损害，影响氧的输送。

3. 干扰酶的活性　大部分毒物是通过对酶系统的干扰而引起中毒。其作用主要有：① 与酶活性中心的原子或功能基团(如巯基、烃基、羧基、氨基等)结合使酶失活，如有机磷化合物的磷原子与胆碱酯酶酯解部位丝氨酸上的氧原子结合，形成磷酰化酶胆碱酯，使其失去水解乙酰胆碱的活性；② 破坏蛋白质部分的金属离子或活性中心，如氰化物与氧化型细胞色素氧化酶的 Fe^{2+} 迅速结合，使其失去氧传递作用；③ 毒物与基质竞争同一种酶，如丙二酸与琥珀酸脱氢酶竞争性结合，从而抑制三羧酸循环中琥珀酸的正常氧化过程；④ 影响辅酶，如铅中毒消耗烟酸，使辅酶Ⅰ和辅酶Ⅱ减少，从而抑制了脱氢酶的作用。

4. 与生物大分子结合　如烷化剂、芥子气与正在复制的 DNA 和(或)RNA 结合，干扰 DNA 和 RNA 的合成，造成染色体的损伤，破坏细胞的功能与结构。

5. 对组织的直接毒性作用　对组织的直接毒性作用包括对生物脂质的过氧化作用、对膜蛋白的作用，使膜结构及通透性改变等直接作用，如百草枯的脂质过氧化作用可导致肺纤维化及多脏器功能障碍、衰竭。

6. 对受体的作用　如箭毒与烟碱受体结合，导致骨骼肌神经肌肉接头传导功能阻断，产生骨骼肌麻痹。

7. 改变机体的免疫功能　毒物作为半抗原与人体蛋白结合成为全抗原，诱导过敏反应、细胞溶解型变态反应、抗原-抗体复合型反应和细胞免疫反应。化学毒物还能抑制机体的免疫能力，如白细胞吞噬能力下降，使感染性疾病的发病机会增加。

【中毒的原因】

1. 意外中毒　意外中毒是急性中毒中最常见的一类。可发生在工农业生产时，如有毒气体的突然泄漏。但更多见的是日常生活中发生的意外中毒，如：误将亚硝酸盐错当做食盐；剧毒农药储存不当污染了粮食、食油或食物；误食有毒动植物或被有毒动物咬伤或蜇伤；婴幼儿误服有毒物质而中毒等，都是意外中毒。

医疗活动中错用药物、用药过量、用药途径错误或药物被毒物污染等引起的中毒称为医源性中毒，也属于意外中毒。

2. 他杀中毒　投毒途径以经胃肠道多见，罪犯将毒物混在饮料、食物或药物中，再有目的投放。近年胃肠外投毒途径也不少见，如各种方式的注射，塞进阴道、肛门，滴入外耳道，吸入有毒气体，毒蛇咬伤等。

3. 自杀中毒　用毒物自杀是国内外最常见的一种自杀方式。自杀者常不顾这些毒物强烈的刺激性而直接口服，而且自杀者所用的毒物量大，常远远超过该毒物的一般中毒致死量。自杀所用的毒物一般为易于获得、众所周知的毒物，有的与其职业有密切的关系：农村以农药、灭鼠药多见；城市则多为镇静催眠药、家用煤气；慢性疾病如恶性肿瘤患者，常服用治病用的药物自杀等。

4. 滥用药物　为了寻求欣快、陶醉等感觉，超过治疗需要而长期反复使用某种药物或化学品而成瘾的状况，称为滥用药物或药物成瘾。滥用药物有麻醉药、中枢神经兴奋药、致幻剂、镇静催眠药、镇痛药、乙醇及麻醉药的溶解剂、添加剂、替代药等等。

5. 环境污染　随着工业化、城市化的不断发展，能源、矿产、化工、植被等被大量开发利用，加之交通运输发展迅速、车辆增多，人群接触和迁移增多，大气、江河、土壤被大量有毒的化学物质严重污染，由此引起的群体性中毒和死亡事件屡有发生。

【临床表现】

一、皮肤黏膜表现

1. 皮肤及口腔黏膜灼伤　见于强酸、强碱、甲醛、苯酚等腐蚀性毒物灼伤。硝酸使皮肤黏膜痂皮呈黄色，盐酸痂皮呈棕色，硫酸痂皮呈黑色。

2. 发绀　引起氧合血红蛋白不足的毒物可产生发绀。麻醉药、有机溶剂抑制呼吸中枢，刺激性气体引起肺水肿等可引起缺氧和发绀。亚硝酸盐和苯胺、硝基苯等中毒能产生高铁血红蛋白血症而出现发绀。

3. 黄疸　四氯化碳、毒蕈、鱼胆中毒损害肝脏可致黄疸，溶血也可致黄疸。

4. 大汗或无汗　如有机磷农药中毒或胆碱类药物过量中毒。

二、五官表现

1. 瞳孔　瞳孔扩大见于阿托品、莨菪碱类中毒；瞳孔缩小见于有机磷或氨基甲酸酯杀虫药中毒。

2. 视力减退或失明　如甲醇中毒引起视神经炎。

3. 辨色异常　洋地黄过量或中毒可出现黄视、绿视。

4. 其他　听力减退，嗅觉减退，齿龈黑线，唾液分泌增加（流涎）或减少。

三、神经系统表现

1. 急性中毒性脑病　主要是脑水肿和谵妄综合征，可表现为头昏、头痛、恶心、呕吐、嗜睡、谵妄、惊厥或抽搐及意识障碍或昏迷。部分出现迟发性脑病，即在急性中毒症状恢复后（1～60天），再次出现中毒性脑病症状，如CO中毒迟发性脑病。

2. 急性中毒性精神障碍　出现狂躁、忧郁、欣快、消沉等各种类型精神症状。见于四乙铅、一氧化碳、有机溶剂、乙醇、阿托品或抗组胺药中毒。

3. 运动异常　患者可出现偏瘫、截瘫、呼吸肌麻痹等临床表现或可出现抽搐、震颤、舞蹈样手足多动症。

4. 多发性神经炎　主要损害周围神经系统，以感觉障碍多见，如四肢疼痛、肢端麻木、感觉过敏或减退甚至消失，常伴有腱反射减退。少数以运动障碍为主，患者肢体无力，甚至瘫痪。

5. 神经衰弱症候群　出现头昏、头痛、乏力、睡眠障碍等症状，多见于轻度急性中毒或中毒恢复期。

四、呼吸系统表现

急性中毒可引起：① 严重的中毒性咽喉炎、喉痉挛、喉水肿，可因呼吸道的机械性阻塞而窒息死亡;② 中毒性或化学性呼吸道和肺部炎症;③ 中毒性肺水肿甚至 ARDS;④ 中枢性呼吸抑制或呼吸肌麻痹。临床可有以下表现:

1. 呼吸气味改变　有机溶剂挥发性强,而且有特殊气味,如酒味。氰化物有苦杏仁味;有机磷杀虫药、黄磷、铊等有蒜味,苯酚、甲酚皂溶液有苯酚味。

2. 呼吸频率改变　能引起缺氧和(或)引起酸中毒的毒物可使呼吸加快。而引起中毒性脑水肿、抑制呼吸中枢的毒物可使呼吸减慢。

3. 严重呼吸困难和肺水肿　刺激性气体、安妥、磷化锌、有机磷杀虫药、百草枯等中毒可引起严重的呼吸困难和肺水肿。出现频繁咳嗽、端坐呼吸、烦躁不安、口唇发绀、咯粉红色泡沫痰、两肺广泛湿性啰音等表现。

4. 哮喘样发作　少数毒物具有致敏反应,如二异氰酸甲苯酯、对苯二胺、乙二胺、氯等,能引起支气管哮喘或哮喘样发作。

5. 其他　少数急性中毒患者合并严重的上呼吸道炎、肺炎或肺水肿,由于黏膜的严重损害,可遗留慢性鼻炎、气管炎及支气管炎,甚至肺气肿。极少数患者在急性中毒症状缓解后 2 周出现迟发型阻塞性细支气管炎。

五、循环系统表现

1. 心肌损害和心力衰竭　锑、砷、磷、有机汞农药等毒物可直接或间接损害心肌,造成引起急性心肌炎症或坏死。出现心悸、心率加快等表现,严重者可发生心力衰竭。

2. 心律失常与心脏骤停　洋地黄、夹竹桃、乌头、蟾蜍、拟肾上腺素药、三环类抗抑郁药等中毒可引起心律失常,甚至心脏骤停。发生心脏骤停的机制有:① 毒物直接作用于心肌,见于洋地黄、奎尼丁、氨茶碱、锑剂、依米丁(吐根碱)等中毒;② 缺氧,见于窒息性毒物中毒;③ 低钾血症,见于可溶性钡盐、棉酚、排钾性利尿药等中毒。

3. 休克　① 剧烈的吐、泻导致血容量减少;② 严重的化学灼伤造成血浆渗出,使血容量减少;③ 毒物抑制血管舒缩中枢,引起周围血管扩张;④ 心肌损害,心肌收缩力下降,心排血量减少。

六、消化系统

毒物可引起:① 急性口腔疾病(齿龈红肿、出血,口腔溃疡);② 腐蚀性食管和胃炎;③ 急性中毒性胃(肠)炎;④ 急性中毒性肠坏死;⑤ 急性中毒性肝病。临床可出现流涎、口干、恶心、呕吐、腹痛(铅绞痛)、腹泻,呕血、便血、消化道穿孔、黄疸等表现。

七、泌尿系统

急性中毒可引起急性肾衰竭,出现少尿以至无尿。其机制有:① 肾小管坏死,见于头孢菌素类和氨基糖苷类抗生素、四氯化碳、毒蕈、蛇毒、生鱼胆等中毒;② 肾缺血、灌注不足;③ 肾小管堵塞,毒物导致溶血,游离血红蛋白堵塞肾小管,磺胺结晶堵塞肾小管。

八、血液系统

1. 溶血性贫血　中毒使红细胞破坏增速或导致溶血,如砷化氢中毒,严重者可出现贫血、黄疸、血红蛋白尿和急性肾衰竭。

2. 白细胞减少和再生障碍性贫血　见于氯霉素、抗肿瘤药、苯等中毒以及放射病。

3. 出血　由阿司匹林、氯霉素、氢氯噻嗪、抗肿瘤药等引起。

4. 血液凝固障碍　见于肝素、双香豆素、水杨酸类、敌鼠、蛇毒中毒。

九、发热

可以是药物热、中枢性高热、溶血所伴寒战高热或抗胆碱能药过量或中毒。

【辅助检查】

一、毒物鉴定

毒物鉴定可以帮助确定中毒物质，评估中毒的严重程度，在很多情况下对确定诊断和鉴别诊断具有决定性作用。因此，对急性中毒的病例只要有可能必须做毒物鉴定，特别是牵涉到群体中毒、自杀、他杀或有法律纠纷的病例。

毒物鉴定是由专门的实验室来完成。但临床医师应知晓毒物鉴定的步骤和方法，对可疑的急性中毒提出有效的筛选方案，提交合格的标本，申请恰当的检测方法，并提供可疑毒物的名单。

二、毒物的代谢产物和病理产物的测定

部分急性中毒测定毒物本身有一定困难，可以通过测定一些特异性指标以帮助诊断。一是测定毒物经体内生物转化后的代谢产物、结合产物，例如1605中毒可在尿中查到酚类物质；二是测定毒物的病理产物，即中毒后机体生物化学或细胞形态学等方面异常改变的指标，如一氧化碳中毒血中出现碳氧血红蛋白、有机磷农药中毒胆碱酯酶活性降低等。

三、实验室检查

实验室检查包括血细胞计数、血糖、动脉血气分析、凝血酶原时间、血清电解质和尿常规、肝功能、肾功能等，主要用于判断机体受到的中毒损害和主要靶器官的病变情况及其严重程度，对诊断、鉴别诊断和病情评估有重要参考意义。

四、其他辅助检查

X线检查：胸片或胸部CT有助于化学性支气管炎、肺炎、肺水肿的诊断；头颅CT、MRI检查有助于了解中枢神经系统的改变；其他还有心电图、脑电图、脑诱发电位、肌电图、同位素、超声波与活体组织检查等。

五、动物试验

临床上对高度怀疑的某些特别毒物中毒的病例，可以使用动物试验的方法取得诊断的佐证。如服用各种偏方中毒性较大的中草药，食用河豚以及其他有毒的鱼、贝类或蒽醌类，考虑有毒素、生物碱等毒物的存在，目前尚缺乏有诊断价值的实验室检查指标，可以将剩余物喂食小动物，或取其浸出液或中毒者的尿5 ml，注入实验动物（雄蟾）腹腔内，若有中毒性反应，则有助于中毒的诊断。

此种方法虽然简单易行,但特异性不高,仅能作出“有毒”或“无毒”的初步界定。

【急性中毒的诊断】

一、诊断及依据

急性中毒的诊断依赖于毒物接触史、中毒的临床表现和实验室检查。

1. 毒物接触史　毒物接触史的采集方法与内科急诊疾病病史的采集有所区别,主要围绕着“毒物”来进行,有其自身的特点,是急诊医师应熟悉和掌握的基本功之一。由于毒物接触史是诊断急性中毒的“因”,故记录时应将其列在主诉之后、现病史之前。

(1) 生产性中毒:是指在生产环境或劳动过程中因接触毒物而引起的中毒,又称为职业性中毒。疑似生产性中毒,要详细询问患者从事的职业、工种;工作中接触到最可能引起中毒的毒物种类及其理化性质、毒性;了解毒物接触的时间、被吸收的方式;同工种者是否有类似发病、发病者人数及临床表现等。

(2) 生活性中毒:是指在日常生活中接触毒物而引起的中毒,又称为非职业性中毒。对这类中毒,要仔细了解食物是否受污染,食物的来源、有无异味,发病与进食时间关系如何,一起进食者是否同时发病,症状表现是否一致;烹饪食物时用过何种佐料;装盛食物所用器皿是否盛过毒物;生活环境中有无空气、水源等的污染。

对清醒的自杀者,应询问毒物的种类、数量、摄入的途径、摄入时间以及装盛毒物的容器是否存留;昏迷或不配合时,应向陪同者了解患者有无异常举动或遗书、是否有可疑容器或毒物存留,以及发病以来的诊疗经过。

(3) 药物过量或中毒:怀疑药物过量或中毒应注意问明患者曾患何种疾病,长期服用何种药品、剂量以及服用持续时间;此次发病的症状与原发病的表现有何区别,发病时或发现时现场的情况,有无剩余或散落的药品、装药的容器等。应注意药物中毒与服药自杀的区别。

2. 中毒的临床表现　某些毒物造成的急性中毒可出现特征性的临床表现,即特殊的临床症候群,能为诊断提供重要线索。如流涎、出汗、瞳孔缩小呈针尖样,伴有肌束颤动,提示急性有机磷农药中毒可能。

3. 毒物分析鉴定、毒物代谢产物和病理产物的测定　毒物鉴定由专门的实验室来完成。但临床医师应知晓毒物鉴定的步骤和方法,对可疑的急性中毒提出有效的筛选方案,提交合格的标本,申请恰当的检测方法,并提供可疑毒物的名单。部分急性中毒测定毒物本身有一定困难,可以通过测定一些特异性指标以帮助诊断。一是测定毒物经体内生物转化后的代谢产物、结合产物;二是测定毒物的病理产物,即中毒后机体生物化学或细胞形态学等方面异常改变的指标。

4. 其他辅助检查　X线检查、胸片或胸部CT等;头颅CT、MRI;其他还有心电图、脑电图、脑干诱发电位、肌电图、同位素、超声波与活体组织检查等,有助于评估病情。

二、诊断程序

1. 明确诊断　依据毒物接触史、特征性临床表现、毒物和毒物代谢产物及病理产物的分析和鉴定以及必要的辅助检查,可以明确诊断。

2. 病情分级　在确定诊断后，要对中毒的程度进行分级，对出现的严重并发症、重要脏器的损害、迟发性损害等予以补充诊断。

3. 群体性急性中毒的诊断　对重大的疑似的群体性急性中毒及特殊毒物的中毒，必须经相关专业专家会诊或经当地专业的急性中毒诊断组织集体讨论来确定诊断。

4. 试验性治疗　对高度怀疑中毒又一时不能确诊的患者，可以做试验性治疗。下列情况下可做试验性治疗：① 临床表现有特异性，高度指向某一种或一类毒物。② 标本已预留并送检，但等待报告所需时间较长。③ 导致中毒的毒物成分复杂，目前尚无可供使用的鉴定方法，无法做毒物鉴定。④ 通过临床实验室和其他辅助检查未发现异常，或发现的异常与可疑毒物不是特异性对应的关系。

试验性治疗的方法是使用小剂量解毒药或拮抗剂等特异性治疗，根据用药后病情是否好转判断是否对诊断有帮助。如怀疑有机磷中毒时可静脉注射阿托品 1～2 mg，注射后症状改善且无阿托品化征象出现则有助于诊断。在使用试验性治疗的同时，要考虑到解毒药或拮抗剂等本身的毒性，在严密观察病情变化下谨慎使用。

【治　疗】

一、急性中毒的抢救治疗原则

急性中毒发病急骤、来势凶猛、变化迅速，抢救治疗应争分夺秒，正确处置。

1. 解除毒物威胁，维持生命功能　迅速切断毒源、脱离中毒环境，心肺复苏、保证呼吸道通畅和机体氧供应、纠正低血压和心律失常等，使患者的生命指征趋于稳定状态。

2. 清除毒物　脱去染毒衣物，给予清洗、催吐、洗胃、导泻、灌肠、中和等方法清除尚停留在皮肤、胃肠道、眼等处的毒物，中止毒物的继续侵害。

3. 及时采用针对性的特殊治疗　给予拮抗剂、络合剂等特效解毒药物；采用血液透析、血液灌流等特殊治疗手段，促进加快毒物排出，减轻毒性作用。

4. 对症支持治疗　消除或减轻各种症状、防治可能发生的各种并发症和迟发中毒效应，保护重要器官的功能。

二、急性中毒现场急救

1. 切断毒源　中毒现场如有毒物持续危害，特别是气态或液态毒物继续溢漏时，应采取措施及时切断毒源（如关闭阀门等）；对存有窒息性、刺激性气体的现场应先通风，降低有毒气体的浓度；施救者应戴防毒面具，系安全带，再进入现场施救。

施救者应必须注意自身的安全保护，杜绝不采取防护措施贸然进入有毒气体现场施救，避免造成无辜伤亡。

2. 脱离中毒现场　迅速使中毒者脱离中毒现场，移至通风好、空气新鲜处，适当保温并保持安静。

3. 一般处理　避免活动和紧张，解开衣领，卸去义齿，清除口腔异物和呼吸道堵塞物，保持呼吸道畅通，并用简易方法给氧。有条件时，可使用呼吸器和急救用吸痰器，以利于呼吸道吸入的毒物自呼吸道排出。

4. 清除毒物及减少毒物吸收　具体方法见入院后治疗。

5. 维持循环和呼吸功能　保持呼吸道畅通、维持循环和呼吸功能,如发生心脏呼吸骤停,迅速实施心、肺、脑复苏术。

6. 及早使用特效解毒药物　如有条件时可在现场应及早使用特效解毒药物。如在使用有机磷农药的情况下,发生了由皮肤或呼吸道吸收引起的中毒,现场可立即注射氯解磷定和阿托品或(和)长托宁等。

三、入院时的一般处理

1. 早期诊断　急诊医师应边快速询问简要病史,边注意收集备作毒物鉴定的标本(如残留毒物及其包装物、洗胃抽出液、血、尿等标本)并详细记录关键性病情变化和诊治处理措施,为尽早确诊提供依据。

2. 维持生命体征稳定　处理危及生命的状况,如心搏呼吸停止、呼吸困难、惊厥、严重心律失常、休克等。

3. 生命体征监护　对病情危重者均应给予生命体征的监护,入住急诊 ICU 进行抢救。

四、迅速清除尚未吸收的毒物

及早、尽快、彻底地清除滞留于机体而未被吸收的毒物,是最简单、最重要的病因治疗手段,其疗效远优于毒物吸收后的解毒或其他治疗措施。

1. 体表污染毒物的消除

(1) 皮肤污染:体表遭受刺激性或腐蚀性等毒物污染,首先脱下所有被污染衣物,再彻底地清洗体表被污染部位,或在现场已初步冲洗的基础上,根据毒物性质,选用肥皂水、3%～5%碳酸氢钠溶液、0.02%～0.05%高锰酸钾溶液等再做彻底清洗。一般情况下,使用清水清洗。冲洗液的量比冲洗液的类型更加重要。忌用热水,以微温为宜。

(2) 眼内污染:可用等渗盐水或其他适当溶液彻底清洗,腐蚀性毒物须反复冲洗;强碱或强酸类毒物溅入眼内,淋洗时间不少于 30 分钟。

(3) 伤口染毒:有毒动物蜇、刺、咬伤,伤口染毒或被误注射毒物,为阻止毒素、毒物由伤口或随静脉进入全身,应迅速在伤口近心端用软布条、橡皮带等绑扎,以阻止静脉回流,其后每间隔 15～30 分钟放松 1 分钟,防止组织坏死;同时,限制患者活动。局部可用等渗盐水过氧化氢溶液或高锰酸钾溶液冲洗并冷敷;然后局部切开,使用负压吸引或引流等方法清除残留毒物。如为毒蛇咬伤应注意创口清创,局部使用季德胜蛇药涂抹,可注射抗毒血清等进一步处理。

2. 胃肠道毒物的清除　胃肠道毒物清除方法的采用应根据摄入毒物的种类、数量和患者的状态来选择。

(1) 催吐:适应于意识清醒且无催吐禁忌的患者,在催吐时要注意预防窒息。

机械刺激催吐:让患者以手指、压舌板、羽毛、棉棒、纸卷或其他钝物刺激软腭、咽后壁及舌根部催吐或先服牛奶或蛋清加水混合液 200 ml,然后再催吐。

药物催吐:口服吐根糖浆,一般 1～12 岁可服 15 ml,12 岁以上服 30 ml,在服吐根糖浆后应立即口服一定量液体,以增强催吐的效果。呕吐一般发生在服药后 30 分钟;约 90～120 分钟即停止呕吐。吐根糖浆催吐的不良反应罕见。

催吐的禁忌证:昏迷状态、呼吸抑制、抽搐或惊厥未得到控制,溃疡病活动期、食管静脉曲张、主动脉瘤、近期发生过心肌梗死或已发生剧烈呕吐者禁忌催吐。老人、小儿、孕妇易造成误吸,应谨慎应用。摄入腐蚀性毒物或石油蒸馏物(如汽油)等是否应催吐意见尚不一致。

(2) 洗胃:是抢救经口中毒使用最多的方法,无禁忌证都应洗胃。

洗胃的时间要求:经口摄入毒物、时间在6小时以内都应洗胃,1小时内洗胃效果最好。如摄入毒物较多、固体毒物或服毒后又食入大量牛奶或蛋清者,洗胃不受6小时时间限制。

洗胃方法:有手工洗胃法和洗胃机洗胃法,目前多采用自动洗胃机方法洗胃。其要点是:① 取左侧卧位,头部稍低;② 尽可能选用大口径胃管(管径0.5～0.7 cm);③ 宜经口插入;④ 保持呼吸道通畅,防止液体流入气管,必要时应先气管插管;⑤ 抽出胃内容物后再灌洗;⑥ 每次洗胃液量300 ml左右,小儿酌减,按先出后入、快入快出、出入量大致相近的原则,反复洗胃至洗胃液清澈、无味为止;⑦ 洗胃前后可注入活性炭,洗胃后再给活性炭以及盐类泻药导泻;⑧ 操作规范、动作精细,以防发生胃出血、胃穿孔、吸入性肺炎或窒息等并发症;⑨ 对已发生胃出血(出血量不大)但仍有大量毒物留在胃中的患者,也应给予洗胃,但唯动作要更轻柔、洗胃液改用冷水或在洗胃液中加入去甲肾上腺素;⑩ 洗胃中突发心搏呼吸停止、抽搐等变化时,应立即停止洗胃,进行相应处置后再洗胃。

对胃管置入困难的患者,除非有禁忌,要积极行胃切开术直视洗胃。

洗胃液选择:在大多数情况下,特别是毒物不明,成人选用清水、儿童选用等渗盐水。有条件可根据毒物的性质选用或配制不同的洗胃液(表22-3)。洗胃液的温度应低于37℃。

表22-3 洗胃液选择参考

洗胃液	浓度	作用及用途	注意事项
高锰酸钾	0.02%～0.05%	氧化剂:多用于生物碱及有机物中毒,能有效破坏阿片类、士的宁、烟碱、毒扁豆碱等,可使氰化物及有机磷氧化而失去毒性	对胃黏膜有刺激,浓度不宜过高,忌用于氧化后能增毒的毒物,如硫代硫酸酯有机磷中毒等
活性炭悬液	成人50～100 g,儿童1.0 g/kg	强力吸附剂:适用于除氰化物之外的大多数化学毒物	一般无毒副不良反应
碳酸氢钠溶液	1%～5%	弱碱液:适用于大多数有机磷中毒;能沉淀多数生物碱。用于硫酸亚铁中毒可形成难溶性碳酸亚铁	美曲膦酯(敌百虫)、安妥等遇碱增毒的毒物不用,也不用于强酸经口中毒作中和剂
鞣酸溶液	3%～5%	收敛剂:能使大部分有机及无机物沉淀,包括多数生物碱及重金属等	无此液时可用浓茶水代替
等渗盐水(食盐加温开水)	0.9%	适用于毒物不明的中毒,对硝酸银中毒可形成难溶的氯化银	汞中毒忌用
硫酸铜溶液	0.2%～0.5%	适用于无机磷及其化合物中毒,可形成不溶的磷化铜	洗后再用清水或等渗盐水洗净残余硫酸铜
氧化镁乳液	2%～3%	碱性液:适用于中和某些酸性毒物,如阿司匹林、硫酸、草酸等	中和不会产生气体
过氧化氢溶液	0.3%	氧化剂:适用于有机物,如阿片类、士的宁等,以及高锰酸钾、氰化物和有机磷中毒	对黏膜有刺激,可释放出氧气,对氧化后增毒的毒物慎用

续表 22-3

洗胃液	浓度	作用及用途	注意事项
淀粉悬液	7%～8%	用于碘中毒	
乳类	牛奶等	适用于硫酸铜、巴豆油、氯酸盐及汞盐中毒等	
葡萄糖酸钙液	1.5%～3%	适用于氟及草酸中毒,分别形成不溶性氟化钙及草酸钙	
碘化钠或碘化钾溶液	1%	适用于铊中毒,形成不溶性碘化铊	洗后应再用清水或等渗盐水洗净
醋酸胺或稀氨水	0.8%	适用于甲醛中毒,可形成低毒的六甲烯四胺	洗后应再用清水或等渗盐水洗净

禁忌证:① 对已发生穿孔性腹膜炎者;② 服用强酸、强碱、强腐蚀性毒物,且时间较长;③ 最近有上消化道大出血或胃穿孔病史。

(3) 口服腐蚀性化学物的洗胃:历来认为口服腐蚀性化学物是洗胃的禁忌证,容易造成胃穿孔及化学性腹膜炎等。但如不清除存留在胃内的腐蚀性化学物又常能使灼伤加重,导致食管或胃部组织严重瘢痕收缩,即使中毒痊愈后也无法进食,生存质量下降。故有人主张对口服酸、碱等腐蚀性毒物时间不长、估计消化道管壁尚未穿透者可酌情予以洗胃。

腐蚀性毒物洗胃的实施:① 是否洗胃及洗胃时机应根据酸碱的品种、剂量和距离口服的时间等来决定。洗胃离口服时间越短,风险越小,效果越好,并发症越少。反之则应持慎重态度。② 严禁使用洗胃机,可选择一粗细适当的洗胃软管(最好是硅胶管),轻轻插入胃内,采用手工洗胃。③ 洗胃液最好选用无菌等渗盐水,每次注入量小于 300 ml;洗胃前尽量吸尽毒物及胃内容物;可首先注入适当牛奶、豆汁或蛋清等以吸附与中和毒物。④ 不必顾虑酸碱吸水放热可能加重灼伤的理论,因为洗胃液迅速进出,实际温度不会太高。严格控制进出量,反复清洗至洗胃液无酸碱气味为止。⑤ 洗胃后必须留置这一胃管,在没有确切把握前,千万别轻易换管。

腐蚀性毒物洗胃的注意事项:① 保留胃管可用于减压,及时吸出毒物及坏死组织,监视有无消化道出血或继发感染,以便及时采取对策;病情稳定后给予鼻饲以维持营养,并起到扩张上消化道、防止其挛缩的功能;也可为将来做食管扩张术保留一通道,故对挽救患者生命、便利善后处理、减少后遗症等至关重要。② 待病情稳定后,应在空腹时通过管内外喂水来清洗胃管。③ 洗胃后,早期、足量、短程使用肾上腺糖皮质激素有利于减轻化学灼伤,保护重要脏器,减少瘢痕形成;但激素使用不当会有碍伤口愈合、继发二重感染、发生应激性溃疡、导致致命的消化道出血等,必须谨慎处置。④ 可同时加用 H_2 受体拮抗药或奥美拉唑防治相关并发症。⑤ 如发生穿孔性腹膜炎,此时被灼伤的消化道组织变脆,难以缝合,故先尽量采用低位造瘘引流等保守疗法,以利于减轻毒血症,促进伤口愈合。

(4) 导泻:在催吐或洗胃后,由胃管注入或口服泻药,促进肠道迅速排出毒物,阻止毒物从肠道继续吸收。常用的泻药有硫酸钠、硫酸镁、甘露醇和油类泻药等。常用硫酸钠或硫酸镁 20～30 g 或 500 ml 20%甘露醇加入 500 ml 5%葡萄糖氯化钠注射液口服或由胃管注入。

对婴幼儿和心血管系统功能不稳定者,慎用泻药;巴比妥类、阿片类、颠茄类中毒可抑制肠蠕动，增加镁的吸收，引起镁对神经系统及呼吸系统抑制，故这类中毒或中枢神经系统严重抑制的其他中毒不用硫酸镁导泻。

(5) 灌肠：适用于清除已进入肠道、导泻又有所限制的毒物，常用温水、等渗盐水或肥皂水等 1 000 ml 作高位灌肠，以清除毒物。

近年来出现新的肠道净化方法，即全肠灌洗法。使用聚乙二醇等不被胃肠道吸收的化合物，在 1～2 小时内将 4～6 L 液体从鼻胃管滴入，引起大量腹泻，快速、有效地消除全肠道的毒物。这种方法适于大量摄入毒物，又不能用催吐或洗胃法清除者，如缓释胶囊。

3. 减少胃肠道毒物吸收　可用下列方法降低毒物在胃肠道的毒性和防止继续吸收。

(1) 吸附剂：最常使用的吸附剂是活性炭粉。活性炭是最有效的强力吸附剂，能与毒物结合为复合物，使之不被吸收，而且安全、可靠。活性炭在胃、小肠和大肠里都能结合毒物，此结合是非特异性的、可逆的。在毒物量不明时，成人用 50～100 g、加水 300～400 ml；儿童按 1 g/kg、加水 100～200 ml，口服或通过胃管注入。可根据毒物的特性和摄入量将活性炭在胃中适当保留一定时间再抽吸，可酌情多次使用；与泻药一起服用能使活性炭加速通过肠道。活性炭不良反应很少，其外观能使患者出现恶心、呕吐，但如吸入肺部，可发生严重并发症。

(2) 中和剂：用药物对进入体内的毒物或其分解产物进行中和以降低其毒性，其原则是强碱用弱酸及强酸用弱碱中和。如摄入强酸者可给予氢氧化铝胶 60 ml，但忌用碳酸氢钠；摄入强碱可用 1%～5%醋酸或淡醋等中和，但摄入碳酸盐类则忌用。氯气、二氧化硫等气体吸入后，可用 4%碳酸氢钠超声雾化吸入。

(3) 沉淀剂：口服或经胃管滴入沉淀剂能使可溶性毒物形成不溶性沉淀物，延缓其吸收，然后被排出肠外。一些毒物可相应使用的沉淀剂见表 22-4：

表 22-4　常用沉淀剂作用机制和用法

毒物	沉淀剂、作用机制及用法
汞化物	用甲醛化次硫酸钠使汞盐还原为金属汞
碘	75 g 淀粉加 1 L 水成混悬液，洗胃至无蓝色洗出液为止
可溶性钡化物	30～60 g 硫酸钠或硫酸镁
铊中毒	用普鲁士蓝或碘盐使其变为不溶的碘化铊
磷	用 0.1%～0.5%硫酸铜溶液洗胃，形成不溶的磷化铜
铁化物	用碳酸氢钠溶液洗胃，把亚铁离子变为碳酸亚铁；或用 200～300 ml 碳酸氢钠留置胃内，再抽出
砷化物	用新配制的氢氧化铁溶液，与砷形成不溶性的络合物砷酸铁，每 5～10 分钟服 1 匙，直至呕吐
银盐	用 0.9%氯化钠溶液洗胃，使其形成无腐蚀性的氯化银沉淀
氟化物、草酸盐	10%氯化钙 5 ml 加水至 1 L 或 15%乳酸钙洗胃，与氟结合形成氟化钙

(4) 氧化剂：部分毒物可用氧化剂使其氧化减毒。常用高锰酸钾溶液(0.02%～0.05%)或 0.3%过氧化氢溶液，用于尼古丁、奎宁、士的宁、吗啡、氰化物及磷中毒等。一般仅配为洗胃液用，但浓度不能过高，也不宜反复用，以免腐蚀胃黏膜。

(5) 保护剂:牛奶、蛋清、豆浆、植物油等能减轻腐蚀性毒物的腐蚀作用,保护和润滑黏膜,适用于强酸、强碱及重金属盐类中毒。牛奶是最常用的保护剂,适用于除磷以外的多种口服毒物,而且大量服用尚有稀释毒物和缓冲作用。洗胃后可将橄榄油或其他植物油60 ml留置于胃中,用于酚类中毒,有保护作用。

五、迅速促进已吸收的毒物的排泄

促进已吸收的毒物排出可减轻中毒症状,改变临床过程,减少病死率。

1. 输液利尿　虽然进入体内的毒物或其代谢产物理论上可被肾脏清除,然后经尿排出,但输液利尿对于大多数药物或毒物中毒的治疗效果并不太好,特别是不适合于主要通过肝脏或组织代谢而消除的毒物、与蛋白紧密结合的毒物、分布容积大的毒物、高脂溶性的毒物等。许多毒物本身会导致脑水肿、肺水肿,再快速、大量输液可引发水及电解质紊乱,诱发脑水肿、肺水肿。利尿排毒只用于溴化物、苯丙胺类、水杨酸盐、异烟肼、苯巴比妥等中毒,通常用呋塞米,成人 40 毫克/次、儿童 1 mg/kg,静脉推注。

2. 酸化或碱化尿液　理论上酸化或碱化尿液对某些毒物有促进排出的作用;但由于使用酸或碱性药物对机体酸碱平衡的严重干扰作用,所以,在急性中毒的实际救治中酸化或碱化尿液的方法很少使用。

3. 血液净化　是急性化学物中毒抢救中清除体内毒物的重要治疗措施之一。急性中毒是血液净化疗法的绝对适应证,应尽快施行,中毒后 8～16 小时内采用疗效最好。

(1) 血液净化疗法的适应证:① 毒物或其毒性代谢产物能被排出,且清除毒物的速度超过体内肝脏、肾脏自然清除毒物的速度。② 毒物吸收量大,尤其是有迟发性毒性作用的毒物。③ 合并肝、心、肾功能不全或阻塞性气道疾病,机体清除毒物的功能受损。④ 合并昏迷、换气不足、低体温或低血压等,已采取的治疗措施效果差。⑤ 迟发作用的毒物中毒,如甲醇、百草枯等。

(2) 血液净化疗法的禁忌证:① 严重感染;② 严重贫血;③ 严重的心功能不全;④ 严重出血倾向;⑤ 收缩压超过 220 mmHg 等。

(3) 可采用血液灌流、血浆置换和血液透析等血液净化治疗方法,详见相关章节。

六、特殊解毒治疗

特殊解毒治疗是指针对毒物和毒物的致病机制,选用拮抗剂、络合剂等解除、降低或拮抗毒物毒性的方法。对有特效解毒治疗方法的某种毒物中毒,应尽可能早期、足量使用。

1. 解毒药　解毒药是针对中毒发病机制,解除或减轻其毒性作用的药物,具有特异性强、解毒效能高的特点。

2. 拮抗剂　作用与毒物的作用相反,能对抗或解除毒物毒性的药物称为拮抗剂。如阿托品用于急性有机磷中毒,可消除和减轻毒蕈碱样症状。

3. 络合剂　此类药是沿用已久的特效解毒药,主要指金属络合剂,用于金属类金属等中毒。它能与多种金属或类金属离子配位结合成环状络合物(又称螯合物),从而使被络合的金属变为无毒或低毒的化合物,然后随尿排出体外。故它们有解毒和促排两方面的作用,通常以促排作用为主。大部分络合剂口服无效;剂量过大、疗程过长,不但疗效不相应增高,反可发生不良反应,所以,一般以短程间歇治疗效果较好。

应用特殊解毒治疗的注意事项：① 掌握适应证：有机磷和氨基甲酸酯类农药中毒，同样都抑制胆碱酯酶，但肟类解毒药只能用于前者，而忌用于后者。② 掌握剂量：根据毒物的性质、摄入量和病情确定剂量。如亚甲蓝治疗高铁血红蛋白血症时用 1 mg/kg，而用于氰化物中毒须用 5～10 mg/kg。③ 掌握时机：一般情况下特效解毒药强调尽早应用，否则就很难发挥作用；但巯基络合物治疗汞中毒，过早、过量用药会致肾功能损害。④ 掌握疗效：有数种解毒方法的，应根据具体条件选择高效、安全的解毒药。

七、其他治疗

1. 氧疗　许多毒物可抑制呼吸或影响气体交换，还有些毒物抑制组织内细胞呼吸，造成组织缺氧，是急性中毒中神经系统、呼吸系统和心血管系统等多脏器损害的主要病理基础。在急性中毒抢救中，氧疗既是解毒治疗，又是重要的辅助治疗方法之一。

一般情况采用面罩及鼻导管吸氧已足够，但对呼吸抑制、呼吸功能不佳的急性中毒患者，必须尽早使用人工辅助呼吸纠正缺氧。对窒息性、刺激性气体中毒必须采取高压氧治疗，高压氧治疗还适用于急性中毒导致的严重缺氧。高压氧治疗对一氧化碳、硫化氢等毒物有特异性的解毒作用，促使有毒气体以原形从肺排出(详见相关章节)。

2. 肾上腺糖皮质激素　能增强机体应激能力，改善毛细血管通透性，减少液体渗出，抑制垂体后叶分泌抗利尿激素，增加肾血流量和肾小球滤过率以及稳定细胞膜及溶酶体，减少细胞损害等作用，广泛用于急性化学物中毒性脑病、肺水肿、ARDS、肝损害、肾损害及溶血等。其治疗原则仍然是早期、足量、短程应用。

3. 对症和支持治疗　对症治疗和支持疗法是急性中毒救治的重要手段。正确的对症和支持治疗可以改善全身状况，减轻症状，控制病情发展，维护重要脏器的功能，为特殊解毒药的寻找和应用争取时间。对无特效解毒药的毒物引起的急性中毒，对症治疗和支持治疗可以促进受损脏器的功能恢复，是挽救生命和减少并发症及后遗症唯一的途径。

【中毒的预防】

急性中毒包括工业毒物中毒、农药中毒、食物中毒、药源性中毒、动植物中毒等，在日常生活活动中经常发生，往往情况紧急，危害严重。对急性中毒的危害和危险要有充分的认识，了解各种急性中毒的预防方法和措施可以减少急性中毒的发生。

1. 工业毒物中毒的预防　基本原则是按三级预防要求实施：第一级预防是改进生产技术措施、工程控制、工艺管理，加强对有毒物品的保管；第二级是预防为主，开展健康监护、职业安全管理；第三级预防原则是处理中毒事故，对中毒者进行处理、治疗，保护劳动者。具体预防措施：① 加强监督管理、健全安全生产管理制度；② 完善监测、严密监护；③ 加强教育培训、完善个人防护措施；④ 制定预案，健全三级救援网络；⑤ 加强信息管理，要建立化学毒物中毒的临床表现、诊断治疗方法和事故处理等方面新进展档案库，建立查询系统，以利指导现场急救和处理。

2. 农药中毒的预防　农药品种多、毒性较强、使用面广、接触人群多，急性中毒时有发生，预防农药中毒具有重要现实意义。具体预防措施：① 研制和推广对人更低毒、在环境中残留时间短的农药。② 培训相关人员，正确处置残留农药及盛载过农药的容器和包装材料。③ 加强农药管理，严格禁止销售国家明文禁止生产和使用的农药品种(如毒鼠强)。

④ 大力宣传农药中毒的相关知识。

3. 食物中毒的预防

(1) 细菌性食物中毒的预防:① 加强对食品企业的卫生管理,严格遵守《食品卫生法》,严格遵守操作规程,防止食品被细菌污染。② 采取冷藏、冷冻措施,控制细菌繁殖。③ 食品在食用前进行高温杀菌。④ 少食或不吃不洁生冷饮食。

(2) 化学性食物中毒的预防:① 严格执行《食品卫生法》和国家制定的有关各种化学毒物、药物的使用、保管、销售以及运输等规章制度。② 大力做好食品卫生宣传工作,提高人民群众的食品常识和水平。③ 治理三废污染,改进食品加工技术,尽量避免不科学的加工,防止有害物质对食品的污染。④ 教育儿童养成好的饮食习惯,并告知某些物品有毒,如学习用品中带色的画笔、颜料等都会有毒性成分,防止舔食。⑤ 加强农药、杀鼠剂保管的安全性,防止儿童误食、误饮或当做盛水容器。

(3) 动植物食物中毒的预防:避免食用具有毒性的动物、植物,如毒蛇、河豚、蛇胆、蟾蜍、苦杏仁、发芽马铃薯、巴豆、乌头等。对有毒性的动植物,要经过处理加工,使之无毒后方可食用。

4. 药源性中毒的预防　核心是科学管理和合理使用药物。特别要引起重视的是医务人员有责任报告所遇到的药物不良反应;让儿童远离药物中毒的伤害,不要将药物说成是糖果来诱哄孩子服药,当大人不在时,儿童就会拿药当糖果吃;家庭常备药,都应谨慎收藏好,使儿童不易发现和取到,避免药物中毒的发生。

5. 预防毒蛇咬伤　在野外从事劳动和在深山丛林中作业执勤时,进入草丛前应先用棍棒驱赶毒蛇,夜间还应携带照明用具等,随时注意观察周围情况,并穿好长袖衣裤、鞋袜、必要时戴好草帽。遇到毒蛇时不要惊慌,可采用左右拐弯的走动方式或面向毒蛇,注意来势左右避开,寻找机会逃离现场;或作业前在四肢涂擦防蛇药液及口服蛇伤解毒片,均能起到预防作用。

6. 预防蜂、蝎、毒鱼等蜇刺伤中毒　① 搞好环境卫生,消除毒虫的隐蔽场所。② 不要随意驱逐蜂类和捣毁蜂巢;不要在乱石、杂草或阴暗潮湿的地方玩耍,不捕捉蜂。③ 为避免毒鱼刺伤,下海作业之前应做好个人防护,皮肤上可涂擦防护药水或防护膜。

(许　铁　陈建荣　顾　彬)

第二十三章　急性常见药物中毒

第一节　急性镇静催眠药物中毒

能缓和激动，消除躁动，恢复安静情绪的药物称镇静药(sedatives)。能促进和维持近似生理睡眠的药物称催眠药(hypnotics)。但同一药物，在较小剂量时起镇静作用，在较大剂量时则起催眠作用，因此统称为镇静催眠药。传统的镇静催眠药，如巴比妥类等，都是普遍性中枢抑制药，随剂量逐渐增加而产生镇静、催眠、抗惊厥和麻醉作用，中毒量可致呼吸麻痹而死亡。这一特点曾被认为是镇静催眠药的一般作用规律。但20世纪60年代开始应用的苯二氮䓬类并不符合上述规律，即使很大剂量也不引起麻醉。

长期滥用催眠药可引起耐药性和依赖性而导致慢性中毒。

突然停药或减量可引起戒断综合征(withdrawal syndrome)。

【巴比妥药物中毒】

一、巴比妥类药物分类

1. 长效类　巴比妥、苯巴比妥。
2. 中效类　戊巴比妥、异戊巴比妥、异丁巴比妥。
3. 短效和超短效类　司可巴比妥、硫喷妥钠。

巴比妥类药物的作用时间和常用剂量见表23-1。

表23-1　巴比妥类药物的作用时间和常用剂量

类别	作用时间(h)	代表药物	常用催眠量(g/次)
长效类	6～8	苯巴比妥(鲁米那)	0.03～0.1
中效类	3～6	异戊巴比妥(阿米妥)	0.2～0.4
短效类	2～3	司可巴比妥(速可眠)	0.1～0.2
超短效类	＜2	硫喷妥钠	0.5～1.0

二、发病机制

巴比妥类药物通过抑制丙酮酸氧化酶，从而抑制神经细胞的兴奋性，阻断脑干网状结构上行激活系统,使整个大脑皮层产生弥漫性抑制。大剂量应用可直接抑制延脑呼吸中枢和血管运动中枢,导致呼吸衰竭和循环衰竭。精神抑郁,肝、肾功能不全和饮酒后,易致中毒或使病情更加严重。该类药最小致死量为0.5～2 g。

这类药易产生耐药性和依赖性,突然停药可发生严重反应。少数人还可发生过敏反应。

该类药物可以诱导肝药酶,提高酶活性,可以改变自身及其他药物的代谢。

三、临床表现

1. 急性中毒　根据中毒程度的不同,临床分为三度(表23-2)。

表23-2　不同程度巴比妥类药物中毒的临床表现

中毒程度	剂量	临床表现
轻度中毒	2～5倍催眠剂量	嗜睡但能唤醒,情绪不稳定,注意力不集中,记忆力减退,共济失调,步态不稳,发音不清,眼球震颤,意识模糊
中度中毒	5～10倍催眠剂量	沉睡,即使推醒也不能答问,腱反射消失,呼吸减慢,角膜反射及咽反射存在,可有唇、手指或眼球震颤
重度中毒	10～20倍催眠剂量	深昏迷,呼吸浅快到停止;早期可有四肢强直、腱反射亢进、阵挛或巴宾斯基征阳性;后期循环功能下降,体温下降、肌张力松弛、胃肠蠕动减弱。可并发肺炎、肺水肿、脑水肿、肾衰竭而导致死亡

2. 停药反应　主要表现为自主神经兴奋性增高和神经精神异常。早期(12～16小时)可出现戒断症状,如恐惧感、肌无力、震颤、体位性虚脱、食欲缺乏及睡眠障碍等。停药3～8天可发生痉挛、恶心呕吐,偶有惊厥、谵妄等。癫痫患者可诱发癫痫发作或轻躁狂状态,甚至出现癫痫持续状态。用药时间长、剂量大而骤然停药者症状更严重。

3. 实验室检查　采集血液、呕吐物或尿液标本,检测巴比妥类药物浓度有助于确定诊断、评估病情和预后。致死量血药浓度:短效类为30 mg/L,长效类为60～80 mg/L。

四、诊断和鉴别诊断

1. 诊断依据　① 用药史,如过量用药或长期用药突然停用的病史;② 临床出现不同程度的中枢神经系统功能受抑制的表现;③ 实验室检查支持诊断。

2. 鉴别诊断　急性中毒主要与其他昏迷疾病相鉴别,询问有无原发性高血压、糖尿病、肝病、肾病等疾病史,以及一氧化碳、乙醇、有机溶剂等毒物接触史;检查有无头部外伤、发热、脑膜刺激征、偏瘫、发绀等;再做必要的实验室检查,可作出鉴别诊断。

戒断综合征须与神经精神病,如精神分裂症、癫痫发作,以及乙醇中毒引起的震颤、谵妄等相鉴别。

五、治疗

1. 一般处理　保持呼吸道通畅,维持呼吸和循环功能。吸氧,必要时气管插管或切开行人工辅助呼吸。定时翻身,注意保温。

2. 清除药物

(1) 洗胃:服药在3～6小时内立即用1∶2 000高锰酸钾溶液或清水洗胃。洗胃后胃内注入硫酸钠和活性炭混悬液。忌用硫酸镁导泻，以免 Mg^{2+} 吸收后抑制呼吸。

（2）利尿：在适量静脉补液的同时，用呋塞米利尿或甘露醇脱水。用碳酸氢钠碱化尿液，使尿液 pH≥7.5（药物排出量增加 5 倍），减少重吸收，加快排泄。

（3）血液净化：对中重度中毒患者，特别是合并肝肾损害可进行血液净化治疗。在中毒后 16 小时内行血液透析的救治率可高达 100％。

3. 催醒药物或中枢兴奋剂的应用　对于深度昏迷、呼吸不规则或吸氧后症状改善不明显者可予以应用。目的在于恢复和保持反射，待机体清除药物后逐渐清醒，而非解毒。注意剂量不宜太大、时间不宜过长，以免引起惊厥，增加氧耗而加重中枢抑制和衰竭。

【苯二氮䓬类药物中毒】

临床常用的苯二氮䓬类（benzodiazepines，BZD）有 20 余种，具有抗焦虑、镇静催眠、抗惊厥、肌肉松弛和安定等作用。本节讨论用于镇静催眠的衍生物，包括地西泮（diazepam，安定）、氟西泮（flurazepam，氟安定）、氯氮䓬（chlordiazepoxide）、奥沙西泮（oxazepam）和三唑仑（triazolam）。

一、药物分类

根据药物半衰期将苯二氮䓬类分为长效类、中效类和短效类三类（表 23－3）。

表 23－3　苯二氮䓬类药物半衰期和代表药物

类别	半衰期（$T_{1/2}$）	代表药物
长效类	＞30 小时	地西泮、氯氮䓬、氟西泮、氯硝西泮
中效类	6～30 小时	艾司唑仑、阿普唑仑、氯氮䓬
短效类	＜6 小时	三唑仑、普拉西泮、克罗西培、咪达唑仑

二、发病机制

苯二氮䓬类能增强 GABA 能神经传递功能和突触抑制效应，还有增强 GABA 与 $GABA_A$ 受体相结合的作用。$GABA_A$ 受体是氯离子通道的门控受体，当 GABA 与 $GABA_A$ 受体上 β 亚单位相结合时，Cl^- 通道开放，Cl^- 内流使神经细胞超极化，产生抑制效应。

滥用该类药物也可以产生耐受性、习惯性和成瘾性，成瘾后突然停药可导致戒断症状。

三、临床表现

1. 轻度中毒　出现头晕、嗜睡、语言含混不清、共济失调、意识模糊。

2. 重度中毒　一般较巴比妥类要轻一些，可出现昏迷、呼吸抑制、血压下降等表现。很少出现长时间昏迷和严重呼吸抑制，如果出现应考虑同时服用了其他镇静催眠药或饮酒。

3. 其他　可出现可逆性视力障碍、复视、眼球震颤，锥体外系症状，尿潴留和少尿。

4. 长期用药及停药反应　长期用药有男子乳房女性化，女性月经不调、不排卵，此类药有致畸作用。成瘾者突然停药可表现为失眠、兴奋、呕吐、出汗、焦虑、震颤和抽搐。

5. 实验室检查　① 药物测定，包括血、尿及胃液的定性检查有助于诊断，但血药浓度测定价值有限。② 血液生化检查和血气分析则有助于了解机体内环境和判断病情。

四、诊断和鉴别诊断

1. 诊断依据　① 用药史,如过量用药或长期用药突然停用的病史;② 相应的临床表现;③ 实验室定性检查支持诊断。

2. 鉴别诊断　急性中毒需与其他中毒性疾病和昏迷疾病相鉴别。

五、治疗

1. 清除胃肠道毒物　尽早洗胃,对昏迷患者可在洗胃前先行气管插管,防止误吸。洗胃后可给活性炭,首次 1 g/kg,每 4～6 小时可重复给半量。

2. 对症治疗　首先保证呼吸道通畅,防止误吸;严密监护呼吸、血压及心脏情况。

有低血压者可快速静脉输注晶体液 1～2 L;补液后血压仍不升,可用多巴胺 5～20 μg/(kg・min)静脉滴注,或换用去甲肾上腺素[从 0.1 μg/(kg・min)开始]。

呼吸明显受抑制者,可应用贝美格 50 mg 加入葡萄糖 40 ml 中缓慢静脉注射,每 2 小时一次,直至肌张力及反射恢复为止。

3. 特效解毒药　氟马西尼(Flumazenil,安易行,原名安易醒)是特异性苯二氮䓬受体拮抗剂,可竞争性阻断苯二氮受体,拮抗其中枢神经效应,迅速逆转其镇静和催眠作用(静脉注射后 30～60 s)。但因其排泄半衰期短(53 分钟),用药几小时后苯二氮䓬 作用复现,需重复给药。对昏迷患者,初次量为 0.3 mg 静脉注射,每隔分钟可重复给药 0.1 mg,直至苏醒或总量 1 mg;维持量为 0.1～0.4 mg/h。

由于使用本药的经验有限,下列情况应慎用或禁用:① 同时服用易诱发抽搐的药物者,特别是三环类抗抑郁药;② 地西泮用于控制抽搐;③ 有脑外伤。

4. 支持治疗　有呼吸抑制和低氧血症(PaO_2<50 mmHg),即应人工辅助呼吸;给予肠外营养,维持水电解质和酸碱平衡;防治肺部感染及急性肾衰竭。

【吩噻嗪类中毒】

吩噻嗪类的代表药物是氯丙嗪(chlorpromazine),临床常用的还有奋乃静(perphenazine)、三氟拉嗪(trifluoperazine)、氟哌啶醇(fluorobutyrophenone)等。

一、发病机制

该类药物是中枢性多巴胺受体阻断剂,通过阻断中脑边缘系统,抑制网状机构的感觉通路及下丘脑多巴胺受体,产生抗精神病作用,以减轻焦虑紧张、幻觉和病理性思维等精神症状。当一次量达 2～4 g 时,可引起急性中毒,表现为中枢抑制,出现过度镇静、嗜睡、谵妄及昏迷或呼吸抑制、体温调节能力下降。

而且该类药物还能抑制脑干血管运动和呕吐反射、阻断肾上腺素能受体、抗组胺及抗胆碱能作用,以及奎尼丁样作用。患者常有心动过速、高温及肠蠕动减弱;血管扩张及血压降低;心律不齐、PR 间期和 QT 间期延长等表现。

一次急性过量可有锥体外系症状。

用药早期药物对骨髓有直接毒性作用,对心肌也有毒性和抑制作用。

二、临床表现

1. 急性中毒　有两类表现：一种呈严重嗜睡状态，易叫醒也易入睡；另一种血压下降乃至休克，甚至发生猝死，是过量注射所致。其他症状：恶心呕吐、呼吸困难、瞳孔缩小、流涎、抽搐及蛋白尿等。

2. 慢性中毒

(1) 锥体外系症状：约半数长期大量服用者出现锥体外系症状，如 Parkinson 综合征、静坐不能、急性肌张力障碍，以及迟发性运动障碍，成独特的“口-舌-咀嚼”三联征等。

(2) 神经精神症状：可出现头昏、软弱、淡漠感觉迟钝、自卑感或自责感等表现。

(3) 惊厥发作：特别是有惊厥史者易出现惊厥发作，或使原有癫痫史者发作加剧。

(4) 低血压反应：体位性低血压或持续性低血压甚至休克，多发生于有基础心脏病者。

(5) 中毒性肝炎和肝内胆汁淤积：后者与剂量无关，是一种迟发性过敏反应；多在用药 1～4 周发病，表现为发热寒战、消化道症状、肌肉酸痛、皮肤瘙痒、皮疹和黄疸；黄疸一般在停药后数周内消失，但少数人可持续 1～2 年。

(6) 造血系统反应：粒细胞减少、血小板减少及再生障碍性贫血。

(7) 其他：眼压增高诱发青光眼、角膜和晶体混浊，哮喘，尿频、蛋白尿等。

3. 实验室药物检测　有效治疗血药浓度为 0.03～0.3 mg/L，浓度 0.7～1.0 mg/L 以上引起中毒。

三、诊断要点

1. 长期用药或大剂量服药史。

2. 急慢性中毒的临床表现。

3. 实验室检查血药浓度为 0.7～1.0 mg/L。

四、治疗

1. 急性中毒的治疗

(1) 促使毒物排出体外：尽早洗胃，导泻，补液，严重者可行血液净化治疗。

(2) 一般处理：平卧，少搬动，避免体位性低血压；保持气道通畅等。

(3) 低血压休克：可用去甲肾上腺素静脉滴注；忌用肾上腺素或多巴胺，也不主张用间羟胺。

(4) 惊厥发作：可用地西泮、异戊巴比妥钠或硫喷妥钠等。

(5) 昏迷：可用哌甲酯(利他林)，但惊厥者忌用之。

2. 慢性中毒的治疗

(1) 立即停药。

(2) 锥体外系症状：可用拟多巴胺类药物如左旋多巴。另外尚可选用卡比多巴、溴隐亭，甚至苯海索(安坦)、丙环定(开马君)等。

(3) 低血压：对明显低血压患者可静脉滴注去甲肾上腺素或间羟胺。

(4) 胆汁淤积性黄疸：可用熊去氧胆酸、糖皮质激素，或门冬酸钾镁、茵栀黄等治疗。

第二节　急性对乙酰氨基酚药物中毒

对乙酰氨基酚又称扑热息痛,此类药物还有非那西丁(Phenacetinum),都是对氨基酚的衍生物。

一、发病机制

对乙酰氨基酚在肝内代谢,其中有部分转化为有活性的羟基化代谢产物,对肝脏有毒性。过量使用对乙酰氨基酚(成人一次口服 7.5 g)可引起急性中毒,最危险的并发症是致命性肝坏死。因其羟基化代谢产物生成过多,积聚在肝脏与肝细胞胞质共价结合,破坏肝细胞,引起急性肝小叶中心坏死或大面积融合性肝坏死,发生急性肝衰竭,总病死率为 2%～3.5%。原有肝病者及婴幼儿服用此药危险性更大。

对乙酰氨基酚过量还能引起急性肾衰竭,能抑制甲状腺功能和精子生成;能导致心内膜出血及心肌局灶性坏死,抑制中枢神经系统功能,导致血小板减少等。

非那西丁的 75%～80%被转变为对乙酰氨基酚,另有小部分转化为对氨苯乙醚。后者经羟化后,可使血红蛋白氧化为高铁血红蛋白,引起发绀;非那西丁的羟基化代谢产物还可氧化红细胞膜上的谷胱甘肽,使细胞膜失去保护作用,引起溶血。由于单用非那西丁易过量中毒,故非那西丁片剂及含该药的小儿退热片已被卫生部明令禁用。但其他含非那西丁的复方片剂如 APC 片仍可应用。

二、临床表现

对乙酰氨基酚引起肝坏死者,常于用药后数小时出现皮肤苍白、食欲缺乏及恶心、呕吐,症状持续 24～48 小时以上,甚至长达 1 周;伴上腹疼痛、肝触痛、肝功能异常(一期);此时一般不出现昏迷。黄疸多在第 3～4 天出现(二期)。早期症状虽不甚严重,但在第 4～6 天后可能发展为暴发性肝衰竭,出现肝臭、扑翼样震颤、惊厥、虚脱、呼吸抑制和昏迷(三期)。

有时可发生低血糖、消化道出血或心律失常等,严重者并发 DIC。

三、实验室毒物分析

血药浓度测定对中毒的诊断、评估中毒程度和推测预后有重要价值,如服药后 4 小时,血药浓度达 280～300 mg/L,或 12 小时后达 57～75 mg/L,即可引起肝损害。

四、诊断

诊断主要依据用药史、临床特点和实验室毒物分析,需与其他引起肝衰竭的疾病鉴别。

五、治疗

对乙酰氨基酚中毒患者如处置及时,病死率较低;反之,如处理延误,即使在中毒早期也易发生意外。处理措施包括以下几点:

1. 洗胃,导泻。

2. N-乙酰半胱氨酸　巯基供体 N-乙酰半胱氨酸(N-acetylcysteine,痰易净)可增加肝细胞内谷胱甘肽的储存,使谷胱甘肽与对乙酰氨基酚的活性代谢产物结合,阻止其与肝细胞的大分子共价结合,可防治对乙酰氨基酚引起的肝损害有特效,应尽早使用,争取在服对乙酰氨基酚 10 小时内用药,超过 24 小时则用之无效。下列情况应果断使用:① 服对乙酰氨基酚 4 小时后血浆药物浓度超过 200 mg/L,或 12 小时后超过 50 mg/L。② 有充分证据表明患者服用对乙酰氨基酚过量。如患者曾长期饮酒,或同时服过可诱导肝酶的药物,饥饿或缺乏蛋白质等,则更应及时应用 N-乙酰半胱氨酸。

使用方法:首剂 140 mg/kg 口服,随后给予维持剂量,按每次 70 mg/kg,每 4 小时一次,共 72 小时。或将首剂 150 mg/kg 置于 20 ml 5%葡萄糖液中静脉注射,注射时间不短于 15 分钟;随后用 50 mg/kg 溶于 500 ml 葡萄糖液中静脉滴注 4 小时以上。其后 16 小时内用 100 mg/kg 溶在 1 000 ml 葡萄糖液中持续静脉滴注。使 20 小时内总量达 300 mg/kg。

3. 其他护肝治疗

(1) 静脉滴注能量合剂。

(2) 辅酶 Q_{10}:每次 10～15 mg,每日 3 次口服;或 10～40 mg 肌内注射,每日 1 次。

(3) 肌苷(次黄嘌呤核苷):每次 0.4～0.8 g,每日 3 次口服;或 0.2～0.6 g 稀释后静脉滴注。

(4) 葡醛内酯(肝泰乐):每次 0.1～0.2 g,每日 3 次口服;或 0.2～0.4 g 加入 500 ml 葡萄糖溶液中静脉滴注,每日 1 次。

(5) 谷胱甘肽:每次 50～100 mg,每日 1～3 次口服;或 50～100 mg 稀释后静脉滴注,每日 1～2 次。

(6) 水飞蓟宾(益肝灵):每日 3 次口服。

(7) 前列腺素(PG):可稳定溶酶体膜,保护肝细胞;改善肝微循环。

(8) 补充多种维生素。

4. 对症治疗

(1) 肝性脑病者可用支链氨基酸、谷氨酸盐等。

(2) 低血糖者适当补充葡萄糖。

(3) 脑水肿:在应用脱水剂的同时给予短程糖皮质激素治疗,用药 3～5 天,如无效即停药,有效者总疗程不超过 12 天。糖皮质激素对药物性暴发性肝衰竭无效,反而可增加并发症的发生率,应严格掌握适应证。

(4) 有血小板减少及出血倾向者,可给予维生素 K。

第三节　急性阿片类药物中毒

阿片类生物碱主要有吗啡(Morphine)、阿片(Opium)、罂粟碱(Papaverine)、复方樟脑酊(Paregoric)、可待因(Codeine,甲基吗啡)等,这类药物来自罂粟的未成熟蒴果渗出的浆汁。阿片生物碱含量约 25%,其中 10%为吗啡。半合成类阿片类镇痛药有纳布啡、丁丙诺啡、氢吗啡酮和羟吗啡酮等。合成的有苯哌啶类、阿法罗定、芬太尼、二苯甲烷类有美沙酮,吗啡类(如曲马多),苯并吗啡烷类(如喷他佐辛)等。

【发病机制】

吗啡主要作用部位在中枢神经系统，与中枢阿片受体有很强的亲和力，产生镇痛、镇静作用和欣快感；同时显著抑制呼吸中枢、咳嗽中枢；兴奋延髓催吐化学感受区；兴奋动眼神经，使瞳孔缩小；还可促使内源性组胺释放，使外周血管扩张，血压下降；又因 CO_2 潴留，脑血管扩张，使颅内压增高；兴奋平滑肌，提高胃肠、输尿管平滑肌及括约肌张力。使用治疗剂量(每次吗啡 5～10 mg)时即可出现不良反应；超过此剂量不良反应明显增多。过量会致急性中毒，主要表现为大脑和呼吸中枢抑制。

个体对吗啡毒性作用的敏感性差异性甚大，婴儿、老人、体弱者，以及贫血或肝、肺功能不全的患者对吗啡尤为敏感，易发生中毒。成瘾者则有较大耐受性。长期用药突然停用时可引起戒断反应。

吗啡还可经胎盘抵达胎儿体内；哺乳妇女乳汁中可排出少量而影响乳儿。

【临床表现】

1. 急性中毒　初期有短暂欣快感、头昏及心动过速。随即感口渴、出汗、恶心、呕吐及眩晕，并见面色苍白、兴奋不安及谵妄。严重中毒者主要表现为昏迷，瞳孔缩小如针尖大，呼吸浅慢而不规则，发绀，肺水肿，血压和体温下降，少尿，肌肉松弛无力，下颌松垂。随缺氧加重，原先缩小的瞳孔逐渐散大。患者常死于呼吸麻痹或肺水肿。小儿易发生惊厥。

2. 戒断反应　最早出现在停药后 8～16 小时；48～72 小时反应最剧，然后逐渐消失。其表现有：① 自主神经功能亢进，如交感神经兴奋性增高引起瞳孔散大、鸡皮、血压升高、心率增快或体温增高等；副交感神经兴奋引起呕吐、流泪、流鼻涕、腹痛及腹泻等。② 精神兴奋性增高，如惊恐、不安、打呵欠、震颤或失眠，且失眠持续时间长，可达 4 周左右。③ 肌肉关节疼痛，严重者可发生虚脱。

【诊　断】

1. 有使用阿片类药物的病史，成人口服吗啡超过每次 120 mg 或注射每次 30 mg，即会发生急性中毒。致死量约每次 250 mg。

2. 有阿片类生物碱急性中毒或戒断反应的临床表现。

3. 实验室毒物分析确定有阿片类物质。

依据以上三点一般可作出诊断，但需与其他神经精神病、呼吸抑制和昏迷疾病相鉴别。

【急救与治疗】

一、氧疗

保持呼吸道通畅，给予鼻导管或面罩吸氧。注意不能给纯氧，因为吸入纯氧可抑制低氧血症对呼吸中枢的刺激作用，使呼吸进一步受抑制。必要时行人工呼吸。

二、应用吗啡拮抗剂

1. 烯丙吗啡(纳洛芬，Nalorphine)　能对抗吗啡引起的呼吸抑制，每次 5～15 mg 静脉注射，每隔 10～15 分钟可重复一次；总量不超过 40 mg。

2. 纳洛酮(Naloxone，nercan)　化学结构与吗啡极相似，在机体内与阿片受体结合，因其亲和力大于吗啡，可全部阻断吗啡与阿片受体结合，但自身完全没有吗啡样作用。静脉或肌内注射，每次 0.4～0.8 mg，能迅速逆转吗啡类的作用，解除呼吸抑制，升高血压；5 分钟后无好转，可追加半量，作用维持 1～4 小时。如总量用至 10 mg 无效，应考虑诊断是否正确。

3. 纳曲酮(Naltrexone)　化学结构及作用与纳洛酮相似，但口服效果好，作用时间长达 24 小时。

三、呼吸兴奋剂

用尼可刹米，每次 250～500 mg 肌内或静脉注射，每 1～2 小时可重复一次；或用洛贝林。忌用士的宁或印防己毒素，以免导致惊厥。

四、其他治疗

1. 催吐、洗胃和导泻　口服中毒者可用阿扑吗啡催吐，并尽早洗胃，洗胃液可选用 1∶2 000 的高锰酸钾溶液。洗胃后向胃内注入活性炭混悬液及 50%硫酸钠。

2. 补液、血管活性药　主要是促进药物排泄，维持水、电解质及酸碱平衡，保持足够尿量。维持内循环的平衡。

3. 防治肺水肿　主要是气管插管、正压通气供氧，可利用利尿剂和肾上腺糖皮质激素。

4. 防止并发症　昏睡患者应经常唤醒，以防发生吸入性肺炎；可预防性应用抗生素。

5. 对症处理。

（燕宪亮　杜叶平）

第二十四章　急性农药中毒

由于农药进入机体而引起的急慢性中毒称为农药中毒，以急性生活性中毒为多，主要由误服或自杀引起。生产作业环境污染、配制农药或喷洒农药以及检修施药工具时，均可经皮肤和呼吸道吸收发生急性中毒。

急性农药中毒除具有其他中毒的共有特性之外，还有其自身的特点。

1. 隐匿型农药中毒　除有意服农药自杀外，其他生活性农药中毒常为接触史不明确或较难觅寻的隐匿性农药中毒，易致误诊。

2. 延迟型农药中毒　少量持续接触农药，如因有机磷污染衣物而致持续微量吸收，中毒发作的潜伏期往往很长，对有此类病史的患者，切不可因在潜伏期、无中毒的临床征象而否定农药中毒。抗凝血杀鼠药中毒的潜伏期更长，极易疏忽而漏诊或误诊。

3. 农药和溶剂的气味　农药中毒患者呼出气体、呕吐物及洗胃抽出液、污染的衣物常有特殊气味。

第一节　急性有机磷杀虫剂中毒

急性有机磷杀虫剂中毒(acute organophosphorus pesticides poisoning，AOPP)是指有机磷杀虫剂进入人体后与胆碱酯酶结合，形成磷酰化胆碱酯酶从而失去水解乙酰胆碱(Ach)的能力，导致乙酰胆碱积聚而引起急性胆碱能危象，严重患者可因昏迷和呼吸衰竭而死亡。

有机磷杀虫剂属于有机磷酸酯或硫化磷酸酯类化合物，是目前应用最广泛的一类农药，对人畜均有毒性。多呈油状液体，呈淡黄色至棕色，易溶于有机溶剂，微溶或不溶于水，有大蒜臭味；在酸性环境中稳定，遇碱性物质则易分解破坏，但美曲膦酯(敌百虫)遇碱变为毒性更强的敌敌畏，而甲拌磷则耐碱，不为碱性物质所破坏。常用的剂型有乳剂、油剂及粉剂等。

有机磷杀虫剂按大鼠急性经口半数致死量(LD_{50})可将其分为以下四类：

表 24-1　有机磷杀虫剂毒性分类

类别	LD_{50}(mg/kg)	代表性品种
剧毒类	<10	对硫磷(1605)、内吸磷(1059)、甲拌磷(3911)、久效磷
高(强)毒类	10～100	敌敌畏、氧化乐果、甲胺磷、甲基对硫磷
中毒类	100～1 000	乐果、美曲膦酯(敌百虫)、碘依可酯(乙硫磷)、倍硫磷、甲基内吸磷
低毒类	>1 000	马拉硫磷、辛硫磷、杀螟松、稻瘟散

【病　因】

一、生产及使用时中毒

杀虫剂生产、包装及储运过程中，因设备密封不严，跑、冒、滴、漏等原因致毒物泄漏；手套破损或衣服、口罩污染及杀虫剂配制、使用过程中未按规范操作，用手直接搅拌药液或夏日在身体裸露较多的情况下喷洒农药；喷洒农药后未及时更换衣服及清洗皮肤或清洗不彻底，均易使杀虫剂经皮肤和呼吸道吸收而致中毒。

二、生活性中毒

主要是由于自服、误服所致。可因摄入被污染的水源、食物、水果而引起中毒，因误用有机磷杀虫剂灭虱或治疗皮肤病而致中毒。生活性中毒是目前最为主要的中毒原因。

【吸收与代谢】

有机磷杀虫剂主要经过消化道、呼吸道、皮肤和黏膜等途径吸收。吸收后迅速分布全身各个器官，以肝脏含量最多，肾、肺、脾次之，肌肉及脑组织中含量最少。有机磷杀虫剂主要在肝内代谢进行生物转化形成各种代谢产物。一般氧化后毒性增强，水解后毒性降低；如对硫磷在肝脏被氧化成对氧磷。后者对乙酰胆碱酯酶的抑制作用比对硫磷强 300 倍，美曲膦酯（敌百虫）转化成敌敌畏毒性也显著增强。有机磷杀虫剂排泄较快，其代谢产物大多由肾脏排泄，部分经肠道排出；少量以原形从肾脏排出，多数在 24 小时被排出，48 小时后完全排出体外。

【药理与中毒机制】

体内胆碱酯酶（ChE）分为真性胆碱酯酶或乙酰胆碱酯酶和假性胆碱酯酶或丁酰胆碱酯酶两类。有机磷杀虫剂分布到胆碱能神经的神经突触和神经-肌肉接头处，与乙酰胆碱酯酶（AchE）结合形成稳定而无活性的磷酰化胆碱酯酶，使之失去水解乙酰胆碱的能力，导致 Ach 在突触间隙积聚。过度积聚的 Ach 对胆碱能受体产生过度激动，引起中枢和外周持续而强烈的胆碱能兴奋，产生急性胆碱能危象（acute cholinergic crisis）。包括副交感神经节前、节后纤维支配的腺体平滑肌、虹膜括约肌等兴奋，以及交感神经节后纤维支配的汗腺兴奋所引起的毒蕈碱样症状（M 样症状）；交感神经节和肾上腺髓质兴奋所引起的烟碱样症状（N 样症状）；乙酰胆碱作用于大脑、丘脑和中脑网桥结构，破坏了大脑正常的平衡和协调，出现功能紊乱，最后导致衰竭。神经肌肉接头处的持续积聚，Ach 沿终板膜扩散至突触外，突触间隙 Ach 剩余量减少，加上神经末梢释放的减少，突触间隙 Ach 量不能达到激动受体的足够浓度，轻者出现肌无力，重者引起肌瘫痪。

有机磷及其活化产物还可与体内神经病变靶酯酶结合形成磷酰化酯酶复合物，一旦老化则活性长期受抑，阻断神经细胞代谢而发生迟发性神经病变。

此外，Ach 积聚尚可引起胆道口括约肌痉挛及十二指肠乳头水肿，胰液引流不畅；加之胰液分泌旺盛，最后导致胰小管和腺泡破裂而出现急性胰腺炎。有机磷杀虫剂也可直接损害组织细胞，引起中毒性心肌炎、中毒性肝炎、中毒性肾病及急性胃黏膜病变。

【临床表现】

AOPP的潜伏期与药物进入途径有关，发病时间与毒物种类、剂量、侵入途径和机体状态(如空腹或进餐)密切相关。经口中毒为5～10分钟，经皮肤吸收中毒为2～8小时。

一、局部损害

敌敌畏、美曲膦酯(敌百虫)、对硫磷、内吸磷等接触皮肤后可引起过敏性皮炎、剥脱性皮炎；污染眼睛可致眼结膜充血、瞳孔缩小。

二、急性胆碱能危象

AOPP患者出现毒蕈碱样症状、烟碱样症状以及中枢神经系统表现如意识障碍等严重情况时，称为胆碱能危象。中毒后立即出现，是急性有机磷杀虫剂中毒的主要临床表现。

1. 毒蕈碱样症状(muscarinic signs)　又称M样症状。主要是副交感神经末梢过度兴奋，产生类似毒蕈碱样作用。多数腺体分泌、平滑肌收缩及括约肌松弛。腺体分泌增加表现为多汗、流涎、流泪、鼻塞、痰多和肺部湿啰音甚至出现肺水肿；平滑肌收缩表现为胸闷、气短、呼吸困难、瞳孔缩小呈针尖样、恶心呕吐、腹痛腹泻；括约肌松弛包括大小便失禁。

2. 烟碱样症状(nicotinic signs)　又称N样症状。交感神经节及肾上腺髓质兴奋，表现为面色苍白、心率增快、血压升高。作用于神经肌肉接头处，出现肌颤、肌无力、肌麻痹，呼吸肌麻痹可致呼吸停止。

3. 中枢神经系统　轻者头晕、头痛、烦躁不安、情绪不稳；重者表现为抽搐、昏迷，呼吸、循环中枢受抑制导致呼吸、循环衰竭而死亡。

三、中间综合征

在急性中毒症状(急性胆碱能危象)缓解后(2～4天或更长)，在迟发性多神经病变之前，出现的类似重症肌无力症状，称中间综合征((intermidiate syndrome，IMS))。多先有脑神经麻痹，继之表现为屈颈肌、四肢肢体近端肌力减退。表现为眼球活动受限、眼睑下垂、复视；颜面肌、咀嚼肌无力、声音嘶哑及吞咽困难；呼吸肌麻痹则有呼吸困难、呼吸频率减慢、胸廓活动幅度逐渐变浅，引起进行性缺氧，最后导致意识障碍、昏迷，如不及时采用人工辅助呼吸，患者常死于呼吸衰竭。该综合征一般持续2～20天，个别长达1个月。

IMS与以下因素有关：① 中毒农药的种类，乐果、氧化乐果、久效磷、敌敌畏中毒易发生IMS。② 中毒程度，中毒程度越重，越容易发生IMS。③ 解毒药物的使用不当，如复能剂早期用量不足、使用较晚，阿托品使用剂量过大均可引起IMS。

四、迟发性多神经病变

在急性中毒症状消失后1～2周开始发病，部分延迟至3～5周，可发生迟发性多神经病变(delayed polyneuropathy)，主要表现为周围神经病变，但中枢神经元也可有类似病变。多见于经口服重度或中度中毒的患者，以甲胺磷、马拉硫磷、对硫磷、甲基对硫磷、美曲膦酯(敌百虫)、敌敌畏、杀螟松、稻瘟散等多见，甲胺磷发病率最高，可高达10%以上。神经-肌电图检查提示神经源性损害。

神经细胞轴索的能量代谢障碍是发生迟发性多神经病变的关键，已明确钙调素激酶Ⅱ和神经细胞骨架蛋白磷酰化可导致轴索变性坏死，继之发生脱髓鞘而致病。首先累及感觉神经，病情逐渐发展，2 周左右累及运动神经，开始多见于下肢，后逐渐发展，有时可累及上肢。表现为肢体远端对称性感觉和运动功能障碍，严重者出现弛缓性瘫痪，可伴有脑神经损害和锥体束征；一般下肢较上肢明显，远端甚于近端。停止接触有机磷杀虫剂后，轴索将开始以非磷酰化蛋白质来补充，使之再生，功能也随之逐步恢复，恢复期长达 0.5～2 年；少数重症病例难以恢复，遗留有终身残疾。

五、反跳

部分患者在急性胆碱能危象好转后 2～15 天再度出现急性胆碱能危象等中毒症状，而且较初期病情更重，甚至猝死，称为反跳。反跳的预后较差，死亡率较高。反跳可能与以下因素有关：① 洗胃不彻底，残留毒物在胃肠道再吸收；② 治疗所用复能剂、抗胆碱能药物剂量不足或停药过早；③ 毒物在体内氧化后毒性增强；④ 短时间内大量输液引起血中有活性的 AchE 被稀释，而输入的葡萄糖又使体内乙酰胆碱合成增加；⑤ 长期大量使用阿托品而致胆碱能受体功能亢进或紊乱；⑥ 有机磷农药种类，口服乐果、敌敌畏、甲胺磷等易发生反跳。

六、其他临床表现

1. 中毒性心肌炎　有机磷杀虫剂通过抑制心肌 AchE 活性及对心肌的直接损伤而使心肌收缩力减弱、血压下降；心电图表现为 Q-T 间期延长、心律失常及 ST-T 改变。近年来认为有机磷对心脏的毒性有三个时相：第一时相为短暂的交感神经张力增高，表现为窦性心动过速；第二时相为较长时间的迷走神经功能亢进，表现为窦性心动过缓、房室传导阻滞；第三时相延续时间更长，可发生于中毒早期，也可发生于中毒后 5～7 天，主要表现为心电图 Q-T 间期延长及室性异位心律，可逐渐演变为尖端扭转性室性心动过速，甚至导致心源性猝死。

2. 急性胃黏膜病变　患者有上腹部不适、腹痛、腹胀、恶心呕吐，可出现上消化道出血。个别患者可出现肠坏死。

3. 中毒性肝炎　并发中毒性肝炎患者可出现厌食、乏力、黄疸、肝大等表现，肝功能异常，个别可发生肝性脑病。

4. 急性胰腺炎　极少数患者可并发急性胰腺炎，表现为上腹或左上腹持续剧痛、伴恶心呕吐；血、尿淀粉酶增高。

5. 中毒性肾病　出现少尿、血尿、蛋白尿等，少数伴肾功能损害，严重者发生急性肾衰竭。

【实验室检查】

1. 全血 AchE 活力测定　正常人全血 AchE 活力为 100%，中毒时活力常降至 80%以下。急性中毒时其降低水平可判断病情严重程度：轻度中毒 AchE 活力 50%～70%，中度 30%～50%，重度低于 30%。

2. 毒物及代谢产物　血、粪及呕吐物有机磷鉴定及尿中有机磷代谢产物测定是重要的辅助诊断手段。尿中测出对硝基酚或三氯乙醇有助于明确诊断。

【诊 断】

急性有机磷杀虫剂中毒可根据有机磷杀虫剂接触史,结合特征性临床表现,如呼出气有蒜臭味,瞳孔针尖样缩小,大汗淋漓、流涎等腺体分泌增加表现,以及肌纤维颤动和意识障碍等,一般即可作出诊断。如有全血胆碱酯酶活力降低,便更可确诊。

试验性治疗　静脉注射阿托品 1～2 mg,如症状缓解且无阿托品化征象出现,有助于诊断。

急性中毒程度分级

轻度中毒:仅有 M 样症状为主,AchE 活力 50%～70%;

中度中毒:M 样症状加重,同时出现 N 样症状,AchE 活力 30%～50%;

重度中毒:M 和 N 样症状,又合并肺水肿、抽搐、昏迷、呼吸肌麻痹及脑水肿,AchE 活力低于 30%。

【鉴别诊断】

一、氨基甲酸酯类农药中毒

氨基甲酸酯类能与胆碱酯酶活性中心的丝氨酸结合形成氨基甲酰化胆碱酯酶,使酶失去活性。因此,氨基甲酸酯类农药中毒也可出现毒蕈碱样症状、烟碱样症状和中枢神经系统症状,以及 AchE 活力下降。但氨基甲酸酯类农药中毒有氨基甲酸酯类农药接触史,无蒜臭味,病情相对较轻,病程短,阿托品用量小,AchE 活力恢复快。

二、中暑

夏季,没有明确的有机磷杀虫剂接触史,出现头痛、头晕、恶心、呕吐等症状,应与中暑鉴别。中暑患者有高温环境接触史,高热无汗,瞳孔正常,无流涎、肌颤,AchE 活力正常。

三、中间综合征与反跳的鉴别

中间综合征为胆碱能危象消失后突发肌无力或肌麻痹,阿托品应用无效或疗效不肯定,神经肌电图检查有相应表现;而反跳是胆碱能危象减轻后重新出现,无神经麻痹现象,神经肌电图检查无变化。

【治 疗】

一、终止接触

将中毒患者立即撤离中毒现场,脱去污染衣物,用微温的清水、肥皂水或 1%～5%碳酸氢钠溶液(美曲膦酯中毒禁用)清洗皮肤、毛发和指甲,直到闻不到农药气味为止。

二、清除尚未吸收的毒物

主要有催吐、洗胃和导泻。用于经口服中毒的患者,进行得愈早、愈彻底,预后愈好。

1. 催吐　适应于神志清楚、生命体征平稳、配合治疗的患者。

2. 洗胃　可用温(37℃左右)的清水、碳酸氢钠溶液或高锰酸钾溶液洗胃。但美曲膦酯(敌百虫)禁用碱性洗胃液,硫化磷酸酯类(马拉硫磷、对硫磷等)禁用高锰酸钾溶液洗胃。在24～48小时内应反复洗胃,即首次洗胃应保留胃管,间隔3～4小时重复洗胃,直至洗出液清亮为止。

3. 导泻　一般选用盐类泻剂,禁用油类泻剂。

三、促进已吸收毒物的排出

1. 利尿　因患者接受洗胃、大量补液,常有低渗血症,可选用20%甘露醇等高渗性利尿剂。

2. 血液净化

(1) 血液灌流:一般在中毒后12小时内进行效果较好。

(2) 换血或血浆置换:如果中毒时间较长、毒物已经大量进入血液,在使用解毒剂的同时,可采用静脉换血或血浆置换治疗。每次放血200～400 ml,然后输入新鲜血400～600 ml;对循环衰竭患者不可给予放血治疗。用等量新鲜血浆或5%人体白蛋白置换有毒的血浆,可以直接清除有机磷及其他有机溶剂和杂质,还可以补充有活性的胆碱酯酶,为机体再生胆碱酯酶创造有利条件,改善中毒症状。

四、胆碱酯酶复能剂

1. 胆碱酯酶复能剂(cholinesterase reactivator)药理作用　使被抑制的胆碱酯酶恢复活性,其机制是肟类化合物的吡啶环中的氮带正电荷,能被磷酰化胆碱酯酶的阴离子部位所吸引,而其肟基与磷原子形成结合物,使其与胆碱酯酶的酯解部位分离,从而恢复了乙酰胆碱酯酶的活性,起到治“本”的作用。同时,胆碱酯酶复能剂能作用于外周 N_2 受体,对抗外周胆碱受体活性,有利于消除中毒时的烟碱样症状。

2. 复能剂的种类　有氯解磷定、碘解磷定、双复磷和双解磷,目前我国最常用的为氯解磷定。氯解磷定和双复磷不但含肟量高,使磷酰化AchE复活作用强,而且毒副作用较小,既可静脉注射,也可肌内注射。复能剂对内吸磷、对硫磷、甲拌磷效果好,对敌敌畏、美曲膦酯(敌百虫)效果差,对乐果、马拉硫磷疗效不明显。

3. 复能剂使用原则　早期、足量、重复、长程、注射用药。

(1) 早期用药:中毒48小时后磷酰化胆碱酯酶即老化而不易恢复活性,一经发现有机磷杀虫剂中毒,应及时给胆碱酯酶复能剂,而且越早给药,效果越好。

(2) 足量用药:有研究认为,复能剂的血药浓度在4 μg/ml以上时才能起复能作用,在7～14 μg/ml效果最佳,因此,中毒早期应短时间内静脉注射足量的复能剂,而且只有给予足量的复能剂,使部分磷酰化胆碱酯酶复活,阿托品化才容易出现。

(3) 重复用药:由于肟类复能剂在体内由肾脏排泄较快,半衰期短(1～1.5小时),加之有机磷杀虫剂在体内作用时间长,特别是重度中毒患者,残留毒物反复吸收而不断产生新的中毒酶,因此应重复给药。

(4) 长疗程:既往认为随时间延长磷酰化胆碱酯酶已老化,不主张长时间使用复能剂,现在认为复能剂应在肌颤消失或胆碱酯酶活力恢复到50%以上2天后再停药。

(5) 注射给药:不能使用静脉滴注给药,因静脉滴注给药在短时间内进入体内药物少,而且复能剂半衰期短,排出快,不能达到有效血药浓度。因此,最好给药途径为肌内注射或静脉注射。如果静脉注射,注射速度应缓慢,过快注射可导致暂时性呼吸抑制。

4. 氯磷定治疗有机磷中毒的推荐用法和剂量　见表 24-2。

表 24-2　氯磷定治疗有机磷中毒推荐用量表

中毒程度	首量(g)	重复量(g)	间隔时间(h)	重复次数
轻度	0.5～1.0	0.5	2～4	维持 24 小时,而后逐日减量
中度	1.0～2.0	1.0	2	维持 24～48 小时,而后逐日减量
重度	2.0～3.0	1.0	1～2	维持 24～72 小时,而后逐日减量

5. 复能剂常见副作用　头晕、视物模糊、复视、恶心、呕吐、心率过快、血压升高。注射速度过快可抑制呼吸肌引起呼吸抑制,用量过大,可抑制胆碱酯酶活力,引起癫痫样发作,甚至出现昏迷和抽搐。

五、胆碱受体阻断剂(cholinoceptor blocking drugs)

抗胆碱药能有效地同乙酰胆碱争夺胆碱能受体,阻滞乙酰胆碱的作用,对抗 AOPP 所致的急性胆碱能危象,起到治"标"的作用。胆碱受体有 M 受体和 N 受体两种,M 有三个亚型:分别为 M_1、M_2、M_3;肺组织为 M_1 受体,心肌为 M_2 受体,平滑肌和腺体上主要是 M_3 受体,另外还有 M_4、M_5 受体;N 受体有 N_1 和 N_2 两个亚型,神经节和节后神经元为 N_1 受体,骨骼肌上是 N_2 受体。胆碱受体阻断剂也分为 M 胆碱受体阻断药和 N 胆碱受体阻断药两类:① M 胆碱受体阻断药,又称为外周性抗胆碱药,如阿托品和山莨菪碱等,主要作用于外周 M 受体,能缓解毒蕈碱样症状,对烟碱样症状无效。② N 胆碱受体阻断药,又称为中枢抗胆碱药,如东莨菪碱和盐酸戊乙奎醚等,东莨菪碱对中枢 M 和 N 受体作用强,对外周 M 受体作用弱;盐酸戊乙奎醚对外周和中枢均有阻断作用。

1. 阿托品　是胆碱受体阻断药的代表药物,能有效地阻断 M 受体,改善毒蕈碱样症状;由于不能通过血脑屏障,且对中枢毒蕈碱受体作用弱,故对有机磷杀虫剂中毒出现严重的中枢神经系统症状如惊厥、躁动不安和中枢呼吸抑制等疗效欠佳。

(1) 阿托品的使用原则:早期、足量、联合(与复能剂和东莨菪碱合用)、重复用药,毒蕈碱样症状明显改善或达到阿托品化后,要及时减量维持直至停药。

(2) 阿托品的用法:阿托品的使用大致可分为三个阶段:① 快速阿托品化阶段:一般认为阿托品化时间应尽可能早,最好在 1 小时内达到阿托品化,最迟不应超过 12 小时,否则预后较差。② 阿托品化的维持阶段:达到阿托品化后,根据病情减少给药剂量和(或)延长给药间隔时间,保持轻度的阿托品化 24 小时、极重度中毒应维持 48 小时,然后再逐渐减少阿托品用量。③ 恢复阶段:根据中毒症状的改善和 AchE 的活力测定逐步减量到停药,一般需 2～7 天。当有 AOPP 患者的中毒症状消失,全血 AchE 活力稳定在正常的 60%以上时,即停药观察。个别病例由于就诊晚,复能剂疗效差的重度中毒患者,只要彻底清除毒物、合理使用阿托品并逐渐减量,病情稳定 5～7 天之后,即使 AchE 活力仍很低(10%以下),也可考虑停药观察。

阿托品的用量要因人而异、因病情而异,目前尚无统一标准,表 24-3 为有机磷杀虫剂中毒阿托品使用方案。表中低限剂量一般用于皮肤和呼吸道染毒患者，高限剂量一般用于经消化道中毒者。

表 24-3　经口有机磷杀虫剂中毒阿托品治疗方案

中度程度	剂量(mg)	间隔时间(分钟)	阿托品化后用法	疗程(天)
轻度	1～3(im 或 iv)	15～30	0.5～1 mg(im)每 2～6 小时	3～5
中度	5～10(iv)	10～30	1～4 mg(iv)每 1～6 小时	5～7
重度	10～20(iv)	10～20	逐步减量，延长给药时间	7～10

(3) 阿托品化及指标：给予足量阿托品后毒蕈碱样症状消失，并出现轻度阿托品药物反应，既达到良好的治疗目的，又不引起阿托品过量或中毒，这样一种状态称为阿托品化。其主要指标为：皮肤干燥、口干、心率不减慢或加快；颜面潮红、瞳孔较前扩大并不再缩小、肺部啰音消失、体温轻度增高并有轻度烦躁。现在认为只要具有前三项就应视为达到阿托品化，不能片面强调要符合全部指标。

(4) 阿托品中毒：表现为瞳孔扩大、颜面紫红、皮肤干燥，意识转清后又出现神志模糊、谵妄、幻觉、狂躁不安、抽搐或昏迷，心动过速(>140 次/分)，高热或过高热，高度腹胀或伴有尿潴留，阿托品减量或停药后症状好转。在 AOPP 的治疗过程中极易出现阿托品过量或中毒，必须给予高度重视，其原因有：① 治疗所使用的阿托品的剂量已接近中毒量；② 既往使用阿托品多采取宁多勿少的错误理念；③ 对于重度 AOPP 患者，即使用了足量的阿托品，颜面仍不潮红，其他阿托品化指征也不典型，容易造成判断错误而继续使用大剂量阿托品。

(5) 使用阿托品的注意事项：① 阿托品的用量宜个体化，根据有机磷种类、中毒途径、中毒剂量、中毒程度、就诊时间、急救措施、是否合用复能剂、个体对阿托品的敏感性等选择最佳有效剂量，尽快达到阿托品化。② 与复能剂和东莨菪碱联合使用时均应减量。③ 并发酸中毒、脑水肿时要同时处理这些并发症，否则难以达到阿托品化。④ 肝肾功能不全和年老体弱患者易发生阿托品过量中毒，注意减少阿托品剂量。

2. 东莨菪碱　中枢作用较强，对减轻中毒时的呼吸中枢抑制和惊厥作用强于阿托品，并有助于控制 N 样症状。东莨菪碱与阿托品联合应用，对严重的中枢症状、中枢呼吸抑制和外周呼吸肌麻痹者具有较好的疗效；东莨菪碱还能减少恢复期的神经系统症状。

用法：采用静脉注射给药，剂量：轻度 0.3～0.6 mg、中度 0.6～1.2 mg、重度 1.5～4.5 mg；每 10～30 分钟一次，阿托品化后逐步减量至停药。

3. 盐酸戊乙奎醚　商品名长托宁，是新型胆碱受体阻断药物。

盐酸戊乙奎醚能通过血脑屏障进入脑内，阻断脑内 M 受体和 N 受体，拮抗有机磷农药引起的中枢中毒症状，如惊厥、中枢性呼吸循环衰竭和烦躁不安等。该药还有较强的外周阻断 M 受体作用，能拮抗有机磷农药引起的 M 样症状，如出汗、流涎、缩瞳、支气管平滑肌和胃肠道平滑肌痉挛等；而且该药对外周 M 受体的作用有选择性，主要作用于 M_1 和 M_3 受体，对分布在心肌和神经突触前膜的 M_2 受体作用弱，对心率影响较小。对外周 N 受体无明显拮抗作用。该药还具有扩张微循环、抗休克及中枢镇静作用，无严重不良反应和阿托品中毒之虑，是阿托品理想的替代品。

盐酸戊乙奎醚半衰期长(10.5 小时)，起效快、用量小、用药次数少。一般按轻、中、重度中毒肌内注射给药(表 24－4),首次给药 30 分钟后,如中毒症状尚未明显消失和全血 AchE 活力不足 50%时,再给半量肌内注射;1～2 小时后,如中毒症状仍未明显消失或又重新出现和全血 AchE 活力不足 50%时,再重复一次半量肌内注射。促使尽快达到"长托宁化"或症状消失,以后维持量 1～2 mg,6～12 小时 1 次,肌内注射,维持剂量应维持"长托宁化"为准,有时需较大剂量,特别是口服中毒者。当中毒症状基本消失和全血 AchE 活力恢复至 60%以上时可停药观察。

长托宁化指标:口干、皮肤干燥、肺部啰音减少或消失、神经精神状态好转,可有轻度烦躁,可出现谵妄、心率不快、瞳孔不大。

表 24－4 盐酸戊乙奎醚的用法与用量

中毒程度	首次用药剂量(mg)	重复用药剂量(mg)
轻度	1～2	0.5～1
中度	2～4	1～2
重度	4～6	2～3

六、综合对症治疗

1. 呼吸衰竭　多由于肺水肿、呼吸肌麻痹及呼吸中枢衰竭引起。

对肺水肿的治疗阿托品有显效,可加用复能剂联合治疗。必要时静脉注射地塞米松每次 10 mg,每日 1～2 次,酌情使用利尿剂、脱水剂,禁用吗啡,以免引起呼吸抑制。

对呼吸肌麻痹可给予复能剂,必要时换血或输血,或血浆置换。

对中枢性呼吸中枢衰竭,阿托品联用东莨菪碱有很好的治疗作用,一般不需加用呼吸兴奋剂。

经治疗呼吸衰竭未纠正的患者应及时行气管插管或切开,给予呼吸机辅助呼吸。

2. 急性脑水肿　限制入液量,给予利尿、脱水治疗。

3. 其他　中毒性心肌炎、急性胃黏膜病变、急性胰腺炎、中毒性肝炎、中毒性肾病均应给予相应处理。注意维持液体、电解质及酸碱平衡。对于经解毒治疗后仍有烦躁不安、抽搐的患者,可给地西泮 10～20 mg 肌内注射或静脉注射,必要时可重复,但不宜过多、过快,以免抑制呼吸。

七、中间综合征的治疗

维持足量的阿托品和复能剂,维持液体、电解质及酸碱平衡;对于并发呼吸肌麻痹的患者及时行气管插管或气管切开、人工辅助通气。在人工通气的条件下,可给予突击量氯磷定肌内注射治疗,氯磷定:1 g、1 小时 1 次,连续注射 3 次;1 g、2 小时 1 次,连续 3 次,然后改为 4 小时肌内注射 1 次,直至 24 小时,首日剂量约 10 g。24 小时后每 4～6 小时肌内注射 1 g,用 2～3 天,再视病情决定是否继续使用。

加大阿托品或东莨菪碱剂量无效,反可造成阿托品中毒,加速患者死亡。

八、有机磷中毒反跳的治疗

一旦发现反跳，立即应用大剂量解毒剂，特别是胆碱受体阻断药。患者一旦出现反跳，要达到阿托品化所需的阿托品量至少要比反跳前大5倍以上；达到阿托品化后减量要缓慢。皮质激素可抑制人体应激反应，促进心肌代谢，提高心肌对缺氧的耐受性，可早期加用大剂量皮质激素治疗并加强对症支持治疗。

九、迟发性多神经病的治疗

注意休息，辅助使用神经营养剂，如B族维生素、辅酶A、三磷酸腺苷等药物；肾上腺皮质激素亦有一定疗效。病程长者可给予康复治疗、按摩、运动疗法，有助于恢复。

第二节　急性百草枯中毒

近年来，化学除草剂发展很快。发达国家除草剂的使用已占农药的第一位，随着我国农业的发展，我国使用的除草剂的数量与品种也逐年增多，除草剂中毒的报道也逐渐增多。目前世界范围内应用的除草剂有100多种，其分类、品种、别名见表24－5。

表24－5　常用除草剂分类、品种和别名

类　别	品　种(别　名)
季胺类	百草枯(对草快、克芜踪)、双枯(敌草快、杀草快、双快、利农、催利熟)、氟草除(氟草灵、稳杀特、SL-236)、矮壮素、壮棉素(棉长快)、氯氟草除、吡氯灵、毒锈定、精稳杀特
氯苯氧羧酸类(有机酸类)	2,4滴(2,4-D、2,4-PA、2,4－二氯苯氧乙酸)、2－甲－4－氯(二甲四氯、MCPA、McP、二甲基－4－氯邻甲苯基乙酸)、2,4－滴丁酸(2,4-DB、MD2878、2,4－二氯氧基丁酸)、2,4,5－涕(2,4,5-T、2,4,5－氯苯氧乙酸、2,4,5－滴)、2,4－滴丙酸(2,4-DP、RD406、2,4－二氯苯氧乙酸)、2－甲－4－氯丙酸(MCPP、CMPP、2-MCPP、RD4593)、2－甲－4－氯丁酸(MB3046、4-MCPB、2,4-MCPB)
酰胺类	敌稗(斯达姆、N－3,4－二氯苯丙酰胺、F-34、DC-PA)、毒草胺(N-异丙基-氯乙酰替苯胺)、拉索(草不绿、甲草胺、奥特拉索、甲苯胺、杂草消、CP50144)、去草胺(灭草得、丁草胺、马竭得、草灭特、CP53619)、杜尔(屠锈胺、甲基异丙草胺、都尔、GA-24705)、菌核净(特雷多)、乙草胺(灭草胺、Mon-097)
酚类	氯酸钠、五氯酚钠(PCP)、二硝基酚(DNOC)
二苯醚类	除草醚(TOK、FW-925、TOKE-25、NIP)、草枯醚(MO-338)、灭草醚(氯硝醚、甲氯除草醚、X-52)、治草醚、乙氧氟草醚(RH-2915)、磺氟草醚(除豆莠、氟磺草、虎威)、氟酸草醚(杂草芬、三氟羟草醚、RH-6210)
二硝基苯胺类	除草通(杀草通、胺硝草、二甲戊林、二甲戊乐林)、氟禾灵(特富利、茄科宁、L36352)、胺氟宁、地乐胺、柳芽敏
苯甲腈类	敌草腈(2,6－二氯苯腈、DBN)、碘苯腈(4－羟基－3,5二碘苯腈)、溴苯腈(3,5－二溴－4－羟基苯腈)
尿素化合物	敌草隆(DCMU)、灭草隆(CMU)、草不隆、绿谷隆(HOE 2810 Dapont Hrbicid E 326)、枯草隆、利谷隆、伏草隆(棉草完、棉草伏、高度蓝)、异丙隆(HOE16410、CGA18731、DPX6774、LS69-1299)、环莠隆、绿麦隆、四氟脲(农得梦)、冬播隆(除本利)、噻唑隆(脱叶脲)、秀谷隆、氟伏虫脲

续表 24-5

类　别	品　种(别　名)
三氮苯类	莠去津(阿特拉津、阿特拉嗪、莠去净)、西玛津(西玛嗪、CET、CAT、G27642)、环丙津(SU15、S9115)、扑草净、西玛通、西草净、嗪草酮(赛克净、赛克、特立嗪、立克除)、戊草津、莠灭津、敌草津、莠去通、杀草净(异丙净、GS-16068)、特丁津(GS-13529、A1862)、扑灭津(G30028)、氰草津(草净津、丙腈津、杀纳津、SD15418、WL-19805、DW-3418、Shell-19805)
苯丙咪唑类	托布津(吐布散、乙基托布津)、甲基托布津、多菌灵(棉萎灵、棉萎甘、苯丙咪唑四四号)、噻菌灵(特克多、涕心灵)、禾穗宁、三咪特、苯噻灵、麦穗宁
苯甲酸及苯乙酸类	麦草畏、草芽平(2,3,6-TBA)、伐草克、草灭平
二嗪类	杀草敏(氯草达、甜菜灵)、除草定、马来酰肼(MH)
多唑类	杀草强(氨基三唑、ATA)、丙唑灵(氧环宁、氧环三唑、敌力特)、咪唑霉(异菌咪、扑海茵)、三唑酮(百里通、粉锈宁)、三唑醇(百坦、羟莠宁、拜丹)、三环唑(克瘟唑、吡艳)、四唑嘧、叶青双(川化 018)、叶莠特(RH-124)
氨基甲酸类	草灭达(禾大壮、禾草特、环草丹、雅蓝、R-4572)、杀草丹(稻草完、除田莠、禾草丹、B-3105、IMC3950)、燕麦灵(巴尔板、S-847、CBN)、燕麦敌(燕麦敌一号、CP15336)、燕麦畏(野麦畏、CP-23426)
钒化合物	杀毒钒锰锌(杀毒钒 MZ)、杀毒钒 F(赛得福)
其他	茅草枯、恶草酮(恶草散、恶草灵、农思它、红斯达)、野燕枯(双苯唑快、AC-8477)、排草丹(百草克、灭草松)、环草啶、枯草多、乙草定(硫乙草灭、稀禾定、拿捕净)、禾草灵(伊乐克桑、HOE-23808)、氨基磺酸铵(AMS)、稗草稀、杀杂特、润叶枯(镰达克兰)、优克稗(辰草丹)、苯甲嗪(苯甲草酮)、草克乐、抑草生、害草死、抑芽丹(MH-30)、新燕灵(新燕胺)、萘乙酸(NAA)、豆科葳、农得时、达克尔、草长灭、草甘膦(镇草宁、膦甘酸、甘宁、农达、Mon1139、年年春、你好春)、瑞毒霉(甲霜安、甲霜灵、阿普隆)

百草枯(Paraquat,PQ)又称对草快、克芜踪,为联季胺类化合物,化学名 1,1-二甲基-4,4-联吡啶阳离子盐,一般制成二氯化物或二硫酸甲酯。最早合成于 1882 年,开始用作氧化还原反应的指示剂,1955 年发现其除草性,1962 年作为除草剂开始在全世界广泛应用。百草枯纯品为白色结晶,易溶于水,酸性环境下稳定,在碱性溶液中易分解,与阴离子表面活性剂(如肥皂、洗衣粉中的烷基苯磺酸钠)接触也易失去活性,常用商品多为 20%水剂。属中等毒类,大鼠经口 LD_{50} 为 110～150 mg/kg;但对人的毒性较高,成人估计致死量 20%水剂 5～15 ml 或 40 mg/kg,是人类急性中毒致死率最高的除草剂。

【中毒原因】

百草枯可经完整皮肤、消化道吸收,因百草枯无挥发性,一般不易经呼吸道吸收中毒。皮肤若长时间接触或短时间接触高浓度百草枯,特别是破损的皮肤或阴囊、会阴部的污染均可引起全身中毒,但急性中毒几乎均由口服吸收引起。

【吸收、代谢】

吸收速度快,动物试验表明口服百草枯后 90 分钟血浓度即达高峰。百草枯吸收后随血液分布至肺、肾脏、肝脏及甲状腺等器官,但以肺内含量最高,含量可大于血中含量的十至数十倍,且存留时间较久。在体内很少降解,常以原形随粪、尿排出,少量经乳汁排出,24 小时由肾排出 50%～70%，由粪排出 30%。

【中毒机制】

致毒机制尚不完全清楚，目前认为百草枯为一电子受体，在细胞内被活化为氧自由基是其致毒作用的基础。百草枯进入细胞后，作用于细胞的氧化还原反应，产生超氧化阴离子自由基（$O^{=}$）及过氧化氢（H_2O_2）等，引起肺、肝及其他器官细胞膜脂质过氧化，从而造成多系统组织器官的损害。百草枯的肺损伤最为严重，表现为肺水肿、淤血及出血，此后进入组织修复阶段，成纤维细胞增生，发生进行性不可逆的肺间质纤维化，又称“百草枯肺”。另外，它对皮肤、黏膜也有明显的刺激作用，可引起严重的局部损害。

【临床表现】

一、局部刺激症状

1. 皮肤污染　可引起接触性皮炎，甚至出现灼伤性损害，临床表现为红斑、水疱、溃疡、坏死等。高浓度百草枯接触指甲后，可致指甲严重破坏甚至脱落。

2. 眼睛　接触后可引起结膜和角膜水肿、灼伤和溃疡。

3. 呼吸道损伤　呼吸道吸入者出现鼻出血和鼻咽部刺激症状如喷嚏、咽痛、充血及刺激性咳嗽。

4. 口腔黏膜　经口服中毒者引起口腔及咽部烧灼，可出现口腔、舌、咽部及食管溃烂，个别患者可引起食管气管瘘。

二、全身中毒症状

急性中毒可引起多器官损害，除少数大量经口服中毒较快出现肺水肿和出血外，大多呈渐进式发展。

1. 消化系统　早期表现为恶心、呕吐、腹痛、腹泻，甚至出现呕血、便血和胃穿孔。3～7天出现中毒性肝病表现，表现为肝区疼痛、肝脏肿大、黄疸及肝功能异常，严重者可引起急性重症肝炎。

2. 肺损害　为百草枯中毒最突出的临床表现，也是中毒致死的主要原因。中毒早期改变可不明显，甚至无症状，但最后均可发展至肺纤维化，出现顽固性低氧血症。其肺损害大致有三种表现：① 大量经口服吸收中毒者在 24 小时内迅速出现肺水肿和肺出血，严重者引起死亡，1～2 天内未死亡者其后出现 ARDS，最后进展为迟发性肺纤维化，二者均呈进行性呼吸困难，绝大多数因呼吸衰竭致死亡；② 非大量中毒者在 1～2 周出现肺损害的表现，导致肺浸润、肺不张、胸膜渗出、纵隔气肿、气胸和肺功能受损，临床表现为胸痛、憋喘和咳嗽等，此后可发生肺纤维化；③ 部分患者无明显肺浸润、肺不张和胸膜渗出等改变，无明显临床症状，但缓慢发展为肺间质纤维化，肺功能损害随病变的进展而加重，最终也发展为呼吸衰竭而死亡。

3. 泌尿系统　于中毒 2～3 天出现尿频、尿急、尿痛等膀胱刺激症状，以及血尿、少尿。尿液检查可见尿蛋白、管型、镜下血尿，血肌酐、尿素氮升高，严重者发生急性肾衰竭。

4. 循环系统　重症可有中毒性心肌损害、血压下降甚至心包积血；心电图可有 ST 段压低,T 波倒置和心律失常。

5. 神经系统　见于严重中毒病例,可出现头痛、头晕、精神异常、幻觉、嗜睡、手震颤、面瘫,并可有脑水肿和脑出血等。

6. 血液系统　个别病例可出现贫血、血小板减少和高铁血红蛋白血症,甚至发生急性血管内溶血。

三、中毒的分级

1. 轻度中毒　百草枯摄入量不足 20 mg/kg,除胃肠道刺激症状外,无其他明显器官损害,肺功能可能有暂时性减退。

2. 中、重度中毒　百草枯摄入量 20～40 mg/kg,除胃肠道症状外,尚伴有多系统损害的表现,数日或数周后出现肺纤维化,多数于 2～3 周内死亡。

3. 暴发性中毒　百草枯摄入量高于 40 mg/kg,有严重的消化道症状,口咽部腐蚀溃烂;多数患者因多脏器功能衰竭、进行性呼吸困难在数小时至数日内死亡。

四、实验室检查

1. 百草枯检测　血、尿及胃内容物中可检出百草枯,有确诊价值。血样本必须是患者摄入百草枯后 4 小时,并保存在塑料试管内,不用玻璃管。

2. 其他　临床检验、肺功能、胸片、心电图等可出现异常,但均无特异性,对病情评估有重要价值。

【诊　断】

根据百草枯的接触史或服毒史,以肺损害为主的多脏器功能损伤的临床表现,参考尿、血或胃内容物中百草枯的测定,即可明确诊断。

【治　疗】

本病无特效治疗,必须在中毒早期控制病情发展,防止肺纤维化的发生,减少毒物吸收及加速其排出为治疗的主要目的,而且处理宜早。

一、清洗排毒

1. 体表毒物　应尽快去除污染衣物,然后用肥皂水彻底清洗后用清水洗净。眼部污染者用 2%～4%碳酸氢钠冲洗 15 分钟以上,然后再用生理盐水洗净。

2. 胃内毒物　经口服者应于现场立即口服肥皂水,既可引吐又可促进百草枯失活。再口服 30%白陶土(每次 60 g)或皂土吸附百草枯,必须在 1 小时内使用才有较好疗效。若无白陶土或皂土,也可用普通黏土冲成泥巴水用纱布过滤后服用,或服用活性炭悬液吸附。

百草枯具有腐蚀作用,洗胃动作应较柔,不宜使用灌流式无压力报警的自动洗胃机,以手工洗胃较好,每次交换液量为 200～300 ml,以免引起食管或胃穿孔和出血。洗胃液先用 2%～4%碳酸氢钠液内加适量肥皂液或洗衣粉,以促进毒物失活,洗胃后可再给 30 g 活性炭悬液,并用盐类泻剂导泻。

3. 血内毒物　主要是血液净化,用于百草枯中毒的血液净化方法:包括持续动静脉过滤、血液灌注、血液透析或血浆置换。普遍认为，持续动静脉滤过清除百草枯的作用有限，应选用血液灌流和血浆置换。血液灌流比血液透析更为有效，特别是在中度中毒和中毒剂量未知的患者。血浆置换术可以逐步减少血液中的药物毒性成分，同时补充正常血液成分，从而达到解除或减少百草枯毒性作用。

血液净化对清除体内的百草枯虽有一定作用，但并不能降低患者的病死率，仅能延长患者的生存时间。主要原因是经口摄入百草枯后约 90 分钟即达血浆浓度峰值，在实施血液净化前，致死量的百草枯已进入肺泡细胞及重要器官的血管组织，此时通过改变百草枯的毒物动力学已不可能救治患者。尽管如此，血液净化对清除体内的百草枯还是有益的。应尽可能在中毒 4～12 小时内进行，且越早越好。

二、药物治疗

1. 竞争性药物　普萘洛尔、丙咪嗪可与结合于肺的毒物竞争，使其释放出来，然后被清除，但临床效果尚难肯定，可试用观察。维生素 B_1 与百草枯的化学结构式同为季胺类型，推测有拮抗作用可试用。

2. 抗炎、阻止肺纤维化形成　有报道认为早期肺部病变主要为化学性肺间质炎性变，肾上腺皮质激素有消除此炎症和预防肺纤维化的作用，可早期、足量、脉冲式应用皮质激素，一般成人剂量相当于甲泼尼龙每天 0.5～1.0 g，连用 3 天，必要时重复应用。单纯肾上腺皮质激素治疗疗效难以肯定，可采用与其他药物联合治疗，如给予环磷酰胺，每天 0.5～1.0 g，共 2 天，必要时再重复应用，同时注意血象监测。有报道与复方丹参液、东莨菪碱合用也有一定疗效。

3. 过氧化及自由基清除剂　一般认为百草枯是一种电子受体，在细胞内活化为自由基是毒作用的基础。因此，及早大量应用自由基清除剂是必要的，但疗效不肯定。在肺损伤出现后使用无效。维生素 C、维生素 E、超氧化物歧化酶（SOD）、还原型谷胱甘肽等均可使用。

4. 抗生素　适当使用抗生素预防感染。

三、氧疗

一般禁止或限制吸氧，以免加强百草枯在细胞内活化为氧自由基的作用，只有在 $PaO_2 \leqslant$ 40 mmHg 或出现 ARDS 时，才考虑氧气吸入，但吸氧浓度不宜过高，使 PaO_2 达到 60 mmHg 即可。

四、加强对症、支持治疗

保护肝、肾、心脏功能，加强口、咽、皮肤炎症的护理、积极处理 ARDS、急性重症肝炎和急性肾衰竭，对迟发性广泛肺纤维化患者可作肺移植。

（燕宪亮　陈建荣）

第二十五章 急性灭鼠药中毒

第一节 毒鼠强中毒

毒鼠强(tetramine) 化学名为四亚甲基二砜四胺(tetramethylene-disulfo-tetramine)、分子式 $C_4-H_8-N_4-O_4-S_2$;又名没鼠命、四二四、TEM;非法商品名有:闻到死、速杀神、好猫鼠药、王中王、灭鼠王等等。毒鼠强毒性极大,对人畜都具有强烈毒性,若以 0.1%溶液浸泡大米,大鼠吃毒米一粒即可致死;人口服致死量为 0.1~0.2 mg/kg,或总量12 mg。毒鼠强是有机氮化合物,为白色粉末,极少溶于水,可溶于冰醋酸和丙酮,商品多为 0.5%粉剂;其化学性质稳定,极难排出体外,在中毒 3 个月后,患者的血、尿中仍能检出毒鼠强成分;当毒鼠强被动植物摄取后可长时间存留于动植物体内,食用这些动植物可造成二次中毒。因其剧烈毒性国内外都严禁生产和使用,但在国内非法生产销售屡禁不绝,毒鼠强中毒事件时有发生。

【中毒机制】

毒鼠强是一种中枢神经兴奋剂,具有强烈的致惊厥作用。1974 年 Simythies 等首先提出毒鼠强的致惊厥作用是通过拮抗 γ-氨基丁酸(GABA)而实现的。GABA 是脊椎动物中枢神经系统的抑制性物质,对中枢神经有广泛的抑制作用;当 GABA 的作用被毒鼠强抑制后,中枢神经呈现过度的兴奋而导致惊厥。小鼠中毒 2~3 分钟内表现兴奋、躁动、抽搐、惊厥、呼吸困难,30 分钟内死亡。人急性中毒后主要表现为抽搐、惊厥,如不及时治疗,中毒者可因强烈的强直性抽搐和呼吸衰竭而死亡。

【临床表现】

一、潜伏期

毒鼠强可由口咽黏膜及胃吸收,原形即有直接致惊厥作用,故中毒潜伏期短,多数在进食后 0.5~1 小时内发病,最短仅数分钟。对进食后不明原因发作抽搐者,首先应怀疑毒鼠强中毒。

二、临床表现

1. 神经系统　首发前驱症状有头痛、头昏、无力,有的出现口唇麻木,醉酒感。严重者可无前驱症状，迅速出现神志模糊、躁动不安、惊厥和抽搐，继而阵发性强直性抽搐；伴有口吐白沫、两眼向上凝视、鼻腔出血、二便失禁等，每次抽搐持续约 1～6 分钟，多自行停止，间隔数分钟后再次发作。部分病例症状缓解后 4～5 天，在一般体力活动时还可出现头晕、乏力、恶心、腹痛等症状。中枢神经系统损伤为可逆性，一般无神经系统后遗症。毒鼠强中毒死亡者尸检均有脑水肿和散在的脑组织死亡、溶解。

2. 呼吸系统　毒鼠强中毒常发生 ARDS。其机制可能是：中毒后或继发感染后的内毒素作用；抽搐导致机体缺氧，进而引起肺组织Ⅱ型颗粒细胞受损，肺泡表面活性物质下降，诱发 ARDS；抽搐时误吸的异物直接损伤肺组织，导致 ARDS；因继发感染而致肺毛细血管通透性增加，导致肺间质毛细血管通透性增加，引起肺水肿，促使 ARDS 的发生。上述机制在尸检材料已得到证实。

急性重度中毒者可因强直性抽搐、肺水肿和 ARDS 而迅速出现呼吸衰竭，甚至死亡。

3. 消化系统

(1) 肝功能障碍：毒鼠强可直接作用肝细胞，造成肝细胞损伤、坏死。表现为上腹部不适、疼痛、恶心、呕吐、厌食，可有黄疸，约 1/4 病例有肝肿大及触痛。肝功能明显异常：总胆红素、丙氨酸氨基转移酶、门冬氨酸氨基转移酶明显升高，丙氨酸氨基转移酶甚至超过 2 000 IU。在尸检中经组织检查证实，肝脏有大量散在的灶性坏死。

(2) 消化道功能障碍：由于毒物直接损害胃黏膜，或由于中枢神经系统功能障碍使机体处于应激状态，造成急性胃黏膜病变，可出现恶心、呕吐、上腹部烧灼感和腹痛，甚至消化道出血的表现。

4. 循环系统　毒鼠强能直接损害心肌细胞，造成心肌细胞损伤、坏死。患者一般有心悸、胸闷等。心电图可表现为窦性心动过速、窦性心动过缓，或其他的心律失常；可有 ST 段及 T 波改变。毒鼠强中毒多伴有心肌酶谱升高，其中以肌酸激酶增高尤为明显，且持续时间较长。肌酸激酶升高除心肌细胞损害引起外，还有骨骼肌强直收缩的因素参与。

5. 泌尿系统　多数患者无泌尿系统症状，无肾损害。极少数患者可有血尿、蛋白尿，有的甚至出现急性肾衰竭。

6. DIC　中毒引起机体频发性抽搐，直接导致毛细血管内皮的损伤，或因合并感染均可导致 DIC 的发生。

7. 循环障碍　因强直性痉挛性抽搐，呼吸急促与出汗排出水电解质过多；加上输入液体和电解质又十分困难，由此造成容量不足，而致循环衰竭、微循环灌注不足。

8. 水电解质与酸碱失衡　毒鼠强中毒所致意识障碍、反复抽搐造成摄入不足，分解代谢占优势，或应用利尿脱水剂使排出过多等，都能引起水电解质平衡的失调和酸碱失衡。

9. 其他　体温一般正常，但小儿中毒可致高热。

【辅助检查】

1. 血清心肌酶测定　毒鼠强中毒患者血浆肌酸激酶、肌酸激酶同工酶、门冬氨酸氨基转移酶、乳酪脱氢酶、α-羟丁酸脱氢酶等酶的活性增高；目前认为酶升高主要与抽搐有关，而非毒鼠强所致的心肌损害。

2. 心电图检查　可有各种类型的心律失常、ST 段改变、T 波低平或倒置、QT 间期延长等。

3. 毒物分析　采用气质联用技术(GC-MS)检测血、尿、呕吐物、洗胃液等标本中是否含有毒鼠强,如检测到毒鼠强即可确定诊断。

4. 脑电图　急性期脑电图显示阵发性慢波或棘慢波;病情缓解后脑电图多恢复正常。

5. 其他　血、尿、大便常规一般正常,个别可有白细胞升高。部分患者还可出现血糖、血生化异常。

【诊断、鉴别诊断】

1. 诊断及依据　① 毒鼠强误用或误服史,或职业接触史。② 癫痫大发作样惊厥、抽搐频繁发作。③ 毒物分析在血、尿、胃内容物中发现毒物。④ 除外其他有类似表现的疾病。

2. 鉴别诊断　毒鼠强中毒以反复发作性惊厥抽搐为特征,必须除外其他以癫痫样大发作为主要表现的疾病,如原发性癫痫、中枢神经系统感染性疾病、脑血管意外、亲神经性毒物中毒等,特别要与氟乙酰胺中毒等进行鉴别。

【治　疗】

一、催吐、洗胃和导泻

1. 催吐　对于神志清晰、经口中毒者,均应立即催吐。

2. 洗胃　无洗胃禁忌证的口服中毒患者均要进行洗胃。使用清水洗胃即可,洗胃方法见中毒总论。中、重度中毒洗胃后要保留洗胃管,以备反复洗胃和灌入活性炭。

3. 灌入活性炭　洗胃后应立即给予活性炭,每次 50 g,儿童 1 g/kg,配成 8%～10%混悬液经洗胃管灌入。轻度中毒给予 1 次即可,中、重度中毒最初 24 小时内,每 6～8 小时给予活性炭 1 次。

4. 导泻　洗胃后可经胃管注入硫酸镁或甘露醇导泻。

二、血液净化疗法

血液净化治疗是目前唯一证实能有效彻底清除体内毒鼠强的方法。血液灌流、血液透析或血浆置换均可加速毒鼠强的清除,减轻中毒症状,缩短病程。其中血液灌流使用较多,效果较好,即使中毒已达 48 小时,血液灌流仍有确切的疗效。因此,中、重度毒鼠强中毒患者都应尽早进行血液灌流。研究发现,一次血浆灌流治疗可使体内毒物浓度降低 30%～50%;而一次血浆置换治疗血中毒物浓度只下降 10%～30%;一次血液净化治疗后 24 小时,血液中毒鼠强浓度又有较大幅度回升,这是因为毒物从组织器官释放入血所致。因此,需多次进行血液净化治疗,两次治疗间隔以 8～24 小时为宜。

三、控制抽搐

控制抽搐是挽救生命、提高抢救成功率的关键,可选用苯巴比妥钠和地西泮。苯巴比妥钠抗惊厥效果较好,地西泮效果较差;但地西泮对癫痫样大发作的疗效较好。

1. 苯巴比妥钠　单独使用或作为基础用药与其他镇静止痉药物合用。用法用量:轻度中毒,每次 0.1 g 肌内注射,每 8 小时一次;中、重度中毒,每次 0.2 g 肌内注射,每 6～8 小时一次;儿童 2 mg/kg。抽搐停止后减量,疗程 3～7 天。

2. 地西泮　是癫痫样大发作持续状态的首选药物。用法用量：成人每次 10～20 mg、儿童 0.3～0.5 mg/kg，缓慢静脉注射，注射速度成人保持在 5 mg/min 或以下，儿童保持在 2 mg/min 或以下。必要时可重复静脉注射，间隔时间要在 15 分钟以上。也可加入液体中维持静脉滴注，滴速以刚好控制抽搐为宜。

3. 其他　癫痫样大发作持续时间超过 30 分钟，且连续两次使用地西泮抽搐仍不能得到有效控制，应及时静脉使用麻醉剂（如硫喷妥钠）或骨骼肌松弛剂（维库溴铵）控制抽搐。

大剂量使用上述药物均可引起呼吸抑制，所以，必要时要进行人工辅助呼吸，保证给药安全。

四、二巯基丙磺酸钠

目前毒鼠强无特效解毒药。但最近有人报道二巯基丙磺酸钠（Na-DMPS）对毒鼠强中毒有治疗效果。用法用量：首剂 0.125～0.25 g 肌内注射，10 分钟后可能见效，依据抽搐情况决定给药次数，一般用 1～2 g 即可控制抽搐，其确切的药理作用、作用机制以及疗效尚待进一步研究证实。

五、对症支持治疗

1. 维持呼吸功能　对有急性肺水肿、呼吸道分泌物增多、频繁的强直性抽搐及大剂量使用镇静解痉剂的患者，要及时给予气管插管或气管切开，并备有呼吸机。

2. 防治脑水肿　特别要重视脑水肿的早期治疗，避免或减轻脑组织的损害。对抽搐、昏迷的患者可使用甘露醇、呋塞米和地塞米松，同时给予吸氧、胞二磷胆碱、脑活素等静脉滴注。

3. 脏器功能保护　毒鼠强中毒可序贯引起脑、骨胳肌、胃肠、心、肝、肺、脾、肾等多脏器功能不全，其中以脑、胃肠、心、骨骼肌损害更明显。因此，治疗上除制止抽搐及清除毒物外，应加强综合治疗，积极防治 MODS。可使用 ATP、肌苷、辅酶 A、辅酶 Q_{10}、维生素 C、维生素 B_6、维生素 E、葡醛内酯、甘利欣、天冬氨酸钾镁、1，2－二磷酸果糖等。心率缓慢者（＜50 次/分），可给予阿托品，必要时进行人工心脏起搏。

六、中医中药治疗

针刺人中、足三里、内关，具有醒脑息风、豁痰开窍的功效。同时应用中药制剂以解毒通络、醒神开窍，并具有镇静和镇惊的作用，可使组织耗氧量降低，增强对缺氧的耐受性。可试用清开灵、醒脑静。

七、恢复期的高压氧治疗

中毒性脑病是毒鼠强中毒的主要后遗症，高压氧治疗是其恢复期的主要治疗措施，一般为 1～3 个疗程（10 天为 1 疗程）。治疗机制为：高压氧能增加肾小球的滤过率，促进肾脏将毒物排出体外；促进正常的三羧酸循环恢复，使物质能量代谢正常进行；高压氧能为肝脏提供充分的血供和氧供，增强肝细胞的解毒功能，使已经受损的肝细胞修复；高压氧能增加脑组织及脑脊液的氧含量，提高脑组织的氧分压及氧弥散量及弥散距离，改善脑组织的缺氧状态，促进有氧代谢和 ATP 的生成，促进受损脑细胞的恢复；高压氧还能增加椎-基底动脉系统血供，改善脑网状结构上行激活系统的功能，有助于昏迷的苏醒。

第二节　氟乙酰胺与氟乙酸钠中毒

氟乙酰胺(fluoroacetamide，FCH_2CONH_2)又名敌蚜胺、氟素儿、邱氏灭鼠药等等；氟乙酸钠(sodium fluoroacetate，FCH_2COONa)又名1080、氟醋酸钠等。这两种杀鼠药都是有机氟类杀鼠剂，其纯品为白色粉末或结晶，无臭、无味，有吸水性，残效期长，化学性质稳定，煮沸亦不能使之分解。因具有内吸和触杀作用，可防治棉蚜、红蜘蛛、森林介壳虫及灭鼠，毒饵的含药量一般为0.2%。虽然我国早在20世纪70年代即命令禁止其使用，但仍有中毒事件发生。

【中毒机制】

这类杀鼠剂的毒理机制比较清楚，大鼠经口LD_{50}为15 mg/kg，人经口致死量为0.1～0.5 g，氟乙酰胺或氟乙酸钠进入人体后，通过脱胺或脱钠而生成氟乙酸，氟乙酸先与三磷酸腺苷和辅酶接触，进而和草酰乙酸作用，生成氟柠檬酸，氟柠檬酸在化学结构上与柠檬酸相似，但不能被乌头酸酶催化，反而会产生抑制乌头酸酶的效应，致使柠檬酸不能代谢为乌头酸，三羧酸循环因此中断，造成能量代谢障碍。这种阻断代谢的生化过程被称之为“致死合成”。此外，该过程还导致柠檬酸的堆积和丙酮酸代谢受阻，终致心、脑、肝、肾等器官的细胞产生难以逆转的病理改变，细胞变性坏死，并常有明显的脑水肿和肺水肿。

误服被该类药毒死的动物肉或内脏可引起二次中毒。

【临床表现】

该类鼠药潜伏期为10～15小时，中毒以神经、心血管、消化及呼吸系统表现为主，尤以前两者较为突出。以神经系统症状为主的称为神经型，以心血管系统症状为主的称为心脏型。可分为轻、中、重三度，重者病死率高。

1. 轻度中毒型　头晕、头痛、视力模糊，疲乏无力，四肢麻木，肢体小抽动，恶心、呕吐，口渴，上腹部烧灼感，腹痛，窦性心动过速，体温下降。

2. 中度中毒型　除上述症状外，尚有消化系统分泌物增多，可有血性呕吐物；呼吸困难；烦躁不安，阵发性抽搐；血压下降，心电图出现心肌损害的表现。

3. 重度中毒型　在中度中毒的基础上出现下列症状：昏迷、惊厥；呼吸衰竭；肠麻痹，大小便失禁；瞳孔缩小；心律失常、心力衰竭，常有严重的心肌损害。

(1) 潜伏期：急性中毒的潜伏期与中毒原因、吸收途径及摄入量有关，一般为5～15小时。国内报道短的可在0.5小时发病，最长者可达72小时以上。

(2) 神经系统：是有机氟中毒最早出现的损害。轻者出现头晕、头痛、乏力、四肢麻木、肢体小抽动、易激动等，随着病情加重则可出现烦躁不安、神志恍惚、肌肉震颤、肢体阵发性抽搐和膝反射亢进。严重者意识丧失，全身阵发性强直性惊厥甚至呈角弓反张样，大小便失禁，瞳孔对光反射迟钝、视神经乳头水肿，四肢肌张力增高、病理反射阳性、腱反射消失。部分患者尚可出现精神障碍、谵妄、语无伦次。

氟乙酰胺最突出的临床表现是强直性抽搐，具有反复发作、进行性加重等特点。

(3) 心血管系统：早期出现心悸、窦性心动过速，严重者常并发严重心肌损害、恶性心律失常、心力衰竭和循环衰竭;出现相应的临床表现。

(4) 消化系统:有机氟对胃肠道有一定刺激性,口服中毒者消化系统症状比较突出。表现为食欲不振、口渴、恶心、呕吐、上腹痛及烧灼感,也可出现腹泻。

(5) 其他:体温降低被认为是发病的先兆,但反复抽搐时也可有体温升高。部分患者可出现皮疹及皮肤黏膜出血。重症患者可因呼吸道分泌物增多而出现呼吸困难。

【辅助检查】

1. 毒物检测　用硫靛反应从患者血、尿、呕吐物、尸检的内脏组织,或被毒物掺和过的大米、食品、蔬菜、饲料、中药材及盛装器皿中检测氟乙酰胺或氟乙酸钠或其代谢产物氟乙酸。

2. 血氟、尿氟测定　正常人血氟值为0.105～0.263 mmol/L,尿氟值为0.087 mmol/L±0.074 mmol/L,中毒患者血氟、尿氟显著增高。

3. 血、尿柠檬酸含量测定　正常人全血柠檬酸值为2.5 mg%,血清为3.426 mg%,中毒患者血、尿中的柠檬酸含量明显增高。

4. 其他　心电图检出各种心律失常,Q-T延长,ST-T改变。心肌酶增高,其中肌酸激酶的增高尤为明显。血钙降低、血酮可增加,抽搐发生前后血糖常有明显下降。血、尿β_2微球蛋白水平可升高。脑电图可异常。

【诊断及鉴别诊断】

1. 诊断　有明显服用毒物史者,较易确诊;对可疑病例应做毒物分析检查,阳性检测结果,结合临床特征可做出诊断。

2. 鉴别诊断　由于氟乙酰胺中毒的主要症状是抽搐、惊厥,与毒鼠强中毒非常相似,必须注意对两者进行鉴别,可取中毒者的生物材料进行毒物检测。对服毒史不明者,应注意与有机磷杀虫药中毒、中暑和食物中毒相鉴别。

【治　疗】

一、阻断毒物的继续吸收

1. 及早洗胃　用1∶5 000高锰酸钾或0.15%石灰水洗胃,可使氟乙酰胺或氟乙酸钠氧化或转变为不易溶解的氟乙酰钙或氟乙酸钙而减低毒性。在洗胃后酌情灌入适量白酒,乙醇经肝代谢氧化为乙酸也有解毒效果;灌入食醋150～250 g也有一定疗效。

2. 保护胃黏膜　可给予牛奶或生鸡蛋清或氢氧化铝凝胶。

3. 促进毒物排泄　对中、重度中毒患者应尽早采用血液净化疗法,如血液灌流、血液透析等。

二、特效解毒剂的应用

1. 解氟灵　又名乙酰胺(Acetamide)。用法用量:每次乙酰胺2.5～5 g肌内注射,每日2～4次;加入1%普鲁卡因可减轻注射疼痛;对危重者,第一次注射剂量可增加到10 g。连用5～7天。该药注入后水解成乙酸并与氟乙酸产生竞争性作用,从而限制氟柠檬酸的生成,能有效地减少毒物对三羧酸循环的恶性影响。但该药不能立即控制抽搐,需联合使用地西泮、咪达唑仑、苯巴比妥钠等药物,或亚冬眠疗法。

2. 乙醇　在没有乙酰胺的情况下,用无水乙醇 5 ml 溶于 10%葡萄糖液中,静脉滴注,每日 2～4 次。轻度中毒者适量饮白酒有助于治疗。

3. 醋精　又名甘油酸酯。醋精,每次 0.1～0.5 mg/kg,肌内注射,每半小时可重复一次,但市售醋精制品的纯度与污染状态不清,应用时应谨慎。

4. 纳洛酮　在及时使用解毒剂和其他对症治疗的基础上加纳洛酮可显著提高治愈率。纳洛酮的应用原则是:首剂足量、尽早使用,意识恢复、抽搐停止后再用 1～3 天。

三、对症治疗

严密监护病情变化;可静脉注射地西泮、苯巴比妥钠镇静止痉。

静脉滴注 1,6-二磷酸果糖等心肌保护药物,防治心肌损害和心血管并发症。

预防感染,维持水电平衡。

深昏迷者除常规对症治疗外,可用高压氧疗法帮助脑功能恢复。

第三节　磷化锌中毒

磷化锌(zincphosphide) 为灰黑色粉状或块状物,不溶于水和乙醇,溶于酸,在空气中不断放出磷化氢气体,故有蒜臭味,而鼠类却喜欢这种气味。磷化锌是常用的杀鼠剂,常配制成 2%～3%的毒饵。中毒多因误服,或食用被本品毒死的禽畜所致。

【中毒机制】

磷化锌在胃内遇酸能快速地分解产生磷化氢及氯化锌,磷化氢参与抑制细胞色素氧化酶而影响神经系统的细胞内呼吸功能和能量代谢;氯化锌则具有强烈的腐蚀性,刺激胃黏膜,引起溃疡和出血,使其表面呈现急性充血性炎性改变。对循环、内分泌及肝肾都有一定的损害;经呼吸道吸入可致肺充血和水肿;重症中毒者多死于 MODS。

【临床表现】

吸入性中毒在 24 小时内发病,表现有头痛、头晕、乏力,鼻咽部发干,胸闷、咳嗽,恶心、呕吐、食欲不振、腹痛等。病情严重者出现惊厥、抽搐、肌束震颤、昏迷,心肌损害、心律失常、休克,脑水肿、肺水肿和呼吸衰竭等表现。

口服中毒者多在 24～48 小时内发病,少数潜伏期长达数天,常有口腔咽喉糜烂、疼痛,胃灼痛,恶心呕吐、呕吐物有蒜味是其特点,腹泻、口渴等表现。随后出现神经系统和心、肝、肾等器官的损害。

死亡的主要原因是呼吸、循环衰竭。

【辅助检查】

1. 毒物检测　从患者血、尿、呕吐物或被毒物污染过的食品中检测磷化锌。

2. 血磷测定　血磷正常值为 0.87～1.45 mmol/L,磷化锌中毒血磷常显著升高。

3. 其他　尿常规和肝、肾功能异常;心电图的异常改变。

【诊　断】

根据:① 服用本品的病史;② 典型的中毒表现(首发急性腐蚀性胃肠炎,继之神经系统症状,以及肺、心、肝、肾的损害);③ 血、尿或呕吐物中检出毒物可以明确诊断。需除外其他有类似表现的疾病。

【治　疗】

一、现场急救

1. 清除毒物　吸入性中毒者,应迅速将患者脱离现场,并置于空气新鲜处,及时地更换污染衣服,清洗皮肤。

2. 催吐　口服中毒者立即用0.5%～1%硫酸铜溶液口服催吐,先服10 ml,以后每隔3～15分钟口服一次,共3～5次。

3. 洗胃　用0.05%高锰酸钾溶液洗胃,可使磷氧化成磷酸酐而失去毒性;或用0.2%硫酸铜洗胃,可使磷变成不溶性的黑色磷化铜,直洗至无磷臭澄清液时为止。

4. 导泻　洗胃毕可给予硫酸钠20～30 g内服导泻,禁用硫酸镁、蓖麻油或其他油类导泻剂。

二、对症治疗

1. 头痛、头晕　用阿司匹林、芬必得、必理通等口服。

2. 烦躁　选用苯巴比妥钠0.1 g、或异丙嗪25 mg肌内注射,或地西泮5～10 mg口服或肌内注射。

3. 呕吐、腹痛、多汗　用阿托品或东莨菪碱口服,或皮下注射,必要时重复使用。

4. 抽搐、惊厥　10%水合氯醛15～20 ml保留灌肠,或用苯巴比妥钠、异丙嗪等肌内注射。

三、护肝药物

葡醛内酯等静脉滴注,或用葡萄糖、胰岛素、氯化钾疗法(GIK),或大剂量的维生素C(6～8 g)静脉滴注。

四、对症支持治疗

如出现肺水肿、呼吸衰竭,心力衰竭、心律失常等情况,都应及时抢救,防止MODS的出现。

需特别注意的是磷化锌中毒时,鸡蛋、牛奶、油类、脂肪性食物应为禁忌,以免促进磷的溶解和吸收。

第四节 敌鼠中毒

敌鼠(diphacinone,$C_{23}H_{16}O_3$)化学名为 2-1,3 -茚满二酮,系无臭的黄色针状结晶体,其钠盐易溶于热水和乙醇,是目前应用较普遍的杀鼠剂,其用量较少,且安全性较其他杀鼠剂相对安全些。人口服较大剂量时才引起中毒,但极个别特别敏感者小剂量也可引起出血。

【中毒机制】

该类鼠药易蓄积在肝,清除慢,能干扰肝脏对维生素 K 的利用,抑制凝血因子Ⅱ、Ⅶ、Ⅸ、X 和凝血酶原合成,使出、凝血时间延长,凝血功能紊乱。其分解产物苄叉丙酮还具有破坏毛细血管壁的作用。部分该类新型鼠药在人体内半衰期长达 20 多天。

【临床表现】

1. 潜伏期　较长,一般在 1～7 天以上。

2. 广泛性出血　是敌鼠中毒的突出表现,可出现皮肤紫癜、鼻出血、齿龈出血、咯血、呕血、便血、血尿等。皮肤紫癜具有以下特点:呈斑丘疹或疱疹状,圆形或多形性红斑,由淡蓝色到深紫蓝色,压之不褪色,有的融合成片,边界模糊不清,大小不一,直径多在 0.3～0.5 cm,疹的周围呈凹陷性水肿,分布以四肢多于躯干。合并脑及蛛网膜下隙出血时,表现头痛、呕吐、颈项强直,肢体瘫痪,颅内高压,血性脑脊液;眼底出血时,视力模糊甚至失明;女性可有阴道出血。上述症状可持续数月。少数患者有低热、肝损及肾功不全。中毒剂量小者无出血现象,不治自愈。

3. 急性中毒　一次服用大量敌鼠钠盐,可引起急性中毒,迅速出现头痛、恶心、呕吐、腹痛、心悸、乏力等症状,继之出现意识障碍,甚至休克和昏迷。一般在误服后 3 天出现中毒症状。

4. 亚急性中毒　一次服用量较小或连续数次口服,引起亚急性中毒。服后数日乃至半月发病,开始头疼、头晕、呕吐、食欲缺乏及精神不振,继之发生出血。重度中毒患者出现血压降低,中毒后 10 天左右可因颅内出血或胃肠道出血导致休克、死亡。

【辅助检查】

可见出血时间延长、凝血时间、活化部分凝血酶时间和凝血酶原时间延长,第Ⅱ、Ⅳ、Ⅸ、X 凝血因子减少或活动度下降。

【诊断和鉴别诊断】

1. 诊断　根据毒物的服用史或密切接触史,结合临床特点能做出诊断。但早期未出现出血症状时不易诊断,对可疑中毒者检查凝血酶原时间、凝血酶原活动度有助于早期发现出血患者。最终确诊有赖于呕吐物、洗胃液中检出毒物成分。

2. 鉴别诊断　临床须与血友病、DIC、血小板减少性紫癜、肾综合征出血热等鉴别。

【治　疗】

1. 立即催吐、洗胃　洗胃后经胃管注入活性炭吸附毒物,并用 20%～30%硫酸镁导泻。

2. 特效拮抗剂　维生素 K_1 是特效的拮抗剂，轻者每次用 10～20 mg 肌内注射，每日 3～4 次；重者先用 10～20 mg 静脉注射，然后用 60～80 mg 维持静脉滴注，每日总量可达 120 mg 以上；一般疗程 12～15 天。维生素 K_3 和维生素 K_4 疗效较差。需要注意的是，溴敌隆在体内清除慢，抗凝血作用持续时间长，直到维生素 K 依赖性抑制逐渐恢复到一定浓度后，抗凝血作用才消失，所以需要持续用药 2～3 个月。

3. 输血或血制品　出血严重者，应及时输新鲜血、凝血因子或新鲜冰冻血浆。

4. 其他　可酌情给予地塞米松或氢化可的松，同时用大剂量维生素 C 和芦丁。积极防治肝、肾功能不全和蛛网膜下隙出血等。

第五节　安妥中毒

安妥，又称萘硫脲，是常用的一种比较安全的杀鼠剂。具有苦味的灰色结晶粉末，不溶于水，性质稳定。对鼠类毒性较大，对人类毒性较低，常因误服或自服而发生中毒。

【中毒机制】

口服对胃肠道有刺激作用，在肠道碱性环境中大量溶解，吸收后主要分布于肺、肝、肾和神经系统，主要由肾脏排出。除局部刺激作用外，主要损害肺部的毛细血管，导致肺水肿及胸膜渗液，并可引起肝、肾脂肪变性及坏死，出现肝肿大、黄疸、血尿、蛋白尿等症状。

【临床表现】

症状有恶心、呕吐、头晕、躁动，大剂量可致肺水肿、胸腔积液、一过性血糖增高和蛋白尿，严重者可有惊厥、昏迷、休克、窒息等。

【诊　断】

根据毒物的服用史或接触史，结合临床特点能做出初步诊断。如血、尿或胃内容物检出毒物可确诊。

【治　疗】

1. 采用催吐、洗胃和导泻，或用稀白醋高位灌肠等方法清除肠道毒物；禁用碱性液体，禁食脂肪。

2. 输液、利尿或用血液净化方法促进毒物排泄。

3. 保护重要脏器，防治肺水肿，维持肝、肾功能。

4. 半胱氨酸　可降低硫脲衍生物的毒性，急性中毒用半胱氨酸 0.2 g 加 5%葡萄糖溶液 10～20 ml 中静脉注射，每日 1～2 次，或用 5%葡萄糖溶液 250 ml 稀释静脉滴注。慢性中毒，可肌内注射每次 0.2 g，每日 1 次，10～20 天为一疗程；或每次 0.2～0.3 g，每日服 3 次，5～7 天为一疗程，必要时可重复一个疗程。

（燕宪亮　赵宁军　彭易根）

第二十六章 急性吸入性气体中毒

第一节 一氧化碳中毒

一氧化碳(carbon monoxide,CO)是最常见的窒息性气体,俗称煤气,又叫瓦斯,为无臭、无味、无刺激性的剧毒气体。比空气略轻,相对密度 0.967,熔点 −205.1℃,沸点 −191.5℃;微溶于水,易溶于氨水;易燃、易爆,遇氧燃烧后生成二氧化碳,在空气中燃烧其火焰呈蓝色。凡含碳物质不充分燃烧,均可产生 CO。如吸入空气中 CO 含量超过 0.01%,即有引起急性中毒的危险;如超过 0.5%~1%,吸入 1~2 分钟 即可使人昏倒并快速死亡。空气中浓度超过 12.5%有引起爆炸的危险(爆炸界限 12.5%~74.2%)。

【中毒机制】

1. 碳氧血红蛋白形成 CO 吸收入血后,85%与血液中与血红蛋白迅速形成不易解离的碳氧血红蛋白(COHb),CO 与血红蛋白的亲和力比氧与血红蛋白的亲和力大 240 倍,使之失去携氧功能;使 Hb 的氧离曲线左移、妨碍氧合血红蛋白释放氧,共同引起机体缺氧。

2. 与二价铁结合 高浓度的 CO 还可与含二价铁的蛋白质如肌球蛋白结合,影响氧从毛细血管弥散到细胞内的线粒体,损害线粒体功能;CO 与还原型细胞色素氧化酶的二价铁结合,抑制细胞色素氧化酶活性,影响细胞呼吸和氧化过程,阻碍细胞对氧的利用(细胞内窒息)。

3. 其他机制 动物实验证实:机体内自由基产生增加、生物膜脂质过氧化增强与急性 CO 中毒所致中枢神经系统损害密切相关。

【病理生理】

CO 中毒主要造成组织细胞缺氧,致死的主要原因是大脑缺氧。中枢神经系统对缺氧耐受性最差,中毒后可发生血管壁细胞变性、水肿、渗透性增加,引起急性脑水肿;缺氧造成皮质或基底节的局灶软化或坏死;还可引起广泛的脱髓鞘病变,致使少数患者发生迟发性神经精神障碍。中毒还可引起继发性脑血液循环障碍和脑血管病变,严重时可发生血栓形成。

CO 中毒因缺氧或 CO 的直接毒性作用使心肌受损,使心肌酶升高,并引起各种心律失常或传导阻滞、ST 段下降甚至心肌梗死。骨骼肌是代谢旺盛的组织,CO 中毒后由于肌细胞缺氧或CO直接毒性作用，以及局部水肿、挤压，可发生大量肌肉坏死（横纹肌溶解症，rhabdomyolysis），甚至出现挤压综合征。CO中毒还可引起肺水肿，造成肝肾功能损害，其发生都与缺氧有关不再赘述。

血中HbCO浓度升高到一定程度可产生樱桃红色，重度中毒幸存者才有可能呈现这种颜色，故在CO中毒病例中见到皮肤和黏膜呈现樱桃红色者仅为少数（占2%～20%）。CO中毒可产生皮肤水疱。

【临床表现】

正常人血液中碳氧血红蛋白含量可达5%～10%。急性中毒临床表现与血液中碳氧血红蛋白浓度成正比。CO浓度越高，吸入时间越长，病情越严重，反之则轻。同时也与患者中毒前的健康状况，有无心、脑血管病及中毒时体力劳动等情况有关。

一、临床表现

1. 中枢神经系统　初期表现为头痛、头晕、眼花、恶心、呕吐、四肢无力、胸闷、心悸等症状。进一步发展出现意识障碍，抽搐、癫痫持续状态或去大脑强直，以及中枢性高热，查体可见瞳孔缩小、视盘水肿、病理征阳性等；脑电图慢波增多呈中度或高度异常。后期可因脑疝致死。

2. 循环系统　表现为心慌气短、全身乏力、脉搏细数、血压下降，甚至出现面色苍白或休克；心脏听诊可有心音低弱、心率增快，或有心律失常。心电图出现ST-T改变及各种心律失常；心肌酶升高。可诱发或加重心绞痛或心肌梗死，增加室颤发生率。

3. 呼吸系统　表现为呼吸急促，呈现不同程度的呼吸困难，甚至点头样、叹息样或潮式呼吸。常见肺水肿征象，如粉红色泡沫痰、双肺水泡音，X线示两肺阴影，肺功能检查异常。

4. 消化系统　表现为恶心、呕吐或大便失禁症状，呕吐咖啡色胃内容物，甚至出现呕血或黑便；肝脏损害可有氨基转移酶升高。

5. 泌尿系统　经常出现小便失禁，重者可出现急性肾衰竭表现。所有出现急性肾衰竭患者几乎都伴有不同程度的肢体挤压伤或休克。部分患者表现为排尿困难或尿潴留。化验检查肾功能异常、钾升高、蛋白尿、肌红蛋白尿、代谢性酸中毒等。

6. 听觉、前庭、眼　听力下降或耳聋、耳鸣、眩晕、恶心、呕吐、眼球震颤、视力障碍。专科检查可见电测听曲线下降，前庭功能异常，眼底出血水肿等。

7. 皮肤黏膜　部分患者口唇黏膜及面颊、胸部皮肤可呈樱桃红色；皮肤出现丹毒样红斑，形态不一，边界清楚，略高出皮肤，斑块中可伴存水疱疹，若融合一起可形成大疱。

8. 肢体　肌肉丰满的肢体及臀部红肿、胀痛、发硬，局部皮温改变，感觉和运动障碍，此表现称为非外伤性挤压伤，部分出现筋膜间隙综合征。

9. 其他　CO中毒可伴发急性胰腺炎、血栓性血小板减少性紫癜、红细胞增多症等。

二、病情分级

1. 轻度中毒　血液中COHb浓度在10%～20%。患者出现不同程度头痛、头晕、心悸、四肢无力、口唇黏膜可呈樱桃红色、恶心、呕吐、视物不清、感觉迟钝，或有短暂的晕厥、谵妄、抽搐、意识不清、幻觉等。离开中毒环境并吸入新鲜空气后，症状很快消失。

2. 中度中毒　血液中 COHb 浓度 30%～40%。上述症状加重,患者出现呼吸困难,口唇、指甲、皮肤、黏膜呈樱桃红色,意识丧失,呈轻度或中度昏迷,各种反射正常或迟钝,对外界强烈刺激尚有反应。吸入新鲜空气或氧气后可很快苏醒而恢复,一般无并发症和后遗症。

3. 重度中毒　血液中 COHb 浓度达 50%以上。患者迅速出现深昏迷或呈去大脑皮层状态,出现惊厥,呼吸困难以至呼吸衰竭,即所谓"卒中型"或"闪击样"中毒。可并发脑水肿、肺水肿、心肌损害、心律失常或传导阻滞、休克、上消化道出血,昏迷时间较长者可有锥体系或锥体外系症状。肝、肾及皮肤可有损害表现。死亡率高,抢救后存活者,常有不同程度的后遗症。

4. 晚发神经中毒型　少数重症患者脱离昏迷后可出现遗忘症,此症一般可逐渐好转。其中有少数患者在神志恢复后,经过 2～60 天的"清醒期"或"假愈期",可出现一系列神经系统严重损害表现,称为"急性 CO 中毒的神经系统后发症"或"急性 CO 中毒迟发脑病"。本病的发生机制尚不清楚,可能是由脑缺氧和脑水肿继发的脑血循环障碍,导致微血栓形成或缺血性脑软化或广泛的脱髓鞘病变所致;也有人认为与免疫功能紊乱有关、与神经递质代谢异常有关。常见以下几种类型。

(1) 急性痴呆木僵型精神障碍:在一段清醒期后突然发生定向力丧失,记忆障碍、语无伦次、狂喊乱叫,出现错觉和幻觉,生活不能自理,数日内逐渐加重,并出现痴呆或木僵状态,肌张力增高。

(2) 精神症状:表现为癫痫、失语、肢体瘫痪、感觉障碍、不能站立、皮质性失明、偏盲、惊厥,甚至再昏迷等,大多为大脑两半球各相应部位受到刺激或损害所致,部分患者出现去大脑皮质综合征的表现。

(3) 震颤麻痹:表现为情感淡漠、四肢肌张力增高、静止性震颤或前冲步态等症状,常因中毒使基底神经节损害,尤其是苍白球损害所致,故表现为锥体外系症状。

(4) 其他脑部症状:可有单瘫、偏瘫、截瘫、四肢瘫、发音困难、吞咽困难、失语、偏盲、失眠、惊厥等症状,可反复出现昏迷。

(5) 周围神经炎:在中毒数天内可出现视神经萎缩、听神经损害、皮肤感觉障碍或缺失、皮肤色素减退、水肿等表现,有时也有球后视神经炎或其他颅神经麻痹等症状。

【辅助检查】

1. 碳氧血红蛋白测定　在患者脱离中毒现场 8 小时以内,抽取静脉血,血液可呈樱桃红色。测定血中 COHb 的含量,不仅可明确诊断,而且有助于判断中毒的程度及判断其预后。

2. 脑电图　显示两侧半球有弥漫性 δ 或 θ 波活动,与缺氧性脑病进展相平行。

3. 头部 CT、MRI 检查　严重脑水肿者可见大脑深部白质或双侧苍白球部位有病理性密度减低区、脑水肿改变。

【诊断及依据】

1. 详细询问病史　是确定诊断的主要依据。工业性 CO 中毒,多见于意外事故,常为集体性中毒;家庭中常因煤球炉取暖而门窗紧闭、通风不好,或煤气、煤气燃水器等使用不当而引起CO中毒。

2. 有特征性临床表现　如口唇黏膜呈樱桃红样改变。

3. 碳氧血红蛋白　血液中COHb阳性或含量显著升高。

4. 除外其他疾病或中毒　对于重度中毒患者，需与各种脑血管疾病、糖尿病酮症酸中毒以及其他中毒引起的昏迷相鉴别。

【治　疗】

1. 现场急救　迅速使患者脱离现场。解开领口、腰带等，吸入新鲜空气。清除口、鼻分泌物，保持呼吸道通畅。

2. 氧疗　中毒者给予吸氧治疗，如鼻导管和面罩吸氧，有条件最好吸入含5%二氧化碳的氧气。

3. 高压氧治疗　明确诊断后应立即放入高压氧舱内治疗，重症者高压氧舱治疗次数应在20次以上，早期显效率达95%～100%。

(1) 治疗原理：高压氧能加速COHb的解离，促进CO的清除，使Hb恢复携氧功能；高压氧能提高血氧分压，增加血液中氧的含量，使组织得到足够的溶解氧，改善机体缺氧状态；高压氧能使颅内血管收缩，使其通透性降低，有利于降低颅内压，阻断大脑缺氧与脑水肿的恶性循环；高压氧对CO中毒后遗症及其迟发脑病有明显防治作用。

(2) 高压氧治疗指征：原则上无禁忌证都应进行高压氧治疗，以下情况可能从高压氧治疗中获得更大益处：① 急性中、重度CO中毒，昏迷不醒、呼吸循环功能不稳定，或曾出现过呼吸、心跳停止者；② 中毒后昏迷时间超过4小时或长期暴露于高浓度CO环境，经抢救苏醒后，但不久病情又有反复者；③ 中毒后恢复不良，出现精神、神经症状者；④ 意识虽有恢复，但血COHb再度升高，尤其高于30%者；⑤ 脑电图、头部CT检查异常者；⑥ 轻度中毒患者持续存在头痛、头晕、乏力等，或年龄40岁以上，或职业为脑力劳动者；⑦ 孕妇和婴儿CO中毒病情较轻者也建议给予高压氧治疗；⑧ 出现迟发性CO中毒性脑病，病程在6个月至1年之内者。

(3) 治疗方法：对危重病患者或昏迷患者以进大舱治疗为宜，既安全又方便。小舱以纯氧加压、不用戴面罩，适于呼吸无力、气管切开病人。一般说来，首次压力2～3ATA，开始治疗的1～3天，每天应加压治疗1～3次，以后改为每天一次，压力可稍低于首次治疗。10天为一疗程，重者可延长；可重复2～3疗程。

4. 防治脑水肿　严重中毒后，脑水肿可在24～48小时发展到高峰，应用甘露醇、地塞米松、呋塞米和甘油氯化钠等脱水药物。频繁抽搐、脑性高热和昏迷时间超过10小时者可采用人工冬眠疗法。

5. 促进脑细胞功能恢复　常规应用能量合剂，如甲氯芬酯(氯酯醒)每次250～500 mg肌内注射，或用5%葡萄糖液20～40 ml稀释后静脉注射，每日1～2次；或胞二磷胆碱每次0.5～1.0 g加入5%葡萄糖溶液250 ml中静脉滴注，每日1次；或醒脑静2～4 ml，肌内注射或加入5%葡萄糖溶液250 ml中静脉滴注，每日1～2次。

6. 自血光量子疗法　对无高压氧舱治疗条件或有高压氧治疗禁忌证者，可采用自血光量子疗法，即用低能量氦氖激光血管内照射治疗。

7. 其他治疗　防治并发症 加强护理，定期翻身防止发生压疮和肺炎，必要时采用抗生素防治感染。注意营养,必要时鼻饲。对症处理:有呼吸衰竭者,用呼吸兴奋剂;有血压下降者,予抗休克治疗。注意维持尿量,防止肾衰竭;高热者,可采用物理降温。尽可能严密临床观察2周。

【预　防】

在一氧化碳生产过程中、运输一氧化碳的管道设备必须密闭,并定期检修,以防漏气。工作车间必须通风良好,进入高浓度区必须佩戴防毒面具。严格遵守安全操作规程,加强安全教育,禁止违章作业。经常监测工作环境空气中CO的浓度,我国规定车间空气中CO最高容许浓度为30 mg/m^3。

加强预防CO中毒的宣传,家庭使用煤炉或煤气必须注意安全,注意通风,或安装自动报警器。

第二节　急性氯气中毒

氯气(chlorine,Cl_2)是一种具有特殊刺激性臭味的黄绿色气体,比重为2.488,高压下呈液态,易溶于水、乙醇和醚等溶剂。氯气是一种强氧化剂,化学性质活泼,易着火爆炸。氯气用途广泛,工业上主要用于氯化工,还用于制造漂白粉、光气、颜料、鞣革以及饮水消毒等诸多方面。

【中毒机制】

氯气经呼吸道吸入后与呼吸道黏膜表面水分接触,生成次氯酸和盐酸,次氯酸可再分解为盐酸和新生态氧,产生局部刺激和腐蚀作用;引起支气管痉挛、支气管炎或发生气管周围炎,严重者引起肺水肿。氯气还可刺激迷走神经,反射性引起心脏骤停,出现所谓的"闪击样"死亡;可伴有心肌及其他系统的损害。中毒的严重程度与氯气浓度及接触时间有关,浓度低于10 mg/m^3时仅有明显气味和刺激症状;10～100 mg/m^3可致咽喉刺激及剧咳;101～200 mg/m^3接触30～60分钟可致严重损害;高于300 mg/m^3时可造成致命性损害。

【临床表现】

急性氯气中毒是以急性呼吸系统损害为主的疾病。急性氯气中毒可分为四级:

1. 氯气刺激反应　出现一过性的眼和上呼吸道黏膜刺激症状。肺部无阳性体征或偶有少量干性啰音,一般在24小时内消退。胸部X线无异常发现。

2. 轻度中毒　主要是支气管炎或支气管周围炎。出现咳嗽、咳少量痰、胸闷等症状,以及两肺散在干鸣音或哮鸣音、少量湿性啰音。胸部X线表现为肺纹理增多、增粗,边缘不清,下肺野更明显。

3. 中度中毒　主要是支气管肺炎、间质性肺水肿或局限的肺泡性水肿。可出现以下表现:① 眼和上呼吸道刺激症状加重;② 胸闷、呼吸困难、阵发性呛咳、咳痰,咳粉红色泡沫痰或痰中带血;③ 伴有头痛、乏力及恶心、食欲不振、腹痛、腹胀;④ 轻度发绀,两肺闻及干性或湿性啰音,两肺弥漫性哮鸣音。胸部X线表现为肺纹理增多、增粗,两下肺野的内中带可见肺纹理分布不规则的斑片状模糊阴影,或有散在性或广泛网状阴影;肺野透亮度降低;有时可有单个或多个局限性密度增高阴影。

4. 重度中毒　主要是严重的化学性支气管肺炎、肺泡性肺水肿和 ARDS。在临床表现或胸部 X 线检查中，出现下列情况之一者，即为重度中毒：① 咳嗽、咳大量白色或粉红色泡沫痰，呼吸困难，胸部紧束感，明显发绀，两肺有弥漫性湿性啰音；② 严重窒息；③ 休克，惊厥、中到深度昏迷；④ 反射性呼吸中枢抑制或心脏骤停；⑤ 出现气胸、纵隔气肿等严重并发症；⑥ 胸部 X 线检查发现大片状均匀密度增高阴影，或大小与密度不一、边缘模糊的片状阴影，广泛分布于两肺野，少数呈蝴蝶翼状。重度中毒除呼吸系统和中枢神经系统症状外，常伴有心、肝、肾、胃肠道损伤的症状，如消化道出血、急性心脏和(或)肾衰竭等。

【辅助检查】

1. 心电图检查　酷似冠心病或急性心肌梗死的波形变化。

2. 血象　血白细胞显著增高。

3. 内环境紊乱　水、电解质和酸碱平衡失调。

4. 动脉血氧分析　PaO_2 降低、pH 低。

【诊断鉴别诊断】

短时间内吸入大量氯气，迅速出现呼吸系统刺激症状，结合临床表现及胸部 X 线符合肺炎或肺泡性肺水肿改变、双肺有广泛的斑片状弥漫性的浸润阴影甚至融合成大片，血气分析提示低氧血症，基本可以确定诊断。还需要排除引起支气管炎、支气管哮喘、肺炎、肺间质纤维化、肺水肿的其他疾病。

【治　疗】

急性氯气中毒一般发生在意外事故中，常有多人同时中毒，应根据病情分级处理，首先使危重病例得到有效救治。治疗原则为降低氧耗，纠正缺氧，限液利水，足量激素，对症治疗和防治并发症。抢救的要点：① 保持呼吸道通畅；② 有效地给氧；③ 早期、足量应用糖皮质激素。

1. 立即脱离现场　至空气新鲜处，保持安静、注意保暖，卧床休息、避免活动，严密观察生命体征。必要时做胸部 X 线检查。

2. 气道管理　保持呼吸道通畅，及时有效给氧。视病情给予支气管解痉剂、镇咳剂、镇静剂等，并以 5%碳酸氢钠雾化吸入。

3. 预防肺水肿　包括限制液体入量，高渗葡萄糖液加入地塞米松 10～20 mg，静脉推注。减少氧耗，局部药物超声雾化吸入。

4. 肺水肿治疗

(1) 氧疗：鼻导管给氧，开始 2～3 L/min，以后逐渐增至 5～6 L/min；如缺氧不能纠正，应采用面罩加压给氧，注意压力不宜过大，以防发生纵隔气肿和气胸；对咳大量粉红色泡沫痰时难以排出，或神志不清、分泌物不易排出，或喉痉挛者，应做气管插管或气管切开。可用二甲基硅油雾化吸入去泡沫。

(2) 高压氧治疗：关于高压氧治疗国内外学者持有不同观点，应视具体病情而定。

(3) 早期、足量、短程应用糖皮质激素：常用地塞米松或琥珀氢化可的松静脉滴注，能减轻化学性炎症反应,缓解支气管痉挛,改善肺泡毛细血管通透性。在治疗急性氯气中毒时应早期、足量、短程应用。

(4) 利尿剂应用:利尿剂能减少肺循环容量、促进肺水肿吸收,但要小剂量应用。

(5) 莨菪碱类药物:东莨菪碱或山莨菪碱能改善微循环,扩张周围血管,解除肺部微小血管痉挛,改善肺循环功能,可小剂量使用。

5. 其他:防治酸、碱失衡及电解质紊乱。对症治疗,如镇咳解痉等;支持治疗,如能量合剂等。防止继发感染,早期应用有效抗生素。

【预　防】

生产车间要经常检修以防氯气泄漏,进入车间应佩戴个人防护用具。一切氯化工序反应器必须严密封闭,产生的含氯废气必须净化后才能排入大气。患慢性鼻炎、气管炎、哮喘等疾病以及眼部疾病、心肺疾病者,不宜在含有氯气的生产过程中工作。

第三节　硫化氢中毒

硫化氢(Hydrogen sulfide,H_2S)是一种无色而有腐蛋臭味的可燃气体,密度比空气大(密度=1.2 g/L),比重1.19,沸点为-60.8℃,可溶于水生成氢硫酸,也溶于醇类及石油溶剂等。与CO和氰化氢并列为剧毒性全身吸入气体。H_2S因其特殊气味和产生条件被称为“阴沟秽气”“不愉快气体”或“恶臭湿气”;日常生活中H_2S常出现在蛋白质或腐败物(家畜或液体肥料)的细菌分解物中,常有其他伴生的腐败气体,如甲烷、氨和二氧化碳;每人每天大约可产生和释放3 mg的H_2S。火山或地下喷发等自然现象也可产生H_2S。大气中散发的气体主要来自纸厂、制革厂、废物处理池、污水处理厂、地球热能源或煤炉,H_2S中毒是工作间工人突然死亡的主要原因之一。

【吸收、代谢】

呼吸道是H_2S吸收的主要途径。H_2S易被吸收并分布于肺循环。H_2S没有生物聚集性。进入机体的H_2S通过氧化机制生成硫代硫酸盐,随后经肾脏排泄被解毒。少量的H_2S可能进入肌肉,通过肌红蛋白参与生物转化。

【中毒机制】

H_2S是窒息性气体,也是刺激性气体,主要引起细胞内窒息和呼吸道黏膜刺激。

1. 局部刺激　吸入H_2S浓度高于76 mg/m³时,能直接刺激终末气道和小气道作用,导致弥散性肺泡损伤。

2. 组织缺氧　H_2S透过细胞膜,与细胞色素氧化酶a_3中的三价铁结合,抑制线粒体电子传递并减少细胞氧的摄入,导致细胞缺氧、厌氧代谢和乳酸酸中毒。

3. 直接影响神经系统　H_2S通过直接抑制ATP产生或增加钾通道的气传导率或抑制Na^+、K^+-ATP酶活性,诱导神经去极化。H_2S使脑干神经递质如丙氨酸、天冬氨酸、γ-氨基丁酸、5-羟色胺、多巴胺、肾上腺素、去甲肾上腺素、谷氨酸盐、甘氨酸和牛磺酸增加。低剂量(30～106 mg/m³)慢性暴露H_2S能抑制胎儿神经递质含量和小脑蒲肯野细胞,引起新生儿可逆性脑病。

4. 其他:硫氢根离子与还原性血红蛋白形成复合物,称为硫高铁血红蛋白,其特性与氰化高铁血红蛋白类似,其临床意义尚待深入研究。

【临床表现】

H_2S中毒迅速,高浓度吸入时几秒内即可发生急性中毒。

1. 特征性嗅觉改变　在H_2S达到1.5 mg/m^3水平时,可发觉有特征的臭鸡蛋味或硫臭味;浓度在150 mg/m^3,10分钟即能发生嗅觉疲劳,更高浓度时出现嗅觉疲劳甚至更快。

2. 黏膜刺激症状　包括眼痛、角膜炎、畏光、咳嗽、咽喉痛、睑痉挛、恶心和呕吐;较长时间暴露能导致角膜溃疡,可发展成角膜淤痕和永久的视觉损伤。在一定范围内,H_2S浓度(高于76 mg/m^3)与黏膜刺激呈现剂量-效应关系。

3. 低水平暴露　在低水平(约15 mg/m^3)暴露期间,肌肉内乳酸增加,氧摄入增强,提示肌肉需氧代谢抑制以及肌肉疲劳增加。

4. 细胞缺氧　当H_2S浓度高于380 mg/m^3时,即出现细胞缺氧等一系列症状。首先出现呼吸困难、咳嗽、呼吸急促、胸痛,以及肺水肿等呼吸道症状。随着出现头痛、头晕、昏睡、易激惹、精神错乱、眼球震颤和谵妄等神经系统症状。如H_2S浓度高于760 mg/m^3,并且长时间暴露,可出现中毒性脑病、缺氧性抽搐和昏迷。心血管受损可出现低血压、心动过速、心力衰竭和心律失常,甚至急性心肌梗死。由于细胞窒息,发生乳酸酸中毒,可出现深大呼吸。若吸入H_2S浓度高于1 500 mg/m^3时,很快就会发生呼吸衰竭、由呼吸肌瘫痪直接引起突然死亡,即"电击样"死亡。

5. 急性中毒分级

(1) 刺激反应:眼和上呼吸道黏膜出现轻度刺激症状,在短时间内,可以恢复。

(2) 轻度中毒:出现眼结膜炎症,轻度头痛、头昏、乏力等症状,肺部可有干性啰音。

(3) 中度中毒:具有下列临床表现之一者:有明显的头痛、头昏等症状,并出现轻度意识障碍;有明显的黏膜刺激症状,视力模糊,眼结膜水肿、角膜溃疡,以及化学性支气管炎或肺炎。

(4) 重度中毒:具有下列临床表现之一者:肺水肿;呼吸循环衰竭;"电击型"中毒。

【辅助检查】

1. 毒物鉴定　用乙酸铅试纸简易显色测定法来鉴定H_2S,具体方法是将试纸浸于2%乙酸铅乙醇溶液中,至现场取出暴露30分钟,观察其变色的结果。其颜色深浅与空气中H_2S浓度有关,若其浓度为10～20 mg/m^3时,试纸呈绿黄至棕色;若为20～60 mg/m^3时,则呈棕黄至棕褐色;60～150 mg/m^3时,则呈棕褐至黑色。钱币和银币边缘的紫色和蓝色污染能为H_2S暴露提供早期线索。

2. 实验室检查　白细胞增高、蛋白尿,肝肾功能异常,PaO_2下降、HCO_3^-降低,碳化血红蛋白增高。

3. 肺部X线　肺纹理增多、增粗,斑片状模糊阴影,间质或肺泡性肺水肿等表现。

【诊断、鉴别诊断】

1. 诊断及依据　依据H_2S接触史;吸入H_2S后的临床表现,如头晕、头痛、视力障碍、烦躁不安、呼吸困难等症状并排除其他疾病即可作出诊断。

2. 鉴别诊断　首先需排除的疾病是其他吸入性毒物中毒,如单纯窒息性气体、一氧化碳、氰化氢、有机溶剂、二氯甲烷、氨气、一氧化氮、甲醛、聚氯乙烯、二氧化碳、二硫化碳等。需除外的其他疾病及状况,如换气过度综合征、食源性/水源性感染、流行性瘟病、环境缺氧。还要除外其他可产生“臭鸡蛋”气味的物质,如戒酒硫、硫醇、硫化合物(如二氧化硫)、二硫化碳(坏卷心菜味)、三甲胺(臭鱼味)等。

慢性暴露可能导致腹泻、虚弱、腹痛、结膜炎、恶心、呕吐、体重减轻、头晕和头痛。这些症状需与铅中毒或亚急性 CO 中毒相鉴别。

H_2S 的硫臭味在很低浓度时即能察觉到,这种不愉快气味有可能成为群体癔症发作的刺激源。

【治　疗】

一、急救原则

急救原则可概括为“六早方案”:① 早期现场处理;② 早期使用地塞米松和山莨菪碱;③ 早期气道湿化;④ 对重度吸入中毒患者早期气管切开;⑤ 早期预防肺水肿的发生;⑥ 早期进行综合治疗。

二、现场急救

H_2S 所致的中毒损伤在临床上病情发展迅猛,救治比较困难,病死率极高。现场正确施救对 H_2S 中毒的恢复最为重要,要让患者在尽可能短的时间内获得最确切的救治,特别重视中毒后的“白金抢救”时间(10 分钟)和“黄金抢救”时间(1 小时内)。

现场抢救措施概括为“一戴、二隔、三救出”:“一戴”即施救者应首先戴好防毒面罩,做好自身应急防护;“二隔”在做好自身防护的前提下,施救者应尽快隔绝毒气继续被中毒者吸入;“三救出”是指在“一戴、二隔”的基础上,争分夺秒地将中毒者移离出毒源区,再进一步作医疗救治,一般以 2 名施救人员抢救一名中毒者为宜。

三、高压氧治疗

高压氧治疗是纠正组织细胞缺氧和治疗的神经损害的重要方法,肺水肿患者也可从高压氧治疗中受益。治疗的可能机制:① 提高血氧分压,增加血氧含量,激活细胞色素氧化酶以外的途径传递电子,进行组织氧化;② 高压氧可以促进细胞色素氧化酶与硫化氢结合物解离;③ 迅速纠正机体的缺氧状态,控制肺水肿和脑水肿。

四、解毒剂

1. 对-二甲基氨基酸(DMAP)　是急性 H_2S 中毒的特效解毒药物,该药是国外军队防化研究机构筛选出来的特效抗氰药物,用于战场上全身中毒性毒剂如氢氰酸中毒的救治。第三军医大学军事毒理学教研室将此药发展成为防治 H_2S 中毒的特效药,具有生效快、疗效好、无明显副作用的特性;但是用量不宜过大,一般 1 支即可。

2. 高铁血红蛋白形成剂　由于 H_2S 本身在体内不聚集并能被迅速解毒,产生的硫化高铁血红蛋白不易解离，所以一般不主张使用高铁血红蛋白形成剂，但对严重中毒的患者应该使用；该解毒剂在中毒几分钟内就应开始使用，短时期即可获明显效果。

五、眼的治疗

首先用大量的生理盐水或注射用水冲洗眼部 10～30 分钟；如发生角膜结膜炎，可使用作用短暂的睫状肌松弛剂、抗生素软膏、局部应用糖皮质激素和眼罩。

六、对症支持和其他治疗

1. 换血疗法　症状严重的婴儿应当考虑换血疗法，但这种疗法还没有进行深入研究。

2. 支持疗法　使用血管活性药和静脉补液治疗低血压休克；应用苯二氮䓬类药物控制抽搐；应用碳酸氢钠纠正酸中毒。

3. 入院观察　暴露后有症状的患者都应当入院观察 24～48 小时。

4. 随访　起病时曾有昏迷的患者应当在 1 周内复查，以及时发现迟发的神经后遗症。

【预　后】

轻度 H_2S 中毒患者，在及时治疗后精神神经症状可以完全恢复，通常在 4 小时内恢复正常。但有报道指出 H_2S 中毒可出现长期的神经后遗症如退行性记忆缺失、小脑共济失调、感觉神经的听力丧失(2 000 Hz 处)、意向震颤和痉挛等。重度或电击样 H_2S 中毒死亡率和致残率较高。

【预　防】

在 H_2S 的生产过程中，应强化管道密闭或周围环境通风。在排放 H_2S 前应采取净化措施，将废气通过碱液中和回收，以免造成空气污染。从事下水道作业前，应先进行通风换气，戴隔离式防毒面具，且身上缚以救护带，做好急救准备。有可能发生 H_2S 中毒的工作场所，有条件时可安装自动报警器。患有中枢神经系统疾病、心肺功能不全者不宜从事 H_2S 浓度较高的作业。

第四节　甲烷中毒

甲烷(methane)为无色、无臭、易燃、易爆气体，沸点－164℃，相对密度 0.5547，微溶于水，化学性质稳定，不易与酸、碱、氧化剂、还原剂起反应。但结构中的氢原子可被卤素取代而生成卤代烷烃。甲烷是天然气、油田气和焦炉气的主要组分，也存在于煤矿井下、农村沼气池或下水道。工业上主要用于制造氢气、合成氨、甲醇，或用于生产乙炔、乙烯、炭黑、二硫化碳、一氯甲烷、二氯甲烷、三氯甲烷、四氯甲烷和氢氰酸等；日常生活中用作燃料。在生产、使用过程或生活意外事故中可发生中毒；煤矿中甲烷引起的“瓦斯爆炸”是严重的矿难灾害。

【中毒机制】

甲烷经呼吸道吸收后几乎不经转化，大部分以原形从肺呼出，极小部分在体内氧化为二氧化碳和水。低浓度甲烷本身几乎无毒,但在极高浓度时具有单纯窒息性效应,即:在甲烷浓度增高时,因空气中氧气被置换,使空气含氧量降低,从而导致机体缺氧窒息。

【临床表现】

急性中毒,当环境空气中甲烷浓度达25%～30%时出现头晕、头痛、呼吸加快、脉速、乏力、注意力不集中等轻度缺氧临床表现,如继续吸入,则病情加重,可出现烦躁、意识障碍、共济失调、昏迷等缺氧性脑病症状,甚至呼吸心跳停止。

【实验室检查】

1. 血气分析　呈氧分压降低,二氧化碳分压增高。
2. 现场空气中甲烷浓度的检测　可有助于病因学的诊断。

【诊断及鉴别诊断】

根据有明确的甲烷接触史,出现一系列缺氧窒息临床表现,结合现场空气中甲烷检测,并排除其他原因引起的脑缺氧的临床表现,则可诊断。上述临床表现需与其他窒息性气体及刺激性气体等引起的中毒相鉴别。

【治　疗】

1. 迅速将患者脱离现场,移至新鲜空气处,间歇给予吸氧或高压氧治疗。
2. 出现呼吸、心跳停止时,立即进行心肺脑复苏术。
3. 严重患者,应注意及时防治脑水肿。
4. 忌用吗啡等抑制呼吸中枢药物。
5. 对症、支持治疗。

第五节　天然气中毒

天然气(natural gas)是地层内可燃性气体,由有机物经生化作用分解而成,无色,比空气轻。其组成因地域而异,主要是甲烷(97%左右),其他有少量乙烷、丙烷、氮、二氧化碳、一氧化碳、氢及微量丁烷、硫化氢等。天然气可作为燃料,也可作为合成氨、合成石油、甲醇、炭黑及其他有机化合物的原料。

【中毒机制】

天然气的毒性因其化学组成不同而异,以含甲烷为主者仅在高浓度时起窒息作用;如含有硫化氢或一氧化碳,则有窒息性气体的毒性。经脱硫处理纯天然气主要为甲烷的单纯性窒息作用。

【临床表现】

头痛、头晕、恶心、呕吐、乏力、发热、血压增高、心动过速、外周血白细胞升高,部分有昏迷。

【治　疗】

急性中毒者应迅速脱离环境，保暖，必要时吸氧。

重症患者酌情进行高压氧舱治疗。

对含有硫化氢及一氧化碳浓度较高的天然气中毒，尚应参照有关毒物中毒抢救治疗。

第六节　液化石油气中毒

液化石油气(liquefied petroleum gas)又称压凝汽油，由油田中伴随原油溢出的气体或由石油加工过程中产生的低分子烃类气体压缩而成，是多种烃类的混合物；通常丙烯、丙烷占47%左右，丁烯、丁烷占52%左右，另含少量戊烷及微量硫化氢，故常闻到臭味。常温、常压下为气态，常压冷却或常温加压可变为液态，居民作燃料的"液化气"就是液化石油气。该品也能作石油化工的原料。

【中毒机制】

主要是由呼吸道吸入引起的麻醉作用；在通风不良的室内燃烧取暖，可形成CO或CO_2，引起中毒或缺氧；液化石油气泄漏达一定浓度，遇明火则可发生燃烧和爆炸，引起烧伤。

【临床表现】

急性中毒以麻醉作用为主，对黏膜有刺激作用。高浓度吸入时，轻者头痛、头晕、乏力、恶心、呕吐、步态不稳；重者可有意识丧失、尿失禁、呼吸抑制，甚至反射性呼吸停止；经救治清醒后，可有短暂烦躁不安、幻听、幻视等表现。液化石油气溅到皮肤上，能引起局部麻木、冻伤。

【治　疗】

急性中毒者应迅速移到空气新鲜处，并保温。一般能很快清醒。对缺氧明显、中毒深、神志不清者，应及时予以给氧、复苏等治疗。

（燕宪亮　许　铁　花　嵘）

第二十七章 常见毒品中毒

第一节 总 论

日趋严重的毒品问题已成为全球性的灾难。毒品的泛滥直接危害人们的身心健康,并给经济发展和社会进步带来巨大的威胁。据联合国的统计资料表明,全世界每年毒品交易额5 000亿美元以上,毒品蔓延的范围已扩展到五大洲的200多个国家和地区,而且全世界吸食各种毒品的人数高达2亿多,其中17~35周岁的青壮年占78%。急诊急救实践中也经常接诊吸食毒品和毒品中毒的患者,急诊医师必须对此有所了解。

【毒品的定义】

毒品(toxic substance)是指非医疗、科研、教学而滥用的有依赖性的物质,如阿片、海洛因、吗啡、大麻、可卡因,以及其他能使人形成毒癖的麻醉药品(narcotic drugs)和精神药品(psychotropic substance)。

可以从以下几方面来理解毒品的含义:

1. 药物是个广义的概念,毒品与医疗用药物是不同的概念,有不同的内涵。
2. 毒品是指使人形成瘾癖(生理和心理)的药物。
3. 许多毒品本来是精神类药物或麻醉药,麻醉药和精神类药物被滥用即成为毒品。
4. 毒品不包括像乙醚这样可导致人失去知觉的化学药品。
5. 许多国家立法限制能形成瘾癖的药物的使用,但限制的药物有许多并没有生理的成瘾性。

【毒品的种类】

一、联合国麻醉药品委员会对毒品的分类

1. 吗啡型药物,包括鸦片、吗啡、可待因、海洛因和罂粟植物等最危险的毒品。
2. 可卡因和可卡叶。
3. 大麻。
4. 安非他明等人工合成兴奋剂。
5. 安眠镇静剂,包括巴比妥药物和甲喹酮(安眠酮)。

6. 精神药物，即安定类药物。

二、世界卫生组织对毒品的分类

1. 吗啡类。
2. 巴比妥类。
3. 乙醇类。
4. 可卡因类。
5. 印度大麻类。
6. 苯西胺类。
7. 柯特(Khat)类。
8. 致幻剂类。

按照目前临床工作的情况，一般将毒品分为传统毒品与新型毒品。所谓新型毒品是指相对鸦片、海洛因等传统毒品而言，主要指人工化学合成的致幻剂、兴奋剂类毒品，是由国际禁毒公约和我国法律法规所规定管制的、直接作用于人的中枢神经系统，使人兴奋或抑制，连续使用能使人产生依赖性的物质(毒品)。

三、新型毒品与传统毒品的区别

1. 新型毒品大部分是通过人工合成的化学合成类毒品，而鸦片、海洛因等主要是罂粟类毒品原植物再加工的半合成品。

2. 新型毒品对人体主要有兴奋、抑制或致幻的作用，而传统的麻醉药品对人体则主要以“镇痛”“镇静”和“欣快”为主。

3. 传统毒品多采用吸烟式或注射等方法吸食滥用；新型毒品大多为片剂或粉末，吸食者多采用口服或鼻吸式，具有较强的隐蔽性。

4. 传统毒品吸食者由于对毒品的强烈渴求，为了获取毒资而去杀人、抢劫、盗窃，所以是在吸食前犯罪；而冰毒、摇头丸等新型毒品吸食者由于在吸食后会出现幻觉、极度的兴奋、抑郁等精神病症状，从而导致行为失控造成暴力犯罪。

第二节　海洛因等毒品中毒

许多国家的研究表明，吸毒致死者90%是吸食海洛因(heroin)。海洛因为白色粉末状，俗称“白粉”，其精神依赖性及躯体依赖性均极强，不允许临床使用，为非医疗用毒品。在毒品流通市场，根据海洛因的纯度、精度、色度，将海洛因分为“黄皮”，“Ⅰ号”“Ⅱ号”“Ⅲ号”，“Ⅳ号”和“Ⅴ号”等多级别品系。其中，滥用范围最广，就是被称为毒品中精品之王的Ⅳ号海洛因。

【中毒机制】

海洛因，即二乙酰吗啡，又名二醋吗啡，是阿片毒品系列中最纯净的精制品，为白色粉末，微溶于水，易溶于有机溶剂；盐酸海洛因易溶于水，其溶液无色透明。高纯度的海洛因有比吗啡更强的中枢抑制作用，镇痛作用是吗啡的4～8倍，对人体的毒性是吗啡的5倍，吸食一次后即可成瘾。

海洛因对中枢神经系统有先兴奋后抑制作用,以抑制为主。主要是抑制大脑高级中枢而昏迷,随即抑制延脑呼吸中枢导致呼吸抑制;降低胃肠蠕动产生便秘,可以出现胃肠道功能紊乱,如神经性嗳气、神经性呕吐、神经性厌食和肠易激惹综合征;大剂量海洛因抑制延脑血管运动中枢。引起支气管、输尿管和胆管平滑肌的收缩,导致海洛因性肺水肿、尿潴留、胆绞痛;兴奋动眼神经缩瞳核,产生针尖样瞳孔。

研究推测成瘾与戒断的产生与阿片受体有关,机体内有恒量的内源性阿片样物质作用于阿片受体,并通过阿片肽系统调节各种神经递质与内分泌系统,成瘾后由于外源性阿片样物质的摄入,通过负反馈机制致内源性阿片样物质生成减少,骤停吸食后由于内源性阿片样物质显著减少,导致阿片受体与阿片肽系统调节紊乱。

【临床表现】

急性肺水肿和心律失常较常见,可引起猝死。

一、海洛因中毒症状

1. 三联征　瞳孔缩小如针尖样;深度昏迷,压眶无反应;呼吸频率极慢(4～6 次/分)或出现叹气样呼吸或潮式呼吸,以上三种表现称为海洛因中毒"三联征"。

2. 其他　四肢及口唇发绀,皮肤湿冷;骨骼肌松弛无力,当脊髓反射增强时,常有惊厥、牙关紧咬和角弓反张,呼吸先变浅而慢,出现叹气样呼吸或潮式呼吸,常因呼吸中枢麻痹而致命;可出现心率减慢,甚至休克。

二、对神经精神系统的损害

1. 海洛因生理依赖性(physiological dependence)　又称身体依赖性(physical dependence),是指由于反复连续使用某种药物使机体处于一种适应状态,一旦中断用药后即可产生一系列强烈的躯体方面的损害及药物戒断综合征(abstinence syndrome),出现由于生理功能改变而产生的临床症状和体征。

海洛因依赖者,在停药后 4～12 小时即出现呵欠、流泪、淌涕、鼻塞、出汗、心境焦虑、烦躁不安、周身不适、心慌、嗜睡却又烦躁不眠;8～16 小时又陆续出现周身鸡皮疙瘩、寒战、喷嚏、恶心、呕吐、腹痛、腹泻、肌肉酸痛、骨关节疼痛、乏力、激惹、易怒,甚至行为失控、出现攻击行为或抑郁绝望。查体发现瞳孔缩小、脉搏加快、血压上升、呼吸急促、肌张力增高等,在 36～72 小时达高峰。不给予阿片类药物治疗戒断症状可自行逐渐减弱缓解,大部分症状在 6～12 天消失。

2. 海洛因精神依赖性　是阿片类毒品对中枢神经系统所产生的一种特殊病理性精神损害。它使依赖者处于一种追求使用毒品的强烈欲念之下,有一种不可抑制的"渴求"寻觅毒品的执著要求和强迫行为。

3. 海洛因对中枢神经系统的损害　主要是长期滥用蓄积而产生的毒性反应,包括慢性缺氧性脑损伤,局灶性脑梗死、脑内坏死性动脉炎、败血症性脑脓肿、感染性脑栓塞和脑萎缩等。长期滥用可引起智力减退、个性改变、记忆力下降、定向力障碍、睡眠障碍、震颤性麻痹等大脑功能改变。

4. 海洛因中毒性迟发性脑病　病理改变多系脑白质海绵状变性，反应迟钝、语言障碍、四肢乏力、动作笨拙及步态不稳，甚至出现幻觉、昏迷等。

5. 海洛因对周围神经的损害　周围性多发性神经炎，亚急性不对称性多发性神经炎、周围神经慢性炎症改变和退行性改变等。

6. 海洛因对脊髓的损害　急性脊髓炎、急性多发性神经根炎和脊神经节神经炎等。

三、对心血管系统的损害

1. 感染性心内膜炎　急性感染性心内膜炎为静脉海洛因滥用者最常见的全身化脓性重症之一，是引起猝死的常见原因之一。亚急性感染性心内膜炎也不少见。

2. 缺血性心肌病　常致心律失常和心力衰竭。

3. 中毒性心肌病　可致猝死。

4. 急性心包炎。

5. 周围血管疾患　血栓性浅静脉炎、深部静脉血栓形成、多动脉炎、肺栓塞等。

四、对呼吸系统的损害

在海洛因成瘾引起的并发症中，呼吸系统占21%～91%，是海洛因依赖人群最常见的并发症。

1. 呼吸系统感染性疾患　常见的有急性上呼吸道感染、急性气管-支气管炎等。

2. 细菌性肺炎　比普通人群高20倍，其发病机制与依赖者体质虚弱、免疫功能障碍、静脉滥用杂质毒品、使用污染注射器和受凉等因素有关。

3. 肺结核　活动性肺结核高达3.5%，比普通人群高近30倍。

4. 肺脓肿　发病率2.1%，比同龄正常人群高10倍。

5. 海洛因性肺水肿(heronic pulmonary edema)　在海洛因滥用过量中毒时，常出现严重的呼吸困难，面色苍白，发绀，咳吐大量白色或血性泡沫痰，两肺布满湿啰音和哮鸣音等严重表现。X线示肺纹理模糊、增多、肺门阴影不清、两肺透光度减低、肺小叶间隔增宽，谓之海洛因性肺水肿。发生肺水肿的机制有：海洛因中毒导致严重缺氧、肺血管通透性增大；海洛因依赖人群与营养不良、低蛋白血症有关；肺静脉被感染性因子和异物性栓子(毒品颗粒和杂质等)阻塞，静脉压上升；心血管系统受损引起心功能障碍；肺血管受损和神经因素等等。

五、对消化系统的损害

1. 胃肠道功能紊乱　主要表现为神经性嗳气、神经性呕吐、神经性厌食和肠易激综合征等。

2. 肝脏损害　主要表现为病毒性肝炎发病率高、肝功能受损导致氨基转移酶异常增高。

六、对泌尿系统的损害

可造成急性肾小球肾炎、肾病综合征，甚至急性肾衰竭。此外，泌尿系感染发病率增高。

【实验室检查】

1. 毒物检测

(1) 血、尿中毒物成分定性试验阳性。

(2) 血、尿中毒物浓度的定量检测。

2. 其他检查

(1) 血液学检查:血常规、电解质、肝肾功能、血气分析等。

(2) 头颅 CT 或 MRI:双侧大脑半球白质内、脑干和小脑半球白质广泛对称性病灶。

【诊断及依据】

根据吸毒史,典型的中毒(三联征)表现、戒断表现,以及毒物检测阳性即可诊断。

【治　疗】

超过 48 小时存活者预后较好。

海洛因中毒和成瘾者的治疗不同于一般疾病的治疗,要基于"生物—社会—心理"医学模式的全面考虑,应包括急性中毒的抢救,脱毒治疗、渡过戒断症状,预防复吸,康复及后续照管等多方面措施。

一、急性中毒的治疗

1. 清除毒物

(1) 口服中毒:同样给予洗胃灌肠和导泻等治疗。由于海洛因致幽门痉挛,即使中毒较久可能还有少量毒物潴留胃内,应坚持洗胃;可选用活性炭 50～100 g 混悬液或 1∶5 000高锰酸钾溶液。

注意:禁用阿扑吗啡催吐。

(2) 静脉中毒:迅速于注射部位上方扎紧止血带,局部冷敷延缓吸收,注意定时放松止血带。

2. 特效解毒剂应用　尽早使用纳洛酮是抢救成功的关键。

纳洛酮是单纯性阿片受体拮抗剂,对阿片受体的亲和力大于吗啡,可全部拮抗海洛因与阿片 μ、κ 及 σ 受体结合,迅速扭转海洛因过量或急性中毒的神经系统效应。使用原则:尽早、迅速、足量给药;立即静脉注射 0.4～0.8 mg,如呼吸未见改善,3～5 分钟后可重复给药,维持时间不应少于 4～8 小时,持续观察不少于 24～48 小时。大剂量纳洛酮可导致兴奋、烦躁不安、血压上升,应予注意。

3. 对症支持治疗

(1) 氧疗和气道管理:立即给予氧气吸入,氧流量 4～5 L/min,有肺水肿需用消泡剂。保持呼吸道通畅,适当应用呼吸兴奋剂,必要时气管插管或气管切开,保证氧气吸入。

(2) 建立静脉通路,快速补液,纠正水、电解质、酸碱紊乱。

(3) 在补液基础上快速利尿,加快海洛因代谢产物的排出。

(4) 保护肾功能,必要时保留导尿,记录每小时尿量或 24 小时尿量。

(5) 纠正非心源性肺水肿,可应用利尿剂或脱水药,结合应用肾上腺皮质激素,保持气道通畅等。

二、戒断症状的处理

遇到有吸毒史的昏迷患者，如呼吸浅促应高度怀疑海洛因戒断症状，静脉推注吗啡 5～10 mg，病情迅速缓解，如 20 分钟内改善不明显，可再静脉推注吗啡 5～10 mg，其余处理同急性中毒的治疗。

三、抢救治疗时的注意事项

1. 并发非心源性肺水肿，抢救难度大、纳洛酮治疗无效，建议采用人工正压通气；不建议使用洋地黄、利尿剂和吗啡。

2. 滥用作用时间长的阿片类药物或强效阿片类药物所致的中毒，常需很大剂量的纳洛酮，采用 1 000 ml 生理盐水中加入 4 mg 纳洛酮静脉滴注，12 小时内滴完。

3. 因纳洛酮的作用时间短，几小时后可再度发生呼吸抑制，所以对海洛因中毒患者至少应观察 24 小时。

4. 慢性中毒者，在 2～3 周内逐渐撤除药物，同时以巴比妥类和其他镇静剂对症处理。

5. 纳洛酮用于阿片类中毒时可能催促戒断症状，如出现戒断症状并确定为阿片类药物依赖者，应转诊至戒毒机构进行脱瘾治疗。

【预　防】

1. 降低或限制毒品非法需求的政策选择；降低或限制毒品非法供应的政策选择；国际合作，帮助“毒源国”实行毒品替代种植的公共政策选择。

2. 严格适应证，严格控制用药剂量及持续时间，切勿滥用本类药品。药品有专人负责保管。

3. 年老体弱、危重病患者减量使用。

4. 肝功能损害、支气管哮喘、肺部疾病、肺源性心脏病、甲状腺功能低下、婴儿及哺乳期妇女禁用。

5. 巴比妥类镇静剂能增强吗啡的呼吸抑制作用，在吗啡急性中毒时，禁用。

第三节　苯丙胺类毒品中毒

目前常用的苯丙胺类毒品主要有苯丙胺、冰毒和摇头丸三种。苯丙胺(benzedrine)又称安非他明(amphetamine)或非那明(phenamine)。冰毒，又称甲基苯丙胺或脱氧麻黄碱(methamphetamine)，麻黄素是制造冰毒的前体。摇头丸又有劲乐丸、狂喜、蓝精灵、灵魂出窍和疯药等名称，是多种致幻性苯丙胺类兴奋剂的混合物。按其作用特性分为：① 兴奋型：有中枢兴奋作用，如苯丙胺、甲基苯丙胺、卡西酮和哌甲酯(哌醋甲酯)。② 致幻型：具有明显致幻作用，如二甲氧甲苯丙胺、溴基二甲氧苯丙胺。③ 抑制食欲型：有抑制食欲作用，如芬美曲秦、苯甲曲秦、二乙胺苯丙酮、芬氟拉明及右旋芬氟拉明等。④ 混合型：有中枢神经兴奋作用和致幻作用，如亚甲二氧甲基苯丙胺和亚甲二氧基乙基苯丙胺等。

【中毒原因】

主动吸食、误服或对本品敏感。

【中毒机制】

苯丙胺口服吸收迅速,成人致死量 20～25 mg/kg,儿童 5 mg/kg;冰毒是苯丙胺衍生物,其毒性为苯丙胺的 2 倍,药效维持时间长。能减少抑制性神经递质 5-羟色胺(5-HT)的含量,促进儿茶酚胺类神经末梢释放去甲肾上腺素(NE)和多巴胺(DA);或直接作用于 NE 受体、DA 受体,产生的短暂的"飘飘欲仙"感。苯丙胺突然戒断可使潜在的抑郁表现出来或导致严重的抑郁反应,在戒断后 2 天或 3 天会出现强烈疲乏感或嗜睡及精神抑郁。冰毒长期滥用后突然停止使用,患者会出现高度疲劳、精神抑郁、饥饿感,以及强烈的求药行为。

摇头丸维持时间长(5～6 小时),精神依赖性强,在各类毒品中仅次于海洛因。对人产生两方面作用:一是心理方面产生精神依赖,对大脑神经细胞产生直接的损害作用,导致神经细胞变性、坏死,出现急慢性精神障碍。二是生理损害作用,对心血管产生兴奋性作用,导致心肌细胞肥大、萎缩、变性、收缩带坏死、小血管内皮细胞损伤和小血管痉挛,从而导致急性心肌缺血、心肌病和心律失常,使吸毒者突然死亡。频繁使用"摇头丸"后,身体出现了耐受性,戒毒或停止吸食毒品一段时间后,耐受性消失,此时吸食少量的"摇头丸"身体就会出现强烈反应,导致急性和严重的血管收缩、痉挛,心肌急性缺血,严重心律失常甚至突然死亡。此外,大量饮酒后,服用"摇头丸"类毒品的毒性会增加,吸食较小剂量也可能导致吸毒者突然死亡。一次服用较大剂量摇头丸可全身骨骼肌痉挛、肌溶解、肾衰竭,恶性高热甚至死亡。

【临床表现】

1. 兴奋作用　中小剂量可以提高人的心境,有能力增加、觉醒程度提高的感觉,表现出精神振奋、清醒、机敏、话多、兴致勃勃、思维活跃、情绪高涨、注意力集中、工作能力(技巧性工作)提高,而且长时间工作或学习无疲劳感、无饥饿感。

2. 急性中毒　表现为不安、头昏、震颤、腱反射亢进、话多、易激惹、烦躁、偏执性幻觉或惊恐状态,有的会产生自杀或杀人倾向。可出现心血管病症状如面色苍白、心悸、心律不齐、心绞痛、血压升高或低血压休克;还可出现肠胃功能障碍如口干、口中有金属味道、厌食、恶心、呕吐、腹泻、腹部绞痛;严重的可产生惊厥、脑出血、昏迷,甚至死亡。

3. 慢性中毒　系长期滥用所致,表现为体重下降、消瘦、溃疡、脓肿、指甲脆化和夜间磨牙。静脉注射方式滥用者可引起各种感染并发症,包括肝炎、细菌性心内膜炎、败血症和艾滋病等。

4. 偏执性精神病　长期大量口服或静脉注射苯丙胺几乎必然会发生偏执性精神病。典型表现为被害妄想,牵连观念以及"无所不能"的感觉。那些大剂量静脉注射者往往认为自己迟早要产生偏执心理,所以会从容应对,早期倒不会出现偏执情况。苯丙胺性精神病,常能康复,曾有极度紊乱和偏执的滥用者也缓慢回复原样的报告;最重的症状消失得最早,只要几天或数周,但意识混乱,记忆丧失和妄想观念等症状则可持续数月之久。可出现焦虑、害怕、颤抖,关注自己的躯体健康;苯丙胺性精神病,患者会错误地理解他人的行为,出现幻觉并不切实际地多疑；在兴奋期后极度疲乏，长期情绪抑郁，可能发生自杀。

5. 中毒性精神病　大剂量或重复使用可产生中毒性精神病或称妄想障碍，酷似偏执性精神分裂症，表现有被害妄想、幻觉，多为幻视，也可能出现听幻觉和触幻觉，称之为苯丙胺精神病。严重者出现精神错乱、性欲亢进、焦虑、烦躁、幻觉状态、惊厥、昏迷甚至死亡。

6. 毒品依赖　吸食冰毒可产生强烈的依赖性，一旦断药会出现戒断症状。

7. 摇头丸中毒　可诱发心脏病如室颤、心律失常、心肌缺血等发作而致死。导致高热综合征，代谢性酸中毒，弥散性血管性凝血，急性肾衰竭，中毒性肝炎、肝衰竭等。

【实验室检查】

1. 血药浓度测定　血中苯丙胺浓度高于 0.5 mg/L，若大于 2.0 mg/L 则可致死。

(1) 筛选方法：使用体外检测商品试剂盒进行测定。

(2) 确诊法：选用气相色谱法或高效液相色谱法定量测定。

2. 其他检查　白细胞升高，高血糖，电解质紊乱，肾功能异常，肌酸激酶升高，酸中毒，肌红蛋白尿。

3. ECG　发现窦性心动过速、房性早搏或室性早搏等心律失常，或出现心肌缺血或心肌梗死的改变。

【诊断及依据】

根据过量摄入本类药品，中毒的临床表现，实验室检查结果阳性，并除外其他精神病、低血糖或拟交感神经药中毒，即可诊断。

【治　疗】

轻者以对症支持治疗为主，严重者以处理高血压、心律失常和惊厥为主。

一、减少吸收

1. 服药时间不超过 4 小时，洗胃、催吐、导泻。
2. 活性炭 50～100 g 混悬液灌胃。
3. 重症患者可行血液净化治疗。

二、对症、支持治疗

1. 镇静　将患者置于安静的环境，减少环境刺激，防止惊厥发作和精神失常导致损伤。

2. 严密监测生命体征　保持呼吸道通畅、循环稳定，维持水、电解质、酸碱平衡，必要时给氧。鼓励多饮水，持足够尿量，防止肾衰竭。

3. 处理精神失常　药物剂量不宜太大，以免加重意识障碍。

(1) 惊厥：用短效巴比妥类药物或苯二氮䓬类药物，如地西泮 10～20 mg 静脉注射，15 分钟后可重复一次。

(2) 兴奋激越、行为紊乱：氯丙嗪 25～50 mg 肌内注射，或用氟哌啶醇 2.5～10 mg 肌内注射，或用地西泮 10～20 mg 静脉注射。

(3) 谵妄：用氟哌啶醇或地西泮。

(4) 持久的精神病性状态或其他心理障碍:需适当的精神科治疗。

4. 肺水肿治疗　可给氧,禁用氨茶碱。

5. 处理心血管并发症　严重高血压要给予降压治疗,如酚妥拉明 2～5 mg,静脉缓慢注射。及时发现和处理心律失常、心力衰竭。

6. 防止肌红蛋白沉积　保持足够尿量,也可碱化尿液。

7. 降温治疗　对于高热要给予物理和药物降温。

【预　防】

加强毒品知识宣传和进行戒毒知识宣传。

第四节　麦角酰二乙胺等致幻剂中毒

致幻剂,亦称致幻药、幻觉药、迷幻药或拟精神病药物。尽管使用这类药物不一定会产生幻觉,但这类药物在不影响意识和记忆的情况下,能改变人的知觉、思维和情感,当达到一定剂量时引起幻觉和情绪障碍,能引起视幻觉、听幻觉,使人感觉脱离现实,进入梦幻般的仙境。代表药物是麦角酰二乙胺(LSD),其他还有烷羟基色胺、α-甲基色胺、二甲基色胺、二乙基色胺、北美仙人球毒碱、2-甲基北美仙人球毒碱、毒蕈碱以及苯丙胺及衍生物。

【中毒原因】

主要原因是滥用本品及投毒。但具体机制不详。

【临床表现】

1. 急性严重中毒　表现为瞳孔扩大,面色潮红,结膜充血,流泪流涎,脉搏加快,血压上升,体温升高;也可出现血压下降和呼吸抑制,以及反射亢进、肢体震颤,运动失调和痉挛性瘫痪等表现。

2. 心理效应

(1) 情绪改变:早期表现欣快或焦虑。欣快常占优势,可发展为一种心醉神迷的感觉,继之突然出现情绪低落、抑郁、惊慌或深沉的凄惨感觉。

(2) 感知觉紊乱:出现知觉紊乱、错觉与幻觉。主要累及视觉,也可累及所有的感知觉。视力有明显的增进和鲜明感或显得模糊;出现视幻觉,可为有形的物体或为无形的色彩瑰丽的多变光环。听力变得迟钝或过敏。觉得衣服像纱或纸做的,或觉得身体轻巧如燕子,或觉得特别沉重。协同感觉明显,感觉可由一种形式转换为另一种形式,如看到了声音,嗅到了光线。味觉障碍如口中有金属味,嗅觉障碍如奇异的臭味。

(3) 人格解体与现实解体:体像障碍较常见,由于自我体像障碍,患者出现离奇的感觉。患者有时有强烈的躯体不适感,还可发展到对自己的外形辨认不清,对自己在镜中的形象视若路人。此时,如遇到出现美好的情景,则患者对于哲学、文学、音乐、艺术,似乎都有了全新的理解,大彻大悟;感到自己既融合在瑰丽的仙境或乐园之中,周围既现实,又虚幻,像一个神奇的天国,全新的乐园,给自己带来了灵感与狂喜;同时又是一个清醒的旁观者。如遇到不好的情景则似乎落入无底深渊,毒蜘蛛在背上爬,自己的手变成熊掌,烟灰缸的跌落声犹如枪炮声。而且感到,一个自我在受折磨,十分恐惧、害怕;另一个自我在一旁悔恨不该服这种物质,肯定要疯了,宁愿从楼窗里跳出去。

(4) 心理依赖:LSD有强烈的心理依赖,依赖者常服用LSD的体验当成他生存中的重要内容;有时发展成为一种劝诱的狂热,竭力企图说服他人相信它的价值。没有明显的躯体依赖,目前尚未发现停用时会出现戒断症状。

3. 中毒性精神病状态

(1) 急性精神错乱:最常见的是急性惊恐反应,认为服药后的体验超过了他的控制能力而深感不安,有时感到自己会变成“疯子”或去杀人,因此十分恐惧。或出现抑郁、妄想情绪及暴发性愤怒发作;严重的抑郁可导致自杀企图或自杀成功。

(2) 冲动行为:自我控制能力明显减退,赤身裸体、公开地进行同性恋或调情活动。易于出现强烈的犯罪活动,以及凶杀企图或行为。此外,由于患者自认为不会受到伤害,进行一些对身体有害的危险活动,如认为自己能从火车上安全地飘然而下,而去跳车。

(3) 急性精神病反应:精神分裂反应最常见,出现幻觉、妄想及活动过多。或急性脑器质性反应,表现为意识混浊、定向障碍。

(4) 迟发性不良反应:LSD所导致的精神症状迁延数月不愈,甚至数年不愈。其特点是集精神分裂症、情感性精神病和神经症症状于一身。

【诊断要点】

有毒物接触史及相应的临床表现。

【治　疗】

参见苯丙胺类毒品中毒。

(燕宪亮　顾　彬　花　嵘)

第二十八章 食物中毒

食物中毒(food poisoning)是指食用了含有生物性或化学性毒物的食品而引起的非传染性的急性或亚急性食源性疾病的总称。摄入非可食状态食物如未成熟水果等,或暴饮暴食引起的急性胃肠炎;或因摄入食物而感染的传染病、寄生虫病、人畜共患传染病等食源性疾病;或摄食者本身有胃肠道疾病或是过敏体质者食入某种食物后而引发的疾病,均不属于食物中毒范畴。不论是一次性还是长期连续摄入"有毒食物",以发生慢性毒害为主要特征的也不属于食物中毒。

一、食物中毒的分类

通常按病原学将食物中毒分为以下几种:

1. 细菌性食物中毒 ① 胃肠型:包括沙门菌属、变形杆菌属、副溶血性弧菌、致病性大肠杆菌属、葡萄球菌肠毒素等引起的食物中毒。② 神经型:包括肉毒杆菌外毒素引起的食物中毒等。

2. 真菌性食物中毒 病山芋中毒、霉变甘蔗中毒、黄曲霉素中毒等。

3. 有毒动植物食物中毒 ① 有毒动物中毒:如河豚、有毒贝类、鱼胆、动物内脏(过冬的狼和狗肝脏)、腺体(甲状腺等)所引起的食物中毒。② 有毒植物中毒:如毒蕈、木薯、四季豆、发芽马铃薯、新鲜黄花菜、生豆浆等引起的食物中毒。

4. 化学性食物中毒 食用被化学性毒物(如亚硝酸盐、农药等)污染的食物所致。

二、食物中毒的特征

食物中毒一般都具有如下流行病学和临床特征:

1. 潜伏期短 从几分钟到几小时,食入"有毒食物"后于短时间内、几乎同时出现一批患者,来势凶猛,很快形成高峰,呈暴发流行。

2. 临床表现相似 以急性胃肠道症状为主要表现或有严重的中枢神经系统症状。

3. 发病与食入某种食物有关 患者在近期同一段时间内食用过同一种"有毒食物",发病范围与食物分布呈一致性,不食者不发病,停止食用该种食物后很快不再有新病例。

4. 病程较短 多数在2～3天内自愈;人与人之间不传染,发病曲线呈骤升骤降的趋势,没有传染病流行时发病曲线的余波。

5. 有明显的季节性 夏秋季多发生细菌性和有毒动植物性食物中毒;冬春季多发生肉毒中毒和亚硝酸盐中毒等。

第一节　急性细菌性食物中毒

急性细菌性食物中毒(acute bacterial food poisoning)是指进食被细菌或细菌毒素污染的食物而引起的急性感染中毒性疾病。其特征是有较明确的进食后发病史、突然暴发、潜伏期短、常集体发病。临床上分为胃肠型与神经型,以胃肠型多见。

胃肠型细菌性食物中毒

胃肠型细菌性食物中毒是指进食被细菌及其毒素污染的食物而引起的,以急性胃肠炎为主要表现的中毒性疾病。临床特点为恶心、呕吐、腹痛、腹泻,可出现电解质紊乱,严重患者伴失水甚至休克。

【病　因】

引起胃肠型食物中毒的细菌有很多,常见的病原菌有以下几种:

1. 副溶血性弧菌　是革兰染色阴性多形态菌,广泛存在于海产品及含盐分较高的腌制食品中。存活能力强,在抹布和砧板上能生存一个月以上,海水中可存活更长时间。最适生长的 pH 为 7.5～8.5,温度 37℃;不耐高温,80℃ 1 分钟或 56℃ 5 分钟即可杀灭。对酸敏感,在 2%醋酸中或 50%的食醋中 1 分钟即死亡。带有少量该菌的食物,在适宜的温度下,经 3～4 小时细菌可急剧增加至中毒数量。

2. 金黄色葡萄球菌　葡萄球菌广泛分布于自然界,常存在于人体的皮肤、鼻腔、鼻咽部、指甲下、各种皮肤化脓性感染灶中。该菌为革兰阳性球菌,不耐热,但能耐受干燥和低温。在 28～38℃生长良好,繁殖的最适温度为 37℃,最适 pH 为 7.4,在含 20%～30% CO_2 条件下有利于产生大量肠毒素。致病的是金黄色葡萄球菌产生的肠毒素,而且肠毒素具有一定的耐热性,被污染的食物加热煮沸 30 分钟仍能致病。

3. 大肠埃希菌　革兰染色阴性杆菌,为肠道正常寄居菌,在特殊条件下可致病。主要有下列 5 种类型:① 产肠毒素的大肠埃希菌,是旅游者及婴幼儿腹泻的重要病原。② 致病性大肠埃希菌,是婴儿腹泻的主要病原。③ 侵袭性大肠埃希菌,在较大的儿童与成人中引起类似菌痢样的腹泻。④ 肠出血性大肠埃希菌,表现为出血性肠炎。⑤ 肠集聚性大肠埃希菌。

4. 沙门菌　沙门菌属有 2 000 个血清型,我国已发现 100 多个血清型。致病性最强的是猪霍乱沙门菌,广泛存在于猪、牛、羊、狗、鸡、鸭及鼠类的肠道与肌肉中。

5. 变形杆菌　为革兰染色阴性杆菌,分为普通变形杆菌、奇异变形杆菌、莫根变形杆菌。广泛存在于水、土壤、腐败的有机物及人和家禽、家畜的肠道中,在食物中能产生肠毒素。莫根变形杆菌可使蛋白质中的组氨酸脱羧基形成组胺,引起过敏反应。致病食物以鱼蟹类为多,尤其以赤身青皮鱼最多见。

6. 空肠弯曲菌　革兰染色阴性菌,是多种动物如牛、羊、狗及禽类的正常寄居菌。存在于生殖道及肠道,可通过分娩或排泄物污染食物和饮用水。本菌有内毒素,能侵袭小肠和大肠黏膜而发病。

7. 产气荚膜杆菌　又名魏氏杆菌,为厌氧革兰染色阳性芽孢杆菌。芽孢体外抵抗力极强,在110℃能存活1～4小时,能分泌强烈的外毒素。本菌在自然界分布较广,污水、垃圾、土壤、人和动物的粪便、昆虫以及食品中均可检出。致病食物由于存放时间较长或加热不足,细菌大量繁殖,产生毒素引起中毒。

【流行病学】

1. 传染源　带菌的动物如家畜、家禽及其蛋品、鱼类、野生动物等是本病的主要传染源。患者带菌时间较短,作为传染源意义不大。

2. 传播途径　被细菌及其毒素污染的食物经口进入消化道而得病。食品本身带菌,或在加工、储存过程中污染;苍蝇、蟑螂是沙门菌、大肠埃希菌污染食物的媒介。

3. 人群易感性　人群普遍易感,病后多无明显免疫力。

4. 流行因素　本病在5～10月发病较多,尤其是7～9月更易发生,这与夏季气温较高,细菌易于大量繁殖密切相关。常因食物不新鲜或病死牲畜肉,或食物保存不好或储存条件差,或烹调不当,或生熟刀板不分或剩余食物处理不当而引起。

【中毒机制】

病原菌在污染的食物中大量繁殖,产生分泌各种外毒素如肠毒素等,或菌体裂解释放内毒素。进入体内的细菌和毒素,可引起人体剧烈的胃肠道反应。但是,除沙门菌感染外,其他细菌感染发生败血症或严重毒血症者少,病程多呈自限性。

1. 肠毒素　细菌毒素中的肠毒素可激活肠黏膜上皮细胞中的腺苷酸环化酶,使ATP转化为环磷酸腺苷cAMP,进而活化一系列细胞内的酶系统,使肠液分泌增加;同时肠毒素还能抑制肠黏膜吸收肠液,致使肠液在肠腔内大量聚积,促进肠蠕动,引起收缩,引起腹泻腹痛。

2. 内毒素　致病性较强,能引起发热、胃肠黏膜炎症,使消化道蠕动增强产生呕吐、腹泻等症状。

3. 侵袭性损害　副溶血弧菌、沙门菌、变性杆菌等细菌能直接侵袭肠黏膜上皮细胞,引起黏膜充血、水肿,上皮细胞变性、坏死、脱落并形成溃疡。侵袭性细菌性食物中毒的潜伏期较毒素引起者稍长,大便可见黏液和脓血。

4. 过敏反应　少数病菌使蛋白质中的组氨酸脱羧基而形成组胺,引起过敏反应。由于细菌不侵入组织,无炎症性改变。

【临床表现】

1. 潜伏期短　胃肠型食物中毒潜伏期短,一般在进食后1～24小时内发病。

2. 症状、体征　以恶心、呕吐和腹痛、腹泻为最突出而普遍的症状。初期仅有腹部不适,随之出现上腹部或脐周疼痛,有些患者呈阵发性绞痛;恶心明显,呕吐剧烈,呕吐物为胆汁性、血性或黏液性。腹泻轻重不一,大便次数为每日数次至数十次,呈黄色稀便、水样便或黏液便,亦可呈脓血便或血水便。部分患者出现畏寒、发热和全身中毒症状,尤其是副溶血弧菌和沙门菌属等引起者。吐泻严重者出现不同程度的脱水和电解质紊乱。

体检时可有中上腹部轻压痛,个别患者全腹均有压痛,但无肌紧张和反跳痛,肠鸣音亢进。严重脱水可有脉搏细弱、血压下降,甚至出现休克。病程多在1～3天内痊愈;沙门氏菌属感染者病程较长，可达 1～2 周。

大肠埃希菌感染，轻者无症状或轻度腹泻，重者可发生出血性肠炎、溶血性尿毒综合征（HUS）和血栓性血小板减少性紫癜（TTP）。

鼠伤寒沙门菌食物中毒常呈暴发流行，易导致院内感染，应充分重视。

3. 常见的胃肠型细菌性食物中毒的特点　见表 28－1。

表 28－1　常见细菌性食物中毒鉴别表

临床表现	金葡菌	嗜盐菌	大肠埃希菌	沙门氏菌
病史	高淀粉类食物	海产品及盐渍品	隔夜剩饭菜	食物及饮料
潜伏期	2～3 小时	3～10 小时	2～20 小时	8～24 小时
呕吐	较腹泻重	有	少	较腹泻重
腹痛	有	显著	轻	有
腹泻	黄水样，恶臭，量不多	水样或洗肉水样，量多	水样或黏液便，臭	黄水样
病程	1～2 天	1～2 天	1～2 天	1～2 天
粪便培养	金葡菌	嗜盐菌	大肠埃希菌	沙门菌

【实验室检查】

病原菌检查：将可疑污染物、呕吐物和粪便做涂片和（或）培养可分离出致病菌。

【诊断要点】

1. 流行病学资料　患者有进食变质食物、海产品、腌制食品，未煮熟的肉类、蛋制品等病史。共餐者在短期内集体发病，有重要诊断价值。

2. 临床表现　主要为急性胃肠炎症状，病程较短，恢复较快。血样腹泻或腹泻伴溶血性尿毒综合征者，要充分注意 $O_{157}:H_7$ 感染。

3. 实验室检查　搜集可疑食物、患者呕吐物、粪便等标本做细菌培养，能分离到同一病原菌。疑似金黄色葡萄球菌食物中毒者，可进行动物实验观察，确定耐热的葡萄球菌肠毒素的存在。$O_{157}:H_7$ 大肠埃希菌感染，血清中有针对 $O_{157}:H_7$ 大肠埃希菌或志贺样毒素的特异性抗体。

根据流行病学资料、典型临床表现，培养或分离出相同病原菌即可确诊。

【鉴别诊断】

1. 霍乱及副霍乱　为无痛性泻吐，先泻后吐，且不发热；大便呈米泔水样。潜伏期长短不一，罕见短期内出现大批患者。大便涂片荧光抗体染色镜检及培养找到霍乱弧菌，可确定诊断。

2. 急性菌痢　偶而呈食物中毒型暴发。一般呕吐较少，常有发热、里急后重，粪便多混有脓血，下腹部及左下腹明显压痛，大便镜检有红细胞、脓细胞及巨噬细胞，大便培养约半数有痢疾杆菌生长。

3. 病毒性胃肠炎　由各种肠道病毒引起,以急性小肠炎为特征,潜伏期24～72小时,主要表现有发热、恶心、呕吐、腹胀、腹痛及腹泻,稀便或水样便,吐泻严重者可发生水、电解质及酸碱平衡紊乱。

4. 非细菌性食物中毒　需要与食用砷、有机磷农药等引起的化学性食物中毒,或食用毒蕈、河豚、生鱼胆等引起的生物性食物中毒相鉴别。这类患者有进食有关毒物病史,潜伏期短。除胃肠症状外,尚有神经系统与肝肾功能损害等表现。可疑食物、呕吐物与粪便标本可检出毒物。

【治　疗】

1. 禁食　首先要停止进食可疑食物。

2. 一般治疗　卧床休息,流质或半流质饮食,宜清淡,多饮盐糖水。沙门菌食物中毒应床边隔离。

3. 对症支持治疗　吐泻、腹痛剧烈者除暂禁食外,给予复方颠茄片口服或肌内注射山莨菪碱。纠正水电解质紊乱和酸碱平衡失调。血压下降者在扩容补液基础上给予血管活性药。高热者用物理降温或退热药。

4. 病原治疗　细菌性食物中毒多为细菌毒素所致,一般不用抗生素治疗。对病程较长或伴发热者,或明确病原菌者也可采取针对病原菌的治疗:① 沙门菌属食物中毒、副溶血性弧菌食物中毒等一般可选用喹诺酮类;② 大肠埃希菌食物中毒者禁用氨基糖苷类药物;③ 葡萄球菌食物中毒可用头孢菌素类、喹诺酮类等治疗。

【预　防】

食物中毒重在预防,首先要加强对禽畜的屠宰前和屠宰后的检验;加强食品加工运输与储存的卫生监督;严禁售卖病死动物肉类及腐败、变质食物。其次,对饮食行业工作人员要定期体检,如不符合健康要求应立即停止参与饮食行业工作。一旦发生食物中毒,应立即报告当地卫生防疫部门,及时进行调查、分析,制定防疫措施,及早控制疫情。最后,应大力进行群众性卫生宣传教育,注意饮食卫生。

神经型细菌性食物中毒

神经型细菌性食物中毒又称肉毒中毒(botulism),是因进食含有肉毒杆菌外毒素的食物而引起的中毒性疾病。临床上以恶心、呕吐和神经系统症状如眼肌及咽肌瘫痪为主要表现,病死率较高;属少见的食物中毒,但战时可能用作生物武器,应给予高度重视。

【病　因】

肉毒杆菌属严格厌氧的革兰阳性梭状芽孢杆菌,主要存在于土壤及家畜肠道中,亦可附着于水果、蔬菜或谷物上。肉毒杆菌按抗原性不同,可分为A、B、C、D、E、F、G 7种血清型,各型均能产生外毒素,对人致病者以A、B、C型为主。肉毒杆菌污染火腿、腊肠、罐头或瓶装食品以及臭豆腐、豆瓣酱、豆豉等发酵食品,在缺氧条件下大量繁殖,并产生外毒素。肉毒杆菌外毒素是一种嗜神经毒素,该毒素对胃酸有抵抗力。

【流行病学】

1. 传染源　肉毒杆菌随动物粪便排出后，其芽孢在土壤中长时间存活，在缺氧条件下可大量繁殖。

2. 传播途径　通过被肉毒杆菌外毒素污染的食物传播，偶尔因伤口感染肉毒杆菌而发生中毒。

3. 易感性　外毒素有高度致病力，各年龄组均易感。患者间无传染性，病后无免疫力。

【发病机制】

肉毒杆菌并不致病，主要是细菌产生的外毒素致病。

1. 肉毒毒素　是一种嗜神经毒素，毒力强大，对人的致死量约为 0.01 mg；主要由上消化道吸收，胃酸及消化酶均不能将其破坏，但不耐热，80℃时 30 分钟或煮沸 10 分钟即被破坏，暴露于阳光下亦可迅速失去其毒力。肉毒毒素主要作用于颅神经核、外周神经、肌肉接头处及自主神经末梢，阻断胆碱能神经纤维的传导，使肌肉收缩障碍，发生软瘫；但肌肉仍能保持对乙酰胆碱的反应性，静脉注射乙酰胆碱能使瘫痪的肌肉恢复功能。

2. 婴儿中毒　婴儿摄入肉毒杆菌芽孢或繁殖体，病菌在肠道内大量繁殖并产生外毒素而引起发病，是婴儿猝死的原因之一。

【临床表现】

1. 潜伏期　一般为 12～36 小时，亦可短至 2 小时或长达 10 天。中毒剂量愈大则潜伏期愈短，病情愈重。

2. 症状、体征　起病突然，以神经和运动系统症状为主。全身软弱无力、疲乏、头晕、头痛等是最常见的首发症状。稍后出现眼内外肌瘫痪的症状，如视力模糊、复视、眼睑下垂、瞳孔散大，对光反射消失。口腔及咽部潮红，伴有咽痛，如咽肌瘫痪，则致呼吸困难。肌力低下主要见于颈部及肢体近端；由于颈肌无力，头向前倾或倾向一侧；腱反射常对称性减弱。

自主神经出现先兴奋后抑制的表现，如泪腺、汗腺及涎腺等先分泌增多而后减少。血压先正常后升高；脉搏先慢后快。常有顽固性便秘、腹胀、尿潴留。

病程中神志清楚，感觉正常，不发热，脑脊液正常。

3. 病程　轻者 4～10 天后逐渐恢复，一般呼吸、吞咽及言语困难先行缓解，随后其他肌肉瘫痪也渐复原。全身乏力及眼肌瘫痪持续较久、视觉恢复较慢，有时需数月之久。重症患者病死率高达 30%～60%，死亡原因多为延髓麻痹所致呼吸衰竭，心功能不全以及误吸和继发感染。

4. 婴儿中毒　发病有隐匿型和暴发型两种形式，临床表现则与上述症状不完全相同。首发症状常为便秘，继之迅速出现颅神经麻痹，病情进展迅猛。有的患婴入睡前尚能进食，活动自如，数小时后被发现呼吸已停止。肌电图检查显示短暂、低幅、多相的动作电势，有助于诊断的确立。

5. 实验室检查与试验　可疑食物做厌氧菌培养，可发现肉毒杆菌。以食物渗出液进行动物试验，动物有外毒素所致的瘫痪现象。

【诊断、鉴别诊断】

根据:① 摄取可疑食物尤其是罐头食品;② 同食者集体急性发病;③ 典型的临床症状如进行性眼肌、延髓、颈肌等相继麻痹;④ 可疑食物细菌血清学检查或动物接种实验阳性;⑤ 除外其他有类似表现的疾病即可确定诊断。需与下列疾病鉴别:

1. 重症肌无力　是一种表现为神经-肌肉连接点传递障碍的自身免疫性疾病,主要是由于 Ach 受体数量的减少及 Ach 抗体的增加,使递质释放量在重复冲动时下降,结合的几率减少。临床上以出现全身骨骼肌病态疲劳为特征,以眼外肌、面肌、延髓所支配的各组肌肉、颈肌和肩胛带肌受累及最为常见。

2. 格林-巴利综合征　本病是由病毒感染引起,通过免疫反应造成多数脊神经及神经末梢的急性或亚急性损害为特征的疾病。表现为四肢对称性迟缓性无力或瘫痪;感觉障碍较轻,多为肢体远端感觉异常及手套、袜子型感觉减退;脑脊液检查显示蛋白-细胞分离。

3. 假性延髓性麻痹　多由于脑血管病、脑炎引起,除咽肌瘫痪外,尚有咽部感觉减退或丧失,咽反射减退或消失,舌肌颤动等临床表现。

4. 河豚中毒　多发生于沿海及长江下游地区,进食河豚后迅速出现恶心、呕吐等胃肠道症状,继之出现感觉神经麻痹,然后波及运动神经,严重时造成脑干麻痹,导致呼吸循环衰竭。

【治　疗】

1. 洗胃与导泻　对疑为本病且发现较早的病例应及时给予清水或 1∶4 000 的高锰酸钾洗胃。洗胃后要导泻;必要时灌肠。

2. 抗毒素治疗　是本病的特异性治疗方法,使用越早,效果越好,特别是起病 24 小时内或肌肉瘫痪发生前给药最为有效。多价肉毒血清 5 万～10 万单位肌内或静脉注射,6 小时后可重复给予同量药物。用药前要先做皮试。

3. 对症支持治疗　是本病的主要治疗措施。特别应注意保持呼吸道通畅,维持正常呼吸功能,可给予吸氧、及时清除呼吸道分泌物,必要时行气管插管或气管切开、人工辅助呼吸。患者要安静卧床休息,注意保暖。给予适宜的抗菌药物防治肺炎等继发感染。

4. 婴儿肉毒中毒治疗　主要为支持和对症治疗;有人主张口服或肌内注射青霉素,以减少肠道内的肉毒杆菌菌量,防止外毒素的继续产生和吸收。一般不用抗毒血清。

【预　防】

如果同时进食者已发生肉毒中毒,对未发病者应立即注射多价抗毒血清,防止发病。其他预防措施与胃肠型食物中毒相同。

第二节　急性亚硝酸盐中毒

亚硝酸盐中毒(nitirite poisoning)又称肠源性青紫症,由于进食含硝酸盐或亚硝酸盐较多的食物,使血液中正常携氧的亚铁血红蛋白被氧化成高铁血红蛋白而失去携氧能力,以口唇、指甲以及全身皮肤发绀、组织缺氧为主要表现的中毒性疾病,严重者可因呼吸循环衰竭而死亡,是我国最常见的化学性食物中毒。

亚硝酸盐主要为亚硝酸钠或亚硝酸钾，为浅黄色或白色结晶性粉末，无臭，味微咸而稍带苦味，易溶于水，极似食盐。工业上常用亚硝酸盐作金属表面处理剂，或用作某些有机物合成原料，或用于食品加工如制作香肠、卤肉等；医学上还能用作急性氰化物中毒解毒剂。

【病　因】

1. 误作食盐用　亚硝酸盐外观和物理性状与食盐相似，又常用于食品加工业，极易被误为食盐而用于烹调，致食用者集体中毒。

2. 肠源性青紫

(1) 放置过久的煮熟蔬菜或变质腐烂蔬菜以及刚腌不久的蔬菜都含有大量亚硝酸盐，进食后可引起亚硝酸盐中毒。

(2) 某些蔬菜含丰富的硝酸盐，当患有肠道功能紊乱、胃酸减少等原因，肠内具有硝酸盐还原能力的细菌大量繁殖，其中大肠埃希菌和沙门氏菌还原硝酸盐为亚硝酸盐的能力最大。此时，大量进食这些富含硝酸盐的蔬菜，其无毒的硝酸盐被还原为有毒的亚硝酸盐，进而被吸收引起亚硝酸盐中毒。

(3) 大量饮用硝酸盐、亚硝酸盐含量过高的井水(尤其是苦井水)、过夜的笼锅水、果实。大量摄入腌咸肉或添加亚硝酸盐过多的卤肉制品(淆肉)。

由于这类亚硝酸盐中毒发生与肠源性有关，故又名肠源性青紫症。

3. 医源性中毒　医院配制的器械消毒液，如0.1%的苯扎溴铵内加入0.5%的亚硝酸钠，被误当做软皂液用于灌肠引起急性中毒。

【发病机制】

亚硝酸盐毒性较大，摄入量达0.2～0.5 g时即可引起急性中毒，1～2 g可致人死亡。亚硝酸盐吸收入血后，可使血红蛋白中的Fe^{2+}氧化成Fe^{3+}，形成高铁血红蛋白(高铁血红蛋白血症)。高铁血红蛋白没有携氧能力，当大于10%的血红蛋白转变为高铁血红蛋白时，可造成机体组织缺氧。亚硝酸盐同时还阻止正常HbO_2释放氧，进一步加重组织器官的缺氧。临床上突出表现为皮肤、黏膜呈青紫色及其他缺氧症状。

亚硝酸钠对中枢神经系统，尤其对血管舒缩中枢有麻痹作用，还能直接作用于血管平滑肌，引起血管极度扩张，导致血压降低，甚至发生循环衰竭。

口服亚硝酸钠部分在胃中转化为亚硝酸，进而再分解释放出一氧化氮，引起胃肠道刺激症状。

【临床表现】

1. 潜伏期　潜伏期一般为0.5～3小时，最短10分钟，最长可达20小时。

2. 临床表现　与高铁血红蛋白浓度有关，皮肤青紫和缺氧是本病特征性表现。轻者表现为头晕、头痛、乏力、心慌、气促、恶心、呕吐及发绀；重者出现烦躁、嗜睡、呼吸困难、血压降低、肺水肿、心律失常、惊厥、昏迷、呼吸与循环衰竭。

(1) 轻度中毒：高铁血红蛋白达血红蛋白总量的10%～15%时，口唇、指甲及全身皮肤黏膜呈紫黑色、蓝灰或蓝褐色，同时伴头痛、头晕及乏力等，实质性脏器没有损害。

(2) 中度中毒：高铁血红蛋白达30%～50%时，青紫加重，患者可有恶心、呕吐、心悸、呼吸急促,有时可有轻微的意识障碍如烦躁、谵语等;部分患者伴有心肌损害,心肌酶升高。此时患者虽有实质性脏器损害,但未出现功能衰竭。

(3) 重度中毒:高铁血红蛋白升高至50%以上时,出现实质性脏器功能衰竭表现。呼吸由急促转为抑制,出现肺水肿、呼吸衰竭或循环衰竭;出现脑缺氧、脑水肿的表现,如惊厥、昏迷等。如不及时抢救,可危及生命。当高铁血红蛋白浓度超过70%时,患者随时有死亡的可能,脑水肿是死亡的重要原因之一。

如静脉注射亚硝酸钠过量,几乎在注射后立即发生急性中毒,血管扩张和缺氧表现更明显;而消化道刺激症状较轻,此类病例极为罕见。

若患者同时有沙门菌和致病性大肠埃希菌感染,则可合并存在亚硝酸盐食物中毒和细菌性食物中毒。

【实验室检查】

1. 高铁血红蛋白的检查　血液中高铁血红蛋白定性试验阳性;定量检验显示血液中亚硝酸盐含量显著升高,正常人高铁血红蛋白含量为1%～2%,亚硝酸盐中毒时常超过10%。

2. 检测亚硝酸盐　取残余食物或污染物,或洗胃抽出液做亚硝酸盐定量测定。

【诊　断】

有误食误用亚硝酸盐制剂(亚硝酸盐)或有进食大量上述蔬菜和饮用含亚硝酸盐的井水史,典型的青紫及其他缺氧表现,即可初步诊断;实验室检查结果阳性可确定诊断。投毒或误作食盐使用后,众多同食者同时出现相似的中毒症状。

【鉴别诊断】

对于病史不清者,需与高还原血红蛋白血症及硫化血红蛋白血症者鉴别。高还原血红蛋白血症常见于乏氧性疾病;硫化血红蛋白血症常见于某些农用杀菌剂如亚乙基双二硫代氨基甲酸类(代森锌等)中毒。还应注意排除苯的胺基和硝基化合物、农药杀虫脒、氯酸钠、除草醚等能引起高铁血红蛋白血症的化合物中毒。必要时应检验残余食品。

【急救与治疗】

一、一般处理

轻症患者在空气新鲜而通风良好的环境中,吸氧便能自行恢复。让患者绝对卧床休息,注意保暖。

二、清除毒物

误服亚硝酸盐应尽快用1∶5 000高锰酸钾溶液洗胃并导泻;现场不能洗胃者,只要神志清楚,宜先催吐。如中毒时间较长,可进行高位灌肠以清除残存毒物。

三、特效疗法

1. 亚甲蓝的应用　亚甲蓝又名美蓝。用法:首剂1%亚甲蓝1～2 mg/kg溶入25%～

50%葡萄糖液 20～40 ml，于 10～15 分钟内缓慢静脉注射，如症状仍不缓解，2 小时后可重复一次。使用亚甲蓝时需用小剂量，因为小剂量亚甲蓝进入机体后即被组织内的还原型辅酶Ⅰ脱氢酶还原为还原型亚甲蓝，起到还原剂的作用，使高铁血红蛋白还原为正常的血红蛋白，从而改善缺氧状态。而大量亚甲蓝快速进入人体后，还原型辅酶Ⅰ脱氢酶不能使其全部还原为还原型亚甲蓝，此时亚甲蓝则为氧化剂，可直接将血红蛋白氧化为高铁血红蛋白，反而使高铁血红蛋白增加。剂量过大还增加红细胞脆性，引起心肌损害、神经系统兴奋。

2. 应用高渗葡萄糖液和大剂量维生素 C　50%葡萄糖液 60～100 ml 加维生素 C 1～2 g 静脉注射，或维生素 C 1～2 g 加入 10%葡萄糖液 500～1 000 ml 中静脉滴注。维生素 C 可使高铁血红蛋白还原为血红蛋白，而脱氢的维生素 C 又被谷胱甘肽还原，以后又作用于高铁血红蛋白，如此反复不已，使血液中高铁血红蛋白浓度降低，但其作用不如亚甲蓝迅速和彻底。而高渗葡萄糖可增加高铁血红蛋白还原过程中所需要的 NADPH，可用作为治疗的辅助剂。辅酶 A 和维生素 B_{12} 也有辅助作用。

四、高压氧治疗

对于昏迷患者高压氧治疗对本病有特效。轻、中度患者经 1～3 次高压氧治疗即可治愈，大多数昏迷患者经一次治疗即可清醒。重度经 3～5 次可治愈。高压氧可以迅速改善机体缺氧状态；血氧分压升高还可以加速置换出与高铁血红蛋白结合的亚硝酸盐，恢复亚铁血红蛋白；能有效地控制肺水肿、脑水肿，增加各器官供氧，改善各脏器功能。

五、对症支持疗法

如应用细胞色素 C，防治呼吸循环衰竭等，病情危重经上述处理后发绀仍明显者，可输新鲜血 300～500 ml，或行换血疗法。

【预　防】

1. 勿食用变质、剩余过久的蔬菜，少食新腌制的咸菜。
2. 控制熟食卤菜的硝酸盐含量。
3. 不饮用含大量亚硝酸盐的井水、蒸锅水等。

第三节　急性乙醇中毒

急性乙醇（酒精）中毒（acute alcoholic intoxication），俗称酒醉，是一次饮入过量的乙醇或酒类饮料引起的中毒性疾病，表现为中枢神经系统由兴奋转为抑制的状态，严重者出现昏迷、呼吸抑制及休克，甚至死亡。

【病　因】

乙醇（alcohol），别名酒精，是无色、易燃、易挥发的液体，具有醇香味，易溶于水。酒是含乙醇的饮料，各种酒类饮料中含有不同浓度的乙醇：啤酒 2%～6%，葡萄酒 10%～25%，黄酒 12%～15%，蒸馏的烈性酒如白酒、白兰地、威士忌等一般含酒精 40%～60%。

【乙醇的吸收、分布、代谢和排出】

乙醇经胃和小肠在0.5～3小时内完全吸收，其中胃内吸收20%～30%，十二指肠、空肠吸收70%～80%；乙醇的水溶性很好，能分布全身，能透过血脑屏障和胎盘。90%～98%的乙醇经肝脏分解代谢，在肝内经乙醇脱氢酶作用转化为乙醛，乙醛再由乙醛脱氢酶作用转化为乙酸，进入枸橼酸循环，最后转变为水和二氧化碳；2%～10%乙醇由肾和肺排出。不同人对乙醇的耐受性相差数倍，长期饮酒者体内可诱导产生肝微粒体酶，对乙醇的耐受性增强。对大多数成人其致死量为纯乙醇250～500 ml。

【发病机制】

1. 抑制中枢神经系统　主要效应是中枢抑制作用，对中枢的抑制作用随剂量的增加顺序依次是大脑皮质、边缘系统、小脑、网状结构、延髓。小剂量出现兴奋作用是由于乙醇对大脑皮层高级中枢抑制，从而解除了对边缘系统的抑制所致，也与抑制γ-氨基丁酸(GABA)作用有关。随饮酒量增加，对中枢神经系统抑制作用增强，皮层下中枢受抑制，引起延髓血管运动中枢和呼吸中枢麻痹。

2. 代谢异常　乙醇首先氧化为乙醛，进一步氧化为乙酸，最后氧化为二氧化碳和水排出体外。在这一过程中，NAD(辅酶Ⅰ)被还原为NADH(还原辅酶Ⅰ)，由于NADH产生增多，NADH/NAD比值增高，乳酸转化为丙酮酸的过程受抑，从而使糖原异生减少，在肝糖原耗竭的情况下，可造成低血糖症。

3. 耐受性、依赖性和戒断症状

(1) 耐受性：饮酒后产生轻松、兴奋的欣快感，继续饮酒后产生耐受性，效力降低。

(2) 依赖性：心理依赖是指获得饮酒后的特殊快感、渴望饮酒。躯体依赖指反复饮酒使中枢产生了某种生理生化变化，以致需要乙醇持续存在体内。

(3) 戒断综合征：长期饮酒后已形成躯体依赖，一旦戒酒可出现与酒精中毒相反的症状。机制可能是戒酒使酒精抑制GABA的作用明显减弱，同时血浆中去甲肾上腺素浓度升高，出现交感神经兴奋症状如多汗、战栗等。

【临床表现】

一、急性中毒

1. 兴奋期　血中乙醇浓度达11 mmol/L，出现兴奋。表现为头痛、欣快、兴奋、健谈、情绪不稳定、自负、可有粗鲁行为或攻击行为；也可能沉默孤僻、颜面潮红或苍白。

2. 共济失调期　血中乙醇浓度达33 mmol/L，出现共济失调。表现为动作笨拙、语无伦次，且言语含混不清、步态蹒跚、眼球震颤、复视、躁动；血中乙醇浓度达43 mmol/L出现恶心、呕吐、困倦。

3. 昏迷期　血中乙醇浓度达54 mmol/L出现昏睡、昏迷、瞳孔散大、体温降低；血中乙醇浓度达87 mmol/L出现深昏迷、心率增快、血压下降、呼吸变慢，最后导致呼吸、循环衰竭。

4. 儿童中毒　尤其小儿摄入中毒剂量乙醇后，很快进入沉睡中不省人事，一般无兴奋阶段，但由于有严重低血糖可发生惊厥；可出现高热、休克、继发坠积性肺炎和颅内压升高；

在咳痰、吞咽或呕吐时，由于吸入含乙醇饮料，可引起吸入性肺炎或急性肺水肿。

二、急性中毒常见并发症

1. 急性胃黏膜病变　浅表黏膜下出血可出现呕血、黑便。

2. 急性胰腺炎　乙醇可致胰外分泌增加，且大量饮酒刺激 Oddi's 括约肌痉挛，十二指肠乳头水肿，胰液排出受阻，使胰管内压升高，细小胰管破裂，胰液外溢，胰蛋白酶原激活导致胰腺炎。

3. 心血管系统　饮酒同时进高脂肪餐，餐后血脂高、血黏度高、血小板黏附性强，导致局部血流缓慢，血小板聚集形成血栓；饮酒后大量出汗、呕吐致使患者脱水，血黏度升高；饮酒后交感神经兴奋，儿茶酚胺增多，使心率增快、心肌耗氧增加，由此诱发急性心脏缺血发作甚至急性心肌梗死。乙醇可致心肌细胞、间质水肿和纤维化线粒体变性等心肌损害；可发生室性早搏、房性早搏等各种心律失常。

4. 双硫仑反应　双硫仑是一种戒酒药，服用该药后即使少量饮酒，身体也会产生严重不适，从而达到戒酒的目的。其机制是双硫仑抑制乙醛脱氢酶，使饮酒者体内乙醛蓄积产生"醉酒"，表现为面部潮红、头痛、恶心、呕吐、"濒死感"、呼吸困难、心悸，可有血压下降、心率增快及心电图 ST-T 改变。人们把这种在接触双硫仑后又饮酒而诱发的上述症状称为双硫仑反应。含硫甲基四氮唑基团的头孢菌素如头孢哌酮、头孢曲松、头孢拉定等；含尼克达唑（硝咪唑）类药物如甲硝唑、替硝唑、奥硝唑等，抗菌药物如呋喃唑酮、氯霉素、酮康唑、灰黄霉素等药也有类似双硫仑的功能，当应用这些药物患者，在饮用乙醇（即使很少量）或酒类饮料时也可引起体内乙醛蓄积，产生"醉酒状"。在所有药物中，以头孢哌酮双硫仑反应发生率最高，而不含硫甲基四氮唑基团的头孢菌素如头孢塞肟、头孢他啶、头孢唑肟、头孢克肟则没有双硫仑反应。

5. 诱发和加重皮肤病。

三、戒断综合征

1. 单纯性戒断反应　在减少饮酒后 6～24 小时发病。出现震颤、焦虑不安、兴奋、失眠、心动过速、血压升高、大量出汗、恶心、呕吐。多在 2～5 天内缓解自愈。

2. 酒精性幻觉　幻觉以幻听为主，也可见幻视或视物变形；部分出现迫害妄想。一般可持续 3～4 周才缓解。

3. 戒断性惊厥（withdrawal withdrawal convulsion）反应　常与单纯性戒断反应同时发生，或在其后发生癫痫大发作。多数只发作 1～2 次，每次数分钟；也可数日内多次发作。

4. 震颤谵妄（delirium tremens）反应　在停止饮酒 24～72 小时后，甚至在 7～10 天后发生。患者精神错乱，全身肌肉出现大震颤。谵妄是在意识模糊的情况下出现生动、恐惧的幻视，可有大量出汗、心动过速、血压升高等交感神经兴奋的表现。

【实验室检查】

1. 血液乙醇定量测定　血中乙醇浓度不低于 11 mmol/L。

2. 血生化检查和血气分析　可有代酸，电解质紊乱，如低钾血症、低镁血症等，低血糖或肝功能异常。

3. 心电图　非特异 ST-T 改变、各类心律失常，发生心肌缺血或心肌梗死时有动态演变。

【诊断、鉴别诊断】

1. 诊断　根据饮酒史，中枢神经系统先兴奋后抑制的症状，呼气酒味即可初步诊断；血清或呼出气中乙醇浓度增高可确定诊断。

2. 鉴别诊断

(1) 引起昏迷的疾病：主要注意排除引起昏迷的其他疾病，如：① 镇静催眠药中毒；② 一氧化碳中毒；③ 脑血管意外；④ 糖尿病昏迷；⑤ 颅脑外伤。

(2) 甲醇中毒：酸中毒明显，视力损害严重，双眼可有疼痛、复视，甚至失明，查眼底可有视网膜充血、出血、视乳头苍白及视神经萎缩。

(3) 戒断综合征：发生戒断需与精神病、癫痫、窒息性气体中毒、低血糖症等鉴别。

3. 注意事项　① 千万注意详细查体，询问病史，尤其是外伤史；② 注意与上述疾病鉴别；③ 注意酒精中毒同时合并其他疾病。

【治　疗】

一、轻者

无须药物治疗。

1. 解酒饮料　可以喝些果汁、绿豆汤、生吃梨子、西瓜、荸荠、橘子之类的水果解酒，柑橘皮适量焙干研成细末加入食盐少许、温开水送服解酒更好。多饮浓茶水或咖啡解酒并不合适，虽然浓茶(含茶碱)、咖啡能兴奋神经中枢起到解酒作用，但由于茶碱和咖啡均有利尿作用，可能加重急性酒精中毒时机体失水，且有可能使乙醇转化为乙醛后来不及再分解就从肾脏排出，从而对肾起毒性作用。另外茶碱、咖啡有兴奋心脏加快心率的作用，与酒精兴奋心脏有协同作用，可加重心脏负担。茶碱和咖啡能加重酒精对胃黏膜的刺激，因此，用咖啡、浓茶解酒并不合适。

2. 适当约束　对兴奋躁动患者必要时可加以约束；伴共济失调患者应休息，避免跌倒摔伤。

二、清除毒物

乙醇经消化道吸收极快，因而一般不需催吐或洗胃，但如果摄入乙醇量极大或同时服用其他药物，时间在 2 小时以内者，应及时给予催吐洗胃。催吐禁用阿扑吗啡，因其可加剧乙醇的抑制；剧烈呕吐者不需洗胃。对于血酒精浓度大于 109 mmol/L、昏迷时间长、有呼吸抑制的患者，应尽早行血液透析治疗。

三、纳洛酮

有解除 β-内啡肽对中枢的抑制作用，促醒、抗休克及兴奋呼吸中枢等作用。常用量：兴奋期 0.4～0.8 mg 肌内注射；共济失调期及昏睡期：0.4～1.2 mg 静脉注射，必要时每 10 分钟重复 0.4 mg 至症状改善和意识清醒。

四、镇静

对过度兴奋的患者可酌情予小剂量地西泮，但应慎重，避免呼吸抑制。

五、葡萄糖-胰岛素-维生素 B 疗法

严重患者可用 10%葡萄糖 500 ml 加胰岛素 20 u 静脉滴注；维生素 B_1、维生素 B_6、烟酸各 100 ml 肌内注射，每 6～8 小时可重复应用一次。

六、对症支持治疗

低血糖者静脉注射高渗葡萄糖注射液或静脉滴注葡萄糖注射液。保持呼吸道通畅，预防误吸。对休克患者，及时补充血容量、纠正酸中毒、使用血管活性药物纠正休克。合并急性胃黏膜病变者使用抑酸剂。

七、昏迷患者

① 注意是否合并其他疾病。② 维持呼吸、循环给予心电监测。③ 注意保暖。④ 维持水电解质、酸碱平衡，保留导尿。⑤ 防治脑水肿。⑥ 严密观察生命体征，防治并发症。经治疗生存大于 24 小时者多能恢复，昏迷长达 10 小时以上者预后差。

八、戒断综合征的治疗

患者安静休息，保证睡眠。加强营养，给予维生素 B_1、维生素 B_6，有低血糖时静脉注射葡萄糖。重症患者宜选用短效镇静药控制症状，以不引起嗜睡和共济失调为宜。常选用地西泮，每 1～2 小时口服地西泮 5～10 mg，病情严重者可静脉给药。症状稳定后，给予维持剂量的镇静剂，地西泮每次 2～5 mg 每 8～12 小时服药一次；以后逐渐减量，一周内停药。有癫痫病史者可用苯妥英钠。有幻觉者可使用氟哌啶醇。

九、注意事项

① 避免大剂量使用利尿剂。② 饮后超过 3 小时洗胃效果差，不宜选择。③ 慎用加重肝脏损害的药物，如：红霉素等。④ 高热小儿慎用酒精擦浴。⑤ 酒精中毒可致多脏器衰竭，也可致死，千万不可大意。⑥ 警惕双硫仑反应。饮酒 12 小时内应避免使用可引起双硫仑反应的药物；对使用可引起双硫仑反应的药物的患者，在使用上述药物期间及停药后 7 天内应禁止饮酒或进食含乙醇的食品，如酒心巧克力、藿香正气水以及注射氢化可的松、酒精擦浴等。

【预　防】

1. 开展反对酗酒的宣传教育。创造替代条件，加强文娱活动。实行酒类专卖制度，以低度酒代替高度酒。早期发现嗜酒者，早期戒酒，进行相关并发症的治疗及康复治疗。

2. 应注意避免双硫仑反应：饮酒 12 小时内应避免使用可引起双硫仑反应的药物；使用能引起双硫仑反应药物的，用药物期间及停药后 7 天内应禁饮酒类饮料和含酒食品。

第四节 急性毒蕈中毒

蕈类俗称蘑菇,是一类高等真菌植物。我国蕈类资源丰富,草原、树林中生长较为集中,许多蕈类营养丰富、鲜美可口,具有很高的食用和药用价值。

进食后能引起中毒的蕈类,称毒蕈(toxic muhroom)或野生毒蘑菇,又称毒菌、毒茸等。全世界已发现的毒蕈约百余种,目前我国已发现的有 80 余种,能威胁人类生命的有 20 余种,极毒者有 10 种左右。毒蕈所含的毒素成分较为复杂,一种毒蕈中可以含有几种毒素,一种毒素又可能存在于多种毒蕈中。

急性毒蕈中毒是因进食毒蕈后而引起的食源性中毒性疾病,出现胃肠道症状,副交感神经兴奋,溶血,或肝、肾及中枢神经系统损害的表现,重度中毒时可致死亡。中毒程度与毒蕈种类、进食量、加工方法及个体差异有关。

【病因、中毒机制】

急性毒蕈中毒是由于误食毒蕈而引起。

毒蕈所含的有毒生物碱或毒素是引起机体损害和中毒的主要成分,已知的重要有毒成分有以下几种。

1. 毒蕈碱　如扑蝇蕈及斑毒蕈等含有的毒蕈碱,毒蕈碱作用与乙酰胆碱类似,毒性极强,能兴奋胆碱能神经。兴奋副交感神经,引起心跳变慢、变弱,胃肠蠕动加强,平滑肌痉挛,瞳孔缩小等;兴奋交感神经,促进汗腺分泌等。

此外,有的毒蕈还含有一种类似阿托品作用的毒素,可表现为阿托品中毒症状。

2. 毒蕈溶血毒素　如鹿花蕈(马背蕈)所含的马鞍蕈酸,可引起急性溶血。加热至 70℃,胃蛋白酶液、胰酶液、弱酸、弱碱环境可部分地消除其溶血性能。

3. 神经、精神毒素　如发红毛绣伞、红网牛肝蕈、光盖伞等所含的毒蝇碱、光盖伞素等能引起幻觉及其他神经精神异常。

4. 胃肠道毒素类　含有这种毒素的毒蕈很多,如毒粉褶蕈、毒红菇、墨汁鬼伞、红网牛肝蕈等,主要刺激胃肠道,引起胃肠道炎症反应。

5. 原浆毒素　是毒伞、白毒伞、鳞柄白毒伞和褐鳞小伞等蕈中所含的毒性物质,主要是毒肽和毒伞肽,剧毒,对人致死量为 0.1 mg/kg,能使体内大部分器官发生变性。

【临床表现】

不同毒蘑菇所含的毒素不同,中毒后临床表现也各不相同,一般分为四个类型。

1. 胃肠炎型　潜伏期 0.5～6 小时,一般在 2 小时内发病。表现为恶心、呕吐、腹痛、水样腹泻等症状,体温不高。轻症患者恢复较快,预后较好。重症者吐泻严重,腹痛剧烈,全身中毒症状重,并可能有休克、谵妄和昏迷,预后不良,死亡率高。

2. 神经精神型　潜伏期 0.5～4 小时,最短在食后 10 分钟发病。除出现胃肠炎型症状外,主要表现为副交感神经兴奋症状,如瞳孔缩小、多汗、唾液增多、流泪、心率缓慢等;重症者可有肺水肿、呼吸抑制及昏迷,甚至死亡;还可有精神症状如谵妄、精神错乱、幻听幻视、狂笑等,个别病例有被害妄想。

3. 溶血型　潜伏期较长，达6～12小时。早期出现胃肠炎表现；2～3天出现急性溶血表现，如溶血性贫血、肝脾肿大，少数大量溶血患者可出现血红蛋白尿和急性肾衰竭；可伴有中枢神经系统表现。治疗及时预后尚佳，死亡率较低。

4. 多脏器损伤型　进食后6～30小时出现胃肠炎型表现。部分患者可有假愈期，然后出现肝、脑、心、肾等多脏器损害的表现，以肝脏损害最为严重，可有精神症状。此型毒蕈中毒病情凶险，如不积极治疗死亡率可高达50%～90%。一般病程2～3周，有少数病例呈暴发型经过，出现MODS，1～5天内死亡。多为误食毒伞、白毒伞、鳞柄毒伞等所引起；主要毒素包括毒肽和毒伞肽两类，其中毒肽作用快，主要作用于肝细胞内质网，大量摄入1～2小时内可致死；而毒伞肽作用较迟缓，但毒性为毒肽的10～20倍，作用于细胞核，抑制RNA聚合酶，显著减少肝糖原而致细胞迅速坏死，兼有肾脏、心脏和神经毒性。

此型中毒的临床经过可分为6期：

(1) 潜伏期：6～72小时，多在24小时内发病，此期可以无任何症状。

(2) 胃肠炎期：出现腹痛、恶心、呕吐和腹泻，多不严重，一般持续1～2天即缓解。

(3) 假愈期：吐泻症状好转后，多无不适表现，或仅感轻微乏力、不思饮食等，给人以病愈感觉。但此时已出现实质性脏器损害，轻度中毒脏器损害不严重，可由此期进入恢复期，重者进入内脏损害期。

(4) 内脏损害期：中毒后1～5天、平均2～3天出现肝、脑、心、肾等内脏损害，以肝脏损害最为严重。可有肝大、黄疸、氨基转移酶升高，甚至引起急性或亚急性重症肝炎。此时肝脏缩小、黄疸加深、烦躁、意识模糊，甚至昏迷。还可有心律失常，少尿、蛋白尿、血尿、管型尿或出现急性肾衰竭。

(5) 精神症状期：在内脏损害后发生，患者呈烦躁不安，或淡漠、嗜睡，或惊厥、昏迷；部分患者出现精神失常，时哭时笑。可因中枢性呼吸和循环抑制，或肝性脑病而死亡。

(6) 恢复期：经过积极治疗，2～3周后存活病例进入恢复期，症状体征渐次消失，各指标恢复正常。

【实验室检查】

1. 毒物检测　检验患者粪便和进食的食物可检测出毒物。

2. 动物实验　取食后残余毒蕈喂食动物，观察是否出现类似表现。或从胃内容物或残余毒蕈中提取溶于水的毒蕈碱，注入青蛙体内观察，如含有毒蕈碱，可见蛙心处于舒张状态，再注入阿托品，则此作用可被抑制，但仅适用所食毒蕈含有毒蕈碱的病例。

【诊　断】

诊断依据：① 进食野蕈史，且同食者均发病，或呈一户或数户同时发病；② 首发为消化道症状，其后出现一定类型的临床表现，且病情的严重程度与进食毒蕈量呈正相关；③ 检测到毒物，或动物试验阳性；④ 除外其他食物中毒或急性胃肠炎。具备以上各点即可确定诊断。

【治　疗】

一、清除毒物

及时采用催吐、洗胃、导泻、灌肠等方法以迅速排除尚未吸收的毒物。

可选用1∶5 000高锰酸钾溶液、1%～4%鞣酸溶液、0.5%活性炭混悬液或浓茶水作为洗胃液。

对就诊时已超过8小时的患者,可用温盐水高位结肠灌洗,每次200～300 ml,连续2～3次。

适量补液利尿或血液净化治疗促进已吸收毒素排出。

二、解毒剂、拮抗剂

1. 胆碱受体阻断药物　对抗毒蕈碱样作用,以阿托品最为常用。用法:阿托品0.5～1.0 mg皮下或静脉注射,每15～30分钟一次,直至出现阿托品化后,逐渐减量和延长给药时间。阿托品对缓解腹痛、吐泻等胃肠道症状、对中毒性心肌炎所致的房室传导阻滞也有治疗作用。

2. 巯基类络合剂　如二巯丙磺酸钠、二巯丁二酸钠等,适用于多脏器损伤型(中毒性肝炎型)毒蕈中毒,即使在假愈期没有明显内脏损害时,就应给予此类解毒药。作用机理:含巯基药物与某些毒素如毒伞肽等相结合,打断了其分子中的硫醚键,从而保护含巯基酶的活性或部分恢复已与毒素结合的酶活力。具体用法为:① 二巯丁二酸钠0.5～1.0 g稀释后静脉注射,每6小时一次,首剂量可加倍,症状缓解后改为每天2次,连用5～7天为1疗程。② 5%二巯丙磺酸钠溶液5 ml肌内注射,每6小时一次,症状缓解后改为每天2次,5～7天为1疗程。

3. 抗毒蕈血清　可试用抗毒蕈血清。

三、肾上腺皮质激素

适用于溶血型毒蕈中毒及其他重症的中毒病例,特别是有中毒性心肌炎、中毒性脑炎、严重的肝损害和出血倾向的病例。可用氢化可的松200～300 mg或地塞米松10～20 mg加入液体中静脉滴注,待症状好转后改为泼尼松口服。有溶血表现者除给肾上腺皮质激素外应同时碱化尿液,注意保护肾脏功能。

四、细胞色素C和青霉素G

适用于治疗毒伞类毒蕈中毒引起的中毒性肝炎型毒蕈中毒。两药与血浆蛋白有较高的亲和力,可以从血浆蛋白结合部位取代毒蕈的毒伞毒素,使之由肾脏排泄,也可抑制毒伞毒素进入肝细胞。

五、对症支持治疗

1. 维持水电酸碱平衡　各型毒蕈中毒的胃肠炎期应积极输液,纠正脱水、酸中毒和电解质紊乱。

2. 保肝治疗　水飞蓟宾具有保护和稳定肝细胞膜的作用，可给予水飞蓟宾片（38.5 mg/片）或水飞蓟宾葡甲胺盐片（50 mg/片）口服，每次 2 片，每日 3 次。

3. 镇静止惊　有精神症状或惊厥者可应用镇静药物或抗惊厥药物，并可试用脱水剂。

4. 防治并发症　对昏迷患者应加强呼吸道管理，并加用抗生素防治感染。

六、血液净化

由于毒素的分子量多数较大，血液透析多数无效，活性炭血液灌流可吸附部分毒素，排毒效果较好，故应尽早做血液灌流。后期出现急性肾衰竭时，血液透析可清除蓄积体内的代谢产物及部分引起或加重肝性脑病的代谢产物，纠正水、电解质紊乱和酸碱平衡。

【预　防】

加强健康教育，宣传有关毒蕈的毒性知识，劝导人们不食用毒蕈。

（李小民　刘克喜）

第二十九章 急性强酸强碱中毒

第一节 强酸中毒

强酸主要包括硫酸(H_2SO_4)、盐酸(HCL)和硝酸(HNO_3),它们都具有强烈的刺激作用和腐蚀作用。硫酸为无色油状液体,不挥发,加热到50℃以上时产生三氧化硫(SO_3)烟雾,对呼吸道有强烈的刺激性。浓盐酸与空气接触时可以释放出具有刺激性的氯化氢气体。硝酸为无色液体,浓硝酸在空气中释放出五氧化二氮(N_2O_5,硝酐),与空气中的水汽形成酸雾,不久即分解,其分解物中主要是二氧化氮,具有刺激性。强酸主要用于制造、化工、化肥、电镀、钢铁、纺织、造纸、印染等行业,还用作实验室试剂以及家庭日用品中,如各种去污剂。引起中毒的主要原因是生产过程中接触、吸入毒物或误服毒物或有意伤害等。浓硫酸的致死量为1 ml,盐酸为15 ml,硝酸为8 ml。

【中毒机制】

强酸经呼吸道、皮肤以及消化道进入体内,分布全身,引起组织器官损害,以肝肾组织变性坏死为主。强酸在体内通过中和解毒,由肾脏排出体外。

1. 局部损伤　强酸主要是吸收组织水分,引起细胞脱水,使蛋白质与角质溶解或凝固,造成局限性、界限明显的组织灼伤和坏死,可深入皮下组织致坏死。可致皮肤黏膜局部充血、水肿、坏死及溃疡,严重时致脏器穿孔、瘢痕形成、狭窄或畸形。

2. 口服者　强酸致口腔、食管和胃肠黏膜出现腐蚀性损害,引起组织收缩、干燥、变性,严重者可穿孔、瘢痕形成和狭窄。

3. 吸入强酸烟雾　可导致中毒性肺水肿,其发生机制是强酸类烟雾对肺组织产生强烈的刺激和腐蚀作用,损伤了肺的表面活性物质,使肺泡壁通透性增强,同时可损伤毛细血管壁的通透性,致使体液由毛细血管渗透到肺间质和肺泡内。淋巴管痉挛致损伤使淋巴回流障碍,也可引起或加重肺水肿。

4. 全身中毒　强酸经呼吸道、皮肤或消化道进入血液,消耗血液中的碱储备,可产生代谢性酸中毒;导致严重肝肾损害、神经系统损害、呼吸循环衰竭;诱发DIC。

【临床表现】

1. 呼吸道刺激征　由于吸入强酸烟雾所致,出现呛咳、流泪、咳嗽、胸闷、呼吸加快。发生中毒性肺水肿可有呼吸困难、发绀、咳粉红色泡沫痰、两肺湿啰音等表现。严重时可致喉头水肿、支气管痉挛及呼吸衰竭等。

2. 皮肤损伤　若皮肤接触强酸可致灼伤、腐蚀、坏死及溃疡形成;痊愈后留瘢痕。硫酸所致的皮肤溃疡界限清楚,周围微红,溃疡较深,溃疡面上覆盖灰白色或棕黑色痂皮,受损部位疼痛剧烈;若受损面积大时,由于广泛渗出可致休克。盐酸溶液接触皮肤使局部出现红斑及水疱,造成灼伤;盐酸气体接触皮肤可致皮炎、局部潮红、发痒,或出现红色小丘疹以及水疱。硝酸接触皮肤可迅速与皮肤蛋白质结合,使皮肤变黄色,若浓度为50%～60%时,皮肤变黄褐色,并有结痂,经1～2周后脱落,不留瘢痕;若浓度为98%时可致皮肤三度烧伤,局部褐色,局部结痂的皮肤界限清楚,周围红肿起泡,痂皮脱落后可致溃疡或瘢痕形成。

3. 眼睛损害　强酸烟雾或蒸汽刺激眼睛可致眼睑水肿,结膜炎,角膜灼伤变混浊,甚至穿孔,严重时可致全眼炎以致完全失明;若强酸类溶液直接接触眼睛时,可灼伤结膜、角膜及溃疡形成,严重时也可发生失明。

4. 口服强酸　唇、口腔、咽部、食管和胃黏膜灼伤,出现严重的局部烧灼痛,局部溃疡形成;恶性、呕吐可有大量褐色物或咖啡样物以及糜烂的黏膜和消化道碎片;以及吞咽困难或腹泻等。严重时可发生胃穿孔、腹膜炎、喉头痉挛和水肿、声音嘶哑和窒息;常因肝肾损害、肺水肿和循环衰竭而死亡。溃疡愈合后均遗留不同程度的狭窄,腹膜粘连及消化道功能紊乱等后遗症。

5. 其他症状　强酸吸收后可致肝肾损害、神经系统损害和严重酸中毒,表现为头痛、烦躁、惊厥、意识丧失、气急、呼吸困难等症状;若皮肤大面积灼伤时可发生休克,最终因呼吸和循环衰竭而死亡。

【诊　断】

根据接触或误服强酸类病史,以皮肤黏膜刺激、腐蚀症状为主的临床表现,可以诊断。

【治　疗】

一、急性吸入性中毒的治疗

1. 脱离现场　立即使患者脱离现场,给予2%～4%碳酸氢钠溶液雾化吸入,同时吸氧。

2. 中毒性肺水肿的治疗　在给予高浓度吸氧或正压呼吸给氧同时,给予大剂量肾上腺皮质激素,可用氢化可的松200～400 mg或地塞米松30～40 mg静脉滴注,一般短期应用,3～5天逐渐减量停药。严重者用呼气末正压通气以维持呼吸功能。

3. 喉头痉挛、水肿的治疗　应及时行气管插管或气管切开以保持呼吸道通畅。

4. 皮肤灼伤的治疗　脱去污染衣服,皮肤接触部位用大量清水彻底冲洗,也可用4%碳酸氢钠溶液洗涤皮肤;冲洗后创面按一般灼伤处理。

5. 眼睛损伤的处理　用大量生理盐水彻底冲洗后,用可的松眼药水或抗生素眼药水交替滴眼,必要时可用0.5%丁卡因眼药水滴眼以止痛。

二、口服中毒的处理

1. 黏膜保护剂　口服牛奶或蛋清 200 ml,或氢氧化铝凝胶 60 ml,或花生油、香油 100 ml,保护食管、胃黏膜。禁用碳酸氢钠溶液口服,以免产生大量二氧化碳(CO_2)增加胃穿孔的危险。口服泼尼松预防食管狭窄。一般不主张催吐洗胃,使用中和剂和活性炭,以免加重损伤和引起穿孔。

2. 对症治疗　主要是止痛、维持水电解质平衡、预防感染及营养支持等。若有穿孔、腹膜炎或愈合后瘢痕狭窄者应及早手术治疗。

第二节　强碱中毒

强碱包括氢氧化钠(NaOH)、氢氧化钾(KOH)、氧化钠(Na_2O)、氧化钾(K_2O)等 4 种,具有极强的腐蚀作用。强碱在工业上广泛应用,还用做实验试剂;日常的去污剂、烫发剂也含有此类物质。

【中毒原因】

1. 在生产、包装、运输和使用过程中,直接接触或被溅洒的碱液所致皮肤、黏膜和眼睛灼伤和腐蚀。

2. 口服本类强碱自杀或误服该类物质。

【中毒机制】

强碱经皮肤或消化道吸收进入体内,损害肝肾等器官,引起全身中毒。在体内小部分被中和解毒,其余大部分由肾脏排出。

1. 局部作用　强碱与皮肤、黏膜接触,或误服进入消化道后,立即与组织蛋白结合形成可溶性、胶样化的碱化蛋白盐;它与脂肪接触后则使脂肪皂化,皂化时产生的热量使深层组织坏死;破坏细胞膜结构,致使病变向深处发展,从而造成广泛而严重的组织损伤。由于对皮肤、黏膜有强烈刺激作用,故可引起皮肤及口咽、食管、胃黏膜的肿胀、坏死及溃疡形成,严重时可致胃穿孔及胃肠道出血,急性期后可引起受损害器官的瘢痕形成、狭窄及畸形等。若进入眼内可破坏角膜、结膜以及虹膜,引起结膜炎、充血、水肿,角膜溃疡,以及虹膜炎,甚至可致失明。

2. 全身中毒　吸收过量强碱,超过机体的调节能力,可发生代谢性碱中毒。强碱随血流分布全身可损害肝肾等内脏器官。

【临床表现】

一、局部表现

1. 皮肤黏膜损害　局部受损的皮肤及黏膜出现充血、水肿、糜烂、坏死。坏死灶痂皮软、易碎,分界不清。脱落后形成溃疡,易出血、难愈合,留瘢痕。

2. 消化道症状　可致口腔、咽、喉、食管及胃肠等部位的剧烈疼痛,恶心呕吐,吐出物为褐红色黏液或咖啡样液体，伴有腹痛、腹泻、血样大便等，严重时可致食管或胃穿孔，并发腹膜炎、脱水、休克等。

3. 眼部症状　可发生结膜充血、水肿，结膜和角膜溃疡及坏死，虹膜炎等，严重者可致失明。

4. 呼吸道症状　吸入氢氧化铵所释出的氨可刺激眼及呼吸道黏膜，出现剧烈咳嗽，严重者可致呼吸困难、喉头水肿、声门狭窄及呼吸道黏膜脱落，造成气管阻塞以致窒息。当吸入高浓度氨气时可致肺水肿。

二、全身中毒症状

发生碱中毒后，可因血中游离钙浓度降低，导致手足搐搦症；可有恶心、呕吐、腹痛、头痛、头晕。严重者出现休克、昏迷；可因休克、出血、喉头水肿和呼吸衰竭而死亡。发生肝肾损害出现相应表现。

【诊　断】

根据强碱接触或误服史，结合皮肤黏膜腐蚀特点，全身中毒症状，基本可以确诊。

【治　疗】

1. 口服中毒　可速服果汁、柠檬汁或稀释的食醋或1%醋酸溶液。再口服牛奶、蛋清或植物油等。一般禁忌催吐洗胃。早期安排上消化道内镜检查，以评估预后。

2. 皮肤灼伤　可用大量清水冲洗，洗到皂样物消失为止，再按一般灼伤处理。

3. 眼部灼伤　立即用无菌蒸馏水或生理盐水冲洗，不可用酸性液体冲洗；然后按眼睛灼伤处理。

4. 对症治疗　纠正水电解质紊乱、低血压休克。有手足搐搦时，用10%葡萄糖酸钙10～20 ml静脉注射。防治并发症和继发感染。

5. 严密观察　有无食管及胃穿孔的发生，并给予相应处理。

6. 食管扩张　穿孔危险期过去2～3天，就应行食管扩张术，以防食管狭窄。对中毒所致的消化道狭窄或畸形应给予手术治疗。

（韩　寒　彭易根）

第三十章　毒蛇咬伤中毒

世界上有毒蛇600多种,有剧毒的达195种。热带和亚热带地区蛇的种类和数量最多,温带次之,寒带最少。常见的毒蛇有眼镜蛇科和蝰蛇科。前者如眼镜蛇、眼镜王蛇、金环蛇、银环蛇等。后者又分为:蝰亚蛇科,如蝰蛇;蝮亚蛇科,如尖吻蝮、烙铁头、竹叶青和蝮蛇等;海蛇科,如海蛇等。我国已知毒蛇近50种,有剧毒的蛇类10余种。较常见且危害较大的毒蛇主要有金环蛇、银环蛇、眼镜蛇和眼镜王蛇,主要分布在长江以南,青环海蛇和长吻海蛇分布在我国东南沿海,蝰蛇、五步蛇、烙铁头、竹叶青和蝮蛇主要分布在长江流域和东南、西南各省,但蝮蛇分布广泛。毒蛇与无毒蛇的外形区别见图31-1。

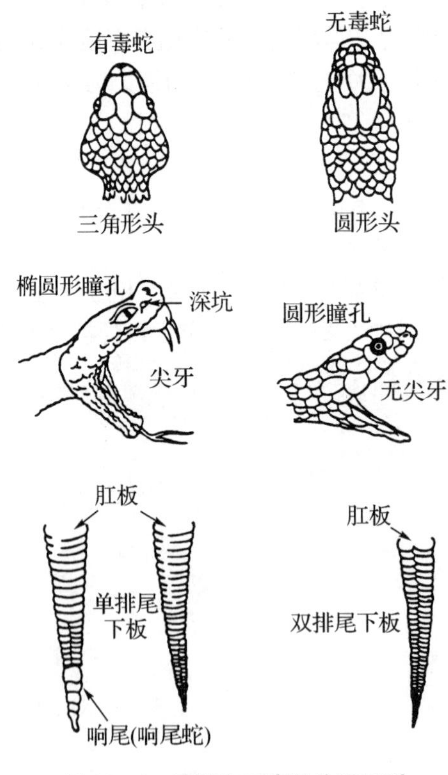

图30-1　毒蛇和无毒蛇外形区别

【流行病学】

毒蛇咬伤常发生在农民、渔民、旅游者、野外作业者以及从事毒蛇养殖和研究的人员。咬伤部位以手、臂、足、腿为常见，多见于夏、秋季节。令人惊奇的是，在被断头后1小时内的死蛇也能咬人，其原因是反射作用。

全世界每年被毒蛇咬伤(venomous snakebite)人数达50万，致死者有20 000～25 000人，其中尤以印度、斯里兰卡、泰国等国家为多。我国每年蛇咬伤者也达10万人次，病死率5%～10%，有剧毒的眼镜王蛇咬伤的病死率达90%以上。

【中毒机制】

毒蛇的毒液器官在头部，有毒腺、排毒导管和毒牙。咬人时，其腭肌收缩，挤压毒腺，毒液经排毒导管输送到毒牙，注入咬伤的伤口，并经淋巴和血液循环扩散，引起局部和全身中毒。吸收的蛇毒分布到全身各组织，以肾最多，脑最少，主要在肝脏分解，肾脏排泄为主，部分由肝脏排泄。72小时后体内仅剩微量的蛇毒有毒成分。

毒液的成分复杂，主要为蛋白质，约有近30种酶和毒素。此外，还含有一些小分子肽、氨基酸、碳水化合物、核苷、生物胺类(组织胺、5-羟色胺等)和金属离子(Na^+、K^+、Ca^{2+}、Mg^{2+}、Cu^{2+}和Zn^{2+})。蛇毒的毒作用复杂，主要为神经毒、血液毒和肌肉毒。金环蛇、银环蛇毒液以神经毒为主；蝰蛇、五步蛇、竹叶青、烙铁头等以血液毒为主；海蛇以肌肉毒为主；眼镜蛇、眼镜王蛇和蝮蛇的毒液兼有神经毒和血液毒(混合毒)。

一、神经毒

多肽类或小分子蛋白具有神经肌肉阻断作用，引起横纹肌弛缓性瘫痪，可导致外周型呼吸麻痹，是临床上主要致死原因。神经肌肉阻断作用的机制如下：

1. 突触后作用(箭毒样作用)　毒液作用于突触后运动终板上的烟碱型乙酰胆碱受体，阻止乙酰胆碱的去极化作用，从而阻断神经肌肉传导。眼镜蛇、眼镜王蛇、银环蛇、海蛇的毒液属这类神经毒。

2. 突触前作用　毒液作用于运动神经末梢突触前，通过抑制线粒体对Ca^{2+}的积累，抑制小泡释放乙酰胆碱，引起突触前膜传导抑制，导致神经肌肉传导阻滞；或通过影响Na^+、K^+通道的功能，影响动作电位在轴突上的传导。有的毒液可溶解轴突中的磷脂引起轴突膜功能紊乱，从而影响传导。银环蛇、蝮蛇、响尾蛇含这类神经毒。

3. 其他　巴基斯坦蝰蛇毒液可引起周围神经传导阻滞；印度环蛇、南美响尾蛇分泌酸性毒蛋白，不仅影响乙酰胆碱对受体的作用，而且可阻断神经肌肉突触后传导。

4. 中枢神经、自主神经系统　神经毒可作用于自主神经系统，抑制颈动脉窦化学感受器，使缺氧加重，导致呼吸衰竭；兴奋肾上腺髓质中神经受体，释放肾上腺素，使血压升高；胃肠平滑肌兴奋性先增高，而后转向抑制，发生肠麻痹；作用于延髓，抑制血管运动中枢，引起外周血管扩张，血压下降；抑制呼吸中枢，引起呼吸衰竭；破伤风样毒引起张口困难，颈项强直等症状。

二、血液毒

包括凝血毒、抗凝血毒、纤维蛋白溶解毒、溶血毒、出血毒。

1. 凝血毒和抗凝血毒　蝰蛇和澳大利亚眼镜蛇毒能激活X因子,在V因子、磷脂和Ca^{2+}参与下,使凝血酶原变成凝血酶,引起凝血;响尾蛇毒中前凝血质(procoagulant)可直接作用于纤维蛋白原,引起凝血;蝰蛇科的大部分毒蛇蛇毒中含去纤酶(凝血酶样酶),使纤维蛋白原直接转变为纤维蛋白,致凝血。另一方面,蛇毒又可以溶解纤维蛋白原或抑制纤维蛋白活性,促使纤溶酶原转变成纤溶酶,阻抑V因子活性、阻抑凝血酶形成等,导致出血。

2. 溶血毒　蛇毒中的磷脂酶A_2使红细胞膜上的卵磷脂变成溶血卵磷脂,能溶解红细胞膜,引起溶血。有些蛇毒含直接溶血因子,溶解红细胞膜,如蝰蛇、五步蛇蛇毒。

3. 出血毒　蛇毒损伤毛细血管细胞间粘合物质,使毛细血管的通透性增加,血液外渗,导致广泛内、外出血。蛇毒中的蛋白水解酶能破坏细胞间的基质蛋白,损伤组织和血管壁,以及蛇毒中的磷酸酶A_2可使毛细血管内皮细胞肿胀溶解,基底膜中糖蛋白、纤维连结蛋白、Ⅳ型和V型胶原,以及其他基质成分分解,毛细血管壁通透性改变,使组织水肿、出血和坏死。

三、心脏毒

蛇毒中的蛋白水解酶可释放组织胺和血管活性物质,如磷酸酯酶A_2、肾上腺素等使心血管系统受干扰、血压下降,甚至休克。蛇毒中的心脏毒,如直接溶解因子、细胞毒等碱性多肽,可引起心肌细胞膜发生持久性不可逆的去极化,使心肌变性、坏死、出血,甚至心脏骤停。

四、肌肉毒

蛇毒中的肌肉毒素、响尾蛇胺及其类似物,蛋白水解酶和磷脂酶A_2等都是碱性蛋白,通过肌细胞溶解、蛋白水解,致组织损伤坏死而影响骨骼肌。海蛇蛇毒含肌肉毒作用,破坏全身骨骼肌细胞,引起肌肉疼痛、无力,肌红蛋白尿和高钾血症。

五、多种酶

1. 蛋白水解酶　蛇毒中含多种蛋白水解酶能溶解细胞间基质,加速蛇毒吸收和向全身扩散;引起毛细血管通透性增加,致血浆外渗和组织坏死。

2. 磷酸酯酶A_2　使红细胞膜上的卵磷脂变成溶血卵磷脂,溶解红细胞膜引起溶血;促进肥大细胞释放组织胺、5-羟色胺;直接作用于横纹肌,引起痉挛肿胀、肌肉溶解。

3. 透明质酸酶　溶解组织和纤维间的透明质酸凝胶,破坏透明质酸屏障,使蛇毒迅速吸收、扩散。

4. 其他酶　还有精氨酸酯水解酶、L-氨基酸氧化酶、5′-核苷酸酶等。

常见毒蛇的一次排毒量及毒性见表30-1。

表30-1　常见毒蛇一次排毒量及毒性

毒蛇名称	神经毒	血液毒	肌肉毒	一次排毒干量(mg)	小鼠皮下注射 LD_{50}(mg/kg)	人致死量(mg)
金环蛇	4+	—	—	43.0	2.4	10.0
银环蛇	2+	—	—	5.4	0.09	1.0

续表 30-1

毒蛇名称	神经毒	血液毒	肌肉毒	一次排毒干量(mg)	小鼠皮下注射 LD_{50}(mg/kg)	人致死量(mg)
眼镜蛇	3+	2+	—	100.0	0.53	15.0
眼镜王蛇	3+	2+	—	211～578	0.34	12.0
五步蛇	—	4+	—	159.5～176.1	8.9	25.0
海蛇	2+	—	3+	6.0～9.4	0.1～0.5	3.5
竹叶青蛇	—	2+	—	5.1～15.71	3.3	100.0
蝰蛇	—	3+	—	72.0	1.6	42.0
蝮蛇	2+	3+	—	45～150	2.0	25.0

【临床表现】

眼镜蛇科和海蛇科的蛇毒分子小，咬后迅速进入血液循环，因而发病很快；蝰蛇的蛇毒分子较大，缓慢地由淋巴系统吸收后才出现症状。眼镜蛇和烙铁头的蛇毒接触黏膜吸收后可引起全身中毒。根据蛇毒的主要毒性作用，毒蛇咬伤的临床表现可归纳为以下三类。

一、神经毒、肌肉毒损害

被眼镜蛇、金环蛇、银环蛇和海蛇咬伤后，局部伤口反应较轻，仅有微痒和轻微麻木、疼痛或感觉消失，肿胀不明显，一般无渗液。1～6 小时后出现全身中毒症状：首先感到全身不适、四肢无力、头晕、眼花，继而有胸闷、呼吸困难、恶心和晕厥，接着出现神经症状并迅速加剧，主要表现为眼睑下垂、视力模糊、斜视、语言障碍、吞咽困难、流涎、眼球固定和瞳孔散大。重症患者呼吸由浅而快和不规则，最终出现中枢性或周围性呼吸衰竭。

二、心脏毒和凝血毒损害

被蝰蛇和竹叶青蛇咬伤后，在 0.5～3 小时出现症状。局部有红肿、疼痛，伴水疱、淤斑、出血(已溶解的血液自咬痕处流出)和坏死；肿胀迅速向肢体上端扩展，并引起局部淋巴结肿痛。全身中毒症状有恶心、呕吐、口干、出汗，少数患者尚有发热。美洲尖吻蝮蛇和亚洲蝰蛇咬伤后引起全身广泛出血，包括颅内和消化道出血。大量溶血引起血红蛋白尿，出现血压下降、心律失常、循环衰竭和急性肾衰竭。

三、海蛇毒

被海蛇咬伤后，局部仅有轻微疼痛，甚至无症状。约 30 分钟到数小时后，患者感觉肌肉疼痛、僵硬和进行性无力。腱反射消失、眼睑下垂和牙关紧闭。横纹肌大量坏死，释放钾离子引起严重心律失常，肌球蛋白堵塞肾小管引起少尿、无尿，导致急性肾衰竭。海蛇的神经毒，临床表现与眼镜蛇类同。

四、混合毒损害

许多眼镜蛇、蝰蛇常兼有神经毒、心脏毒和凝血毒等临床表现。蝮蛇咬伤后的临床表现与眼镜蛇相似。因此从临床表现很难鉴别是哪一种毒蛇咬伤。患者出现面部麻木、休克、肌肉抽搐、血尿、咯血、消化道出血、颅内出血、呼吸困难、心肌炎、急性肾衰竭、弥散性血管内凝血和呼吸衰竭,均提示预后严重。

【实验室检查】

1. 蛇毒检测　用免疫学方法可诊断何种毒蛇咬伤,现常采用对流免疫电泳法、ELISA双抗体夹心法、乳胶凝集抑制试验和放射免疫法等方法。其中前三个方法可用于快速诊断,放射免疫法作追溯诊断。

2. 实验室检查　溶血指标、血红蛋白尿、凝血方面检查、DIC检查、肝肾功能检查、电解质和血气分析。

【诊　断】

有蛇咬伤史,伤口留有明显成对的两个牙痕并伴局部和全身症状,可以诊断毒蛇咬伤。对于已确认为某种蛇咬伤或已捕获到咬伤人的蛇时,可增加诊断的准确性。

鉴别是否是毒蛇咬伤和非毒蛇咬伤参阅图30-2和表30-2。毒蛇咬伤的伤口可见到明显成对的两个(有时见到1～4个)毒牙痕,而无毒蛇咬痕仅见到一排整齐的牙痕。

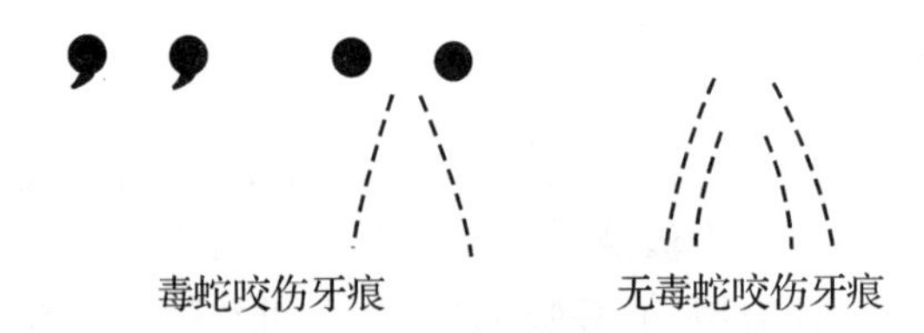

图30-2　蛇咬伤的牙痕

表30-2　毒蛇和非毒蛇咬伤鉴别

	毒　蛇	非毒蛇
牙痕	2个针尖大牙痕	2行或4行锯齿状浅小牙痕
局部伤口	水肿、渗血、坏死	无
全身症状	神经毒	无
	心脏毒和凝血障碍	无
	出血	无
	肌毒	无

试验性治疗:对高度怀疑毒蛇咬伤者可试行中和毒素治疗试验,即用单价抗蛇毒血清,皮试阴性后常规给药,若中毒症状改善,则有助于诊断。

【治　疗】

所有的蛇咬伤受害者应当送入医院接受治疗,如不能确切排除毒蛇咬伤者,应按毒蛇咬伤观察和处理。

被咬伤者要保持安静,不要惊慌奔走以免加速毒液吸收和扩散。最好的方法是在送往医院途中尽量限制受伤者步行。此时最恰当的做法是请求紧急医疗服务系统和救护车的救助,这样可以减少循环的加速和毒液的全身扩散。当受害者到达医疗机构时,咬伤部位应被制动于心脏水平，然后开始观察和评估。

急救的原则：迅速、正确地处理伤口，防止蛇毒继续吸收和扩散；早期足量使用抗蛇毒血清；应用糖皮质激素；抗菌药物预防感染；支持、对症治疗。

一、局部处理

1. 绷扎　被毒蛇咬伤的肢体应限制活动。在伤口上方的近心端肢体，伤口肿胀部位上侧用绷带贴皮肤绷紧（图 30－3），阻断淋巴回流、延迟蛇毒扩散。避免用止血带，以免影响结扎远端肢体的血液供应，引起组织缺血性坏死。直至注射抗蛇毒血清或采取有效伤口局部清创措施后方可停止绷扎。

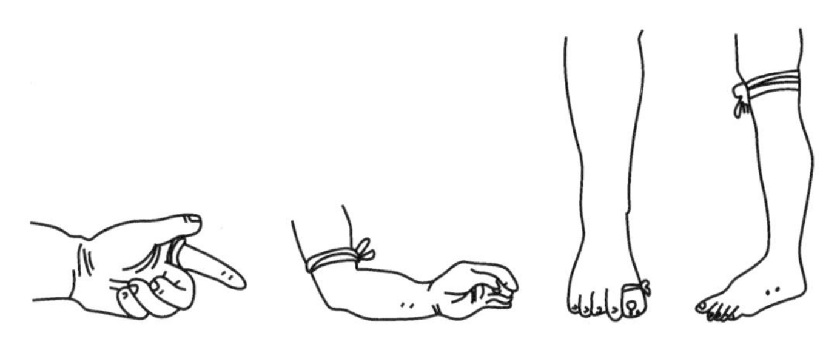

图 30－3　不同部位蛇咬伤的结扎部位

2. 伤口清创　在伤口上方近心端，伤口肿胀部位上侧进行有效绷扎后，立即沿牙痕作“一”字形切口，切开伤口进行彻底清洗和吸毒。常用 1∶5 000 高锰酸钾溶液、净水或盐水清洗伤口。局部消毒后应将留在组织中残留牙痕用刀尖或针细心剔除，然后在牙痕伤口处再用 1∶5 000 高锰酸钾溶液或 2％过氧化氢溶液洗涤伤口，盖上消毒敷料；将肢停放在低位，使伤口的渗液容易引流。根据伤口局部反应大小，用胰蛋白酶 2 000～5 000 U 加 0.25％～0.5％普鲁卡因或蒸馏水稀释，做局部环形封闭。胰蛋白酶是一种广谱解毒药，宜早用；重症病例可重复局部应用。如出现荨麻疹等过敏反应，可用抗过敏药物治疗。

千万不要因绷扎和清创而延迟应用抗蛇毒血清的时间。

二、特效解毒措施

抗蛇毒血清是中和蛇毒的特效解毒药，被毒蛇咬伤的患者应尽早使用，在 30 分钟内使用效果更好。首先选用单价特异抗蛇毒血清，但仅适合在已确知被何种毒蛇咬伤时才能使用；如不能确定毒蛇的种类，则可选用多价抗蛇毒血清。抗蛇毒血清一般采用静脉注射，肌内注射疗效差。

1. 皮试　应用抗蛇毒血清前应先做皮试，方法：取 0.1 ml 抗血清，加 1.9 ml 生理盐水稀释 20 倍，取 0.1 ml 于前臂掌侧皮内注射，20 分钟后注射部位皮丘在 2 cm 以内，且周围无红晕和蜘蛛足为阴性，反应阴性者方可使用。皮内试验阳性患者如必须应用时，应按常规脱敏，并同时用异丙嗪和糖皮质激素。

2. 用法　各地所生产的抗蛇毒血清效价不一，通常剂量每次 3～5 支，先用 5％葡萄糖溶液稀释至每支 10 ml；然后加入 5％葡萄糖溶液 500 ml 内，静脉滴注。我国精制抗蛇毒血清的一次剂量：精制蝮蛇抗毒血清（蝮蛇抗毒素）8 000 U，精制尖吻蝮蛇、银环蛇和眼镜蛇抗蛇毒血清均为 10 000 U。国外，海蛇抗蛇毒血清 100 ml，印度眼镜蛇多价特异抗蛇毒血清

100 ml,尖吻蝮蛇多价特异抗蛇毒血清 40 ml。抗蛇毒血清注射后见效迅速,即可见血压逐步升高,神志渐渐清醒,约 30 分钟到数小时后神经症状和出血有好转。蛇毒的半衰期为 26~95 小时,因此抗蛇毒血清需用 3~4 天。

3. 过敏及处理　有 3%~54%患者注射抗蛇毒血清 10 分钟到 3 小时后出现过敏反应。轻者有皮肤瘙痒、荨麻疹、咳嗽、恶心、呕吐、发热、心跳加快和自主神经功能紊乱。重者出现血压下降、气管痉挛、血管神经性水肿或休克。因此,在应用抗蛇毒血清前必须准备好肾上腺素、氢化可的松或地塞米松和抗组胺药物。一旦发生抗蛇毒血清过敏反应时,应立即停止抗蛇毒血清的注射,并立即肌内注射 0.1%肾上腺素 0.5 ml,另用 0.5 ml 加入 20 ml 葡萄糖溶液内缓慢静脉注射,在 10 分钟内注射完毕。同时用氢化可的松 200 mg 或地塞米松 10 mg 静脉滴注并可加用异丙嗪 25 mg 肌内注射。

三、中医中药治疗

临床实践证明中医中药在抢救毒蛇咬伤中有丰富的经验和实际的效果。由于我国土地广阔,各地有针对当地的毒蛇研制的中药制剂,例如广东蛇药、南通蛇药和上海蛇药等中成药。因此,应选择当地生产的蛇药为好。首次口服 10 片,以后每隔 4~6 小时服 5 片,3~5 天为一疗程。中医辨证论治毒蛇咬伤亦为各地所采用。

四、并发症治疗

呼吸衰竭在毒蛇咬伤中出现早,发生率高,常需要数周到 10 周以上才能恢复。因此,应及时正确地应用人工呼吸器。休克、心力衰竭、急性肾衰竭、弥散性血管内凝血等治疗,参阅有关章节。

五、辅助治疗

1. 糖皮质激素　能抑制和减轻组织过敏反应和坏死,对减轻伤口局部反应和全身中毒症状均有帮助。用法用量:氢化可的松 200~400 mg 或地塞米松 10~20 mg 静脉注射或滴注,连用 3~4 天。

2. 防治感染　蛇咬伤的伤口易被污染,故应给予抗生素和破伤风抗毒素 1 500 U。

【预　后】

早期足量静脉给予抗蛇毒血清,毒蛇咬伤的病死率明显降低。婴儿咬伤或咬伤部位接近心脏者病情多严重。出现呼吸麻痹、心力衰竭、肾衰竭、严重出血倾向者,预后不佳。

【预　防】

预防蛇咬伤,重点应对多蛇地区的居民和被蛇咬伤机会较多的人群进行蛇生活习惯和蛇咬伤防治知识的宣传教育。农民、渔民、野外工作者和毒蛇研究人员要根据情况加强个人防护,在毒蛇分布地区,夜间外出或野外作业,要穿厚长裤、长袜、鞋子,头戴帽子,手拿木棒和照明用具,以防毒蛇咬伤。经常清理住宅周围的杂草、乱石使毒蛇无藏身之地。

(张　铁　刘　林)

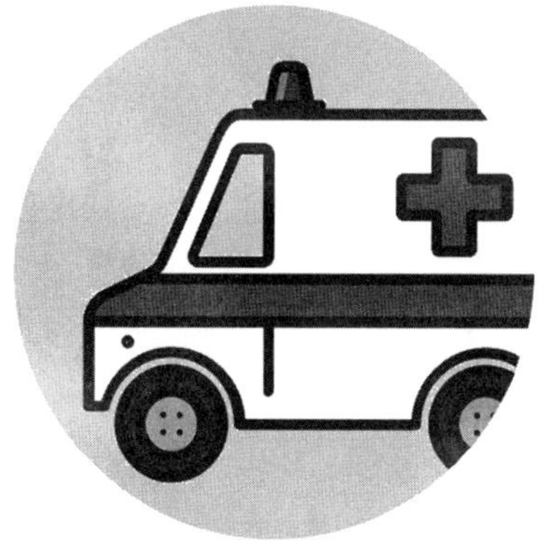

第四篇
意外伤害和创伤急救

第三十一章　中　暑

中暑(heat illness)是指在高温、高湿环境下,因“热”的作用而发生的一组以体温调节中枢功能障碍、汗腺功能衰竭和(或)水、电解质丢失过量等为主要表现的急性热损伤性疾病(acute heat illness)。据发病机制和临床表现分为热痉挛(heat cramp)、热衰竭(heat exhaustion)和热(日)射病(heat stroke 或 sunstroke)。

【病　因】

高温气候是引起中暑的主要原因,有资料表明,连续 3 天平均气温超过 30℃和相对湿度超过 73%时最易发生中暑;其次,干热环境(高温辐射作业环境)和湿热环境(高温、高湿作业环境)也易中暑。

凡能导致机体热负荷增加和(或)散热机能障碍的因素,均可诱发中暑。主要有:

1. 产热增加　在高温或高湿、烈日或通风不良环境中,长时间从事繁重体力劳动或体育运动以及发热、甲状腺功能亢进等代谢增强。

2. 热适应差　高血压、冠心病、肺心病、糖尿病等慢性疾病以及肥胖、营养不良、年老体弱、孕产妇、过度疲劳、缺少体育锻炼、睡眠不足、饮酒、饥饿等人群突然进入热区旅游或工作;恒温下生活及作业的人群突然进入高温环境。

3. 散热障碍　见于湿度较大、过度肥胖、穿紧身或透气不良衣裤,先天性汗腺缺乏症、硬皮症、痱子、大面积烧伤后瘢痕形成,抗胆碱能药、抗组胺药、抗抑郁药、β 受体阻滞剂、利尿剂、酚噻嗪类,以及脱水、休克、心力衰竭等人群。

4. 汗腺功能障碍　人体主要通过皮肤汗腺散热,系统性硬化病,广泛皮肤瘢痕或先天性无汗症、抗胆碱能药或滥用毒品可抑制出汗。

【发病机制】

一、体温调节

在下丘脑体温调节中枢作用下,体内热代谢(产热和散热)保持在动态平衡,保证生命活动所必需的体温恒定,正常人体温一般保持在 37℃左右。

1. 产热　人体产热主要来自体内氧化代谢过程中产生的基础热量,运动(肌肉收缩)和寒战也产生热量。

2. 散热　机体散热过程受环境温度影响较大,在温度为 15～25℃环境下,人体散热主要靠辐射(radiation,占 60%),其次为蒸发(evaporation,占 25%)和对流(convection,占 12%),少量为传导(conduction,3%);当周围环境温度超过皮肤温度时,人体散热主要靠出汗,以及皮肤和肺泡表面的蒸发,每蒸发 1 g 水,就可散失 2.4 kJ(0.58 kcal)热量。如果人体皮肤直接与水接触,因水的热传导性远强于空气,散热速度提高 20～30 倍。

二、致病机制

如果机体产热大于散热或散热受阻,则体内就有过量热蓄积,产生高热,当体温高于 42℃时,高热直接作用细胞膜及细胞内结构,导致线粒体氧化磷酸化发生障碍,严重者引起全身细胞产生不可逆的损伤和衰竭,以及脑、肝、心、肺、肾、肠道等多脏器功能障碍。年轻人中暑并发多器官功能衰竭时累及脏器的顺序是 DIC、肝衰竭、肾衰竭等;而老年人则是中枢神经损伤、循环功能衰竭、呼吸功能衰竭等。

具体的发病机制有:① 机体热调节不当、体温升高,引起中枢神经系统兴奋、内分泌腺体功能亢进、耗氧量增加、酶活力增强,新陈代谢增强,产热量进一步增加。② 体内热蓄积致中枢神经功能受损。③ 散热时大量出汗致脱水。④ 出汗时盐的丢失致电解质紊乱,如低钾、低钠。⑤ 高热后导致肠缺血,肠源性内毒素吸收促发 SIRS。⑥ 微循环障碍、微血管内皮细胞水肿,血小板聚集、白细胞黏附和红细胞聚集,导致 DIC。

三、三种中暑类型发病机制

1. 热痉挛　由于过度出汗,水、盐过量损失,致使细胞外液渗透压降低,水转移入细胞内,肌肉细胞过度稀释发生水肿,肌球蛋白溶解度减小,使肌肉产生疼痛性痉挛。

2. 热衰竭　由于高热引起外周血管床扩张,但不伴有内脏血管收缩,流经皮肤、肌肉的血流量大大增加;大量出汗,水盐大量丢失,引起血液浓缩及黏稠度增加;肌糖原代谢增强使肌细胞内形成高渗状态,使水分进入细胞内。这些均可使有效循环血量明显减少,致发生低血容量性休克。机体为了促进散热,心输出量大大增加,使心血管系统的负荷加重,导致心脏功能不全,周围循环衰竭和脑部供血不足。

3. 热射病　由于人体受外界环境中热源作用和体内热量不能通过正常的生理性散热以达到热平衡,使体内热蓄积,引起体内温度升高。初起,可通过下丘脑体温调节中枢以加快心输出量和呼吸频率,皮肤血管扩张,出汗等提高散热效应。而后,体内热量进一步增加,体温调节中枢失控,心功能减退、心输出量减少、中心静脉压升高,汗腺功能衰竭,使体内热进一步蓄积,体温骤增。当体温高于 42℃时,蛋白质开始变性;体温高于 50℃数分钟,细胞即死亡。

【临床表现】

1. 前驱症状　高温环境中,出现大量出汗、口渴、头昏、耳鸣、胸闷、心悸、恶心、全身疲乏、注意力不集中等症状,体温正常或略有升高,尚能坚持正常工作、生活。

2. 热痉挛　热痉挛常好生于炎热季节刚开始尚未热适应前,因为此时汗液中所含氯化钠量比热适应后的要高。热痉挛多见于在高温环境从事体力劳动而有大量出汗的年轻人,年老体弱者因不能从事剧烈劳动没有大量出汗,因而发生热痉挛者极少见。

主要表现为严重的肌痉挛伴有收缩痛,故称热痉挛。以经常活动的四肢及腹部肌肉的痉挛较为多见；当腹壁肌、平滑肌和膈肌受影响时，出现类似急腹症的表现。痉挛呈对称性，阵发性发作不超过数分钟，冷刺激可诱发，能自行缓解。轻者不影响工作，重者疼痛甚剧，并可引起横纹肌溶解现象，使血中肌酸激酶增高，尿中肌酸升高。体温正常或低热。

实验室检查提示血钠降低。

3. 热衰竭　常发生在老年人、儿童及慢性病患者，起病较急，多先有眩晕、头痛、突然昏倒，平卧并离开高温场所即清醒。表现为面色苍白，皮肤冷汗，脉弱或缓，血压偏低但脉压正常，体温轻度升高；如持续时间较长而未及时处理，出现口渴、虚弱、烦躁及判断力不佳，有手脚抽搐、肌肉共济失调或呈软弱无力，头痛、恶心、呕吐、腹泻及肌肉痛性痉挛。严重者发生低血容量性休克、心脏功能不全，以及脑部暂时性供血不足。

实验室检查提示高钠血症、血液浓缩，轻度氮质血症或肝、肾衰竭。

4. 热射病　典型的临床表现是高热、无汗和意识障碍。在高温环境下工作数小时后发生，老人、体弱和有慢性疾病患者常在夏季气温持续高温数天后发生。表现为高热（肛温可达 41～43℃），皮肤灼热、干燥无汗，颜面潮红或苍白；呼吸快而浅；脉搏加快，脉压增宽，休克时血压下降，周围循环衰竭时出现发绀；淡忘、嗜睡、神志模糊、严重者四肢和全身肌肉可有抽搐、惊厥和昏迷；后期出现潮式呼吸，瞳孔先缩小后散大、对光反射迟钝或消失，以及休克、心力衰竭、心律失常、肺水肿、脑水肿、肝肾衰竭、ARDS、消化道出血、DIC 及 MODS 和 MSOF 等严重并发症。

临床上又将热射病分为非劳力型和劳力型。非劳力型的多见于老年人、婴儿、心功能不全、糖尿病患者及肥胖者。84%～100%患者无汗、皮肤干燥和发红，直肠温度可达 46.5℃。病程初期可表现为行为异常，继而出现谵妄、昏迷等，严重者出现低血压、休克、心律失常及心力衰竭等；而劳力型多见于工人、农民、战士、运动员，此型患者多有出汗、皮肤温度不高而肛温甚高；常合并横纹肌溶解现象及其并发症，如高钾血症、高磷酸盐血症、与低蛋白血症不成比例的低钙血症，高尿酸血症和肌红蛋白尿。

日射病属热射病的特殊类型，是指在烈日下或强烈辐射下劳动，头部未戴帽或无遮阳的情况下，头部直接受太阳辐射所导致颅内温度升高（可达 41～42℃），引起脑细胞受损，进而造成脑组织的充血、水肿。临床表现为剧烈头痛、头晕、眼花、耳鸣、呕吐、烦躁，严重者有昏迷、惊厥、体温正常或稍高，头部温度较体温高。腰穿脑脊液压力升高。

【实验室检查】

血清氨基转移酶升高，乳酸脱氢酶升高，血 pH 降低，血钠低，血钾降低或升高，血象白细胞升高。脑脊液压力升高，细胞数及蛋白升高，混有血液。尿常规可见尿蛋白、管型尿、肌红蛋白尿等。

【诊　断】

结合季节、气温和临床表现，中暑诊断并不困难。

有高温接触史并有大量出汗，伴有肌痉挛及直立性晕厥、短暂血压下降符合热痉挛或热衰竭的诊断；高温环境中突然发病，过高热、干热皮肤和严重的中枢神经系统症状则是热射病的基本特征。

热射病要与乙型脑炎、脑膜炎、中毒性痢疾、疟疾、中毒性肺炎等发热性疾病相鉴别。

热痉挛伴腹痛要与各种急腹症相鉴别。热衰竭要与消化道出血、异位妊娠、低血糖以及其他能引起虚脱和低血压的疾病相鉴别。

【治　疗】

一、现场初步治疗

1. 一般治疗　出现中暑前驱症状时,应立即撤离高温环境,去除导致高热的病因;在阴凉处安静休息并补充清凉含盐饮料,即可恢复。

2. 热痉挛和热衰竭的治疗　及时将患者抬到阴凉处或空调供冷的房间平卧休息,解松或脱去衣服,降温时不要引起寒战,以患者感到凉爽舒适为宜。口服凉盐水及其他清凉饮料,有循环衰竭者应静脉给予生理盐水并加葡萄糖液或氯化钾液。肌肉的痛性痉挛不能按摩,否则会疼痛加剧,应尽快补充钠、氯离子,适当补充其他电解质如钙、镁等。一般经上述治疗后,数小时即可恢复。

3. 热射病治疗　患者病情重、并发症多、预后差、死亡率高,更需积极抢救。

二、降温治疗

降温是治疗的根本,必须尽快、尽早。降温的早晚和快慢决定愈后。

1. 环境降温　抢救现场必须通风阴凉,应及时将患者搬入室温低于20℃的空调房间内或在室内放置冰块、井水等。

2. 体外降温　蒸发降温是一种简单易行的办法。用井水、自来水、温水或乙醇浸透的毛巾擦拭全身,不断摩擦四肢及躯干皮肤以保持皮肤血管扩张、促进散热,同时配合电扇吹风;或头部、颈两侧、腋窝及腹股沟等大动脉处可置冰袋。循环功能无明显障碍者还可做冷水浴(4℃),即将患者浸入冷水中,保持头部露出水面。降温时如有寒战则必须用药物控制,防止产热增加及乳酸堆积。

3. 体内降温　用4～10℃ 5%葡萄糖盐水1 000～2 000 ml静脉滴注;或用4～10℃ 10%葡萄糖盐水1 000 ml灌肠;或采用胃管内灌注冷生理盐水降温。有条件可用冷生理盐水腹膜内灌洗降温;或自体血液体外冷却后回输体内降温;或使用血管内降温导管降温。

4. 药物降温　应与物理降温同时进行。可给予氯丙嗪25～50 mg加入5%葡萄糖或0.9%氯化钠溶液500 ml中静脉滴注,2小时内滴完,2小时后无效可重复一次。该药可抑制大脑皮层及下视丘,扩张血管而引起血压下降,因而必须密切观察血压、神志和呼吸,如出现呼吸抑制、血压下降,应停止使用。地塞米松10 mg静脉注射,根据情况30分钟后可再重复一次,此药降温快有抗休克作用。还可使用解热镇痛药或中医中药等。

无论何种降温方法,只要肛温降至38℃左右即可考虑暂停降温,但不能让体温再度回升,一旦体温回升就要重复降温。

三、纳洛酮治疗

用于高热、超高热、血压偏低及神志不清的中暑患者,能使患者病死率大幅度下降。用法是纳洛酮0.8 mg静脉注射,间隔30～90分钟可重复使用。

四、对症支持治疗

1. 控制脑水肿，防止抽搐　在降温治疗的基础上，应迅速降低颅内压。常用20%甘露醇静脉滴注，和（或）静脉给予糖皮质激素、人体白蛋白和呋塞米；对肾衰竭者可采用血液滤过脱水降颅压。对抽搐者可使用氯丙嗪、地西泮或苯巴比妥等。

2. 维持循环功能　静脉补液恢复血容量，纠正低血压；对血压仍不升者，应给予血管活性药物如多巴胺或多巴酚丁胺，但合并高热时不宜单独使用缩血管药物；驱除休克原因和诱因。使用快速洋地黄制剂及呋塞米等治疗心力衰竭，及时处理各种严重心律失常。

3. 保持呼吸道通畅　对危重昏迷患者应注意保持呼吸道通畅，排出痰液，保持充分的氧合和防止二氧化碳潴留，必要时做气管插管或气管切开，进行机械通气治疗。

4. 防治肾脏损害　给予补液、应用呋塞米防治少尿、无尿，一旦出现急性肾衰竭，尽早进行腹膜透析或血液净化治疗。

5. 防治肝功能损害　给予保肝药物、早期应用糖皮质激素和极化液等。

6. 防治 DIC　应动态观察血小板、纤维蛋白原、凝血酶原时间，定时检查 D-二聚体和抗凝血酶Ⅲ（AT-Ⅲ）。应用小剂量肝素，补充新鲜血液（内含抗凝血酶Ⅲ）、血浆、血浆凝血酶原复合物（PPSB）、纤维蛋白原和浓缩血小板防治 DIC。发生 DIC 者，可使用肝素，活血化瘀中药治疗，根据凝血因子或抗凝血因子的缺乏情况给予成分输血补充。

7. 纠正水、电解质和酸碱失衡　高热患者多有水电解质紊乱，对于脱水为主者应静脉滴注 5% 葡萄糖液；而对缺盐为主的应给予生理盐水，严重低钠患者可考虑使用 3%～5% 的高渗盐水；注意纠正钾、钙、镁的失衡。对高钾血症且无尿者应于血液净化治疗。对于有酸血症或碱血症的患者应给予碱性药或酸性药物，同时纠正导致酸碱失衡的病因。

8. 防治多器官功能衰竭　防止重症中暑多器官功能衰竭的首要目标是切断过高热引起的恶性循环。必须尽早降低中心体温，降低代谢；及时治疗各种严重并发症，包括休克、颅压升高、循环及呼吸衰竭，以及水、电解质和酸碱失衡等。

五、加强护理

昏迷患者容易发生肺部感染和压疮，须加强护理；提供必需的热量和营养物，如适当补充 B 族维生素、维生素 C 及钙等。

六、新认识

当重症中暑合并多器官功能衰竭时行血液净化治疗取得较好的疗效。日本有一报道 5 例重症中暑并发 MODS 患者，3 例用血液净化加传统方法治疗均存活，另 2 例仅用传统方法治疗，结果均在 3 天内死亡。

【预　后】

中暑病死率在 20%～70%之间，50 岁以上患者高达 80%，热射病是中暑最严重的一种类型。预后主要与过高热、昏迷的程度及持续的时间有关，尤其是发病 30 分钟内的降温速度，也与其年龄、是否存在慢性基础疾病等情况有关。中暑死亡原因有：休克、呼吸循环衰竭、多器官功能衰竭、脑水肿、肺水肿、急性肾衰竭、代谢性酸中毒、继发性严重感染及 DIC。

中暑存活患者可遗留有不同程度的神经功能紊乱,严重肌肉损伤者可持续数周肌无力。

【预　防】

一、中暑高危人群的预防保护

1. 老年人　首次热浪袭击的重点对象是老年人,特别有心血管疾病等易于中暑者,在夏季应少外出活动,衣服薄而宽大,经常淋浴或冷水盆浴,避免利尿剂的过度使用。特别要注意的是要慎重使用抗胆碱类药物如阿托品等。

2. 孕产妇　向每位孕产妇进行防暑知识宣传教育,彻底破除不通风、不洗脸、不刷牙等旧的习俗。

3. 室外作业或剧烈运动者　适当调整作业时间,要有遮阳设备,补充足量水、盐,尤其要避免由空调状态快速进入高温环境,以防发生意外。

二、夏季坚持耐热锻炼,提高热耐力

获得热耐受能力的最佳方法是努力开展耐热锻炼,即在逐渐升高的气温条件下进行体育锻炼,尤其对那些长期生活在恒温条件下的人们,以达到逐渐适应高温环境的目的。

三、发布中暑气象条件指数预报

当日平均气温连续3天超过30℃、空气相对湿度超过73%时,就必然会出现中暑人群,据此,气象台在夏季发布中暑指数。

（顾彬　徐峰　韩寒）

第三十二章　淹　溺

淹溺(drowning)又称溺水，是人淹没于水或其他液体中，由于水或液体或其中的杂物充塞呼吸道和肺泡，引起窒息(湿性窒息)和缺氧；或由于反射性喉、气管、支气管痉挛引起通气障碍而引起窒息(干性窒息)和缺氧的状态，淹溺并非时间上某一点的概念，无论患者存活或死亡都属于淹溺概念的范畴。不慎跌入粪坑、污水池和化学物贮槽时，可引起皮肤和黏膜损害及全身中毒。根据世界卫生组织的统计，全球每年约有 372 000 人死于淹溺，意味着每天每小时有 40 人因淹溺而丧失性命。在美国，每年有 4 000 人因淹溺死亡。发生率和死亡率最高的是 1～4 岁的儿童。据不完全统计，我国每年约有 57 000 人因淹溺死亡，而在青少年意外伤害致死的事故中，淹溺事故则成为头号死因。在我国，淹溺是伤害死亡的第三位原因，0～14 岁儿童淹溺为主要死因，男孩伤害死亡中，淹溺占了近 60%。约 90%淹溺者发生于淡水。

【病　因】

一、自杀

因故投水自杀。

二、落水后缺乏游泳能力或原有游泳能力丧失

常见以下几种情况：

1. 不慎落水　不会游泳者不慎落水。

2. 游泳时间过长　致过度疲劳、过度换气，体内二氧化碳丧失过多发生手足搐搦，严重者可出现一时性昏迷，因而发生淹溺。

3. 冷水刺激　发生抽搐或造成体温过低。

4. 潜在疾病　患有潜在的心脏、脑血管或其他疾病不能胜任游泳或在游泳时疾病发作。

5. 酒后游泳　尤其是当血中乙醇浓度大于 0.08 g/100 ml 时危险性更大。

三、潜水员潜水或舰船失事

1. 潜水意外　潜水员在潜水时，其所着潜水装具发生破损、部件连接不紧、潜水用具失灵，以及潜水员过度疲劳、操作错误，使水灌入而致溺水。

2. 意外疾病或创伤　潜水员在水下发生某种疾病,如氧中毒、二氧化碳潴留、氮麻醉、肺气压伤、面部或全身挤压伤等易继发溺水。

3. 潜艇失事或其他舰船沉没　乘员逃脱不及或逃至水面未能及时获救而发生溺水。

【发病机制】

淹溺分为干性淹溺、湿性淹溺两大类。

一、干性淹溺

人入水后,因受惊慌、恐惧、骤然寒冷等强烈刺激,而发生喉头痉挛,以致呼吸道完全梗阻,造成窒息,此类淹溺呼吸道很少或无水吸入,所以称为干性淹溺。在喉头痉挛时,心脏可反射性地停搏;也可因窒息、心肌缺氧而致心脏停搏。所有溺死者中10%～40%可能为干性淹溺。

二、湿性淹溺

人淹没于水中,本能地引起反应性屏气,避免水进入呼吸道,随着时间的延长,淹溺者呼吸不畅,会引起氧消耗增加和二氧化碳潴留,导致低氧血症、高碳酸血症和酸中毒。在不自觉屏气期,淹溺者吞入的大量水会进入胃肠道,而随着动脉氧分压进一步下降,喉痉挛松弛,导致大量水进入呼吸道和肺泡(所以称为湿性淹溺),阻滞气体交换,引起全身缺氧和二氧化碳潴留加重,呼吸道内的水迅速经肺泡吸收到血液循环。由于淹溺的水所含的成分不同,引起的病变也有差异(表32-1)。

1. 淡水淹溺(freshwater drowning)　江河、湖泊、泳池中的水一般属于低渗水,统称淡水。淡水进入呼吸道和肺泡后影响通气和气体交换,还损伤气管、支气管和肺泡壁的上皮细胞,并使肺泡表面活性物质减少,引起肺泡塌陷,进一步阻滞气体交换,造成全身严重缺氧。

淡水进入血液循环,稀释血液,引起低钠、低氯和低蛋白血症。低渗水迅速进入红细胞使其肿胀、破碎,引起溶血,使血钾升高、血红蛋白大量释出,造成高钾血症和高血红蛋白血症,过量的游离血红蛋白堵塞肾小管,引起急性肾衰竭。血容量骤增、缺氧和电解质紊乱可引起心力衰竭和心室颤动。

2. 海水淹溺(saltwater drowning)　海水含3.5%氯化钠及大量钙盐和镁盐。海水对呼吸道和肺泡有化学性刺激作用。肺泡上皮细胞和肺毛细血管内皮细胞受海水损伤后,大量蛋白质及水分向肺间质和肺泡腔内渗出,引起非心源性肺水肿,肺重量可增加3倍以上。海水淹溺可导致炎性介质释放,如肺巨噬细胞激活后释放的血小板激活因子、肿瘤坏死因子(TNF)、白介素(IL)1、8等,可激活中性粒细胞和血管内皮细胞释放氧自由基、蛋白溶解酶、血栓素、依前列醇等炎症介质,从而造成肺组织损害进一步加重。

海水使循环血量减少,血液浓缩;海水中大量的钠、镁、钙等电解质进入血循环,使血钠、血镁、血钙成倍增加。高钙血症可导致心律失常,甚至心脏停搏,高镁血症可抑制中枢和周围神经,导致横纹肌无力、扩张血管和降低血压,患者可因缺氧、循环血量减少和电解质紊乱而致心脏停搏。

在淹溺过程中,大部分淹溺者会吞咽大量海水,高渗性水分会进入肠道,影响其血流动力学。且海水淹溺作为一个强大的应激源，作用于中枢神经系统，可直接影响脑肠轴，使胃肠道神经-内分泌-胃肠激素改变，从而影响消化道结构、功能，而肠道结构完整性破坏必定会影响肠道免疫防御体系，影响肠道屏障功能，发生肠道细菌和内毒素移位，进一步发生多脏器功能不全。

表 32-1　海水淹溺和淡水淹溺比较

指标	海水淹溺	淡水淹溺
血液总量	减少	增加
血液性状	浓缩	稀释
红细胞损害	很少	大量
血电解质变化	钠、钙、镁、氯增加	钾增加，钠、钙、氯减少
室颤	少	常见
主要死因	急性肺水肿、急性脑水肿	室颤、急性肺水肿、急性脑水肿、心衰

3. 冷水溺死　冷水(<20℃)与温水溺死有显著差别。某些冷水中溺死的患者在心脏停搏30分钟后仍可复苏，所以，无氧后4～6分钟发生脑死亡的概念不适用于冷水中近乎溺死的病例。冷水淹溺者的生存时间延长的可能原因是哺乳类动物的潜水反射。人潜入冷水时可迅速发生潜水反应，表现为呼吸抑制、心率减慢，对窒息相对耐受的组织出现血管收缩，以保持大脑和心脏的血流供应。同时低温时组织氧耗减少，也有利于延长溺水者的生存时间。潜水反射也可由恐惧引起，年轻人的潜水反射更突出。

【临床表现】

患者有昏迷、皮肤黏膜苍白和发绀、四肢厥冷、面部水肿、眼结膜充血，血压下降或测不到，呼吸和心跳微弱或停止，口、鼻充满泡沫或污泥、杂草，腹部常因胃扩张而隆起。

出现各种心律失常，甚至心室颤动；可有肺水肿和心力衰竭。24～48小时后出现脑水肿、ARDS、溶血性贫血、急性肾衰竭或DIC等临床表现。应特别警惕部分病例可发生迟发性肺水肿。

继发肺部感染极为常见，淹溺者中约有15%死于继发的并发症。

如淹溺在非常冷的水中，患者可发生低温综合征。

【实验室检查】

1. 血气分析　显示低氧血症和酸中毒。

2. 血电解质　淡水淹溺者，其血钠、钾、氯化物可有轻度降低，有溶血时血钾可增高，尿中出现游离血红蛋白。海水淹溺者，其血钙和血镁增高，血钾变化不大，复苏后血中的钙和镁可重新进入组织，电解质紊乱可望恢复正常。

3. 血液和尿液检查　外周白细胞升高；淡水淹溺者，血液、尿液中检出游离血红蛋白，血钾升高；海水淹溺者，进入肺内的海水能够通过肺泡将大量体液吸出，使肺组织间液显著增多，引起严重的肺水肿、高度血液浓缩及血容量减少，尿素氮可以升高；DIC实验室指标阳性。

4. 胸部X线　淹溺肺的影像表现取决于溺水后窒息缺氧时间长短和吸入液体量以及

污染物的性质,表现有肺门阴影扩大和加深,肺间质纹理粗,肺野中有大小不等的絮状渗出或炎症改变,或有两肺弥漫性肺水肿的表现。疑有颈椎损伤时,应进行颈椎 X 线检查。

【现场急救】

一、淹溺的水中抢救

1. 自救　不熟悉水性误入水者,可进行自救。首先,落水后不要心慌意乱,应保持头脑清醒。方法是采取仰面位,头顶向后,口向上方,则口鼻可露出水面,此时就能进行呼吸。呼气宜浅,吸气宜深,则能使身体浮于水面,以待他人抢救。不可将手上举或挣扎,举手反而易使人下沉。

会游泳者,若因小腿腓肠肌痉挛而致淹溺,应息心静气,及时呼人援救,同时自己将身体抱成一团,浮上水面;深吸一口气,把脸浸入水中,将痉挛(抽筋)下肢的拇趾用力向前上方拉,使拇趾跷起来,持续用力,直到剧痛消失,痉挛也就停止。一次发作后同一部位可以再发痉挛,所以对疼痛处要充分按摩和慢慢向岸上游去,上岸后继续按摩或热敷患处。若手腕肌肉痉挛,自己将手指上下屈伸,并采取仰面位,以两足游泳(图 32 - 1)。

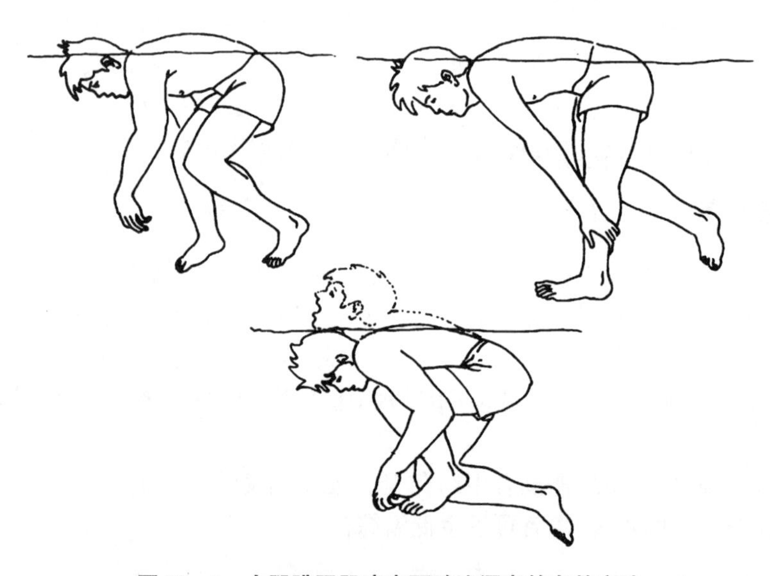

图 32 - 1　小腿腓肠肌痉挛而致淹溺者的自救方法

2. 他救　非专业救护人员尽量不要实施下水营救。告诉淹溺者尝试抓住从岸边递过去的救援物(如木棍或衣服)。如果淹溺者离岸较远,可抛掷绳索或供漂浮的物品。如果不得不下水营救,应借助于专用的浮力救援设备或船接近淹溺者。两人一同下水施救比单人施救更安全。救护者应保持镇静,尽可能脱去外衣裤,尤其要脱去鞋靴,然后迅速游到淹溺者附近。对筋疲力尽的淹溺者,救护者可从头部接近;对神志清醒的淹溺者,救护者应从背后接近,用一只手从背后抱住淹溺者的头颈,另一只手抓住淹溺者的手臂游向岸边(图 32 - 2)。救援时要注意,防止被淹溺者紧抱缠身而双双发生危险。如被抱住,应放手自沉,使淹溺者手松开,再进行救护。

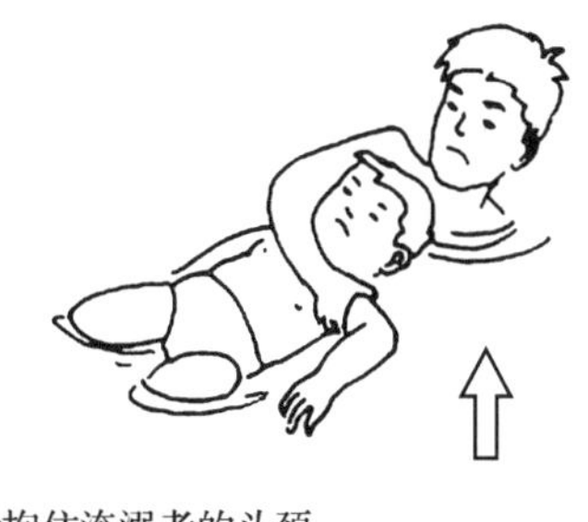

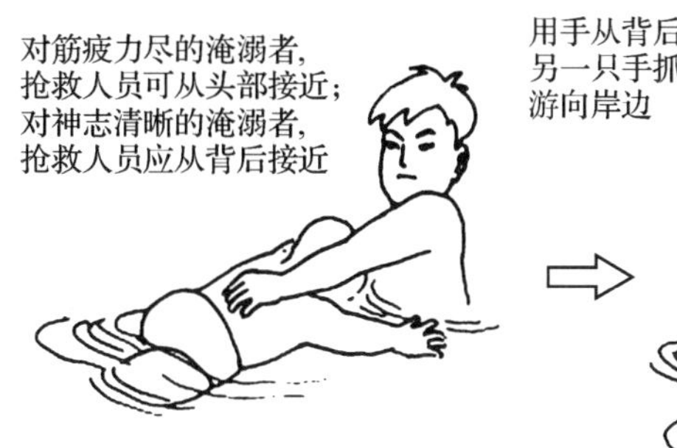

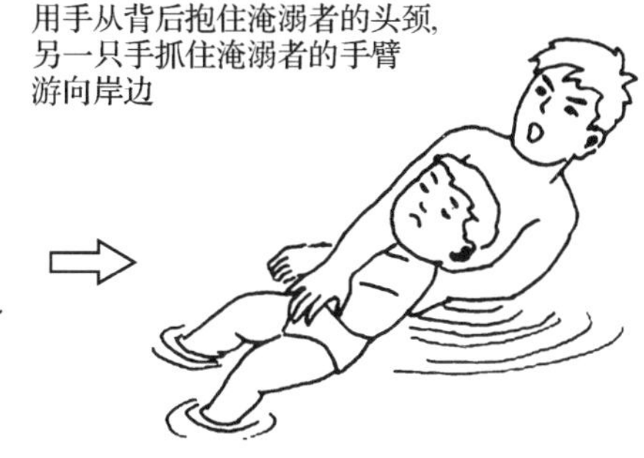

图 32－2　淹溺者的他救方法

二、地面现场医疗急救

基础生命支持应遵循 A-B-C-D 顺序,即开放气道、人工通气、胸外按压、早期除颤。

1. 开放气道　由于淹溺患者的核心病理是缺氧,尽早开放气道和人工呼吸优先于胸外按压。上岸后应将患者置于平卧位,立即清理患者口鼻的泥沙和水草,用常规手法开放气道。不应为患者实施各种方法的控水措施,包括倒置躯体或海姆立克氏手法(Heimlich maneuver)。开放气道后应尽快进行人工呼吸和胸外按压。如患者存在自主有效呼吸,应置于稳定的侧卧位(恢复体位),口部朝下,以免发生气道窒息。

2. 人工通气　淹溺患者上岸后应首先开放气道,口鼻内的泥沙水草要及时清理。用 5～10 秒观察胸腹部是否有呼吸起伏,如没有呼吸或仅有濒死呼吸应尽快给予 2～5 次人工通气,每次吹气 1 秒,确保能看到胸廓有效的起伏运动。

3. 胸外按压　对呼吸、心脏停止者应迅速进行心肺复苏,尽快给予人工呼吸和胸外心脏按压。经短期抢救心跳、呼吸不恢复者在转运过程中,不能停止心肺复苏。现场急救后,即使淹溺者自主心跳及呼吸已恢复,但因缺氧的存在,仍需送医院进一步观察 24～48 小时。

4. 早期除颤　半自动体外除颤器(AED)是否常规地配备在水上活动的场所一直存在争论。少量的研究显示淹溺患者上岸后心搏骤停的心律大多数是心室静止(asystole)。但是一旦出现可电击心律,AED 仍然可以迅速逆转病情。故《2015 年国际心肺复苏新指南》《2015 年美国心脏协会心肺复苏及心血管急救指南》及《欧洲复苏指南》仍然建议尽快使用 AED。

【医院急诊室抢救】

1. 继续心肺复苏　给予心肺监护,气管插管、高浓度吸氧及人工辅助呼吸,积极处理心力衰竭、心律失常、休克、急性肺水肿。淹溺后患者可出现低体温,低体温对神经系统有一定的保护作用,所以可以延长淹溺患者心肺复苏的时间。

2. 肺损伤治疗　淹溺者肺部主要的病理生理进程是肺表面活性物质减少，导致肺泡塌陷、肺不张和肺内分流。多重的肺损伤机制导致难治性的低氧血症。淹溺患者发生急性呼吸窘迫综合征(ARDS)的风险很高。因此治疗的重点是改善肺损伤和严重缺氧。其主要手段是机械通气，多采用间断正压呼吸(IPPV)或呼吸末正压呼吸(PEEP)，以使不张肺泡再扩张，改善供氧和气体交换。其次可以使用消泡剂。应特别注意防治迟发性肺水肿，要注意控制液体输入量及速度，发生心力衰竭时要进行积极治疗，如应用毛花苷C、呋塞米等药物。

3. 脑水肿防治和脑复苏　淹溺后缺氧、低血压、心搏停止造成的缺血、缺氧性脑损害和脑死亡是溺水病人死亡的主要原因之一。脑复苏的具体措施有：头部冰帽配合体表和大血管的降温，有条件的可使用降温毯；降温深度以32～35℃浅低温为宜，降温持续时间一般不超过1～3天。可选用脱水剂、利尿剂、糖皮质激素防治脑水肿、肺水肿。必要时可应用镇静、抗惊厥药物，促进脑代谢药物；高压氧治疗。

4. 纠正水电解质和酸碱平衡失常　淹溺者的酸中毒程度一般较轻，如果复苏措施及时准确，水、电解质紊乱得到及时纠正，不用补碱，即可得到控制或消失，重病者可补充5%碳酸氢钠。纠正水、电解质紊乱时，应注意分清淡水淹溺和海水淹溺。淡水淹溺者，静脉滴注2%～3%盐水或输全血或红细胞，以纠正血液稀释补充溶解破裂的红细胞，静脉注射10%葡萄糖酸钙纠正钙离子下降。海水淹溺者，静脉滴注5%葡萄糖溶液，低分子右旋糖酐，或输入血浆或全血，以稀释被浓缩的血液和增加血容量，不应注射盐水。

5. 控制溶血反应，保护肾功能　溶血后血浆游离血红蛋白增高，既可诱发DIC，并可导致急性肾衰竭，保持血液酸碱度于正常范围并及时静脉注射呋塞米，以加速游离血红蛋白的排泄和保护肾脏。在严重溶血甚至并发急性肾衰竭、DIC的患者，尽早采取血液净化治疗，可能逆转危重的病情。

6. 复温　如患者体温过低，据情可采用体内或体外复温措施。

7. 继发感染和各种并发症的处理　淹溺时发生感染的可能性很大，特别是肺部感染。应预防性使用抗生素，如感染较重者可根据具体情况选用相应的抗生素。复苏时间较长者，应警惕真菌感染，并做相应处理。若患者合并惊厥、ARDS、急性消化道出血、冠心病、脑血管意外、外伤等应进行相应治疗。

【预　防】

1. 有关部门应根据水源地情况制定有针对性的淹溺预防措施，包括安置醒目的安全标识或警告牌，救生员要经过专业培训。

2. 应对所有人群进行淹溺预防的宣传教育。过饱、空腹、酒后、药后、身体不适者避免下水或进行水上活动。儿童、老年人、伤残人士避免单独接近水源。游泳前应做好热身步骤、适应水温，减少抽筋和心脏病发作的可能性。远离激流，避免在自然环境下使用充气式游泳圈。

3. 不建议公众使用过度换气的方法进行水下闭气前的准备。

4. 如有可能，应从儿童期尽早开始进行游泳训练。

在人群中普及心肺复苏术可大大提高淹溺抢救成功率。

(刘克喜　韩　寒　王言理)

第三十三章　冻　伤

低温寒冷引起机体的损伤，统称为冷(损)伤。冷伤可分为全身性和局部性两类：① 全身性冷损伤，是指由于寒冷环境引起体温过低所导致的以神经系统和心血管系统损害为主的全身性疾病，又称体温过低或冻僵(frozen stiff)；② 局部性冷伤，按其是否发生组织冻结又分冻结性和非冻结性冷伤两种。冻结性冷伤就是临床上所称的冻伤，是指短时间暴露于极低温或长时间暴露于冰点以下的低温所引起的局部性损伤；而非冻结性冷伤是指发生在冰点以上低温环境中的局部性损伤，如发生在寒冷(0～10℃)和潮湿的战壕中的战壕足(french foot)，因足部长时间浸渍于冰点以上的冷水中所引起的浸足(immersion foot)，以及冬季常见的冻疮。习惯上人们把非冻结性冷伤也称为冻伤，但严格地说，冻伤应只限于冻结性冷伤。

【病　因】

冻僵多发生在寒冷环境中，逗留时间过长而其保暖措施不足以御寒，或由于发生意外事故而陷埋于积雪、浸没于冰水中。局部性冷损伤常由于在严寒气候下从事室外活动且御寒措施不力而引起。可见冷损伤的直接病因是低温，其损伤程度与低温持续时间成正比，但还有多种外界和机体因素影响冷损伤的发生。

一、外界因素

1. 风速　气流能加速热的对流，例如暴露在－3℃的气温加上 73.5 m/h 的风速，就相当于－40℃的气温加上 1.2 m/h 微风的作用。因此，本来不至于引起冻伤的低温，由于风速大，就可引起冻伤。

2. 潮湿　潮湿是引起战壕足和浸足等非冻结性冷伤的必备条件。水是良好的导热体，潮湿空气可加快热的传导，汗足或手脚皮肤浸渍，使表面散热加快，因而在遭受相同低温的条件时，这些部位比干燥皮肤区更容易发生冻结。

二、机体因素

1. 全身性因素　凡能降低人体全身抵抗力的因素，如患病、创伤、休克、饥饿、营养不良、过度疲劳、酗酒等，均可削弱人体对外界温度变化的适应和调节能力，使耐寒力明显下降，容易发生冷损伤。

2. 局部性因素　肢体受压造成局部血液循环障碍，组织血流灌注不足，可以促进冻伤的发生。如靴鞋太小太紧,压迫足趾;或长时间不能平卧休息,下肢血流和淋巴的回流减少,以致足部肿胀而使靴鞋相对过紧;或因长期不活动而处于静止状态,肌肉的产热明显减少,肢体的血液循环较差,肌肉中血流的分布相对减少,以上种种情况均有利于冻伤的发生。

【发病机制】

一、冻僵

在寒冷环境下,寒冷刺激作用于体温调节中枢,首先使皮肤血管收缩、血流量减少,体表温度降低,减少散热量;同时引起肌肉颤抖以增加产热。当寒冷环境得不到改善时,机体深部体温开始降低,当肛温降至35℃时,出现大脑思维活动、反应能力下降,糖代谢抑制;肛温33～26℃时,出现心肌收缩力减弱、心率减慢和各种心律失常;肛温26～17℃时,血红蛋白氧离曲线左移,氧释放减少、组织缺氧;肛温12℃时,细胞膜钠通道阻滞,神经肌肉纤维进入无反应状态,如持续数小时,则组织细胞发生变性,此时即使体温恢复正常,其功能也难以恢复。由于血管内皮细胞受损,在解冻后易于形成血栓、引起组织缺血坏死。

二、局部性冷损伤

1. 冻伤　在严寒气候下从事室外活动且御寒措施不力,当组织温度降低到－3.6～2.5℃时,即可引起局部组织冻结。病变可仅限于皮肤,也可累及深部组织,包括肌肉和骨骼。在局部组织冻结、融化以及融化后的过程中均可发生组织损伤,最突出的表现为受冻区血液循环障碍。血管先收缩后扩张,毛细血管壁受损、通透性增加、血浆外渗、组织水肿、血液浓缩、血流淤滞、红细胞聚集,冻伤后24小时血栓形成明显,以致引起组织坏死。重度冻伤部位血液循环难以重建。

2. 非冻结性冷伤　好发于手指、足趾、足跟及耳郭等末梢血液循环不良部位,常于寒冷潮湿或寒暖急变时发生。受冻部位皮下小动脉收缩,久之血管麻痹而扩张,静脉淤血,周围血液循环障碍。血管收缩造成组织和血管损伤,使血管内皮细胞对血浆蛋白的通透性增加,蛋白大量外渗,形成水肿,同时由于血管内体液丧失,红细胞压积增高,血流淤滞,使缺血更加严重。

【病理生理】

冷损伤的病理生理过程可分三个阶段:

1. 生理调节阶段　在受冻之初,各项生理功能均趋亢进,如代谢增加,心跳加快,血管的舒缩交替等。之后随寒冷持续转为抑制,此时代谢降低、心跳减慢,中心体温降低。接着皮肤及肢端血管出现持续性收缩,皮肤和肢体末端组织发生冻结。

2. 组织冻结阶段　当组织温度降至冰点以下(皮肤冻结温度为－5℃)时,就开始发生冻结。冻结分为速冻与缓冻。

3. 复温融化阶段　在复温后,表浅的皮肤冻结局部呈现炎性反应,一般无严重组织坏死,多在1～2周后痊愈。如为深部组织冻结,电解质紊乱和代谢障碍依然存在,并出现局部微循环障碍。这是因为复温后冻结区的血流暂时恢复、血管扩张,而冻结阶段血管壁和内皮细胞已经损伤甚至破裂，因此毛细胞管通透性和渗出增加，局部出现水肿和水疱，继而出现血流减慢和血液淤滞，血液有形成分堆积，以至血栓形成。这种复温后的改变称为冻溶性损伤或继发性损伤。根据实验观察，组织复温融化后10分钟，就可出现微循环的闭塞现象。24小时在小动脉、小静脉内有明显的血栓，3～4天发展成弥散性血栓形成，导致组织坏死。故有人认为，在一定条件下，冻伤组织的40％是原发性损伤，60％是由于循环恢复后继发的损伤，因此复温的方法对减少组织损伤有重要关系。

【临床表现】

一、冻僵

开始时表现为头痛、头昏、四肢肌肉关节僵硬、皮肤苍白冰冷、心跳和呼吸加快、血压升高。肛温不足33℃时，嗜睡、健忘、心跳和呼吸减慢、脉搏细弱，感觉和反应迟钝。肛温不足26℃时，出现昏迷、心输出量减少、血压下降、心律失常、心室纤颤。肛温不足20℃时，心脏停搏。低温还可引起血糖降低、血钾增高、胃黏膜糜烂和出血以及胰腺炎症。恢复后可出现血栓形成和组织缺血性坏死。

二、冻伤

临床表现可分为反应前期、反应期和反应后期。

1. 反应前期(或前驱期)　指冻伤后至复温融化前的一个阶段，主要临床表现有受冻部位冰凉、苍白、坚硬、感觉麻木或丧失，局部处于冻结状态。损伤范围和程度往往难以判定。

2. 反应期(或炎症期)　是指复温融化和复温融化后的阶段。冻伤损伤范围和程度，随复温后逐渐明显；临床上按冻伤的严重程度分成下列四度冻伤：

第一度冻伤：主要特点是充血和水肿。皮肤呈现紫红色，复温后出现红肿、刺痛和灼热等症状。第一度冻伤不经治疗可自行消退，皮肤外表无明显变化，可有上皮脱屑，不留明显痕迹。

第二度冻伤：主要特点是水疱形成，水疱液澄清，属浆液性，有时也可为血性。损伤达真皮层，局部疼痛较剧，红肿明显。如不合并感染，第二度冻伤也能自行恢复，水疱在2周后完全吸收，形成痂皮，脱落后露出粉红色柔嫩的表皮，容易损伤，需加保护，也不留瘢痕。但患肢对寒冷的敏感性增高，遇冷时有刺痛，并有多汗症。

第三度冻伤：主要特点是皮肤的全层组织发生坏死。皮肤发绀或呈紫红色，感觉消失；冻伤区周围有较剧烈的疼痛并出现水肿和水疱，水疱液呈血性。坏死的皮肤最后形成黑色干硬的痂皮，为干性坏死；痂皮脱落后露出肉芽组织，或形成溃疡。如合并感染，则形成湿性坏死，坏死区可波及肌肉等深层组织。愈合后留有瘢痕和功能障碍等后遗症。二度、三度冻伤有重叠、容易混淆，鉴别要点见表33－1。

第四度冻伤：主要特点是受累肢体的全部组织，包括肌肉和骨组织都发生坏死。皮肤呈紫蓝色或青灰色，触之呈冰冷感；痛觉及触觉消失或明显迟钝。冻伤区和健康组织交界处可出现水疱，在12～14天内出现坏死的分界线，一般为干性坏疽。如有静脉血栓形成、周围组织水肿或继发感染，则变成湿性坏疽。

3. 反应后期(或恢复期)　指第一和第二度冻伤愈合后，以及第三和第四度冻伤坏死组织脱落后、肉芽创面形成的阶段。此期可出现:① 皮肤局部发冷,感觉减退或敏感;② 对冷敏感,寒冷季节皮肤出现苍白或青紫;③ 痛觉敏感,肢体不能持重等。这些表现是由于交感神经或周围神经损伤后功能紊乱所引起。

表 33-1　二、三度冻伤复温后鉴别

鉴别内容	二度	三度
水疱	红或紫红,多为橙黄色,浆液性	青紫,苍白,或紫黑,多为红色或咖啡色
疱底	鲜红色	灰白或污秽色
渗出物	较少	较多
感觉	痛觉过敏,深感觉存在	深浅感觉迟钝或丧失
皮温	增高或正常	降低

三、非冻结性冷伤

1. 冻疮　受冻处暗紫红色隆起的水肿性红斑,边缘呈鲜红色,界限不清,痒感明显,受热后更剧。局部组织缺氧及细胞受损时,可有水疱或溃疡,愈合后留有色素沉着。

2. 战壕足及浸渍足　可分为三期:

(1) 充血前期:肢端凉感明显,轻度肿胀,脉搏减弱或消失。

(2) 充血期:局部极度肿胀,疼痛明显,受热后疼痛更剧,遇冷则自行缓解,脉搏强而有力。重者有关节僵硬,出现水疱,常继发感染。10 天左右症状最严重,而后逐渐恢复。

(3) 充血后期:此期可持续至数月甚至数年,表现为病变的足、手发冷,出现肢端动脉痉挛现象,感觉过敏、多汗、复发性水肿等。

【诊　断】

局部性冷损伤根据寒冷接触史,未融化的局部冻结呈苍白、冰冷、坚硬而无弹性等体征即可诊断。

全身性冷损伤根据明确的寒冷暴露史、机体中心温度降低(直肠温度不足 35℃)以及相应症状和体征,可作出诊断。但判断重度冻僵患者是否已真正死亡是十分困难的,临床上常见到重症低体温患者(肛温不足 20℃),虽宛如僵尸、无生命体征甚至其脑电活动可能已停止,但经抢救尚能完全恢复。目前公认的判断重度冻僵是否死亡的原则是:一般情况下判断死亡的体征在低体温时意义不大,只有当患者复暖而无心动节律及心输出,或经过适当的复苏及复温处理 1～2 小时后体温仍无回升迹象,才可定为死亡。

【急救与治疗】

一、抢救治疗原则

① 迅速脱离寒冷环境,防止继续受冻;② 抓紧时间尽早快速复温;③ 局部涂敷冻伤膏;④ 改善局部微循环;⑤ 抗休克,抗感染和保暖;⑥ 应用内服活血化瘀等类药物;⑦ 二、三度

冻伤未能分清者按三度冻伤治疗；⑧ 冻伤的手术处理，应尽量减少伤残，最大限度地保留尚有存活能力的肢体功能。

二、复温

1. 冻僵　首先脱去湿冷衣服，注意受冻部分防冻保暖，切忌用火烤、冷敷或用雪搓擦。患者肛温在32～33℃时，可用毛毯或被褥裹好身体，逐渐自行复温。当肛温不足32℃时，应加用热风或用44℃热水袋温暖全身。不需要做心肺复苏的患者，可做全身性温水浴，方法是头部外露、裸体浸泡于40～44℃或稍低温度的水浴中，使其缓慢复温。肛温不足12℃时，复温后肢体有红、肿、痛，神经和肌肉的功能需要数周或数月后才能恢复，理疗可缩短恢复期。对重症冻僵患者也可采取温水灌胃或灌肠、静脉注入温热的液体，以及腹膜透析复温法、呼吸道复温法、体外循环复温法，效果显著。复温时可能发生两大危险，即复温休克和心室纤颤，一旦发生立即给予抢救治疗。

2. 冻结性冷损伤(冻伤)　目前治疗处于冻结状态局部冻伤的最好的首选方法是快速融化复温。方法是将受冻的肢体浸泡在38～42℃的温水中，并保持其水温，温度不宜过高，否则反而有害。浸泡的时间取决于冻结的深度和程度，一般主张持续到冻结组织软化，感觉恢复，皮肤和指(趾)甲床出现潮红为止；一般主张快速融化复温(不足30分钟)，如能在5～7分钟内复温最好；快速融化复温过程中常出现剧烈疼痛，可给予镇痛剂处理。缓慢融化延迟复温可加重损害，影响疗效，实验报道延迟时间超过1小时，复温失去价值。

复温时，如足部与鞋袜仍冻结在一起，可全部浸于温水中，待融化后轻轻脱去或小心剪开；耳、颜面部可用温热毛巾湿敷或温水淋洗复温；如无足够的温水进行浸泡，可把冻肢放在腋下或腹部等身体最温暖的部位。

三、全身治疗

1. 对症、支持疗法　对于外周无脉搏及呼吸消失者，应立即实施心肺复苏术。积极纠正低氧血症、水电解质紊乱、酸碱失衡、血液浓缩，重建血液循环、保护心肺功能、防治循环呼吸衰竭和心律失常，防治血栓形成、继发感染、脑水肿和肾衰竭。给予高热量的热饮料和流质饮食，必要时给予静脉营养和能量合剂；补充维生素C和维生素B_1，使用路丁，维生素E等。

2. 改善局部血液循环

(1) 解除血管痉挛疗法：应用各种血管舒张剂、交感神经α受体阻断剂、交感神经切除术、局部动脉内注射普鲁卡因等方法解除局部循环障碍、增加组织灌注，其中药物阻断或交感神经切除术常用。在冻后1～2小时开始给予烟酸口服，每次10～20 mg/kg，每日3次；或罂粟碱口服，每次30 mg，每日3次；或妥拉唑啉口服，每次25 mg，每日3次。

(2) 抗血流淤滞疗法：在重度冻伤的发展过程中，常出现红细胞聚集、血小板凝集和血栓形成，应常规应用抗血流淤滞疗法，其中以低分子右旋糖酐的使用最为普遍，500～1 000 ml静脉滴注，8小时内滴完，每日1次，连续7～14天。

(3) 抗凝及溶栓疗法：无禁忌证患者可应用肝素、尿激酶、纤维蛋白溶酶激活剂等药物。

3. 破伤风抗毒血清　常规注射破伤风抗毒血清。

4. 禁烟　患者要禁烟以免引起微血管收缩。

5. 室温　要求在 20～25℃，室温过高可增加疼痛和提高细胞代谢率。

四、局部处理

应保持冻伤局部清洁，根据冻伤程度不同进行处理。

1. 一、二度冻伤　用 0.1%苯扎溴铵溶液涂抹冻伤区及其周围皮肤后，选用干软的吸收性敷料做保暖包扎。也可局部敷 741 冻伤膏(1%呋喃西林霜剂)、2%新霉素霜剂或 5%磺胺嘧啶锌软膏。对较大水疱，可用注射器抽出其中浆液，再做包扎。

2. 三、四度冻伤　按清创步骤用肥皂水轻柔擦洗冻伤部位，然后用无菌盐水冲洗干净，局部敷 1 mm 厚的 741 冻伤膏，再取无菌纱布和棉垫保暖包扎，并将冻肢适当抬高。冻伤早期要特别注意创面保护，待其坏死组织分界明显后再进一步处理；如合并感染和痂下积脓需行引流，必要时可行切痂和植皮等治疗。确定其远端已完全坏死者可行截肢术。

3. 冻疮　应保持局部温暖、干燥、避免受伤、火烘或热水浸泡；冻疮破溃时可先用 3%硼酸溶液湿敷，渗出好转后再用 10%鱼石脂软膏外敷。

4. 战壕足和浸渍足　需撤离寒冷、低温、潮湿环境，脱去潮湿的衣裤和鞋袜，予以全身或局部的保暖；局部保持清洁，控制感染，但不可热敷，以免组织坏死；口服温热的高热量饮料等。充血期应卧床休息，给予止痛剂，病变肢体置于被褥外，略抬高患肢，室温不宜过高；疼痛剧烈时，可做普鲁卡因封闭治疗，严重患者可做交感神经切除术，以减轻肢端动脉痉挛。

【预　防】

大多数冻伤是可以预防发生的，可从下列两方面着手：

1. 避免受冻　在寒冷环境下要做好防冻措施。注意防寒避风，措施包括使用御寒装备、防风衣物或皮肤涂抹凡士林油剂；防湿防汗；防“静”：避免肢体长时间静止不动。

2. 增强对冷的适应能力　采用冷水浴，冷水洗脸、洗手或洗脚等冷水刺激方法提高机体对严寒引起体温过低和冻伤的抵抗力；进食高寒食谱，提供充足的能量。

(花　嵘　谢春雷　韩　寒)

第三十四章　电　击　伤

一定强度电流(或电能)直接接触并通过人体,或在超高压的电场下虽未直接接触电源,但由于电场或静电电荷击穿空气或其他介质而通过人体,由此引起的组织损伤及功能障碍,甚至死亡,称为电击伤(electrical injury)。电击对人体的作用包括热力造成的烧伤和电流经过人体时引起的心脏、中枢神经系统的严重功能失调。一般直流低电压可抑制心脏,不影响呼吸,交流低电压可引起室颤。高压电则影响中枢神经系统,抑制呼吸和心脏,并对局部造成烧伤或衣服燃烧致全身烧伤。临床常见的电烧伤分为:电接触烧伤、电接触+电火花伤、电弧或电火花烧伤和自然灾害所造成的闪电烧伤。

【致伤机制】

一、触电方式

1. 单线触电　又称“一相触电”,人体接触一根电线,电流通过人体,最后从人体与地面或其他导电体接触处流出,形成一个电流回路。

2. 双线触电　又称“二相触电”,人体上的两点接触同一电路上的两根电线时,电流从一端流到另一端引起的触电。

3. 跨步电压触电　是指当一根电线断落在地上时,以此电线的落地点为圆心。在 20 m 之内的地面上有很多同心圆,这些圆周上的电压是各不相同的,离电线落地点越近的圆周电压越高,远的则低,这种电位差即为跨步电压。当人走进离电线落地点 10 m 以内的地域,两脚迈开时,势必有电位差,电流从接触电压高的一脚进入,由接触电压低的一脚流出,使肌肉发生痉挛,严重时使人倒在地上,倒地后触电危险性就更大。

二、影响电击致伤的因素

电击伤的严重程度主要由以下因素决定:电流强度及种类、频率、电压、电阻、触电时间、电流在人体内的路径、个体健康状况及心理因素等。

1. 电流　人体通过的电流量或电流强度是决定组织受损程度的主要因素。实验表明,多数人能忍受 1 mA 电流的接触;接触 5 mA 电流时能感觉疼痛,但对人体没有危害;如果达 15 mA,就足以刺激神经和肌肉,使肌肉产生强直性收缩;60 mA 的电流从一上肢流向另一上肢时,心脏内的电流密度足以引起心室纤颤;100 mA 以上的电流,通过脑部可使伤员立即失去知觉;2 000 mA 可引起烧伤。交流电比直流电对人体的损害大,同样的电压,交流电比直流电更可能引起心室纤颤;以频率为50～60 Hz交流电对人体的危害最大,而我国常用交流电源的频率即为50 Hz。这种频率的交流电能引起肌肉的强力收缩,由于屈曲性抓握使得触电部位不能脱离电源,因而延长触电时间。低压交流电也可引起呼吸肌的强直性收缩,导致呼吸骤停。当频率增至2 000 Hz以上时,危险性反而减小。

2. 电压　电压高低决定了电流可否超越、克服皮肤电阻及人体通电量。在相同皮肤电阻条件下,电压越大通过人体的电流越大,对人体的危害也越大,所以高电压比低电压危险性大。一般把1 000 V以下称为低压电,它可致心室纤颤、心搏骤停。1 000 V以上称为高压电,它可引起呼吸肌的强直性收缩,致呼吸暂停或停止。直流电300 V以下很少引起死亡,而交流电在65 V以上即有危险。

3. 电阻　人体可以看做是一个由各种电阻不同的组织组成的导体。体表是一层导电能力很差的皮肤,它的最外面是表皮和绝缘的角质层,在干燥情况下1 cm^2 皮肤电阻可达10万Ω;足底和手掌表皮较厚,在干燥情况下1 cm^2 皮肤电阻可达200万Ω。皮肤的温度和清洁度影响电阻,潮湿和油腻的皮肤比干燥清洁的皮肤电阻小1 000倍。人体其他组织电阻各不相同,这主要取决于它们的含水量和相对密度,其中体液、血液、神经、肌肉是良导体,而肌腱脂肪和骨骼是不良导体。

通过人体电流强度的决定性因素是皮肤电阻的大小。当电流刚接触皮肤时,皮肤的电阻阻碍了电流进入体内,部分电流在此处转化为热能,使该处皮肤凝固碳化电阻减少,进入人体的电流增加,并沿体内电阻最小的组织,如血液和神经行进,造成血管壁和神经组织变性和坏死,血管内血栓形成。但活体组织是作为一个容积导体而发挥作用的,一旦皮肤阻抗被克服,除骨以外的所有内在组织对电流而言是一致的。而且热的产生是与阻抗直接相关,所以,尽管阻抗较高的组织电流相对较小,但仍可有相对较大的热产生。这可解释核损伤(core injury)现象:由于骨的阻抗最高,它产生的热量最大,在电流中断后,骨作为一个蓄热池,能继续对骨周组织产生热损伤。在手术探查时,常常发现深部肌肉的热损伤较浅层肌肉的热损伤大;再如阻抗高而横截面小的组织如上肢,由于热的产生集中,所造成的损害也大。

4. 电路　即电流通过人体的部位,可从入口伤和出口伤的部位推理分析得出。人体不同部位分布着不同的组织器官,心脏和脑是机体最重要的两个器官。当电流通过一侧上肢至另一侧上肢,由于贯通胸部,其危险性比通过一侧下肢至另一侧下肢要大得多,前者可致60%的死亡率,后者可致20%的死亡率。基于同样理由,通过左侧躯干比右侧危险性大。如触电点位于颈部,电流可能通过脑部,危险性也大。

5. 接触电时间　电流造成人体损伤的程度与电流接触时间的长短有很大的关系。动物实验发现,接触电压为10～40 V时,电流在动物体内达到最大值需200秒;接触电压为50～80 V时,在20～30秒内与电流接触的皮肤可发生水疱;接触电压为200 V时,电流在体内达到最大值只需1秒左右;接触电压为500 V时,在1～2秒内皮肤即可发生Ⅲ度烧伤。低压电由于肌肉收缩常使触电时间延长,而高压电常可将触电者甩开。

三、电流对人体的伤害

电流通过组织造成的损伤,大部分是由热引起的,组织学检查显示凝固性坏死。电流经过时有磁场存在,因而可能有磁的作用,但与电和热的作用难以区别。

1. 电伤　在电流通过的局部，即电流流进点和流出点，可见到电伤，主要是由电的热效应造成。电伤程度取决于电压及接触部位，轻者仅见局部皮肤伤害，严重者损害面积大，可深达肌肉、筋骨，甚至骨质断裂。

与电伤有关的一种特殊类型烧伤是“对吻烧伤”，这种烧伤常常发生在屈肌皱褶处，当电流引起肢体屈曲，在关节屈肌表面的皮肤互相接触；加上在屈肌皱褶常常为潮湿环境，电流可越过屈肌皱褶引起两侧屈肌表面的烧伤。

电伤还包括“闪光烧伤”，通常是表浅部分的烧伤，多由衣服着火引起。

2. 电击(electrical shock)　是最常见的电损伤。电击对人体致命性威胁是造成心脏的心室纤颤；或损害延髓中枢造成呼吸中枢的抑制和麻痹，导致呼吸衰竭和呼吸停止。除了上述致死性的变化以外，电击使机体出现以下几个方面的损伤：

(1) 皮肤损伤：因电火花高温所致。电火花温度可达 2 500～3 000℃，能造成极深伤害，甚至导致皮肤碳化及蒸发。皮肤创面呈规则、半圆形或蚕豆样，但其深部组织坏死范围常比原创面为大。

(2) 四肢损伤：电击造成肌肉痉挛甚至全身抽搐。肌肉损伤常延伸至远离所见到皮肤损害的区域；电击引起血管壁损伤和血液凝固，血管栓塞以及严重的深部组织损害(内烧伤)，使肌肉发生变性坏死；肌间隙大量渗出、肿胀，筋膜内压增加，轻则出现筋膜间隙综合征、重则使肢体远端缺血坏死；由于组织损伤范围广泛，有时不得不做截肢处理。此外，从四肢损伤肌肉中大量释放肌红蛋白，可导致肌红蛋白尿性肾衰竭。

(3) 骨骼系统损伤：强直性肌肉收缩或电击后患者由高处坠下可致骨折。颈、胸或腰椎骨折或韧带损伤可引起脊髓损伤。骨骼可能有坏死及死骨形成。强烈痉挛也可引起肩关节脱位或股骨颈骨折。

(4) 神经系统损伤：神经系统是电击伤最常受累的组织系统，发生率达 33%～100%。

脑组织可见到散在性出血点、水肿、软化，周围神经轴索断裂、皱缩等。表现为一过性意识丧失、神志模糊不清、短期记忆丧失和注意力集中困难；还可导致癫痫样发作。

周围神经损害有立即损伤和延迟损伤两种类型。立即损伤在电击后数小时内发生四肢软弱和瘫痪，下肢瘫痪较上肢常见。延迟性神经损伤在伤后几天到几年出现症状，多为上行性偏瘫、肌萎缩性侧束硬化或横向性肌炎运动性损害等三种临床类型；或发生延迟性肌肉萎缩综合征。斑片状感觉障碍也常见，但与运动障碍水平不相吻合。神经损害总体预后较差。

(5) 内脏损伤：由于空气导电性差，所以电流本身不会引起肺损伤，但胸部电击伤可造成气胸、肺的钝性损伤。电击还导致肠坏死、穿孔及其他空腔脏器的坏死。实质性内脏器官的损伤少见。

(6) 眼损伤：6%的电击伤患者可发生白内障，特别是电击伤发生在头面部特别是眼周时，可并发单侧或双侧性白内障及视神经萎缩。可很快发生白内障，但更多的是在伤后数月才出现。

(7) 口损伤：由于吸吮家用电线导致口烧伤，在 4 岁以下儿童的电击伤中十分常见。

(8) 雷击：是超高压直流电对人体造成的触电事故。闪电电压很高，为 100 万至 100 亿 V，放电时的峰值电流可达 20 万 A，被直接击中者，往往立即死亡。闪电产生的静电感应也会对人体造成伤害。

【临床表现】

一、局部烧伤

烧伤的轻重与所接触的电压高低有关。一般低电压电流造成的烧伤,伤面小,直径一般为 0.5～2 cm,呈半圆形或蚕豆状,边缘规则整齐,与健康皮肤分界清晰,伤面多干燥、焦黄或褐色,偶尔可见水疱。此种烧伤见于电流进入点与流出点,电流进入点最常见的部位是手和头颅;电流出点最常见的部位是脚后跟;少数患者有多处进入点和流出点。

高压电或闪电击中造成的烧伤面积大,伤口深,多呈干性伤面,有时可见电伤烙印或闪电纹。烧伤也可发生在机体深层组织,由电离子的强大穿透作用所致。电烧伤愈合结成的瘢痕,通常比原创面大。

二、全身症状

1. 轻型　指瞬间接触低电压、小电流引起的触电。表现为精神紧张、脸色苍白、表情呆滞、呼吸心跳加快。一些敏感的人会发生休克,倒在地上,对周围暂时失去反应。这种休克并非电流所致,多能很快恢复。体格检查一般无阳性发现。若进行较长时间的连续听诊,常能听到期前收缩。

2. 重型　伤员触电后,呼吸、心跳均有明显改变。呼吸初时增快变浅,如不能及时脱离电源,很快转入呼吸不规则甚至停止。触电后肌肉强烈痉挛而致窒息。伤员感到恐惧、心慌,继而可发生肌肉抽动、昏迷、血压迅速下降。听诊发现心跳加快,闻及早搏;心律失常可很快转为心室纤颤甚至死亡。

三、并发症

1. 急性肾功能不全　是电击烧伤后常见的并发症。发生的原因有:① 电流直接通过肾脏或使肾血管受损;② 受损害组织释放出大量毒性物质或肌红蛋白等,使肾脏受损;③ 严重休克造成肾缺血损伤。

2. 继发性出血　是电烧伤后最常见的并发症之一,出血多发生在伤后 1～3 周。

3. 气性坏疽和破伤风　电烧伤易并发气性坏疽和破伤风。

4. 白内障　在眼睛周围、颅骨和脑部的电烧伤,常并发白内障和视神经萎缩。目前尚无特殊治疗方法,小的白内障在 2～3 年后可以吸收,但大部分难以恢复。

5. 神经系统　神经系统并发症有意识丧失、记忆衰退和注意力不集中,外周神经损伤,延迟的脊髓综合征,继发性癫痫;后期可能会出现长期的精神后遗症。

受损的外周神经多是电流接触部位和电流通过的神经,如肘部和踝部附近的神经;可导致受损神经出现暂时性或永久性的麻痹。有些神经损伤在伤后数天甚至 1 年以上才出现神经麻痹或缺损的表现;迟发性神经损伤的发生机制尚不清楚,可能与局部缺血有关。

6. 脑脓疡和脑脊液漏　颅骨全层烧伤和坏死者,因未去除坏死颅骨或经颅骨钻孔后继发感染引起脑脓疡。早期处理坏死颅骨或用皮瓣等覆盖,是预防脑脓疡的有效措施。高压电直接损害蛛网膜下隙可导致脑脊液漏,并且容易继发脑膜炎。

7. 肝脏的损害　电流通过肝脏常并发肝细胞坏死,使血清氨基转移酶显著升高,在

24小时内即可达高峰。

8. 胃肠道穿孔　当电流从腹壁或背部进入腹腔时，可引起小肠或结肠穿孔；应密切观察腹部电烧伤的患者病情变化。

9. 其他　最常见肺炎、败血症、多器官功能衰竭等并发症。

【辅助检查】

依据电击伤的程度进行适当的辅助检查

1. 血常规、尿常规。
2. 血生化　测定肝肾功能和电解质。
3. 血、尿淀粉酶。
4. 检查凝血功能、血型和血型交叉配血试验。
5. 动脉血气分析。
6. 检查肌红蛋白尿、肌酸激酶及同工酶　可评估心肌损伤的程度和截肢的危险性，但在电击伤的情况下，以肌酸激酶水平诊断心肌梗死应慎重。
7. 心电图检查和心电监护　早期心电图检查可见到窦性心动过速、心动过缓等心律失常，这些变化大都为暂时性的，但新发生的束支传导阻滞可持续较久时间。还可见到心肌缺血及急性心肌梗死心电图变化。
8. X线平片和(或)CT　以明确有无骨骼、关节、脊柱损伤和颅内损伤。
9. 焦磷酸锝扫描(ECT)　有助于确定肌肉坏死范围。

【诊断和鉴别诊断】

根据病史和现场环境电击伤的诊断没有困难。但应迅速询问病史，了解电源电流、电压、电流进口、接触时间、曾否发生电弧或电火花等情况，患者是否有高处坠落、短暂昏迷、失语、抽搐，以及现场急救措施和方法等；全面检查患者的神志、呼吸、血压、脉搏等生命体征，特别注意是否合并颅脑损伤、脊柱脊髓损伤，以便对病情进行准确的评估。

【电击伤急救】

一、脱离电源

急救的第一步是关闭电源开关或拉开电闸，或用绝缘的钳子钳断电线，或用干燥木器、橡胶制品或塑料制品将电线或电器与患者分开使患者脱离电源。挑开的电线应放置妥当，附近不准进入以免再致触电。救助者在救治时要注意自身安全，切勿以手直接推拉，或通过非绝缘物品如金属器具、碳素纤维制品等接触患者或电源。

二、现场心肺复苏

当触电人脱离电源后，如呼吸不规则或已停止，脉搏摸不到或心音听不到，应立即进行心肺脑复苏。参见“心肺脑复苏”一章。

三、入院后处理

1. 输液治疗

(1) 建立静脉通道:首先为电击伤的患者建立一条以上大孔径的静脉输液通道。

(2) 输液量:因为在正常皮肤下有大量组织损伤,输液量不能按体表烧伤面积计算,应依照挤压伤而不是按热烧伤的原则进行补液治疗。对低血压的患者,先一次性给予等张液体 10~20 ml/kg;此后输液的量和速率可根据尿量或血流动力学调整。心肌损害或心电图异常的患者应适当控制输入量。

(3) 液体类型:对肌红蛋白尿患者建议补液用生理盐水,并在每升盐水中加 5%碳酸氢钠溶液 20 ml,促进尿中肌红蛋白的排出。尿量应维持在 1.0~1.5 ml/(kg·h),直到所有的肌红蛋白尿从尿中清除。还可应用甘露醇或呋塞米利尿,促进肌红蛋白的排出。

2. 烧伤处理 皮肤烧伤处应用抗菌敷料覆盖,如醋酸高磺胺(mafenide acetate)、磺胺嘧啶银(silvadene)。前者有较好的焦痂穿透力,而后者银对较大的烧伤面积效果更好。

3. 预防感染 彻底清创、及早清除坏死组织、局部用碘附纱布或凡士林纱布覆盖创面是防止感染最有效的措施,必要时预防性使用抗生素。电击伤患者容易并发气性坏疽和破伤风;及早彻底清除坏死组织是预防气性坏疽和破伤风的最有效措施;如怀疑已发生气性坏疽,应将创面开放、彻底清除坏死组织,并用过氧化氢水彻底冲洗创面;有条件可进行高压氧治疗;在清创的基础上给予破伤风抗血清可有效防止破伤风的发生。合并脑脊液漏在积极修复漏口的基础上选用有效抗生素局部或全身使用。

4. 焦痂及深筋膜切开术 近年来倾向于对受损肢体进行早期和积极的外科处理,包括早期减压性焦痂切除术、深筋膜切开减压术、腕管松解术,以减低肌间隙压力,改善循环,挽救部分已受压但尚未坏死的肌肉和神经。手术要达到充分的深度和广度,使肌肉可以膨出,否则达不到目的。肢体应固定在功能位,以减少水肿和挛缩形成。

在住院期间应密切观察肢体的血运状态和神经功能。

5. 创面处理 电击伤皮肤的创面可很小,但皮下的深层组织的损害却很广泛,其特点是损伤的肌肉与正常肌肉分界不清、深浅层次不明,常有深层肌肉的缺血坏死。

处理的原则是积极清除坏死组织。循环稳定后(24~48 小时内)就应做探查术。初次探查清创主要是探查深部的骨周组织并切除肯定已坏死的组织;尽可能保留肌腱、神经及血管,并以生物敷料如戊二醛猪皮及同种异体皮覆盖;探查清创伤口先不缝合。初次探查后 24~48 小时可重新打开敷料再次切除无活力的组织,并根据情况决定是继续清创还是截肢(35%~60%患者最终需截肢);严重的创面可能需行皮片移植术。

6. 闪电击伤的处理 闪电击中人体后,常使心脏停搏和呼吸停止,心搏节律可随之恢复正常,但呼吸停止可持续很长时间,必须持续进行人工呼吸。闪电引起的强烈肌肉收缩如造成了骨折,应作相应的处理。如造成神经系统和血管损伤应及时处理。

7. 防治并发症 急性肾功能不全和继发出血是电击伤的常见并发症。

如果肾功能障碍是由于肢体广泛肌肉坏死而引起,要及早行截肢治疗。

预防治疗继发出血的关键是在初期清创过程中,应对损坏的血管进行可靠结扎;清创后,还应在伤员床旁或患肢的近心侧放置止血带备用,一旦发现出血,立即应用止血带或用手直接压迫止血。必要时采用局部贯穿结扎方法出血,即在出血近侧切开皮肤寻找出血动脉予以结扎;对深部创面或截肢残端,可做预防性的近心段的血管结扎。

8. 其他 严重受伤的患者应放置鼻胃管,应用质子泵抑制剂、H_2 受体阻滞剂或硫糖铝等预防应激性溃疡。

肩部以上的电击伤应做眼科检查。

(谢春雷 花 嵘)

第三十五章 创伤急诊

第一节 创伤分类

创伤的概念有广义和狭义之分。广义创伤是人体遭受外界物理、化学或生物因素作用后所引起的组织结构的破坏;狭义创伤是指人体结构连续性的破坏。临床上几种常用的创伤分类方法如下:

【按体表结构的完整性分类】

一、闭合性创伤

体表结构完整性未受破坏,表面无伤口。闭合伤的难点在于确定有无闭合性内脏损伤,如腹部伤合并腹内空腔或实质性脏器伤。

1. 挫伤(contusion) 最为常见,由钝性暴力或重物打击所致的皮下软组织挫伤。主要表现为伤部肿痛、淤血,严重者可有肌纤维撕裂和深部血肿。如致伤力为螺旋方向,形成的挫伤称为碾挫伤,其损伤更为严重。

2. 挤压伤(crush injury) 肌肉丰富的肢体或躯干在受到外部重物长时间(1～6 小时)挤压或固定体位的自压而造成的以肌肉损伤为主的创伤称为挤压伤。伤部受挤压的肌肉因缺血坏死;解除挤压后因液体从血管内外渗而出现局部严重肿胀,致使血管外间质压力增高,又进一步阻碍伤部的血循环。此时,肌肉、组织细胞大量变性坏死,崩解产物被吸收后引起挤压综合征,即以肌红蛋白尿和高钾血症为特征的急性肾衰竭和休克。

3. 震荡伤(concussion) 头部受钝力打击所致的暂时性意识丧失,无明显或仅有很轻微的脑组织形态学变化。

4. 扭伤(sprain) 关节部位一侧受到过大的牵张力,相关的韧带超过其正常活动范围而造成的损伤,此时关节可能会出现一过性的半脱位和韧带纤维部分撕裂,并有出血,局部肿胀、青紫和活动障碍。严重者可伤及肌肉、肌腱,引起关节软骨损伤和骨撕脱等。

5. 关节脱位和半脱位(complete and semi-joint dislocation) 关节部位受到不匀称的暴力作用后所引起的损伤。肩关节稳定性较差,最易发生脱位。脱位严重者的关节囊受牵拉变薄,复位后亦易复发。

6. 闭合性骨折(closed bone fracture) 强暴力作用于骨组织所产生的骨断裂,并合并神经、血管损伤。

7. 闭合性内脏伤(closed internal injuries) 强暴力传入体内后所造成的内脏损伤。如头部受撞击后,能量传入颅内,形成应力波,迫使脑组织产生短暂的压缩、变位,在这一过程中可发生神经元的损伤、出血和脑组织挫裂伤。

二、开放伤

皮肤完整性遭到破坏,常有深部器官损伤和外出血,由于细菌易于侵入伤口,感染机会增多。开放伤常见于刺伤、火器伤,按是否穿透体腔分为:

1. 非穿透伤(non-perforating wound) 投射物穿入体壁而未穿透体腔的损伤。多较表浅,但体腔内的组织可因投射物通过体表时能量传向深部导致内脏损伤。

2. 穿透伤(perforating wound) 投射物穿透颅腔、胸腔、腹腔、盆腔、脊髓腔、关节腔等体腔而造成的脏器和组织损伤。发生穿透伤时,被穿透的体腔与外界直接相通,细菌易于侵入而发生严重感染。

【按致伤原因分类】

一、锐器伤

1. 刺伤(punctured wounds) 因刺刀、剪刀、铁钉、竹片、钢丝等猛力插入软组织所致的损伤。刺伤的特点是伤口小而深,易被血凝块堵塞,此类伤口易并发感染,尤其是厌氧性感染。如刺到深部体腔、刺伤内脏,可引起体腔内大量出血、穿孔;刺破大血管或心脏,可立即致死。平时常见于斗殴、歹徒行凶或自杀;战时多见于白刃战中。

2. 切伤(incised wounds) 切伤为锐利物体(如刀刃)切开体表所致,其创缘较整齐,伤口大小及深浅不一,严重者深部血管、神经或肌肉可被切断。因利器对伤口周围组织无明显刺激,故切断的血管多无明显收缩,出血常较多。

3. 砍伤(cut wounds) 砍伤与切伤相似,但刃器较重或作用力较大,故伤口常较深,组织损伤较重,伤后的炎症反应较明显。

二、火器伤

火器伤(firearm wounds)是由枪、炮、火箭等用火药作动力的武器发射的投射物所致的损伤。

1. 弹丸伤 又称“枪弹伤”,由枪弹击中人体所产生的损伤。在现代战争中,弹丸伤占战伤的20%~30%。包括:① 贯通伤(perforation wound):也称“穿通伤”,是指伤道既有入口又有出口的损伤。② 盲管伤(blind wound):也称非穿通伤,是指只有入口而无出口的伤道。多由射击距离较远、能量不大的投射物造成。由于投射物停留在体内,其能量全部消耗在体内,因而造成的组织损伤有时较贯通伤更严重。③ 切线伤(tangential wound):高速投射物从切线方向撞击人体表面组织所引起的沟槽状损伤。若高能投射物传给体内的能量很大则可造成深层组织或脏器损伤。④ 反跳伤(ricochet wound):当高速投射物的动能已接近耗尽时击中人体某一坚硬部位,因无力穿入深层,而从入口处反跳弹出所形成的组织损伤,其入口与出口为同一点。

2. 弹片或钢珠弹伤　炮弹、炸弹、手榴弹等爆炸后的弹片或钢珠击中人体后引起的损伤,占现代战争中战伤的70%~80%。由初速每秒超过762 m、自重不足5 g的弹片或钢珠击中人体后所致的损伤又称为高速小弹片伤(high-speed small fragment injury),多为飞机投放的集束型子母弹所致。由飞散的钢珠击中人体所造成的损伤又称钢珠弹伤(steel pellet wound)。

3. 玻璃碎片伤(glass fragment injury)　简称"玻片伤"。因飞散的碎玻璃击中人体而造成的损伤。核爆炸或大型炸弹爆炸时,在爆炸点周围的建筑物上的门窗玻璃会被冲击波击碎,并向四周飞散,击中人体后可造成切割伤,甚至可穿透体腔,形成穿透伤。

4. 炸伤(explosive injury)　各种爆炸性武器,如航空炸弹、炮弹、水雷、地雷、手榴弹等爆炸后对人体所产生的损伤。包括弹片伤及高压气浪(冲击波)所致的损伤;在战伤统计中,常把"炸伤"作为"弹片伤"的同义词。

5. 冲击伤(blast injury)　又称"爆震伤"。核武器、航空炸弹及炮弹等爆炸时产生的强冲击波作用于人体而引起的损伤。空气冲击波的致伤因素主要有超压和动压。动压可造成软组织损伤如体表撕裂伤、肢体缺损,骨折和内脏破裂。超压常引起内脏出血、鼓膜破裂和听小骨骨折等病变,但以含气的肺组织损伤最为严重,如肺出血、肺水肿,甚至可引起肺组织和小血管撕裂导致空气入血管,造成气栓而出现致死性后果。此外,水下冲击波和固体冲击波也可造成各种损伤;冲击波使建筑物倒塌或碎片飞散而产生继发性损伤。

三、烧伤

烧伤(burns)是因热力作用而引起的损伤。近代战争中,常使用凝固汽油弹、磷弹、铝热弹、镁弹、火焰喷射器等,因此烧伤的发生率急剧增高。大当量核武器爆炸时,光辐射引起的烧伤则更为严重。在平时,因火灾、接触炽热物体(如烙铁)也可发生烧伤或烫伤。

四、化学伤(chemical injury)

使用化学武器时,人员可因受化学制剂染毒而致伤。如糜烂性毒剂芥子气(mustard gas)可使皮肤产生糜烂和水泡;窒息性毒剂光气(phosgene)可引起缺氧和中毒性肺水肿。

五、冻伤

冻伤(cold injury)是因寒冷环境而造成的全身性或局部性损伤(详见有关章节)。

六、放射损伤

核泄漏或爆炸时可产生大量的电离辐射,其基本类型有两种:一种是电磁波(γ线)辐射[electromagnetic(gamma) radiation],此种射线具有光速和强穿透力;另一种是粒子(α、β和中子)辐射(particulate radiation),其中α和β射线穿透力很弱,而中子的穿透力很强。机体在受到一定剂量(约1Gy)的γ射线或中子射线辐射后可产生急性轻度放射病;如受到长期小剂量的粒子辐射,可产生慢性放射损伤(radiation injury)或慢性放射病。

【按受伤部位分类】

受伤部位的区分和划定,与正常的解剖部位相同。

1. 颅脑伤(craniocerebral injuries)　自眉间,经眶上缘、颧骨上缘、颞颌关节、外耳道、乳突根部,到枕外粗隆连线以上部分,该部有完整的颅骨,脑组织正存于其间。常见的损伤为颅骨骨折、脑震荡和脑挫伤。

2. 颌面颈部伤(maxillofacial and cervical injuries)　其上界与颅脑部连接,下界起自胸骨上切迹,经锁骨上缘内1/3,斜方肌上缘,到第5颈椎棘突的连线。颌面部下界自颌骨下缘延至外耳道;其余属颈部,内含气管、食管、甲状腺、甲状旁腺、大血管和神经肌肉等器官和组织。发生损伤时,可不同程度地影响呼吸、语言、进食和内分泌功能。

3. 胸部伤(injuries of the chest)　胸部的上界与颈部连接,上外界为锁骨中外1/3交界处与腋部的连线;下界从胸骨剑突向外下斜行,沿肋下缘到第8肋间,水平向后,横过第11肋中点,到第12胸椎下缘。胸部损伤时轻则累及胸壁,重则伤及心肺和大血管,形成气胸、血气胸、心包积血,以及心肺破裂。

4. 腹部伤(injuries of the abdomen)　腹部上界与胸部连接,下界为骨盆上缘,即耻骨联合上缘、耻骨棘、腹股沟韧带、髂前上棘,髂嵴和髂骨上缘。腹部含有许多实质和空腔脏器,腹壁的面积大,质地软,易发生损伤造成脏器破裂、内出血和腹腔感染。

5. 骨盆部伤(injurie of the pelvis)　骨盆部上界与腹部连接,下界从耻骨联合下缘向外,横过股骨大粗隆,到臀下皱襞,包括外阴部和会阴部。盆腔内有泌尿生殖系脏器和消化道末端。发生骨折时易引起脏器继发损伤。大小便时,伤部易受到污染。

6. 脊柱脊髓伤(injuries of the spine and the spinal cord)　解剖部位为:上起于枕外粗隆,下达骶骨上缘,两侧到横突尖部。脊柱损伤伴有脊髓损伤时,可发生不同高度和范围的截瘫,甚至造成终身残疾。救护时必须让伤员平卧,最好睡在平板上。

7. 上肢伤(injuries of the upper extremities)　上肢的上界与颈部和胸部连接,下界为手指末端。上肢是人体工作和生活的重要部位,常见的损伤为肱骨、桡骨和尺骨骨折,重者可发生断指或断肢。

8. 下肢伤(injuries of the lower extremities)　其上界与骨盆部相连接,下界为游离的脚趾。下肢的主要功能是支持和移动身体的重量,常见的损伤有股骨和胫腓骨骨折、挤压伤等。

【按伤情轻重分类】

发生灾害事故(地震、空难、车祸、塌方、战争等),往往同一地点短时间内产生大批伤员,抢救时应根据创伤的严重程度,按轻重缓急决定优先处理的顺序。由于伤情是变化发展的,危重伤员须立即行救命手术,重伤员也需尽快处理,某些轻伤员由于发生继发性损伤或隐蔽的损伤逐渐暴露而变成重伤员甚至危重伤员。因此,分类是一个动态过程,需由一名高年资主治医师总负责,在创伤救治的不同阶段和环节,如事故现场、急诊室及医院内各部门,多次进行分类,动态管理。判定伤情的主要依据是:伤口情况,失去生活能力和(或)战斗能力的程度,治愈时间的长短和预后等综合判定,一般分为以下三类:

1. 轻伤　患者意识清楚,体表和(或)软组织损伤,不影响生命、不需住院治疗,伤员标记卡为绿色。

2. 中等伤　损伤重,虽一般无生命危险,但需手术治疗(可拖延一段时间),如不伴呼吸衰竭胸部外伤、广泛的软组织伤、四肢长骨(开放性)骨折、肢体挤压伤、创伤性截肢、无大出血胸腹贯穿伤等等,伤员标记卡为黄色。

3. 重伤　重要脏器和部位的严重损伤、出血性休克、窒息、心搏呼吸骤停等时刻有生命危险的创伤,绝大多数需立即行紧急抢救性手术,伤员标记卡为红色。

临床实践中常用创伤指数(Trauma Index,TI)对创伤进行评估和分类,TI 根据受伤部位、损伤类型、循环、呼吸、意识等五个参数进行记分,计算出总和。表 35－1 中五项指标记分相加,总分在 9 分以下为轻伤,只需门诊治疗;10～16 分为中等伤,需住院观察;17 分以上为危重伤,多为多脏器损伤,其中 17～20 分的伤员死亡率较低,而 21 分以上死亡率剧增。

表 35－1　创伤指数(TI)

项目	记分			
	1	3	5	6
受伤部位	四肢	背	胸	头、颈、腹
伤类	挫伤	撕裂伤	刀刺伤	钝器或子弹弹片伤
循环状态	外出血	血压 60 mmHg 脉搏 100～140 次/分	血压<60 mmHg 脉搏>140 次/分	无血压、无脉搏或 脉搏<55 次/分
呼吸状态	胸痛	呼吸困难	发绀	呼吸停止
意识	嗜睡	昏呆	浅昏迷	深昏迷

【常用创伤名词的概念】

1. 多发伤(multiple injuries)　由单一因素所造成的多部位、多脏器严重损伤。常伴有大出血、休克和严重的生理功能紊乱。抢救治疗时首先是保全生命,其次才是保全肢体。手术治疗是抢救多发伤的关键,应在抗休克的同时积极施行手术甚至同时进行多组手术。

2. 多处伤　同一部位或同一脏器的多处损伤,包括腹部肝脾损伤,小肠多处穿孔,上肢多处弹片伤,体表多处裂伤等。统计时常将多发伤与多处伤合称为多处伤,此时主要指某伤员同时有两处以上部位受伤。多处伤伤情不一,轻者不需特殊治疗(如体表多处擦伤),重者可致死(如肝脏多处挫裂伤)。

3. 多系统伤(multi-systemic injuries)　多个重要生命系统,如神经、呼吸、循环、消化、泌尿、内分泌等系统同时发生损伤。严重创伤,特别是多发伤,常表现为多系统伤。

4. 合并伤(associated injuries)　两处以上损伤时,把较重的主要损伤之外的其他部位较轻的损伤称为合并伤,如严重颅脑伤合并肋骨骨折,肋骨骨折为合并伤。

5. 复合伤(combined injuries)　两种以上致伤因素同时或相继作用于人体所造成的损伤。多见于核爆炸时,以及常规战争和意外爆炸时。

6. 混合伤(mixed injuries)　由两种以上的致伤因素,如弹片、枪弹、刃器等所引起的损伤。如某一伤员既有弹片伤,又有枪弹伤,则称此伤员发生混合伤。

7. 联合伤(united injuries)　指同一致伤因素所引起的两个相邻部位的连续性损伤。常见的有胸腹联合伤、眶颅联合伤等。

第二节　创伤急救原则

对创伤患者实施快速有效和合理的急救处理，不仅可以最大限度地挽救伤员生命，而且可以减轻伤残，更有利于恢复受伤机体的生理机能。最好的创伤的救治是从现场急救开始的，但由于创伤发生突然，可涉及机体任何部位，形式多样，复杂多变，严重度不一，给救治带来困难。面对创伤，如何在第一时间给予合理救治，需要掌握基本的急救处理原则。

创伤后死亡通常发生在3个时期：第一个时期是创伤发生后几秒到几分钟之内。在这个创伤早期，通常是严重的脑或高位脊椎损伤，心脏、主动脉或其他大血管破裂。由于这些严重的创伤只有小部分病人能抢救成功，预防是减少这类创伤相关死亡的唯一办法。第二个时期是创伤发生后几分钟到几小时。这个时期的死亡通常是由于硬膜下或硬膜外血肿、血胸、实质脏器的破裂（肝或脾）、骨盆骨折，或其他伴随出血的创伤。快速地评估和解决这些问题是创伤后救治的“黄金时间”。第三个时期发生在创伤后几天到几周。通常是由于脓毒血症和伴随的多脏器功能衰竭而导致死亡。最重要的一点是优先处理最危机患者生命的情况，比如呼吸衰竭比循环血容量不足更快导致死亡；其次，不必因诊断不明确而延误有效的治疗；第三，病史在首次评估与治疗中不是必需的。

【创伤的基本急救原则】

一、察看现场脱离险境

创伤现场时常处于危险状态，给救援人员和伤员的生命构成危险。不注意事发现场的安全程度，盲目救援，就有可能造成不必要的伤亡。因此，救援人员到达现场后，要首先查看和分析救治场所的安全状况。如果没有危险因素，应就地抢救伤员，稳定其病情。如果现场安全性差，应想法将伤员移至安全场所，再实施救治。救治中应注意自身和伤员的安全。

二、迅速评估病情分清轻重缓急

开始急救时，首先观察伤员的生命体征，如神志、呼吸、气道通畅程度、脉搏、肢体活动状况等；重点察看威胁生命的创伤，如大出血、活动性出血、开放性头胸腹部创伤等；只要情况许可，就应做全面的体检，以发现隐含的危及生命的创伤，如腹腔盆腔内大出血等，力争在最短时间内分清病情的轻重缓急。

为了避免创伤查体时发生疏漏，急诊急救（创伤）医师应牢记美国 Freeland 等建议的“CRASHPLAN”。

C：Cardiac（心脏）；

R：Respiratory（呼吸）；

A：Abdomen（腹部）；

S：Spine（脊柱）；

H：head（头部）

P：Pelvis（骨盆）；

L：Limb(四肢)；
A：Arteries(动脉)；
N：Nerves(神经)。

三、急救与呼救并重

现场救援者应根据伤员的数量和创伤的严重程度,在实施急救的同时,迅速与创伤急救中心或相关医疗机构发出求救,以得到更多的医护人员参与急救,使更多伤员在第一时间获得有效救治。

四、先救命后治伤

救治创伤的第一目的是挽救伤员的生命,因此应优先抢救危及伤员生命的心脏呼吸骤停、窒息、大出血、开放性或张力性气胸等。急救早期不忘 ABC,即开放气道、人工呼吸、循环支持。待伤员生命稳定后,再处理其他创伤,以利恢复其生理机能。

五、先重伤后轻伤

在创伤急救的实践中证明,先处理危及生命或有可能危及生命的创伤,先救重伤员,能最大限度地挽救更多伤员的生命。在处理完严重创伤和重伤员后,再处理轻伤和病情轻的伤员。

六、先止血后包扎

出血能致命,未给伤口进行有效的止血就先包扎伤口,常达不到止血的目的,尤其是较大血管或动脉的出血更难。不适当地包扎还会掩盖伤口的出血状态,从而延误救治。另外,当对头部、胸部、腹部等部位的开放性伤口应通过适当包扎使之成为闭合性伤口;有多处伤口时,包扎依次为头部、胸部、腹部、四肢。

七、急救操作迅速平稳有效

现场救治伤员时,时间就是生命,要求各种抢救操作快速到位,尤其翻转体位、开放气道、人工呼吸、电击除颤等。由于伤员病情的复杂性、严重性和不确定性,不平稳的操作会导致伤情加重或造成新的创伤,因此,无论抢救环境条件多么差,救治难度多么大,各种抢救操作必须平顺。

八、先抢救后固定再搬运

有些伤员需要搬运转入医院进一步救治,对这类伤员应先通过急救稳定病情,再对受伤的肢体或躯干(特别是颈部和脊柱脊髓损伤)进行适当固定,最大限度地避免搬运中发生呼吸循环衰竭和创伤加重的可能。

九、快速转运重伤员

研究表明快速将重伤员转运到条件较好的医院实施进一步救治可明显提高存活率,降低伤残率。因此,只要条件许可,应采用最快速的转运方案将伤员送到高水平医院救治。

在复杂地形和偏远地区，直升机空中转运被认为是最佳转运方案。

十、医护与转运同行

重伤员在搬运或转运途中，需医护人员时刻关注病情变化，进行必要的救治。

【大批伤员的急救处理原则】

在战争和各种灾害发生时，常常出现大批伤员。在实施医疗救援时，医疗环境差、医疗资源不足的问题相当严重。在这种情况下，如何利用有限的医疗资源救治更多的伤员是一个必须要解决的问题。实践证明以下急救原则适合大批伤员的救治。

一、自救互救原则

如果灾害或事故发生的现场有众多伤员，而专业医护人员短时间无法赶到现场实施救援，在这种情况下，现场人员或伤员间进行自救互救，将减少伤亡。自救互救的最基本要求是最大限度地尽快脱离致伤因素的继续作用。

自救互救包括以下工作：① 挖掘被掩埋伤员；② 灭火，并使伤员脱离火灾区；③ 简易止血；④ 简易包扎和遮盖创面、伤口；⑤ 简易固定骨折；⑥ 清除口鼻内泥沙，对昏迷伤员将舌拉出以防窒息；⑦ 在有有害气体环境中，尽快用湿毛巾遮掩口鼻防止吸入性损伤，并撤离现场；⑧ 在有毒剂染毒的情况下，尽快脱去外衣，擦去皮肤上的液滴，遮掩口鼻；⑨ 在有放射性沾染的情况下，作简易除沾染；⑩ 护送、背出、抬出伤员，等等。基于自救互救可提高伤员的存活率，不少国家已将其作为公众必须培训的基本项目，各级政府要提倡并鼓励民众自觉接受不同情况下的各种自救互救的技术训练，这对降低灾害发生时的伤亡和伤残有重大战略意义。

二、专业救援

大批伤员的现场医学救援的原则是尽快使伤员脱离险境（重点是搜集、挖掘、捞救、搬运伤员），检伤分类，优先抢救有危及生命创伤的重伤员。次优先处理那些用适当的紧急救治措施能稳定伤情的伤员，一般是将伤员转运至伤员集结地救治。对于轻伤员一般不急于处理和后送。

对于濒死伤员（仅限于那些遭受致命性损伤、必然要死亡的伤员），如严重的脑组织外露的头部损伤，已无自主呼吸或心脏停止跳动超过 15 分钟且心肺复苏由于伤情太重而不可能的伤员，暂不予处理。

另外，需要注意对创伤后精神障碍综合征的伤员实施早期心理治疗。

为了达到高效的专业医学救援，救援队伍应分设多个急救组，每组分片分段实施救援。

第三节　颅脑创伤

颅脑创伤是指头颅和脑受到直接或间接暴力作用而引起的外伤。颅脑创伤是一种常见的外伤，占全身各部位创伤总数的 1/5，仅次于四肢外伤，而死亡率高居首位，占创伤死亡的 1/2，是青壮年男性最常见的致死和致残原因，大约一半的严重颅脑创伤患者不能存活或留有严重残疾,严重影响生活质量。

颅脑创伤可分为闭合性损伤和开放性损伤两类。开放性颅脑创伤别具特点,且以战时多见;平时主要为闭合性颅脑创伤,常见原因有交通事故、工伤事故、高空坠落、失足跌倒、打架斗殴以及自然灾害等。

头部受到暴力打击时,可引起头部软组织损伤、颅骨变形、骨折,也可使脑膜、脑实质、脑血管以及脑神经等颅内结构损伤。致伤暴力有加速性、减速性、挤压性或旋转性等不同的作用方式,作用于头部不同部位,引起不同类型、不同程度的颅脑损伤。

【头皮损伤】

一、头皮血肿

头皮血肿(scalp hematoma)多因钝器伤所致,按血肿出现于头皮内的具体层次,分为皮下血肿、帽状腱膜下血肿和骨膜下血肿三种。皮下血肿一般体积小,有时因血肿周围组织肿胀隆起,中央反而凹陷,易误认为凹陷性颅骨骨折,需用颅骨X线摄片作鉴别。帽状腱膜下血肿因该层组织疏松可蔓延至全头部,小儿及体弱者可导致休克或贫血。骨膜下血肿的特点是局限于某一颅骨范围之内,以骨缝为界,见于颅骨受损之后,如产伤等。

较小的头皮血肿在1~2周可自行吸收,巨大的血肿可能需4~6周才吸收。采用局部适当加压包扎,有利于防止血肿的扩大。为避免感染,一般不采用穿刺抽吸。处理头皮血肿时,要着重考虑到颅骨损伤甚至脑损伤的可能。

二、头皮裂伤

头皮裂伤(scalp laceration)由锐器或钝器伤所致。由于头皮血管丰富,出血较多,可引起失血性休克。处理时须着重检查有无颅骨和脑损伤,对头皮裂伤本身除按照压迫止血、清创缝合原则外,尚应注意:① 须检查伤口深处有无骨折或碎骨片,如果发现有脑脊液或脑组织外溢,须按开放性脑损伤处理;② 头皮血供丰富,其清创缝合的时限允许放宽至24小时。

三、头皮撕脱伤

头皮撕脱伤(scalp avulsion)多因发辫受机械力牵扯,使大块头皮自帽状腱膜下层或连同颅骨骨膜被撕脱所致,可导致创伤性休克。治疗上应在压迫止血、防治休克、清创、抗感染的前提下,行中厚皮片植皮术,对骨膜已撕脱者,需在颅骨外板上多处钻孔至板障,然后植皮。条件允许时,应采用显微外科技术行小血管吻合、头皮原位缝合,如获成活,可望头发生长。

【颅骨骨折】

颅骨骨折(skull fracture)指颅骨受暴力作用所致颅骨结构改变。颅骨骨折的存在提示伤者受暴力较重,合并脑损伤几率较高。颅骨骨折按骨折部位分为颅盖骨折和颅底骨折;按骨折形态分为线形骨折、凹陷性骨折和粉碎性骨折;按骨折与外界是否相通,分为开放性骨折和闭合性骨折。开放性骨折和累及气窦的颅底骨折有可能合并骨髓炎或颅内感染。

一、线形骨折

1. 颅盖部线形骨折　发生率最高，主要靠颅骨X线摄片确诊。单纯线形骨折本身不需特殊处理，但应警惕是否合并脑损伤；骨折线通过脑膜血管沟或静脉窦所在部位时 要警惕硬脑膜外血肿的发生；需严密观察或CT检查。骨折线通过气窦者可导致颅内积气，要注意预防颅内感染。

2. 颅底部线形骨折　多为颅盖骨折延伸到颅底，也可由间接暴力所致。根据发生部位可分为：

(1) 颅前窝骨折：累及眶顶和筛骨，可有鼻出血、眼眶周围广泛瘀血斑（"熊猫眼"征）以及广泛球结膜下淤血斑等表现。若脑膜、骨膜均破裂，则合并脑脊液鼻漏，脑脊液经额窦或筛窦由鼻孔流出。若筛板或视神经管骨折，可合并嗅神经或视神经损伤。

(2) 颅中窝骨折：若累及蝶骨，可有鼻出血或合并脑脊液鼻漏。若累及颞骨岩部，脑膜、骨膜及鼓膜均破裂时，则合并脑脊液耳漏，脑脊液经中耳由外耳道流出；若鼓膜完整，脑脊液则经咽鼓管流往鼻咽部，可误认为鼻漏；常合并第Ⅶ、Ⅷ脑神经损伤。若累及蝶骨和颞骨的内侧部，可能损伤垂体或第Ⅱ、Ⅲ、Ⅳ、Ⅴ、Ⅵ脑神经。若骨折伤及颈动脉海绵窦段，可因动静脉瘘的形成而出现搏动性突眼及颅内杂音；破裂孔或颈内动脉管处的破裂，可发生致命性的鼻出血或耳出血。

(3) 颅后窝骨折：累及颞骨岩部后外侧时，多在伤后1～2天出现乳突部皮下淤血斑（Battle征）。若累及枕骨基底部，可在伤后数小时出现枕下部肿胀及皮下淤血斑；枕骨大孔或岩尖后缘附近的骨折，可合并第Ⅸ～Ⅻ脑神经损伤。

3. 颅底骨折的诊断及定位　主要依靠上述临床表现来确定。淤血斑的迟发性、特定部位以及不是暴力的直接作用点等，可区别于单纯软组织挫伤。有脑脊液漏时，即属于开放性脑损伤。普通X线片可显示颅内积气，但仅30%～50%能显示骨折线；CT检查不但对眼眶及视神经管骨折的诊断有帮助，还可了解有无脑损伤。

4. 颅底骨折的治疗　颅底骨折本身无需特殊治疗，着重于观察有无脑损伤及处理鼻出血、脑脊液漏、颅神经损伤等并发症。合并严重鼻出血时，首先要确定出血是否来源于鼻部，寻找鼻腔出血点；酌情采用填塞止血法、鼻腔填塞法、气囊或水囊止血法、后鼻孔填塞法等；前后鼻孔填塞法失败后可采用超选择性颈外动脉造影和栓塞；一次栓塞仍不能控制出血，可选择筛动脉夹闭术或颌动脉和筛前动脉同时结扎。合并外伤性颈内动脉海绵窦瘘时，介入球囊栓塞为首选的治疗。合并脑脊液漏时，须预防颅内感染，不可堵塞或冲洗，不做腰穿，取头高位卧床休息，避免用力咳嗽、打喷嚏和擤涕，给予抗生素；绝大多数漏口会在伤后1～2周内自行愈合；如超过1个月仍未停止漏液，可考虑行手术修补硬脑膜，以封闭瘘口。合并伤后视力减退，疑为碎骨片挫伤或血肿压迫视神经者，应争取在12小时内行视神经管探查减压术。

二、凹陷性骨折

见于颅盖骨折，好发于额骨及顶骨，多呈全层凹陷，少数仅为内板凹陷。成人凹陷性骨折多为粉碎性骨折，婴幼儿可呈乒乓球凹陷样骨折(depressed ping-pang fracture)。骨折部位切线位X线片，可显示骨折陷入颅内的深度。CT扫描则不仅了解骨折情况，还可了解有无合并脑损伤。

手术选择:① 合并脑损伤或大面积的骨折片陷入颅腔,导致颅内压增高,CT 示中线结构移位,有脑疝可能者,应行急诊开颅去骨瓣减压术。② 因骨折片压迫脑组织,引起神经功能障碍,如偏瘫、癫痫等,应行骨折片复位或取除手术。③ 在非功能部位的小面积凹陷骨折,无颅内压增高,深度超过 1 cm 者,为相对适应证,可考虑择期手术。④ 位于静脉窦处的凹陷性骨折,如未引起神经体征或颅内压增高,即使陷入较深,也不宜手术;必须手术时,术前和术中都需做好处理大出血的准备。⑤ 开放性骨折的碎骨片易致感染,须全部取除;硬脑膜如果破裂应予缝合或修补。

【脑损伤】

按创伤后脑组织与外界相通与否,将脑损伤(brain injury)分为开放性和闭合性两类。前者多由锐器或火器直接造成,皆伴有头皮裂伤、颅骨骨折和硬脑膜破裂,有脑脊液漏;后者为头部接触较钝物体或间接暴力所致,可伴有头皮、颅骨损伤,但脑膜完整,无脑脊液漏。

一、闭合性脑损伤

造成闭合性脑损伤的机制甚为复杂,可简化概括为由两种作用力所造成:① 接触力:物体与头部直接碰撞,由于冲击、凹陷骨折或颅骨的急速内凹和弹回,而导致局部脑损伤;② 惯性力:来源于受伤瞬间头部的减速或加速运动,使脑在颅内急速移位,与颅壁相撞或与颅底摩擦以及受大脑镰、小脑幕牵扯,而导致多处或弥散性脑损伤。受伤时头部若为固定不动状态,则仅受接触力影响;运动中的头部突然受阻于固定物体,除有接触力作用外,尚有因减速引起的惯性力起作用(图 35－1)。大而钝的物体向静止的头部撞击时,除产生接

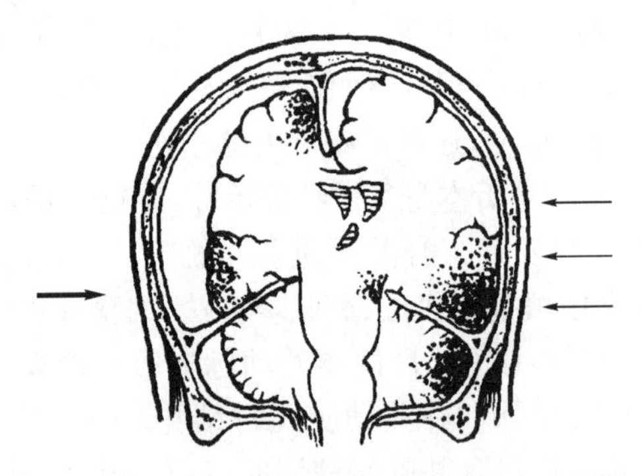

图 35－1　头部做减速运动使得颅脑损伤机制

注:粗箭头表示头部的运动方向,细箭头表示头部受到外界物体的阻止

触力外,并同时引起头部的加速运动而产生惯性力;小而锐的物体击中头部时,其接触力可能足以造成颅骨骨折和脑损伤,但其能量因消耗殆尽,已不足以引起头部的加速运动。单由接触力造成的脑损伤,其范围可较为固定和局限,可无早期昏迷表现;而由惯性力引起的脑损伤则甚为分散和广泛,常有早期昏迷表现。通常将受力侧的脑损伤称为冲击伤,其对侧者称为对冲伤;例如跌倒时枕部着地引起的额极、颞极及其底面的脑损伤,属对冲伤。实际上,由于颅前窝与颅中窝的凹凸不平,各种不同部位和方式的头部外伤,均易在额极、颞极及其底面发生惯性力的脑损伤(图 35－2)。

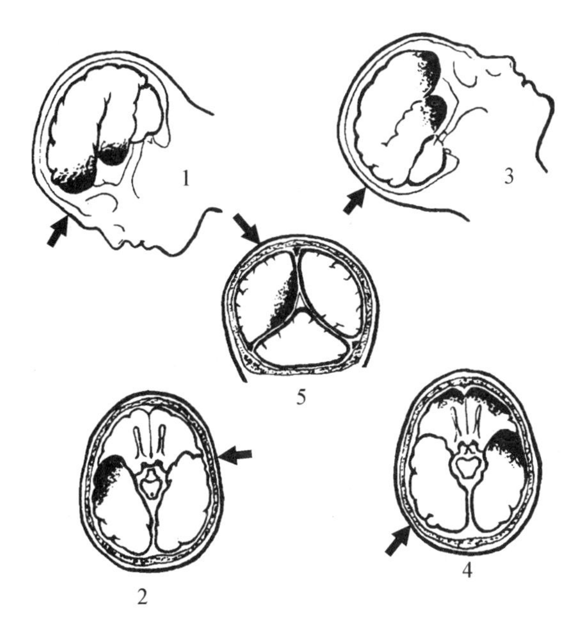

图 35－2　闭合性颅脑损伤时脑挫裂伤的形成机制与好发部位

箭头示外力的方向和作用部位,黑区示伤灶。1. 前额受力所致额颞叶伤灶;2. 颞部受力所致对侧颞叶伤灶;3. 枕部受力所致的额颞叶伤灶;4. 颞枕部受力所致的额颞叶伤灶;5. 顶盖部受力所致的颞枕部内侧伤灶

二、原发性和继发性脑损伤

闭合性脑损伤可以分为原发性和继发性两类。原发性脑损伤是指暴力作用于头部时立即发生的脑损伤,主要有脑震荡、脑挫裂伤及原发性脑干损伤等。继发性脑损伤是指受伤一定时间后出现的脑受损病变,主要有脑水肿和颅内血肿。脑水肿继发于脑挫裂伤;颅内血肿因颅骨、硬脑膜或脑的出血而形成,与原发性脑损伤可相伴发生,也可单独发生;继发性脑损伤因产生颅内压增高或脑受压迫而造成危害。

原发性脑损伤的症状或体征,是在受伤当时立即出现,并且不再继续加重,一般不需要开颅手术,其预后主要取决于伤势轻重。同样的症状或体征,如果不是在受伤当时出现,而是在伤后过一段时间(长短依病变性质和发展速度而定)出现,且有进行性加重趋势;或受伤当时已出现的症状或体征,在伤后呈进行性加重趋势,皆属于继发性脑损伤所致;继发性脑损伤,尤其是颅内血肿往往需及时开颅手术,其预后与处理是否及时、正确有密切关系。

(一) 脑震荡

脑震荡(cerebral concussion)表现为一过性的脑功能障碍,具体机制尚未明了,可能与惯性力所致弥散性脑损伤有关。

脑震荡的主要症状是受伤当时立即出现短暂的意识障碍,多为数秒到数分钟,一般不超过半小时。清醒后大多不能回忆受伤当时乃至伤前一段时间内的情况,称为逆行性遗忘(retrograde amnesia),是脑震荡的特征性表现。较重者在意识障碍期间可有皮肤苍白、出汗、血压下降、心动徐缓、呼吸浅慢、肌张力降低、各生理反射迟钝或消失等表现,但随着意识的恢复很快趋于正常。此后可能出现头痛、头昏、恶心、呕吐等症状,短期内可自行好转。

神经系统检查无阳性体征,脑脊液检查无红细胞,CT 检查颅内无异常发现。

(二) 弥散性轴索损伤

弥散性轴索损伤(diffuse axonal injury)属于惯性力所致的弥散性脑损伤,它是指由头部外伤导致胼胝体体部和压部、脑干上端背外侧、大脑半球灰白质交界区和皮质下白质、内囊、基底节区等轴索密集区的弥漫性损伤。其损伤机制除头部加速或减速运动产生的三维旋转暴力、压应力外,坚硬的大脑镰和小脑幕结构、颅骨解剖几何结构、脑组织体积在 DAI 发生机制上也起重要的作用。生物力学研究表明脑内质点应力差值导致脑组织剪应变损伤,特别是纤细的神经轴索损伤,而颅骨不规则的几何形状、小脑幕结构是导致旋转暴力向脑内传递广泛而不均一的主要原因。DAI 的本质是轴索的损伤,实际上,轴索作为神经元的重要组成部分,任何形式的脑损伤都可造成其不同程度的损伤。目前许多学者认为 DAI 包含了脑震荡和原发性脑干损伤,前者属于轻微型 DAI,后者属于重型 DAI,且 DAI 常常与脑皮质挫裂伤伴发。

弥散性轴索损伤的主要表现为受伤当时立即出现较长时间的昏迷。昏迷原因主要是广泛的轴索损害,使皮质与皮质下中枢失去联系。若累及脑干,伤者可有一侧或双侧瞳孔散大。光反应消失,或同向凝视等。神志好转后,可因继发脑水肿而再次昏迷。

CT 扫描可见大脑皮质与髓质交界处、胼胝体、脑干、内囊区域或三脑室周围有多个点状或小片状出血灶;MRI 能提高小出血灶的检出率。但常规 CT、MRI 并不能直接显示轴索损伤,仅依据出血性病变的大小、形态、部位及脑肿胀对 DAI 作出辅助诊断,假阴性率很高。近年来,一些新的影像学技术如磁化传递成像、磁共振波谱技术、弥散加权成像和弥散张力成像等逐步从实验过渡到临床,使其诊断 DAI 的能力大为提高。

(三) 脑挫裂伤

1. 概念　脑挫裂伤(cerebral contusion and laceration)指主要发生于大脑皮层的损伤,好发于额极、颞极及其底面。脑挫伤指脑组织遭受破坏相对较轻,软脑膜尚完整者;脑裂伤指软脑膜、血管和脑组织同时有破裂,伴有外伤性蛛网膜下隙出血。两者常同时并存,临床上又不易区别,故常合称为脑挫裂伤。

脑挫裂伤可在伤后早期发生继发脑水肿,通常属于血管源性水肿,一般 3～7 天内发展到高峰,在此期间易发生颅内压增高甚至脑疝。伤情较轻者,脑水肿可逐渐消退,伤灶逐渐形成瘢痕、囊肿或与硬脑膜粘连,成为外伤性癫痫的原因之一。如蛛网膜与软脑膜粘连,影响脑脊液吸收,可形成外伤性脑积水。广泛的脑挫裂伤可在数周以后形成外伤性脑萎缩。

2. 临床表现

(1) 意识障碍:受伤当时立即出现。意识障碍的程度和持续时间与脑挫裂伤的程度、范围直接相关,绝大多数在半小时以上,重症者可长期持续昏迷。

(2) 局灶性症状与体征:受伤当时立即出现与伤灶相应的神经功能障碍症状或体征,如运动区损伤出现锥体束征、肢体抽搐或偏瘫,语言中枢损伤出现失语等。发生于“哑区”的损伤,则无局灶症状或体征出现。

(3) 头痛与恶心呕吐:可能与颅内压增高、自主神经功能紊乱或外伤性蛛网膜下隙出血等有关,后者尚可有脑膜刺激征、脑脊液检查有红细胞等表现。

(4) 颅内压增高与脑疝:为继发脑水肿或颅内血肿所致,使早期的意识障碍或瘫痪程度有所加重,或意识好转、清醒后又变为模糊,同时有血压升高、心率减慢、瞳孔不等大以及锥体束征等表现。

(5) 生命体征变化明显:体温升高、脉搏呼吸加快、血压升高或降低。

(6) 外伤性癫痫。

3. CT 检查　不仅可了解脑挫裂伤的具体部位、范围及周围脑水肿的程度,还可了解脑室受压及中线结构移位等情况。结合上述临床特点 CT 诊断脑挫裂伤的准确率在 90%以上。在显示脑挫裂伤亚急性期与慢性期方面,MRI 优于 CT。

(四) 原发性脑干损伤

原发性脑干损伤(primary brain stem injury)的症状与体征在受伤当时出现,不伴有颅内压增高表现。单独的原发性脑干损伤较少见,常与弥散性脑损伤并存。

1. 主要表现　脑干具有特别重要的生理功能,即使受到轻微损伤,便可产生一系列严重症状,重则危及生命。脑干损伤的主要临床表现有:① 伤后立即陷入昏迷状态,且昏迷程度深、持续时间长,而恢复过程慢,甚至终身不醒。② 常发生瞳孔和眼球运动的变化,并有定位意义,严重者眼球固定,双侧瞳孔散大,光反应消失。中脑损伤时,双侧瞳孔不等大,伤侧瞳孔散大,对光反应消失,或瞳孔时大时小,或双侧瞳孔散大、固定,可有眼球歪斜,呈跷板式;桥脑损伤时,双侧瞳孔常极度缩小,对光反应消失,两侧眼球出现内斜、同向偏斜或分离等现象。③ 脑干一侧性损伤可出现交叉性瘫痪,即伤侧脑神经瘫痪,对侧上下肢瘫痪。如中脑一侧损伤时,出现同侧动眼神经瘫痪和对侧上下肢瘫痪;桥脑一侧损伤时,出现同侧外展神经、面神经瘫痪和对侧上下肢瘫痪。④ 脑干在红核和前庭核平面之间的损伤可发生去大脑强直,表现为头部后仰,双上肢过伸和内旋,双下肢过伸,呈角弓反张状态。⑤ 多数立即出现双侧病理反射阳性,但重症病人急性期可表现为全部反射消失,病理反射不能引出。⑥ 可早期发生呼吸、循环功能紊乱,当中脑下端、桥脑上端的呼吸调节中枢受损时,可出现呼吸节律紊乱;当桥脑中下部的呼吸中枢受损时,可出现抽泣样呼吸;当延髓吸气和呼吸中枢受损时,可在短时间内呼吸停止。⑦ 严重者可出现达 40℃的高热。

2. 辅助检查　头颅 CT、MRI 和脑干诱发电位等检查有助于明确诊断,了解伤灶具体部位和范围。

(五) 下丘脑损伤

下丘脑损伤(hypothalamus injury)常与其他部位的脑挫裂伤或弥散性脑损伤并存,单纯丘脑下部损伤极为少见。

丘脑下部是皮质下自主神经中枢,管理交感神经和副交感神经的活动,与机体内脏活动、内分泌、物质代谢、体温调节以及维持意识和睡眠有重要关系。下丘脑损伤时,可产生一系列特殊的症状,严重者可导致死亡。临床常见的症状包括:① 意识与睡眠障碍,表现为嗜睡或发作性睡眠,严重者产生昏迷;② 呼吸节律紊乱和血压、脉搏不稳;③ 体温骤升,达 40℃以上,或体温过低;④ 尿崩症,24 小时尿量在 4 000 ml 以上,而尿比重低于 1.005;⑤ 消化道出血或顽固性呃逆;⑥ 血糖持续升高,严重时出现高渗高糖非酮性昏迷。这些表现如出现在伤后晚期,则为继发性脑损伤所致。

三、颅内血肿

外伤性颅内血肿(intracranial hematoma)是指暴力打击头部,引起颅内出血,并逐渐形成一定体积的血肿,可引起脑受压和颅内压增高,严重者导致脑疝。按血肿的来源和部位可分为硬脑膜外血肿、硬脑膜下血肿及脑内血肿等。按血肿引起颅内压增高或早期脑疝症状所需时间,将其分为三型:① 急性型:伤后72小时以内;② 亚急性型:3天～3周;③ 慢性型:3周以上。

(一) 硬脑膜外血肿

1. 概念和形成机制　血液积聚于颅骨与硬脑膜之间出血称为硬脑膜外血肿。其形成与颅骨损伤有密切关系。骨折或颅骨的短暂变形撕破位于骨沟内的硬脑膜动脉或静脉窦引起出血,或骨折的板障出血;血肿形成时,使硬脑膜与颅骨分离,又可撕破一些小血管,使血肿更加增大。由于颅盖部的硬脑膜与颅骨附着较松,易于分离,颅底部硬脑膜与颅骨附着较紧,所以硬脑膜外血肿一般多见于颅盖部。

引起颅内压增高与脑疝所需的出血量与出血速度、代偿机能、原发性脑损伤的轻重等有关,一般成人幕上达20 ml以上,幕下达10 ml时,即有可能引起,绝大多数属急性型。出血来源以脑膜中动脉最常见,其主干或前支的出血速度快,可在6～12小时或更短时间内出现症状;少数由静脉窦或板障出血形成的血肿出现症状可较迟,可表现为亚急性或慢性型。血肿最常发生于颞区,多数为单个血肿,位于一侧或两侧大脑半球,或位于小脑幕上下。

2. 临床表现与诊断

临床表现可因出血速度、血肿部位及患者年龄的差异而有所不同,但仍有一定规律。① 典型病例伤后出现短暂原发性昏迷,随后出现中间清醒期(lucid interval)或中间好转期,不久又再次陷入昏迷状态。随着颅内压增高,在病人中间清醒期内,常有剧烈头痛、恶心、呕吐、血压增高、呼吸和脉搏缓慢等表现,并在再次昏迷前出现躁动不安。② 如无原发性脑损伤或者原发性脑损伤较轻,伤后可无原发昏迷,至颅内血肿形成后,始出现进行性意识障碍;如合并严重原发性脑挫裂伤或脑干损伤,伤后可持续昏迷,昏迷程度进行性加重。③ 单纯硬脑膜外血肿早期较少出现神经系统受损体征,当血肿压迫脑功能区时,可出现中枢性面瘫,轻偏瘫、运动性失语等;位于矢状窦旁的血肿可出现下肢单瘫;颅后窝硬脑膜外血肿可出现眼球震颤和共济失调等。④ 当血肿不断增大引起颞叶沟回疝(小脑幕切迹疝)时,早期患侧动眼神经受到牵扯刺激,瞳孔先缩小、对光反应迟钝;随着动眼神经和中脑受压,该侧瞳孔表现为进行性扩大、对光反应消失、眼睑下垂,对侧瞳孔也随之扩大,对侧肢体偏瘫,肌张力增高,腱反射亢进和病理反射阳性。⑤ 偶尔由于血肿发展迅速,造成早期脑干扭曲、移位,则可引起不典型的瞳孔变化和偏瘫表现。⑥ 进行性的血压升高、心率减慢和体温升高。颞区的血肿大多先出现小脑幕切迹疝,然后再合并枕骨大孔疝,因此,严重的呼吸循环障碍常在经过一段时间的意识障碍和瞳孔改变后才发生。额区或枕区的血肿多直接发生枕骨大孔疝,意识障碍、瞳孔变化和呼吸骤停几乎同时发生。

3. CT检查　若发现颅骨内板与脑表面之间有双凸镜形或弓形密度增高影,可有助于确诊。CT检查还可明确定位、计算出血量、了解脑室受压及中线结构移位以及脑挫裂伤、脑水肿、多个或多种血肿并存等情况。

(二) 硬脑膜下血肿

硬脑膜下血肿是指出血积聚于硬脑膜下腔,是颅内血肿中最常见者,常呈多发性或与别的血肿合并发生。

1. 急性硬脑膜下血肿　急性硬脑膜下血肿根据其是否伴有脑挫裂伤而分为复合性血肿和单纯性血肿。复合性血肿的出血来源可为　脑挫裂伤所致的皮质动脉或静脉破裂,或由脑内血肿穿破皮质流到硬脑膜下腔；此类血肿大多由对冲性脑挫裂伤所致，好发于额极、颞极及其底面(图 35－3 左)。单纯性血肿较少见，为桥静脉损伤所致，此类血肿可不伴有脑挫裂伤，血肿较广泛地覆盖于大脑半球表面。

(1) 临床表现与诊断：由于多数有脑挫裂伤和继发性脑水肿同时存在，故病情一般较重，进行性颅内压增高明显，其临床特点为：① 原发性昏迷较重，并进行性加深，中间清醒期短暂或不明显；② 病程进展快，早期即见明显颅内压增高症状，喷射性呕吐和躁动，生命体征变化突出；③ 中枢性面瘫、偏瘫、失语、癫痫等神经损害体征多见，并可进行性加重；④ 特急性血肿伤后很快出现双侧瞳孔散大、去脑强直或病理性呼吸等脑疝症状；⑤ 如脑挫裂伤相对较轻，血肿形成速度较慢，则有意识好转期，颅内压增高与脑疝的征象多在受伤 72 小时以后出现，属于亚急性型；⑥ 少数不伴有脑挫裂伤的单纯性硬脑膜下血肿，其意识障碍过程可与硬脑膜外血肿相似，有中间清醒期，并且中间清醒期较长。

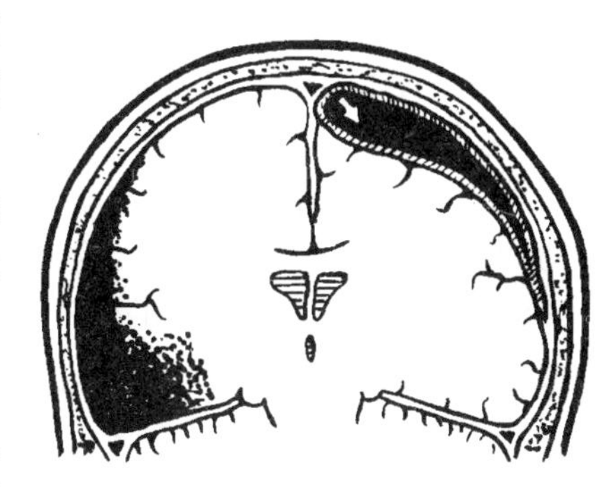

图 35－3　两种硬膜下血肿(有包膜)

左为急性型，右为慢性型

(2) CT 检查：颅骨内板与脑表面之间出现高密度、等密度或混合密度的新月形或半月形影，可有助于确诊。其他参阅硬脑膜外血肿的 CT 检查。

2. 慢性硬脑膜下血肿　是相对独立于颅脑损伤之外的疾病，其出血来源和发病机制尚不完全清楚。好发于 50 岁以上老人，仅有轻微头部外伤或没有外伤史，有的患者患有血管性或出血性疾病。血肿大多覆盖于额顶部大脑表面，介于硬脑膜和蛛网膜之间，形成完整包膜(图 35－3 右)。血肿增大缓慢，一般在 2～3 周后，出现由于脑的直接受压和颅内压增高而引起的临床表现。慢性压迫使脑供血不全和脑萎缩更加显著，使得这类患者的颅内压增高程度与血肿大小不成比例。早期包膜较薄，如及时做血肿引流，受压脑叶易于复位而痊愈；反之，包膜可增厚、钙化或骨化。

(1) 临床表现与诊断

1) 慢性颅内压增高症状：如头痛、恶心、呕吐和视盘水肿等。

2) 血肿压迫所致的局灶症状和体征：如轻偏瘫、失语和局限性癫痫等。

3) 脑萎缩、脑供血不全症状：如智力障碍、精神失常和记忆力减退等。

本病易误诊为神经官能症、老年性痴呆、高血压脑病、脑血管意外或颅内肿瘤等。中老年人，不论有无头部外伤史，如有上述临床表现时，应想到本病可能。

(2) CT 检查：表现为颅骨内板下低密度的新月形、半月形或双凸镜形影像；少数呈现高密度、等密度或混杂密度，与血肿腔内的凝血机制和病程有关，还可见到脑萎缩以及包膜的增厚与钙化等。其他参阅硬脑膜外血肿的 CT 检查。

(三) 脑内血肿

1. 脑内血肿类型

(1) 浅部血肿：出血来自脑挫裂伤灶，血肿位于脑挫裂伤灶附近或裂口中，多数与脑挫裂伤的好发部位一致，少数与凹陷骨折的部位相应。

(2) 深部血肿：多见于老年人，血肿位于白质深部，脑的表面无明显挫裂伤。

2. 临床表现　随血肿的大小和部位而有所不同。① 额叶底部和颞叶前部的脑内血肿常伴有较重的脑挫裂伤和脑干损伤,伤后多呈持续性昏迷或昏迷程度进行性加重。血肿若破入脑室,病人意识障碍也愈加明显;② 因凹陷性骨折所致的脑内血肿,意识障碍相对较轻,多见中间清醒期;③ 脑内血肿伴脑挫裂伤较轻时,可表现有明显的头痛、恶心、呕吐、生命体征变化等颅内压增高症状,脑膜刺激征也较多见;④ 由于血肿多位于额叶或颞叶底部,临床多无明显定位症状或体征。若血肿累及重要功能区,可出现偏瘫、失语、偏盲、偏身感觉障碍或局灶性癫痫等。

3. CT 检查　在脑挫裂伤灶附近或脑深部白质内见到圆形或不规则高密度血肿影,有助于确诊,同时可见血肿周围的低密度水肿区。

(四) 脑室内出血与血肿

外伤性脑室内出血多见于脑室邻近的脑内血肿破入脑室,或外伤时脑室瞬间扩张所形成的负压,使室管膜下静脉破裂出血。出血量小,因有脑脊液的稀释作用,血液常不凝固,出血量大则形成血肿。病情较复杂严重,除了有原发性脑损伤、脑水肿和其他颅内血肿的临床表现外,脑室内血肿可堵塞脑脊液循环通路发生脑积水,引起急性颅内压增高,使意识障碍更加严重;脑室受血液刺激可引起高热等反应;一般缺乏局灶症状或体征。

CT 检查可发现脑室扩大,脑室内有高密度凝血块影,或血液与脑脊液混合的中等密度影。

(五) 迟发性外伤性颅内血肿

1. 概念　外伤后首次 CT 检查时无血肿,而在以后的 CT 检查中发现了血肿,或在原无血肿的部位发现了新的血肿,称为迟发性外伤性颅内血肿。

2. 形成机制　可能是外伤当时血管受损,但尚未全层破裂,因而 CT 检查未见出血;伤后由于损伤所致的局部二氧化碳蓄积、酶的释放以及脑血管痉挛等因素,使得原已不健全的血管壁发生破裂而出血,形成迟发性血肿。迟发性血肿常见于伤后 24 小时内,而 6 小时内的发生率较高,24 小时后较少。可发生在脑内、硬脑膜下或硬脑膜外,以迟发性脑内血肿较多见。

3. 临床表现　伤后经历了一段病情稳定期后,出现意识障碍并进行性加重等颅内压增高的表现。本病确诊的依据是多次 CT 检查和前后对比。

四、开放性脑损伤

开放性脑损伤有创口、易招致颅内感染,常并存出血和失血性休克。

(一) 非火器所致开放性脑损伤

由利器所致开放性脑损伤,脑挫裂伤和(或)血肿常局限于着力点部位,主要由接触力所致。由钝器所致者,除着力点的开放性脑损伤外,常有因惯性力所致的对冲性脑挫裂伤和血肿。创伤局部往往掺杂有大量异物如头发、布片、泥沙、玻璃碎片和碎骨片等,易合并颅骨或颅内感染。

开放性脑损伤由于脑脊液及坏死液化脑组织从伤口溢出,或脑组织由硬脑膜和颅骨缺损处向外膨出,因此,在一定程度上缓和了颅内压增高。合并凹陷性骨折的开放性脑损伤,因骨折片彼此相嵌重叠和硬脑膜裂口较小,其颅内压增高与闭合性脑损伤者无异。开放性脑损伤若发生于皮质功能区或其邻近部位时,局灶症状和体征远较闭合性者明显,外伤性癫痫的发生率也较高。

CT 检查有助于了解颅骨骨折、异物和碎骨片的分布，更有助于对脑损伤的了解。

（二）火器所致开放性脑损伤

除具有非火器所致开放性脑损伤的特点外，尚有弹片或弹头所形成的伤道特点。碎骨片通常位于伤道的近侧端，呈放射状分布，弹片或弹头如未穿出颅外，常在伤道的远端。根据损伤方式、创口位置、局灶症状和体征，以及颅骨 X 线摄片所见骨折碎片和异物分布情况，可大致推测伤道部位和类型。

CT 检查对诊断和治疗有很大帮助，可了解伤道、脑挫裂伤的部位和范围，颅骨骨折、碎骨片和异物的分布，以及有无颅内血肿和脑脓肿发生等。

五、颅脑损伤的处理

对原发性脑损伤的处理除了病情观察以外，主要是对已产生的昏迷、高热等病症的治疗，预防并发症，以避免对脑组织和机体的进一步危害。继发性脑损伤处理重点是脑疝的预防、早期发现和早期治疗。

（一）病情观察

动态的病情观察是鉴别原发性与继发性脑损伤的重要手段，还能早期发现脑疝、判断疗效，及时调整治疗方法。轻度头部外伤即使在受伤当时无昏迷，也应进行一段时间的观察与追踪，以便及早发现迟发性颅内血肿。病情观察的指标有：

1. 意识　在脑损伤中，引起意识障碍的原因为脑干受损、皮质或轴索弥散性受损或丘脑、下丘脑的受损等。意识障碍的程度可反映脑损伤的轻重；意识障碍出现的迟早和有无继续加重是区别原发性和继发性脑损伤的重要依据。

2. 瞳孔　瞳孔变化可因动眼神经、视神经以及脑干等部位的损伤引起，应用某些药物或剧痛、惊骇时也会影响瞳孔。小脑幕切迹疝的瞳孔进行性扩大变化，是最常引起关注的。瞳孔变化出现的迟早、有无继续加剧以及有无意识障碍同时加剧等，对区别脑疝和原发性动眼神经损伤有重要意义。有无间接对光反应有助于鉴别是视神经损伤还是动眼神经损伤。

3. 神经系体征　原发性脑损伤引起的偏瘫等局灶体征，在受伤当时已经出现，且不再继续加重；继发性脑损伤如颅内血肿或脑水肿引起者，则在伤后逐渐出现。

4. 生命体征　生命体征紊乱为脑干受损征象。受伤早期出现的呼吸、循环改变为原发性脑干损伤所致；伤后，与意识障碍和瞳孔变化同时出现的进行性心率减慢，为小脑幕切迹疝所致；枕骨大孔疝可未经明显的意识障碍和瞳孔变化阶段突然发生呼吸停止。开放性脑损伤的早期可因出血性休克而有血压、脉搏改变。脑损伤时可因颅内压增高等原因而引起某些心电图异常改变，如窦性心动过缓、早搏、室性心动过速及 T 波低平等。

5. 其他　观察期间出现剧烈头痛或烦躁不安症状，可能为颅内压增高或脑疝预兆；原来意识清楚的患者发生睡眠中遗尿，提示已有意识障碍；患者躁动时，脉率未见相应增快，可能已有颅高压或脑疝存在；意识障碍的患者由能够自行改变卧位或能够在呕吐时改变头位到不能变动，为病情加重的表现。

（二）特殊检查监测

1. CT 检查　用于脑损伤患者的监测，有以下目的：① 伤后 6 小时以内的 CT 检查为阴性结果,不能排除颅内血肿可能,多次 CT 复查有利于早期发现迟发性血肿;② 早期 CT 检查已发现脑挫裂伤或颅内较小血肿,患者尚无明显意识障碍加重,多次 CT 复查可了解脑水肿范围或血肿体积有无扩大,脑室有无受压以及中线结构有无改变等重要情况;③ 有助于非手术治疗过程中或术后确定疗效,了解血肿的吸收、脑水肿的消散以及后期有无脑积水、脑萎缩等改变发生。

2. 颅内压监测　适用于重度脑损伤伴有意识障碍的伤员:① 早期诊断,对挫裂伤合并脑水肿,可在早期发现颅内压增高。② 作为手术指征的参考,如颅内压呈进行性升高表现,有颅内血肿可能,多需手术治疗;颅内压稳定在 27 cmH_2O 以下,则无需手术治疗。③ 判断预后,经各种积极治疗颅内压持续高于 53 cmH_2O,提示预后极差。

3. 脑诱发电位　可反映脑干、皮质下和皮质等不同部位的功能情况,对确定受损部位、判断病情严重程度和预后等有帮助。

(三) 脑损伤的分级

临床上颅脑创伤的伤情常是轻重不一,其病理变化及病情发展也各有不同,为了正确反映颅脑创伤的实际病情及采取针对性的治疗措施,国内外学者对颅脑创伤的伤情分类进行了许多研究,但至今仍不完善。

1. 国内分型标准

目前国内较为公认的评估标准将颅脑创伤伤情分为 4 型。

(1) 轻型:指单纯性脑震荡伴有或无颅骨骨折。临床指标包括:① 昏迷 0～30 分钟;② 仅有轻度头昏、头痛等自觉症状;③ 神经系统和脑脊液检查无明显改变。

(2) 中型:指轻度脑挫裂伤伴有或无颅骨骨折及蛛网膜下隙出血,无脑受压者。临床指标包括:① 昏迷在 12 小时以内;② 有轻度神经系统阳性体征;③ 体温、脉搏、呼吸、血压有轻度改变。

(3) 重型:指广泛颅骨骨折、严重脑挫裂伤及脑干损伤或颅内血肿。临床指标包括:① 深昏迷,昏迷在 12 小时以上,意识障碍进行性加重或清醒后出现再昏迷;② 有明显神经系统阳性体征;③ 体温、脉搏、呼吸、血压有明显改变。

(4) 特重型:指重型中更急更重者。临床指标包括:① 原发脑损伤重,伤后深昏迷,有去大脑强直或伴有其他部位的脏器伤、休克等;② 已表现为脑疝晚期,包括双瞳散大,生命体征严重紊乱或呼吸已近停止。

2. 国际分型标准　由于颅脑创伤的轻重程度常与昏迷的时间和程度相对应,呈正相关,故长期以来用以描述意识障碍的名词颇多,如意识不清、嗜睡、朦胧、浅昏迷或半昏迷、中昏迷及深昏迷等,且各名词之间缺乏明显的界限,往往因概念的差异,而影响病人意识状况判断的准确性。20 世纪 70 年代英国 Glasgow 大学 Teasdale 和 Jennett 等人建立了格拉斯哥昏迷计分法(Glasgow coma scale,GCS),按检查时病人睁眼、语言和运动三项反映的情况计分,将急性颅脑创伤病人的伤情分为轻、中、重三型(表 3 - 3)。

(1) 轻型:GCS 13～15 分,伤后昏迷在 30 分钟以内。

(2) 中型:GCS 9～12 分,伤后昏迷时间为 30 分钟至 6 小时。

(3) 重型:GCS 3～8 分,伤后昏迷在 6 小时以上,或在伤后 24 小时内意识恶化再次昏迷 6 小时以上。

有些学者又将 GCS 3～5 分者列为特重型。GCS 是一种快速评价脑外伤严重程度的指标，其优点是简单易行，可以重复，定量评估病人意识水平，并且可以预测病人的预后，尤其是昏迷早期的评分。因此，GCS 国内外很多医院仍沿用至今。GCS 的主要不足是忽视了两个很重要的临床指标：瞳孔对光反应和双侧肢体肌力对比。一个满 15 分的病人，可能有轻微偏瘫或威胁生命的病变，因此，实际操作过程中应灵活运用。

值得注意的是颅脑创伤的临床表现往往是一个动态过程，各种病理情况可同时存在，也可先后发生。有时在伤后短时间内是轻型，经过若干时间后可能会加重而发展为重型。所以，在伤后早期，不要因症状少而忽视，或草率肯定为轻型损伤，而应该重视病史采集和详细检查，观察治疗一定时间后才作最后诊断，以免延误治疗。对颅脑创伤病人，病史采集有一定特殊性，轻型病人可以自述发病的情况；重型或伤后有近事遗忘的病人，往往不能准确表达受伤的经过。因此，需从家属、陪送人或外伤时在现场的人员进行病史采集。病史应注重询问头痛、呕吐程度、有无昏迷、抽搐发生以及二便是否失禁等。此外，应排除因醉酒、服用镇静剂、癫痫发作等所致的意识障碍。

（四）急诊处理要求

1. 轻型（Ⅰ级）

（1）留急诊室观察 24 小时。

（2）观察意识、瞳孔、生命体征及神经系体征变化。

（3）颅骨 X 线摄片，必要时做头颅 CT 检查。

（4）对症处理。

（5）向家属交代有迟发性颅内血肿可能。

2. 中型（Ⅱ级）

（1）意识清楚者留急诊室或住院观察 48～72 小时，有意识障碍者须住院。

（2）观察意识、瞳孔、生命体征及神经系体征变化。

（3）颅骨 X 线摄片，头部 CT 检查。

（4）对症处理。

（5）有病情变化时，头部 CT 复查，做好随时手术的准备工作。

3. 重型（Ⅲ级）

（1）须住院或在重症监护病房。

（2）观察意识、瞳孔、生命体征及神经系体征变化。

（3）选用头部 CT 监测、颅内压监测或脑诱发电位监测。

（4）积极处理高热、躁动、癫痫等，有颅内压增高表现者，给予脱水等治疗，维持良好的周围循环和脑灌注压。

（5）注重昏迷的护理与治疗，首先保证呼吸道通畅。

（6）有手术指征者尽早手术；已有脑疝时，先予以 20%甘露醇 250 ml 及呋塞米 40 mg 静脉推注，立即手术。

（五）昏迷的处理

昏迷期间要注意防止各种并发症，保持内外环境的稳定，使机体不再受缺血、缺氧、营养障碍或水、电解质紊乱等不利因素影响。

1. 保障呼吸道通畅　保证呼吸道通畅、防止气体交换不足是首要的。在现场急救和运送过程须注意清除呼吸道分泌物，呕吐时将头转向一侧以免误吸，深昏迷者须抬起下颌开放气道或使用口咽通气管通气。短时间内不能清醒者,应尽早行气管插管或气管切开。呼吸减弱潮气量不足者,应及早用呼吸机辅助呼吸。及时清除呼吸道分泌物,保持吸入空气的湿度,注意消毒隔离与无菌操作,以及定期做呼吸道分泌物细菌培养和药敏试验等措施是防治呼吸道感染的关键。气管插管的指征包括:① GCS<8 分、颌面部和前颅底的严重骨折影响呼吸道的通畅、Ⅸ和Ⅹ颅神经损伤而不能保护气道者;② 合并高位颈椎损伤导致通气不足者;③ 合并严重的血气胸等各种原因导致分流而影响氧合者。血气分析提示 PO_2< 50 mmHg,PCO_2>50 mmHg,SPO_2<90%;呼吸频率>25 次/分具有气管插管呼吸机支持的指征,以保证 PO_2>60 mmHg;对于颅脑创伤患者,通常可能存在颅内压增高的可能,PCO_2 维持在 30~35 mmHg 为佳。

2. 稳定循环系统　稳定的血压是有效脑循环和脑血供的保证,所以必须积极维持血循环系统的稳定,以保证脑灌注压在 50~70 mmHg 水平。其中中心静脉压的监测极为重要,动态的中心静脉压对于了解有效血容量和心功能都极为重要,是失血性休克患者的急救快速输液的重要保障。对于重型颅脑创伤患者,通过中心静脉压的监测,可以在有效的渗透性脱水中保障有效血容量,以保障有效的脑灌流。高渗盐水在合并休克的颅脑创伤的救治中具有非常重要的地位,可以有效改善血容量,并且有利于建立有效血浆渗透压梯度以降低颅内压。

3 头位与体位　头部升高 15°有利于脑部静脉回流,对脑水肿的治疗有帮助。定时翻身、变更身体与床褥接触的部位,防止发生压疮和坠积性肺炎。

4. 营养　给予足量营养以维持机体需要是脑损伤治疗的重要一环;开始多采用肠外营养,随后可采用肠内营养,或两者兼用。

5 尿潴留　先采用热敷、按摩等促使排尿方法,无效则需给予导尿。导尿时,严格执行无菌操作,保留尿管期间要经常检查尿常规、尿细菌培养及药敏试验;应尽早拔除导尿管,需要长期导尿者,可考虑行耻骨上膀胱造瘘术。

6. 促苏醒　促醒的关键在于早期防治脑水肿和及时解除颅内压增高,避免缺氧、高热、癫痫、感染等不良因素对脑组织的进一步危害。病情稳定后如仍未清醒,可选用胞二磷胆碱、醋谷胺(乙酰谷酰胺)、氯脂醒以及能量合剂等药物,或高压氧舱治疗。

(六) 脑水肿的治疗

1. 脱水疗法　适用于病情较重的脑挫裂伤,有头痛、呕吐等颅内压增高表现,腰椎穿刺或颅内压监测压力偏高,CT 发现脑挫裂伤合并脑水肿,以及手术治疗前后。常用药物为甘露醇、呋塞米及白蛋白等。在应用脱水疗法过程中,须适当补充液体与电解质,维持正常尿量,维持良好的周围循环和脑灌注压,并随时监测血电解质、红细胞压积容积、酸碱平衡及肾功能等。应用甘露醇时,可能出现血尿;一过性的血容量增加可能诱发心力衰竭。需要注意的是,因为甘露醇降低颅内压主要是通过血脑屏障完整的正常脑组织的脱水作用,而挫裂伤脑组织的血脑屏障处于破坏和开放状态,血液中的甘露醇进入该组织间隙空间并积聚,造成局部高渗,细胞外液量反而增多,导致脑挫裂伤局部水肿增加。所以,对于颅内压基本正常的急性颅脑创伤患者常规使用甘露醇会加重脑挫裂伤区域水肿,有害无益。此外,甘露醇使用过早可能使出血时间延长,出血量增大。最新国内外颅脑创伤临床救治指南均不支持预防性使用甘露醇,尤其在容量复苏不充分的情况下使用甘露醇更是不明智的。

2. 激素　目前临床证据证明皮质类固醇激素不能改善颅脑创伤病人的预后和降低颅内压，强有力的证据证明皮质类固醇激素的使用是有害的。因此，颅脑创伤病人不推荐使用。

3. 过度换气　适用于重度脑损伤早期，已行气管内插管或气管切开者。静脉给予肌松弛剂后，借助呼吸机作控制性过度换气，使血 $PaCO_2$ 适当降低，促使脑血管适度收缩，从而降低了颅内压。$PaCO_2$ 维持在 30～35 mmHg 之间，不应小于 25 mmHg，持续时间不宜超过 24 小时，以免引起脑缺血。目前认为，过度通气仅作为一种临时的手段来治疗颅内压升高，在颅脑创伤后第一个 24 小时内脑血流经常显著减少，此时应避免过度通气。如果使用过度通气，则推荐使用颈静脉血氧饱和度或脑组织氧监测，以了解脑氧输送的情况即脑缺血缺氧的情况。

4. 其他　如对于顽固性高颅压的重型颅脑创伤患者可以考虑亚低温治疗、巴比妥治疗等。

（七）手术治疗

凡有手术指征者皆应及时手术，尽早去除使颅内压增高的原因、解除脑受压状态。已经出现脑疝征象时，更应力争在 30 分钟内行血肿清除或去骨瓣减压术。

1. 开放性脑损伤　必须尽早行清创缝合术，使之成为闭合性脑损伤。清创缝合应争取在伤后 6 小时内进行；在应用抗生素的前提下，72 小时内尚可行清创缝合。清创必须彻底，由浅而深，逐层进行，彻底清除碎骨片、头发等异物，吸出脑内或伤道内的凝血块及碎裂的脑组织，彻底止血。为避免增加脑损伤，对位置较深或分散存在的金属异物可暂不取出，如无明显颅内渗血，也无明显脑水肿或感染征象存在，应争取缝合或修复硬脑膜，以减少颅内感染和癫痫发生率。硬脑膜外可置放引流。

2. 闭合性脑损伤　闭合性脑损伤的手术主要是针对颅内血肿或重度脑挫裂伤合并脑水肿引起的颅内压增高和脑疝，其次为颅内血肿引起的局灶性脑损害。

由于 CT 检查在临床诊断和观察中广泛应用，改变了以往的“血肿即是手术指征”观点。部分颅内血肿患者，在有严格观察及特检监测的条件下，可采用脱水等非手术治疗。

(1) 颅内血肿暂不手术的指征：无意识障碍和颅内压增高，或意识障碍和颅内压增高症状已见明显减轻好转；无局灶性脑损害体征；CT 检查所见血肿，幕上者低于 40 ml、幕下者低于10 ml，中线结构无明显移位(低于 0.5 cm)，无脑室或脑池明显受压情况；颅内压监测压力低于 27 cmH_2O。上述伤员在采用脱水等治疗的同时，须严密观察及特检监测，并做好随时手术的准备如备血、剃头等，一旦有手术指征，即可尽早手术。

(2) 颅内血肿的手术指征：① 意识障碍程度逐渐加深；② 颅内压的监测压力大于 27 cmH_2O，并呈进行性升高；③ 有局灶性脑损害体征；④ 虽无明显意识障碍或颅内压增高症状，但 CT 检查血肿较大，幕上者大于 40 ml、幕下者大于 10 ml，或血肿虽不大但中线结构移位明显(大于 1 cm)、脑室或脑池受压明显者；⑤ 在非手术治疗过程中病情恶化。颞叶血肿因易导致小脑幕切迹疝，手术指征应放宽；硬脑膜外血肿不易吸收，也应放宽手术指征。

(3) 重度脑挫裂伤合并脑水肿的手术指征：① 意识障碍进行性加重或一侧瞳孔已散大等提示脑疝表现；② CT 检查发现中线结构明显移位、脑室明显受压；③ 在脱水等治疗过程中病情恶化者。

3. 常用的手术方式

(1) 开颅血肿清除术:术前已经CT检查血肿部位明确者,可直接开颅清除血肿。对脑膜外血肿,骨瓣应大于血肿范围,以便于止血和清除血肿。术前已有明显脑疝征象或CT检查中线结构有明显移位者,尽管血肿清除后即刻脑未膨起,也应将硬脑膜敞开并去骨瓣减压,以减轻术后脑水肿引起的颅内压增高。由于硬脑膜下血肿常合并脑挫裂伤和脑水肿,所以清除血肿后,也不缝合硬脑膜并去骨瓣减压。对脑内血肿,因多合并脑挫裂伤与脑水肿,清除血肿后也以不缝合硬脑膜并去骨瓣减压为宜。

(2) 去骨瓣减压术:用于重度脑挫裂伤合并严重脑水肿时,做大骨瓣开颅术,敞开硬膜并去骨瓣减压,同时清除挫裂糜烂及血循环不良的脑组织。对于病情较重的广泛性脑挫裂伤伴严重脑水肿或脑疝晚期,可行两侧去骨瓣减压术。

(3) 钻孔引流术:对慢性硬脑膜下血肿,主要采取颅骨钻孔,切开硬脑膜到达血肿腔,置管冲洗清除血肿液。血肿较小者行顶部钻孔引流术,血肿较大者可行顶部和颞部双孔引流术。术后引流48~72小时。患者取头低卧位,并给予较大量的生理盐水和等渗溶液静脉滴注,以促使原受压脑组织膨起复位,消除死腔。

(4) 脑室引流术:脑室内出血或血肿合并脑室扩大,应行脑室引流术。脑室内主要为未凝固的血液时,可行颅骨钻孔穿刺脑室置管引流;如主要为血凝块时,则行开颅术切开皮质进入脑室清除血肿后置管引流。

(5) 钻孔探查术:伤后出现意识障碍进行性加重或出现再昏迷等手术指征,因条件限制术前未能做CT检查,或就诊时脑疝已十分明显,已无时间做CT检查,钻孔探查术是有效的诊断和抢救措施。钻孔从瞳孔首先扩大的一侧开始,或根据神经系体征、头皮伤痕、颅骨骨折的部位来选择;多数钻孔探查需在两侧多处进行。通常先在颞前部(翼点)钻孔,如未发现血肿或怀疑其他部位还有血肿,则依次在额顶部、眉弓上方、颞后部以及枕下部分别钻孔。如钻透颅骨后即见血凝块,为硬脑膜外血肿;如未见血肿则稍扩大骨孔,以便切开硬脑膜寻找硬脑膜下血肿,做脑穿刺或脑室穿刺,寻找脑内或脑室内血肿。发现血肿后即做较大的骨瓣或扩大骨孔以便清除血肿和止血;在大多数情况下,须敞开硬脑膜并去骨瓣减压,以减轻术后脑水肿引起的颅内压增高。

(八) 对症治疗与并发症处理

1. 高热　常见原因为脑干或下丘脑损伤以及呼吸道、泌尿系或颅内感染等。高热造成脑组织相对性缺氧,加重脑的损害,故须采取积极降温措施。可采用物理降温和(或)药物降温,常用冰帽,或头、颈、腋下、腹股沟等处放置冰袋或敷冰水毛巾等方法;体温过高、物理降温无效或引起寒战时,需采用冬眠疗法。

2. 躁动　观察期间的伤员突然变得躁动不安,常为意识恶化的预兆,提示有颅内血肿或脑水肿可能;意识模糊的伤员出现躁动,可能为疼痛、颅内压增高、尿潴留、体位或环境不适等原因引起,须先寻找其原因做相应的处理,然后,才考虑给予镇静剂。

3. 蛛网膜下隙出血　有头痛、发热及颈强直等表现,可给予解热镇痛药作为对症治疗。伤后2~3天当伤情趋于稳定后,可每日或隔日做腰椎穿刺,放出适量血性脑脊液,直至脑脊液清亮为止。受伤早期当颅内血肿不能排除,或颅内压明显增高脑疝不能排除时,禁忌做腰椎穿刺,以免促使脑疝形成或加重脑疝。

4. 外伤性癫痫　脑损伤常继发癫痫,可用苯妥英钠或丙戊酸钠口服预防发作。癫痫发作时用地西泮10~20 mg静脉缓慢注射,可重复注射,抽搐控制后可将地西泮加入10%葡葡糖溶液内静脉滴注，每日用量不超过 100 mg，连续 3 日。癫痫完全控制后，应继续服药 1～2 年，必须逐渐减量直至停药；突然中断服药，常诱发癫痫。如检查脑电图仍有棘波、棘慢波或阵发性慢波存在时，不应减量或停药。然而，目前绝大多数的研究不支持预防性使用抗惊厥药物来预防迟发性外伤性癫痫，不推荐常规抗癫痫预防治疗超过一周，如果迟发性外伤性癫痫出现了，病人就根据新发癫痫的规范方法来治疗。苯妥英钠可以降低早期外伤性癫痫的发生率。丙戊酸钠同苯妥英钠一样可以降低早期外伤性癫痫的发生率，但可能与死亡率增高有相关性。

5. 消化道出血　为下丘脑或脑干损伤引起应激性溃疡所致，大量使用皮质激素也可诱发。治疗见有关章节。

6. 尿崩　为下丘脑受损所致，尿量每日超过 4 000 ml，尿比重小于 1.005。给予垂体后叶素，首次 2.5～5 U 皮下注射，记录每小时尿量，如每小时超过 200 ml 时，追加 1 次用药。也可用醋酸去氨加压素静脉注射、口服或鼻滴剂。较长时间不愈者，可肌内注射长效的鞣酸加压素油剂。尿量增多期间，须注意补钾，定时监测血电解质。

7. 急性神经源性肺水肿　可见于下丘脑和脑干损伤。按急性肺水肿治疗。

第四节　脊柱、脊髓损伤

脊柱具有支持躯体，保护脊髓和内脏以及负重、运动、吸收震荡和平衡肢体的功能。脊髓在上、下肢神经纤维发出处各形成一个纺锤形膨大处，颈膨大位于颈椎 5～7 平面，上肢感觉和运动中枢集中于此处，包括颈髓 5～8 节和胸椎 1～2 节。腰膨大位于第十胸椎与第一腰椎之间，包括所有腰髓和骶髓 1～2 节，是下肢运动、感觉以及膀胱自主排尿中枢集中的部位。

脊柱、脊髓伤是一种严重创伤，其发生率占全身各部位骨折的 5%～7%，胸腰段脊柱、脊髓伤多见。在战时或其他自然灾害时可能大量发生。脊柱骨折脱位常伴发脊髓和神经根损伤，导致伤情更加严重复杂，处理也困难。

【脊柱骨折或脱位】

一、病因和分类

脊柱骨折或脱位可由高处坠落、工业、交通事故和体育运动伤等多种原因造成。按损伤机制可分为脊柱屈曲型损伤、伸展型损伤、旋转性损伤、纵向压力型损伤和直接暴力型损伤。按损伤部位可分为颈椎、胸椎、腰椎和骶椎骨折或骨折脱位。

（一）胸、腰椎骨折或脱位

1. 单纯性楔形压缩性骨折　是暴力旋转的力量使脊柱向前屈曲所致脊柱前柱损伤，后方的结构很少受影响，椎体通常成楔形。该型骨折不损伤中柱，脊柱仍保持其稳定性。此类骨折通常为高空坠落伤，足、臀部着地，身体猛烈屈曲，产生了椎体前半部压缩。

2. 稳定性爆裂型骨折　是脊柱前柱和中柱的损伤，通常亦为高空坠落伤，足臀部着地，脊柱保持正直，胸腰段脊柱的椎体受力最大，因挤压而破碎，由于不存在旋转力量，脊柱的后柱则不受影响，因而仍保留了脊柱的稳定性；但破碎椎体与椎间盘可以突出于椎管前方，损伤脊髓而产生神经症状。

3. 不稳定性爆裂型骨折　前、中、后三柱同时受到损伤,暴力造成压缩以及旋转,使后柱出现断裂,导致脊柱不稳定,出现创伤后脊柱后凸和进行性神经症状。

4. Chance骨折　为椎体水平状撕裂性损伤,也是不稳定性骨折,较少见。由高空仰面落下,着地时背部被物体阻挡,使脊柱过伸,前纵韧带断裂,椎体横形裂开,棘突互相挤压而断裂,可以发生上一节椎体向后移位;也有人认为是脊柱屈曲的后果。

5. 脊柱骨折—脱位　又名移动性损伤。车祸时暴力直接来自背部后方的撞击;或弯腰工作时,重物高空坠落直接打击背部。在强大暴力作用下,椎管的对线对位被完全破坏,在损伤平面,脊椎沿横面产生移位。损伤平面通过椎间盘,同时还有旋转力量的参与,因此脱位程度重于骨折。当关节突完全脱位时,下关节突移至下一节脊椎骨的上关节突的前方,互相阻挡,称关节突交锁。这类损伤极为严重,脊髓损伤难免,预后差。

另外还有一些单纯性附件骨折如椎板骨折与横突骨折,不会产生脊椎的不稳定,称为稳定型骨折。

(二) 颈椎骨折

1. 屈曲型损伤　这是前柱压缩、后柱牵张损伤的结果,临床上常见的有:

(1) 前方半脱位(过屈型扭伤):这是脊椎后柱韧带破裂的结果,有完全性与不完全性两种。完全性的棘上韧带、棘间韧带,甚至脊椎关节囊和横韧带都有撕裂,而不完全性的则仅有棘上韧带和部分性棘间韧带撕裂。这种损伤可以有30%～50%的迟发性脊椎畸形及四肢瘫痪发生率,因此是一种隐匿型颈椎损伤。

(2) 双侧脊椎间关节脱位:因过度屈曲后中、后柱韧带断裂,暴力使脱位的脊椎关节突超越至下一个节段小关节的前方与上方。椎体脱位程度至少要超过椎体前后径的1/2,脱位椎体的下关节突移位于下一个节段上关节突的前方。该类病例大都有脊髓损伤。

(3) 单纯性楔形(压缩性)骨折:多见于骨质疏松者,椎体前缘骨皮质嵌插成角,或椎体上缘终板破裂压缩,多有不同程度后方韧带结构破裂。

2. 垂直压缩所致损伤　暴力是经Y轴传递,无过屈或过伸力量,如高台跳水。

(1) 第一颈椎双侧性前、后弓骨折:又名Jefferson骨折,X线片上很难发现骨折线,CT检查可以清晰地显示骨折部位、数量及移位情况,MRI检查能显示脊髓受损情况。

(2) 爆裂型骨折:为下颈椎椎体粉碎性骨折,多见于C5、C6椎体,破碎的骨折片不同程度凸向椎管内,瘫痪发生率高达80%,还常合并有颅脑损伤。

3. 过伸损伤

(1) 过伸性脱位:最常发生于高速驾驶汽车时,因急刹车或撞车,由于惯性作用,头部撞到挡风玻璃或前方座椅的靠背上,并迫使头部过度仰伸,接着又过度屈曲,使颈椎发生严重损伤。使前纵韧带破裂,椎间盘水平状破裂,上一节椎体前下缘撕脱骨折和后纵韧带断裂。损伤的结果使颈椎向后移动,并有脊柱后凸,使脊髓夹于皱缩的黄韧带和椎板之间而造成脊髓中央管周围损伤。部分病例,特别是年老者,原有的下颈椎后方的骨刺可以撞击脊髓,使受损脊髓的平面与骨折的平面不符合。本病的特征性体征是额面部有外伤痕迹。

(2) 损伤性枢椎椎弓骨折:此型损伤的暴力来自颏部,使颈椎过度仰伸,在枢椎的后半部形成强大的剪切力量,使枢椎的椎弓不堪忍受而发生垂直状骨折。因多见于被缢死者,故又名"缢死者骨折"。目前多发生于高速公路上的交通事故。

4. 不甚了解机制的骨折

齿状突骨折及分型:引起齿状突骨折的机制还不明确,可能有好几种复合暴力。齿状突骨折可分为三型:第 1 型,齿状突尖端撕脱骨折;第 2 型,齿状突基部、枢椎体上方横形骨折;第 3 型,枢椎体上部骨折,累及枢椎的上关节突,一侧或为双侧性(图 35－4)。第 1 型较为稳定,并发症少,预后较佳;第 2 型多见,因该处血供不佳,不愈合发生率高达 70%,因此需手术者多;第 3 型骨折稳定性好,血供好,愈合率高,预后较好。

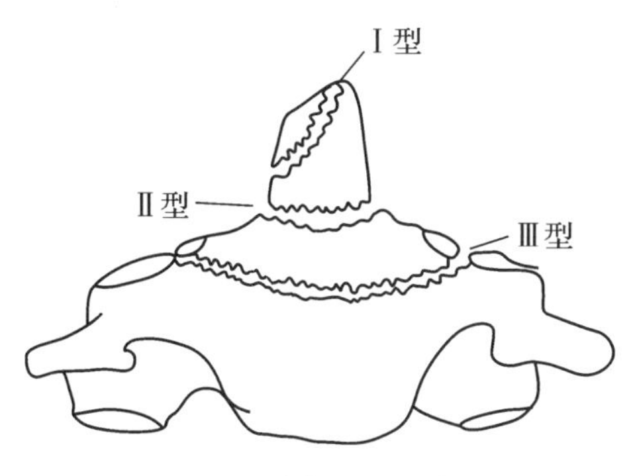

图 35－4　齿状突骨折的分型

二、临床表现、检查和诊断

1. 有严重外伤病史,如高空坠落,重物撞击腰背部,塌方事件被泥土、矿石掩埋等。主要症状为局部疼痛,站立及翻身困难。

2. 检查时要详细询问病史、受伤方式、受伤时姿势、伤后有无感觉及运动障碍。

3. 检查脊柱时暴露面应足够,必须用手指从上至下逐个按压棘突,检查有无脊髓或马尾神经损伤的表现,如有神经损伤表现,应及时告诉家属或陪伴者,并及时记载在病史卡上。

4. 影像学检查有助于明确诊断,确定损伤部位、类型和移位情况。

(1) X 线摄片:是首选的检查方法。老年人摄片部位必须注明包括下胸椎在内。通常要拍摄正侧位两张片子,必要时加拍斜位片。X 线检查不能显示出椎管内受压情况。

(2) CT 检查:凡有中柱损伤或有神经症状者均须做 CT 检查,CT 检查既可以显示出椎体的骨折情况,又可以显示出有无碎骨片突出于椎管内,并可计算出椎管的前后径与横径损失了多少。CT 检查不能显示出脊髓受损情况,必要时需做 MRI 检查。

(3) MRI 检查:在 MRI 片上可以看到椎体骨折出血所致的信号改变和前方的血肿,还可以看到因脊髓损伤所表现出的异常高信号。

根据有无严重外伤病史、症状和体征以及影像学改变诊断不难。

三、急救搬运

脊柱骨折者从受伤现场运输至医院内的急救搬运方式至关重要。正确的方法是采用硬担架、木板甚至门板运送。先使伤者的双下肢伸直,木板放在伤员一侧,三人用手将伤员平托至门板上;或二三人采用滚动法,使伤员保持平直状态,成一整体滚动至木板上。

四、治疗

对有严重多发伤者,应优先治疗危及生命的损伤,以挽救伤员的生命。

(一) 胸腰椎骨折的治疗

1. 单纯性压缩性骨折的治疗　椎体压缩不到1/5者,或年老体弱不能耐受复位及固定者可仰卧于硬板床上,骨折部位垫厚枕,使脊柱过伸,同时嘱伤员3天后开始腰背肌锻炼。2个月后骨折基本愈合,第3个月可以下地稍许活动,但仍以卧床休息为主。3个月后逐渐增加下地活动时间。

椎体压缩高度超过1/5的青少年及中年伤者,可用两桌法过仰复位。复位后即可在此位置包过伸位石膏背心,也可先上石膏后壳,干硬后伤员仰卧在石膏后壳上,再包成完整的石膏背心。石膏干透后,鼓励伤员起床活动。固定时间约3个月。在固定期间,坚持每天做背肌锻炼,并逐日增加锻炼时间。

2. 爆裂型骨折的治疗　对没有神经症状的爆裂型骨折的伤员,经CT证实没有骨块挤入椎管内者,可以采用双踝悬吊法复位,因其纵向牵引力较大,比较安全,但应小心谨慎操作。对有神经症状和有骨折块挤入椎管内者,应进行手术治疗。

3. 手术　Chance骨折,屈曲-牵拉型损伤及脊柱移动性骨折—脱位者,都需做经前后路复位及内固定器安装术。

(二) 颈椎骨折的治疗

1. 颈椎半脱位　在急诊时往往难以区别出是完全性撕裂或不完全性撕裂,为防止产生迟发性并发症,可予以石膏颈围固定3个月。如后期出现颈椎不稳定与畸形的病例可采用脊柱融合术。

2. 稳定型的颈椎骨折　如轻度压缩性骨折可采用颌枕带卧位牵引复位。复位后用头颈胸石膏固定3个月。石膏干硬后可起床活动。压缩明显的和有双侧椎间关节脱位的可以采用持续颅骨牵引复位再辅以头颈胸石膏固定,固定时间约3个月。有四肢瘫者及牵引失败者须行手术复位。

3. 单侧小关节脱位　没有神经症状,特别是椎管偏大者可以先用持续骨牵引复位,牵引时间约8小时;在牵引过程中不宜手法复位,以免加重神经症状。复位困难者仍以手术为宜。

4. 爆裂型骨折伴有神经症状　原则上应该早期手术治疗。但该类患者大部分病情严重、有严重并发伤,有时需等待情况稳定后再手术治疗。

5. 过伸性损伤　特别是损伤性枢椎椎弓骨折伴发神经症状者很少,没有移位者可采用保守治疗,牵引2～3周后上头颈胸石膏固定3个月;但有移位者应手术。有脊髓中央管周围损伤者一般也采用非手术治疗。椎管狭窄或脊髓受压者应在伤后2～3周时做椎管减压术。

【脊髓损伤】

脊髓损伤是脊柱骨折或脱位的严重并发症,由于椎体的移位或碎骨片突出于椎管内,使脊髓或马尾神经产生不同程度的损伤。胸腰段损伤使下肢的感觉与运动产生障碍,称为截瘫;而颈段脊髓损伤后,双上肢也有神经功能障碍,为四肢瘫痪,简称“四肢瘫”。

一、损伤类型

按脊髓损伤的部位和程度,可分为:

1. 脊髓震荡　脊髓遭受强烈震荡后立即发生暂时性弛缓性瘫痪称为脊髓震荡，表现为损伤平面以下感觉、运动、反射及括约肌功能全部丧失；但数分钟或数小时内即可完全恢复。

2. 脊髓休克　各种严重的脊髓损伤后，立即发生损伤平面以下弛缓性瘫痪，这是失去高级中枢控制的一种病理现象，称之为脊髓休克；2～4周后这一现象可根据脊髓实质性损害程度的不同而发生损伤平面以下不同程度的痉挛性瘫痪。因此，脊髓休克与脊髓震荡是两个完全不同的概念。

3. 脊髓挫伤与出血　指脊髓的实质性破坏，外观虽完整，但脊髓内部可有出血、水肿、神经细胞破坏和神经传导纤维束的中断。脊髓挫伤的程度有很大的差别，轻者仅为少量的水肿和点状出血，重者则有成片挫伤、出血，甚至有脊髓软化及瘢痕的形成。

4. 脊髓断裂　脊髓的连续性中断，分完全性或不完全性脊髓断裂，不完全性常伴有挫伤又称挫裂伤。脊髓断裂后恢复无望，预后恶劣。

5. 脊髓受压　骨折移位或碎骨片与破碎的椎间盘挤入椎管内直接压迫脊髓，皱褶的黄韧带以及急速形成的血肿也可以压迫脊髓，由此产生一系列脊髓损伤的病理变化。及时去除压迫物后脊髓的功能可望全部或部分恢复；如果压迫时间过久，脊髓因血液循环障碍而发生软化、萎缩或瘢痕形成，即使手术解除压迫瘫痪也难以恢复。

6. 马尾神经损伤　第2腰椎以下骨折脱位可产生马尾神经损伤，表现为受伤平面以下出现弛缓性瘫痪。马尾神经完全断裂者少见。

二、临床表现

1. 脊髓损伤　在脊髓休克期间表现为受伤平面以下出现弛缓性瘫痪，运动、反射及括约肌功能丧失，有感觉丧失平面及大小便不能控制。2～4周后逐渐演变成痉挛性瘫痪，表现为肌张力增高，腱反射亢进，并出现病理性锥体束征。胸段脊髓损伤表现为截瘫。颈段脊髓损伤则表现为四肢瘫，上颈椎损伤的四肢瘫均为痉挛性瘫痪；而下颈椎损伤的四肢瘫其上肢表现为弛缓性瘫痪，下肢为痉挛性瘫痪。

(1) 脊髓半切征：又名Brown-Sequard征。损伤平面以下同侧肢体的运动及深感觉消失，对侧肢体痛觉和温觉消失。

(2) 脊髓前综合征：颈段脊髓前方受压严重，有时可引起脊髓前中央动脉闭塞，出现四肢瘫痪，下肢瘫痪重于上肢瘫痪，但下肢和会阴部仍保持位置觉和深感觉，有时甚至还保留有浅感觉。

(3) 脊髓中央管周围综合征：多数发生于颈椎过伸性损伤。颈椎管因颈椎过伸而发生急剧容积变化，脊髓受皱褶黄韧带、椎间盘或骨刺的前后挤压，使脊髓中央管周围的传导束受到损伤，表现为损伤平面以下的四肢瘫，上肢重于下肢，没有感觉分离，预后差。

2. 脊髓圆锥损伤　正常人脊髓终止于第1腰椎体的下缘，因此第1腰椎骨折可发生脊髓圆锥损伤，表现为会阴部皮肤呈“鞍状”感觉缺失，括约肌功能丧失，大小便不能控制和性功能障碍，两下肢的感觉和运动仍保留正常。

3. 马尾神经损伤　马尾神经起自第2腰椎的骶脊髓，一般终止于第1骶椎下缘。马尾神经损伤很少为完全性的。表现为损伤平面以下弛缓性瘫痪，有感觉及运动功能障碍及括约肌功能丧失，肌张力降低，腱反射消失，没有病理性锥体束征。

三、治疗

1. 合适的固定　防止因损伤部位的移位而造成脊髓的再损伤。

2. 减轻脊髓水肿和继发性损害

(1) 皮质激素:地塞米松 10～20 mg 静脉滴注,连续应用 5～7 天后,改为口服,维持 2 周左右。受伤后 8 小时以内者还可采用甲泼尼龙冲击,首剂 30 mg/kg 一次给药,15 分钟静脉注射完毕,休息 45 分钟,在以后 23 小时内以每小时 5.4 mg/kg 剂量持续静脉滴注。

(2) 脱水:20%甘露醇 250 ml,静脉滴注,每日 2 次,连续 5～7 次。

(3) 高压氧治疗:伤后 2 小时内进行高压氧治疗效果最好,伤后 4～6 小时内应用亦可收到良好的效果。

3. 手术治疗　手术只能解除对脊髓的压迫和恢复脊柱的稳定性,目前还无法使损伤的脊髓恢复功能。手术的途径和方式视骨折的类型和致压物的部位而定。

手术的指征:① 脊柱骨折—脱位有关节突交锁者;② 脊柱骨折复位不满意,或仍有脊柱不稳定因素存在者;③ 影像学显示有碎骨片凸出至椎管内压迫脊髓者;④ 截瘫平面不断上升,提示椎管内有活动性出血者。

四、并发症及防治

1. 呼吸衰竭与呼吸道感染　这是颈脊髓损伤的严重的并发症和主要死亡原因。

腹式呼吸来自膈肌的收缩。膈神经由颈 3、4、5 组成,颈 4 是主要的成分。颈 1、2 脊髓损伤的伤者往往在现场即已死亡;颈 3、4 脊髓损伤由于影响到膈神经的中枢,常在早期因呼吸衰竭而死亡;即使是颈 4、5 以下的脊髓损伤,也常因伤后脊髓水肿的蔓延、波及中枢而产生呼吸功能障碍。下颈椎损伤由于呼吸肌力量不足,呼吸费力,呼吸道的分泌物不易排出,久卧者容易产生坠积性肺炎。其结果是伤者因呼吸道感染难以控制或痰液堵塞气管因窒息而死亡。

气管切开可以减少呼吸道死腔,及时吸出呼吸道内分泌物,还可以经气管给予药物;采用呼吸机进行辅助呼吸能维持呼吸功能,为治疗和康复赢得时间。

2. 泌尿生殖道的感染和结石　由于括约肌功能的丧失,伤员因尿潴留而需长期留置导尿管,容易发生泌尿道的感染与结石,男性病员还会发生副睾丸炎。

防治方法:① 伤后 2～3 周开始定期开放导尿管,其余时间夹闭,使膀胱充盈,避免膀胱肌肉挛缩,并教会伤员在膀胱区按摩加压,排空尿液,训练成自主膀胱,争取早日拔去导尿管,这种方法对马尾神经损伤者特别有效。② 教会患者遵循严格无菌操作法,自行定时插导尿管排尿。③ 需长期留置导尿管而又无法控制泌尿生殖道感染者,做永久性耻骨上膀胱造瘘术。④ 在脊髓损伤 4～6 个月,截瘫平面稳定后,利用损伤平面以下的废用神经创建了一个人工体神经-内脏神经反射弧(肖式手术和肖氏神经反射弧),用以控制排尿。根据所用神经节段的不同,大部分患者可于 1 年左右显著地恢复膀胱功能,并能控制大便,部分患者可不同程度地恢复性功能。

多饮水可以防止泌尿道结石,每日饮水量最好达 3 000 ml 以上。

3. 压疮　截瘫患者长期卧床,皮肤知觉丧失,骨隆突部位的皮肤长时间受压于床褥与骨隆突之间容易发生压疮,而且一旦发生就经久不愈。

防治方法：① 床褥平整柔软，可用气垫床；保持皮肤清洁干燥；② 每2～3小时翻身1次，日夜坚持；③ 对骨隆突部位每日用50%乙醇擦洗，滑石粉按摩；④ 浅表压疮可以用红外线灯烘烤，但需注意发生继发性灼伤；⑤ 深度压疮应剪除坏死组织，勤换敷料；⑥ 炎症控制，肉芽新鲜时，做转移皮瓣缝合。

4. 体温失调　颈段脊髓损伤后，自主神经系统功能紊乱，受伤平面以下皮肤不能出汗，对气温的变化丧失了调节和适应能力，常易产生高热，可达40℃以上。

防止和处理方法：① 将伤者安置在设有空调的室内；② 物理降温，如冰敷、冰水灌肠、乙醇擦浴；③ 药物疗法，输液和冬眠药物。

第五节　多　发　伤

关于多发伤的定义，目前国内外尚无统一的标准，综合国内外文献报道，多发伤可定义为同一致伤因子引起的两处或两处以上的解剖部位或脏器的创伤，且至少有一处损伤是危及生命的。因此，凡符合以下伤情两条以上者可定为多发伤。

1. 头颅伤　颅骨骨折，伴有昏迷、半昏迷的颅内血肿、脑挫伤、颌面部骨折。
2. 颈部伤　颈部外伤伴有大血管损伤、血肿、颈椎损伤。
3. 胸部伤　多发肋骨骨折、血气胸、肺挫伤，心、大血管、气管破裂，膈疝。
4. 腹部伤　腹腔内出血，腹内脏器破裂，腹膜后大血肿。
5. 泌尿生殖系统损伤　肾破裂、膀胱破裂、子宫破裂、尿道断裂、阴道破裂。
6 复杂性骨盆骨折(或伴休克)。
7. 脊椎骨折、脱位伴脊髓伤，或多发脊椎骨折。
8. 上肢肩胛骨、长骨骨折，上肢离断。
9. 下肢长管状骨干骨折，下肢离断。
10. 四肢广泛皮肤撕脱伤。

单纯的脊椎压缩性骨折、轻度软组织伤、手足骨折等，因对整体影响不大，不应作为多发伤的条件。

【病理生理特点】

一、致伤因素与病理特征

多发伤具有创伤部位多、伤情严重、组织破坏广泛和生理扰乱大的特点。各种致伤因素引起不同的病理特征，如工、矿事故，建筑倒塌造成的挤压或撞击常发生多处肋骨骨折、脊柱骨折、挤压综合征等；高处坠落伤，常有骨折和胸腹多脏器联合伤。偶尔在很轻微的创伤情况下，如平地跌倒、自行车跌下等，当时未发现严重创伤，但随后却出现肝脾延迟性破裂、迟发性颅内出血等严重情况。

二、应激反应剧烈

多发伤常有失血性或创伤性休克，反射性兴奋交感-肾上腺髓质系统，释放大量去甲肾上腺素和肾上腺素，使心跳加快加强，以提高心排出量；外周小血管收缩，内脏、皮肤及四肢血流量减少,血管内外的体液转移来调节心血管的功能和补偿血容量的变化,以保证心脑能得到较好的血液灌注。低血容量使肾血流量减少,激活肾素-血管紧张素-醛固酮系统,增加钠和水的重吸收;另外,下丘脑-垂体系统分泌大量的抗利尿激素,也促进远端肾小管对水的重吸收,与醛固酮协同作用维持血容量。但如果失血量大,持续时间长,失血得不到及时纠正,组织在低灌注状态下释放活性物质,如缓激肽、5-羟色胺、血栓素、前列腺素等,使毛细血管通透性增加,有效循环血量减少;由于缺血缺氧、ATP减少,造成容量进一步丢失,使血流动力学紊乱、休克加重。

三、免疫功能紊乱

机体遭受严重创伤后,破坏或缺血缺氧组织激活并释放血管活性物质和炎性介质、活性裂解产物,导致异常炎性反应,抑制免疫功能,尤其是细胞免疫功能。严重创伤、出血性休克引起肠黏膜缺血水肿,局部坏死,肠道屏障遭到破坏,肠道通透性增高和免疫功能抑制,使肠道内细菌及毒素穿过肠黏膜上皮细胞或间隙进入固有层,侵入淋巴、血流,并扩散至全身致肠源性感染。

四、高代谢状态

多发伤后发生的应激性反应,可导致机体高代谢状态,一般在伤后第三天就会出现,可持续14～21天。高代谢反应包括心血管和代谢两个方面变化,表现为心率加快,心输出量增加,外周循环阻力下降;血中白细胞增加;静息能耗增加,氧耗量增加,糖类、脂类和外周氨基酸的利用增加;糖代谢紊乱,糖原分解、脂肪动员,血糖升高;肌肉蛋白严重分解,尿氮丢失,血尿素氮升高,负氮平衡显著;血浆中游离脂肪酸和游离氨基酸浓度升高而进行分解。高代谢状态若不加控制,将发展成为MODS。

五、容易发生MODS

严重创伤及创伤性休克是MODS的一个重要诱因,在休克的基础上并发感染加速MODS的进程。胃肠道常是MODS的"始动部位",而高代谢状态和异常的免疫反应可促进MODS的发生发展。

【临床特点】

多发伤伤势严重,应激反应剧烈,伤情变化快,常具有以下的特点。

一、根据不同部位、脏器和损伤程度,早期临床表现各异

1. 开放伤可自伤口流出不同性质和数量的液体。
2. 颅脑伤表现有不同程度的神志改变和瞳孔变化。
3. 胸部伤多表现为呼吸功能障碍、循环功能紊乱、低氧血症和低血压。
4. 腹部伤早期表现腹内出血、腹膜刺激征或低血压。
5. 脊柱、脊髓伤可出现肢体运动障碍或感觉丧失。
6. 长骨干骨折可表现肢体变形或活动障碍。

二、休克发生率高

由于多发伤损伤范围广、创面大、失血多，创伤的应激反应剧烈，以及剧烈的疼痛，易发生失血性或创伤性休克，严重胸外伤伴血气胸的休克发生率为70%，伴有肝脾破裂的严重腹部外伤的休克发生率为80%，严重骨盆骨折为35%，严重多发伤休克发生率为50%～70%。有时与心源性因素，如心脏压塞、心肌挫伤、创伤性心肌梗死等同时存在。

三、严重低氧血症

多发伤早期低氧血症发生率很高，甚至高达90%，尤其是颅脑伤、胸部伤伴有休克或昏迷者，PaO_2 可降至30～40 mmHg。多发伤早期低氧血症可分为两型：① 呼吸困难型，患者缺氧明显，极度呼吸困难，辅助呼吸肌收缩明显，此型呼吸困难是由于通气换气障碍引起；② 隐蔽型，此型呼吸困难是由于循环障碍全身氧供不足、脑缺氧而引起；临床缺氧体征不明显，仅表现为烦躁不安、呼吸增快；随着休克的纠正 PaO_2 将显著改善。

四、易继发感染

多发伤后机体的免疫功能受到抑制，伤口污染严重，肠道细菌移位，使用侵入性导管等因素导致继发感染的发生率极高，而且多发伤的感染多为混合感染，菌群包括革兰阳性菌、革兰阴性菌及厌氧菌，还容易发生耐药菌和真菌的感染。

五、易发生MODS和MOF，死亡率高

由于休克、感染及高代谢反应，多发伤极易并发MODS和MOF。器官衰竭发生的顺序依次是肺、肝、胃黏膜与肾。衰竭的脏器数目越多，死亡率越高。据统计，一个脏器衰竭死亡率为25%，两个脏器衰竭的死亡率为50%，三个脏器衰竭的死亡率为75%，四个以上脏器衰竭无一生存。

六、容易漏诊

多发伤常常是开放伤与闭合伤、明显外伤与隐蔽外伤并存，加之时间紧迫，容易发生漏诊。腹部伤是最常见的漏诊、误诊部位，即使在剖腹探查中，术者满足于一、二处伤的发现，而导致腹膜后脏器如胰、十二指肠、升降结肠损伤的漏诊。多发伤时如漏诊胸、腹、腹膜后三腔内出血，往往失去抢救机会，应引起临床医师注意。

【诊　断】

多发伤的诊断须遵循以下原则：

1. 抢救生命为第一要素，危重伤员应先抢救后诊断。

2. 生命体征尚不稳定的危重伤员，以物理检查为主，初步诊断为致命伤者不宜搬动伤员进行特殊检查，以免加重伤势，耽误抢救时间。

3. 多发伤的临床表现可相互重叠或掩盖，早期应重点检查头、胸、腹部内出血和脏器伤。

4. 一处伤处理后伤情、休克仍无改善，应积极寻找引起休克的其他原因，不可满足一处

伤的诊断,失去手术的最佳时机。

5. 多发伤伤情复杂,伤势变化发展快,主要矛盾可能转化,因此必须动态观察伤势的演变趋向,以防漏诊、误诊。

一、迅速判断威胁生命的征象

在抢救现场或急诊室,急诊医师首先要对伤者进行快速的检查,特别是神志、面色、呼吸、血压、脉搏、瞳孔等生命体征和出血情况,确认伤者是否存在呼吸道梗阻、休克、大出血等致命性损伤。对心跳呼吸骤停者,应立即进行心肺复苏;神志昏迷者,要保持呼吸道通畅,观察记录神志、瞳孔、呼吸、脉搏和血压的变化。

二、后续诊断

待生命体征稳定后,进一步询问病史,进行仔细的体格检查、实验室检查及特殊检查,以获得尽可能准确的诊断。

1. 病史采集　通过询问伤者、护送人员或事故目击者,问清受伤时间、受伤方式、撞击部位、落地位置、处理经过、上止血带时间、有否昏迷史等。

2. 体格检查　为了不遗漏重要的伤情,应按照 Freeland 等建议"CRASHPLAN"检查顺序进行细致的体格检查。

3. 实验室检查　多发伤患者都应立即查血型和交叉配血,做血气分析,测定血红蛋白、红细胞压积、血白细胞计数;还需测定肝功能、血电解质、血糖、血尿素氮、血肌酐及尿常规等。根据需要血液学检查可反复多次进行。

4. 特殊检查　如患者全身情况允许可以搬动,应进行 X 线检查、超声检查、腹腔镜、CT 检查及 MRI 检查。有条件可进行床旁摄片、床旁 B 超检查。另外,胸腔穿刺、腹腔穿刺方法简单,可反复多次进行。

三、动态观察

多发伤是一种变化复杂的动态损伤,初期的检查得出的结论可能是不全面的,必须进行动态观察。再评估的重点有:腹膜后脏器的损伤,如十二指肠破裂、胰腺损伤,隐性大出血,继发性颅内、胸内、腹腔内出血等。

四、伤情评估

正确评价多发伤伤情严重程度,是判断其预后和制订抢救方案极为重要的依据,目前创伤伤情严重度的评估方法很多,各有利弊,此处不再赘述。

【急诊治疗】

在多发伤的急诊治疗时,应树立"以病人为中心"的观念,将各部位的创伤视为一个整体,根据伤情的需要从全局的观点制定抢救措施、手术顺序及脏器功能的监测与支持。需要成立一个由急诊科牵头、全院范围的创伤救治组,负责多发伤的全过程的抢救和治疗。多发伤的处理包括现场急救、生命支持与进一步处理。

一、现场急救

急救人员必须迅速到达现场，去除正在威胁伤员生命安全的因素。现场急救的关键是气道管理、心肺脑复苏、包扎止血、抗休克、骨折固定及安全地运送，使伤者能活着到医院。

二、生命支持

1. 呼吸道管理　多发伤患者如出现窒息，不及时解除，将迅速致命。建立人工气道最可靠的方法是气管插管，它能完全控制气道、防止误吸、保证供氧及便于给药。对有颈椎骨折的患者，颈部不能过伸，紧急情况下可行环甲膜穿刺术，然后行气管切开术。

2. 心肺脑复苏　心肺脑复苏另有一章专述。对于多发伤患者如伴有胸骨骨折、多发肋骨骨折、血气胸、心脏压塞、心肌破裂，可行开胸心肺复苏。

3. 抗休克治疗　多发伤患者到急诊科时大多伴有休克。在控制外出血的基础上，根据血压、脉搏、皮温、面色判断休克程度进行抗休克治疗，要迅速建立两条以上的静脉通路，必要时行深静脉穿刺置管术，便于输液和监测。具体抗休克治疗见有关章节。

4. 损伤控制性复苏　凝血功能障碍在严重多发伤患者伤后早期甚至极早期即已存在，对其进行早期的有效干预可改善患者预后。导致创伤后凝血功能障碍(创伤性凝血病)的六项基本因素包括:组织损伤、休克、血液稀释、低体温、酸中毒及炎症反应。凝血功能障碍与50%左右的失血性创伤患者的死亡有关。目前尚无明确的方法能早期预测凝血病的发生，临床上可以根据创面、浆膜表面、皮肤切缘、血管穿刺处等部位的广泛渗血来初步判断。对伴有创伤性凝血病的严重多发伤患者，损伤控制复苏的核心处置措施为强调容许性低血压复苏，即在大出血控制前目标收缩压维持于80～100 mmHg左右即可，除非患者伴发颅脑损伤;强调早期确切地纠正凝血功能障碍，提倡以血液制品而非晶体液进行复苏，限制晶体液的使用。推荐早期输注新鲜冰冻血浆和浓缩红细胞，两者输注比例为1∶1。损伤控制复苏的推荐适应证为:① 严重失血性休克且需立即进行损伤控制性手术者;② 预计需要大量输血和(或)输液的患者;③ 已存在凝血功能障碍临床表现或存在高危因素患者。损伤控制复苏的终点是患者的血流动力学状况及凝血功能恢复稳定。

三、处理各脏器损伤

当患者的生命体征稳定或基本稳定后，应进一步处理各系统脏器的损伤。

1. 颅脑损伤的处理　有颅脑损伤者，应注意防治脑水肿，可用20%甘露醇、呋塞米脱水，或用胶体液提高胶体渗透压。限制输液量，这与抗休克措施相矛盾，应兼顾两者，灵活掌握。如明确有颅内血肿，应尽早开颅减压，清除血肿。

2. 胸部损伤的处理　有反常呼吸者，可局部加压固定或用呼吸机正压通气。有血气胸者，行胸腔闭式引流，当置管后一次引出1 000～1 500 ml以上血量，或3小时内引流速度每小时超过200 ml，应行剖胸探查术。心脏损伤者，应及时手术修补。

3. 腹部损伤的处理　多发伤应密切注意腹部体征，必要时行B超检查或腹穿，有指征及时剖腹探查。

4. 四肢、骨盆和脊柱脊髓损伤的处理　多发伤患者90%以上合并骨折。四肢开放性骨折应尽早行清创和内固定手术;对于闭合性骨折可采用骨牵引、石膏固定等方法，待患者情况稳定后再做进一步处理。骨盆骨折合并血管、神经和盆腔内脏器损伤时,应及时手术治疗。脊柱骨折的处理原则参见第三节。

四、手术治疗

1. 多发伤手术治疗的特点　多发伤患者伤情危重,常有失血性或创伤性休克、中枢神经系统功能障碍、呼吸循环功能衰竭等。这些紊乱或功能障碍常常相互影响,形成恶性循环,及时手术可以阻断恶性循环,使患者脱离危重状态。但如果处理不当,手术本身也是一个创伤,可加重恶性循环,进而加重病情。必须严格选择手术适应证,把握手术时机,合理安排手术先后的顺序。

2. 手术类型

(1) 紧急手术:该类手术不能拖延,如心脏贯通伤、大血管伤,手术越快越好,目的是修补出血部位,制止大出血。这些患者入院时血压很低,甚至测不出,随时有生命危险,许多患者将死在运送手术室过程中,所以需立即就地进行手术。

(2) 急诊手术:如脾破裂、肝破裂、子宫破裂、硬膜外血肿、开放性骨折、大面积清创等患者,可以拖延2～3小时,待病情进一步诊断明确后或血压恢复到一定水平,做好较充分的术前准备后进行手术。

(3) 择期手术:手术的目的是为了改善治疗效果,可在生命体征完全平稳后再进行。

3. 手术顺序　多发伤往往有两个以上的部位需要手术,手术顺序主要根据受伤器官的严重性和重要性来决定。一般是按紧急、急性、择期的顺序,如果同时都属紧急或急性时,可按下列顺序进行:

(1) 严重的颅脑外伤伴有胸腹内脏器损伤都需要紧急手术处理,应分组同时进行。

(2) 胸腹联合伤可同台分组行剖胸及剖腹探查术。多数情况下,胸腔内虽无大出血,但有肺组织损伤及漏气,可先做胸腔闭式引流,再行剖腹探查术。如伴有脊髓受压,可在胸腹部手术完毕后翻身行椎板减压脊髓探查术。

(3) 四肢开放性骨折需急诊手术处理,应在剖腹剖胸术后进行,闭合性骨折可择期处理。

同时有开放伤和闭合伤,如时间未超过8小时,应先行无菌的闭合伤,再进行污染的开放伤和空腔脏器破裂手术。

4. 多发伤一期手术和骨折早期内固定治疗

(1) 所谓多发伤一期手术治疗,是在伤者的生命体征稳定或趋于稳定时,对两个或两个以上的损伤部位分组同台行手术治疗。多发伤一期手术治疗与传统的分期治疗相比,有明显的优越性:① 减少并发症的发生率,降低死亡率;② 加速患者康复,缩短住院时间;③ 树立抢救中的整体观,消除推诿现象。

(2) 现在认为骨折和骨关节损伤早期进行内固定治疗有利于骨折愈合,应尽早进行。

五、营养支持

创伤后机体处于高代谢状态,能量消耗增加,大量蛋白质分解,负氮平衡,如不能及时纠正,患者易发生感染和MODS。因此,创伤后必须给予营养支持治疗,对消化道功能正常者,以口服为主;昏迷或不愿进食的患者,可采用鼻饲或造瘘,或给予胃肠外营养。

六、防治感染

早期对局部创口进行彻底清创处理，选用适当的抗生素，以预防感染发生；一旦发生，应及时处理感染病灶，针对性选择抗生素。

七、并发症的治疗

多发伤患者常并发休克、感染或MODS，死亡率极高，关键在于预防。一旦发生，应积极治疗（详见第九章）。

第六节　创伤急救技术

创伤急救技术包括通气、止血、包扎、固定、搬运等五项技术。创伤急救时的气道开放与通气参见第三十九章，本节重点介绍止血、包扎、固定、搬运等急救技术。在外伤时，这些技术如果能够得到及时、正确、有效的应用，在挽救伤员生命、防止病情恶化、减少伤员痛苦以及预防并发症等方面有良好作用。止血、包扎、固定、搬运技术是每一个急诊急救人员必须熟练掌握的技术，也应在群众中广泛推广此类技术。

【止　血】

外伤出血是最需要紧急处理的情况，止血术是外伤急救首要技术。

外伤出血可分为内出血和外出血。内出血可以非常严重，而且发生时不容易引起人们的重视，这类出血需到医院治疗。外出血容易发现，易于处理，是现场急救的重点。

受伤部位不同血管的出血有其不同的特征，处理的方法也有所不同。动脉出血色鲜红，有搏动或呈喷射状，量多，出血速度快，不易止住。急救时可先采用指压，必要时用止血带，并尽早改用钳夹、结扎等方法处理。静脉出血色暗红，血流出缓慢，多不能自愈；毛细血管出血色红，血液呈点状或片状渗出，可自愈，这两种出血采用加压包扎止血即可。

一、常用止血材料

现场急救时常用的止血材料有消毒敷料、绷带、止血带等，紧急情况下可用干净的毛巾、衣物。禁用绳索、电线 或铁丝等物。

二、常用止血方法

现场常用的止血方法为加压包扎止血法、指压动脉止血法、屈曲肢体加垫止血法、填塞止血法、结扎止血法、止血带止血法等。这些止血方法仅仅是针对外出血的临时止血措施。

1. 加压包扎止血法　这是一种安全、比较可靠 的非手术止血法，也是目前最常用的止血方法。

(1) 适应证：适用于小动脉、中小静脉或毛细血管等部位出血的止血。

(2) 基本方法：先将无菌敷料覆盖在伤口上，再用绷带或三角巾以适当压力包扎，其松紧度以能达到止血目的为宜，一般20分钟即可止血。

(3) 注意事项：绷带不宜包扎过紧，以免肢体远端缺血。

2. 指压动脉止血法　外周动脉支配区内出血时可用手指将相应动脉压向骨骼而达到止血的目的。此法简便、有效,不需任何器械,常需与其他止血方法合用。

(1) 适应证:主要适用头部和四肢某些部位中等或较大的动脉出血。

(2) 基本方法:用手指、手掌或拳头压迫伤口近心端的动脉,将动脉压向深部的骨骼上,阻断血液流通,达到临时止血的目的。

(3) 常见的指压动脉止血法:体表不同部位的出血可用以下指压止血法临时止血。

头面部出血的止血法:压迫同侧耳屏前方颧弓根部的搏动点——颞浅动脉(图 35-5)

颜面部出血的止血法:压迫同侧下颌骨下缘,咬肌前缘的搏动点——面动脉(图 35-6)。若伤在颊部、唇部可将拇指伸入患者口内,其余四指紧贴面颊外部,内外用力,压迫下缘之动脉。

颈部、面深部、头皮部出血的止血法:可用拇指或其他四指压迫同侧气管外侧与胸锁乳突肌前缘中点之间的强搏动点——颈总动脉,将其用力向后压向第六颈椎横突上,达到止血目的(图 35-7)。特别注意:颈总动脉分出的颈内动脉为脑的重要供血动脉,所以对颈总动脉的压迫应慎重,绝对禁止同时压迫双侧颈总动脉。

头后部出血止血法:用拇指压迫同侧耳后乳突下稍往后的搏动点——枕动脉(图 35-8)。

肩部、腋部、上臂出血止血法:压迫同侧锁骨上窝中部的搏动点——锁骨下动脉,将其压向第一肋骨(图 35-9)。

前臂出血止血法:压迫肱二头肌内侧沟中部的搏动点——肱动脉,将其向外压向肱骨(图 35-10)。

手掌、手背出血的止血法:压迫手腕横纹上方的内、外侧搏动点——尺桡动脉(图 35-11)。

大腿出血止血法:大腿及其以下动脉出血,可用双手拇指重叠用力压迫大腿根部腹股沟中点稍下方的强搏动点——股动脉(图 35-12)。

足部出血止血法:可用双手示指或拇指压迫足背中部近脚腕处的搏动点——胫前动脉和足跟与内踝之间的搏动点——胫后动脉(图 35-13)。

手指、脚趾出血止血法:用拇指和食指分别压迫手指、脚趾两侧的指、趾动脉,阻断血流。

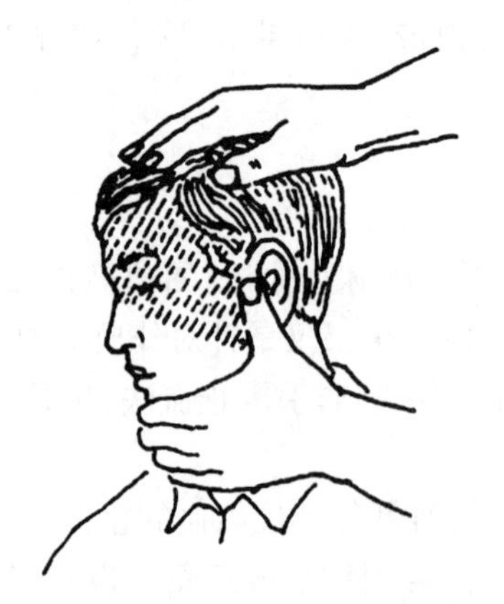

图 35-5　指压颞浅动脉止血法

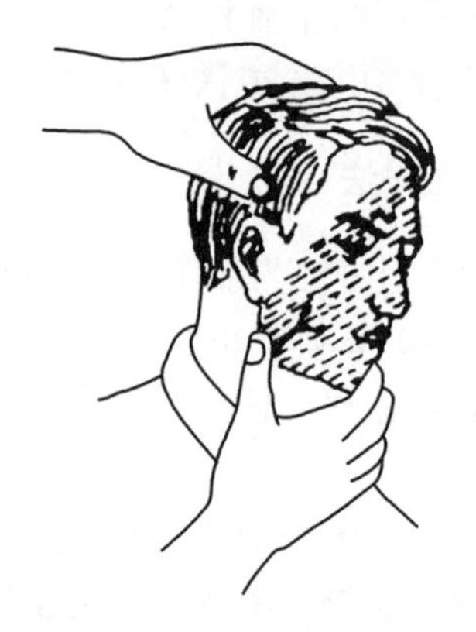

图 35-6　指压面动脉止血法

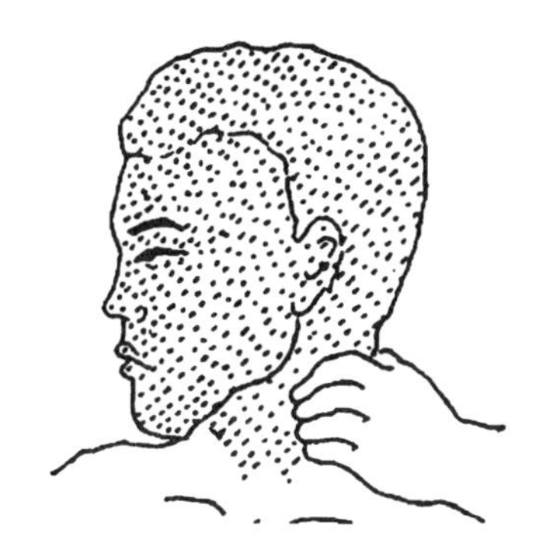

图 35－7　指压一侧颈总动脉止血法

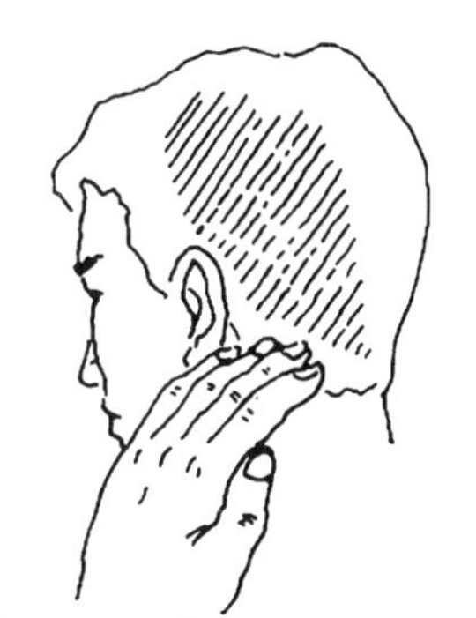

图 35－8　指压枕动脉止血法

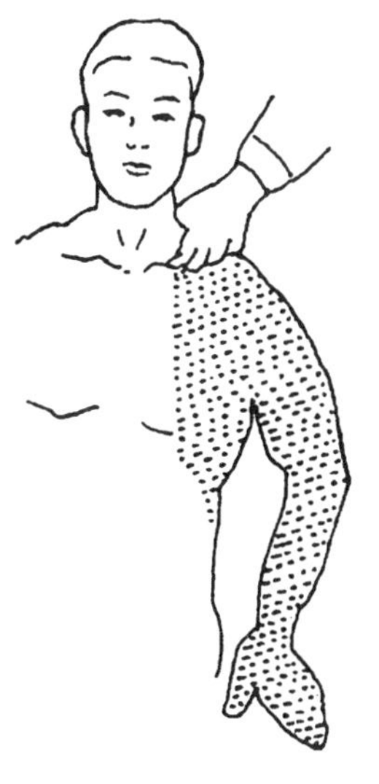

图 35－9　指压锁骨下动脉止血法

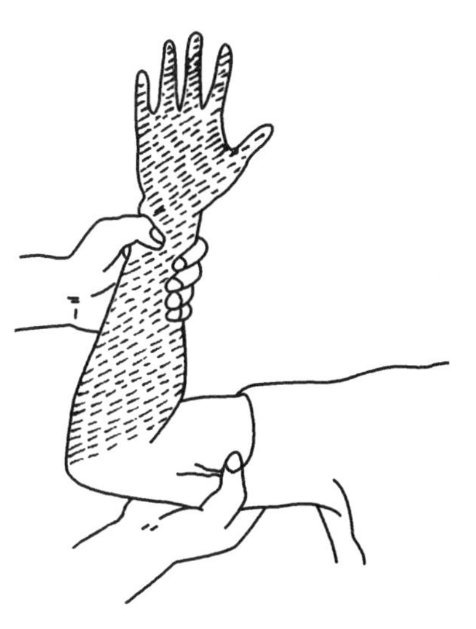

图 35－10　指压肱动脉止血法

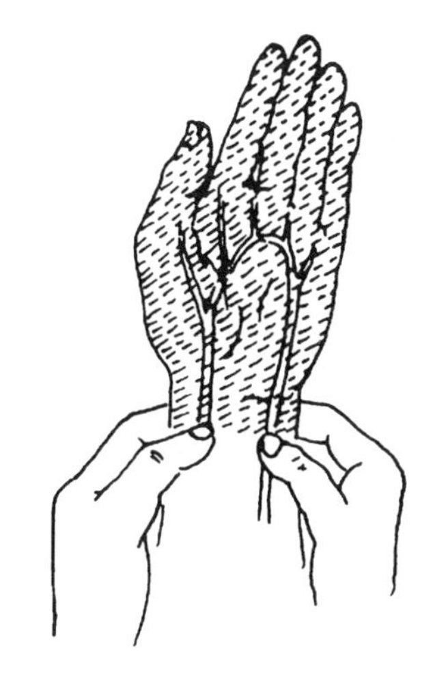

图 35－11　指压尺桡动脉止血法

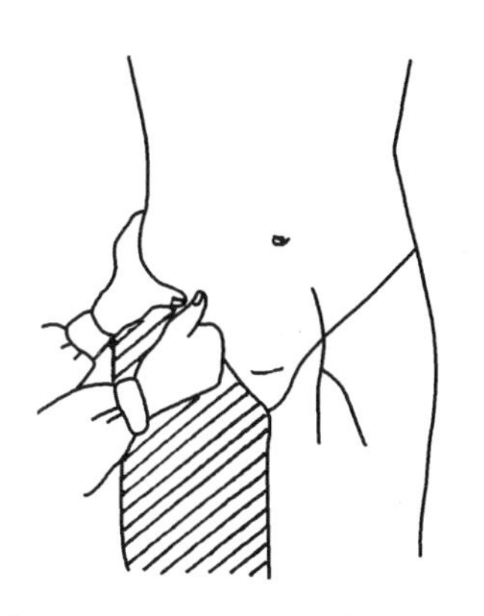

图 35－12　指压股动脉止血法

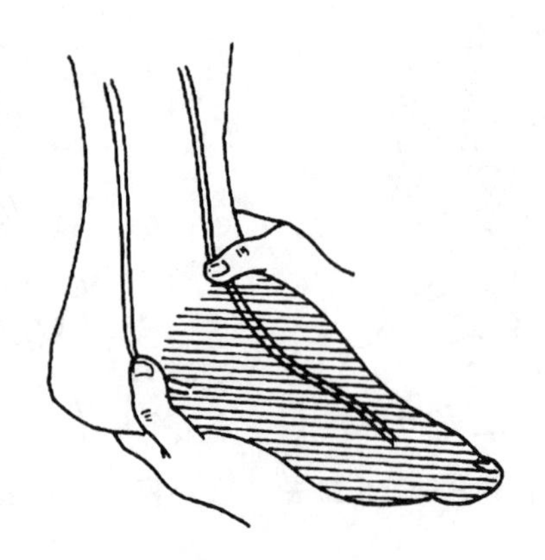

图 35-13 指压胫前胫后动脉止血法

3. 屈曲肢体加垫止血法

(1) 适应证:没有骨折和关节损伤的肘膝关节远端肢体出血。

(2) 基本方法:在肘窝垫以棉垫卷或绷带卷,将肘或膝关节尽力屈曲,借衬垫物压住动脉,再用绷带或三角巾将肢体固定于屈曲位(图 35-14)。

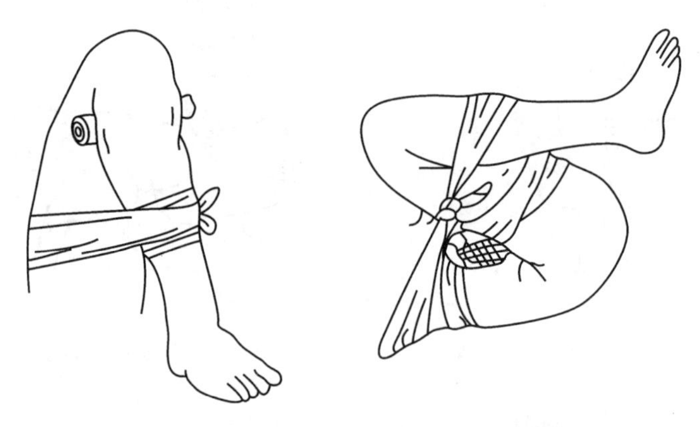

图 35-14

(3) 注意事项:应用本法前首先要确定局部有无骨关节损伤。如有则不能用此法。本法存在压迫血管、神经等组织的可能,且不利于伤员的转运,故尽量减少使用。

4. 填塞止血法

(1) 适应证:适用于颈部、臀部以及大腿根、腋窝等难以用一般加压包扎所处理的较大而深的伤口。

(2) 基本方法:用无菌敷料填入伤口内,外加大块敷料加压包扎。

5. 止血带止血法

(1) 适应证:仅适用于四肢大动脉出血或加压包扎不能有效控制的大出血。

(2) 常用方法:分充气止血带和橡皮止血带两种。充气止血带安全,效果好。紧急情况下可用绷带、布带等代替。

充气止血带:有压力表能指示压力,作用平均,效果较好。

橡皮止血带法:抬高患肢,将软布料、棉花等软织物衬垫于止血部位皮肤上。取止血带中间一段适当拉紧拉长,绕肢体 2~3 圈,使橡皮带末端压在紧缠的橡皮带下面即可(图 35-15)。

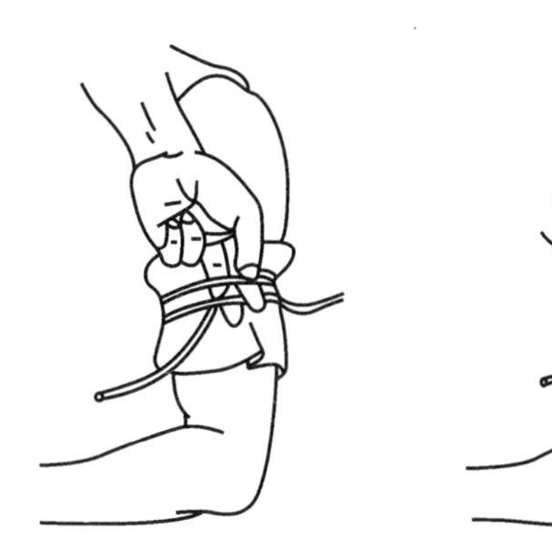

图 35－15　橡皮止血带止血法

(3) 注意事项：上止血带部位要准确，应扎在伤口的近心端，并应尽量靠近伤口。上臂扎止血带时不可扎在下 1/3 处，以防损伤桡神经。使用止血带压力要适当，以刚达到远端动脉搏动消失为宜(无压力表时)。一般上肢压力为 250～300 mmHg，下肢压力为 400～500 mmHg。压力过高会压迫损害神经和软组织；压力过低，仅阻断静脉回流，加重出血。止血带下应加衬垫，切忌用绳索、铁丝、电线等直接加压。上止血带后应有明显标记，记上患者姓名及使用止血带的时间。

使用止血带时间较长，应每隔 1 小时放松一次，两次之间应间隔 5～10 分钟，目的是使肢体远端能间断得到供血，以防组织缺血坏死。止血带使用时间最长不应超过 2 小时，否则因缺血时间较长及再灌注损伤，可造成组织变性坏死，或因有毒代谢产物吸收过多出现休克。放松止血带前应充分补液，并准备好敷料或血管钳等止血用具；如放松止血带后伤口无活动性出血，可改用加压包扎。

6. 结扎止血法　一般在医院急诊室或手术室内于清创的同时应用。

(1) 适应证：适用于能清楚见到血管断端出血的止血。

(2) 方法：找到出血的血管断端，用血管钳夹住，再用手术缝线结扎。

(3) 注意事项：对于分辨不清的出血点，不宜盲目用血管钳钳夹或结扎止血，以免损伤重要的血管、神经。

【包　扎】

伤口包扎在急救中应用范围较广，可起到保护创面、固定敷料和夹板、防止污染和止血、止痛作用，有利于伤口早期愈合。

一、适应证

体表各部位的伤口除采用暴露疗法者，一般均需包扎。

二、包扎材料

卷轴绷带、三角巾或无菌纱布，某些特殊部位可用多头绷带或丁字带。在急救情况下，可用洁净的毛巾、衣服、被单等代替。

三、基本方法

(一) 绷带包扎法

1. 环形包扎法　这是绷带包扎中最基本、最常用的方法。

(1) 适应证:适用于绷带包扎开始与结束时,固定头端及包扎颈、腕、胸、腹等粗细相等的部位的小伤口。

(2) 操作方法:将绷带做环形的重叠缠绕,下周将上周绷带完全遮盖,最后用胶布将带尾固定或将带尾中部剪开分成两头,打结固定。

2. 蛇形包扎法(斜绷法)

(1) 适应证:适用于需由一处迅速延伸至另一处时,或做简单的固定。夹板固定多用此法。

(2) 操作方法:先将绷带以环形法缠绕数圈,然后以绷带宽度为间隔,斜行上缠,各周互不遮盖。

3. 螺旋形包扎法

(1) 适应证:用于包扎直径基本相同的部位如上臂、手指、躯干、大腿等。

(2) 操作方法:先环形缠绕数圈,然后倾斜螺旋向上缠绕,每周遮盖上一周的 1/3～1/2。

4. 螺旋反折包扎法

(1) 适应证:用于直径大小不等的部位,如前臂、小腿等处的伤口的包扎。

(2) 操作方法:每周均把绷带向下反折,遮盖其上周的 1/3～1/2,反折部位应相同,使之成一直线。注意不可在伤口上或骨隆突处反折。

5. "8"字形包扎法

(1) 适应证:用于直径不一致的部位或屈曲的关节如肩、髋、膝等部位伤口的包扎。应用范围较广。

(2) 操作要点:在伤处上下,将绷带由下而上,再由上而下,重复作"8"字形旋转缠绕,每周遮盖上周的 1/3～1/2。

6. 回返包扎法　多用来包扎没有顶端的部位如指端、头部或截肢残端。头部外伤的帽式包扎法就采用此法。

(二) 三角巾包扎法

因三角巾的形态特点(图 35-16),使其在包扎伤口时,应用很广。

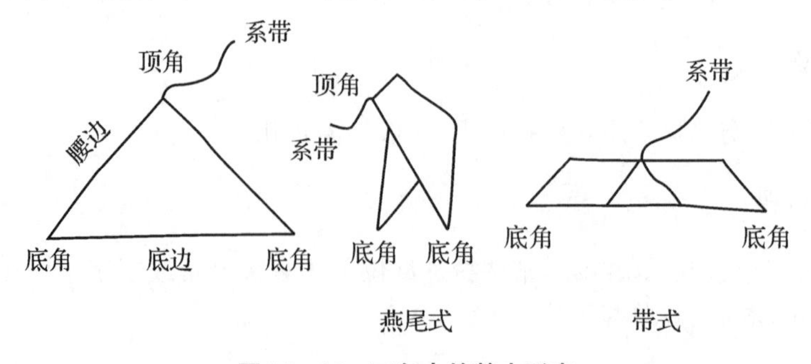

图 35-16　三角巾的基本形态

1. 头面部包扎法

(1) 帽式包扎法：先用消毒纱布覆盖伤口，再将三角巾的底边向上反折约 3 cm，其正中部放于伤员的前额，与眉平齐，顶角拉向头后，三角巾的两底角经两耳上方，拉向枕后交叉返回到额部中央打结，最后拉紧顶角并反折塞在枕部交叉处(图 35－17)。

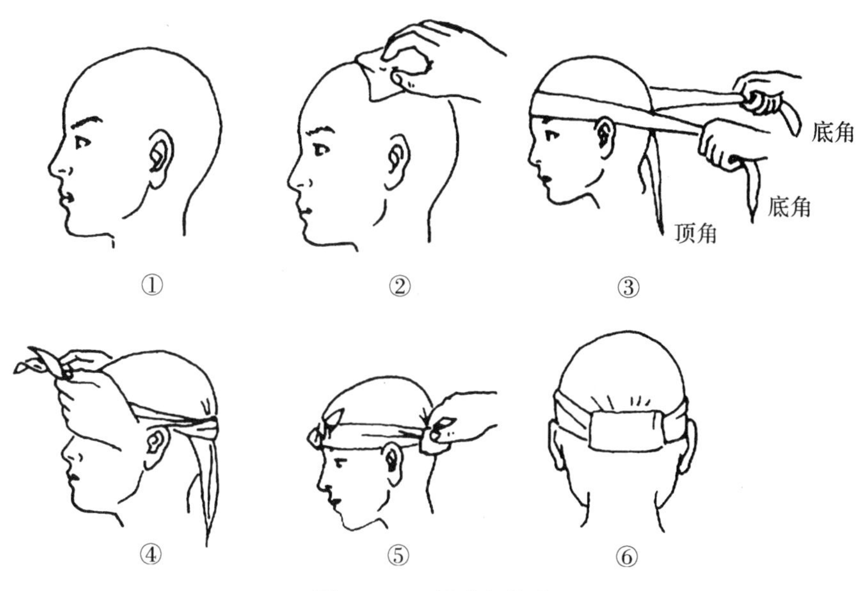

图 35－17 帽式包扎法

(2) 风帽式包扎法：将三角巾顶角和底边中央各打一结，系于额前，底边结放在头枕部下方，包住头部，两角往面部拉紧，后拉到枕后，打结即成(图 35－18)。

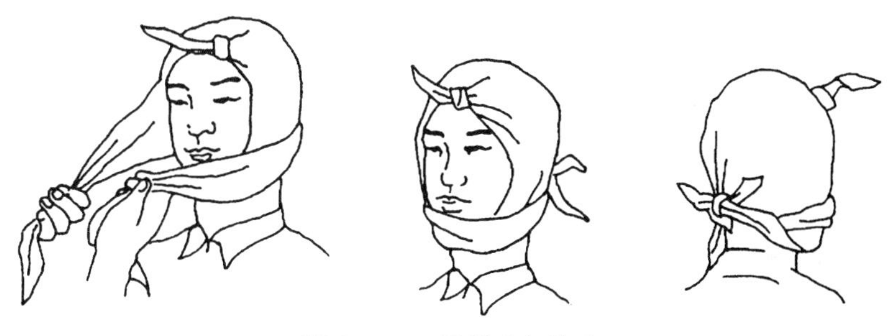

图 35－18 风帽式包扎法

(3) 下颌式包扎法：将三角巾底边折至顶角呈三四横指宽，留出顶角及系带。将顶角及系带放于后颈正中，两端往前，右端包裹下颌，至伤员右耳前与左端交叉，两端分别经耳前与下颌部，在头顶连同系带拉上一同打结(图 35－19)。

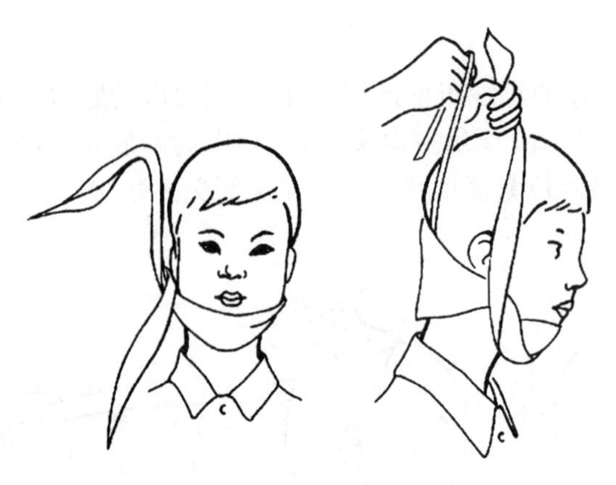

图 35－19　下颌式包扎法

(4) 面具式包扎法:适用于颜面部较大范围的伤口,如面部烧伤或较广泛的软组织伤。

2. 肩、胸、背部包扎

(1) 单肩燕尾巾包扎法:把燕尾巾夹角朝上,放在伤侧肩上。向后的一角压住并稍大于向前的角,燕尾底边包绕上臂上部打结,然后两燕尾角分别经胸、背拉到对侧腋下打结(图 35－20)。必要时可采用双肩燕尾巾包扎法。

(2) 胸部燕尾巾包扎法:将三角巾折成鱼尾状,并在底部反折一道边,横放于胸部,两角向上,分放于两肩上并拉至颈后打结,再用顶角带子绕至对侧腋下打结(图 35－21)。

(3) 胸部三角巾包扎法:将三角巾底边横放在胸部,约在肘弯上 3 cm,顶角越过伤侧肩,垂向背部,三角巾的中部盖在胸部的伤处,两端拉向背部打结,顶角也和该结一起打结(图 35－22)。

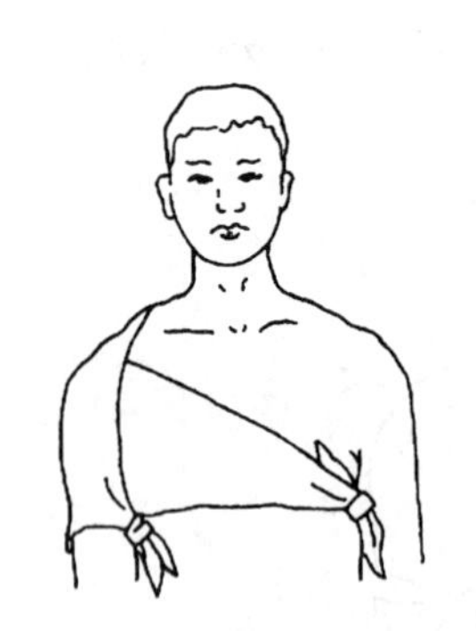

图 35－20　单肩燕尾巾包扎

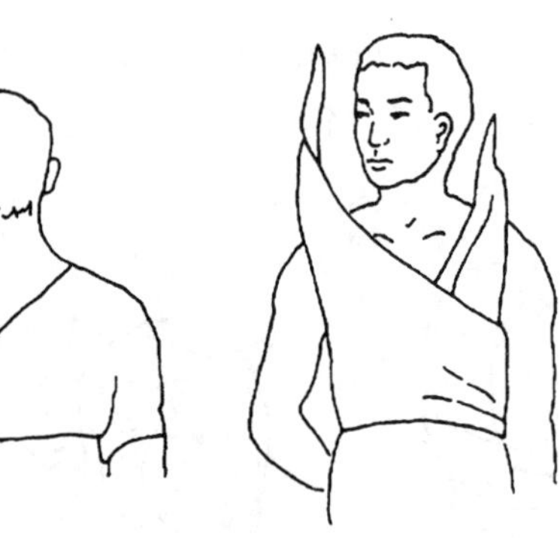

图 35－21　燕尾巾包扎胸部

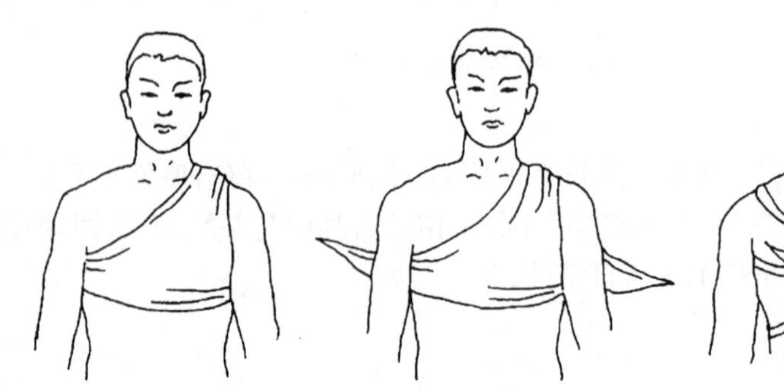

图 35－22　胸部三角巾包扎法

3. 腹、臀部包扎法

(1) 腹、臀部燕尾巾包扎法:燕尾巾底边系带围腰打结,夹角对准大腿外侧中线,前角大于后角并压住后角,前角经会阴向后拉,与后角打结。臀部。臀部包扎方法与腹部相同,只是位置相反,后角大于前角。

(2) 腹、臀部三角巾包扎法:三角巾顶角朝下,底边横放于脐部,拉紧底角至腰部打结,顶角经会阴拉至臀上方,同底角余头打结。

4. 四肢包扎法

(1) 上肢三角巾包扎法:将三角巾一底角打结后套在伤侧手上,结之余头留长些备用,另一底角沿手臂后侧拉到对侧肩上,顶角包裹伤肢,前臂屈至胸前,拉紧两底角打结(图 35-23)。

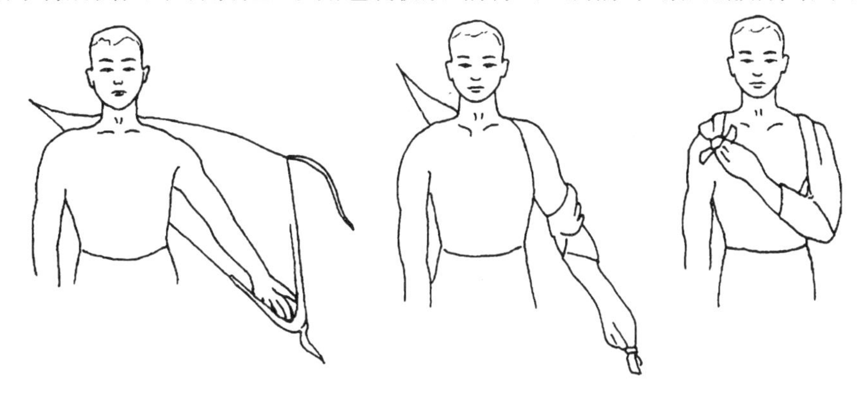

图 35-23 上肢三角巾包扎法

(2) 手、足三角巾包扎法:手指对着三角巾的顶角,将手平放于三角巾中央,底边位于腕部,将顶角提起放于手背上,然后拉两底角在手背部交叉,再绕回腕部,于掌侧或背侧打结。足的包扎与手相同。

(3) 小腿和足部三角巾包扎法:将脚放在三角巾近一底边的一侧,提起较长一侧的巾腰包裹小腿打结,再用另一边底角包足,绕脚腕打结于踝关节处。

(4) 肘、膝关节三角巾包扎法:先将三角巾折成适当宽度的带状,然后将其中部放在膝关节上,两端拉至膝后交叉,一端在上,一端在下,再由前向后绕至膝外侧打结。

四、几种特殊伤的包扎法

1. 开放性颅脑伤的包扎　开放性颅脑伤脑膨出时,将病员侧卧或俯、侧中间位,解开领扣和腰带,保持呼吸道通畅。先用纱布、手帕等在膨出的脑组织四周围成一个保护圈,再用清洁敷料覆盖脑组织,然后用干净容器(如饭碗)扣在上面,再用三角巾包扎。

2. 胸部开放性伤的包扎　在伤员呼气之末用厚实的棉布块或毛巾垫等迅速严密覆盖胸壁伤口,再用绷带或三角巾缠绕胸壁加压包扎,尽快送往医院。

3. 腹部内脏脱出伤的包扎　将伤员仰卧屈膝,用清洁布单或敷料膜盖住脱出的内脏,再用一个干净、大小合适的容器(如饭碗)扣在上面,以保护脱出的脏器,最后用腹带或三角巾在容器外包扎固定。

4. 异物刺入伤的包扎　应先将异物露在体表的一端固定。再用带子、棉线等紧贴刺入物的根部将异物扎紧固定于体表,防止异物继续刺入体内或脱出体外,最后用敷料包扎伤口,送往医院。

5. 开放性骨折断端外露伤的包扎　用一块干净纱布盖在骨折断端上,再用三角巾叠成环形垫,垫放在骨折断端周围,其高度要略高于骨折断端的高度。最后用绷带呈对角线包扎。

五、注意事项

1. 包扎前应尽可能暴露伤口,尽量保持伤口干净,保持伤口内刺入异物的原状。

2. 包扎伤口时,先简单清创并盖上消毒纱布,然后再用绷带。操作应小心谨慎,不要触及伤口,以免加重疼痛或导致伤口出血及污染。

3. 包扎时松紧要适宜,过紧会影响局部血液循环,过松易致敷料脱落或移动。

4. 包扎时要使患者的位置保持舒适。皮肤皱褶及骨隆突处应用棉垫等保护。需要抬高肢体时,应给适当的扶持物。包扎的肢体必须保持功能位。

5. 根据包扎部位选用宽度适宜的绷带和大小合适的三角巾。

6. 包扎方向为自下而上,由左向右,从远心端向近心端包扎,以助静脉血的回流。绷带固定时,应在肢体的外侧面打结,忌在伤口上、骨隆突处或易于受压的部位打结。

7. 解除绷带时先解开固定结或取下胶布,然后以双手互相传递松解。紧急时或绷带已被伤口分泌物浸透干涸时,可用剪刀剪开。

【固　定】

固定是骨折急救处理中最重要的一项。目的是:① 限制受伤部位的活动度,防止骨折端在搬运时移动而损伤软组织、血管、神经和内脏;② 减轻疼痛,有利于防治休克;③ 便于转运。

一、原则

1. 救命在先,固定在后。
2. 先止血包扎,后固定。
3. 就地固定(除非现场有危险)。
4. 不要盲目复位骨折。
5. 严禁将骨折断端送回到伤口内。
6. 包扎松紧要适当,要露出手指或脚趾。
7. 固定夹板与皮肤之间垫柔软物品。
8. 夹板的长度与宽度要与骨折肢体相适,长度需超过上下两个关节。

二、常用方法

夹板和三角巾是固定的最理想材料,常常联合使用。

1. 锁骨骨折固定法　用毛巾或敷料垫于两腋前上方,将三角巾折叠成带状,两端分别绕两肩呈“8”字形,拉紧三角巾的两头在背后打结,尽量使两肩后张(图 35－24)。或在背后放一“T”字形夹板,然后在两肩及腰部各用绷带包扎固定。仅一侧锁骨骨折,用三角巾把患侧手臂悬兜在胸前,限制上肢活动即可。

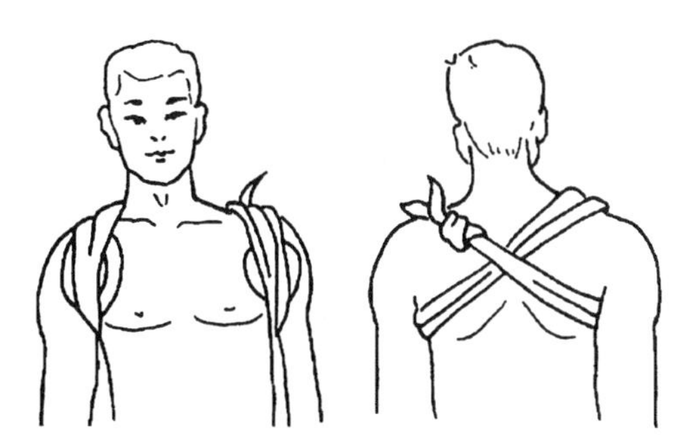

图35-24 锁骨骨折"8"字固定法

2. 肱骨骨折固定法　用长、短两块夹板，长夹板放于上臂的后外侧，短夹板置于前内侧，在骨折部位上下两端固定。将肘关节屈曲90°，使前臂呈中立位，再用三角巾将上肢悬吊，固定于胸前。

3. 前臂骨折固定法　协助患者屈肘90°，拇指向上。取两块合适的夹板，其长度超过肘关节至腕关节的长度，分别置于前臂的内、外侧，然后用绷带于两端固定牢，再用三角巾将前臂悬吊于胸前，呈功能位。

4. 大腿骨折固定法　取一长夹板放在伤腿的外侧，长度自足跟至腰部或腋窝部，另用一夹板置于伤腿内侧，长度自足跟至大腿根部，然后用绷带或三角巾分段将夹板固定。

5. 小腿骨折固定法　取长短相等从足跟至大腿的夹板两块，分别放在伤腿的内、外侧，然后用绷带分段扎牢。紧急情况下无夹板时，可将伤员两下肢并紧，两脚对齐，然后将健侧肢体与伤肢分段绷扎固定在一起，注意在关节和两小腿之间的空隙处垫以纱布或其他软织物以防包扎后骨折部弯曲。

6. 脊柱骨折固定法　对颈、胸、腰椎骨折，应有数位救援者联合将伤员整体托起，放于木板或脊柱固定板上，用布条或绷带或专用压缩带将伤员固定于木板或脊柱板上。

三、注意事项

1. 对有伤口出血和休克者，应先止血、包扎和抗休克治疗，然后再固定骨折部位。
2. 在处理开放性骨折时，不可把刺出皮肤的骨端送回伤口，以免造成感染。
3. 夹板的长度与宽度要与骨折的肢体相适应，其长度必须超过骨折的上、下两个关节。固定时除骨折部位上、下两端外，还要固定上、下两关节。
4. 夹板不可与皮肤直接接触，其间应垫软织物，尤其在骨隆突部和悬空部位，以免受压或固定不妥。
5. 固定松紧要适度，以免影响血液循环，一般以固定绷带能上下移动0.5～1.0 cm为宜。
6. 固定中应避免不必要的搬动。

【搬　运】

搬运是指救护人员用人工的方式或利用简单的工具把伤员从现场移动到能够救治的场所，或把经过现场初步救治的伤病员移动到专用运输工具上的过程。

一、基本原则

迅速安全地将病员搬至安全地带，防止再次受伤，不可因寻找搬运工具而贻误时机。

基本要求:① 搬运前全面体检,并做急救处理;② 选用最恰当的搬运方法;③ 搬运动作要准、轻、稳、快;④ 搬运中,应观察伤情,作必要处理;⑤ 到目的地,应报告伤情及处理情况。

二、搬运方法

(一) 担架搬运法

担架搬运法是最常用的搬运方法。

1. 适应证　对于路途较长病情较重的病员最为适合。

2. 担架的种类　帆布担架、绳索担架、被服担架、板式担架、铲式担架、四轮担架等。

(二) 徒手搬运法

1. 适应证　当现场找不到担架,而转运路程较近,病情较轻时可采用此法。

2. 方法　有单人搬运、双人搬运、三人搬运或多人搬运等方法。

(1) 扶持法:对病情较轻,能够站立行走的患者可采取此法。

(2) 抱持法:伤员如能站立,救护者站于病员一侧,一手托其背部,一手托其大腿,将其抱起,伤者若有知觉,可让其一手抱住救护者的颈部。

(3) 背负法:救护者站在病员前面,呈同一方向,微弯背部,将病员背起,胸部创伤病员不宜采用。

(4) 椅托式:甲以右膝,乙以左膝跪地,各以一手伸入患者大腿之下而互相紧握,另一手彼此交替支持患者背部(图 35-25)。

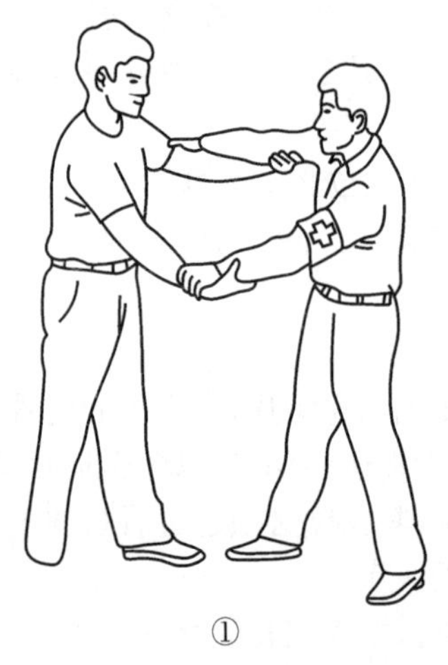
①

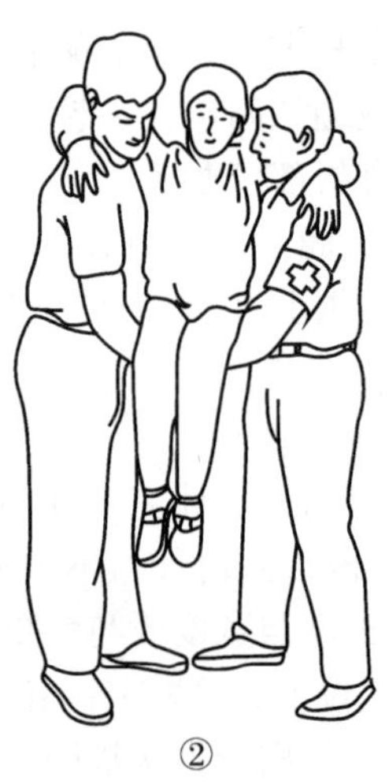
②

图 35-25　椅托式搬运法

(5) 平抱或平抬式:两人平排将患者平抱,亦可一前一后、一左一右将患者平抬。

(6) 拉车式:两个救护者,一个站在伤病员头部,两手插到腋前,将其抱在怀内,另一个站在其足部,跨在病员两腿中间,两人步调一致慢慢抬起,卧式前行。

(7) 三人搬运或多人搬运:可以三人平排将患者抱起或六人面对站立把患者抱起齐步一致前进。

三、特殊伤员的搬运方法

1. 腹部内脏脱出伤员的搬运　包扎后取仰卧位,屈曲下肢,并注意腹部保温,防止肠管过度胀气。

2. 昏迷伤员　使患者侧卧或俯卧于担架上，头偏向一侧，以利于呼吸道分泌物引流。

3. 骨盆损伤的伤员　骨盆伤应将骨盆用三角巾或大块包伤材料做环形包扎。搬运时让伤员仰卧于门板或硬质担架上，膝微屈，下部加垫。

4. 脊椎损伤的伤员　搬运时，应严防颈部和躯干前屈或扭转，应使脊柱保持伸直。

5. 身体带有刺入物的伤员　包扎好伤口、固定好刺入物，方可搬运。应避免挤压、碰撞刺入物；刺入物外露部分较长时，要有专人负责保护刺入物。途中严禁震动，以防止刺入物脱出或深入。

注：本节图片主要选自何梦乔等编著的《实用急救学》。

（姚爱明　徐　峰　刘　筱）

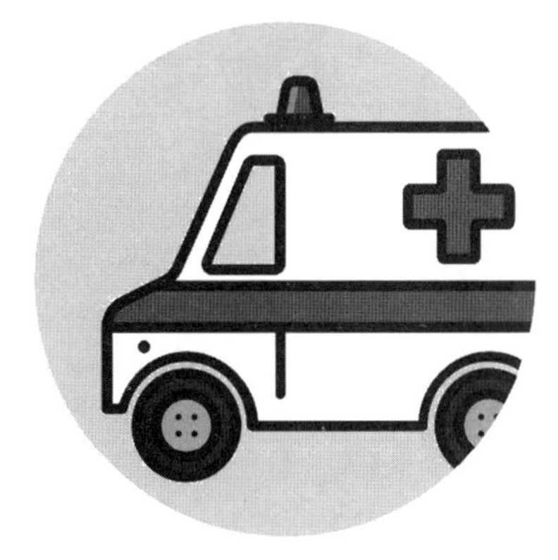

第五篇 急危重症的监测

第三十六章 急危重症的监测

监测已成为临床中救治急危重症患者的一种重要手段。通过对急危重症患者进行生理机能监测、生命支持、防治并发症,为原发病治疗赢得时间,有利于患者的康复。监测能反映患者的生理、生化改变,甚至瞬间的变化,使我们能及时发现问题并得到尽快处理,从而保证了患者的安全。自 1958 年历史上第一个具有现代化规范的 ICU 在美国建成以来,人们认识到将危重患者集中管理,配备有专业医护人员及各种可能得到的最先进的监测和治疗手段,使临床救治水平得到了极大提高,挽救了无数的急危重症患者的生命。我国 20 世纪 80 年代以来各大医院相继成立了综合性 ICU 和专科 ICU。近些年随着电子技术与医学的紧密结合,使临床监测技术的发展更为突出。

危重病的监测,按系统可分为呼吸、循环、泌尿、血液、内分泌、代谢、水电解质与酸碱平衡和中枢神经系统监测,其中以心、肺、脑、肾的监测更为重要。按监测的方法分为一般监测和仪器监测,前者是通过临床观察掌握急危重症患者的症状和体征的变化,后者是指特殊仪器和实验室监测。仪器监测又分为有创监测和无创监测两种:有创监测是通过侵入性方法测量急危重症患者的生理参数,准确性高,但容易发生并发症,有一定的危险性;无创监测为非侵入性,无并发症,较安全,但获得的参数有一定局限性。现在对急危重症患者监测的参数越来越多,以下是一些常用的监测项目。

【心电监测】

心电图(electrocardiography,ECG)监测是各种危重患者的常规监测手段。

1. 心电图监测的意义:① 持续观察心电活动。② 持续监测心率、心律变化,监测有无心律失常。③ 观察心电波形变化,诊断心肌损害、心肌缺血及电解质紊乱。④ 监测药物对心脏的影响,并作为指导用药的依据。⑤ 判断起搏器的功能。

2. 心电图监测的分类

(1) 12 导联或 18 导联心电图:是用心电图机进行描记而获得的即时心电图,12 导联心电图包括 3 个标准肢体导联,即Ⅰ、Ⅱ和Ⅲ导联;3 个加压肢体导联,即 aVR、aVL 和 aVF 导联;6 个胸导联,即 V1、V2、V3、V4、V5、V6 导联。18 导联心电图是在 12 导联心电图基础上增加了 6 个胸导联,即 V3R、V4R、V5R、V7、V8、V9 导联。

(2) 动态心电图:可进行 24～48 小时的动态心电图监测,常用于心律失常及心肌缺血患者,尤其是无症状性心肌缺血的诊断与评估。但由于心电异常只能通过回顾性分析,不能反映出即时的心电图变化,因此,不能用于危重症患者连续、实时的心电图监测。

(3) 心电示波监测:是通过心电监护仪连续、动态反映心电图的变化,对及时发现心电图异常起非常重要的作用,是 ICU 最常用的心电图监测方法。由多台床旁心电监护仪、计算机、打印机及心电图分析仪等构成心电监护系统。

3. 标准心电导联电极置放位置

(1) 标准肢体导联:属于双电极导联,I 导联为左上肢(+),右上肢(—);Ⅱ导联为左下肢(+),右上肢(—);Ⅲ导联为左下肢(+),左上肢(—)。

(2) 加压肢体导联:属于单极导联,aVR、aVL 与 aVF 导联探查电极分别置于右腕部、左腕部及左足部。

(3) 胸导联:属于单极导联,导联 V1 电极放置于胸骨右缘第 4 肋间,V2 置放于胸骨左缘第 4 肋间,V4 置放于左侧锁骨中线与第 5 肋间相交处,V3 导联电极位于 V2 与 V4 的中点,V5 位于左侧腋前线与 V4 同一水平,V6 位于左腋中线与 V4、V5 同一水平,V7 位于左腋后线与第 5 肋间相交处,V8 位于左肩胛线与第 5 肋间相交处,V9 位于第 5 肋间同水平脊柱左缘,V4R 位于右锁骨中线与第 5 肋间相交处,V3R 在 VV 与 V4R 的中点,V5R 位于右腋后线与第 5 肋间相交处。

4. 监护仪导联电极置放位置　相对于标准心电图导联而言,监护导联是一种模拟的、综合的导联形式。常用的心电监护仪有 3 个电极、4 个电极和 5 个电极三种类型。每种监护仪器都标有电极放置示意图,可具体参照执行。常用的综合监护导联:① 综合 I 导联:左锁骨中点下缘(+),右锁骨中点下缘(—),无关电极置于剑突右侧,其心电图波形近似标准 I 导联。② 综合Ⅱ导联:左腋前线第 4 肋间(+),右锁骨中点下缘(—),无关电极置于剑突右侧,其心电图振幅较大,波形近似 5 导联。③ 综合Ⅲ导联:左腋前线第 5 肋间(+),左锁骨中点下缘(—),无关电极置于剑突右侧,其心电图波形近似于标准Ⅲ导联。④ 改良的胸导联(CM 导联):为双电极导联,是临床监护中常选用的导联连接方法。正极置于胸导联(V1～V6)位置,负极置于胸骨上缘或右锁骨附近。CM5、CM6 因其不影响手术切口消毒,成为手术患者监护的理想导联选择,同时也是监测左心室壁心肌缺血的理想监护导联。除上述的导联外,还有食管心电图导联、气管心电图导联、心内心电图导联、希氏束心电图导联等方法。新型心电监护仪安置 7 个胸部电极,可获得与标准 12 导联心电图极为近似的心电图曲线。

【动脉血压监测】

动脉血压(arterial blood pressure,BP)简称血压,是监测的基本指标之一,也是反映后负荷、心肌氧耗与做功,以及周围循环的指标之一。

一、常用的监测指标

1. 收缩压(SBP)　主要由心肌收缩性和心排出量决定,其重要性在于克服各脏器的临界关闭压,提高血流供应,例如肾脏的临界关闭压为 70 mmHg,低于此值,肾小球滤过率减少,发生少尿。

2. 舒张压(DPB)　其重要性是维持冠状动脉灌注压(CPP)。

3. 脉压　即 SBP-DBP,正常值为 30～40 mmHg,由每搏量和血容量决定,休克患者,常先有脉压缩小。

4. 平均动脉压(MAP)　MAP＝DBP＋(SBP-DBP)/3 或 MAP＝(SBP＋2DBP)/3。MAP 是指心动周期的平均血压，与心排出量和体循环血管阻力有关，是反映脏器、组织灌注是否良好的重要指标之一。

二、监测方法

1. 血压间接测量法　是一种无创性的测量血压方法，常用的是袖套测压法和自动化无创伤动脉压监测(automated noninvasive blood pressure, NIBP)。

NIBP 是使用最广泛的自动化血压监测法，是 20 世纪 80 年代心血管监测史一个重大发展。

(1) 基本原理：采用振荡技术(oscillometry)，即于上臂缚上普通橡胶袖套，测压仪内装有压力换能器、充气泵和微机，可定时自动地使袖套充气或排气。当袖套充气压迫肱动脉时，动脉波动消失，接着渐渐排气，动脉的搏动由弱到强，形成袖套压力的变化，通过压力换能器转换成振荡电信号，经放大器将信号放大，振荡最大时为平均动脉压，而收缩压和舒张压的数值是通过检测压力振荡变化率各方程式而得，收缩压的定点取自压力振荡由最大值的 25%升高至 50%时，而舒张压的定点取自压力振荡下降达 80%时。测压仪能自动定时显示收缩压、舒张压、平均动脉压和脉率。该仪器的特点是对伪差检出相当可靠，如上肢活动时能使袖套充气暂停，随后测压又自动进行。测压仪内还安装了压力上、下限的报警装置。

(2) 使用方法：临床上使用的 NIBP 监测仪，多为组合类，除监测血压、脉率外，还可监测 ECG、$P_{ET}CO_2$、SpO_2、体温等。另外，还可与呼吸功能参数组合及创伤性血压监测组合。使用 NIBP 前宜先熟读监测仪的使用说明，了解该机的特性、电源、不同规格的袖套、充气和排气管道、各键的功能、微机菜单(menu)手控和自控状态、定时范围、报警装置和上、下限范围及报警消音等。开机前，先于患者上臂缚上合适的袖套，保证袖套充气后能压迫肱动脉。接着启开电源开关，按监测仪说明的要求逐项进行。

为保证监测效果，使用时应注意：① 选用合适的袖套，袖套有成人、小儿和婴幼儿之分，应根据患者实际选择。② 袖套缚在肘关节以上，袖套橡胶部分紧贴肱动脉。③ 袖套缚好后才能启动使用。④ 避免肢体活动。⑤ 定期用水银血压计校对。

(3) 临床应用 NIBP 的优点：① 无创伤性，重复性好。② 操作简便，容易掌握。③ 适用范围广，包括不同年龄的患者、各种大小手术、高血压患者以及估计血压波动较大者。④ 自动化血压监测，按需要定时测压，省时、省力。⑤ 与袖套测压法、直接测动脉压法相关性良好，测 MAP 尤为准确。缺点：不能持续测压，不能反映每一心动周期的血压；无动脉压波形显示；低温(外周血管强烈收缩)、血容量不足以及低血压可影响测量结果。

2. 动脉穿刺插管直接测量法　是一种有创性测量血压的方法，能反映每一心动周期的动脉 SBP、DBP 和 MAP。通过动脉压的波形能初步判断心脏功能，计算其压力升高速率(dp/dt)还可评估左心室的收缩功能，是常用的监测方法之一。经动脉穿刺导管采取动脉血标本能定时或多次进行血气分析、测定电解质等血生化指标。在体外循环转流时，由于动脉搏动血流消失，通过动脉直接测压法只能连续测得平均动脉压。该法是有创伤性检测方法，有动脉穿刺插管的并发症，如血肿、血栓形成等，故应掌握适应证。

(1) 适应证：① 外科重危患者和复杂的大手术，以及有大量出血的手术；② 体外循环心内直视术;③ 低温和控制性降压术;④ 严重高血压和心肌梗死;⑤ 各类重症休克;⑥ 呼吸心跳停止复苏后等。

(2) 测压途径:① 桡动脉,因为穿刺和管理方便为首选的途径;② 股动脉,因穿刺部位接近会阴和肛门,应注意防止污染及测后导管的继发感染;③ 足背动脉,是下肢胫前动脉的延伸,并发症较少,但该动脉较细,有时不能触及,给穿刺带来困难。身体其他部位动脉很少选用。

(3) 测压器材和仪器:① 动脉测压的专用优质套管针,其规格可按成人、小儿以及穿刺部位不同而选用;② 测压装置(又称压力套装),包括配套的测压管道系统、接压力换能器的圆盖(DOM),肝素稀释液防凝血冲洗装置;③ 压力监测仪,包括压力数字和波形显示和(或)指记仪,以及压力换能器;通常与心电、SpO_2、$P_{ET}CO_2$ 体温以及其他压力(CVP、PCWP)等监测指标组合成一台生理监测仪。

(4) 动脉穿刺插管术与测压:动脉穿刺前固定肢体,摸清动脉走行,在局麻下进行穿刺。穿刺成功后,接上测压导管系统,用肝素稀释液冲洗动脉套管以防止凝血,并将测压导管系统与压力换能器连接,即可显示动脉压波形和各项数值。

(5) 注意事项:① 有创直接测压较无创间接测压要高 5～20 mmHg,股动脉压较桡动脉压高 10～20 mmHg,足背动脉收缩压较桡动脉高,而舒张压较低。② 必须预先定标零点,自动定标的监测仪,将换能器接通大气,使压力基线定位于零点即可。不能自动定标的仪器,要先调节放大器的平衡和零点,然后用汞柱血压表校正。③ 压力换能器应平齐于第四肋腋中线水平(相当心脏水平),低或高均可造成测压误差。④ 保持测压管路通畅,不能留有气泡和血凝块。应定时用肝素稀释液冲洗,一般每 15～20 分钟冲洗一次;若为加压袋,应将压力保持在 300 mmHg。

(6) 并发症及防治:动脉穿刺插管直接测压法的并发症有血栓形成、栓塞、局部血肿、动脉瘤、局部或全身感染等,甚至有肢体缺血、坏死的报道。主要防治方法是:① 注意无菌操作,减少动脉损伤;② 排尽空气,严防空气栓塞;③ 发现血块应及时抽出,不可注入;④ 末梢循环不良时应更换测压部位;⑤ 固定好导管位置,避免移动;⑥ 定时用肝素稀释液冲洗;⑦ 发现血栓形成和远端肢体缺血坏死,应立即拔除测压导管,必要时可手术取血栓。

【中心静脉压监测】

中心静脉压监测在临床上应用广泛,用以评估血容量、心脏前负荷及右心功能。经皮穿刺中心静脉,主要经颈内静脉和锁骨下静脉,将导管插入到上腔静脉。也可经股静脉,用较长导管插入到上或下腔静脉。

一、应用范围

中心静脉压监测主要应用范围包括:① 各类重症休克、脱水、失血、血容量不足和其他危重患者;② 心功能不全,监测中心静脉压;③ 各类心血管手术及其他大而复杂手术;④ 大量输血和换血疗法,静脉输液、给药;⑤ 静脉高营养疗法;⑥ 插入肺动脉导管及经静脉放置起搏导管;⑦ 经静脉抽吸空气及急诊血液透析。

二、监测方法

1. 选择穿刺插管工具　通常选择单腔套管针，一般成人用 16G，长 15～30 cm；穿刺针 18G，长 5～10 cm；J 型导引钢丝 30～45 cm。也可采用双腔或三腔导管及其他特殊类型导管，以适应各种途径和不同患者的需要。

2. 中心静脉穿刺插管　穿刺路径首选为颈内静脉，其次为锁骨下静脉及股静脉。

3. 连接测压装置　静脉穿刺成功后，与有创压力监测的监护仪进行连接，通过换能器、放大器和显示仪，显示和记录 CVP 的数据、波形。

三、临床意义

1. 正常值　CVP 的正常值为 5～12 cmH_2O。若 CVP＜2.5 cmH_2O 表示心脏充盈欠佳或血容量不足；若 CVP 为 15～20 cmH_2O 提示右心功能不全，但 CVP 不能显示左室功能。

2. 影响 CVP 的病理因素　CVP 升高见于右心房、左心室或右心室心力衰竭，心房颤动、肺梗死、支气管痉挛、输血补液过量、纵隔压迫、张力性气胸及血胸、慢性肺部疾患、心包填塞、缩窄性心包炎、腹内压增高的各种疾病等。CVP 降低的原因有失血和脱水引起的低血容量，以及周围血管扩张，如神经性和过敏性休克等。

四、并发症及防治

1. 感染　中心静脉置管感染率为 2%～10%。因此，在操作过程中应严格遵守无菌技术，加强护理，每天更换敷料一次，每天用肝素冲洗导管一次，每天更换输液器等。

2. 出血和血肿　穿刺前应熟悉局部解剖学，掌握穿刺要领，一旦误入动脉，应做局部压迫，对肝素化患者，更应延长局部压迫时间。

3. 其他　包括气胸和血胸、气栓、血栓形成和栓塞、神经和淋巴损伤。虽然发病率不高，但后果严重。因此，应熟悉操作技术，一旦出现并发症，应立即采取积极治疗措施。

【肺小动脉嵌压监测】

将特殊的顶端带有气囊的导管（Swan-Ganz 漂浮导管）经静脉插入上腔或下腔静脉，导管随血流、经右心房、右心室和肺动脉，进入肺小动脉，称肺小动脉插管（pulmonary arterial catheter，PAC）；将导管气囊充气后所测压力，称肺小动脉嵌压（pulmonary arteiole wedge pressure，PAWP），又称肺毛细血管嵌压（PCWP）。通过漂浮导管还可测得 CVP、右房压（RAP）、右室压（RVP）、平均肺动脉压（PAP）、肺动脉收缩压（PASP）和肺动脉舒张压（PADP）。

由于 PAWP 与左房压（LAP）、左室舒张期末压（LVEDP）近似，因此，监测 PAWP，可准确反映左心室前负荷和右心室后负荷，评估左、右心室功能。

利用温度稀释法（thermodilution，热稀释法）测定心排量（cardiac output，CO）；利用导管采集血标本测定混合静脉血的氧饱和度。还能计算重要的血流动力学参数，如外周血管阻力（SVR）、肺动脉血管阻力（PVR）、每搏量（SV）、每搏指数（SI）、心脏指数（CI）和氧输送（DO_2）、氧耗（VO_2）等。

1981年后又用于测定右心室舒张末容量(RVEDV)和射血分数(RVEF),并可装上起搏电极,治疗心律失常。

一、应用范围

由于PAWP是有创伤性监测方法,有一定的并发症和危险性,且所消耗材料费用和监测仪器价格昂贵。因此,PAWP的适应证比较严格,一致的意见是不应将它列入常规监测项目,应有选择性地应用。其适应证有两个方面:一是明确诊断,另一个是指导治疗、判断疗效。

(一) 监测和诊断方面

1. 肺水肿的鉴别诊断。ARDS、左心衰竭的最佳诊断和鉴别诊断方法是测PAWP。
2. 休克的鉴别诊断。
3. 肺动脉高压。
4. 心脏压塞、右心室梗死。
5. 急性二尖瓣关闭不全。
6. 急性心肌梗死,根据CI、PAWP对急性心肌梗死患者进行分级,评估预后。
7. 施行各类大手术和高危患者。

(二) 指导治疗

1. 指导休克的治疗

(1) 指导血容量的调整和液体复苏。低血容量休克扩容时测定PAWP估计前负荷,可及时补充血容量,并防止过量。

(2) 对循环不稳定患者、低排综合征,可以指导正性肌力药和扩血管药的使用时机和剂量,并观察疗效。

2. 指导液体管理

(1) 调节肺水肿时的液体平衡。

(2) 用于指导降低充血性心力衰竭患者的前负荷。

(3) 维持少尿型肾衰竭患者的液体平衡。

二、禁忌证

无绝对的禁忌证,以下情况应谨慎使用:① 肝素过敏;② 穿刺局部疑有感染或已有感染;③ 严重的出血性疾病,溶栓或应用大剂量肝素抗凝;④ 完全性左束支传导阻滞,因为置入漂浮导管的过程中有可能伤及右束支引起完全性房室传导阻滞;⑤ 心脏及大血管内有附壁血栓。

三、监测方法

1. 穿刺插管工具

(1) Swan-Ganz漂浮导管:常用的是四腔管,成人用F7或F7.5,不透X线。F7管长100 cm,从顶端开始每隔10 cm有一黑色环形标记,作为插管深度的指示。每根导管有三个腔和一根金属导线,导管顶端开口供测量肺动脉压和取血标本。导管近端开口,用于测量RAP或CVP,以及供测量心排血量时注射生理盐水。第三个腔开口于靠近导管顶端的气囊内，气囊的充气量为 1.25～1.5 ml，充气后有助于导管随血流向前推进。金属导线终止于导管顶端近侧 3.5～4.0 cm 处，与热敏电阻相连，另一端接上心排血量计算机。

(2) PAC 经皮穿刺的器材：① 导管鞘：长 9 cm，是专供插入漂浮导管的外套管，内有单向活瓣，进入静脉后防止血液流出，近端可与旁路输液及漂浮导管外套连接。② 静脉扩张器：长 17 cm，随导引钢丝插入静脉内，以利较粗的导管鞘进入静脉。③ 旁路输液管：供液体连续滴入静脉内，导管鞘内不易形成血栓而产生堵塞，同时可以给药输液。④ 漂浮导管保护外套：保护插入体内的一段漂浮导管免受污染。

2. 生理监测仪　可根据需要配备压力监测模块、心输出量模块和 ECG 监测仪等。此外，还可配有混合静脉血饱和度监测，并计算氧输送和氧耗等。

3. 穿刺插入方法　由两人操作，通常选择右颈内静脉为最佳插管途径，因为导管可直达右心房，从皮肤到右心房的距离最短，操作方法易于掌握，并发症少。当颈内静脉穿刺成功后，将特制的导引钢丝插入，沿钢丝将导管鞘和静脉扩张器插入静脉，然后拔除钢丝和静脉扩张器，经导管鞘将漂浮导管插入右心房，按波形特征和压力大小，经右心室、肺动脉进入肺小动脉。

四、并发症及防治

PAC 是一项创伤性监测技术，在中心静脉穿刺过程、插入漂浮导管和留置导管中，可发生一些并发症，其中以并发严重心律失常为最高，有的发生率虽低，但死亡率大于 50%，如肺动脉破裂。

(一) 与 Swan-Ganz 导管相关的并发症

1. 静脉穿刺并发症　① 空气栓塞；② 动脉损伤；③ 颈交感神经麻痹综合征；④ 局部血肿；⑤ 神经损伤；⑥ 膈神经麻痹；⑦ 气胸。

2. 送入导管时的并发症　① 心律失常；② 导管打结；③ 导管与心内结构打结；④ 气腹；⑤ 扩张套管脱节；⑥ 肺动脉痉挛。

3. 保留导管时的并发症　① 气囊破裂导致异常波形；② 用热稀释方法测量心输出量时发生心动过缓；③ 心脏瓣膜损伤；④ 导管移位、导管折断；⑤ 导管行程上或深静脉血栓形成；⑥ 心内膜炎或全身性感染；⑦ 肺动脉穿孔；⑧ 肺栓塞；⑨ 导管与心脏嵌顿；⑩ 动静脉瘘形成。

(二) 几种常见并发症的防治

1. 心律失常　当导管顶端通过右心时，易发生房性或室性心律失常。尤其是导管裸露的顶端触及心内膜时，导管插入心房后，宜将气囊充气覆盖导管顶端。同时，插入中碰到阻力时不可用力。ECG 监测显示室性早搏最为常见，给予吸氧和利多卡因防治。

2. 感染　常发生在局部穿刺点和切口处，也能引起细菌性心内膜炎。操作过程必须严守无菌原则，防止接触污染，加强护理和全身用抗生素。

3. 气囊破裂　多见于肺动脉高压和重复使用气囊的患者，应注意检查和保护气囊。

(1) 导管储藏环境的温度低于 25℃，避免乳胶气囊在高温中破裂。

(2) 从盒内取出及剥开塑料外套时须轻柔。

(3) 充气容量小于 1.5 ml，应间断和缓慢充气。有分流的患者可用二氧化碳充气。

4. 血栓形成和栓塞　导管周围的血栓形成，可堵塞插入导管的静脉。若出现上肢水肿、颈部疼痛和静脉扩张，则提示有深部静脉血栓形成和栓塞，低血压、高凝状态及采集血标本后没有冲洗易于形成血栓。栓子进入肺循环可引起肺栓塞。应注意经常用肝素生理盐水冲洗,保持导管通畅。

5. 肺出血和肺动脉破裂　肺动脉内导管的气囊过度充气,或肺动脉高压患者的肺动脉壁脆而薄,则可致出血或破裂。因此不能过度充气,测量 PAWP 的时间应尽量缩短。

6. 导管扭曲、打结或折断　出现导管扭曲、打结,应退出和调换,注意退管时必须排空气囊。折断发生罕见,主要是导管反复使用、老化所致,插管前须仔细检查导管质量,导管不宜重复使用。

【脉搏血氧饱和度监测】

脉搏血氧饱和度(SpO_2)是通过脉搏血氧饱和仪(pulse oximetry)进行监测,它是根据血红蛋白的光吸收特性而设计。由于能无创伤连续经皮测定 SpO_2,应用方便、数据可靠,为早期发现低氧血症提供了有价值的信息,是常规的监测手段之一。

一、基本原理

脉搏血氧饱和度仪包括光电感应器、微处理机和显示部分。根据分光光度计比色原理,利用不同组织吸收光线的波长差异设计而成,氧合血红蛋白和还原血红蛋白的分子可吸收不同波长的光线,并有别于其他不同的组织。氧合血红蛋白吸收可见红光,波长为 660 nm,而还原血红蛋白吸收红外线,波长为 940 nm,一定量的光线传到分光光度计探头,通过动脉床,即搏动性组织在光源和探头之间,随着动脉搏动吸收不同的光量,而没有搏动的皮肤和骨骼不起作用。光线通过组织后转变为电信号,传至血氧饱和度仪,由模拟计算机放大,数字微处理机将光强度数据算成搏动性 SpO_2 百分比值。

由于氧离曲线的特点,PaO_2<99 mmHg 时,SaO_2 以灵敏地反映 PaO_2 的变化,特别当缺氧时,PaO_2<60 mmHg,此时氧离曲线在陡直部,SaO_2 急剧下降,比 PaO_2 下降更为灵敏。根据正常人及患者的测定,SpO_2 与 SaO_2 显著相关,相关系数为 0.90～0.98,故测定 SpO_2,起到间接测血氧分压作用。

二、监测方法

脉搏血氧饱和度仪使用十分方便,使用者无需特殊训练。仪器不需定标,可随时使用,只需将不同规格和形状的传感器,固定在毛细血管搏动部位(指、趾端甲床、耳垂、鼻翼、足背),开机数秒钟即可数字显示脉率及 SpO_2,脉搏及搏动幅度以波形及数字形式显示。并有上下限报警性能。

三、注意事项

SpO_2 随着动脉吸收光量度不同可有一定波动性,当体温低于 35℃、血压低于 50 mmHg 或用血管收缩药使搏动波幅减少时,可影响 SpO_2 的准确性。此外,不同测定部位、传感器松动、外部光源的干扰以及不同型号脉搏血氧饱和度仪均可影响测定正确性。皮肤增厚、色素沉着、高铁血红蛋白血症、肠源性紫绀等情况也影响 SpO_2 显示的准确性。

(王厚清　李　聪　王言理)

第六篇

急危重症的诊断和抢救技术

第三十七章　急诊心脏电复律

严重快速型心律失常常引起明显的血流动力学障碍，此时，用外加的高能量脉冲电流通过心脏，使全部或大部分心肌细胞在瞬间同时除极，造成心脏短暂的电活动停止，然后由最高自律性的起搏点（通常为窦房结）重新主导心脏节律的治疗过程称为急诊心脏电复律；在心室颤动时的电复律治疗也常被称为电击除颤。急诊心脏电复律在急诊急救中有着十分重要的实用价值，在心室颤动引起的心脏骤停、经多种药物治疗不能控制且合并血流动力学障碍的室性和室上性心动过速患者的救治中，常常起到手到病除的功效。因此，不但对从事急诊急救的专职人员，对其他医护人员和社会公职人员，急诊心脏电复律都是必须熟练掌握的一门技术和方法。

【作用原理】

心脏电复律是在极短的时间内通过除颤器实施强直流电电流通过心脏，使心脏的大部分心肌纤维同时除极，从而打断折返环路或异位起搏点，使心脏起搏系统中具有最高自律性的窦房结重新恢复主导地位，使异位心律转为窦性心律。

电复律分为同步和非同步两种。同步电复律利用心电图 R 波触发同步装置，在 R 波的降支或 R 波起始后 30 ms（心室的绝对不应期中）发放高能电脉冲，从而使电脉冲避开了心脏的易损期，相当于心电图 T 波顶点前 20～30 ms 之间。非同步则是随意在心动周期的任何瞬间发放脉冲，使所有心肌纤维同时除极。

【急诊同步心脏电复律】

一、适应证

室性心动过速，室上性心动过速，快速房颤、房扑，预激综合征合并快速房颤时，对抗心律失常药物治疗无效，或同时合并明显血流动力学障碍的患者。

二、禁忌证

洋地黄中毒引起的心律失常，室上性心律失常合并高度或完全性房室传导阻滞，病态窦房结综合征伴有慢-快综合征和阵发性心动过速反复频繁发作者。

三、复律前准备

1. 患者准备　拟采用电复律的患者确定后，应向患者及其家属说明电复律的作用和临床意义，也要说明可能发生的并发症，合理分析对患者的利弊，帮助患者及其家属消除疑虑，并取得其合作。

2. 设备准备　电复律机也称除颤仪(器)，是实施电复律术的主体设备。使用前应检查除颤器各项功能是否完好，电源有无故障，充电是否充足，各种导线有无断裂和接触不良，同步性能是否正常。电复律术时尚需配备各种抢救和心肺复苏所需要的器械和药品，如氧气、吸引器、气管插管用品，血压和心电监测设备及配有常规抢救药品的抢救车等。

3. 麻醉　电复律患者需要快速、安全和有效的麻醉，保证患者在电击时不感疼痛，事后不能回忆或仅能模糊记忆手术过程。目前常用地西泮静脉注射作为麻醉，常用剂量10～40 mg，个别患者需要更大剂量。地西泮必须缓慢注射，注射时嘱患者数1、2、3…当患者报数中断或语音含糊呈嗜睡状态时即可电击；注射后约10～20分钟恢复清醒。地西泮有呼吸抑制、心动过缓、低血压或心律失常等不良反应，少数病例有喉头痉挛伴呛咳，有些患者在电击时会发生惊叫，但事后大多不能清晰回忆。

应用硫喷妥钠麻醉，优点是起效快、作用时间短、效果好；缺点是可引起呼吸抑制和低血压，目前较少应用。硫喷妥钠麻醉应由麻醉师执行。

4. 电极　除颤仪均应配有电极板，大多有大小两对，大的适用于成人，小的适用于儿童。体外电复律时电极板安放的位置有两种。

一种称为前后位，即一块电极板放在左背部肩胛下区，另一块放在胸骨左缘3～4肋间水平。有人认为这种方式通过心脏电流较多，使所需用电能较少，潜在的并发症也可减少。另一种是将一块电极板放在胸骨右缘2～3肋间(心底部)，另一块放在左腋前线内第5肋间(心尖部)。这种方式迅速便利，适用于紧急电击复律。两块电极板之间的距离应不小于10 cm。电极板应该紧贴患者皮肤并稍微加压，不能留有空隙，边缘不能翘起。

安放电极处的皮肤应涂导电糊，也可用盐水纱布，紧急时甚至可用清水，但绝对禁用乙醇，否则可引起皮肤灼伤。消瘦而肋间隙明显凹陷而致电极与皮肤接触不良者宜用盐水纱布，并可多用几层，可改善皮肤与电极的接触。两个电极板之间要保持干燥，避免因导电糊或盐水相连而造成短路。也应保持电极板把手的干燥，不能被导电糊或盐水污染，以免伤及操作者。

5. 电能的选择　电复律所用电能用J表示。电复律时电能的选择很重要。能量大复律效果好，但易造成心脏损害；能量小则疗效欠佳，而且还可能诱发室颤；故电复律电能量的选择应以有效低限为原则。电复律电能选择的有关因素包括心律失常类型、患者年龄、体重和体质、心脏大小，心功能状态，病程长短，心脏病的种类和心肌状态。房扑所需电能较低，一般50～100 J即可。房颤、阵发性室上速和室速初次电击一般用100～150 J。一次电击未奏效可增加电能再次电击，不超过3次。儿童由于年龄及体重差别较大，电击所需能量差异也大。一般为5～50 J，不主张反复高能量电击。婴幼儿所需电能应更低一些。

四、操作步骤

1. 做好术前准备，备好各种抢救器械和药品。

2. 患者平卧于木板床上，开放静脉通道，充分暴露胸壁。

3. 术前常规做心电图。完成心电记录后把导联线从心电图机上解除，以免电击损坏心电图机。

4. 连接除颤器导线，接通电源，检查同步性能，选择 R 波较高导联进行示波观察。

5. 按要求麻醉。

6. 按要求放置电极板。

7. 选择电能剂量，充电。所有人员不得接触患者、病床以及与患者相连接的仪器设备以免触电。

8. 放电。

9. 电击后即进行常规心电图检查，并进行心电、血压、呼吸和意识的监测，监测至少持续 24 小时。

【急诊非同步心脏电复律】

一、适应证

心室颤动和心室扑动为电除颤的绝对适应证。对心室颤动和心室扑动的电除颤应强调争分夺秒，从室颤发生至第 1 次电击的时间直接影响除颤成功率及患者存活率。为了不延误抢救时机，目前主张心脏骤停时，即使无法确认是否由室颤所致，均应迅速“盲目除颤”。

二、操作步骤

1. 一旦确定患者为心脏骤停或已明确心室颤动、心室扑动，病情紧急又危重，不允许做术前准备，应在积极心肺复苏的同时，行非同步电复律。在准备除颤时，需保持呼吸道通畅，有条件尽可能做气管插管，持续进行人工呼吸和胸外心脏按压。

2. 打开电复律机电源开关，将按钮置于“非同步”位置。

3. 电极板涂以导电糊或包以 2～4 层湿盐水纱布，然后将电极板插头与电复律机输出端连接。

4. 选择电能　首次除颤能量为 200～300 J，如果除颤失败应立即准备第二次放电，能量可增加到 360 J。

5. 充电。

6. 放电。

【并发症】

1. 诱发各种心律失常　心律失常是电复律最常见的并发症，常常是一过性的，但可以是严重或致命的。① 期前收缩(早搏)发生率最高，认为与疾病本身和电刺激有关。房性早搏、室性早搏均可出现，多在数分钟内自行消失，不需特殊处理，若出现持续较长时间的频发室性早搏，或多源、多形性室性早搏、RonT 现象，可应用利多卡因静脉滴注，控制后可口服抗心律失常药物维持。房性早搏短时间内不消失者可服胺碘酮等药物治疗。② 室速或室颤，其发生多由同步装置不良、放电能量不足、心肌本身病变、洋地黄过量、低钾、酸中毒等因素引起，应予以静脉注射利多卡因或普罗帕酮、溴苄胺，或立即再行电复律/除颤。

③ 缓慢型心律失常,最常见的是窦性心动过缓、窦性停搏和房室传导阻滞,这与直流电刺激迷走神经,复律前应用抗心律失常药物,本身已存在的潜在窦房结功能不良、房室阻滞等有关,多在短时间内消失,持续时间长或症状严重者可静脉注射阿托品 0.5～1 mg,或静脉滴注异丙基肾上腺素、根据心率调节滴速或行临时心脏起搏治疗。

2. 栓塞 心房纤颤电复律成功后,心房恢复有节律的收缩,可使心房内的附壁血栓脱落引起动脉栓塞。一旦发生,应积极采取抗凝或溶栓治疗。

3. 低血压 发生率为 1%～3%,尤其多见于高能量电击后,大部分持续短暂,在数小时内可自动恢复,如果血压持续降低,严重影响重要脏器血流灌注时,应给予升压药。

4. 急性肺水肿 常在电击后 1～3 小时内发生,发生率为 0.3%～3%。与左心房及左心室功能不良有关,患者电转复为窦律后,右心房的收缩比左心房有力(左心房长期明显扩大后恢复较慢),以致右心系统到肺循环的血液超过左心室搏出量而发生肺水肿。另一种可能是,恢复窦律后左心房的血液更多地进入左心室,而左心室则因长期扩大而无力收缩,因而产生急性左心衰竭。发生肺水肿后应立即予以相应处理。

5. 心肌损伤 多因使用过大的电击能量或反复多次电击所致,发生率约为 3%,表现为心电图 ST-T 改变,肌钙蛋白及肌酸激酶同工酶轻度升高,历时数小时或数天。轻者密切观察,严重者予以相应处理;有文献报道,细胞内钙超载是电击后心肌细胞损伤的关键因素,认为电击前使用钙拮抗剂维拉帕米能减轻或限制这种损伤。

6. 皮肤灼伤 皮肤灼伤是电极板按压不紧或导电糊涂得太少或不均匀所致,也与多次重复高能量电击有关,表现为局部红斑或轻度肿胀,无需特殊处理可自行恢复。

(赵宁军 任国庆)

第三十八章　紧急心脏起搏

人工心脏起搏(artificial cardiac pacing)是利用人工心脏起搏器(简称起搏器)的脉冲发生器,规律地发放一定形式的电脉冲,经导线和电极刺激心脏,引起心房或心室有效的兴奋和收缩的治疗方法。急诊人工心脏起搏主要用于抢救和治疗某些严重而致命性的心律失常,是抢救缓慢性心律失常所致心脏性猝死的唯一而有效的方法。起搏可分为临时心脏起搏法和永久心脏起搏法两种,临时起搏多用于急诊抢救,也常常是安置永久性起搏器的必要步骤。本章主要介绍临时性人工心脏起搏在紧急状态下的应用。

【人工心脏起搏的原理】

心脏的起搏或传导系统功能发生障碍时,可造成心率极为缓慢,甚至停搏。人工心脏起搏器的作用原理实际上就是利用人工脉冲发生器发出一定形式的微弱的脉冲电流,通过导线和电极的传导,刺激电极所接触的心肌而使之兴奋,继而兴奋沿心肌向四周传导扩散,使心房或心室兴奋和收缩。人工心脏起搏的作用是提供人造的异位兴奋灶,以代替正常的起搏点来激动心脏。对于因心肌的兴奋和收缩功能丧失所致的心脏停搏,人工起搏则不能起效。

【适应证】

1. 心搏骤停的紧急抢救。

2. 急性心肌梗死伴有双束支或三束支阻滞、高度或完全性房室传导阻滞,或伴有临床症状严重窦性心动过缓、窦性停搏及窦房传导阻滞经阿托品治疗无效者。

3. 急性心肌炎、洋地黄中毒或β受体阻滞剂等药物中毒、高钾血症等电解质紊乱引起的缓慢性心律失常,伴有临床症状而经治疗无效者。

4. 阵发性室上性心动过速、室性心动过速、阵发性心房扑动、预激综合征合并房室折返性心动过速,经药物及电复律治疗无效而需行超速抑制者。

【分类及方法】

1. 胸壁起搏　多用无创性胸壁起搏,电极为板状,阴极放置在 V_3 处,阳极置于左肩胛角与脊柱之间,电极板为长方形,面积 13 cm×9.5 cm。起搏脉冲宽度为 40 ms,起搏阈值视患者胸壁的厚薄而定,为 40～80 mA。此法操作简单方便,无需消毒和 X 线下操作,且无创伤。适用于心脏停搏紧急复苏。其缺点是较强的电刺激而感不适,并可有胸部肌肉抽动、呃逆、局部皮肤灼热性痛感。

2. 心肌起搏　此法只用在开胸手术患者进行紧急起搏或保护性起搏时。电极为细银丝状,术者自行将前端略做轻度螺旋状弯曲,穿缝在心肌内,尾端留在胸部切口外,做体外临时起搏。一旦终止起搏后,将导线拔除即可。

3. 经食管左心房起搏　应用特制的食管专用起搏电极或普通的双极起搏电极,经鼻或口腔进食管,置于左心房的部位(距门齿 40 cm 左右,食管导联 P 波呈双向,振幅较大),一般起搏脉宽为 1.5～5.0 ms,起搏电压在 15～45 V。由于起搏电压较大,食管壁刺激和灼痛感使部分患者不易耐受,多用来进行超速抑制终止快速心动过速。

4. 经静脉心内膜起搏　是目前最常用的人工心脏起搏方式。在紧急情况下,可以在无 X 线条件下,经颈内静脉穿刺法置入双极起搏导管或带有气囊的漂浮起搏导管电极,在心腔内心电图监测下进行紧急床旁操作,可迅速有效地起搏。择期的心内膜超速起搏,首选股静脉穿刺的方法进行,其次选用锁骨下静脉、颈内静脉、颈外静脉穿刺的方法。通过穿刺方法导入双极或多极起搏电极导管,在 X 线的电视监视器下,将电极导管送右心室心尖部肌小梁处。此时测定心腔内心电图,显示 QRS 波为 rS 型,S-T 段呈弓背向上抬高;证明电极位置良好后;测定起搏阈值后,连接体外临时起搏器。为了防止近期阈值升高,一般将起搏器输出电压定在起搏阈值的 2～3 倍。

5. 经气管心脏起搏　是应用特制的起搏导线电极,从气管导管的管腔或气管导管壁层的隧道内在插管的前端引出,根据门齿到胸骨角的长度,参考气管导管心电图形态做心房起搏,起搏阈值约 20 V。此法适于心脏复苏抢救中,既可行人工呼吸,又可行心脏起搏。

【并发症及其处理】

1. 心律失常　在安置心内膜电极导管时,若电极触及心房壁或心室壁可因机械性刺激引起房性早博、短阵房性心动过速、室性早博和室速。此时将导管电极撤离心肌壁心律失常即可消失。如果导管撤离后仍频繁出现这些心律失常,应将导管电极游离在心腔中,停止操作片刻,待完全消失后再继续进行;若仍频发,可静脉给予相应的抗心律失常药物,待心律失常控制后再进行。

2. 导管电极移位　是术后常见的并发症,电极移位使起搏完全失效或间歇起搏。此时可通过起搏导管的端电极测定心腔内心电图来判断,若抬高的 ST 段消失,说明导管电极已脱离心内膜的接触,或在 X 线透视下检查。若移位不显著,可试行增大起搏电压,或在无菌条件下将导管再送入数厘米,或在 X 线透视下重新定位放置。

3. 膈肌刺激　主要由于导管电极插入位置过深,电极靠近膈神经所致。患者可觉腹部跳动感或引起顽固性呃逆,此时可将导管缓缓地退出少许,症状消失即可。

4. 术后近期心脏穿孔　起搏导管过深可以穿破心肌至心包腔,患者出现左下胸痛、呃逆,以及起搏失效;此时通过电极记录的心腔内心电图酷似体表 V5 导联心电图。如确认穿孔时间不长,可备好心包穿刺及抢救药物,在 X 线透视下小心撤回电极,并密切观察有否心包填塞;若穿孔时间长,心肌在导管穿透处有机化现象,则导管撤离后,穿透处不易闭合,易造成心包填塞,需开胸做心肌修补。

5. 其他　如股动-静脉瘘、误伤动脉、出血或血肿以及穿刺部位感染,锁骨下静脉穿刺有时可引起气胸等并发症,只要熟悉解剖关系、操作仔细,就可减少这些并发症的发生。

(任国庆　赵宁军)

第三十九章　开放气道与机械通气

第一节　开 放 气 道

当患者神志丧失后，舌肌松弛，舌根后坠，舌根部贴附在咽后壁，可堵塞声门；另外，口咽部或气管内分泌物或异物潴留，也可造成气道阻塞(图 39－1)。因此，呼吸道管理第一步就是开放气道，开放气道的目的是解除梗阻，畅通气道。其方法可根据是否需要借助器械分为手法开放气道和器械开放气道等几种。

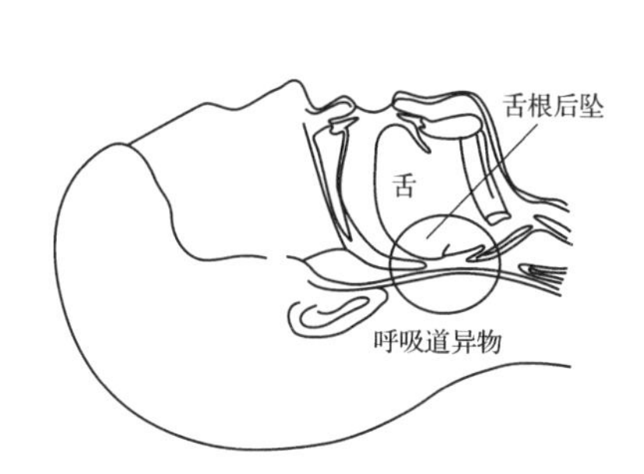

图 39－1　上呼吸道梗阻示意图

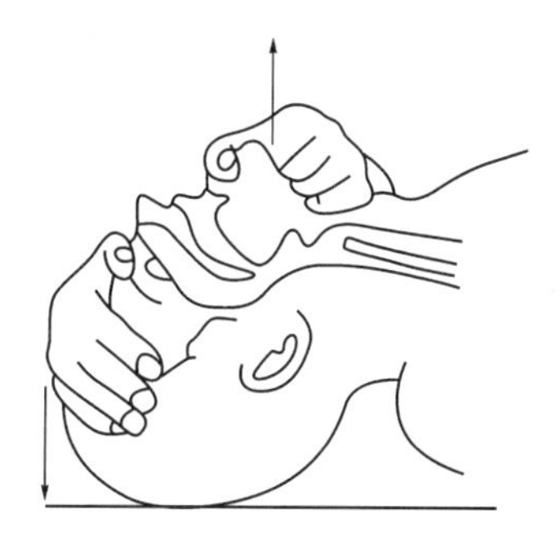

图 39－2　仰头提颏法示意图

【手法开放气道】

手法开放气道方法简单有效，无需借助器械，但需严格训练实践。

一、手法开放气道方法

1. 仰头提颏法　患者取仰卧位，操作者站在患者一侧，用一手的手指尖放在患者下颏部，轻轻向前上提起至牙齿近闭合位。将另一手的手放在患者的前额部用力向下推，两手合力使头后仰。对有颈椎损伤的患者，可提颏但尽量不仰头(图 39－2)。

2. 仰头抬颈法　一手放于患者前额向下压，另一只手放在其颈后部向上用力使头后仰。此法严禁用于颈椎受伤者(图 39－3)。

3. 双手拉颌法　施术者站、跪在患者头顶端，双手中、示指并拢，分别固定两侧的下颌角，并向上提起，使头部后仰，适用于颈椎受伤者(图 39－4)。

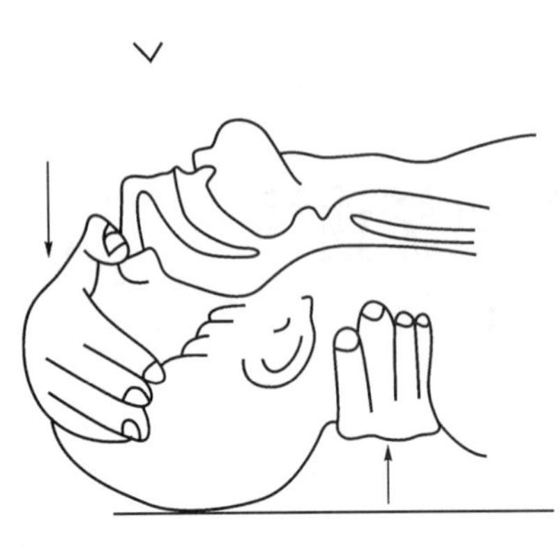

图 39-3 仰头抬颈法示意图

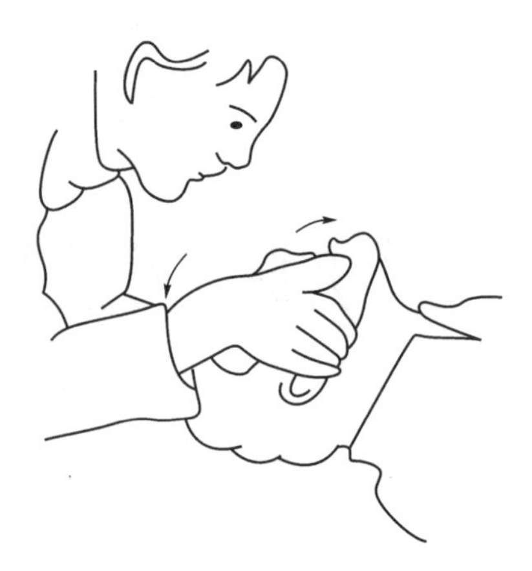

图 39-4 双手拉颌法示意图

二、适应证

适应于昏迷有上呼吸道梗阻,有或无自主呼吸患者等。

三、注意事项

1. 对有颈椎损伤的患者,可用双手拉颌法,但尽量不仰头。
2. 采用上述手法后如气道仍有阻塞,可缓慢、适当地使头后仰,以打开气道。
3. 对于小儿头不能过度后仰,以免加重气道阻塞。

【三步气道开放法】

三步气道开放法是指头后仰、抬下颌和张口等三步,常能解除气道阻塞。

一、三步法气道开放的方法

患者取仰卧位。对于有自主呼吸的患者,操作者站在其头顶侧;对于无自主呼吸者,操作者站在患者一侧以便进行口对口人工呼吸。第一步:用手压前额,使患者头后仰;第二步:提颏抬下颌,用手置于下颏的骨性部分,并向上抬起;第三步:用双手第2~5指从患者耳垂前方抓住患者下颌骨的升支向上提起使下门齿反扣于上门齿前方,大拇指压在患者下唇或口角处,使患者轻度张口(图39-5)。对于肌肉完全松弛的患者,操作者可将拇指直接放入其口中提起下颌。对于有颈部损伤的患者,头不能过度后仰,以免加重脊髓损伤。

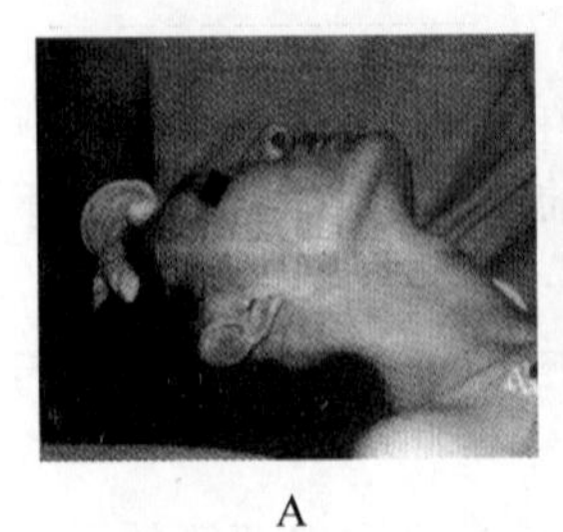

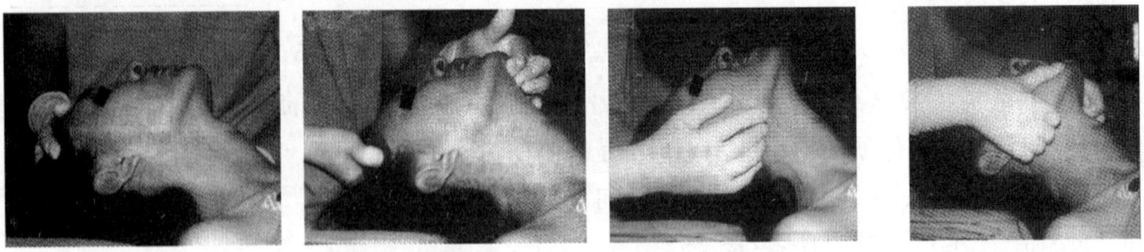

A

B

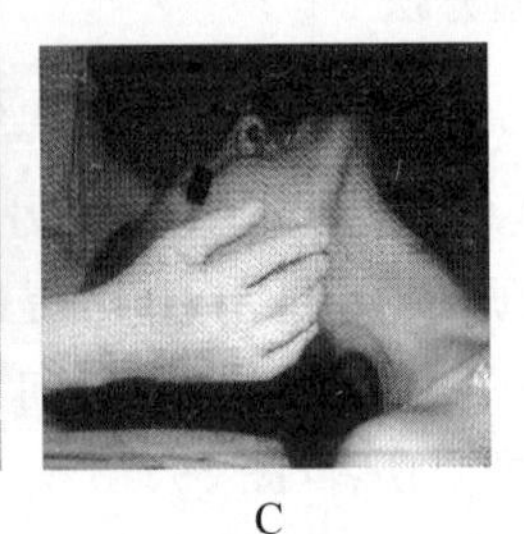

C

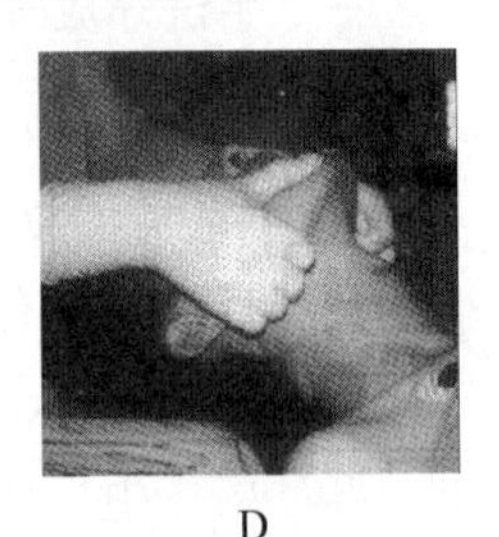

D

图 39-5 开放气道三步法

A-头后仰;B-提颏;C-托下颌;D-张口

二、适应证、禁忌证

1. 适应证　适用于舌根后坠、口咽部有分泌物潴留或有异物存留，上呼吸道梗阻者。
2. 禁忌证　颈椎严重损伤的患者。

三、注意事项

对颈椎有损伤的患者头不能过度后仰，以免加重脊髓损伤，应改为中等度头后仰。过分张口使颈部伸展度减少，咽部反被阻塞或半阻塞，亦应避免。三步法在开放气道的同时可引起疼痛，故可用来判定昏迷程度。

【借助器械气道开放法】

采用手法开放气道方法，虽然能够保持呼吸道通畅，但耗费体力，难以持久和效果不够确切，亦不能防止胃内容物的反流和误吸。故尽早借助相应的器械来开放气道。

一、口咽通气道法

该方法操作简便，正确地放置后，可以纠正因舌头后坠引起的气道堵塞(图 39－6)。

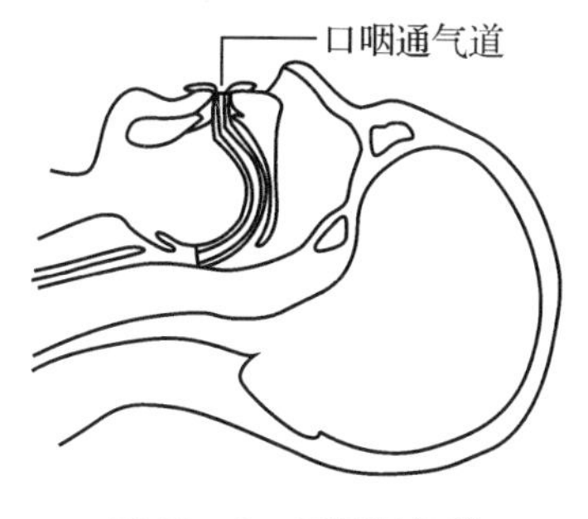

图 39－6　口咽通气道

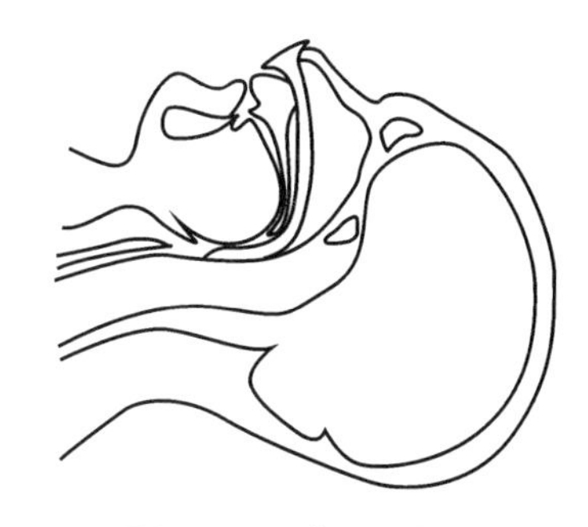

图 39－7　鼻咽通气道

1. 适应证　没有咳嗽或呕吐反射的意识不清患者。
2. 放置口咽通气道的方法

(1) 舌拉钩或压舌板法：选择合适的口咽通气道(大约相当于从门齿至下颌角长度)；将喉镜或舌拉钩或压舌板放置于舌根部，向上提起使舌离开咽后壁；置入口咽通气道直至其末端突出门齿 1～2 cm；双手托起下颌使舌离开咽后壁；调整口咽通气道的位置；检查口腔，防止舌或唇夹置于牙和口咽通气道之间。

(2) 反向插入法：将口咽通气道的咽弯曲面向腭部插入口腔；当其前端接近口咽部后壁时，将其旋转成正位，调整口咽通气道正确位置即可。

3. 注意事项　如通气道太长或太短均可加重气道堵塞，不适合用于清醒及浅度昏迷患者。

二、鼻咽通气道法

1. 适应证　适用于气道阻塞或有气道阻塞风险的患者，特别是那些牙关紧闭无法建立经口气道的患者。

2. 放置鼻咽通气道的方法　选择合适的鼻咽通气道(长度相当于从鼻尖至外耳道口的距离,约 15 cm);在鼻黏膜表面喷洒血管收缩药和局麻药后;将涂有含水溶性局麻药软膏的鼻咽通气道的弯曲面对着硬腭放入鼻腔,沿鼻腔下壁、随腭骨平面向下推送至硬腭至下咽部。调整鼻咽通气道的合适深度和位置(图 39－7)。

3. 注意事项　操作简单,正确地放置后可以纠正因舌头后坠,以及口腔出血或创伤引起的气道堵塞等优点。潜在的并发症是此通气道太长可能加重气道堵塞,太短则无效;可能造成鼻部骨折及黏膜损伤。对有鼻骨折和颅底骨折,凝血机制异常,脑脊液鼻漏等患者禁用。

三、面罩与鼻罩法

这种方法是将面罩或鼻罩置于患者的口鼻或鼻上并与呼吸机的送气管连接,构成一个密闭的通气环路。

1. 适应证　病情较轻,辅助通气 1～2 小时即能撤离呼吸机者。用于短期(小于 2 小时)辅助呼吸,如气管插管或气管切开前作为过渡性的治疗措施,或在机械通气期间更换套管时用面罩继续通气治疗;用于预防或康复治疗。

2. 安放面罩与鼻罩方法(图 39－8)

(1) 单手法　用左手握持面罩,拇指和食指放在面罩接口处的两侧,并向下用力,以使面罩贴紧面部保持密封。其他三个手指放置在下颌骨上,中指位于颏部、环指和小指位于颌角处。

(2) 双手法　用双手的拇指放置在面罩接口的两侧,其余手指放在下颌骨上,提起患者的下颌且保持颈部伸展。也可将双手的拇指和食指放置在面罩体部的两侧,而用其他手指来维持呼吸道开放。

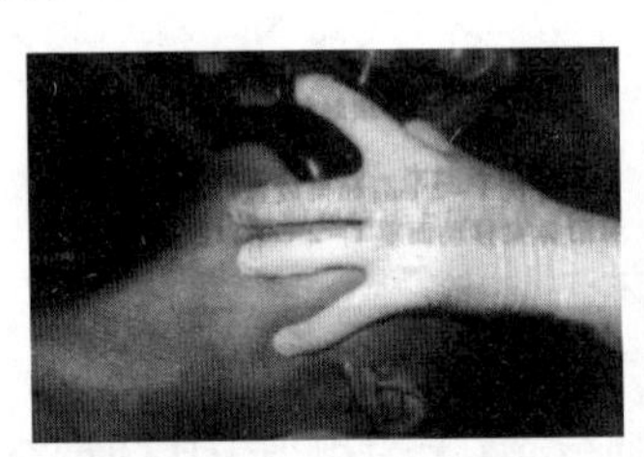
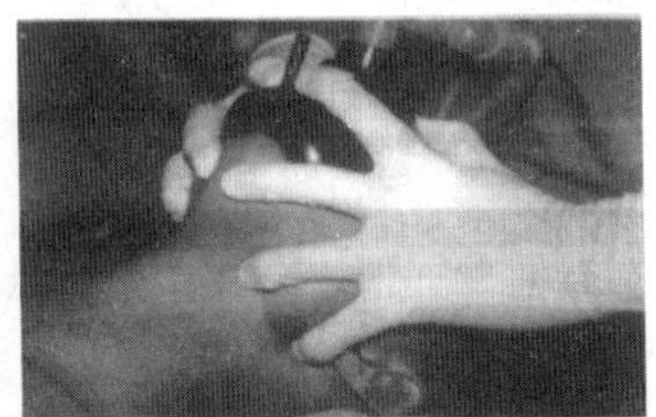

图 39－8　放置面罩方法

3. 注意事项　具有能提供高浓度氧气,操作者可感受到顺应性和呼吸道阻力,可极好地支持短期通气,用于呼吸机无创辅助通气;以及无创伤、通气时间短、不需特别护理等优点。缺点和潜在并发症有:通气效果不如气管插管或气管切开,是由于面罩和鼻罩比较柔软,固定时患者的面部也不宜受压,造成密闭不严所致;辅助呼吸时气体进入食管引起胃充气、呕吐时因面罩密闭口腔易引起误吸;患者无法饮食;咳嗽、咳痰时需中断通气治疗。鼻罩通气的方法稍优于面罩。患者通气时可以说话、饮水、吃饭。但是通气效果也不十分理想。主要用于康复期患者的治疗。

四、喉罩通气法

喉罩是介于面罩和气管内插管之间的一种新型人工通气道。

1. 适应证　在插入口咽或鼻咽通气道后仍不能充分通气呼吸的患者，昏迷、舌咽反射、喉反射消失患者，气管插管困难的患者，需行紧急气道开放的患者等。

2. 喉罩通气方法　患者仰卧去枕，头尽量后仰。操作者用一只手打开患者口腔，另一只手拇指与示指夹住喉罩的通气管道和通气罩的连接处，喉罩开口向下颌；沿口腔内生理弯曲向咽部盲探轻柔送下，直到咽后壁有明显阻力而无法再插入为止。向充气囊内适量注气(20～30 ml)实施人工呼吸，检查可见胸廓起伏明显、听诊双肺呼吸音对称，确定喉罩位置，放入牙垫，固定喉罩即可(图 39-9)。

3. 注意事项　与气管插管技术相比，具有对呼吸道刺激小、损伤轻、并发症少以及操作简便、快捷、安全、可靠等优点；非专业的医护人员只要稍加培训就可掌握。从喉罩内插入导管较容易地过渡到气管插管或在其引导下气管切开。缺点和潜在并发症有：不能完全防止胃内容物的误吸和胃充气，过度充气可造成咽喉部损伤、舌系带撕裂和出血等并发症。若有颈椎损伤时应采用自然体位。

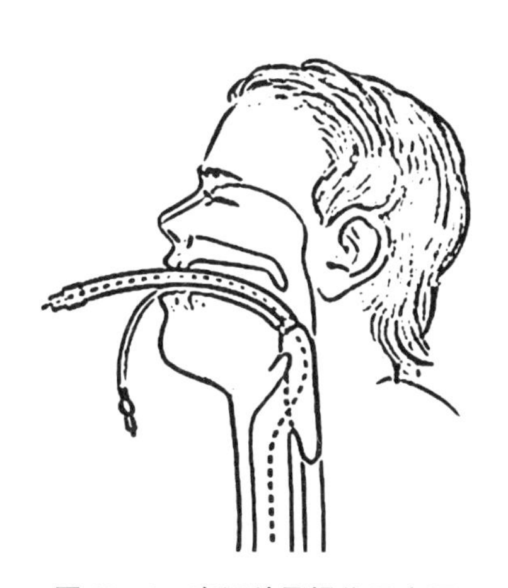

图 39-9　喉罩放置操作示意图

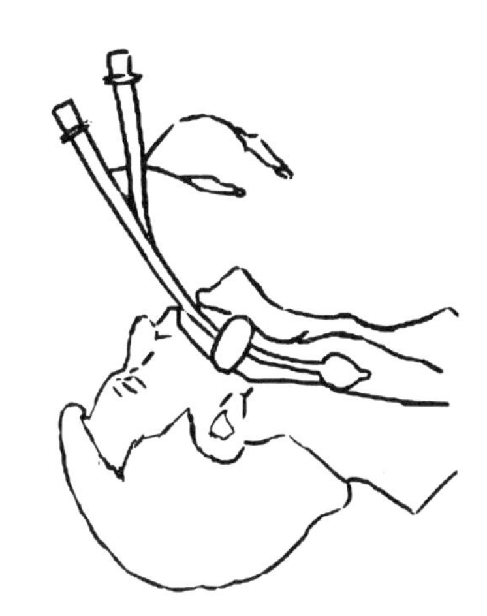

图 39-10　食管-气管联合导管放置示意图

五、食管-气管联合导管法

食管-气管联合导管法是为避免气管插入食管和反复气管插管而设计的双腔、双套囊的导管，其远端开口为进入食管的导管，侧面开口是进行气管通气的导管。远端的套囊是堵塞食管的，近端的套囊是堵塞口咽部的(图 39-10)。

1. 适应证　在插入口咽或鼻咽通气道后仍不能充分通气呼吸的患者，意识消失通气不良、失去呼吸道保护性反射的患者；紧急情况下气管插管困难的患者；或施救者为无气管插管技能的人员。

2. 放置导管方法　操作者用左手提起下颌和舌，用右手握持食管—气管联合导管的中段，将其前端插入口腔内后向食管推送，直至其近端的蓝色环形标志位于上下牙齿之间。分别向近端和远端套囊内注入适量的空气，将食管和口鼻封闭即可。或将其前端直接插入气管内，分别向近端和远端套囊内注入适量的空气即可。

3. 注意事项　食管—气管联合导管法是一种有效的开放气道以及保障气道安全的新型方法。不需要喉镜，不需要在直视下操作，插入后可防止胃充气和异物吸入。可提供纯氧,在静脉开放前可作为快速给药途径。缺点和潜在并发症:导管插入过深或过浅时通气无效而延误抢救,插入过程中有损伤、出血和引起胃内容物反流误吸的可能。

六、气管插管

气管插管是最有效的开放气道的方法,可同时开放上呼吸道和下呼吸道。气管插管可分为经鼻与经口插管两种方法,适应证基本相同。一般来说,经鼻插管保留导管的时间比较长,患者能够自由进食、讲话,因而比较容易耐受。但是如果鼻腔阻塞、鼻甲肥大、有鼻出血倾向、鼻骨折者不宜进行经鼻气管插管。

1. 适应证

(1) 各种原因所致的呼吸衰竭需要较长时间(数小时以上)机械通气者。

(2) 气道分泌物过多或出血,需反复吸引者。

(3) 病情危重,丧失清除呼吸道分泌物的能力,有吸入异物危险者。

(4) 气道损伤、部分狭窄或阻塞、气管食管瘘等影响正常通气者。

(5) 因诊断或治疗需要,在短时间内要反复插入支气管镜者,如支气管肺泡灌洗,为了减轻患者痛苦,操作方便,亦可事先行气管插管。

(6) 全麻手术前或使用肌肉松弛剂、镇静剂前。至于采用何种方法插管,则应根据患者病情的急缓、鼻咽腔的情况以及术者的经验而定。

2. 气管插管的路径

(1) 经鼻气管插管(图 39-11)

优点:① 经鼻气管插管固定较好,在护理及进行人工呼吸时,滑动较少;患者咬不到插管,清醒的患者感觉鼻插管较舒适,吞咽动作也较好。

缺点:① 经鼻插管,导管较长并且内径较小,造成的死腔就大,管腔也易被分泌物阻塞,同时也增加了呼吸道的阻力;② 经鼻插管难度较大。

(2) 经口气管插管(图 39-12)

优点:① 操作简易方便,费时少;② 可避免鼻腔的损伤;③ 便于吸痰和换药。

缺点:① 插管不易固定,常因吸引分泌物及护理工作而使原来的位置改变;② 导管易被嘴咬,以致影响通气;③ 清醒的患者则难以耐受,并影响咀嚼和吞咽;④ 并发症较多。

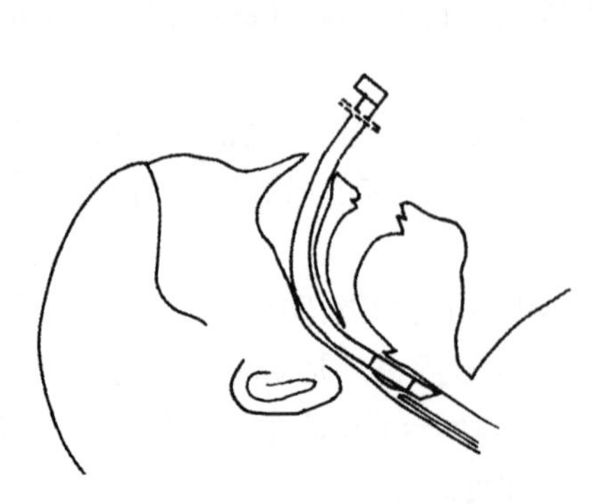

图 39-11　经鼻气管插管示意图

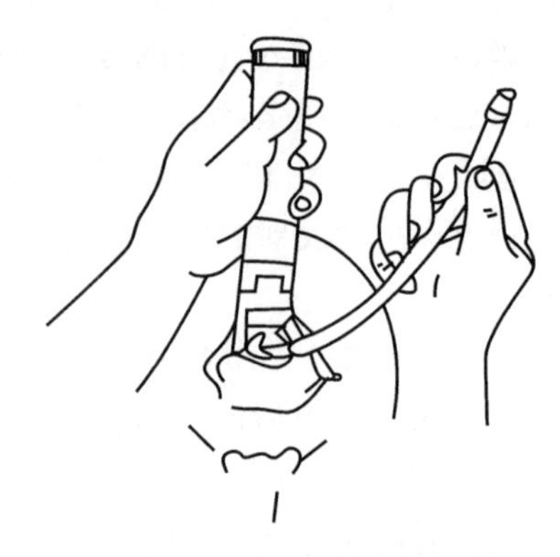

图 39-12　经口气管插管示意图

3. 导管的选择　在施行气管插管时,应先选用三根导管备用,成年女性选用腔内径为

7.0～8.0 cm；成年男性 7.5～8.5 cm。气管插管的深度的确定和估计，将气管从鼻孔量至耳垂的距离再加 3 cm，或将气管导管沿患者的颈测量，从门齿量到甲状软骨的中部再加 3 cm。一般成年男性经口插入长度为 22 cm，经鼻插入长度为 25 cm；成年女性经口为 21 cm，经鼻为 24 cm。气管导管有橡皮管、塑料管和硅胶管，以硅胶管最好。

4. 气管插管前准备　插管前备麻醉喉镜 1 套，气管导管 3 根，导丝 1 根，注射器若干，吸引器及吸痰管备用。清醒患者，还应准备麻醉喷雾器 1 个。患者应仰卧位，若有义齿应取下，做好思想准备工作。

5. 经口腔明视插管术的步骤

(1) 先将患者头向后仰，若其口未张开，可双手将下颏向前、向上托起，必要时可以右手自右口角处打开口腔，其方法是右手拇指对着下齿列，示指对着上齿列，以一旋转力量启开口腔。左手持咽喉镜自右口角进入口腔，将舌推向左方，然后徐徐向前推进，显露腭垂，这时以右手提起下颏，并将喉镜继续向前推进，直到看到会厌为止。

(2) 左手稍用力将喉镜略向前推进，使窥视片前端进入舌根与会厌角内，然后将喉镜向上、向前提起，即可显露声门。若系直喉镜片，其前端应挑起会厌软骨。

(3) 右手执气管导管后端，使其前端自口右侧进入，对准声门，以旋转的力量轻轻地经声门插入气管，进声门后即退出管芯。再向前送导管少许，退出咽喉镜。观察导管是否有气体进出。若无呼吸，接简易呼吸器做人工呼吸，观察胸廓有无起伏运动，听诊双肺呼吸音，以确定气管导管的位置是否恰当。最后将牙垫与气管导管固定好，将气囊充满气体，插管即告完成。

6. 拔管的指征及方法

(1) 指征：患者意识恢复，吞咽、咳嗽反射良好，在吸入 30％氧的情况下血气基本正常。

(2) 拔管前应充分吸净口、咽部分泌物，并吸纯氧 10 分钟，然后将气管导管气囊内的气体放出，将吸痰管插入气管导管内，边抽吸边退出气管导管，以便将气管内分泌物吸出。

(3) 拔管后，继续在 ICU 观察 24 小时，拔管后 4 小时内禁食，因为此时声门关闭功能及气道反射功能尚不健全，并禁用镇静剂。

7. 并发症

(1) 插管时用力过猛或动作粗暴可致牙齿脱落，或损伤口鼻腔或咽喉部黏膜，引起出血。

(2) 导管过细，内径过小，可使呼吸道阻力增加，甚至因压迫曲折导致导管堵塞。导管过硬，易引起喉头水肿，甚至引起喉头肉芽肿。

(3) 导管插入过深误入支气管，可引起缺氧及一侧肺不张。

(4) 导管消毒不严，可引起术后肺部并发症。

七、环甲膜穿刺法

当不能通过面罩、口鼻咽通气道、喉罩、联合导管和气管插管等方法开放气道时，紧急地采用粗口径静脉套管针，穿刺环甲膜开放气道是一种简单、安全、极为有效的方法。其有效性和实用性在临床急危重症患者的抢救中已得到确切的证实。

1. 适应证

(1) 在紧急情况下，面罩、口咽或鼻咽通气道、喉罩、联合导管和气管插管等方法开放气道失败时。

(2) 在急性喉痉挛、喉头水肿、异物、创伤感染和肿瘤引起急性上呼吸道梗阻不能在几分钟内有效解除时。

(3) 急救人员缺乏气道开放技术经验,现场缺乏必要的气道开放的器械设备时。

(4) 与上呼吸道有关的手术时。

2. 环甲膜穿刺方法　操作者用食指触摸环甲膜并进行穿刺定位。取一根 12～14 号的普通静脉穿刺套管针,以垂直方向刺入环甲膜上方皮肤后,将针尾压低与皮肤成角 30°向足侧方向穿入环甲膜内即可(图 39－13)。

3. 注意事项　环甲膜穿刺法具有技术简单、快速,尤其适合在院前急救、急诊室、手术室和 ICU 紧急情况下应用。但是,由无经验和未经培训的医师操作可能具有一定的危险性;在穿刺过程中,应频繁进行空气抽吸试验,以确证穿刺针已进入环甲膜内。潜在并发症:咯血、皮下气肿、迷走神经反射、感染、纵隔气肿、颈部大血管出血、食管穿孔等。

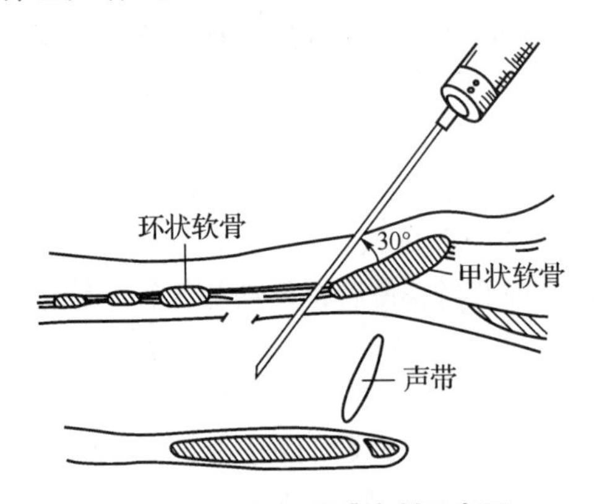

图 39－13　经环甲膜穿刺示意图

八、气管切开

气管切开是气管插管方法的补充或者是进一步的延伸。因此,原则上讲只有当患者不能继续接受气管插管治疗或需要长时间人工辅助呼吸时才可考虑做气管切开。

1. 适应证

(1) 上呼吸道阻塞,包括急性喉炎、喉水肿、急性会厌炎、上呼吸道烧伤、喉及气管异物等,以及喉及气管外伤伴软组织肿胀、骨折等,是绝对适应证,有立竿见影之效果。

(2) 对呼吸道异物患儿,应尽早取出异物,若无合适器械及取异物条件,可先行气管切开。

(3) 由于药物中毒、神经系统疾病、颅脑外伤、颈椎外伤等引起昏迷、吞咽障碍、咳嗽反射受抑制,为保证呼吸道通畅,可行气管切开。

(4) 慢性阻塞性肺病伴发感染、呼吸衰竭。为减少呼吸道阻力,吸出下呼吸道分泌物,或者需要长期行机械通气者。

(5) 已行气管插管,但仍不能顺利排除支气管内分泌物或仍需较长时间呼吸机治疗者。

2. 器材准备　吸引器、气管切开手术包、简易呼吸器、面罩、气管套管、照明设备等。

3. 麻醉选择　多采用局部麻醉。

4. 手术方法及术后检查

(1) 采用仰卧位,头后仰充分暴露颈前部,可用沙袋等垫于肩胛骨下。

(2) 消毒常规用碘酒、乙醇消毒术区。

(3) 用2%利多卡因,在颈前部自甲状软骨下缘至胸骨上切迹做局部浸润麻醉。情况紧急可暂不考虑麻醉。

(4) 分层切开皮肤、皮下组织、颈浅筋膜。切口有纵切口、横切口两种。多采用纵切口,自甲状软骨下缘至胸骨上切迹附近,沿颈前正中线切开皮肤及皮下组织。

(5) 用拉钩将胸骨舌骨肌及胸骨甲状肌向两侧拉开。

(6) 将甲状腺峡部向上游离,显示3、4、5气管软骨环,用注射器穿刺,经3、4软骨环间穿入,抽吸有气,可切开2个软骨环,若已行气管插管,将导管缓慢退至切口上方,切忌拔出。

(7) 吸出气管内的分泌物,将带有导芯的气管切开套管插入,快速拔除导芯,确定是否在气管内。听诊两肺呼吸音、观察有无气流从切开导管中排出。

(8) 气管切开置管成功后,拔出经口、鼻插管,向气管套管套囊充气,密封气道。

(9) 缝合皮肤切口,如皮肤切口较长,可将切口上方缝合1～2针,套管下方创口不予缝合,以免发生皮下气肿,并便于伤口引流。放置开口纱布块,垫于套管周围,覆盖伤口。气管套管两侧的系带环颈,于颈后正中打结,固定套管,其松紧以能插入两指为宜。气管套管口以1～2层无菌湿纱布覆盖或接呼吸机。

(10) 手术结束后,术者应仔细地做术后检查,包括:① 伤口有无出血;② 套管是否通畅;③ 呼吸运动情况如何;④ 颈、胸部有否皮下气肿;⑤ 心肺听诊双肺通气情况,心音心律是否正常,有否气胸及纵隔气肿,一切无误后方可离去。

(11) 拔管:阻塞症状改善或解除,需拔管时,应先将管口暂时堵住,观察1～2天,患者活动、睡眠时无阻塞症状,即可拔出套管。切口不缝合,拔管后用蝶形粘胶布将切口两侧皮肤向中线拉拢、固定。

5. 并发症

(1) 出血:多由手术中止血不利有关,造成出血,导致窒息。

(2) 皮下气肿、纵隔气肿、气胸:皮下气肿多不用处理;气胸如多量不易吸收时应做闭式引流;轻度纵隔气肿不做处理,重者可行减压术。

(3) 感染:及时吸痰,注意切口消毒,给予充分抗生素。

(4) 气管食管瘘:术中伤及气管后壁、食管壁,感染后形成瘘管都可导致气管食管瘘。

(5) 拔管困难:术中损伤了环状软骨,造成狭窄以致拔管困难;气管前壁损伤塌陷。气管狭窄导致的拔管困难可行扩张或修补、成形等手术。

(6) 脱管:可能造成窒息死亡,为严重的并发症,应严加预防。在发生脱管时,切勿惊慌失措,及时按气管切开时体位固定患者,立即将套管置入。

九、经皮扩张气管造口法

该气道开放方法采用类似于血管穿刺技术,操作简单易行,具有创伤小、出血少、并发症少、愈合快、瘢痕小等特点。近年来,由于经皮扩张气管造口法具有极高的成功率和极低的并发症发生率,正在逐渐取代传统的手术气管切开造口方法。常用方法有经皮导丝扩张钳扩张气管造口法(图39-14)和经皮螺旋扩张器扩张气管造口法两种。

1. 适应证　适用于所有临床需要气管切开的患者,尤其适合于不能耐受手术气管切开的急危重症患者。

2. 经皮扩张气管造口方法　患者取仰卧位,肩下垫高,使颈部过伸;选择第2～3或3～4气管软骨环间隙正中位为切开穿刺点;常规消毒铺巾,以左手食指和中指固定气管,用2%利多卡因局部麻醉后于穿刺点处横向切开1～2 cm皮肤,用带2 ml生理盐水的注射器与套管针连接,在切口中点向足侧45°角倾斜穿刺,先遇阻力后有突破感即入气管内,可以见气泡溢出;固定套管针的外套管,拔出针芯,将"J"形导丝经套管针的外套管送入气管腔内,拔出外套管,用扩张管经导丝导引旋入气管腔内,扩张穿刺口;再用专用扩张钳或螺旋扩张器沿导丝穿透气管前壁,适度扩大气管前壁创口,拔出扩张钳(或螺旋扩张器),将组装好的带内套芯的气管套管顺导丝推入气管腔内,迅速拔出导丝和内套芯,吸出气管内的痰液和血液,将气囊注入适量气体,切口上垫开口纱,用固定带稳妥固定即可。

3. 注意事项　对甲状腺肿大的患者,不能触及气管的患者以及小儿应慎用。在操作中应频繁采用抽气泡试验以证实穿刺在气管内。在穿刺后的扩张中应注意正确定位,以免损伤气管后壁、周围神经和血管等。必要时应在纤维支气管镜直视下操作。

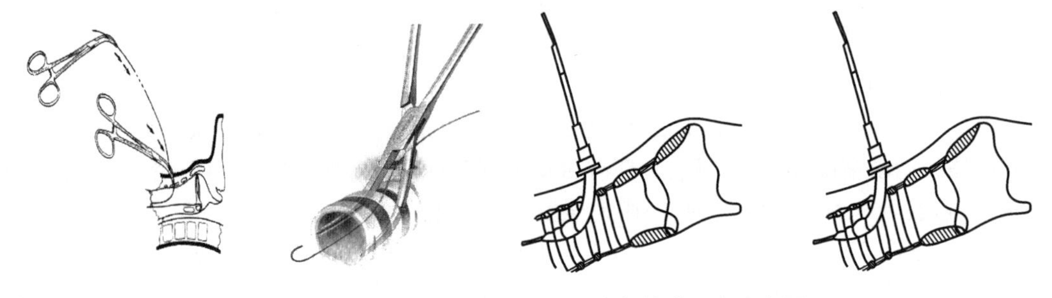

图39-14　A-D经皮导丝扩张钳扩张气管造口术示意图

第二节　机械通气

【基本原理】

正常人自主呼吸时,由于呼吸肌主动收缩,膈下降,胸内负压增加,使肺泡内压低于气道口压,气体进入气管、支气管和肺泡内。目前临床采用的机械通气,主要是使用正压通气(positive pressure ventilation)的方式来支持肺功能。正压通气是指由呼吸机提供高于肺泡内压的正压气流,使气道口与肺泡之间产生压力差,从而建立人工通气;因而,机械通气在通气过程中,气道压力势必升高。任何正压通气方式均应有3个必备的机械功能:启动、限制和切换。

一、启动

启动(initiating)是指使呼吸机开始送气的驱动方式,它有3种方式:时间启动、压力启动和流量启动。

1. 时间启动　用于控制通气,是指呼吸机按固定频率进行通气。当呼气期达到预定的时间后，呼吸机开始送气，即进入吸气期，不受患者自主吸气的影响。

2. 压力启动　用于辅助呼吸。压力启动是当患者存在微弱的自主呼吸时，吸气时气道内压降低为负压，触发呼吸机送气，而完成同步吸气。呼吸机的负压触发范围－1～－5 cmH_2O，一般成人设置在－1 cmH_2O，小儿 0.5 cmH_2O 以上。辅助呼吸使用压力触发时，能保持呼吸机工作与患者吸气同步，利于撤离呼吸机。当患者吸气用力强弱不等时，传感器装置的灵敏度调节困难，易发生患者自主呼吸与呼吸机对抗以及过度通气或通气不足。

由于同步装置的技术限制，患者开始吸气时，呼吸机要延迟 20 ms 左右才能同步送气，这称为呼吸滞后。患者呼吸频率越快，呼吸机滞后时间越长，患者出现欲吸而无气，反而增加呼吸做功。

3. 流量启动　用于辅助呼吸。流量启动是指在患者吸气开始前，呼吸机输送慢而恒定的持续气流，并在呼吸回路入口和出口装有流速传感器，由微机测量两端的流速差值，若差值达到预定水平，即触发呼吸机送气。持续气流流速一般设定为 10 L/min，预定触发流速为 3 L/min。流量触发较压力触发灵敏度高，患者呼吸做功较小。

二、限定

限定(limited)，正压通气时，为避免对患者和机器回路产生损害作用，应限定呼吸机输送气体的量，一般有 3 种方式：① 容量限定：预设潮气量，通过改变流量、压力和时间三个变量来输送潮气量。② 压力限定：预设气道压力，通过改变流量、容量和时间三个变量来维持回路内压力。③ 流速限定：预设流速，通过改变压力、容量和时间三个变量来达到预设的流速。

三、切换

切换(cycling)是指呼吸机由吸气期转换成呼气期的方式。有 4 种切换方式：① 时间切换：达到预设的吸气时间，即停止送气，转向呼气。② 容量切换：当预设的潮气量送入肺后，即转向呼气。③ 流速切换：当吸气流速降低到一定程度后，即转向呼气。④ 压力切换：当吸气压力达到预定值后，即转向呼气。

随着呼吸生理理论的发展，呼吸机的技术性能不断改善，机械通气在临床上应用日益增多。机械通气可大大降低呼吸衰竭的病死率，是治疗呼吸衰竭重要的有效手段。

【适应证与禁忌证】

一、适应证

任何原因引起的缺 O_2 与 CO_2 潴留，均是呼吸机治疗的适应证。

1. 应用范围

(1) 心肺脑复苏时。

(2) 中毒所致的呼吸抑制。

(3) 神经-肌肉系统疾病造成的中枢或周围性呼吸抑制和停止。脑卒中、脑外伤、各类脑炎、脑部手术、癫痫持续状态、各种原因所致的脑水肿，脊髓、神经根、呼吸肌等受损造成的呼吸抑制、减弱和停止等。

(4) 胸、肺部疾病，如 ARDS、严重肺炎、胸肺部大手术后、COPD、危重哮喘等。

(5) 胸部外伤,如肺挫伤、开放性或闭合性血气胸、多发多处肋骨骨折所致的连枷胸,只要出现无法纠正的低氧血症,均是应用机械通气的适应证。

(6) 循环系统疾病,急性肺水肿、心脏大手术后常规机械通气支持等。

(7) 雾化吸入治疗。

2. 应用指征

(1) 任何原因引起的呼吸停止或减弱(大于 10 次/分)。

(2) 呼吸窘迫伴低氧血症(PaO_2<60 mmHg)。

(3) 肺性脑病(强调意识障碍严重程度)。

(4) 呼吸道分泌物多,无力排出。

(5) 胸部手术后严重低氧血症。

(6) 心脏大手术后,尤其是接受体外循环的患者。

(7) 胸部外伤致连枷胸和反常呼吸。

二、禁忌证

呼吸机治疗没有绝对禁忌证。任何情况下,对危重患者的抢救和治疗,均强调权衡利弊。病情复杂,矛盾重重,需选择利最大、弊最小的治疗方案。除未经引流的气胸和肺大泡是呼吸机治疗的禁忌证外,其余均是相对禁忌证。

1. 严重肺大泡和未经引流的气胸。
2. 低血容量性休克患者在血容量未补足以前。
3. 肺组织无功能。
4. 大咯血气道未通畅前。
5. 心肌梗死(相对)。
6. 支气管胸膜瘘。
7. 缺乏应用机械通气的基本知识或对机械通气机性能不了解。

【常用机械通气模式】

几种常见的通气模式典型气道压力曲线示意图见图 39-15。

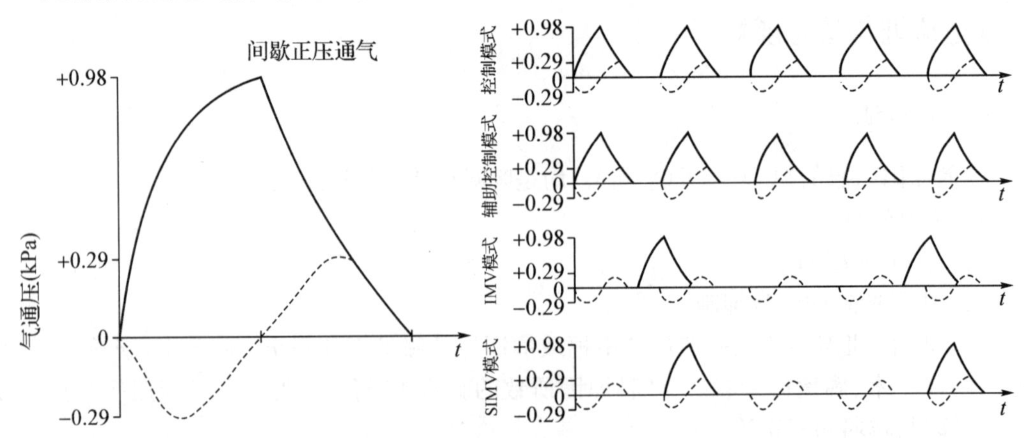

图 39-15 几种通气模式的典型气道压力曲线

虚线示正常的自主呼吸,实线示机械通气时的压力曲线

一、控制通气

控制通气(controlled ventilation,CV)也称间歇正压通气(intermittent positive pressure ventilation,IPPV)。其特点是无论患者自主呼吸如何,呼吸机总是按预定的频率、潮气量(TV)或压力进行规律的通气,适应于自主呼吸消失或很微弱的患者。应用于自主呼吸较强的患者则很难达到自主呼吸与机械通气的协调。对自主呼吸增强的患者,如应用辅助通气模式仍不能与自主呼吸协调,可应用药物抑制自主呼吸后再采用控制通气模式。近年生产的呼吸机均兼有控制与辅助通气方式,或二者结合组成辅助控制通气方式。

二、辅助通气

辅助通气(assisted ventilation,AV)与控制通气不同,启动是由患者自发吸气动作来触发。因此,它的通气频率决定于患者的自主呼吸,TV 决定于预先设定的容积(或压力)的大小。对自主呼吸频率尚稳定的患者,应尽量采用辅助通气。

三、辅助控制通气

辅助控制通气是一种较先进的通气模式。它与单纯辅助通气的主要不同在于,当自主呼吸频率过慢,每分通气量小于设定值时,呼吸机本身可测知,并自动以控制通气方式来补充,以防止通气不足,比较安全。即使采用辅助或辅助控制通气模式,有时自主呼吸仍难与机械通气协调,这时应注意触发灵敏度的调节,同时应注意气路是否漏气、堵塞,吸氧浓度是否不足,设定通气频率、每分通气量是否合适等。

四、间歇指令通气与同步间歇指令通气

1. 间歇指令通气(intermittent mandatory ventilation,IMV)　在每分钟内,按事先设置的呼吸参数(频率、流速、流量、容量、吸和(或)呼等),给予患者指令性呼吸,通气与自主呼吸不同步;在指令通气间隔时间内,患者可以有自主呼吸,但呼吸频率、流速、流量、容量、吸和(或)呼等不受呼吸机的影响。

2. 同步间歇指令通气(SIMV)　呼吸机提供的指令性通气可以由自主呼吸触发,即通气能与自主呼吸同步,是 IMV 的改良。

3. IMV/SIMV 通气模式的优点　① 无须大量镇静剂;② 可减少因通气过度而发生碱中毒的机会;③ 长期通气治疗时可防止呼吸肌萎缩,有利于脱离机械通气;④ 降低平均气道内压,减少机械通气对循环系统的不良影响。

4. IMV/SIMV 通气模式的缺点　对患者增加通气的要求反应不良,可导致通气不足;增加患者呼吸功消耗,可导致呼吸肌疲劳,使呼吸机撤离过渡时间延长。

五、压力支持通气

1. 工作原理　压力支持通气(pressure support ventilation,PSV)是一种辅助通气方式,在自主呼吸的前提下,每次吸气都接受一定水平的压力支持,以辅助和增强患者的吸气能力,增加吸气幅度和吸入气量。与单独应用 IMV/SIMV 通气模式的不同之处是患者每次吸气(指令性或自主性),均能得到压力支持,支持水平随需要设定。

2. 临床应用　主要应用于自主呼吸能力不足,但神经调节无明显异常的患者。应用PSV时,机体可在一定水平的压力支持下,克服疾病造成的呼吸道阻力增加和肺顺应性下降,得到充足的TV。随病情好转,压力支持水平可逐渐降低,常用于机械通气撤除的过程中、重症哮喘、COPD、胸部外伤和手术后需长期机械通气机支持者。

六、容积支持通气

容积支持通气(volume support ventilation,VSV)是一种特殊的辅助通气模式,它的优点能保持恒定的潮气量,当患者自主呼吸增强时支持压力水平自动降低,相反,则自动增加支持压力水平。当患者自主呼吸停止20秒以上时,VSV可自动转换为压力调节容积控制通气。

七、持续气道正压通气

持续气道正压通气(continuous positive airway pressure,CPAP)是指在有自主呼吸的条件下,整个呼吸周期内均人为地施以一定水平的正压,故又可称为自主呼吸基础上的全周期正压通气。

1. CPAP通气模式的特点　① 是一种独立的通气模式。② 是在自主呼吸的基础上,整个呼吸周期内均给予一定水平的正压。③ CPAP与PEEP相仿,也能防止气道闭合和肺泡萎陷,但CPAP仅仅是一种自主呼吸的通气方式,呼吸机并不提供恒定的潮气容积与吸气流速,在纠正由严重肺功能障碍所致的换气功能障碍时,远不如PEEP效果明显。④ CPAP对自主呼吸要求较高,许多有严重肺功能障碍的患者,不适合应用CPAP通气模式。

2. CPAP通气模式的主要优缺点　吸气时恒定的持续正压气流(大于吸气气流)使吸气省力,呼吸做功减少;与患者的连接方式较为灵活,经人工气道或面罩均可。CPAP可以引起循环紊乱和气压伤等。

3. 临床应用　主要用于脱机前过渡或观察自主呼吸情况,如吸气压力、TV、MV等。

八、双气道正压通气

1. 工作原理　吸气、呼气相的压力均可调节。P_1 相当于吸气压力(0～90 cmH_2O),P_2 相当于呼气压力;T_1 相当于吸气时间,T_2 相当于呼气时间;这两个时相的压力和时间均可根据临床的需要随意调整。

2. 临床应用　自主呼吸和控制呼吸时均可使用。一般情况下,根据临床需要,可灵活调节出多种通气方式。当 P_1＝吸气压力,T_1＝吸气时间,P_2＝0或PEEP值,T_2＝呼气时间,即相当于定时压力调节的PPV;当 P_1＝PEEP,T_1＝无穷大,P_2＝0,T_2＝0,即相当于CPAP;当 P_1＝吸气压力,T_1＝吸气时间,P_2＝0或PEEP值,T_2＝期望的控制呼吸周期,即相当于IMV或SIMV。

3. 注意事项　应用时应监测TV,适当设置报警参数,以防通气量不足,尤其当气道压力增高时,TV常常多变或不恒定。

九、压力调节容积控制通气

1. 工作原理　呼吸机通过不断监测患者的胸/肺的顺应性(压力-容量变化),计算出达到预定潮气量所需的最低吸气压力，反馈性地自动调节吸气压力，在 TV 保证前提下，将患者的吸气压力降低至最恰当水平。

2. 临床应用　该通气模式主要适用于有气道阻力增高的患者，如危重支气管哮喘；或肺部病变较重如气道阻力增加和肺顺应性下降明显的患者。即使肺内存在着严重的时间常数不等和气体分布不均，应用 PRVCV 通气模式，也能得到较好的治疗效果；对需要较高初始流速或流量才能打开的闭合气道和肺单位，PRVCV 可能会有一定的价值，如 ARDS 患者的肺泡萎陷。

【几种主要的通气功能】

一、吸气末屏气

呼吸机在吸气相产生正压，但在吸气末和呼气前，压力仍保持在一定水平，犹如自主吸气的屏气；然后再行呼气。这种将吸气末压力保持在一定水平的通气功能，称为吸气末屏气，或称为吸气平台(inspiratory plateau)或吸气末停顿(end-inspiratory pause)。

该通气功能的优点是，延长了吸气时间，有利于气体分布与弥散，适用于气体分布不均、以缺氧为主(如弥散障碍或通气/血流失调)的呼吸衰竭。吸气末屏气通气功能有利于雾化吸入药物在肺内的分布和弥散，也有助于进行某些肺功能数据的监测，如气道阻力和静态顺应性等。

二、呼气末正压通气

呼气末正压通气(positive end-expiratory pressure，PEEP)是指呼吸机在呼气末仍保持在一定的正压水平。

1. 临床应用　适用于由 Q_S/Q_T 增加所致的低氧血症，如 ARDS。PEEP 纠正 ARDS 低氧血症的作用机制是避免和防止小气道的闭合，减少肺泡萎陷，降低 Q_S/Q_T，纠正由 Q_S/Q_T 增加所致的低氧血症；增加 FRC，有利于肺泡-毛细血管两侧气体的充分交换；肺泡压升高，在 FiO_2 不变的前提下，能使 $P_{A-a}O_2$ 升高，有利于氧向肺毛细血管内弥散；PEEP 使肺泡始终处于膨胀状态，能增加肺泡的弥散面积；肺泡充气的改善，能使肺顺应性增加，在改善肺的通气、弥散、VA/Q 失调的同时，还可减少呼吸做功。

2. 最佳 PEEP 选择　最佳 PEEP 应是能使萎陷的肺泡膨胀至最好状态、Q_S/Q_T 降低至最低水平、PaO_2 被提高至基本满意水平；对血流动力学影响和肺组织气压伤降低至最低程度的 PEEP 水平。疾病和严重程度不同，最佳 PEEP 水平不尽相同；即使是同一个患者，在疾病发生和发展的不同阶段，所需要的 PEEP 水平也可能不同。确定最佳 PEEP 水平最简便的选择法是：在保持 $FiO_2<60\%$ 前提下，能使 $PaO_2\geqslant60$ mmHg 时的最低 PEEP 水平。临床常用的确定最佳 PEEP 水平的方法是：在循环状态能负担前提下，$FiO_2\leqslant40\%\sim50\%$、$PaO_2\geqslant60$ mmHg 时的最低 PEEP 水平。呼吸机应用过程中，应该根据患者氧合状况监测结果随时调节 PEEP 水平。

3. 内源(内生)性 PEEP(PEEPi)或自发性 PEEP(auto-PEEP)　指因呼气时间短或呼吸阻力过高，致肺泡内气体滞留，使肺泡内压在整个呼吸周期均保持正压，相当于 PEEP 的作用，称 PEEPi 或 auto-PEEP。可由多种使呼吸道阻力增加的疾病造成，克服 PEEPi 的常用方法是应用相同水平的 PEEP。

三、呼气延长或延迟

根据等压点(EPP)学说，呼气延长或延迟可减少支气道的动态压缩，有助于气体排出。COPD 患者习惯于噘嘴样呼吸，目的在于使 EPP 向口腔端移动，减少气道的动态压缩，有利于呼气。

四、叹息

叹息即指深吸气。不同呼吸机设置的叹息次数和量不尽相同，一般每 50～100 次呼吸周期中有 1～3 次相当于 1.5～2 倍于潮气量的深吸气，它相当于正常人的呵欠。目的是使那些易于陷闭的肺泡定时膨胀，改善这些部位肺泡的通气，防止肺不张，对长期卧床和接受机械通气治疗的患者有一定价值。

五、反比通气

正常状态下，吸气时间总是少于呼气时间，吸/呼(I/E)多在 1∶(1.5～2)。反比通气时，吸气延长，大于呼气时间，I/E 可在(1.1～1.7)∶1 之间。吸气延长有利于改善氧合、纠正缺氧、减少二氧化碳的排出，可以用于治疗 ARDS 或其他原因所致的低碳酸血症。

【参数设置和调节】

一、常用参数及设置

1. 呼吸频率　主要考虑因素是自主呼吸频率。自主呼吸频率正常、减弱、停止时，按正常呼吸频率设置(16～20 次/分)；自主呼吸频率大于 28 次/分时，初始呼吸频率不宜设置过低，随着引起自主呼吸频率增快的原因去除，再将呼吸频率逐减下调。其次考虑呼吸衰竭的病理生理，在有气道阻力增高时，选择慢而深的呼吸频率；限制性肺部疾病时，选择稍快的呼吸频率(18～24 次/分)。

2. 潮气量(TV)与每分通气量(MV)　TV 与呼吸频率有一定关系，首次 TV 设置，应掌握一定规律，减少设置盲目性。一般先以 5～10 ml/kg 设置，以后根据动脉血气分析调整；特殊状况下，如有肺大泡、可疑气胸、血容量减少尚未纠正、血压下降等，应先将 TV 设置在较低水平，将呼吸频率适当提高，以预防通气不足；自主呼吸频率过快时，为减少对抗，呼吸频率设置应与自主呼吸频率接近，此时应适当降低 TV 水平。MV 等于 TV 与呼吸频率乘积，MV 可以不作设置。

3. 吸/呼比　呼吸功能正常者以 1∶1.5 左右为妥；阻塞性通气功能障碍为 1∶(2～2.5)；限制性通气功能障碍为 1∶(1～1.5)。吸气末屏气时间，应算在吸气时间内。

4. PEEP　初接受呼吸机治疗时，一般不主张立即应用或设置 PEEP。根据缺氧纠正的难易度适当设置 PEEP 水平，再依据缺氧纠正情况，调节 PEEP 水平。

5. FiO_2 设置　开始时为迅速纠正低氧血症，可应用较高 FiO_2(>60%)，100%也十分常用。随低氧血症纠正，再将 FiO_2 逐渐降低至 60%以下；低氧血症改善明显后，将 FiO_2 设置在 40%～50%水平为最佳；FiO_2 设置原则是使 PaO_2 维持在 60 mmHg 前提下的最低

FiO_2 水平。当低氧血症未能纠正时，不能盲目以提高 FiO_2 的方式纠正缺氧；应该选选择其他通气方式，如 PEEP 等。

二、常用参数调节

合理调节机械通气各类参数是机械通气治疗的必备条件。否则，非但达不到治疗目的，相反却会引起各种并发症，严重时能直接导致死亡。常用参数调节依据动脉血气分析指标、心脏功能、血流动力学状况，避免肺组织气压伤。

1. 动脉血气分析指标

(1) PaO_2：是低氧血症是否被纠正的标准。$PaO_2 \geq 60$ mmHg，说明所设置的参数基本合理，如果 FiO_2 水平已经降至 40%～50%水平，可以暂不作调整，待 PaO_2 稳定一段时间后再作调整，直至降低至准备脱机前的水平；如果所设置的 FiO_2 水平较高，应逐渐降低 FiO_2 直至相对安全的水平。

若低氧血症未被纠正时，可按以下思路调整机械通气参数：① 分析低氧血症产生的原因，调整相应参数。Q_S/Q_T 增加时，选择 PEEP；弥散障碍时，提高 FiO_2；通气功能障碍时，去除呼吸道分泌物、保持呼吸道通畅，并适当增加 TV。合并二氧化碳潴留时，调节方法见 $PaCO_2$ 升高的处理方法。② 盲目采用各种能纠正低氧血症的方法，如增加 TV、延长吸气时间、增加吸气平段或吸气屏气的时间、应用 PEEP、提高 FiO_2 等，并观察疗效，酌情选择最佳方法。

(2) $PaCO_2$：是判断呼吸性酸、碱中毒的主要指标。呼吸性酸中毒、$PaCO_2 > 50$ mmHg，提示通气不足；呼吸性碱中毒、$PaCO_2 < 35$ mmHg，提示通气过度。过度通气时，降低 TV、缩短呼气时间；严重低碳酸血症，如心功能和血流动力学状况允许，采用反比通气。通气不足时，保持呼吸道通畅，增加 TV、MV、呼吸频率和延长呼气时间。

2. 心功能和血流动力学状况　已存在心功能障碍和血流动力学紊乱，慎用 PEEP、吸气延长、吸气末屏气和反比通气等。

3. 肺组织气压伤　熟悉容易引起气压伤的通气模式和通气功能，如 PEEP、PSV、高 TV 等。如有肺组织气压伤易发因素，如先天性或后天性肺大泡、肺损伤时，避免使用容易引起气压伤的通气模式和功能；无法避免使用这些模式和功能时，严密观察，及时发现和处理。即使是没有肺组织气压伤易发因素的患者，也应严密观察，警惕气压伤。

三、报警参数设置和调节

1. 容量(TV 或 MV)报警　临床意义是预防漏气和脱机。多数呼吸机监测呼出气 TV、MV 或 TV 和 MV 同时监测。设置依据：依 TV 或 MV 的水平不同而异，高水平设置与 TV 或 MV 相同；低水平能维持生命的最低 TV 或 MV 水平。

2. 压力报警　分上限、下限压力报警，用于对气道压力的监测。气道压升高，超过上限水平时，高压报警；气道压降低，低于低压水平时，低压报警装置被启用。低压报警装置是对脱机的又一种保护措施，高压报警多提示咳嗽、分泌物堵塞、管道扭曲、自主呼吸与机械通气拮抗或不协调等。高压报警参数，设置在正常气道最高压(峰压)在上 5～10 cmH_2O 水平；低压报警参数，设置为能保持吸气的最低压力水平。

3. 低 PEEP 或 CPAP 水平报警　是保障 PEEP 或 CPAP 的压力能在所要求的水平。

未应用 PEEP 或 CPAP 时,不需要设置。

4. FiO_2 报警　是保障 FiO_2 在所需要的水平。设置依据根据病情,一般高于或低于实际设置的 FiO_2 值的10%~20%即可。

【机械通气对生理的影响】

一、对血流动力学的影响

正压通气使胸内压(ITP)增高,减少静脉回流至右心的血量,从而导致心排血量下降,下降程度与平均气道压、肺顺应性、胸壁顺应性及 PEEP(CPAP)水平有关。ITP 升高还阻碍右心室排空,使右心室收缩末容量增加,右房压升高,体循环静脉回流下降;过大的潮气量和高水平的 PEEP(或 CPAP)会对右冠状动脉疾病和右室功能不全患者产生不利影响。肺泡扩张压迫肺毛细血管床,从而增加肺血管阻力(PVR),增加右心室后负荷。当升高气道压力传递到心脏周围时,左心室也会发生改变。其机制是:高 PEEP(CPAP)使右心室舒张末容量(RVEDV)增加,导致室间隔右向左移动,降低左室顺应性、影响前负荷;较高的 RVEDV 也使心包腔内压增加,限制心脏活动。

为了避免有害的血流动力学影响,应采用支持心血管功能的措施,包括:① 谨慎补充液体,维持合理的血容量及合适的前负荷;② 给予强心药维持足够的心肌收缩力;③ 应用血管扩张药或血管收缩药。但最关键的是选择合适的通气方式、合理调节潮气量、吸气时间及吸气流速,把机械通气对静脉回流影响减至最小。

二、对脏器功能的影响

正压通气对肾功能的直接影响是使肾灌注减少、肾内血流重新分布,致肾小球滤过率降低,钠和水排泄减少,尿量减少。扩充血容量、给予利尿剂,或给予小剂量多巴胺可减少正压通气对肾功能的直接影响。

应用正压通气治疗超过3天,有近40%的患者会出现胃肠道出血,这主要由于胃肠黏膜急性的多发性溃疡所致。应用抗酸治疗,维持胃液 pH 大于5.0,能有效防止胃肠道出血。

【呼吸机撤离】

呼吸机治疗的时间随病情而异,少时可仅数小时,多时可数月或数年。合理掌握脱机时机,能降低呼吸机治疗的并发症。

一、脱机指征

1. 导致呼吸衰竭的原发病已经解除或正在解除之中。
2. 通气和氧合能力良好。
3. 咳嗽和主动排痰能力强。
4. 呼吸肌有力量。
5. 气道通畅。

二、撤离呼吸机标准

1. 通气功能　VC＞10～15 ml/kg；TV＞5～8 ml/kg；FEV_1＞10 ml/kg；最大吸气压大于－20 cmH_2O；静态分钟通气量小于 10 L；每分钟最大自主通气量不少于 20 L。

2. 氧合指标（动脉血气分析）

（1）FiO_2＜40%时，PaO_2＞60 mmHg。

（2）FiO_2 为 100%时，PaO_2＞300 mmHg；$D(A\text{-}a)O_2$＞300～350 mmHg。

（3）QS/QT＜15%，SaO_2＞85%。

（4）VD/VT＜0.55～0.6。

3. 浅快呼吸指数（f/VT）和吸气初始 0.1 秒时口腔闭合压（P0.1）　是近年来主张应用的指标。前者≤105、后者为 4～6 cmH_2O，预计撤机可能成功。

截至目前，大量临床研究始终尚未寻找到切实可行的呼吸机撤离指标。

三、撤离呼吸机的方法

人工气道会妨碍患者主动而有效的排痰；人工气道拔除后，咳嗽动作恢复，有效排痰能改善通气和氧合；脱机、拔管后，各项指标有可能较脱机前明显改善。因而，只要患者呼吸平稳，就应在严密观察下试行脱机。

呼吸机撤离（脱机）的难易取决于原先肺功能状况与是否有肺部并发症。

1. 直接脱机　撤离容易的患者直接脱机，可以即先逐步降低呼吸机条件，观察氧合水平；撤除机械通气后，生命体征稳定，通气和氧合水平符合标准，可以脱机并拔除人工气道。

2. 间断脱机　撤离困难的患者可以分次或间断撤离，即将脱机的时间分开，先是以分钟或小时为单位，每日分次脱机，以后视病情逐渐增加每日脱机的次数或延长每次脱机的时间；然后改成逐日或白天脱机、夜间上机等，直至完全脱机。

3. 改变通气模式　在间断脱机前，常采用一定通气模式作为撤除呼吸机的过渡措施。如应用 SIMV，逐渐降低 SIMV 呼吸次数，当降至 5 次/分时仍能较好地维持通气和氧合，再试行脱机。如应用 PSV 时，先逐渐增加 PSV 的压力支持水平，促进肺、胸廓的膨胀、做被动性的肺功能锻炼，然后逐渐降低 PSV 压力，降至一定水平后仍能维持较好呼吸，可以试行脱机，或转为 SIMV 的通气模式、再按 SIMV 撤机方法脱机。

4. 拔除人工气道　改变通气模式或间断脱机时，仍能维持较好的通气和氧合时，方可拔除人工气道。对病情复杂的患者，即使暂时脱机成功，也应慎重拔除人工气道，而是适当延长人工气道拔除后观察的时间。因为撤离失败屡有发生，保留人工气道的患者，再次行机械通气治疗并不困难；而拔除人工气道后，重新建立人工气道费时、费力，还会增加痛苦，严重时会给生命带来威胁。

5. 拔管后气道护理　是脱机成败的关键。加强气道护理能促进呼吸道分泌物排出，保持气道通畅，预防肺部感染。主要方法有超声雾化吸入、拍背震荡、刺激咽喉部产生咳嗽与排痰、抗生素和祛痰药等。

四、脱机困难的原因和处理

1. 撤机困难的原因　原发病因未能解除，呼吸肌疲劳和衰弱，心理障碍。

2. 脱机困难的处理　尽早、尽快控制和去除原发病因;采用特殊通气模式与通气功能,尽早锻炼呼吸肌力量,预防呼吸肌疲劳与衰竭;加强营养支持治疗,增加呼吸肌力量;树立信心,克服心理障碍;原有慢性呼吸功能不全,尽早做腹式呼吸,增强和改善呼吸功能。脱机困难的患者需要做相当长时间的观察、摸索和调试。大部分患者最终可能获得成功,部分患者需要长期呼吸机治疗。

【常见并发症】

一、气压伤

气压伤较常见临床类型是气胸、皮下和(或)纵隔气肿。气压伤多为闭合性,胸内压高低取决于破裂口类型;处理方法是排气减压或停止呼吸机治疗。气压伤重在预防和早期发现,要避免所有可能诱发气压伤的因素,慎用 PEEP 和 PSV 等。

皮下和纵隔的气体除来源于肺组织之外,还可来源于呼吸道呼出的气体,如气管切开引起的皮下和纵隔气肿;胸部外伤和某些特殊检查或治疗也可引起皮下和纵隔气肿。

二、呼吸系统并发症

较常见的有过度通气、通气不足和呼吸机相关性肺炎(VAP)。前两者主要依靠呼吸机参数调节和设置来预防和处理;后者是临床呼吸机治疗过程中十分棘手的难题。VAP 的病原学特征是多种细菌和真菌同时存在的混合感染,诱发因素很多,如气道开放时空气和环境因素、抵抗力下降、医疗器械污染等;研究还证明,胃肠道反流和误吸也是 VAP 的主要来源。加强气道护理,是预防和治疗 VAP 的主要措施,其作用可能超过抗生素的应用。

三、气管及邻近组织损伤

1. 气管食管瘘　气管与食管之间相通,气体由瘘口进入胃肠道,胃肠道消化液也可经瘘口进入呼吸道,是十分危险的并发症,常见于气管与食管的直接损伤。

2. 喉损伤　是气管插管的重要并发症,主要临床类型是喉部水肿,多发生在拔管数小时至一天左右,产生的原因是导管与喉部黏膜的机械性摩擦和损伤。

3. 气管损伤　引起出血、气管食管瘘、狭窄。

4. 血管损伤　气管切开时损伤甲状腺及其血管,气管导管或套管对周围黏膜压迫损伤、感染等侵蚀邻近的大血管。

四、胃肠道系统并发症

主要是胃肠道充气,尤其当应用面罩连接呼吸机、气管插管误入食管、并发气管食管瘘等时,更容易发生;预防的方法是及时安放胃管和应用胃肠减压。

(杜叶平　王厚清)

第四十章　心脏压塞和急诊心包穿刺

第一节　心脏压塞

心脏压塞(cardiac tamponade)是由于心包积血或积液使心包压力增加而限制心脏活动,由此限制左心室充盈,使心室每搏输出量及心输出量降低的一种心脏急症。心包积血、积液可由各种创伤或疾病所致,进展缓慢时可以代偿,病情快速发展则成为急性心脏压塞综合征,导致休克、心搏骤停甚至死亡。心脏压塞的病死率决定于心包积血或积液的量和速度,尤其是积血和积液的速度。

【病　因】

心脏压塞主要由创伤、医疗操作引起,也可为某些疾病的并发症(表 40-1)。

表 40-1　导致心脏压塞的病因

(1) 胸部、背部或上腹部穿透伤	(8) 心脏手术
(2) 左侧第 4、5、6 肋肋骨骨折	(9) 心脏导管术中右心房或右心室穿孔
(3) 溶栓治疗	(10) 心肌活检
(4) 淋巴瘤或其他恶性肿瘤引起的心包积液	(11) 放置中心静脉导管或起搏导管
(5) 结核或其他细菌性心包炎	(12) 主动脉夹层破入心包
(6) 风湿热和其他非细菌性心包积液	(13) 胸骨骨髓活检、心包穿刺
(7) 急性心肌梗死后左心室游离壁缺血性破裂	(14) 其他:系统性红斑狼疮、尿毒症、黏液性水肿、硬皮病、风湿热等

在各种胸、腹部创伤中,心脏损伤合并心脏压塞并不多见。据报道,在胸、背、上腹部刺伤或枪伤的伤员中心脏压塞的发生率大约是 2%。但该类型进展迅速,如果诊断不明或治疗不及时,极易导致死亡,应予以高度重视。

医源性因素引起的心脏压塞与手术者动作粗暴、操作不当有关,主要见于心脏手术、心导管检查、心包穿刺、心肌活检、胸骨骨髓活检等。

某些疾病如心包的恶性肿瘤或身体其他部位的恶性肿瘤转移到心包、结核或其他细菌性渗出性心包炎、系统性红斑狼疮、尿毒症、黏液性水肿、硬皮病、风湿热等,在引起大量心包积液时也可导致心脏压塞。此类型心包积液通常发展缓慢，患者无自觉症状，常在行 X 线检查时才被发现。但恶性肿瘤引起的心包积液，当有心包出血时积液量可迅速增加，在短期内引起心脏压塞。

【病理与病理生理】

刀伤或枪伤所致的穿透性心脏损伤撕裂心包时，心包腔中的血液通过心包裂口进入胸膜腔或纵隔，心包腔内的压力得以缓解。当出血量大且快速，以致心包腔裂口被血凝块堵塞时，或由于医疗操作使心脏穿孔而不能减压时，心包迅速积血并产生心脏压塞。据报道，在心脏穿透性创伤的患者中，损伤后立即探查，心包内血凝块的检出率很高(60%)。当心包血液凝固并自发溶解时，出现不凝固性心包积血，有助于心脏压塞的诊断。其他创伤或各种疾病所致的心脏压塞的病理改变依病因而有所不同。

心包内压力的上升通过心壁增加了心内压，这种压力对心房和心室舒张末压的影响比心室收缩压要大得多，因而心包积液主要是使心脏舒张期充盈受限，舒张末期容积下降，每搏输出量和心输出量减少，组织器官灌注不足。

急性心包积血和心脏压塞患者的血流动力学改变表现为心动过速、低血压、CVP 升高、每搏输出量和心脏指数下降。在心脏压塞的早期，通过代偿使心率增快、CVP 升高及外周血管阻力增加，更多的血液回到心脏以增加心室充盈。此时血压尽管降低，但通过上述代偿机制可部分维持血压，保证心、脑、肾等重要生命器官的血液供应。随着血流动力学及代谢紊乱的继续发展，血压逐渐下降，维持血流动力学稳定的代偿机制失灵，则发生不可逆的病理改变，出现失代偿。

血压下降及心包压力对冠状动脉的压迫，使冠状动脉血流量减少，造成心肌供血不足，影响心脏功能，心输出量进一步减少，形成恶性循环。当心包内压力超过左心室充盈压时，心输出量甚至可接近于零。如不迅速进行心包穿刺或手术以解除心包内的高压力状态，病情进行性加重，最后出现循环衰竭、休克、心搏骤停而致使患者死亡。

正常吸气时收缩压略有下降但不超过 10 mmHg，这是由于吸气时胸内压降低及左心室充盈减少所致，用听诊器和血压计检查不明显。当出现心脏压塞时，吸气时动脉收缩压明显下降，出现奇脉，其产生机制是右心室充盈压增加，室间隔向后移位，使左心室充盈受限，胸内压下降，血流较易流入顺应性较大的肺静脉及左心房而减少左心室充盈；右心室充盈压增加，心包内压力升高，限制并减少了左心室充盈。另一些情况下，如当胸腔内压在吸气时过度降低(如气道阻塞性疾病)时也可出现奇脉；在正压通气患者中呼气时压力下降出现反向奇脉。

【临床表现】

一、病变特点

1. 心脏创伤　各种心脏创伤起病急，发展快，可以在几分钟内出现心脏压塞。穿透性心脏创伤由于同时撕破心包膜的脏层和壁层，血液进入胸膜腔或纵隔，心包腔内的压力得以缓解，患者很快因大出血而死亡，往往来不及形成心脏压塞。部分患者在早期心包内即有血凝块形成，堵塞心包裂口，使心包内压力升高，导致心脏压塞。

急性心脏损伤所致的心脏压塞往往缺乏典型临床表现或被其他症状掩盖，贻误诊断和治疗，故在胸部或上腹部创伤，尤其是有颈静脉扩张时应高度警惕有无心脏压塞。急性大量心包出血由于没有足够的时间发生纤维蛋白降解，可形成血凝块致心包血肿，心脏 B 超可见异常回声而不是无回声，有助于诊断。

2. 医源性心脏压塞　在进行心导管检查或仪器操作时，如放置心脏起搏器，静脉营养或 CVP 等压力监测而插入硬的中心静脉导管，或心肌活检等，由于操作不当，可出现心脏穿孔，导致心包积血、心脏压塞。右心房、心耳壁是最常见的穿孔部位，与导管多放置在此处有关。发生心脏压塞的患者多存在心肌缺血或心肌病等严重的心脏病变。与穿透性心脏损伤相比，医源性心脏压塞因为心包内没有减压通路，压力迅速上升，若不及时行心包切除和引流减压，患者很快死亡。

3. 心包炎症　各种原因导致的心包炎症，如细菌性或非细菌性心包炎、尿毒症性心包炎以及其他一些非炎症性心包病变如心包的恶性肿瘤或身体其他部位的恶性肿瘤转移到心包、心肌梗死后综合征等引起的心包积液都可导致心脏压塞。由于心包积液产生较慢，可在数周或数月后才出现心脏压塞，在缓慢发展过程中心包代偿性扩张，心包积液的量可高达 2 L。

心脏手术后血肿的累积偶尔也会发生心包积液，在这种情况下液体通常位于心包间隙或化分为小腔的区域内，当小腔变大，由于心包的限制使心包内压力增高，产生心脏压塞综合征。

二、心脏压塞的临床表现

（一）临床分期

根据心脏压塞的临床表现可分成三期。

第一期：表现为心动过速，心脏浊音界扩大，听诊心音遥远或有心包摩擦音。心脏搏动波在心脏浊音界的内侧，CVP>15 cmH_2O，提示有早期心脏压塞。

第二期：出现 Beck 三联征，即低血压、颈静脉扩张、心音低弱遥远，提示机体的代偿不足以维持循环功能，是疾病进展期的表现，此期易发生心搏骤停。

第三期：CVP 下降和严重低血压提示循环功能继续恶化，心搏骤停随时可能发生。据统计，穿透伤所致的心脏压塞的病死率在没有心搏骤停时为 25%，在心搏骤停后增加到 65%。

（二）症状与体征

1. 心包炎、心包积液　可有心包摩擦音、呼吸困难、面色苍白或发绀、心尖搏动减弱或消失及心界扩大、心音遥远等表现。

2. 心脏压塞

（1）心动过速、呼吸困难、端坐呼吸、心包摩擦音、心音减弱、静脉压升高，类似于急性心力衰竭。

（2）Beck 三联征，如果心脏出血可引流到心包腔外，可不伴明显的颈静脉扩张。

（3）严重时由于心输出量急剧减少，出现休克及意识障碍等表现。

3. 特异性的临床体征

（1）奇脉：奇脉在大多数病例中存在，是心脏压塞的重要体征。奇脉是指动脉压随着呼吸变化的一种表现,即吸气时动脉收缩压异常下降,超过 10 mmHg,CVP 增加,在脉搏触诊时可以明显感觉到吸气时脉搏减弱,严重奇脉在深吸气时脉搏可完全消失。诊断奇脉也可通过袖带式血压计测定。在呼气状态下听到心脏收缩期第一个动脉搏动声后,使水银柱缓慢降落,直至吸气状态下可听到动脉搏动声止,计算两者之间的压力差,大于 10 mmHg 即可诊断为奇脉。

在发展缓慢的心包积液中,奇脉是诊断心脏压塞非常有价值的临床体征。但对穿透性损伤所致的快速发展的心脏压塞的诊断价值有限;有些情况下如心脏压塞合并房间隔缺损或主动脉瓣关闭不全时,也不出现奇脉。所以,奇脉并不是心脏压塞诊断的必要条件。

(2) Kussmaul 征:即吸气时颈静脉不仅不塌陷,反而更加膨出的反常现象。提示静脉回流受阻,是静脉压升高的最直接征象,是心脏压塞的另一重要体征。正常情况下,吸气时胸腔内为负压,回心血流增多,颈静脉塌陷,在有心脏压塞时,血液回流受阻,故颈静脉扩张膨出。

【辅助检查】

一、胸部 X 线检查

在穿透性心脏损伤所致的急性心脏压塞中,心影呈烧瓶样改变的极其少见;但在疾病情况下缓慢发展的大量心包积液发生心脏压塞时,心影向两侧扩大呈三角形烧瓶样改变。心包积血(积液)的 X 线表现与充血性心力衰竭患者的心脏明显扩大和肺充血不同,在心包积血(积液)的患者中通常没有肺充血,当心影增大而肺野清晰时应考虑心脏压塞。X 线也可对合并存在的疾病如主动脉夹层或恶性肿瘤提供线索。

心脏压塞时胸部 X 线检查可还发现左或右侧胸腔积液或积血征象。由于引起心包积血的最常见的原因为穿透性心脏损伤,纵隔出血虽然是偶尔发生,但对创伤性心脏压塞具有重要的间接诊断意义。

二、胸部 CT 和磁共振

胸部 CT 和磁共振能准确显示缩小的心腔和心包积液。对于穿透性胸部损伤之后快速进展的心脏压塞,胸部 CT 和磁共振检查有助于短时间内明确诊断。

三、心电图

心脏压塞时较为特异性的心电图改变是电交替现象,尤其是全电交替现象,即 P、QRS、T 波全部表现出电压高低交替现象。心电图非特异性改变,包括低电压、ST 段压低和心内膜下心肌缺血的表现。心电图的变化不能诊断心脏压塞,但可与其他心脏疾病鉴别。

四、中心静脉压

穿透性胸部损伤的患者 CVP≥20 cmH_2O,提示心脏压塞,特别是观察到 CVP 值在短时间内升高,其临床意义更大。

五、超声心动图

超声心动图能明确心包积液的诊断,并能测定心包积液的量、提供心包内压力增加的证据。心脏压塞的征象主要包括:

1. 心包积液。
2. 右心房舒张期塌陷。典型的右心房舒张期塌陷从舒张末期开始持续到心室收缩期。
3. 右心室舒张早期塌陷或右心室舒张早期矛盾运动,即舒张期右心室游离壁持续向后或向内运动。
4. 左心房舒张期塌陷。
5. 吸气时右心室面积的异常增大和左心室面积的异常减小。
6. 吸气时二尖瓣 DE 移位(前叶开放)和 EF 斜率(开始前叶关闭)减小。
7. 房室瓣血流图形随呼吸变化,吸气时三尖瓣流速异常增加和二尖瓣流速异常降低。
8. 腔静脉血液过多,用力深吸气时下腔静脉近端横径至少减少 50%时,提示下腔静脉血液增多。
9. 假性左心室肥大。

六、心导管及放射性检查

用不透 X 线的染料进行心血管造影可显示右心房腔和心房壁的厚度,壁厚度大于 6 mm 提示心包积液。除可明确诊断外,通过该检查还可监测血流动力学的改变如肺动脉压、肺毛细血管楔嵌压(PCWP)、肺动脉舒张压、心输出量、各房室腔压力等。但此项检查在急性心脏压塞时较难施行。

七、心包穿刺

心包穿刺不但有诊断意义,而且在抽出一定数量的液体后,可暂时缓解急性心脏压塞的症状。但当积液量不多时,穿刺有一定的危险性,应在心脏超声的引导下进行。

【诊断与鉴别诊断】

一、诊断

1. 诊断要点

(1) 有引起心包积液或积血的病因,特别是有胸部、背部、腹部外伤史,或在心脏手术、创伤性检查后出现的胸痛、呼吸困难等。

(2) 具有心脏压塞特征性的临床表现,特别是有 Beck 三联征时。

(3) 实验室诊断:超声心动图发现心包积液、积血;心包穿刺抽出不凝固性血液具有确诊意义;但穿刺阴性不能排除诊断,因为心包有血凝块时不易抽出血液。在穿透性胸部损伤所致的血性心包中,19%的患者出现假阴性。

2. 诊断注意点

(1) 急性心肌梗死并发心包炎时容易误诊;溶栓治疗可出现心包出血等并发症。

(2) 合并低血容量时,CVP 不升高,不能排除心脏压塞可能。

二、鉴别诊断

1. CVP 增高的鉴别诊断　急性心脏压塞需与 CVP 急性升高的其他情况鉴别:如急性右心衰,慢性阻塞性肺病,缩窄性心包炎,肺栓塞及慢性支气管炎的急性加重期。CVP 升高者必须排除输入液体过多、过快,麻痹性肠梗阻或腹水,以及因气胸或血胸、气道梗阻、血管升压素及 CVP 静脉导管堵塞等原因所致的 CVP 增高。

2. 急性左心衰竭　急性或慢性心脏压塞时,由于大量心包积液对邻近支气管及肺的压迫以及心输出量减低,使肺静脉压升高,肺循环淤血,导致呼吸困难、端坐呼吸及反射性心动过速,类似于急性左心衰竭。后者多有器质性心脏病变的病史及相应临床表现,有舒张期奔马律,咳粉红色泡沫痰,两肺湿性啰音等。心脏超声及胸片有助于鉴别。

3. 心源性休克

(1) 心肌梗死并发心源性休克:心肌梗死并发心源性休克的表现与急性心脏压塞相类似。一般急性心肌梗死有特征性心电图改变,有助于鉴别。当并发心脏破裂导致急性心脏压塞时,由于病情危重,患者处于休克昏迷及濒死状态,此时只有床边急诊 B 超检查对诊断和随后的心包穿刺减压治疗有益。

(2) 心脏手术后出现低血压休克:心脏手术后出现低血压休克可以是急性心脏压塞所致,也可能与心脏顺应性减低等因素有关,需要做出鉴别。充盈压增高伴低血压、低心脏指数提示心脏压塞,表现为奇脉、颈静脉扩张、心影增宽,CVP、PAP 和 PWCP 升高,大量纵隔或胸腔引流液(提示外科出血)或引流量减少(引流不畅),普通或经食管超声心动图有助于左心室功能不全与左心室充盈受损的鉴别。

【治疗】

一、内科治疗

1. 监测血流动力学　对怀疑心脏压塞的患者,每隔 5～15 分钟动态记录动脉压、心率、CVP 值。血细胞比容、尿量和动脉血气分析也应检测。

2. 维持循环稳定　治疗的选择依赖于患者血流动力学是否稳定。血流动力学不稳定者要立即行心包穿刺术,抽出 30～50 ml 液体,即可使血流动力学明显改善。血压降低时给予扩容、升压、正性肌力药物治疗,避免使用扩血管药物如硝普钠、硝酸甘油等。

心脏压塞内科治疗的疗效有限,应积极采取心包减压的措施。当患者准备外科手术时,容量负荷试验通常能改善血流动力学表现;容量负荷在高 CVP 水平不是禁忌证,因为由于心脏压塞产生心室充盈受损而不是心室衰竭。

二、外科治疗

1. 心包开窗术　在剑突软骨的左侧面切开一小口形成剑突下心包窗,向下翻转横膈膜,暴露心包,如果血液或液体存在,切成 4 cm×4 cm 的心包窗并修补穿孔的心室壁。也可在左侧第 4 或第 5 肋间隙,行左前侧壁胸廓造口术,如有心包积液可通过心包窗排出。

2. 心包完全或次全切除术　完全切除(倒转)术:从右膈神经到左肺静脉切除心包,再分离左侧膈神经,从大血管到横膈膜中部切除心包。次全倒转术对大血管暴露有限,存在包裹性积液或渗出缩窄性心包炎时可选择该方法。

创伤性心脏压塞一旦发生即可威胁生命，必须及时行超声心动图检测和外科切开引流。各种慢性疾病引起的心包积液通常进展较慢，在心包穿刺或心包切开引流的同时应积极针对病因治疗。

【预　后】

穿透性损伤引起的心脏压塞患者很快死亡。预后较好的情况包括：心脏穿孔小、孤立的右心室损伤；收缩压大于 50 mmHg 的心脏压塞。

各种疾病所致的心脏压塞常进展缓慢，预后取决于原发病因。

第二节　心包穿刺

【指　征】

1. 诊断心包填塞症。
2. 缓解心包填塞症。
3. 心包炎伴积液需确定病因者。
4. 化脓性心包炎需穿刺抽脓注药。

【材料准备】

1%利多卡因 10 ml；25 号和 18 号穿刺针，碘溶液，无菌巾，无菌巾钳，10 ml 和 50 ml 空针，18 号腰穿针，鳄鱼夹子，收集存器。

【穿刺准备】

1. 剑突下部常规备皮，消毒，铺巾。
2. 连接心电图仪。
3. 患者上半身抬高 30°。

【穿刺操作步骤】

1. 穿刺部位的选择　先叩诊心浊音界，确定心浊音界有困难者或有条件时应做超声波检查，引导穿刺。常用穿刺点有。

(1) 左胸前穿刺点：又称心尖部穿刺点，一般在左侧第五肋间心脏绝对浊音界内侧约 2 cm 处，由肋骨上缘进针，穿刺针向内、稍向上并指向脊柱方向，缓慢刺入心包腔内。

(2) 剑突下穿刺点：位于剑突下与左肋缘交角区，穿刺针从剑突下、前正中线左侧刺入，针头与腹壁保持 30°～40°角，向上、向后并稍向左沿胸骨后壁推进，避免损伤肝脏。左侧有胸膜增厚、左侧胸腔积液或心包积脓时选择此穿刺点较合适。

(3) 右胸前穿刺点：位于右胸第 4 肋间心绝对浊音界内侧 1 cm 处，穿刺针向内、向后指向脊柱推进，此点仅适用于心包积液以右侧较多，心脏向右扩大者。

2. 患者体位　患者取坐位或半坐卧位，位置要舒适，因在穿刺过程中，不能移动身体。

术者应再一次检查心界,确定穿刺点后,常规局部消毒,铺巾。

3. 穿刺　用1%利多卡因以小号针头做局部麻醉,刺入皮肤后,按上述进针方向,将针徐徐推进,边进针、边回抽、边注射。穿过心包膜时有落空感,如抽出液体应记录进针方向与深度,然后拔出局部麻醉针。穿刺抽液进针方法同上,进入心包腔后可感到心脏搏动而引起的震动,此时应稍退针,避免划伤心肌。助手立即用血管钳夹住针头以固定深度,术者将注射器套于针座的橡皮管上,然后放松橡皮管上止血钳,缓缓抽吸液体,记录液量,并将抽出液体盛入试管内送检。需做培养时,应用灭菌培养管留取。

4. 术毕　拔出针头后,盖以消毒纱布,用胶布固定。

【术后护理】

术毕拔出导管后要用无菌敷料覆盖,并进行持续心电监护,所有在急救中行心包穿刺的患者应在监护床观察24小时。

【并发症】

1. 划伤心脏或冠状动脉　冠脉前降支最容易受到穿刺针损伤,经左胸骨旁途径穿刺最容易损伤该动脉,在刺入左胸肋骨后针尖指向右肩可以避免损伤该血管。应监测患者可能发生的任何损伤,抽液应在确认穿刺成功后方可进行。多数针尖刺入心脏后,没有什么后遗症,患者应进行继续监护观察。

2. 气胸和液气胸　所有心包穿刺后患者都应做胸片检查。当有气胸存在时根据其大小决定是否留置胸导管。

3. 心律失常　术后发生期前收缩、室颤和迷走神经抑制的报道很多。当发生心律失常时应撤出穿刺针,若心律失常持续存在,可进行常规治疗。

4. 心包积气。

【禁忌证】

以心脏扩大为主而积液少者。

【注意事项】

1. 应在心电监护下进行,发现异常时酌情处理或停止操作。

2. 穿刺过程中避免咳嗽和深吸气。

3. 抽液过程中应随时夹闭胶管,以免空气进入心包腔,抽液速度要慢,首次不超过100 ml。为减轻急性心包填塞症状可抽500～1 000 ml,抽液过多过快可导致心脏急性扩张或回心血量过多而致肺水肿。在化脓性心包炎时,应每次尽量抽尽脓液,穿刺时避免污染胸腔,穿刺抽脓后应注意胸腔感染的发生。

4. 术后静卧,每半小时测一次脉搏、血压,共4次。以后每1小时一次,监测24小时。

(许　铁　韩　寒)

第四十一章　胸腔穿刺和胸腔闭式引流

第一节　胸腔穿刺术

【适应证】

1. 各种胸腔积液，已明确诊断者。

2. 渗出性胸膜炎积液过多，久不吸收，或持续发热不退，或大量积液产生压迫症状时，进行放液治疗和(或)注入药物。

3. 脓胸抽脓治疗并注入药物。

【材料准备】

1%利多卡因 10 ml；心包穿刺针，碘溶液，无菌巾，无菌巾钳，10 ml 和 50 ml 空针，18 号腰穿针，鳄鱼夹子，收集存器。

【操作方法】

1. 体位　患者面向椅背坐于椅上，两前臂置于椅背上前额伏于前臂上。如病重不能起床者，要取仰卧或半卧位，将前臂置于枕部，行侧胸位胸腔穿刺。

2. 穿刺点　穿刺应在胸部叩诊实音最明显的部位处进行，或通过胸透、超声波明确穿刺部位。一般常选肩胛下角线第 7～9 肋间，也可选腋中线第 6～7 肋间或腋前线第 5 肋间为穿刺点；包裹性积液可结合 X 线或超声波检查决定穿刺点。选好穿刺点后，用甲紫在皮肤上作标记。

3. 局部麻醉试穿　穿刺部位常规消毒，戴无菌手套，铺洞巾。用 1%利多卡因溶液 3 ml，沿穿刺点肋间的肋骨上缘进针，边进针边注入麻醉药逐层浸润麻醉，直至胸膜，并刺入胸腔，试抽胸水，记录针头刺入深度，作为抽液时的参考。

4. 穿刺抽液　将附有胶皮管的穿刺针由穿刺点刺入皮肤(胶皮管应用止血钳夹住)，缓慢进针，针尖进入胸膜腔时有阻力突然消失感。接上注射器、松开血管钳，抽吸胸腔内积液。注射器抽满后，夹紧胶皮管，取下注射器，将液体注入弯盘中，以便计量或送检。如此反复，每次排出注射器内液体时均应夹紧胶皮管，以防空气进入胸膜腔。

5. 术毕　抽液完毕，需胸内注药者可注入适量药物，然后拔出穿刺针，消毒，无菌纱布覆盖,用胶布固定后嘱患者静卧。

【注意事项】

1. 操作前应向患者说明穿刺目的,消除其顾虑;对精神过于紧张者,术前给予镇静剂。

2. 麻醉必须深达胸膜,嘱患者不要移动体位,避免咳嗽或做深呼吸。进针不宜过深或过浅,过高或过低。应避免在第9肋间隙以下穿刺,以免穿透膈肌损伤腹腔脏器。

3. 有下列情况时行胸膜腔穿刺术需慎重:① 病变靠近纵隔、心脏和大血管处;② 有严重肺气肿和广泛肺大疱者;③ 心、肝、脾明显肿大者。

4. 一次抽液不可过多、过快。诊断性穿刺抽液50~100 ml即可;治疗性抽液首次不超过600 ml,以后每次不超过1 000 ml;但感染性胸腔积液应一次尽量抽净。作胸腔积液细胞学检查至少需50 ml液体并立即送检,以免细胞自溶。

5. 操作中应不断观察患者的反应,如有头晕、面色苍白、出汗、心悸、胸部压迫感或剧痛、昏厥等胸膜过敏反应;若出现连续性咳嗽、咳泡沫痰等现象时,应立即停止抽液,让患者平卧,观察心肺、血压情况。大部分患者卧床后即可缓解,少数需皮下注射0.1%肾上腺素0.3~0.5 ml或进行其他对症处理。

6. 怀疑有支气管胸膜瘘,可向胸腔注入亚甲蓝或甲紫2 ml,观察术后患者是否咯出紫色痰液。

7. 严格无菌操作,操作中要防止空气进入胸腔,始终保持胸腔负压。

8. 恶性胸腔积液,可注射抗肿瘤药,或硬化剂诱发化学性胸膜炎,促使脏层与壁层胸膜粘连,闭合胸腔,防止胸液重新积聚。具体操作:于抽液500~1 000 ml后,将药物(如米诺环素500 mg)加生理盐水20~30 ml稀释后注入。推入药物后回抽胸液,再推入,反复2~3次后,嘱患者卧床2~4小时,并不断变换体位,使药物在胸腔内均匀涂布。如注入之药物刺激性强,可致胸痛,应在注药前给布桂嗪或哌替啶等镇痛剂。

第二节　胸腔闭式引流术

【适应证】

1. 外伤性血气胸,影响呼吸、循环功能者。

2. 气胸压迫呼吸者,一般单侧气胸肺压缩在50%以上时。

【手术器材】

胸腔闭式引流手术包,消毒大头(蕈状)导尿管或直径8~10 mm的前端多孔硅胶管,消毒水封瓶一套。穿刺闭式引流时需直径4 mm、长30 cm以上的前端多孔硅胶管、直径5 mm以上的穿刺套管针、水封瓶等。

【胸腔闭式引流术的操作方法】

1. 术前给予苯巴比妥钠0.1 g肌内注射。

2. 患者取半卧位,生命体征未稳定者可取平卧位。积液或积血引流选腋中线第6~7

肋间、气胸引流选锁骨中线第 2～3 肋间作为进针点。术野皮肤常规消毒，铺无菌手术巾，术者戴灭菌手套。

3. 局部浸润麻醉切口区胸壁各层，直至胸膜；沿肋间走行切开皮肤 2 cm，沿肋骨上缘伸入血管钳，分开肋间肌肉各层直至胸腔；见有液体涌出时立即置入引流管。引流管伸入胸腔深度不宜超过 4～5 cm，以中号丝线缝合胸壁皮肤切口，并结扎固定引流管，敷盖无菌纱布；纱布外再以长胶布环绕引流管后粘贴于胸壁。引流管末端连接于消毒长橡皮管至水封瓶，并用胶布将接水封瓶的橡皮管固定于床面上。引流瓶置于不易被碰倒的地方。

4. 注意事项

(1) 大量积血或积液，初放引流时应密切监测血压，以防患者突然休克或虚脱，必要时间断施放，以免突发危险。

(2) 注意保持引流管畅通，不使其受压或扭曲。

(3) 每日帮助患者适当变动体位，或鼓励患者做深呼吸，使之达到充分引流。

(4) 记录每天引流量(伤后早期记录每小时引流量)及其性状变化，酌情进行 X 线透视或摄片复查。

(5) 更换消毒水封瓶时，应先临时阻断引流管，待更换完毕后再重新放开引流管，以防止空气被胸腔负压吸入。

(6) 如发现引流液性状有改变，为排除继发感染，可做引流液细菌培养及药敏试验。

(7) 拔引流管时，应先消毒切口周围皮肤，拆除固定缝线，以血管钳夹住近胸壁处的引流管，用 12～16 层纱布及 2 层凡士林纱布覆盖引流口处，术者一手按住纱布，另一手握住引流管，迅速将其拔除。并用面积超过纱布的大块胶布，将引流口处的纱布完全封贴在胸壁上，48～72 小时后可更换敷料。

【套管针胸腔穿刺引流术的方法】

穿刺闭式引流主要适用于张力性气胸或胸腔积液。

1. 咳嗽较频者，术前需口服可待因 30～60 mg，以免操作时突然剧烈咳嗽，影响操作或针尖刺伤肺部。

2. 穿刺部位同胸腔闭式引流术入口处。

3. 皮肤常规消毒，铺无菌手术巾，常规局部麻醉直至胸膜层。

4. 入针处皮肤先用尖刀做一个 0.5 cm 的小切口，直至皮下；用套管针自皮肤切口徐徐刺入，直达胸腔；拔除针芯，迅速置入前端多孔的硅胶管，退出套管；硅胶管连接水封瓶；针孔处以中号丝线缝合一针，将引流管固定于胸壁上。记录抽气量，测定胸腔压力。

【注意事项】

1. 整个操作应该严格无菌程序，以防止继发感染，穿刺引流处应以无菌纱布覆盖。

2. 严格执行引流管“双固定”的要求，用胶布将接水封瓶的胶管固定在床面上。

3. 其他注意事项同胸腔闭式引流术。

(陈建荣　韩　寒)

第四十二章　诊断性腹腔穿刺与腹腔灌洗

【适应证】

1. 检查腹腔积液的性质，以明确诊断。
2. 大量腹水引起呼吸困难或腹部胀痛时，适当放腹水以减轻症状。
3. 腹腔内给药以达到治疗目的。

【材料准备】

1%利多卡因 10 ml；腹腔穿刺针，消毒液，无菌巾，无菌巾钳，10 ml 和 50 ml 空针，18 号腰穿针，鳄鱼夹子，收集存器。

【操作方法】

1. 穿刺前嘱患者排出小便，以免穿刺时损伤膀胱。
2. 依积液多少和病情，可取坐位、半坐位、左侧卧位或仰卧位。
3. 选择适宜的穿刺点

(1) 脐与左髂前上棘连线的中 1/3 与外 1/3 的相交点，此处不易损伤腹壁动脉。

(2) 侧卧位穿刺点在脐的水平线与腋前线或腋中线交叉处，常用于诊断性穿刺。

(3) 脐与耻骨联合连线的中点上方 1.0 cm，稍偏左或偏右 1.5 cm 处，此穿刺点处无重要器官且易愈合。

(4) 少量积液，尤其有包裹性分隔时，须在 B 超指导下定位穿刺。

4. 穿刺处常规消毒，戴手套，盖洞巾，自皮肤至腹膜壁层做局部麻醉，以左手固定穿刺部皮肤，右手持针经麻醉处垂直刺入腹腔，待感到针锋抵抗感突然消失，表示针头已穿过腹膜壁层即可抽取腹水，并将抽出液放入消毒试管中以备送检。诊断性穿刺时，可直接用 10～30 ml 空针及适当的针头进行。取得标本后迅速拔针以无菌纱布、胶布固定。

【放腹水】

需放腹水时，用粗针头，在针尾连长胶管及水瓶，针头缓慢刺入腹腔，腹水经胶管流入水封瓶中，将针头用胶布固定在腹壁上。胶管上可再夹输液夹子，以调整放液速度。腹水不断流出，放液完毕，覆盖纱布，胶布固定。大量放液后，需束以多头腹带，以防腹压骤降，内脏血管扩张引起血压下降或休克。

【腹腔灌洗】

诊断性腹腔穿刺阴性而又高度怀疑腹内有严重损伤，可采取诊断性腹腔灌洗术进一步检查。穿刺部位常于腹中线，在脐与耻骨联合连线上方处。穿刺方法与诊断性腹腔穿刺相同。用带针芯套管针刺入腹腔，将有侧孔的塑料管置入腹腔。塑料管尾端连接无菌输液瓶，将500～1 000 ml的生理盐水缓缓注入腹腔。当液体流完后，把输液瓶转移至床面以下，借助虹吸作用使灌洗液流回输液瓶。然后，取瓶中液体送实验室检查。符合以下任何一项结果者为阳性：① 肉眼观为血液、胃肠道内容物、胆汁或尿液；② 显微镜下红细胞计数超过10×10^{12}/L或白细胞计数超过5×10^{9}/L；③ 淀粉酶含量超过1 000索氏单位；④ 灌洗液中发现细菌。

【注意事项】

1. 肝性脑病前期禁忌放液，粘连性结核性腹膜炎、卵巢肿瘤、包虫病是禁忌证。

2. 术中应随时询问患者有无头晕、恶心、心悸等症状，并密切观察脉搏及面色改变。如以上症状明显时应立即停止穿刺，使患者卧床休息，静脉注射高渗葡萄糖。

3. 放腹水时如遇流出不畅，针头应稍作移动或变换体位。放液不可过快过多，初次放液不可超过3 000 ml，血性腹水不可放液。放液前后均应测量腹围及脉搏、血压，检查腹部体征等，以便观察病情变化。

4. 大量腹水者，穿刺时应把腹壁皮肤向下或向外牵拉，然后穿刺。使皮肤针眼与腹肌针眼错开，防止腹水外溢。如穿刺孔处有腹水溢出时，可用碟形胶布或火棉胶粘贴。

5. 只要怀疑有腹腔内脏损伤，一般检查方法尚难明确诊断的情况下均可进行此项检查。但在严重腹胀或有肠麻痹或既往有腹腔严重感染及做过大手术、疑有广泛腹腔粘连的情况应慎重。

6. 术后嘱患者平卧，并使穿刺口位于上方以免腹水继续漏出。

（陈建荣　韩　寒）

第四十三章　急诊洗胃术

经口腔摄入毒物后，洗胃术是清除毒物、防止其吸收的主要方法之一。最常用的是胃管洗胃术，即经鼻或口腔插入洗胃管，先吸出毒物再注入洗胃液，将胃内容物排出体外以达清除毒物的目的。凡毒物摄入后应尽早洗胃，一般建议在服毒后1小时内洗胃，对某些毒物或有胃排空障碍的中毒患者也可延长至4～6小时。对无特效解毒剂治疗的急性重度中毒，患者就诊时即使超过6小时，亦可酌情给予洗胃。对于农药中毒，如有机磷、百草枯等要积极洗胃；而治疗药物服用过量，洗胃则要趋于保守。插管洗胃有困难的危重病例，往往采用剖腹胃造口洗胃术，但临床上应用较少。催吐法洗胃术简便易行，在民间常作为自救方法，但效果不确切，入院后常常需重新进行胃管洗胃。

【适应证】

1. 凡经口毒物中毒，无禁忌证者均应采用胃管洗胃术消除毒物。
2. 如催吐洗胃无效时或催吐失败，应立即进行胃管洗胃术。
3. 外院转来中毒患者，为避免洗胃不彻底，需再次采用胃管洗胃术。
4. 凡需留取胃液标本送毒物分析者，首选胃管洗胃术。
5. 幽门梗阻或胃扩张者在检查或手术前可行洗胃术。

【禁忌证】

1. 腐蚀性胃炎(服入强酸或强碱)。
2. 食管或胃底静脉曲张。
3. 食管或贲门狭窄或梗阻。
4. 严重心肺疾患，如主动脉瘤或心肺复苏正在进行。
5. 近期有胃肠外科手术或高度怀疑有胃穿孔。
6. 存在意识障碍等气道不安全因素，没有建立有效的气道保护措施。

【胃管置入术】

一、物品准备

胃管(口腔:26～28号，鼻腔:16～18号)，治疗巾，弯盘，镊子，止血钳，20 ml、50 ml注射器(粗口)各一个，压舌板，纱布，棉签，润滑油，胶布，夹子，听诊器，温开水，水温计，手电筒，咬口等。

二、插入胃管方法

1. 备齐用物携至患者床边，对清醒者说明治疗目的，以取得配合。
2. 患者取坐位或卧位，颌下铺治疗巾，取下活动性义齿。

三、插入胃管（不同途径）

1. 经鼻腔插入洗胃管　清洁鼻腔，润滑胃管前端。左手用纱布包裹胃管，右手持止血钳夹住导管前端测量长度（发际至剑突，45～55 cm），沿一侧鼻孔轻轻插入。当胃管插入 14～16 cm 处（咽喉部），嘱患者做吞咽动作，使环咽肌开放，导管可顺利通过食管口。若患者出现恶心，应暂停片刻，嘱患者做深呼吸或吞咽动作，随后迅速将胃管插入，以减轻不适。若插入不畅时应检查胃管是否盘在口中。插管过程中如患者出现呛咳、呼吸困难、发绀等情况，表示误入气管应立即拔出，休息片刻后重新插入。

2. 经口腔插入洗胃管　先将咬口置于患者口中，让患者咬住并固定。润滑胃管前端，左手用纱布包裹胃管，右手持止血钳夹住导管前端，测量长度（发际至剑突，为 45～55 cm），经咬口轻轻插入（插入方法同经鼻腔插入洗胃管法）。

四、昏迷患者

因吞咽和咳嗽反射消失，不能合作，为提高插管的成功率，在插管前应将患者头后仰（图 43-1），当插入 14～16 cm（会厌部）时，以左手将患者头部托起向前屈，使下颌靠近胸骨柄，以增大咽喉部通道的弧度（图 43-2），胃管可顺利通过食管口。

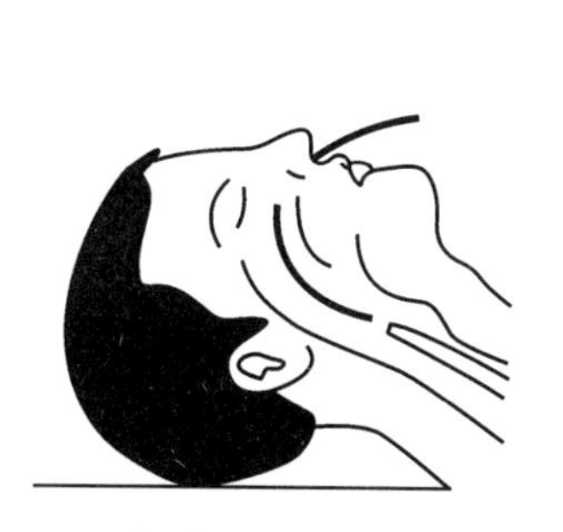

图 43-1　给昏迷患者插胃管头向后仰

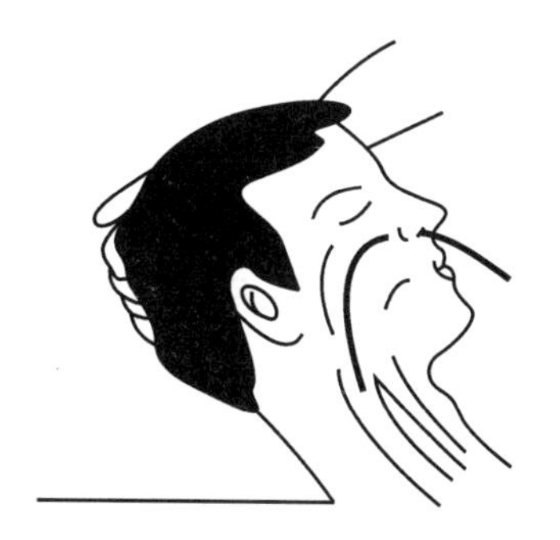

图 43-2　抬高头部增大咽喉通道的弧度

【鉴别胃管在胃内的方法】

1. 将胃管插至测量长度后，可用无菌注射器接于导管末端回抽，看是否可抽出胃液。
2. 将胃管末端放入盛有凉开水或生理盐水的碗中，看有无气泡溢出。
3. 用无菌注射器注入 10～20 ml 空气于胃管内，将听诊器放在患者上腹部，听有无气过水声。如胃管已达胃内则将胃管妥善固定（经鼻置入时固定于鼻翼及鼻背部，经口置入时固定于口角及面颊处）。必要时行腹部 X 线摄片检查确认位置。

【洗胃方法】

一、口服催吐法

适用于清醒又能合作的患者。

1. 用物　治疗盘内备量杯,10 000～20 000 ml 洗胃溶液,压舌板,橡胶围裙,盛水桶,水温计。

2. 操作方法

(1) 备齐用物携至患者床边,向其解释目的,以取得合作。

(2) 患者取坐位或半坐卧位,戴好橡胶围裙,盛水桶置患者坐位前。

(3) 嘱患者在短时间内自饮大量灌洗液,即可引起呕吐,不易吐出时,可用压舌板压住其舌根部引起呕吐。如此反复进行,直至吐出的灌洗液澄清无味为止。

(4) 协助患者漱口、擦脸,必要时更换衣服,卧床休息。

(5) 整理病床单位,清理用物。

(6) 记录灌洗液名称及液量,呕吐物的量、颜色、气味,患者主诉,必要时送验标本。

二、漏斗胃管洗胃法

利用虹吸原理,将洗胃溶液灌入胃内后,再吸引出来的方法。

1. 用物　治疗盘内备洗胃包(内盛:漏斗洗胃管、止血钳、纱布 2 块、弯盘);橡胶围裙、润滑油、棉签、弯盘、水罐内盛洗胃液、量杯、盛水桶,必要时备压舌板、开口器等,灌洗溶液及量按需要准备。

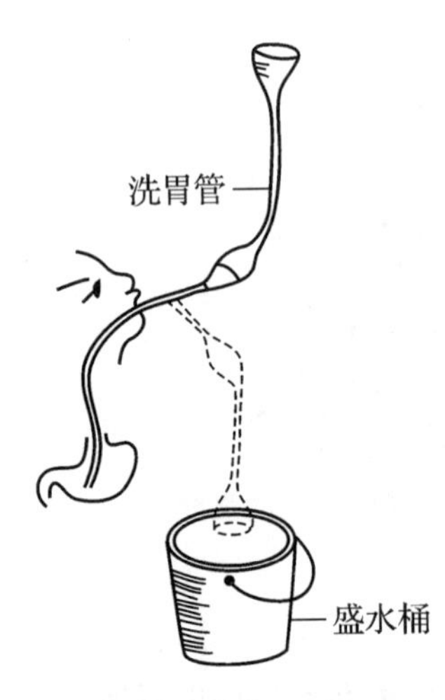

图 43-3　漏斗胃管洗胃法示意图

2. 操作方法

(1) 备齐用物携至患者床边,向其解释,以取得合作。

(2) 患者取坐位或半坐卧位,中毒较重者取左侧卧位,床尾和患者臀部各垫高 10 cm。如有活动义齿应先取出,盛水桶放头部床下,置弯盘于患者口角处。

(3) 用润滑油润滑胃管前端,左手用纱布裹着胃管,右手用纱布捏着胃管前端 5～6 cm 处测量长度后,自口腔缓缓插入。

(4) 证实在胃内后,即可洗胃。将漏斗放置低于胃部的位置,挤压橡胶球,抽尽胃内容物,必要时留取标本送检。

(5) 举漏斗高过头部 30～50 cm,将洗胃液缓慢倒入 300～400 ml 于漏斗内,每次灌洗量不超过 500 ml,当漏斗内尚余少量溶液时,迅速将漏斗降至低于胃的位置,倒置于盛水桶内,利用虹吸作用引出胃内灌洗液。若引流不畅时,可将胃管中段的皮球挤压吸引。洗胃液流完后,再举漏斗注入溶液,反复灌洗,直至洗出液澄清无味为止(图 43-3)。

(6) 洗胃完毕,反折胃管末端,用纱布包裹拔出。整理病床单,患者取舒适卧位,清理用物。

三、全电动洗胃机洗胃法

1. 工作原理　全自动洗胃机的动力是由气泵产生的气体，提供正压和负压，由气体的正负压力来完成向胃内注水与吸水的洗胃过程。

2. 装置　全自动洗胃机操作台面上有洗胃机启动开关、循环次数开关，液量平衡开关及进胃、出胃压力显示屏等。洗胃机正面下部装有进液、接胃管、出液三个管道接口等，机内备滤清器(防止食物残渣堵塞管道)，背面装有电源插头及洗胃机电源开关。

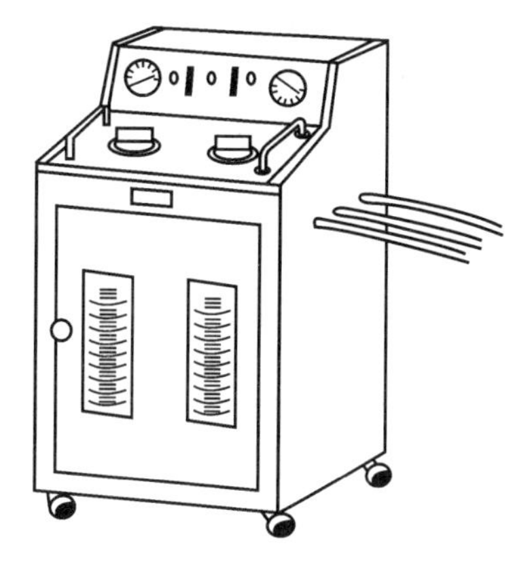

图 43-4　自动洗胃机

3. 用物　全自动洗胃机(图 43-4)(SC-Ⅱ有三个接口，只有一个接胃管接口；SC-Ⅲ有四个接口，接胃管接口分为出胃、进胃)，治疗盘内放洗胃管，26 号胃管头端侧面开有 3 个凹陷的长孔，防止胃管被堵塞和由管内的负压对胃壁黏膜的损伤。塑料桶两只，一只盛灌洗液，一只盛污水；还须配其他用物。

4. 操作方法

(1) 备齐用物携至患者床边，向其解释以取得合作。接上电源，置入胃管。

(2) 将配好的胃灌洗液放入清洁塑料桶内。将三根橡胶管依照要求分别与机器上的进液口、接胃管口和排液口连接。将进液管的另一端放入灌洗液桶内(管口必须在液面以下)，出液管的另一端放入空污物桶内；按洗胃机“启动/暂停”键，先试吸 2 次，以确定洗胃机良好，当洗胃机试吸由进胃刚转为出胃时，按洗胃机“启动/暂停”键暂停。将胃管的一端和患者洗胃管相连接。

(3) 按“启动/暂停”键，开始对胃进行自动冲洗。待洗出液澄清、无色、无味，洗胃机由出胃刚转为进胃时，按“启动/暂停”键，停止洗胃，洗胃操作结束。洗胃过程中，如发现有食物堵塞管道，水流减慢、不流或发生故障，可按“液量平衡”键，将胃内存留液体吸出后，自动洗胃即继续进行。

(4) 洗毕拔出胃管，帮助患者清洁口腔及面部，取舒适体位，整理用物。

(5) 做好洗胃机清洁和消毒工作，并记录。

【注意事项】

1. 术前应取下义齿，在充分证实胃管确实插入胃内后才行清洗。

2. 第一次抽出或洗出之胃内容物应留作检查或毒物分析。

3. 当不明所服毒物时，可选用温开水或等渗盐水洗胃；毒物性质明确后，再采用对抗剂洗胃。

4. 在洗胃过程中，患者出现腹痛，流出血性洗液或出现休克症状时，应停止灌洗，并通知医生进行处理。

5. 洗胃前呼吸道分泌物增多或缺氧患者应先吸痰、维持吸道通畅，再洗胃。遇有呼吸心跳停止者，应先抢救后洗胃。

6. 防止误吸及空气进入胃内。洗胃液出入量要基本相等。

7. 洗胃液温度保持在35℃,以免损伤胃黏膜及防止肠道传染病。

8. 胃管插入有困难时,可借助气管导管或食管镜将胃管导入,尽量用粗胃管洗胃,洗毕根据患者病情,必要时留置胃管以便再次洗胃。自动洗胃机洗胃时,进液管不能离开洗胃液最高液平面,以免将空气注入胃内。

9. 洗胃术在抢救口服中毒时十分重要。认为服药已超过2小时,药物已全部吸收而不需洗胃的提法是不正确的,除了有明确禁忌证之外,口服毒物虽已超过6小时也应立即洗胃。在实际工作中,我们发现服药24小时以上,并经洗胃的患者呕吐物中仍有药片。

【洗胃液】

各种药物中毒的灌洗溶液(解毒剂)和禁忌药物见表43-1

表43-1 各种药物中毒的灌洗溶液(解毒剂)和禁忌药物

药 物	服用或灌洗溶液	禁忌药物
酸性物	镁乳、蛋清水、牛奶	强酸药物
碱性物	5%醋酸、白醋、蛋清水、牛奶	强碱药物
氰化物	饮3%过氧化氢后引吐,1∶15 000至1∶20 000高锰酸钾洗胃	
敌敌畏	2%~4%碳酸氢钠,1%盐水,1∶15 000至1∶20 000高锰酸钾洗胃	
1605、1059、乐果、4049	2%~4%碳酸氢钠洗胃	高锰酸钾洗胃
美曲膦酯	1%盐水或清水洗胃;1∶15 000至1∶20 000高锰酸钾洗胃	碱性泻药
DDT、666	温开水或等渗盐水洗胃,50%硫酸镁导泻	油性泻药
酚类、煤酚皂(来苏尔)、苯酚	用温水、植物油洗胃至无酚味为止,洗胃后多次服用牛奶,蛋清水保护胃黏膜。1∶15 000至1∶20 000高锰酸钾洗胃	
巴比妥类(安眠药)	1∶15 000至1∶20 000高锰酸钾洗胃、硫酸钠导泻	
异烟肼(雷米封)	同上	
灭鼠药(磷化锌)	1∶15 000至1∶20 000高锰酸钾洗胃,0.1%硫酸铜洗胃,0.5%~1%硫酸铜溶液每次10 ml,每5~10分钟服一次,配合用压舌板等刺激舌根引吐	鸡蛋、牛奶、脂肪及其他油类食物

注:1. 蛋清水可黏附于黏膜或创面上,从而起保护性作用,并可使患者减轻疼痛,感觉舒适。

2. 氧化剂能将化学性毒品氧化,改变其性能,从而减轻或去除其毒性。

3. 1605、1059、乐果、4049等禁用高锰酸钾洗胃,否则可氧化成毒性更强的物质。

4. 美曲膦酯遇碱性药物可分解出毒性更强的敌敌畏。

5. 巴比妥类药物采用硫酸钠导泻是利用其在肠道内形成的高渗透压,而阻止肠道水分和残存的巴比妥类药物的吸收,促其尽早排出体外,硫酸钠对心血管和神经系统没有抑制作用,不会加重巴比妥类药物中毒的病情。

6. 磷化锌中毒内服硫酸铜,可使其成为无毒的磷化铜沉淀,阻止吸收,并促进其排出体外。磷化锌易溶于油类物质,如果中毒,忌用鸡蛋、牛奶、油类等脂肪性食物,以免促使磷的溶解吸收。

7. 针对口服重金属中毒,缓释药物,肠溶性药物中毒以及消化道藏毒者,可进行全肠灌洗,经口或胃管快速注入大量聚乙二醇溶液,从而产生液性粪便,以促进毒物的排出。

8. 百草枯中毒患者洗胃后,采用"白+黑方案"进行全胃肠洗消治疗,"白"即十六角蒙脱石(思密达)(因漂白土无药准字号,以思密达替代),"黑"即活性炭。

9. 针对急性乙醇中毒患者,如果需要洗胃,洗胃液一般选用1%碳酸氢钠液或温开水,洗胃液不可过多,每次入量不超过200 ml,总量多不超过2 000~4 000 ml,胃内容物吸出干净即可。

10. 其他洗胃液如:去甲肾上腺素,活性炭混悬液,氯磷啶等尽管有报道,效果满意,但临床应用较少。

【洗胃并发症】

1. 胃肠道的机械性损伤，发生胃出血、胃穿孔、破裂等现象。
2. 急性水中毒及水电解紊乱，主要是低钾血症和低氯性碱中毒。
3. 出现虚脱及寒冷反应。
4. 出现中毒加剧现象。
5. 反流、误吸和窒息，吸入性肺炎或呼吸衰竭。
6. 心律失常，甚至出现反射性心脏骤停。

（陈建荣　纵雪梅）

第四十四章 血液净化

血液净化(blood purification)是将患者血液引到体外,通过特殊净化装置,以清除体内代谢废物或毒物,纠正水、电解质与酸碱平衡失调的治疗方法。包括血液透析(hemodialysis,HD)、腹膜透析(peritoneal dialysis,PD)、血液滤过(hemofiltration,HF)、血浆置换(plasma exchange,PE)、血液灌流(hemoperfusion,HP)等。近年来在血液滤过的基础上逐渐发展形成了一个新的领域,连续性肾脏替代治疗(continuous renal replacement therapy,CRRT),为急危重症患者的血液净化治疗提供了新途径。本章介绍 HD、HE、HP 和 CRRT。

第一节 血液透析和血液滤过

血液透析(HD)是血液与透析液之间进行交换的过程。HD 由透析机、水处理设备、透析液和透析器组成的系统完成。

一、基本原理

根据 Gibbs-Donnan 原理,利用透析器内半透膜将患者的血液与透析液隔开,半透膜两侧的液体,由于所含的溶质浓度差及不同的渗透浓度而呈反向流动,进行溶质与水分的交换,达到清除体内毒素和多余水分的目的。HD 时溶质的转运方式有两种:

1. 弥散(diffusion) 在被半透膜所隔开的两个液体之间,溶质由浓度高的一侧向浓度低的一侧移动,而水反向移动,最终达到两侧液体浓度的平衡,此种现象称为弥散。其速率决定于膜两侧的浓度差、溶质的分子质量和膜自身的阻力。

2. 超滤(ultrafiltration) 又称对流,液体在压力梯度作用下通过半透膜的转运过程称为超滤。超滤的动力来自静水压及渗透压,当膜的一侧液体压力大于另一侧时,在膜的两侧产生流动压差(即跨膜压),在跨膜压的作用下液体从压力大的一侧向压力小的一侧做跨膜移动,中、小分子溶质随液体一起通过半透膜而被清除,大分子溶质保持不变。超滤率大小主要决定于压力梯度,也与透析器超滤率密切相关。

二、适应证

1. 慢性肾衰竭的紧急指征 ① 药物难以纠正的高钾血症(>6.5 mmol/L)。② 水潴留导致的急性肺水肿和左心衰竭。③ 药物难以纠正的酸碱平衡失调。

2. 急性肾衰竭　少尿或无尿超过 2 天，加上下列一条：① 血肌酐大于 442 μmol/L 或尿素氮(BUN)大于 25 mmol/L；② 血钾大于 6.5 mmol/L；③ pH＜7.25；④ 急性左心衰竭、肺水肿；⑤ 高分解代谢，BUN 每日升高超过 10.71 mmol/L。

3. 急性药物或毒物中毒　① 严重中毒伴有生命体征异常如低血压、呼吸暂停、低体温等。② 昏迷或伴有吸入性肺炎。③ 经内科对症处理病情仍不好转。④ 延迟产生毒性作用的毒物。⑤ 毒物在体内代谢产物有更严重的毒性作用，如甲醇或乙二醇。⑥ 中毒损害了毒物正常代谢或排泄途径，或先存在肝肾损害。

三、禁忌证

HD 无绝对禁忌证，但有下列情况应慎重：休克或低血压、脑血管意外、严重出血倾向、心功能不全或严重心律失常不能耐受体外循环等。

四、临床实施

1. 血管通路的建立　血管通路是指把血液从体内引出来，进行血液净化治疗后再回输到体内的途径。有暂时性血管通路和永久性血管通路两类。目前对血管通路的选择方式主要根据肾衰竭的类型和透析的紧急性而定。

(1) 暂时性血管通路：是指在短时间内建立并能立即使用的血管通路，一般维持数小时乃至数月，以满足患者在短期内实施血液净化治疗。适用于急性肾衰竭达到 HD 指征者；需进行 HE、HP、CRRT 者；腹膜透析患者因透析管阻塞或隧道感染，需拔管或植入新管期间；慢性肾衰竭在内瘘成熟前有急诊透析指征，或 HD 患者因内瘘必须要重新造瘘者。

常用的建立通路的方法：① 直接动静脉穿刺法，即直接穿刺外周动脉和静脉，临床上较常用。② 中心静脉插管，穿刺插入双腔或三腔静脉导管，可以保留较长时间，是首选方法。可选择颈内静脉、锁骨下静脉或股静脉插管。③ 动静脉瘘，又称为 Quiton-Scribner 分流，由于近年中心静脉插管广泛应用，加上其自身的缺点，已有被取代的趋势。

(2) 永久性血管通路：是指在血液净化治疗中能够使用数月乃至数年的血管通路，适用于维持性 HD 患者，主要包括直接动静脉内瘘和移植血管的动静脉内瘘；少部分为中心静脉插管长期留置和不用穿刺针的“Y”形管式血管通路。

2. 血泵应用　血泵是 HD 的动力部分，将患者的血液经由血液管路送入透析器，再输送回患者体内。血泵流速调节范围为每分钟 50～600 ml。

3. 透析器　目前临床上使用最多的是中空纤维透析器。该透析器由 8 000～12 000 根中空纤维细管组成，优点是体积小、透析膜面积大。临床上使用的透析器膜材料多为纤维素膜。

4. 透析液　HD 时溶质的清除与透析液的性状和成分密切相关。透析液的基本要求是：容易制备、易保存、不含杂质、无菌、无致热原、不易发生沉淀、所含成分与血液渗透压基本相仿。因醋酸盐透析液易于发生低血压、低氧血症，恶心、呕吐、头痛、全身不适等症状，对于小儿、高龄、心血管功能不稳定、糖尿病及对醋酸盐不耐受者应选用碳酸盐透析液。

5. HD 基本步骤　通过血液管路使动脉或静脉的血液在血泵作用下定量地流经血液透析器。同时透析液以反方向从血液透析器中空纤维以外的空腔流过，完成 HD。血液流量通常为每分钟 200～300 ml，透析液流量每分钟 500 ml(图 44－1)。

6. 抗凝　是 HD 治疗中至关重要的环节,常用肝素抗凝。① 常规肝素化:首剂 2 000 U 静脉注射,以后持续或间断予 1 200 U/h 静脉注射,HD 结束前 30～60 分钟停用。② 局部肝素化:适用于有明显出血倾向者。从血液透析管路动脉端注入肝素,同时从静脉端注入鱼精蛋白中和肝素。③ 无肝素透析:用于有活动性出血者。提高血流量至 200 ml/min 以上,间隔 15～30 分钟用 250 ml 生理盐水冲洗透析器,防止透析器内凝血、堵塞。

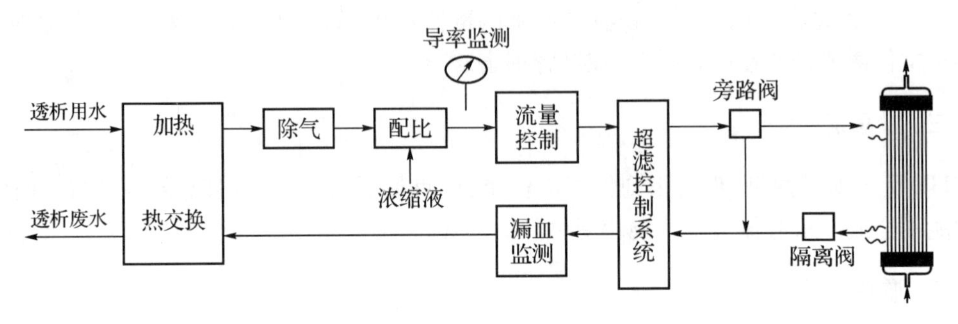

图 44-1　透析通路

五、并发症

1. 技术原因造成的并发症

(1) 透析液异常引起的严重并发症:① 配比异常:由于水处理系统或 HD 机透析液配比系统故障,使透析液浓度异常或各种成分比例异常,由此导致低钠血症、高钠血症、低钾血症等并发症。② 温度异常:由于热敏电阻和加热器异常而使透析液温度异常。③ 透析液成分异常:透析液中含有对机体有害的成分(如铝、铜、氯胺等),在 HD 治疗时这些有害物质可进入人体,久之可造成透析脑病、溶血等严重并发症。

(2) 空气栓塞:是致命性并发症。主要是由于管路连接处泄漏及管路破裂等使空气沿血液管路进入体内所致。

2. 急性并发症

(1) 首次使用综合征:是使用新透析器产生的一组症候群,分为严重的过敏现象(Ⅰ型反应)和胸痛、背痛等非特异性症状(Ⅱ型反应)两种情况(表 44-1)。

表 44-1　血液透析首次使用综合征类型

	Ⅰ 型反应	Ⅱ 型反应
发生率	5/100 000 透析次	3～5/100 透析次
发病起始时间	透析开始 5～30 分钟,通常在前 5 分钟	透析开始后 60 分钟内
原因	2/3 患者血清 IgE 抗体滴度增高,补体活化	不明
表现	呼吸困难,烧灼感,荨麻疹,流涕,流泪,腹部痉挛、绞痛	背痛或胸痛
处理	停止血液透析,应用肾上腺素、抗组胺药或激素	继续血液透析,无特殊处理
预防	预先充分冲洗透析器,复用透析器,用 γ-射线消毒的透析器	复用透析器

(2) 低血压:HD 中低血压的发生率为 20%～40%。导致低血压的原因包括:① 脱水过多、过快,超滤率大于毛细血管再充盈率,使有效血容量减少。② 清除溶质过多,血浆渗

透压迅速下降。③ 醋酸盐透析液可降低周围血管阻力，抑制心肌。④ 自主神经功能紊乱。⑤ 透析膜生物相容性差，可以激活补体，使白细胞黏附在肺毛细血管壁上，同时产生 C_{3a}和 C_{5a}等过敏毒素，对心血管功能有不良影响。

(3) 高血压：部分患者在 HD 中、后期血压突然或逐渐升高，伴有头痛，对降压药反应较差。目前多认为是由于血液透析中超滤脱水，血压降低，导致血浆肾素活性增高所致，也与紧张恐惧有关；好发于原患有高血压的患者。

(4) 失衡综合征：HD 过程中或结束后不久发生的与 HD 治疗有关的以神经系统症状为主的症候群。产生的原因与血浆与脑脊液和脑细胞之间形成渗透浓度差，使水分进入脑组织，从而造成脑水肿和脑脊液压力增高有关。表现为恶心、呕吐、不安、头痛，甚至惊厥、意识障碍和昏迷。失衡综合征重在预防，措施包括进行充分合理的诱导透析，缩短首次透析时间，适当提高透析液钠和葡萄糖的浓度。一旦发生给予相应处理，对轻症患者静脉滴注高张溶液，应用镇静剂；重者应中止血液透析，静脉推注或滴注 20%甘露醇；不安、惊厥者可静脉注射地西泮。

(5) 发热：感染性发热与来自 HD 管路的细菌感染有关，临床除发热寒战外，还有中毒症状；非感染性发热的主要原因包括 HD 管道残留消毒剂或纤维蛋白、透析液温度过高、致热反应，过敏反应和输血反应。

(6) 肌肉痉挛：多与低血压、低钠血症及循环血量减少有关。降低超滤速度、输注生理盐水、调整透析液中钠浓度可预防肌肉痉挛。

(7) 出血：各种内出血的直接原因是肝素化。由于动静脉导管破裂或连接处松脱可引起大出血甚至死亡。肝素也是发生血性胸水、血性心包积液和眼底出血的重要原因。

(8) 心律失常：常见原因电解质紊乱特别是高钾血症和低钾血症；其次是酸碱平衡紊乱、低氧血症和低血压；原有冠心病、心功能不全、心包炎、贫血更易发生。

3. 永久性血管通路的并发症　永久性血管通路是长期 HD 患者的生命线，保护好血管通路，延长使用时间非常重要。

(1) 直接动静脉内瘘的并发症：① 血栓形成：早期动静脉血栓形成出现在术后 24 小时内，应立即再次手术。后期血栓形成常见于过早使用尚未成熟的动静脉内瘘。严格掌握内瘘的首次使用时间(>3 周)，避免同一部位反复穿刺，避免低血压等可防止后期血栓形成。② 出血：常发生于术后 24 小时内，多与抗凝药物过量、吻合针距过大、缝合线脱结及血压高有关。③ 假性血管瘤：主要由静脉血管局部扩张引起。一般不需处理，如有感染或破裂，应立即手术。④ 感染：未严格无菌操作，引起切口或内瘘感染；出现感染时，应及时使用敏感抗生素，必要时切除感染病灶，关闭内瘘。⑤ 动静脉分流量过大导致心脏负荷过重，引起心功能不全。吻合口内径不大于 4 mm，对心脏的影响较小；对病情严重的患者可再次手术缩小吻合口。

(2) 移植血管的动静脉内瘘的并发症：主要为栓塞和感染。

4. 远期并发症　长期维持透析可引起贫血、透析性脑病、病毒性肝炎等并发症。

六、血液滤过

血液滤过(hemofiltration，HF)利用超滤原理，清除体内多余的水分和中小分子药物、毒物或内源性毒素，是 HD 的一种替代血液净化方法。具有血流动力学稳定，患者耐受性好的优点。不能耐受常规透析的患者,如心功能不全、浆膜腔积液、透析低血压反应或透析高血压、肌痉挛等可进行 HF 治疗。

HF 治疗主要适用于急性心功能不全、肺水肿,液体负荷过重所致的全身水肿、脑水肿和水中毒、急慢性肾衰竭、MODS、肝性脑病和急性中毒。

HF 实施与 HD 极其相似,此处不再赘述。

第二节 血液灌流

血液灌流(hemoperfusion,HP)是借助体外循环,将血液引入装有固态吸附剂的容器(灌流器)中,吸附清除外源性或内源性毒物的血液净化方法。目前多用于抢救药物和毒物中毒。

一、基本原理

1. HP 治疗是将溶解在血液中的物质吸附到具有丰富表面积的固态物体上,除去血液中外源性或内源性毒物。常用的吸附材料有活性炭和吸附树脂。

2. 活性炭是一种多孔性、高比表面积的颗粒型无机吸附剂。可吸附血液中肌酐、尿酸、胍类及中分子物质。对巴比妥、地西泮等外源性小分子毒物清除率也很高,但对尿素、钠、钾、氯、磷和水等无清除作用。

3. 吸附树脂的比表面积更大,约 500 m^2/g,吸附能力比活性炭略差。但对亲脂性和带疏水基团的物质,如胆红素、有机磷农药、芳香族氨基酸等吸附率大。

4. 免疫吸附是一种特殊的 HP 技术,是将特定的有高度专一性的抗原或抗体与吸附材料一起制成吸附柱,通过免疫反应或理化亲和力,选择性或特异性吸附并去除血液中与免疫有关的致病因子。

二、适应证

急性药物或毒物中毒是 HP 的主要适应证。HP 对脂溶性高、分布容积大且易与蛋白结合的药物和毒物的解毒作用优于 HD 和 CRRT。

1. 清除外源性药物或毒物　HP 治疗指征与 HD 相同,分三种情况:

(1) HP 清除率高:脂溶性、易与蛋白质结合、分布容量较大的毒物或药物。包括:① 巴比妥类,包括硫喷妥钠、苯巴比妥、异戊巴比妥、环乙烯巴比妥、戊巴比妥、司可巴比妥等;② 非巴比妥类镇静催眠药,包括地西泮、异丙嗪、格鲁米特、甲喹酮等;③ 抗精神失常药包括氯丙嗪、奋乃静等;④ 心血管药,包括地戈辛、奎尼丁、美托洛尔、N-乙酰普鲁卡因胺;⑤ 农药、除草剂,包括有机磷类、敌百草、氟乙酰胺;⑥ 其他药物或毒物,如甲氨喋呤、苯妥英钠、四氯化碳、苯酚类化合物、蛇毒、毒蕈碱、鱼胆。此外还可消除假性神经递质、游离脂肪酸、酚、硫醇和芳香族氨基酸等。

(2) HP 与 HD 清除效果相同:如甲醇等。

(3) HP 清除效果比 HD 和 CRRT 差:如三环类抗抑郁药。

2. 清除内源性毒物　用于急性肝功能衰竭、甲状腺危象、高胆红素血症、精神分裂症、重症银屑病等疾病的辅助治疗,有待进一步证实疗效的疾病包括急性坏死性胰腺炎、支气管哮喘和某些免疫性疾病。

3. 辅助治疗尿毒症　HP可以清除血中的肌酐、尿酸及中分子物质，单用HD治疗时，由于尿毒症患者的中分子物质清除不充分，可致顽固瘙痒、末梢神经炎等，此时配合HP能治疗周围神经病变，减轻皮肤瘙痒，缓解心包炎。用法是HP与HD交替使用或HP与HD串联使用(灌流罐在透析器之前)。

三、临床实施

1. 建立血管通路　HP的血管连接与HD相似，可选用外周动静脉或中心静脉置管。

2. 血液灌流器　分为弃式和复用式两类，一般可装载100～300 g活性炭。

(1) 弃式灌流器：使用一次后弃去，不能再用。虽价格昂贵，但操作简单、安全、方便，临床多用此类灌流器。

(2) 复用式灌流器：用高温高压蒸汽或γ-射线消毒，操作繁琐，易漏血漏气。

3. 抗凝　因活性炭可吸附肝素，所以血液灌流时肝素用量较常规血液透析时大。一般初始量肝素量为2 000～3 000 U，由动脉端注入，灌流开始后每小时输入肝素1 250～1 875 U。监测APTT，使之达到正常值的1.5～2.0倍。

4. HP的实施　血液灌流时，将灌流器垂直固定在支架上，动脉端向下，用肝素生理盐水(有的灌流器要求用5%葡萄糖溶液)500 ml冲洗管路及灌流器，尽量使炭粒吸水膨胀，排出气泡，使冲洗液在灌流器内分布均匀。然后，打开血泵，设定血流量为每分钟50～100 ml，慢慢调至每分钟200～300 ml，持续2～3小时结束或另换一个灌流器，因为2～3小时吸附剂已吸附饱和。

四、并发症

1. 畏寒、发热　多由吸附剂生物相容性差引起。

2. 白细胞、血小板减少　活性炭可以吸附白细胞和血小板，引起感染和出血，如果先用10 g白蛋白或新鲜血浆100 ml灌注灌流器可以减轻反应。

3. 栓塞　炭粒脱落形成栓塞。

4. 对生理性物质的影响　血液灌流能够吸附氨基酸、甲状腺素T3、T4及胰岛素等激素，影响其正常的生理功能。正常服用的药物也可被吸附，对一些服药的患者需调整剂量。

第三节　血浆置换

血浆置换(plasma exchange，PE)是将患者全血分离后，把部分异常血浆弃去，再将红细胞等有形成分以及补充的平衡液、新鲜血浆、白蛋白或其他血浆代用品输回体内，以清除血浆中的致病物质的一种血液净化疗法。目前用HE治疗的疾病达200多种。

一、基本原理

PE是通过血浆分离和部分置换，达到清除致病因子、药物或毒物的治疗目的；PE还具有调节机体免疫功能的作用。

1. 迅速清除血浆致病因子　如抗体、免疫复合物、异体抗原、循环毒素、细胞因子和炎性介质等。

2. 补充正常血浆因子　PE过程中回输新鲜血浆,可补充正常血浆中含有的生理因子和生物活性因子,如补体、凝血因子、调理素等。

3. 调节免疫系统功能　PE能去除血浆中的免疫抑制因子,恢复细胞免疫功能、网状内皮系统吞噬功能,减少肿瘤细胞的封闭因子,增加对化学药物敏感性。

尽管血浆置换疗法能迅速有效地去除致病因子,但血浆置换不是病因治疗。

二、血浆置换方法

PE包括血浆分离和置换两个步骤,血浆分离是血浆置换的基础。血浆分离有离心法和膜式分离两种。后者根据血浆中病因物质的精细分离程度又可分为选择性和非选择性。

1. 离心式血浆分离法　在离心时,不同重量颗粒的沉降速率不同,从而迅速分离出血液的各种成分。其优点是操作简单、费用较低、能制备红细胞和血小板浓缩液;但血流较慢、易损害红细胞和血小板、导致出血和感染是这种方法的缺点。

2. 膜式血浆分离　膜式血浆分离器由通透性高、生物相容性好的高分子材料膜制成。血液通过中空纤维滤器,利用不同膜孔径的滤过器可将不同分子量的物质分离开。孔径0.1 μm,可清除500～5 000道尔顿的物质,0.2 μm可清除60 000道尔顿的物质,0.4 μm可清除300万道尔顿的物质,0.6 μm可清除600万道尔顿的物质。因此既可进行非选择性血浆分离,又可行选择性血浆分离。

三、临床实施

1. 血管通路　选用中心静脉和外周静脉建立血管通路。进行膜式PE术时,血流量50～80 ml/min已足够。置换液的输注速度应同血浆排出率相平行,一般不超过30～50 ml/min,以减少由置换液输入过快而产生的副作用。

2. 抗凝　膜式血浆分离法多采用肝素抗凝,首剂量为2 000～5 000 U,维持剂量为2～3 500 U/h,对有出血倾向的患者,应减少肝素的用量,在治疗中监测APTT。

3. 置换液　为维持患者的血浆胶体渗透压恒定,置换液可选用近似血浆成分的液体,以保持电解质平衡和一定的胶体渗透压。常用的有新鲜血浆、新鲜冰冻血浆、白蛋白、血浆代用品、生理盐水或林格液。为减少费用,可在HE初期使用血浆代用品500～1 000 ml。

4. 双重滤过PE　由于PE需要输入大量白蛋白和其他血浆制品,费用高,同时还丢失血浆中人体需要的物质。为避免白蛋白等有形成分的丢失,发展了双重滤过PE法,选择性去除致病性蛋白。方法是用两个膜孔大小不同的血浆分离器,首先用孔径大的血浆分离器将血液的有形成分(300万道尔顿以上)与血浆分离;然后将血浆再输入孔径较小的滤器,分子量较大的球蛋白、免疫复合物等成分不能通过而被弃去,分子量在10万道尔顿以下的物质(主要为白蛋白)被滤出,与有形成分和置换液混合后一同回输体内。每次滤过液3～4 L,但仅丢弃500～600 ml血浆,大部分回输体内。

5. 冷滤过　用两个血浆分离器,把分离出的血浆迅速冷却到4℃,形成一种冷凝血浆胶,包含免疫复合物、纤维蛋白原、补体、免疫球蛋白和类风湿因子等成分。再经过分离器,将可被滤过的含有白蛋白的血浆复温回输到体内,不能滤过的冷凝血浆弃去,这样可明显减少白蛋白的丢失,仅需补充500 ml胶体溶液。

四、适应证

PE治疗的主要适应证有：急进性肾小球肾炎、IgA肾病、重症肌无力及其危象、狼疮性肾炎、硬皮病、类风湿关节炎、溶血性尿毒症、肝性脑病、药物中毒、甲状腺功能亢进危象、血栓性血小板减少性紫癜、高黏滞综合征、妊娠中产生Rh溶血、恶性黑色素瘤、结肠癌、肺出血-肾炎综合征、系统性红斑狼疮、急性多发性神经根炎、风湿病、自身免疫性溶血性贫血、冷巨球蛋白血症、雷诺综合征、肾移植后急性排异、天疱疮、抗基底膜肾炎等。近年还用于脓毒症和MODS的治疗。

五、并发症

PE的严重并发症不多，病死率为1/5 000～3/10 000，其发生与补充置换液、抗凝剂、体外循环等有关。常见并发症有：

1. 低血压　主要是由于有效循环血容量减少；血浆蛋白减少，胶体渗透压下降，血管水分移至组织间隙所致。预防和治疗措施是减慢血浆分离速度、积极补充血容量。

2. 心功能不全　常见于快速输入20%白蛋白，使血浆胶体渗透压迅速上升，水分由组织间隙回至血管内而引起高血容量。为避免发生心功能不全可改输4%白蛋白。

3. 低钙血症　与应用枸橼酸钠抗凝有关，补充钙剂或改用肝素抗凝可防治低钙血症。

4. 心律失常　多由于电解质紊乱或心功能不全所致。措施是防止电解质紊乱和心功能不全，给予抗心律失常药物。

5. 发热反应　发生率为1%～18%，可预先使用激素及抗热原药物。

6. 感染　因输入大量血浆可引发肝炎，管道污染还可致其他细菌感染。

7. 血栓形成　与置换液中抗凝血酶Ⅲ少有关，可补充富含抗凝血酶Ⅲ的新鲜血浆。

8. 出血　与使用抗凝剂、血小板及凝血因子丢失、消耗有关。

9. 过敏反应　发生率较高，可使用激素或抗组胺药物处理。

10. 溶血　膜分离时跨膜压过大，引起红细胞机械损伤致溶血。

第四节　连续性肾脏替代治疗

连续性肾脏替代治疗（continuous renal replacement therapy，CRRT）是一组以模拟人体正常肾小球滤过的方式清除血液中的代谢产物或毒物，以补充置换液的方式模拟肾小管功能清除水分、纠正代谢紊乱的血液净化技术的总称，CRRT包括血液滤过、血液滤过＋透析等技术。具有操作简单、副作用少、无需特殊设备、患者耐受性好、能够清除中分子物质和炎症介质等优点，被广泛应用于急性肾衰竭、急性重症胰腺炎和MODS的治疗。

一、CRRT的技术

1. 连续性动-静脉血液滤过（CAVH）　该技术利用人体动脉和静脉之间的压力差作为驱动力，不需血泵；但必须股动脉和股静脉置管，并发症发生率高。

2. 连续性动-静脉血液滤过透析（CAVHD）　置管方法与CAVH相同，溶质的转运主要依赖弥散。

3. 连续性静脉-静脉血液滤过(CVVH) 采用双腔导管建立通路,用血泵作为体外循环的驱动力。

4. 连续静脉-静脉血液滤过透析(CVVHI)。

5. 高流量血液滤过(HVUF)。

6. 连续性血浆滤过吸附(CPFA) 用血浆吸附滤过器分离血浆,经体外净化处理装置处理后再回输体内,用于清除炎性介质、内毒素和活化的补体。

二、基本原理

CRRT是模拟正常肾小球的滤过原理,以超滤为基础的血液净化技术。通过血泵或动静脉压力差作为体外循环驱动力,使血液通过由高通透性膜制成的滤器,在跨膜压的作用下,使中小分子溶质以等渗性对流转运方式穿过滤过膜,水分以超滤的形式被一起清除。通过输液装置,在滤器前或滤器后,补充与细胞外液成分相似的电解质溶液(置换液)以防容量缺失、纠正电解质紊乱和酸碱失衡。

三、适应证

基本与血液透析相同,适用于急、慢性肾衰竭患者的治疗。但对下列情况CRRT治疗优于血液透析:① 高血容量性心功能不全、急性肺水肿。② 顽固性高血压。③ 严重酸碱及电解质紊乱。④ 药物或毒物中毒,尤其是多种药物的复合中毒。⑤ 急慢性肾衰竭伴有低血压或血液透析时循环不稳定;急性肾衰竭伴有血流动力学不稳定。需要实施全静脉营养或伴有MODS。⑥ 尿毒症性心包炎、皮肤瘙痒、周围神经病变等。病变与中分子毒素有关,血液滤过可清除中分子毒素。⑦ 肝性脑病、肝肾综合征。⑧ 急性重症胰腺炎。⑨ 挤压综合征。⑩ 感染性休克、MODS。

四、CRRT的临床实施

1. 建立血管通路

(1) 动脉-静脉血管通路的建立:多选择股动脉-静脉,采用穿刺法建立通路。

(2) 静脉-静脉血管通路:首选单针双腔导管中心静脉留置法,常用穿刺部位有股静脉、颈内静脉、锁骨下静脉。

2. 血液滤过器 目前多采用的是空心纤维型血液滤过器,滤过膜的滤过机能接近肾小球基底膜,有商品化产品供选用。

3. 置换液 CRRT滤液中溶质的浓度几乎与血浆相等,当超滤率为10～20 ml/min时,需补充与细胞外液相似的置换液。置换液电解质的成分应接近于血浆成分,多采用市售的置换液,但需根据病情调节置换液成分,遵循个体化原则配制。

(1) 需补充置换液量的计算方法

置换液量(ml/h)=同期超滤液量－补液量＋其他途径液体丢失量(如尿液等)

(2) 补充置换液的途径:有前稀释法和后稀释法。前稀释法是指置换液在滤器前的静脉管道中输入。可以降低血液黏滞度、减小血流阻力、不易凝血、肝素用量少,并可控制静脉端的胶体渗透压不致过高,但置换液的使用量较大。在滤器后的静脉管道中输入置换液称为后稀释法。后稀释法减少了置换液的用量，滤过液中溶质的浓度几乎与血浆相同，超滤效率较高，但血流阻力大，易凝血，肝素用量较大。

4. 抗凝

(1) 肝素抗凝：① 常规肝素抗凝法：与 HD 治疗时肝素用法相似，个体差异较大。② 存在潜在出血的抗凝：首剂 15～25 U/kg，然后持续静脉泵入，调整肝素用量使 APTT 比正常值延长 15 秒。③ 出血倾向明显的抗凝：首剂 5～10 U/kg 后，持续静脉泵入，调整肝素用量控制 APTT 在正常范围。

(2) 非肝素抗凝：出血倾向明显的患者可采用以下方法抗凝。① 体外枸橼酸抗凝法：在滤器动脉管道侧持续泵入枸橼酸钠抗凝剂，在回路管中注入钙剂对抗，实现滤器内局部抗凝。② 其他抗凝法：低分子肝素、前列环素、前列环素类似物、蛋白酶抑制剂等可作为抗凝剂。③ 凝血机能异常的抗凝：血小板减少，且 APTT 延长，可用前稀释法，不必用抗凝剂。

(3) 无肝素透析：首先用含肝素生理盐水预充滤器和血管通路并浸泡 15～30 分钟，在开始治疗前用生理盐水冲洗滤器和管道，血流速度保持 200～300 ml/min，每次 15 分钟用生理盐水 100～150 ml 冲洗滤器。

(4) 滤器冲洗：为防止血液滤过器及管道内血栓形成，需用生理盐水定期冲洗滤器。在滤器前连接生理盐水输注系统，冲洗时，将动脉血流中断，同时打开生理盐水冲洗系统，使生理盐水进入管道和滤器，每次冲洗 100～150 ml，30～60 分钟一次。可明显延长滤器使用寿命，减少抗凝剂用量。

滤器内凝血可表现为：① 滤液尿素值/血尿素值低于 0.7(正常 1.0)，表示滤液与血液溶质不完全平衡，提示滤器内凝血。③ 最大超滤低于 100 ml/h，提示凝血，应更换滤器。③ 滤器前压力过高，引起管道搏动。

5. 液体平衡的管理　计算液体平衡应包括所有的入量和出量(内生水因不能准确计量多不包括在内)。一般来说，入量包括输注的置换液量、静脉输液量、口服的液体量等；出量包括超滤液量和其他途径的液体丢失量(尿量、大便量、各种引流量、皮肤蒸发和呼吸等的不显性失水量)。为避免出现血容量异常波动，应每小时计算液体平衡，再根据患者容量状态和治疗目的及时调整液体平衡的方向(正平衡或负平衡)和程度。

五、并发症

1. 穿刺和导管相关并发症　穿刺部位出血、血肿；穿刺引起气胸、血气胸等；导管相关感染；导管异位。

2. 血液滤过器及管道相关并发症　滤器内漏血，血液滤过管路扭曲、导管贴壁或未抗凝使得滤器和管道内血栓形成，泵管使用时间过长导致泵管破裂。

3. 抗凝相关的并发症　全身性出血；滤器内凝血；血小板降低。

4. 全身并发症　超滤液过多，置换液补充不足，导致血容量不足和低血压；补液不当引起内环境紊乱；长期 CRRT 的患者还应注意激素丢失引起的内分泌系统紊乱。

六、CRRT 的特点

1. 血流动力学稳定。

2. 血浆溶质浓度和细胞外液容量的稳定。

3. 对中分子物质和炎症介质的清除效率高。

4. 较好的生物相容性。

5. 能够较好控制电解质水平和酸碱状态。

6. 可以不需限制营养液的入量,保证营养充分供给。

7. 设备简单、操作方便。

七、超滤的影响因素

影响超滤率的关键因素包括滤过压(跨膜压)与血流量。

影响跨膜压的因素有:① 滤液侧负压是产生超滤的主要因素之一。负压的大小取决于滤过器与滤液收集袋之间的垂直距离。② 滤器内的静水压与血流速度有关,血流速度越快,滤器内的静水压越高,而静水压越高,超滤量越大。③ 血浆胶体渗透压与跨膜压呈负相关。④ 血液黏度越高,超滤率越低。⑤ 其他因素,如血液通道长度、静脉侧阻力、滤器等均可影响超滤速度。

八、CRRT 的临床应用

危重病患者发生循环衰竭、液体超负荷、呼吸功能衰竭、脑水肿、肝功能衰竭等情况下,无论是否合并急性肾衰竭,均可采用 CRRT 治疗。以下疾病 CRRT 治疗显著优于 HD。

1. 急性肾衰竭伴心功能衰竭。

2. 急性肾衰竭伴脑水肿。

3. 急性肾衰竭伴高分解代谢。

4. 急性呼吸窘迫综合征(ARDS)。

5. 肝性脑病及暴发性肝功能衰竭。

6. 急性重症胰腺炎。

7. 挤压综合征。

8. 药物或毒物中毒　药物或毒物中毒伴有严重肝肾功能损害威胁生命时,在常规内科治疗的基础上,可通过 HD 或 HP 来清除小分子、水溶性且与血浆蛋白质结合率低的物质;但对于大分子量物质或与血浆蛋白质结合率高的物质,CRRT 的清除效果强于常规 HD 和 HP。CRRT 期间药物清除率与超滤率呈正相关,与蛋白结合率呈负相关。此外,高渗透膜对药物或毒物有不同的吸附能力,可增加清除率。

9. 全身性炎症反应综合征与 MODS　严重感染和创伤等因素刺激机体炎症细胞激活,导致大量炎症介质释放引起全身性炎症反应综合征(SIRS)。SIRS 引起组织细胞自身性破坏,最终导致 MODS。控制 SIRS 可能是降低 MODS 病死率的有效病因治疗手段。CRRT 可非选择性清除体内的许多炎症介质,如肿瘤坏死因子、白介素-1、血栓素、内啡肽、补体 C3 等,能控制或减轻 SIRS、防治 MODS。对全身性感染患者实施 HVUF 能够明显改善动脉血气和血流动力学,显著降低病死率。CRRT 已成为感染性休克和 MODS 治疗的新策略之一。

(燕宪亮　刘克喜)

第四十五章　高压氧在急诊医学中的应用

【高压氧的基本概念】

一、大气压

地球周围有一空气层，称大气层或大气圈，随地球的转动而流动，是人类赖以生存的重要外界环境之一。现代气象学将大气按垂直方向划分为3个主要层次。第一层：称对流层，指贴近地面的最底层；对流层在地球各部的厚度不一，在赤道可达16～18 km，在中等纬度为10～12 km，在两极则仅7～10 km。第二层：称同温层，指离地面12 km开始再向上约伸展到80 km的高度；从热力性质来说，平均每升高1 km，温度下降6.5℃，但在同温层温度则恒定在－56℃。第三层：称电离层，从同温层向外伸展到600 km左右的高度。

大气层是数种气体的物理混合，其中氮气的体积分数为0.78、氧气为0.21。各种气体的分子都有一定的质量，大气总质量的99.9%集中在48 km以下的中低层；受地心引力作用，大气也具有重量称重力，重力造成对地面物体的压力。

气压(atmospheric pressure，又称大气压强，简称压强)，是指单位面积上所受大气柱的重量。在任何高度上的压力，等于位于其上的空气柱的总重量。随着高度增加，气压一般按指数规律递减；在1 000 m以下，每升高10.5 m，大气压力降低1 mmHg(133Pa)，在地面上，大气压力被认为是恒定的。生活在地球表面的人类，是被浸没在大气层的底部、在空气所产生的某一恒定重量(或一定的压力环境)下生活。

通常所说的海平面的1个大气压，是指当温度为0℃时，在纬度45°处所承受的大气重力，亦称常压。1979年国际上规定1个标准大气压(1ATA)等于101.325 kPa的气压；相当于重力加速度为9.806 65 m/s^2，温度为0℃时760 mmHg垂直水银柱的压强。即：1ATA ＝1个大气压＝760 mmHg≈100 kPa＝0.1 MPa＝1 kgf/cm^2＝海水0 m处(海平面)的压强。

二、高压氧相关概念

1. 高压　从生理学角度讲，环境压力大于1ATA者，称为高压(hyperbaric pressure)。

2. 高压氧　在高压环境下，呼吸气体中氧的分压(即氧的压强，简称氧压)大于1ATA者，称为高压氧(hyperbaric oxygen)。所以，不论吸用纯氧、压缩空气还是配制的含氧混合气，只要其氧分压达到此高度，均可吸到高压氧。临床高压氧治疗通常是通过面罩以纯氧为呼吸气体。

3. 常氧　在常压下呼吸空气,其中氧气的体积分数为0.21,氧分压为0.21ATA,称为常氧(normoxia)。混合气中如氧分压为0.21ATA,即称常氧混合气。

4. 高氧　氧分压介于0.21～1.0ATA之间的气体,称为富氧或“高氧”或高浓度氧混合气。

5. 高压氧舱　加压舱是为高压氧治疗提供高压背景压力环境的特殊设备。舱内充注的介质为压缩空气者称“空气舱”,充注的介质为纯氧者称“氧舱”,用于进行高压氧治疗的加压舱可简称“高压氧舱”。当舱内压力提高到某一水平时,舱外氧气瓶中很高压力的氧气经减压器、硬质管路进入加压舱,接到供氧面罩上,如面罩紧贴面部,面罩内的氧压与舱内环境压力平衡,即能吸到该压力的高压氧。氧舱中充满的是设定压力的纯氧,则可直接呼吸高压氧。

6. 高压氧治疗　通过呼吸高压氧以达到治疗目的的方法称高压氧治疗。

在常压条件下,呼吸含氧较多的气体,如氧体积分数为0.5、0.8、0.95的高浓度氧,或体积分数为1.0的“纯氧”,这时,血液中的氧分压虽较常氧高,但不可能超过1ATA,所以,不是高压氧。同理,将肢体某一部分用氧喷射不能称为高压氧治疗。

7. 低氧　常压下氧分压低于0.21ATA称为低氧;如氧分压低于0.16ATA可引起缺氧。

8. 低压性缺氧　1878年Bert P就已明确指出混合气中各成分在人体内的生理作用不取决于它们在混合气中的含量百分比(此处指浓度),而取决于各气体的“分压”。这可以解释日常生活中的一个误解,即把在高原地区患高山病的原因归于大气中氧的含量减少、空气稀薄缺氧;事实上在高原地区大气中氧的体积分数与海平面是相同的,但环境总的大气压力降低了,因而氧分压也相应降低,这种缺氧应称为“低压性缺氧”(hypobaric hypoxia)。

【高压氧治疗的机制】

高压氧的治疗作用绝不是单纯提供更多的氧气,而是人体吸入高压氧后对机体各系统产生的综合效应。但是,不同疾病高压氧治疗的主要机制又不尽相同。现将高压氧治疗疾病的主要机制归纳如下。

一、提高血氧张力,增加血氧含量

机体在高压氧环境下,高分压氧很快进入肺泡,肺泡处于高分压氧状态,氧又迅速通过肺泡和毛细血管壁的膜性屏障而扩散入血液。通常情况下进入血液内的氧,绝大部分与血红蛋白结合成氧合血红蛋白(HbO_2),仅一部分溶于血中。在高压环境下血氧含量的增加主要是物理溶解氧增多,在0.25～0.3 MPa压力下吸纯氧,动脉血氧张力升至1 770 mmHg,每100 ml血中溶解的氧量从0.3 ml提高到5.6 ml以上,约增加19倍,进入血液的溶解氧已满足机体氧化、代谢需要;血红蛋白结合的氧离解极少,甚至完全不离解。实验证实,在高压氧条件下,当机体血红蛋白减少至几乎为“0”时,心电图仍无任何缺氧征象,提示了在高压氧治疗条件下即使没有血红蛋白,仅溶解氧即可暂时维持生命的存活。

二、增加组织氧储量

正常情况下，氧不断地从血液到达组织细胞，细胞不断地消耗氧，在这动态平衡过程中组织内经常保持着一定的余量氧，这就是组织的氧储量。在常温常压下，平均 1 kg 组织的氧储量约为 13 ml，正常情况下平均每千克组织耗氧量为每分钟 3～4 ml，停止供氧氧储量仅能维持 3～4 分钟。在 0.3 MPa 压力下吸纯氧，平均每千克组织的氧储量增至53 ml。在低温下组织细胞的耗氧量减少，氧储量反而增加。体温降低 5℃，血中物理溶解氧量增加 10%，心肌耗氧量降低 20%，脑组织的耗氧量降低近 50%。采用高压氧配合低温，使循环阻断的安全时限可进一步延长，这对心脏手术极有意义。

三、提高血氧弥散率和增加组织内氧的有效弥散距离

正常条件时，每分钟从肺泡弥散到血液中的氧为 900～1 200 ml；在高压氧条件下，肺泡内氧分压成倍地升高，氧梯度增大，氧从肺泡弥散入血的氧量也相应地增加。溶解于血内的氧随循环流入组织，血中溶解氧即向组织弥散，血氧张力降低，与血红蛋白结合的氧离解一部分，转为溶解状态，使血氧张力不致很快降低，血液与组织间氧压差梯度也不致很快缩小，有利于氧向组织弥散直至血液与组织内氧张力平衡。在高压氧条件下，由于血氧张力有很大增高，故血向组织内弥散的氧也将大大增多。

在高压氧条件下，含氧丰富的血液使毛细血管与组织之间的氧压梯度不断扩大。此时，毛细血管内氧的弥散半径可从常压吸空气时的 30 μm 提高到 100 μm；有利于代偿因血管阻塞原因造成的组织细胞缺氧。

四、对血管的收缩作用和对侧支循环的影响

高压氧可使许多器官或组织的血管发生收缩，阻抗增加，导致灌注范围内血流量减少。高压氧使一些血管发生收缩的机制有：① 高压氧直接刺激血管平滑肌，造成血管反射性收缩；② 高压氧使动脉血中二氧化碳分压降低而致使血管收缩；③ 由于组织需氧量已满足，机体自身调节致使血管收缩。

实验证实，细胞的分裂增殖能力与组织内的氧分压密切相关，当细胞外液氧分压低于 10 mmHg 时，细胞不再分裂，不再合成结缔组织。高压氧下组织液氧分压明显提高，细胞增殖活跃，加速了结缔组织和毛细血管的形成，从而加快了侧支循环的建立。

五、抑制厌氧菌的生长与繁殖

厌氧菌的生长与环境中氧张力有密切关系。一般产气荚膜菌在氧张力大于 30 mmHg 时就不能生长。在 0.25 MPa 压力条件下，人体组织内氧张力就可提高到使所有厌氧菌都不能生长、繁殖的水平。此外，在高压氧条件下巯基被氧化为二巯基，而巯基是许多酶类的组成部分，如辅酶 A、巯辛酸、谷胱甘肽等都含巯基，琥珀酸脱氢酶和氨基转移酶等酶中巯基是必要基团；巯基被氧化，上述酶类便被灭活，机体的代谢即发生障碍，致厌氧菌的生长与繁殖受到抑制。

六、增强放射线和化学药物对恶性肿瘤的作用

1. 增敏作用　高压氧可提高某些肿瘤细胞对放射和化疗的敏感性,这主要指肿瘤组织中氧张力升高,某些不敏感的肿瘤细胞,在高氧张力环境中变为敏感细胞,从而增加治疗效果。

2. 协同作用　高压氧使肿瘤细胞产生过氧化基团以及过氧化氢,进而使酶蛋白及其他蛋白质等发生障碍甚至破坏,从而达到与放化疗起协同作用的治疗目的。

七、高压氧治疗减压病和气栓症

按玻意耳-马略特定律,当温度不变时,一定质量的气体其体积与压强成反比。高压环境可使人体内血管、组织和肠腔内出现的气泡体积缩小,压力越大则气泡缩小越甚。根据亨利定律,在一定温度下,气体溶入液体的量与该气体的压强成正比。在高气压条件下,体内气泡易于溶入血液或组织液内;若在高气压下吸纯氧,氧又可把气泡内的气体置换出来,加速气体的吸收和排除。因此,对于减压病、气栓症等的治疗,根本措施就是再加压,可以获得“压到病除”、转危为安的特殊效果。

八、高压氧对损伤的修复作用

组织损伤时,血管与组织细胞同时受损,受损区域将出现渗出、水肿、变性、坏死等改变。高压氧下由于血氧分压增高、血氧弥散加强等作用,使受损组织的氧分压增高,缺氧状态得以改善。同时实验证明高压氧下新陈代谢加强,ATP生成增多,纤维细胞增殖活跃,胶原纤维加强。上述作用不仅可减轻受损组织的渗出、水肿,改善局部血液循环,同时可促进新生血管形成,加速侧支循环的建立,加快上皮组织的修复,从而有利于损伤组织的修复和伤口的愈合。

实验和临床证实,早期高压氧治疗可减轻脊髓出血、水肿和缺氧状态,保存较多的可逆损伤的神经组织,有助于神经功能的恢复;可加快烧伤创面的修复,提高移植皮片的成活率;可促进骨折区新生血管的再生,加速新骨形成。

【高压氧治疗的适应证和禁忌证】

高压氧治疗在临床上较广泛应用已40余年,积累了丰富的临床经验。目前,高压氧治疗的疾病已涉及急诊医学、内科、外科、妇产科、儿科、神经科、五官科、骨科、整形科、皮肤科、肿瘤科、传染病科、职业病及老年病科等临床科室,并向康复、潜水、航空、保健、高原医学及运动医学方面发展。目前,应用高压氧治疗的疾病已达120多种。

一、高压氧治疗的适应证

中华医学会高压氧医学分会分别于2004年和2015年再次修订了适应证的内容,目前包括急诊适应证12种,非急诊适应证50种。

(一) 急诊适应证

1. 急性CO中毒及其他有害气体中毒。
2. 急性气栓症。

3. 急性减压病。
4. 气性坏疽、破伤风及其他厌氧菌感染。
5. 心肺复苏后急性脑功能障碍(电击伤、溺水、缢伤、窒息、麻醉意外等)。
6. 脑水肿。
7. 急性缺血缺氧性脑病。
8. 肺水肿(除心源性肺水肿)。
9. 断肢(指、趾)及皮肤移植术后血运障碍。
10. 挤压伤及挤压综合征。
11. 休克的辅助治疗。
12. 药物及化学物中毒。

(二) 非急诊适应证

1. 急性一氧化碳中毒及其他有害气体中毒性脑病。
2. 缺血性脑血管疾病(脑动脉硬化症、脑血栓、脑梗死等)。
3. 快速性心律失常(房颤、期前收缩、心动过速)。
4. 突发性耳聋。
5. 脑出血恢复期。
6. 脑外伤(脑震荡、脑挫伤、颅内血肿清除术后)。
7. 中心性浆液性脉络膜视网膜炎。
8. 骨折及骨折后愈合不良。
9. 高原适应不全症。
10. 植物状态。
11. 颅内良性肿瘤术后。
12. 周围神经损伤。
13. 病毒性脑炎。
14. 牙周病。
15. 骨髓炎。
16. 面神经炎。
17. 脑瘫。
18. 无菌性骨坏死。
19. 胎儿宫内发育迟缓。
20. 癫痫(非原发性)。
21. 冠状动脉粥样硬化性心脏病(心绞痛、心肌梗死)。
22. 糖尿病及糖尿病足。
23. 心肌炎。
24. 快速性心律失常(房颤、早搏、心动过速)。
25. 眩晕综合征(梅尼埃综合征等)。
26. 周围血管疾病(脉管炎、雷诺病、深静脉血栓形成等)。
27. 脊髓损伤。
28. 慢性皮肤溃疡(动脉供血障碍、静脉淤血、压疮、糖尿病及慢性骨髓炎等所致)。

29. 溃疡性结肠炎。
30. 消化性溃疡。
31. 烧伤。
32. 冻伤。
33. 传染性肝炎(使用传染病专用舱)。
34. 植皮术后。
35. 整形术后。
36. 放射性损伤(骨、软组织损伤和膀炎等)。
37. 运动性损伤。
38. 视神经损伤。
39. 恶性肿瘤(放疗或化疗并用)。
40. 血管神经性头痛。
41. 疲劳综合征。
42. 银屑病。
43. 脓疱疹。
44. 玫瑰糠疹。
45. 急性感染性多发性神经根炎。
46. 多发性硬化。
47. 麻痹性肠梗阻。
48. 复发性口疮、溃疡。
49. 急性呼吸窘迫综合征。
50. 支气管哮喘。
51. 老年性认知障碍性疾病。

二、高压氧治疗的禁忌证

禁忌证是指不适宜高压氧治疗的某些疾病或状况。目前,中华医学会高压氧医学分会推荐禁忌证介绍如下。

(一) 绝对禁忌证

1. 未经处理的气胸、纵隔气肿。
2. 活动性内出血及出血性疾病。
3. 氧中毒史。
4. 结核性空洞形成并咯血。

(二) 相对禁忌证

1. 重症上呼吸道感染。
2. 重度肺气肿。
3. 重度鼻窦炎。
4. 支气管扩张症。
5. 二度以上心脏传导阻滞。
6. 未经处理的恶性肿瘤。

7. 妊娠 3～4 个月以内的孕妇高压氧治疗应取慎重态度。
8. 血压过高(大于 160/100 mmHg)。
9. 心动过缓(心率<50 次/分)。
10. 视网膜剥离患者。
11. 活动性出血及出血性疾病。
12. 结核性空洞形成并咯血者。
13. 早产儿、极低体重新生儿(≤2 000 g)。
14. 肺大泡。

【高压氧在急诊中的应用】

高压氧的应用越来越广泛,限于篇幅本章简要介绍高压氧在以下几种急诊病例中的应用。

一、一氧化碳中毒

(一) 高压氧治疗原理

1. 提高机体氧含量,立即使血浆处于氧饱和状态,使组织得到足够的溶解氧,迅速纠正组织缺氧。

2. 加速 COHb 的解离,促进 CO 的清除,使血红蛋白恢复携氧功能(表 45-1)。

表 45-1 吸氧对血中碳氧血红蛋白半衰期的影响

呼吸气体	吸氧压力	COHb 半衰期(min)
吸空气	1ATA	320
吸纯氧	1ATA	80
吸纯氧	2ATA	23

3. 提高超氧化物歧化酶(SOD)活性,减少自由基的损害。
4. 高压氧使颅内血管收缩,打断脑缺氧与脑水肿之间恶性循环。
5. 能防止并发症,纠正 CO 引起的组织中毒。

高压氧增加血浆氧张力的作用并不只是简单地增加溶解氧,它还有助于促使 CO 和与其结合的各种分子分离,并使其恢复功能;还可阻止 HbO_2 向 COHb 的转变以及减少 CO 与其他分子的结合。

6. 防治迟发性脑病。
7. 改善中枢神经细胞呼吸障碍。

(二) 高压氧治疗指征

1. 急性中、重度 CO 中毒,昏迷,呼吸循环功能衰竭,或出现过心跳呼吸停止者。

2. 中毒后昏迷时间超过 4 小时;或长时间(超过 8 小时)暴露于高浓度 CO 环境,经抢救后苏醒不久病情又有反复者。

3. 中毒后神志不清,经抢救后清醒,但对外界反应障碍;或有头昏、头痛、心律失常、抽搐以及脑缺氧症状者;或并发脑水肿、肺水肿、心肌损害和消化道出血。

4. 中毒后恢复不良,出现神经精神症状,如智能障碍、思维障碍、失语、肢体活动障碍等。

5. 意识虽恢复,但血中 COHb 升高,尤其是超过 30%者。

6. 脑电图(EEG)、颅脑 CT 检查异常者,或 ECG 出现 ST-T 改变等异常。

7. 轻度中毒,但持续存在头痛、头晕、乏力等症状,或年龄 40 岁以上,或以脑力劳动为职业者。

8. 出现皮肤损害、周围神经损害及筋膜间隙综合征等。

9. 出现 CO 中毒脑病(迟发脑病或后遗症),病程 12 个月以内者。

10. 凡是妊娠并 CO 中毒者,无论其 COHb 浓度升高与否,均应进行高压氧治疗。

(三) 注意事项

1. 明确诊断　在进行高压氧治疗前,首先应明确诊断,确定有无并发症存在。

2. 强调综合治疗　在高压氧治疗同时,重视综合治疗,以利取得最佳疗效。

(1) 院前急救:转移病患到空气新鲜处,解开衣领,保持呼吸道畅通,将昏迷患者摆成侧卧位,避免呕吐物误吸。

(2) 现场氧疗:利用现场准备的吸氧装置,立即给予氧疗。“氧”作为一种药,其应用像任何其他药物一样,应有明确的指征,ACOP 现场氧疗的原则是高流量、高浓度。现场氧疗作为 ACOP 后必不可少的抢救治疗措施,各参与抢救和治疗的部门均应创造条件立即实施氧疗。采用无重复呼吸面罩(贮氧袋面罩和 Venturi 面罩)氧疗效果好,实用性、经济性高,首先推荐使用。其次可以选择鼻导管给氧、呼吸机、便携式高压氧舱。

(3) 高压氧治疗:有条件时,尽早高压氧治疗可以尽早排出体内 CO,有益于患者尽快清醒,减轻机体缺氧性损伤,降低迟发脑病发生率。在急性期应尽早送到有高压氧舱的医院行高压氧治疗。高压氧治疗 ACOP 并预防迟发脑病尚需设计严谨的前瞻、随机、对照和大样本的临床研究。

高压氧的治疗压力和次数:推荐高压氧治疗压力 0.20～0.25 MPa。舱内吸氧时间 60 分钟。治疗次数根据患者病情决定,但连续治疗次数不超过 30 次。高压氧治疗间期是否吸氧应根据血气分析的结果。明确哪一种方式更有益需要随机对照大样本多中心研究并以神经认知实验测评。

(4) 防治脑水肿:CO 中毒后,由于缺氧和 CO 的直接毒性作用,经常发生脑水肿。早期严重脑水肿昏迷时可以使用脱水药物,可以使用襻利尿剂,应用甘露醇时应注意心功能及肾功能。注意避免过度脱水。在高压氧治疗的同时使用皮质激素和脱水药可增加疗效。考虑到糖皮质激素的副作用和局限性,不能作为常规治疗手段,仍需进一步大样本研究。

(5) 亚低温治疗:选择性脑部亚低温,使得脑温迅速下降并维持在亚低温水平(33～35℃),肛温在 37.5℃左右。昏迷患者可早期应用亚低温持续 3～5 天。特别注意复温过程,复温不要过快。

(6) 抗血小板聚集:ACOP 中重度患者应服用抗血小板聚集剂,尤其合并高血压病、糖尿病、心脑血管病、高脂血症等基础病患者及高龄患者应常规服用。

(7) 顽固性低氧血症:对于不能纠正的顽固低氧血症患者,生命体征不稳定时暂缓高压氧治疗,应考虑机械通气。

(8) 依达拉奉:ACOP 早期应用依达拉奉对减轻脑水肿、改善神经功能有一定疗效,受到临床医生和专家认可，但目前尚未见大样本随机双盲的临床研究。在重度 ACOP 患者急性期可以应用。

(9) 吡咯烷酮类：吡拉西坦、奥拉西坦（Oxiracetam）和普拉西坦（Pramiracetam）均为环状 CABOB 衍生物，是作用于中枢神经系统网状结构的拟胆碱能益智药。此药能透过血脑屏障，选择性作用于皮质和海马，激活、保护或促进神经细胞的功能恢复。奥拉西坦和吡拉西坦对脑器质性病综合征有明显疗效，奥拉西坦疗效高于吡拉西坦。普拉西坦应用于临床10年，在改善脑血管病和脑创伤所致认知障碍方面有效。推荐意见：吡咯烷酮类药物保护或促进神经细胞的功能恢复，已应用于治疗 ACOP 多年，有小样本临床研究报告认为有效，此外有报告认为其对器质性脑病综合征有效，未见不良反应报告，可以在急性期临床使用。

(10) 另外需注意脏器保护，维持水、电解质平衡，补充能量，预防感染，保证休息，避免劳累。

3. 对于脱离中毒现场较久而未进行高压氧治疗者，为减轻病情，防止中毒性脑病，仍须采用高压氧治疗，不要轻易放弃治疗机会。

4. 对于重症、昏迷时间长、COHb 高于 40%、有明显的代谢性酸中毒、年老体弱等，应给予 30 次以上的高压氧治疗，以防中毒性脑病的发生。

5. 老年患者多伴有潜在性心肺功能不全，高压氧治疗的氧压、时程应适当降低和缩短。此外，在治疗脑水肿时慎用或不用甘露醇脱水，以免引起心力衰竭、肺水肿或休克。

6. 多个并发症同时存在而处理上又互相矛盾时，应抓主要矛盾。一般说，休克、脑水肿、呼吸道阻塞等最易威胁生命，应作为主要矛盾来处理。

二、心肺复苏后脑功能障碍

（一）高压氧治疗原理

1. 高压氧条件下血液运输氧的方式发生变化，血中物理溶解氧量明显增加，血氧含量增加，克服了低氧血症。

2. 高压氧可改变血液流变学，改善微循环功能。

3. 高压氧增加血流动力学的作用，改善缺血缺氧组织的血供。

4. 高压氧下氧的有效弥散半径加大，弥散速度和范围增加。

5. 高压氧下脑血管床减少，这是降低颅内压的重要原因。

6. 高压氧可增强细胞能量代谢和信使系统的调控作用。

7. 高压氧治疗可使机体清除自由基的能力加强。

（二）高压氧治疗指征

1. 在心肺复苏后遗有脑缺氧、昏迷者。

2. 外伤性和非外伤性引起的缺血缺氧性脑损伤者，如各种颅脑创伤、各种有害气体中毒、电击伤、自缢、溺水等，即使急性期脑水肿已消退，亦需行高压氧治疗。

3. 植物状态患者。

（三）注意事项

1. 及时、积极、准确的现场复苏是关键，是提高高压氧治疗成功率的首要条件。

2. 心脏复苏后及早进行高压氧治疗。

3. 对因转诊等各种原因延误的患者，或昏迷时间较长的患者，仍可用高压氧治疗。只要生命体征较平稳,无禁忌证者,均应采用长疗程高压氧治疗。

4. 脑电图可作为长疗程高压氧治疗中动态观察的一项重要指标,必要时还可做CT检查,以了解脑实质的形态学变化。

5. 采用综合治疗是保护脑细胞的一项重要措施。

三、脑水肿

(一) 高压氧治疗原理

1. 高压氧能迅速大幅度增加脑组织及脑脊液的氧含量,提高氧的弥散量及弥散距离,改善脑细胞的缺氧状态。

2. 高压氧能阻断脑缺氧-脑水肿-颅高压的恶性循环,增强脑组织对氧的利用,在高压氧环境中能使颅内动脉血管收缩,血管阻力增加,血流量减少,血管通透性降低,减轻脑水肿、降低颅内压。在0.25 MPa高压氧环境下颅内动脉血液减少25%,颅内压降低35%。

3. 高压氧能促进脑血管的修复,促进侧支循环的形成和重建,改善脑微循环,使缺氧的神经组织重新获得氧气供给,使脑水肿减轻。

(二) 高压氧治疗指征

1. 各种原因造成的严重脑缺氧,若无绝对禁忌证,应在积极治疗病因的同时及早进行高压氧治疗。

2. 各种原因引起的急性脑水肿,如经脱水或手术减压治疗后无效,颅内压继续升高,甚至出现脑疝前征象者。

3. 心肺复苏建立了有效的呼吸循环后,生命体征仍不稳定,全身缺氧未缓解者。

4. 出现早期神经系统受累征象者。

(三) 注意事项

1. 心跳、呼吸骤停复苏成功后无绝对禁忌证者,应尽早行高压氧治疗。

2. 治疗时,应保证血液循环及呼吸道的通畅,必要时可行气管插管或气管切开以维持呼吸功能。

3. 高压氧配合激素治疗可防止肺水肿、脑水肿的反跳现象。

4. 高压氧仅是脑缺氧、脑水肿治疗的一项重要措施,必须采取综合性治疗。

四、气性坏疽

气性坏疽(gas gangrene)是由厌氧的革兰阳性梭状芽孢杆菌引起的特殊感染。致病菌产生的外毒素能破坏机体组织,引起组织坏死和全身严重中毒。本病多见于战伤和严重创伤后,偶见于手术后患者。本病是高压氧治疗的绝对适应证,疗效突出。

(一) 高压氧治疗原理

1. 抑制厌氧菌生长　实验证实,组织PO_2>12 kPa(90 mmHg)时梭状芽孢杆菌即不能生长,但并不能杀死芽孢杆菌。

2. 抑制外毒素的产生　这一点已为许多实验所证实。

3. 改善伤区缺血、缺氧,消除伤口内气体,减轻局部肿胀,改善局部循环。

(二) 注意事项

尽早采用包括高压氧在内的综合治疗,防止交叉感染。

【高压氧的副作用】

1. 氧中毒　高压氧疗法除产生有益的治疗作用外，还可以出现一些副作用。长期吸入氧气可导致器官的功能与结构的损伤，一般认为与氧自由基有关，也与中枢神经系统抑制介质 γ-氨络酸减少及氧直接影响中枢神经系统的新陈代谢，特别是影响酶的巯基的氧化有关。

氧中毒主要分为急性中毒和慢性中毒。急性中毒表现为恶心、呕吐、眩晕、焦虑、出汗、癫痫发作；慢性中毒表现为支气管肺炎、肺不张和最终引起肺纤维化，临床表现为胸骨后不适、疼痛、干咳、肺活量减少和呼吸困难等。

氧中毒和暴露的压力、时程相关。抗氧化剂能减少人对氧中毒的敏感性，在 HBO 治疗期间可使用维生素 E、含巯基药物，如半胱氨酸、谷胱甘肽、γ-氨基丁酸或维生素 B_6，都有助于防止发生氧中毒。

2. 气压伤　气压伤是因为压力失衡导致中耳、副鼻窦或肺的挤压伤。在加压过程中，耳膜承受外界的压力，通过吞咽、咀嚼等动作，机体能自动调节中耳内压力的变化来维持中耳内外压力的平衡。呼吸道阻塞时，快速减压过程中，由于膨胀了的气体不能排出呼吸道而发生肺气压伤或气胸。

对高压氧的毒副作用，重点在于预防。缓慢匀速地加减压力；教导病人在加减压时尽量做张口、吞咽或咀嚼动作使咽鼓管开放；严格掌握高压氧的禁忌证；采取这些措施可有效预防气压伤。对舱内患者严密观察，一旦发生异常应及时采取措施。

（李建国　谢智慧　纵雪梅）

第四十六章　体外膜肺氧合技术

体外生命支持系统(extracorporeal life support,ECLS)是为衰竭的心脏和(或)肺脏提供暂时辅助支持作用的机械装置。无论从外形结构还是目的用途,ECLS 均与能在较短时间内用于心脏手术中的体外循环系统存在明显差别。体外膜肺氧合(extracorporeal membrane oxygenation,ECMO)是 ECLS 的一种形式,通过将血液体外循环经膜肺氧合并清除 CO_2 后再回输入体内,全部或部分替代心肺功能,治疗心肺功能严重衰竭的危重病人,是体外循环技术在非心脏手术科室的应用。较心脏手术的体外循环技术不同,ECMO 可以长时间进行心肺功能支持。治疗期间,心脏和肺得到充分休息,全身氧供和血流动力学处在相对稳定状态。目前人们通常将 ECMO 这个术语等同于 ECLS。ECMO 技术能否良好开展,体现了一家医院,甚至一个地区危重症学科的治疗水平。

ECMO 对于呼吸功能和心脏功能支持的优越性体现在:① 进行有效的气体交换,清除二氧化碳和摄取氧,为组织细胞进行有效的氧代谢提供必备条件;② 避免长时间高浓度氧吸入导致的肺损伤;③ 最大限度避免呼吸机相关性肺损伤的发生发展;④ 提供有效的循环呼吸支持,保证重要器官灌注,减少心肺做功,为心肺功能恢复赢得时间;⑤ 联合 CRRT 治疗,对机体内环境进行可控性调节。

【工作原理】

将体内的静脉血引出至体外,经过特殊材质人工心肺旁路进行氧合并清除 CO_2 后经动脉或静脉系统回输体内,维持人体组织细胞氧代谢的需求,起到部分替代心肺功能的作用。心脏和肺脏功能在 ECMO 治疗期间可得到充分的修复。

【方　法】

一、ECMO 的基本结构

有血管内插管、连接管、动力泵(人工心脏)、氧合器(膜肺)、供氧管、监测系统几部分组成。

1. 动力泵(血泵)　驱动血液在管道内向恒定的方向流动,类似心脏的功能。目前临床上最常用的血泵为滚压泵和离心泵。滚压泵能提供稳定的流量,低流量运转时溶血风险低;但易出现过大的管路负压或正压,有较大空气栓塞的风险,可通过在血泵引血端和回血端安装伺服控制的压力传感器增加使用的安全性。由于滚轴泵不易移动,管理困难。在危重病人救治中首选离心泵作为动力泵。离心泵运转时不会产生过大的正压或负压，其优势是安装移动方便，管理方便，血液破坏小；在合理的负压范围内有抽吸作用，可解决某些原因造成的低流量问题；新一代的离心泵对小儿低流量也易操控，但易出现流量不稳定，低流量时溶血风险增大。

2. 氧合器（膜肺）　膜肺是 ECMO 系统的核心部件，为进行气体交换的装置，进行血液的氧合，又叫人工肺。目前市场上膜肺的材料有固体硅胶膜、微孔中空纤维膜（聚丙烯）或固体中空纤维膜（聚甲基戊烯，PMP）。与固体硅胶膜相比，微孔中空纤维膜预冲时排气快，气体交换能力强，膜面积小，膜材料生物相容性好，跨膜压差低，操作简单、高效，同时能有效减少血小板的激活、红细胞的破坏和血栓形成。但这种微孔膜易发生血浆渗漏而失去功能，尤其是静脉输注脂类更容易发生，限制了其临床应用。目前常用的固体中空纤维膜结合以上两种膜的优点，克服了血浆渗漏的缺点，使临床使用时间明显延长。

3. 肝素涂抹表面（HCS）技术　在管路内壁结合肝素，肝素保留抗凝活性，激活全血凝固时间（ACT）可控制在 120～180 秒，不宜在管路内形成血栓，延长支持时间；HCS 技术可减少肝素用量、减少炎症反应、保护血小板及凝血因子，极大程度上减少了出血相关的并发症。

二、ECMO 治疗模式

一般来说，ECMO 治疗模式有静脉-静脉（V-V）、静脉-动脉（V-A）、动脉-静脉（A-V）三种模式。

1. V-V ECMO　适用于仅需要呼吸支持的患者，可以进行部分或全部肺支持。由腔静脉引流血液（经股静脉或右颈内静脉插管），血液经膜肺进行气体交换后回到静脉系统（经股静脉或颈内静脉插管）；也可以用一根双腔插管插入颈内静脉来实现。原理是将静脉血在流经肺之前已部分气体交换，从而使患者动脉血氧含量得以改善，改善程度与以下因素相关：① ECMO 血流量；② 静脉回心血量；③ 再循环血流量，即引血端及回血端之间距离过近造成的部分血流再循环至 ECMO 引血端，这种再循环血流会减少经膜肺充分氧合的血液进入肺循环，从而影响氧合；④ 混合静脉血氧饱和度；⑤ 患者残存肺功能。尽管 VV-ECMO 不能提供循环支持，但由于其运行中所需正压通气支持压力的降低及冠状动脉氧供的增加，患者的心功能往往也能在一定程度上得以改善。

2. V-A ECMO　适用于同时需要呼吸和循环支持的患者，可以进行部分或全部心肺支持。由右心房（经股静脉或颈内静脉插管，或开胸直接经右心房插管）引流血液，血液被泵入膜肺进行气体交换（氧合和排除 CO_2）后，经外周动脉泵入动脉系统（通常经股动脉或锁骨下动脉），或在开胸时直接由主动脉插管泵入。这种方式与传统的体外循环（cardiopulmonarybypass，CPB）相同。运行过程中的 SaO_2 受到 ECMO 和患者自身心脏功能的共同影响：当左心室不具有射血功能时，患者 SaO_2 完全由 ECMO 回血端血氧饱和度决定；当左心室具有一定射血功能时，SaO_2 由来自 ECMO 和左心室的混合血流血氧含量共同决定。因此，当肺功能严重障碍且 ECMO 回血端位于股动脉时，由于左心室射血血流的氧含量很低，因而存在上半身（冠状动脉、颅内血管及上肢血管供血区）缺氧的潜在危险。如果患者尚有部分残存肺功能，或者 ECMO 回血端位于主动脉近端，可规避以上风险。

3. A-V ECMO　逐渐在临床得到应用，但其提供的血流量较低（一般不超过每分钟 1 L），对氧合有轻度改善作用,主要用于 CO_2 的清除。有不同的插管类型和插入部位,随着设备不断地更新,A-V ECMO 有望像连续性肾脏替代治疗技术(CRRT)一样应用于大部分重症监护病房。

【适应证】

主要用于病情严重但有逆转可能的病人。

1. 新生儿　新生儿 ECLS 的常见适应证:持续肺动脉高压、先天性膈疝、胎粪吸入综合征。

新生儿在出生后的 2～4 周过渡时间内,胎儿循环的残存特征一般逐渐消失,肺循环逐渐建立,肺部处于一系列疾病高发的风险之中。

2. 儿童　儿童 ECLS 的常见适应证:误吸、重症肺炎、急性呼吸窘迫综合征。

儿童 ECLS 的标准随着时间在变化,当评估需要 ECLS 的呼吸衰竭儿童时,确定疾病是否可逆非常重要。不可逆转的肺疾病如囊性纤维化、肺泡毛细血管发育不良、表面活性蛋白 B 缺乏,如目的是为急性加重的支持治疗并作为肺移植的过渡时可考虑行 ECLS。同时原发疾病是否可逆并不是唯一的考虑因素,还要评估以下内容:① 当前参数机械通气下的气体交换情况;② 恶化的速度;③ 其他抢救治疗能否成功。目前还没有建立 ECLS 应用的具体界定标准,每一例患儿应该具体情况具体分析。

当患者使用肺保护性通气策略、俯卧位通气以后仍然存在呼吸机相关性肺损伤风险和气体交换不充分的情况就应考虑 ECLS。具体标准:① $PaO_2/FiO_2<80$ 或者 $OI>40$ 的严重呼吸衰竭。OI＝平均气道压力(cmH_2O)×吸入氧浓度(%)/动脉氧分压(mmHg)。② 对于常频机械通气和(或)其他形式的抢救治疗反应差(如:高频振荡通气、吸入 NO、俯卧位通气)。③ 机械通气压力高(如:常频机械通气下平均气道压力大于 20 cmH_2O,高频通气下平均气道压力大于 30 cmH_2O)或者有医源性气压伤的证据。其他还需要考虑的包括:① 高碳酸性呼吸衰竭:尽管给予合适的通气管理和病人管理,但仍有严重的、持续的呼吸性酸中毒(如:$pH<7.1$),这也是体外生命支持基本的指征(如难治性哮喘),或者同时有低氧血症和通气困难的患者中早期的体外生命支持也是恰当的。② 病情恶化速度以及 ECLS 的提供效率:在没有能力提供快速(小于 45 分钟)体外生命支持中心工作的临床医生,如果病情迅速恶化时也应该早期开始 ECLS。③ 没有禁忌证。

3. 成人　近年来 ECMO 的临床适应证不断扩展,主要包括:① 各种原因引起的严重心源性休克,如心脏术后、心肌梗死、心肌病、暴发性心肌炎、心搏骤停、心脏移植术后等;② 各种原因引起的严重急性呼吸衰竭,如严重 ARDS、哮喘持续状态、过渡到肺移植(bridge-to-lung transplantation)、肺移植后原发移植物衰竭、弥漫性肺泡出血、肺动脉高压危象、肺栓塞、严重支气管胸膜瘘等;③ 各种原因引起的严重循环衰竭,如感染中毒性休克、冻伤、大面积重度烧伤、药物中毒、CO 中毒、溺水、严重外伤等。

【禁忌证】

ECMO 患者如具有原发病可逆性小、多种严重的并发症、存在严重影响 ECMO 操作的社会-经济因素应视为禁忌证。

一、绝对禁忌证

1. 不可复性脑损伤。
2. 恶性肿瘤。
3. 严重的不可逆性多脏器损害。

二、相对禁忌证

1. 有应用肝素的禁忌或相对禁忌，如严重凝血功能障碍、近期颅内出血、肝素过敏、肝素诱导的血小板减少症。
2. 严重心功能不全的孕妇。
3. 心脏术后依然合并不能矫治的先天和后天疾病者。
4. CPR 时间超过 30 分钟者。
5. 不可恢复性心肺损伤。
6. 高通气支持水平的机械通气(气道平台压大于 30 cmH_2O，$FiO_2>0.8$)应用时间在 7～10 天，原发病处理较为困难，或合并有严重气压伤、呼吸机相关肺部感染等并发症，表明其 ECMO 的成功率较低，行 ECMO 需谨慎。
7. 高龄。
8. 体重大于 1 kg/cm 或 BMI>45 kg/m^2 的患者，目前的膜肺所提供的氧供尚不能满足这类患者的需求。

【应用时机】

1. ARDS　挽救治疗参考标准：采用肺保护性通气(潮气量 6～8 ml/kg，PEEP≥10 cmH_2O)并且联合肺复张、俯卧位通气和高频振荡通气等处理，在吸纯氧条件下，氧合指数小于 100，或肺泡-动脉氧分压差[$P_{(A-a)}O_2$]大于 600 mmHg；通气频率大于 35 次/分时 pH<7.2 且平台压大于 30 cmH_20；年龄小于 65 岁；机械通气时间小于 7 天；无抗凝禁忌。对于具有气压伤高风险或有明显 CO_2 潴留的患者，可采用 AV-ECMO 有效降低平台压和潮气量或 CO_2 水平。重症肺炎所致严重呼吸衰竭可参考上述标准。

2. 肺移植　ECMO 应用于肺移植可以维持通气与氧合，避免气管插管带来的肺部感染等相关并发症，保证术前康复锻炼，使患者有足够长的时间等待供肺，并提高移植的成功率。此外，移植术中在阻断一侧肺动脉或行单肺通气时不易维持通气和氧合，或肺动脉压力急剧升高致严重血流动力学障碍时采用 ECMO 可保证手术顺利进行，从而避免了体外循环。而术后因严重再灌注肺水肿、急性排斥、感染或手术并发症致严重呼吸衰竭时，也可采用 ECMO 进行支持。

3. 支气管哮喘　支气管哮喘患者的 ECMO 成功率高达 79.3%。对于平台压大于 35 cmH_2O 同时伴有严重呼吸性酸中毒(pH<7.1)或血流动力学难以维持者，若无 ECMO 禁忌，可积极行 ECMO。

4. 肺栓塞　对于伴有严重血流动力学障碍而又不宜常规溶栓者或需要手术迅速解除梗阻者，行 VA-ECMO 以迅速降低右心负荷，稳定血流动力学，并改善氧合。

5. 大气道阻塞　由于新生物或异物所致大气道阻塞常需要气管切开或气管镜介入治

疗,以 ECMO 支持可以保证上述操作安全进行,大部分报道均取得较好的疗效。

6. 慢性阻塞性肺疾病　AV-ECMO 可使大部分需要有创通气的重症慢阻肺患者避免插管,并维持较好的通气与氧合,但与传统有创通气相比,并不改善 28 天及 6 个月生存率。

7. 严重心力衰竭　大量正性肌力药物效果不佳,血流动力学仍难以维持。

8. 其他　心脏指数低于 2 L/(m^2·min)持续 3 小时以上,成人平均动脉压(MAP)60 mmHg 超过 3 小时,乳酸高于 5 mmol/L 并进行性增高,尿量低于每小时每公斤体重 0.5 ml 持续 5 小时以上。

【并发症】

1. 出血 ECMO　治疗过程中有很多插管,全身肝素化后早期并发症以出血最多见,可发生伤口、置管处、胃肠道、胸腹腔、脑等部位的出血,以脑出血最为严重,严重出血将危及病人生命。ECMO 转流期间血小板易黏附于硅胶膜和管道表面,导致血小板的持续破坏和消耗;红细胞破坏和溶血也容易发生,因而成人有时需根据情况补充血小板及浓缩红细胞。如果发生出血,需调整肝素剂量,维持 ACT 160~180 秒,血小板维持于 100×10^9/L,不易发生出血。如果能在呼吸支持下维持生命体征,严重出血病人可考虑终止 ECMO,一般 ECMO 停止 1~2 小时后,ACT 可恢复正常。终止 ECMO 一段时间后仍出血不止,危及生命,可进行手术止血。

2. 脑损伤　新生儿及婴幼儿 ECMO 大多经颈部插管建立体外循环,ECMO 结束时需要结扎颈部血管。一般认为对右侧颈部血管结扎有很强的耐受,通过左侧颈部血管进行代偿。但有研究报道因右侧颈部血管结扎,60%ECMO 治疗婴儿在 2~5 岁后表现出不同程度的听力异常。脑影像学检查发现有 22%患儿右脑有缺血性损伤。部分 ECMO 患儿右侧脑癫痫波发生较多;生长指数低于正常,表现在身高、体重和头围发育不良;在学龄前期表现出一定智力和功能障碍,入学前需进行一些特殊的教育。

3. 血栓　ECMO 中凝血功能发生很大变化,表现在肝素应用、血液和异物表面接触血小板活性物质释放、凝血因子消耗。Fink 等发现尽管 ECMO 中有足够的 ACT,但循环管道中光镜检查可发现大量栓子。在一些患儿的尸检中,肾、肺、脑、冠脉也发现有血栓。注意病人全身肝素化,调整并维持活化凝血时间(ACT)在 160~220 秒或 APTT 维持在 50~80 秒。如血栓明显增多,应更换管路。

4. 栓塞　气栓或者血栓可引起神经系统和外周组织梗死的相应症状。注意连接管道后用肝素生理盐水充分预冲管道,并保持管道系统连接紧密。注意病人全身肝素化,防止血栓形成。

5. 感染　防治感染应注意与导管相关的操作,应严格遵守无菌操作的原则。导管穿过皮肤的部位应每天常规消毒,并更换无菌敷料。全身应用抗生素,防治全身重症感染。

6. 心源性休克　ECMO 期间有时出现心搏出量极度降低的现象,一般持续时间较短暂,具体机制不明,但与死亡率增高有关。

7. 水电解质紊乱、酸碱平衡失调　注意监测并维持内环境稳定。

【ECMO 的建立与相关操作】

1. 血管通路的选择与准备　VV-ECMO 引血端的静脉插管通常经股静脉置入,回血端经颈内静脉置入(优先选择右侧)。VA-ECMO 的引血端静脉插管和 VV-ECMO 相同,回血端通常选择在同侧或对侧的股动脉。如患者股动脉较细,为避免下肢缺血,应同时从动脉插管分流一下肢灌注血管。AV-ECMO 的血管通常选择同侧或对侧的股动脉和股静脉。

ECMO 插管前的准备与常规的深静脉及大动脉穿刺类似。通常需要双侧同时准备,在一侧穿刺失败时可更换至对侧。常备血管切开包,以便在穿刺置管不成功时随时改切开置管。穿刺前可应用床旁超声定位血管走行,预先标定位置,或在超声引导下定位穿刺。

常规准备 800 ml 悬浮红细胞、400～800 ml 血浆或相应容量负荷的胶体。ECMO 系统开机运行前,应提前补充悬浮红细胞和胶体,以避免或减少开机后立即出现的低血压状态。

2. 操作要点　主要步骤包括穿刺、置管、与预充好的 ECMO 套包的连接、开机试运行、导管位置的确认和固定、连接水箱等。目前大部分 ECMO 置管能在床旁通过穿刺方式建立,无需切开。切开需要外科医生在床旁或手术室进行。

ECMO 置管的穿刺方式通常采用 Seldinger 技术。应用扩张管沿导丝对置管皮肤和皮下通道进行逐级扩张。通常情况下颈内静/股动脉回血端管路的置入深度为 14～15 cm,而股静脉引血端的置入深度为 43～47 cm。股静脉引血端开口应在下腔静脉接近右心房开口处,大约在横膈水平、第 10 胸椎左右,颈内静脉回血端开口应在上腔静脉接近右心房开口处,大约以第 4 胸椎下缘为标记。置管前根据病情进行全身肝素化,具体剂量参考抗凝章节。

将完成预冲、夹闭循环的 ECMO 系统转移至床旁,接通电源与氧气,连接好提前稳定运行于 37℃水温的水箱。由辅助人员将 ECMO 系统的引血、回血管路递给穿刺操作者,再由操作者将引血管路和回血管路分别和引血、回血导管切实相连。连接时,两端连接管路的开口部分可能会有空气,应予以排出。应注意患者低血容量或自主呼吸较强时可能导致引血困难、空气进入血管内产生气体栓塞。

全面、仔细检查 ECMO 系统管路,连接无误、牢固可靠后,打开离心泵达到 1 500 r/min,打开管路上的管钳,开通氧气,可见膜肺后血液迅速变为鲜红色,患者氧合逐渐改善。根据病情需要,将血流量调节至维持基本氧合水平,氧气流量通常与血流量之比为 1∶1。缝扎固定血管内导管于患者皮肤,固定完毕后以无菌敷料覆盖。

【设备与管路的管理】

1. 血泵　应密切监测血泵的转速与流量,若出现转速不变而流量下降的情况(有时可能是很小的变化),提示整个 ECMO 系统阻力增加(管路打折、血栓形成等)或血容量不足,应及时排查原因。当血泵故障时启用手摇柄驱动血泵泵头维持血泵转速达到改善氧合的目的。

2. 膜肺　微孔中空纤维膜(聚丙烯)易发生血浆渗漏而失去功能,尤其是静脉输注脂类更容易发生。尽管目前的膜肺大都使用肝素涂层,但血栓形成仍是导致其功能下降的最重要原因,临床应密切观察,并通过监测膜肺后的血气情况来判断血栓对其功能的影响。

3. 氧供气流(sweep gas)　通常情况下,氧供气流为 100%的纯氧或二氧化碳与氧气的混合气(含 5%二氧化碳及 95%氧气)。常规设置氧供气流流量与血流量相等(1∶1)。增加氧供气流流量可以增加 CO_2 的清除,但对氧合影响较小。如果 ECMO 仅用于清除 CO_2(如体外 CO_2 清除),可选用较小的膜肺,血流量可低至 0.75 L/(min·m),氧供气流常选用氧气,气流与血流量之比通常为10∶1。

水蒸气可凝集于膜肺内,间断提高氧供气流的流量,可以避免水蒸气凝集形成"肺水肿"导致的膜肺功能下降。膜肺可因小的破损出现气体栓塞,应维持膜肺中血流侧的压力高于气流侧,在氧供气流的管路上安装压力释放阀或压力伺服调节控制器,或保持膜肺的水平高度低于患者,可以使气体通过膜肺进入血流的风险降至最低。

4. 管路　患者通过管路与ECMO的主要部件连接,在充分考虑连接和转运便利等因素下,管路的长度越短越好,管路中的接头越少越好,以尽量减少湍流和血栓的形成。血管内导管(ECMO插管)是ECMO系统中提供理想血流量的主要限制因素。通常ECMO系统的血流量为60～120 L/(min·m)。插管口径越大,能够提供的血流量越大,但穿刺时的难度会加大,血管损伤增大;而口径太小则不能提供足够的血液流量。成人患者静脉引血端插管的大小为21～23Fr,动脉插管的大小为15～17Fr。在VV-ECMO采用双腔静脉插管是一种简单的替代方法。

5. 水箱　一般水箱水的温度保持在37℃。若患者出现发热,可以水箱降温。水箱中的循环水与血液不发生直接接触,若循环水中发现少量血细胞或蛋白,或出现无法解释的溶血或感染时,应警惕同膜肺破损有关,需立即更换。

6. 模式与参数调节　① VV-ECMO:通常通气血流比为1∶1。如需要提高氧合,则增加ECMO血流量,如需降低CO_2水平,则增加氧供气量的流量。② VA-ECMO:参数调节除了要考虑氧合水平,更应该关注心功能。由于VA-ECMO通常经股动脉回血,患者肺功能较差时仍然由肺循环通过的血流得不到充分氧合,导致氧合较差的血液供应主动脉根部和脑部。为改善冠状动脉、脑的氧供,此时可考虑在膜肺后的回血管路上分出一支管路(VAV-ECMO),经颈内静脉等大静脉回到右心房,以提高回心血流的氧含量。

7. ECMO系统的更换　开始ECMO系统运行后,随时间的延长,可能出现氧合器功能下降、血栓形成、溶血等情况,如有必要,需考虑更换除血管内导管外的整套管路(包括泵头和氧合器)或仅更换氧合器。更换过程应控制在1分钟以内。

【患者管理】

一、机械通气的管理

ECMO时机械通气的主要目标是"肺休息",降低或避免呼吸机诱导肺损伤(VILI)的发生,因此其机械通气参数的调节有别于常规机械通气。

1. 潮气量　对于肺部存在大量肺泡实变或不张的重症ARDS患者,需进一步降低潮气量或吸气压,减轻肺组织的应力和应变,对肺组织实施更加严格的保护性通气策略("超保护性通气策略")。建议实施ECMO后逐渐降低吸气压或潮气量,维持吸气道峰压低于20～25 cmH_2O。

2. 呼气末正压(PEEP)　随着潮气量的显著减低,肺组织可能会出现肺不张或实变加重,导致肺顺应性降低,增加肺泡毛细血管通透性和右心后负荷。因此,ECMO机械通气时应该使用较高水平的PEEP以维持呼吸末肺容积。但具体方法目前尚无定论,推荐使用10～20 cmH_2O。

3. 呼吸频率　推荐初始呼吸频率设置每分钟4～10次,以降低呼吸频率过快导致的肺剪切伤的发生。

4. 吸氧浓度　推荐降低吸氧浓度至50%以下，以减少氧中毒的发生。

5. 通气模式　推荐使用定压型的部分通气支持模式，如压力型辅助/控制通气、压力支持通气等。

二、镇静问题

为减少疼痛、降低呼吸氧耗量和避免 ECMO 导管的脱出，常规给予适度镇静，维持 Ramsay 评分为 3～4 分。应逐渐减少镇静剂的用量，恢复自主呼吸。

三、容量管理

ECMO 患者往往心肺功能严重受损，同时早期 ECMO 继发炎症反应引起毛细血管渗漏，其液体管理的目标是使细胞外液容量恢复并保持在正常水平(干体重)。如果血流动力学稳定，维持中心静脉压低于 8 mmHg，左房压低于 10 mmHg 较为理想，可持续使用利尿剂直至达到干体重。如对利尿剂反应不佳，或者患者出现肾功能不全，可加用持续肾脏替代治疗(CRRT)。CRRT 可采用单独的血管通路，也可通过在 ECMO 泵后管路的两条分支管路进行，通常在膜肺后引血、膜肺前回血。

四、血压及升压药物管理

ECMO 期间血压可偏低，成人 ECMO 平均动脉压不宜太高，维持在 50～60 mmHg 即可，儿童可以低至 40 mmHg 左右。静脉饱和度应大于 60%、脉搏氧饱和度(SpO_2)大于 95%。乳酸低于 2 mmol/L 或逐渐下降提示组织灌注良好。逐渐降低正性肌力药物用量至维持量水平，如多巴胺、多巴酚丁胺、肾上腺素、米力农等，保持心脏一定的兴奋性并让心脏得到充分的休息。

五、氧代谢管理

掌握好氧供和氧耗的平衡。静脉饱和度大于 60%。在 ECMO 开始的 8 小时内每小时进行一次动脉血气监测，一旦病情稳定，可以延长至 2 小时一次。通常为保证 ECMO 期间充足的氧供，需要维持红细胞比容 35%左右，胶渗压 15～20 mmH_2O。

六、体温的管理

ECMO 时注意保持体温在 35～36℃。温度太高，机体氧耗增加。温度太低，易发生凝血机制和血流动力学的紊乱。ECPR 可采用适当低温，维持中心温度 32～35℃，有利于保护大脑，减少神经系统并发症的发生。

七、营养支持

ECMO 患者的营养支持往往需要高热卡支持策略，有文献报道可根据 CO_2 产生量计算出能量的消耗，成人平均每天补充的热量为 57 kcal/kg。在营养成分配比、并发症的防治方面与其他危重症患者没有特别的不同。但考虑到 ECMO 治疗前的低氧、低血压、血管活性药的使用及 ECMO 期间镇静剂和抗生素的使用，肠道结构与功能往往会受到较大影响，因此在此期间考虑短期使用肠外营养(PN)作为ECMO治疗初期的营养途径。随着通气、氧合及血流动力学的改善,应尽早开始肠内营养(EN)。启动VV-ECMO支持治疗的24～36小时内开始肠内营养是安全的,并且耐受性良好。虽然多数VA-ECMO存在严重血流动力学障碍,但在适当的管理下肠内营养也是安全的。由于抗凝要求,无论选择何种营养支持途径,必须在ECMO使用前完成置管等操作。对于无法进行肠内营养而需肠外营养者,为减少脂肪乳的输注对膜肺及ECMO管路的不利影响,建议在任何可能的情况下,脂肪乳输注应选择单独的静脉通路。

八、肢体并发症的管理

对于股动脉插管患者,插管部位远端肢体缺血是常见的并发症。为了避免发生,可采用以下方法:① 比较观察双侧肢体情况,如温度、颜色、周径等。② 用适当的灌注管供血给远端下肢,建立远端灌注。③ 从肢体远端的灌注管泵入肝素,减少血栓发生。

九、ECMO相关感染

ECMO支持过程中合并感染将导致ECMO支持时间和ECMO撤离后的机械通气撤离时间明显延长,病死率和并发症显著增加,需高度重视感染的诊断、治疗和预防。

1. 发生率、高危因素及病原学　因呼吸衰竭接受ECMO支持的成人患者感染的发生率为44%,53%的患者在ECMO支持超过14天时发生感染。接受ECMO支持的患者年龄越大,感染发生率越高。ECMO支持超过1周,发生感染的比值比(OR)增加6倍。VV模式支持的患者由于多数同时接受有创机械通气,原发病又多为呼吸道感染,所需ECMO支持时间较长,因而其感染的发生率高于VA模式。感染部位以血流、下呼吸道和泌尿系最常见,外科手术部位和其他部位感染亦有报道。常见病原菌包括铜绿假单胞菌、金黄色葡萄球菌和白色念珠菌。此外,大肠埃希菌、克雷白杆菌、肠球菌和肠杆菌属细菌也有报道。近年来,多重耐药和泛耐药非发酵菌逐渐成为ICU患者院内感染的重要致病菌,也可导致ECMO患者的院内感染。曲霉感染在ECMO患者中亦有报道,且多为非经典免疫抑制患者。

2. 诊断　如下原因使ECMO相关感染的诊断十分困难:(1) 感染源难以判定:基础疾病、ECMO相关操作和治疗,其他多种同时进行的有创监测和治疗,均可增加感染的风险。(2) 实际的体温不能反映患者的感染状态:环境温度降低体外循环管路内的血温,而血液在回到体内之前又被水箱加热至相对正常水平。(3) 诊断感染常用的体温、白细胞计数等指标受到极大限制。① 体温:超过38.3℃时需仔细寻找感染征象并给予治疗。部分患者体内持续存在的炎症反应在撤离ECMO后可表现为急骤高热,但并不能提示新发的感染。② 白细胞:在ECMO治疗早期,白细胞黏附于体外循环表面,可出现计数下降。在治疗的后期,氧合器或其他管路成分老化导致血液成分消耗增加,亦可出现白细胞计数下降。相反,部分患者的初始反应可激起广泛的白细胞入血,使白细胞计数明显升高。当ECMO支持数日且状态稳定的患者出现白细胞的骤然升高时不应忽视感染的可能,但如果ECMO患者的白细胞仅呈中等程度的升高或降低时,不能轻易将其视为感染的征象。③ C反应蛋白(CRP)、ESR与降钙素原(PCT):患者对不同病原体和ECMO管路的炎症反应不同,难以应用CRP或ESR来判断感染。PCT可能有助于判断ECMO患者是否发生感染,与CRP联合应用可提高诊断感染的敏感度。监测PCT的动态变化趋势更具有诊断和判断抗生素疗效的价值。④ 床旁X线胸片：在ECMO治疗早期，由于ECMO所致炎症反应和呼吸机参数设置为"休息"状态，患者的X线胸片常表现为肺实变或双肺弥漫渗出影。因此，在X线胸片助益不大的情况下，需要严密观察患者气道分泌物的性状和量，也可行气管镜检查协助诊断。⑤ 其他：发现脓尿、气道脓性分泌物和开放伤口引流出脓液往往是最可靠的感染证据。当患者出现低灌注或氧输送不足的变化时，往往提示感染中毒症的存在。ECMO可保证患者安全的转运，CT检查对寻找隐匿感染具有重要价值。诊断性穿刺因抗凝需特别谨慎，如有必要，最好有超声等定位或引导。

3. 治疗　明确存在感染的ECMO患者与普通感染患者的治疗原则相同。需注意ECMO患者体内药物的分布容积调整药物剂量，并监测药物浓度。除硅胶膜管路外，其他ECMO管路不会对抗生素造成明显影响。近年来使用PMP氧合器增加，可按照常规剂量应用抗生素。如果同时需要CRRT，则需根据现有资料对用药剂量进行调整。在完善的手术方案保障下，ECMO患者可安全接受多种外科手术，如果感染灶或脓肿需要手术干预，应积极手术。

4. ECMO管路预冲、管路管理与感染预防　提前预冲管路与紧急情况下预冲相比可降低感染发生率，但预冲好的管路存放时间不宜超过30天。若立即使用，可用含电解质的盐水、血液成分或白蛋白预冲管路。若不能确定使用时间，可常规使用含电解质的盐水作为预冲液。为最大限度避免管路污染，应尽量减少在所有管路接口处进行任何操作。避免通过ECMO管路输注静脉营养。

5. 预防感染中毒症(sepsis)的措施　尽量选用外周静脉间断推注药物和输血。在ECMO患者病情稳定后尽早拔除所有不必要的输液管路和血管内导管。严格执行预防呼吸机相关肺炎(VAP)的操作，包括抬高床头、口腔护理、药物治疗胃食管反流等。气管切开有利于气道管理，但切口易污染ECMO颈内静脉导管，需结合患者情况充分权衡利弊。早期给予肠内营养以维持肠道黏膜功能，防止菌群移位，避免静脉高营养及相关感染。

【抗凝与出血的处理】

1. 抗凝药物的选择　普通肝素为ECMO最常用抗凝药物。在置入ECMO导管前应以冲击剂量给药(50～100 U/kg)，此后在ECMO运行过程中持续静脉泵入。对于少数合并HITT者，阿加曲班(Argantroban)通常是备选药物。

2. 抗凝效果监测指标　① 活化凝血时间(activated clotting time，ACT)：通常维持ACT为正常值的1.5倍。应每2～4小时监测一次ACT，ECMO治疗初期，或当ACT波动较大时可增加监测的频率。② 部分凝血活酶时间(activated partial thromboplastintime，APTT)：一般而言，ECMO抗凝所用肝素剂量较心胸手术体外循环时的剂量小很多，血中的肝素浓度较低，较ACT更为敏感。③ 血栓弹力图(thromboelastography，TEG)：可对凝血因子、纤维蛋白原、血小板聚集功能以及纤维蛋白溶解等方面进行凝血全貌的检测和评估，其结果不受肝素类物质的影响。可用于ECMO时复杂性出血的监测。

3. 抗凝目标　ECMO抗凝的基本目标是适度抗凝、适度纤溶，即凝血、抗凝及纤溶之间的平衡。① 每日监测1～2次凝血酶原时间(PT)，保证延长不超过3～5秒，否则提示患者凝血功能障碍，可输注新鲜冰冻血浆；② 保证APTT为60～80秒，或ACT为160～200秒；③ 血小板计数维持在80 000以上；④ 纤维蛋白原维持在2～4 g/L水平；⑤ 若使用大剂量肝素仍然发生血栓形成,需考虑血浆抗凝血酶Ⅲ(ATⅢ)水平较低的可能,可输注新鲜冰冻血浆直至血栓形成得到控制;⑥ 动态监测 D-二聚体水平,升高提示抗凝不充分、血栓形成所致纤溶亢进的可能,应仔细检查膜肺等部位是否有新的血栓形成,同时加强抗凝,出血明显时可考虑使用抗纤溶治疗;⑦ 在极少数情况下可能发生肝素诱导血小板减少症合并血栓形成的并发症(HITT),该并发症以动脉内多发白色血栓形成和血小板计数小于 100×10^9/L 为特点,此时可选择阿加曲班抗凝。

4. 出血的预防与处理　出血是 ECMO 最常见的并发症,需特别注意:① 应按上述抗凝基本目标对体内出凝血功能进行调整,保证凝血、抗凝及纤溶之间的平衡;② 应尽量减少静脉穿刺、手指针刺、气管内吸痰、经鼻腔或尿道留置导管、胸腹腔穿刺等操作;③ 在 ECMO 建立之前常规放置动脉导管以备采血和监测血压,尽量减少动脉穿刺采血;④ 血管穿刺之后应对穿刺点进行加压止血,确认无出血后方可减压;⑤ 吸痰和留置体内导管时需动作轻柔;⑥ 每日监测血常规 2 次;⑦ 严密监测出血相关临床表现。

常见的出血原因包括凝血功能异常(凝血因子消耗、血小板数量与功能降低、纤维蛋白原含量与功能降低等)、抗凝剂过量、纤溶亢进、DIC 形成、手术或穿刺部位出血等。出血处理的基本原则与程序:① 积极寻找出血原因并加以处理;② 将凝血状态尽量恢复至正常范围;③ 如果确定发生纤维蛋白溶解,或疑似存在纤溶反应,应给予抗纤溶治疗;如果为继发于 ECMO 系统血栓导致的严重纤溶,应立即更换 ECMO 系统;④ 如果仍无法止血,可在加大 ECMO 流量的同时部分或完全停用肝素,但这会导致主要循环管路中血栓形成,所以当停用肝素时,应该准备好完成预冲的 ECMO 系统,时刻备用;⑤ 局部止血(加压、缝合结扎、止血胶等);⑥ 外科性出血需要外科积极处理。

插管位置出血:插管处是最常见的出血位置,通常是缓慢渗血,常由皮肤或皮下组织小血管破裂所致,有时是最早提示抗凝过度的临床表现。插管松动或正在脱出也是出血的重要原因并提示脱管的可能,应立即处理。局部加压和调整抗凝剂的用量常常可以控制出血。如果通过直接切开方式插管后持续出血经上述处理不能停止,应再次对切口进行探查。

黏膜出血:在护理患者的过程中对鼻腔、口腔、气管、直肠或膀胱黏膜的微小损伤均可造成难以预测的出血,这些部位的出血很难以直接压迫的方式控制,但充分的鼻腔填塞,或用 Foley 导管在膀胱中撑起大的球囊可以止住较大的出血。

子宫出血:育龄女性经历月经期或近期产后患者,子宫大出血的风险在上述抗凝目标下是较低的,极少数情况下需行子宫切除术。

颅内出血或脑实质出血:是 ECMO 最严重的出血并发症,应密切监测脑功能变化,一旦怀疑有出血,应立即停止抗凝。

消化道出血:通过内镜或血管造影确定出血部位十分重要,如果内镜或动脉导管可到达出血部位,应尝试局部干预。在凝血障碍已被尽可能地纠正后,出血仍持续而无法控制,则为手术指征。

对于其他实质器官(如肝、肾、腹膜后组织)自发出血或胸腔及腹腔内出血,上述原则同样适用。

【ECMO 的撤离】

1. 试验性脱机　当 ECMO 支持力度低于患者心肺功能总体的 30%(2～2.5 L/min)

时，提示患者本身的心肺功能可能足以耐受断开 ECMO，可考虑试验性脱机。

V-V ECMO：因患者心脏功能尚可，仅需要测试其气体交换能力。将机械通气参数(呼吸频率、平台压、PEEP、吸入氧浓度等)设置在患者断开 ECMO 后可以接受的水平，维持 ECMO 的血流量和抗凝不变，暂停氧供气流，监测患者的 S_aO_2 和 P_aCO_2，如果在上述机械通气参数的支持下患者的肺功能足以维持 1 小时以上的时间，则可考虑拔管。

V-A ECMO：因患者往往伴有心功能异常，当 ECMO 循环支持流量为患者心输出量的 20%，在小量血管活性药物的条件下，如多巴胺小于 5 μg/(kg・min)，多巴酚丁胺小于 5 μg/(kg・min)，肾上腺素小于 0.02 μg/(kg・min)，血流动力学稳定，成人 MAP＞60 mmHg，儿童 MAP＞50 mmHg，脉压大于 20 mmHg，CVP＜10 mmHg，左室压(LVP)＜12 mmHg，左室射血分数(EF)＞40%，心电图无恶性心律失常，静脉氧饱和度(SvO_2)＞60%，乳酸小于 2 mmol/L，可考虑脱机。逐步调整正性肌力和血管活性药物的剂量，缓慢减少 ECMO 的流量，当流量减少至仅为患者血流量的 10%时，可考虑停机。

国外常采用如下办法：将引血和回血管路夹闭，并通过动-静脉桥缓慢循环；调节正性肌力药物和升压药用量，并调节呼吸机参数，使其达到适宜水平；然后夹闭体外循环管路，监测患者的灌注与气体交换能力。试验性脱机期间需持续抗凝，并周期性开放管路以防止血流淤滞。在试验性脱机期间，心脏彩超是评价心功能的重要方法。如果脱机试验成功，可断开管路并用肝素盐水为血管内导管封管，以备拔管。如果脱机试验成功但患者病情仍不稳定，则可撤离体外循环管路，但仍需保留血管内导管，以便于患者需要重新接受 ECMO 时再连接另一套体外循环管路，通常需要应用小剂量肝素盐水封管，血管内导管可保留 24 小时以上。如果确定患者无需再次应用 ECMO，最好在试验性脱机成功后立刻拔除血管内导管。

2. 拔管　只要患者情况允许，即可拔除血管内导管。为防止血栓形成，拔除导管后逐渐减量肝素，之后可常规给予低分子肝素。若导管是经皮置入，则直接拔出后局部加压止血(静脉至少 30 分钟，动脉至少 60 分钟)。若导管是切开血管后置入，在拔出套管后需要外科缝合。拔管时还应注意气体通过插管通道入血形成气体栓塞的风险，尽量将穿刺置管部位水平放低，拔管同时保持机械通气的正压，或在拔管时应用短效肌肉松弛剂。若加压止血后仍然出血，则继续压迫 20～30 分钟。止血后 6 小时内仍需注意以下事项：平卧位，减少患者曲腿与翻身，若必须翻身应采取平板滚动法；暴露穿刺局部，前 2 小时内每半小时查看一次穿刺口是否出血，以后每小时一次；如果穿刺的是股动脉，每小时检查一次动脉搏动情况。

【终止指标】

下述情况应可考虑终止 ECMO：① 不可逆的脑损伤；② 其他重要器官功能严重衰竭；③ 顽固性出血；④ 心脏功能无任何恢复迹象且无更佳的治疗方案；⑤ 不可控感染。

总之，ECMO 作为体外循环技术扩展应用的重要途径，是一种重要的生命支持形式，对急性心肺功能衰竭具有较好的治疗效果，反映一个国家和医院的整体水平。随着临床经验的不断积累、对 ECMO 各种问题的深入理解，适应证会进一步扩大，ECMO 将会更加广泛地应用于临床。

（李　聪）

第四十七章 主动脉内球囊反搏术

主动脉内球囊反搏术(intra-aortic balloon pump,IABP)是一种应用较广泛的机械辅助循环装置,主要用于支持和稳定心脏功能。1952年,有学者进行实验研究证明,将血液自股动脉吸出,舒张期回注入冠状动脉可增加冠状动脉血流量,标志着IABP应用的开始。我国自20世纪80年代开展主动脉内球囊反搏治疗以来,这一技术临床应用已取得了令人瞩目的成绩,尤其是在冠心病、心力衰竭及急性心肌梗死介入治疗等方面得到了广泛的应用。

作用原理:IABP由球囊导管和主动脉反搏泵组成。当球囊在舒张早期快速充气时,主动脉内舒张期压力增加,使冠状动脉、脑动脉的灌注压增加,改善了冠状动脉、脑动脉的血流灌注;当球囊在舒张末期放气时,主动脉内有效血容量减少,主动脉收缩压降低,外周阻力下降,左心室壁张力降低,心肌耗氧量减少。IABP通过这种工作原理调节心肌氧的供需平衡来改善心肌缺血、增加心排血量,起到辅助心脏功能及提供心肌保护的作用。

一、适应证

1. 不稳定型心绞痛经内科治疗无效者。
2. 顽固性心力衰竭。
3. 冠心病高危患者的介入治疗。
4. 急性心肌梗死伴或不伴急性期并发症。
5. 心源性休克。
6. 缺血性顽固性室性心律失常。
7. 感染性休克。
8. 体外循环脱机。
9. 非心脏手术的心脏支持。
10. 心脏手术前的预防性措施。
11. 术后心功能异常/低心排血量综合征。
12. 心肌顿挫。
13. 过渡至其他左心室辅助装置。
14. 纠正心脏解剖缺陷手术后的心脏支持。

二、禁忌证

1. 严重主动脉瓣关闭不全。

2. 主动脉夹层或动脉瘤。

3. 主动脉外伤。

4. 无救治意义的脑死亡或晚期恶性肿瘤患者。

5. 外周血管畸形致导管不能到位。

6. 严重凝血功能异常全身抗凝治疗。

7. 严重的主动脉和外周血管粥样硬化。

三、操作步骤

1. 取左或右股动脉经皮穿刺，插入球囊导管，插入前最好做血管超声检查，评估股动脉及髂动脉，排除外周动脉狭窄性病变，以避免插入不成功。

2. IABP 的球囊导管能通过 8Fr 鞘管插入，或采用无鞘插入球囊导管的方法。

3. 球囊导管插入前需排出球囊内气体。

4. 在 X 线透视下沿导丝送入球囊导管，留置球囊于左锁骨下动脉开口下方 2 cm 处和肾动脉开口上方的降主动脉内。

5. 撤出导丝，冲洗中心腔，连接压力转换器，固定球囊导管，并与主动脉反搏泵相连。

6. 反搏开始时应在透视下观察球囊充气情况，调节球囊充气、排气时间。充气应控制在主动脉瓣刚闭合后，在主动脉压力曲线重搏波处；排气应控制在主动脉瓣开放前，在主动脉舒张压的波谷处。

四、并发症

1. 动脉血栓形成　主要是股动脉及其远端动脉血栓形成，表现为患侧下肢疼痛、苍白、局部动脉搏动消失。

2. 动脉壁损伤　股动脉损伤多见，可出现股动脉及其分支撕裂、假性动脉瘤、内膜剥离等。

3. 球囊破裂　IABP 系统在设计上保证了在球囊破裂时立即停止反搏并自动变为负压，故因球囊破裂导致的栓塞事件并不多见。

4. 局部出血和感染。

5. 其他　如动脉栓塞、下肢缺血、贫血及血小板减少等。

五、注意事项

1. 所有患者应接受肝素抗凝，并且穿刺远端肢体要定时按摩，以防止下肢缺血及深静脉血栓形成。

2. 患者应保持平卧位或小于 45°的半坐卧位，穿刺侧下肢伸直，避免屈膝屈髋。

3. 穿刺部位每天消毒、更换敷料。

4. 患者原发病基本稳定后可考虑撤出 IABP，不主张突然撤出，应首先逐渐减少反搏比，若血流动力学稳定，病情无反复，则可停止反搏，将 IABP 球囊导管撤出。

六、临床应用

1. IABP 在急性心肌梗死合并心源性休克的应用　急性心肌梗死(acute myocardium

infarction,AMI)合并心源性休克时,保护性 IABP,可预防(percutaneous coronary intervention,PCI)再通后再闭塞事件的发生,预防非坏死区的重塑和扩大,促进左心室功能恢复,同时可增加脑、肾等重要脏器的血流灌注,增加尿量,减少酸中毒,改善机体内环境。多中心随机 SHOCK 试验发现,AMI 合并心源性休克的患者应用 IABP 结合血运重建可降低患者死亡率,尤其是进行早期血管重建术极为重要。Hollenberg 强调早期确诊 CS 并及时开始血流动力学支持(如 IABP)、稳定血压、维持心输出量至关重要,然后迅速进行血运重建;即使在没能力进行血管重建的医疗机构,尽早 IABP 稳定血流动力学,选择性溶栓,然后送到有能力血管重建的医疗中心也是最好选择。

大量 IABP 的临床研究证实,IABP 能降低 AMI 患者临床事件发生率和死亡率,即使是合并晚期心源性休克,IABP 也可提供支持使其能耐受 PCI 术。AMI 合并有 CS 的患者,尽早在 IABP 辅助下行 PCI,可提高患者院内存活率并能改善患者预后。

2. IABP 在左主干病变患者中的应用　长期以来,由于左主干血管支配整个左心系统,一旦血流被阻断,将易出现严重的心肌缺血并发症,如室颤、心脏骤停或心源性休克,因此无保护左主干狭窄(unprotected left main disease,ULMCA)患者的治疗一直为人们所关注。

随着心脏介入治疗的迅速发展,新近临床研究表明支架治疗 ULMCA 患者的近期和远期疗效是可以接受的,手术成功率高,严重并发症少。术前 IABP 置入可为患者提供稳定的血流动力学基础,IABP 与 PCI 相结合,可提高该类患者生存率。因此,对于存在冠状动脉旁路移植术禁忌证、拒绝外科治疗或经严格选择的左心功能正常的 ULMCA 的患者,PCI 是一种可获得理想疗效的治疗方案,但应重视左心功能衰竭的 ULMCA 患者,左心室衰竭是该类患者 PCI 后死亡的独立危险因素。

3. IABP 在其他危重患者的应用　冠状动脉多支血管病变、陈旧性心肌梗死史和(或)糖尿病史、心力衰竭、高龄(超过 75 岁)等患者血流动力学极不稳定。如果药物治疗不能稳定患者的心脏功能状态,应尽早使用 IABP,同时将 IABP 与再灌注和(或)血运重建治疗相结合能最大程度降低死亡率。有报道 IABP 与 PCI 联合救治急性心肌梗死伴心力衰竭患者,取得良好临床疗效。

IABP 的临床疗效与 IABP 应用时机相关,如心肌梗死合并心源性休克时,为了最大限度地保护和挽救缺血心肌,使梗死范围缩小到最低限度,多数人主张尽早使用 IABP,若结合紧急 PCI,死亡率可大大降低。有研究认为,术前保护性置入 IABP 临床疗效优于术中或术后挽救性置入 IABP。

七、IABP 的不足

由 IABP 提供的血流动力学支持有限,而且依赖患者自身的心脏功能发挥作用。IABP 只适合于低水平支持的患者,它所能提供每分钟不超过 1.5 ml 的心排血量。当主动脉压低于 70 mmHg 时效果差。由于导管植入部位限制患者活动而不能长期应用。当 IABP 应用超过 20 天,血管并发症、感染和出血等风险大大增加。

(杜叶平)

第四十八章 急诊介入治疗技术

【背景介绍】

介入治疗在医疗领域的发展极为迅猛，在急诊的地位愈发重要，尤其是在血栓栓塞性疾病和出血性疾病中已经成为重要的急诊治疗手段，急诊介入治疗技术广泛应用于急性心肌梗死、脑动脉瘤、蛛网膜下隙出血、缺血性脑卒中、颈动脉狭窄、内科保守治疗无效的消化道出血、支气管大咯血、产后大出血以及夹层动脉瘤等急危重症疾病当中。下面对基础的急诊介入的设备、器械、操作技术进行阐述。

【急诊介入的术前准备】

动脉介入治疗是一种创伤性治疗措施，术前需要精心准备以避免或减少术中并发症的出现。

1. 详细询问病史。
2. 完善各项辅助检查(应包括乙丙肝抗原、HIV 等病毒检测)。
3. 根据患者情况术前 30 分钟可肌注地西泮，镇静、缓解紧张情绪。
4. 皮肤准备　术前清洁、备皮。
5. 穿刺准备　静脉通路建立在非手术肢体上，避免影响手术穿刺。
6. 配合训练　练习呼吸、屏气、咳嗽等动作，术前半小时排空大小便。
7. 心理准备　患者术前紧张、焦虑可增加术中血管痉挛及迷走神经反射的概率，患者要调整心态、消除疑虑、稳定情绪，并签署知情同意书。
8. 术前禁饮食 6～8 小时或少食。停服手术当天降糖药，照常服用其他口服药。
9. 特殊准备　对于肾功能异常的患者要充分水化，必要时行肾脏替代治疗。
10. 术前行碘过敏实验。
11. 服用二甲双胍的患者术前 48 小时至术后 48 小时应予停用。

【术后随访】

注意皮肤出血、渗血、血肿等情况；股动脉穿刺注意足背动脉搏动。

【禁忌证】

介入治疗的相对禁忌证如下(相对禁忌证在适当的处理后可为适应证)：

1. 心导管设施、设备不齐全。
2. 已知未经控制的出血倾向。
3. 感染并发热。
4. 怀孕。
5. 近期脑血管意外(少于1个月)。
6. 肾衰竭。
7. 未经控制的充血性心力衰竭、高血压、严重的心律失常。
8. 不愿配合的患者。

【急诊介入的主要设备、仪器】

有创心导管技师需精通所有手术相关诊断设备和治疗设备的操作和维护,包括负责每台设备的安全。导管室常用的各种仪器如下(以下设备未包括全部导管室设备,设备也不仅限于导管室使用)。

1. 生理参数监测设备

(1) ECG/血压记录/分析仪(是否配备电脑界面均可)。

(2) 压力传感器。

(3) 心电图仪。

(4) 热稀释心输出量计算仪。

(5) 血气、血氧含量、血氧饱和度分析仪。

2. 造影设备—血管造影机、数字图像管理程序、高压注射器。

3. 体外临时起搏器、经静脉起搏器、起搏器驱动器、起搏器连接线。

4. 主动脉球囊反搏设备。

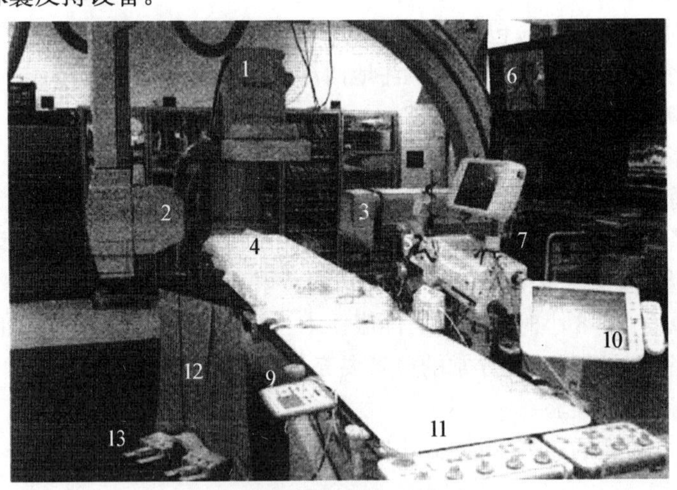

图48-1 心导管室的设备

1. X线机,处于前-后(AP)投照体位;2. X线机,侧向X线发生器;3. X线机,侧向影像增强器前面板;4. 手术台;5. 高压注射器;6. 显示屏,用于显示X线图像、血流动力学指标、血管内超声(IVUS)图像、血流储备分数(FFR)测量值;7. 急救车;8. 压力传感器支架及血氧计;9. IVUS/FFR的触控面板;10. X线系统的触控面板;11. 手术台、X线机位置控制器;12. 手术台下的防护帘;13. X线脚板控制开关

5. 配备急救药品和除颤器的急救车。

【急诊介入的具体的操作】

动脉血管介入术常使用股动脉、桡动脉、肱动脉等作为入路途径，在心脏血管介入治疗中桡动脉途径以其易压迫止血、术后活动限制少、恢复快等特点得到了越来越多的应用。表 48－1 对桡动脉及股动脉路径的优缺点进行了比较。

表 48－1　桡动脉和股动脉介入路径比较

不同点	股动脉路径	桡动脉路径
穿刺点出血发生率	3%～4%	0～0.6%
血管穿刺并发症	假性动脉瘤，腹膜后血肿，动静脉瘘，疼痛性血肿	局部刺激症状 3%～9%发生于桡动脉搏动消失者
患者舒适度	可接受	比较舒适
卧床时间	2～4 小时	无需卧床
额外花费	血管封堵装置	止血腕带
手术时间	略短	略长
射线暴露量	略少	略多
进入 LIMA	容易	右侧入路困难
使用 CABG 备选动脉	不用	不确定
学习周期	较短	较长
大于 8F 指导引管	可用	对于男性最大可用 7F
外周血管病，肥胖者	可能有困难	无困难

下面以桡动脉途径为例介绍冠状动脉介入治疗的操作步骤。

对于拟行桡动脉介入者，术前建议行 Allen 试验。Allen 试验的目的是评价尺动脉血流情况，试验方法如下：患者用力握拳，同时压迫患者的桡动脉和尺动脉，以阻断血流，张开手时，手部是苍白的。放松尺动脉后，手部的颜色应该在 8～10 秒内恢复正常。另外，也可以用脉搏血氧测定法判断尺动脉血流情况。使用脉搏血氧测定法判断尺动脉血流的方法如下：桡动脉和尺动脉均开放时，记录脉搏波的波形，当压迫桡动脉时，就可以观测到尺动脉脉搏波波形。相反，我们也可以阻断尺动脉来判断桡动脉血流情况，主要推荐用于以前曾经桡动脉行介入术或者反复多次进行动脉血气分析的患者。在阻断桡动脉后，根据脉氧仪的波形可以将 Allen 试验的结果分为三型：A. 脉搏波没有变化；B. 脉搏波幅度减低；C. 脉搏波消失。对于 A 型和 B 型的患者，我们可以经桡动脉路径穿刺置管，但是不推荐用于 C 型患者。

1. 桡动脉穿刺前要做好患者的筛选、Allen 试验、桡尺动脉多普勒超声等充分准备，并明确桡动脉的走行。通常穿刺处在桡骨茎突 1 cm 处，也有学者认为在桡动脉搏动最强处穿刺。穿刺针方向和桡动脉走行一致，穿刺针和皮肤的角度通常为 30°～40°，置入动脉鞘管后注射 100～200 μg 硝酸甘油以预防和解除血管痉挛，注入普通肝素 60～100 U/kg，以后每隔1小时追加2 000～3 000 U。

2. 选择合适型号的导引导管,在导丝指引下经桡动脉鞘管送至主动脉根部,操纵导引导管,使其进入目标血管的冠状动脉开口处。

3. 观察压力情况,当导引导管压力正常、无压力衰减且其与目标血管保持良好的同轴状况下,将合适的导丝在体外根据病变特点塑形后,通过导引导管将其送至靶血管远端。

4. 选择合适的球囊导管,将球囊导管尾端和加压泵相连,使球囊处于负压状态,沿导丝将球囊推送至靶病变处,加压扩张直至造影显示扩张效果满意。

5. 选择合适的带球囊支架导管系统,由导丝推送至病变部位,经造影确认支架到位并完全覆盖病变处后,加压扩张球囊,最终再以冠脉造影确定支架置入效果。

桡动脉穿刺置管是成功的冠脉介入治疗的重要环节。桡动脉穿刺置管的要点如下:

首先触摸桡动脉搏动。穿刺点在桡骨茎突近端1～2 cm处。A. 皮下注射少量的利多卡因。B. 穿刺针和皮肤呈30°～40°角缓慢进针,直至血液从针中搏出,因为针孔很细,所以喷出的血流不会很强。C. 小心固定好针头的位置,并送入0.46 mm(0.018英寸)的导丝。导丝进入时应该没有阻力或者阻力很小。拔出穿刺针。D. 在穿刺点的皮肤上切开一个小口,以便置入鞘管。E. 将鞘管顺着导丝送入桡动脉。若鞘管很容易送入,则可以直接将鞘管推送到位;若输送中途感到有阻力,则可以撤出导丝、打入血管扩张剂"鸡尾酒"配方(硝酸甘油200 μg、1%利多卡因1～2 ml、肝素2 000～4 000 μ),然后重新送入导丝,继续送入鞘管。F. 在鞘管到位之后,通过透明敷贴粘贴或者缝合固定好鞘管。这时,可以将患者的手臂置于身体旁边,准备送入导管。

动脉穿刺最好使用显微穿刺针和0.46 mm(0.018英寸)的导丝。多种带有扩张器的不同长度的鞘管(10～36 cm)可供选择。一些术者提倡用比较长的鞘管,这样患者更舒适,且更易于推送导管,即使对于比较矮小的患者也是如此,这时鞘管可能进入到了肱动脉。桡动脉介入导管的选择是非常关键的。图48-2列举了常用的导管。冠状动脉造影的标准导管是Judkins或Amplatz导管,但是这类导管需要反复推送才能进入冠状窦。左3.5 Judkins导管经常用于选择性左冠状动脉口的进入。目前新研发的一些导管在左、右冠状动脉造影时都可以使用(图48-2)。减少导管的更换次数可以降低动脉痉挛的发生率。如果行左桡动脉介入术,使用Judkins标准导管更容易推送。同时,患者左臂应该置于下腹部,这样便于右利手的术者站在患者右侧进行操作。

【急诊介入相关并发症】

1. 造影剂反应　国际放射学会的造影剂安全委员会报道,通过对超过30万例患者的研究发现,总体不良反应的发生率为5%或更少。有过敏史的患者,不良反应发生率为10%～12%;以往造影发生过不良反应的患者,不良反应发生率为15%。在这些报道中,再次行造影检查时,重大不良反应再发概率不高,而轻微不良反应相对而言较为常见。

造影剂的变态反应分为三类:① 皮肤和黏膜的表现;② 平滑肌反应及轻微变态反应;③ 心血管和严重变态反应。

(1) 皮肤和黏膜:血管性水肿、皮肤潮红、喉头水肿、皮肤瘙痒、荨麻疹。

(2) 平滑肌:支气管痉挛、胃肠痉挛、子宫收缩。

(3) 心血管:心律失常、低血压(休克)、血管舒张。

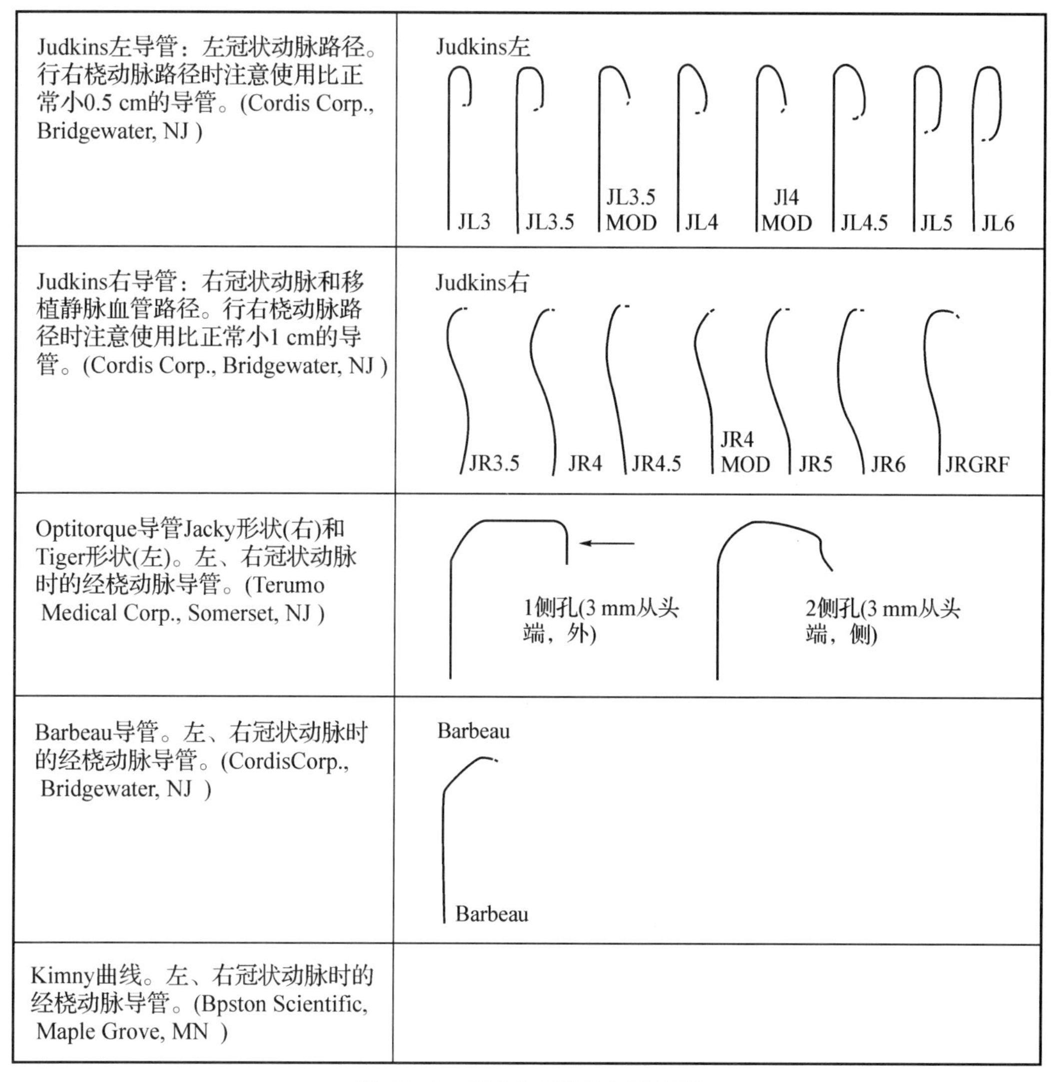

图 48－2　桡动脉穿刺使用的导管

严重变态反应包括喉头水肿或肺水肿，往往伴随其他程度的不良反应。尽管术前造影剂测试可能引起患者的剧烈反应(这种反应罕有威胁生命的情况发生)，但术前造影剂测试对判断不良反应的发生并没有价值。治疗上可使用苯海拉明、类固醇激素、肾上腺素等药物。

2. 造影剂致肾衰竭(造影剂肾病)　糖尿病、肾功能不全以及任何原因造成脱水的患者是造影剂致肾衰竭发生的高危人群。对此类患者，应当做好准备以降低造影剂导致肾衰竭的发生率，措施包括水化治疗以及维持高尿量(不低于 200 ml/h)，这些患者手术前夜应接受经静脉的水化治疗，在使用造影剂后，除非血容量负担过大，否则应继续通过静脉给药。呋塞米(速尿)、甘露醇和钙通道阻滞剂对于减少造影剂导致肾衰竭的发生率并无帮助。术后应监测患者尿量，如果尿量减少并且对静脉补液没有反应，则很有可能发生了肾功能不全，这种情况下邀请肾病学专家会诊会有所帮助。与离子造影剂相比，非离子或低渗造影剂导致肾衰竭的发生率较低。

3. 动脉穿刺并发症　经股动脉穿刺造影最常见的并发症是出血及局部血肿形成，发生率随鞘管的直径、抗凝强度、患者肥胖程度的增加而增加。其他并发症包括腹膜后血肿、假性动脉瘤、动静脉瘘、继发于血管夹层的血栓形成、脑卒中、败血症、脂肪或气体栓塞等。相比而言，桡动脉的出血并发症发生率低，且易于发现和控制。大多数并发症经保守治疗，可得到良好的预后，极少数需要进行血管外科手术处理。

（张青卿）

第四十九章　低温治疗技术

心脏骤停(cardiac arrest,CA)是导致死亡的常见原因。CA后即使进行了有效的心肺复苏、恢复了自主循环(return of spontaneous circulation,ROSC),仍有一些患者死亡或留有严重的后遗症。目前认为,亚低温是唯一能有效改善心肺复苏后生存率和神经功能损伤的治疗手段。对于低温的分级,目前还没有统一的标准,有研究把32～34℃称为浅低温(亚低温)、28～31.9℃称为中低温、11～27.9℃称为深低温、6～10.9℃称为极深低温、低于6℃称为超级深低温,但这种分法不适合临床和实验研究;更多学者将温度分为浅低温34～37℃、中低温(亚低温)32～34℃、深低温28～32℃。大规模临床研究发现将温度降到32～34℃(亚低温)时,对脑及机体的保护作用最好。也有研究表明,只要降低温度,不一定达到目标温度,对患者的预后也有重要价值。现将治疗性低温(therapeutic hypothermia,TH)定义为"人为地将患者的核心温度降低到32～35℃,以阻止和减轻各类原因引起的神经损伤的方法",这个温度也是我们常说的亚低温。

【亚低温治疗的适用范围】

TH主要用于因室颤/室速引起的CA的昏迷患者,对于非昏迷的患者给予低温治疗,患者无法耐受低温引起的寒战及心律失常等并发症。低温疗法能够改善初始节律为室颤/室速的患者的神经功能预后,但是对其他节律的心脏骤停无效,考虑原因可能与不同节律复苏的时间不同有关,但需要进一步证明。

对于CA由非室颤/室速引起者的效果还不清楚,如哮喘引起窒息,淹溺、自缢等引起的CA和医院内CA以及儿童CA。TH还可治疗严重脑外伤、中风、肝功能衰竭、脊髓损伤、心肌梗死等。考虑到TH治疗用于非室颤的成功率很低(7%～12%),并且多数情况下仍需考虑TH的不良反应。权衡利弊,TH适应证的推广还需要大规模的临床试验验证。

【亚低温治疗的作用机制】

CA后脑损伤是导致患者死亡的常见原因,其机制非常复杂,大脑的独特易损性使其对缺血再灌注损伤的耐受性极为有限,缺血再灌注产生的毒性代谢产物易导致神经元损伤,目前唯一有效的治疗措施仍为TH。TH将成为CA后昏迷的存活者标准治疗方案的一部分。它从多个方面发挥脑保护的作用。

TH导致脑及全身的代谢降低,表现为脑电活动的抑制,氧耗量和二氧化碳产生量减少。体温每降低1℃,脑代谢率降低6%～7%。CA后,脑将发生继发性能量衰竭(表现在乳酸/丙酮酸比例增加),TH 可以使乳酸/丙酮酸比例降低,从而减轻 CA 后脑的能量衰竭。TH 可促进抗凋亡蛋白 Bcl-2 表达,抑制促凋亡因子 Bax 的表达,能够在脑损伤的早期阶段阻止细胞凋亡,减轻线粒体功能的紊乱。TH 能够降低血管渗透性,减轻脑水肿,维护血脑屏障的功能,还可通过抑制水通道蛋白 4 的表达从而减轻脑水肿。TH 能抑制内源性损害因子的释放,减少钙离子内流、降低脑损伤区兴奋性氨基酸的释放,减轻细胞损害,因而 TH 应越早越好。如果 TH 开始时间太晚将不能减少兴奋性氨基酸。TH 可诱导脑源性神经营养因子生成,从而进一步降低谷氨酸释放,发挥脑保护的作用。TH 能够降低心率并使全身血管阻力增加,每降低 1℃核心温度,会使心排量降低 7%,同时也能够降低肺通气量,从而保持 $PaCO_2$ 在正常范围。TH 能够减轻再灌注后免疫反应,延缓 NF-κB 的表达,并减少炎症细胞因子的释放,能够增强 IκB 磷酸激酶的释放并延缓脂多糖活化的巨噬细胞中 NF-κB 的表达;然而,一些细胞因子(如 TNF-α,IL-2,IL-10 等)的表达高峰在 ROSC 后 1 小时,因此,ROSC 后 1 小时再实施 TH,则不能减轻血浆中这些炎性细胞因子的水平。TH 可增加膜的稳定性,从而减少心律失常的风险。TH 还能够显著提高除颤的成功率和复苏的效果,有利于自主循环的恢复。

【降温方法】

降温的方法和设备很多,根据降温方式不同可以将降温方法分为不同的类型,例如:物理降温和化学降温;侵入性降温和非侵入性降温(表 49-1);全身降温和局部降温;体表降温、体腔降温和血管内降温等。使用血管内降温时,导管一旦到位,可快速降低和有效维持核心温度。缺点是降温治疗前的操作步骤复杂、需要时间长、对医生的经验和能力要求较高,设备昂贵,一般医院难以开展;潜在的重要并发症是与导管有关的血栓形成;血栓形成与导管留置的时间有关,33%~67%发生导管相关血栓形成的患者中,导管留置时间不低于 1 周;这些血栓大多数无明显临床症状,拔除导管后可自行消除。另一个潜在的重要并发症是发生导管相关性感染(表 49-2)。

体表降温包括体表冷空气降温和体表冷液体接触降温。体表降温的主要优点是它可以迅速开始,操作简便。缺点是降温时间长、温度不易维持;体表冷液体接触降温需将患者的大部分包裹在内,降温的效果也取决于冷却装置(冷却垫和(或)毯)的性能。长期的强烈的体表降温容易造成皮肤的损伤,主要与降温垫和(或)毯的温度、剧烈降温的持续时间以及材料的类型有关,使用中需加强监护(表 49-2)。输入冷生理盐水也可迅速诱导低温:用 500~2 000 ml 4℃的冷液体经静脉进行灌注能将体温降低 1.24℃,温度降至 34.7℃,能够有效改善患者预后,为尽快达到目标温度,还可与其他方法联合使用以减少冷液体的使用量。

目前对于降温设备、方法还缺少统一的、可操作的评价方法,选用哪种或哪些技术设备能达到诱导降温、维持低温以及复温效果最佳、并发症最少还难以确定,这方面还需要进一步深入研究。

表 49-1 侵入性和非侵入性降温技术

侵入性降温技术	非侵入性降温技术
心室内降温技术	充满冷空气或冷水的冰帽或冰盔
体外循环冷却血液技术	充满冷空气或冷水的冰毯

续表 49-1

侵入性降温技术	非侵入性降温技术
心肺转流术	降温毯(水凝胶包被)
股动脉,颈动脉通路降温	冰袋
血管内降温	冷水浸泡
冷乳酸钠林格液	乙醇擦试
冷生理盐水	
经冷却技术进行交换的腹腔灌洗	
胃、直肠灌洗	
鼻咽气囊导管	

表 49-2　各种降温技术的缺点

降温技术	缺　点
冰帽或冰盔	降温速率缓慢
冷却毯	降温速率缓慢,肌颤发生率高
水凝胶降温	降温速率缓慢,肌颤发生率高,费用高
血管内降温	降温速率快,感染率高,费用高
鼻咽导管	正在实验中,有可能用于选择性的脑部降温

【降温开始和持续时间】

低温开始的最佳时间尚无定论,究竟是应该在心脏停搏期间给予 TH 还是在成功心肺复苏后给予 TH 则需要进一步研究,但一致认为 TH 开始的时间越早越好,有利于复苏成功和保护神经功能,稍微推迟,即可大大降低 TH 效果,因此,应根据具体情况尽早实施 TH。

目前推荐 TH 持续时间为 12～24 小时。动物实验显示:持续长时间(24 小时)的 TH 较短时间(4 小时)的治疗效果更加显著。目前,临床报道的 TH 持续最长时间为 6 天。

需注意的是,TH 本身会给机体造成一定的损害,给予什么方式 TH 以及降温的持续时间都没有确切的标准,因此临床应用中还需根据具体情况选择不同的治疗方案。

【复　温】

复温是 TH 过程中的重要一步,可用体内或体外降温装置或其他加热系统进行调节。目标温度不宜超过 37℃,略微的超过都会引起脑血管反应和调节功能损伤,从而加重脑损伤。目前还不知道最理想的复温率,但缓慢复温优于快速复温,TH 后快速复温可对机体产生不利影响。快速复温不仅可以抵消低温对脑的保护作用,还加重了脑的缺氧,其机制可能是快速复温使脑血管突然舒张、脑温增加,造成脑水肿和颅内压升高、氧自由基大量释放、线粒体功能障碍。目前较一致的意见是每小时升温 0.25～0.5℃的复温速率。

【并发症的防治】

TH治疗可分为诱导、维持、复温三个阶段。每个阶段都有具体的管理问题。首先是诱导阶段,其目标温度是达到34℃以下,并尽快达到目标温度。在维持阶段,应严格控制核心温度的波动(最高0.2～0.5℃)。复温阶段应缓慢复温。诱导期发生低血容量、电解质紊乱和高血糖的可能性较大,因此应尽量减少诱导期时间以尽快达到相对稳定的维持阶段。当核心温度低于33.5℃时患者的各项指标趋于稳定,寒战明显减少或停止,血流动力学也趋于稳定;在此阶段,需注意预防肺炎、压疮和伤口感染并发症。复温阶段,由于电解质发生细胞内到细胞外的转移,从而引起电解质紊乱,通过缓慢复温可在一定程度减轻电解质紊乱。

需注意的是:TH既可引起所有器官的生理变化,也存在一些副作用。有些虽然是生理变化,但对危重病患者不利,因此需要采取预防措施和(或)积极治疗。相反,一些所谓TH副作用,对机体不构成很大的风险,通常不需要特殊治疗。

1. 血流动力学变化及心律失常　TH可引起外周动脉和小动脉血管收缩,全身血管阻力和血压略有上升。由于再灌注后全身炎症反应综合征导致循环衰竭,血管张力减低;在这种情况下,TH引起全身血管阻力和血管张力增加将是有益的,有利于增加冠状动脉灌注。TH引起的“冷利尿”,可以引起低血容量,严重者会造成血流动力学不稳,因此必须进行容量监测,注意出入量平衡。

TH还可引起心率发生改变。当TH开始和体温开始下降初期,会发生轻度的窦性心动过速,主要是由于外周血管(特别是皮肤)的静脉回心血量增加,导致反射性心率加快。随着温度进一步降低,心率逐渐下降,如温度下降到35.5℃以下,便可引起窦性心动过缓。核心温度在32℃时,心率一般下降到每分钟40～45次,甚至更低。这种现象是由于窦房结细胞四期自动去极化速率降低引起的;心电图变化包括PR间期延长、QRS波延长、QT间期增加,这些情况通常不需要治疗。相反,在TH过程中,如果心率没有降低,应注意是否是因为镇静不足造成的心动过速。TH治疗中,为了解循环改变情况,混合静脉氧饱和度、乳酸水平和其他代谢参数的监测非常重要。乳酸水平在TH初期常常增加,一旦达到目标温度,则基本保持稳定,如果乳酸和代谢性酸中毒进一步增加,则表明循环不足,需及时干预。

2. 药物清除率降低　大多数酶的动力学性能是温度依赖性的,各种酶调节的反应速度受低温的影响非常显著,因此,药物代谢受TH影响非常显著。在大多数情况下,TH可增加药物浓度和(或)提高药效;其机制是TH可减少许多肝脏酶的活性,减少肝的灌注,减少胆汁分泌排泄药物,TH引起血容量减少和肾小管功能障碍也可能减少药物的代谢。受TH影响的药物很多,包括血管升压药、神经肌肉阻断剂、镇静和镇痛药、麻醉药等。在TH过程中充分镇静至关重要,但低温条件下判断正确的药物剂量比较困难,苯二氮䓬和阿片类等镇静和镇痛药物,尤其是吗啡,在低温时可以蓄积,造成神经评估复杂化。因此,TH治疗中应特别注意用药剂量,根据病情及时调整。

3. 电解质紊乱　维持电解质平衡对危重病人的病情恢复非常重要,TH治疗中容易发生电解质紊乱,应密切监测电解质水平。特别是在TH诱导期,血浆电解质水平可降低,其原因是由于电解质通过肾脏的排泄和向细胞内的转移增加。临床研究显示,低镁血症与危重病患者的死亡率相关，补充镁则可改善患者的神经系统损伤。因此，TH 治疗时应保持镁在较高水平。这也适用于其他电解质，如钾和磷。钾水平在复温阶段可能上升，主要原因是 TH 诱导期进入细胞内的钾的释放；如肾功能正常，可通过缓慢复温，使肾脏逐渐排泄过剩的钾，避免高钾血症的发生。这也是为什么要缓慢复温的原因之一。电解质紊乱还会增加心律失常等不良事件的风险，因此应及时予以纠正。

4. 高血糖。TH 可同时降低胰岛素敏感性和胰岛细胞分泌胰岛素，从而使 TH 治疗中发生高血糖的风险大大增加或使高血糖更加严重。尽管高血糖是 TH 引起的生理变化，但它对危重病人可产生不利结果，应予以预防。血糖的最佳范围目前还不清楚，目前推荐的参考值是 4～8 mmol/L。

5. 凝血功能变化　TH 对骨髓有抑制作用，使血小板生成减少、功能降低，低温还使血小板破坏增加，同时凝血酶和纤溶酶原激活物受到低温抑制，因此 TH 治疗中患者有一定的出血倾向。尽管 TH 可以造成凝血功能损伤，但因 TH 引起的出血在临床中并不常见，甚至在脑外伤、蛛网膜下隙出血、中风或缺氧后昏迷病人 TH 治疗中，没有发生与其相关的显著出血，并且随着复温和积极治疗，凝血功能会很快改善。值得注意的是，对于那些已有活动性出血的患者，如多发伤病人，如需 TH 治疗时应首先控制出血，降温不宜低于 35℃，此时可不影响凝血功能。

6. 感染　TH 可抑制多种炎症反应，抑制炎性细胞因子和白细胞的迁移及吞噬功能。TH 诱导的胰岛素抵抗和高血糖可进一步增加感染风险。但大多数研究表明，使用 TH(不超过 24 小时)感染率无显著增加。TH 治疗时间超过 24 小时即增加严重肺炎的发病率；选择性消化道去污，可以减少革兰阴性菌的感染率和死亡率；长时间 TH 治疗，可采用选择性消化道去污染防止感染。TH 也可增加皮肤伤口感染的风险，这可能与 TH 削弱白细胞功能和引起皮肤血管收缩有关，因此，TH 治疗时应加强护理，防止发生压疮或使原有的皮肤损害进一步加重；此外，特别注意导管插入部位和手术伤口的感染。

7. 寒战　诱导低温过程中控制寒战非常重要。寒战可显著增加脑和全身的代谢率，持续的寒战能使代谢率成倍提高，产生过多的热量，提高血管张力，引起不良后果。镇静药、麻醉药、鸦片类药、镁、肌松剂等药物可以减轻或消除寒战；手、足、脸加温也可减少寒战，也有学者认为，暖手、足、脸对寒战的阈值没有或只有轻微影响；联合使用镇静药物可达到较好的控制寒战的效果。通常在 TH 诱导阶段静脉注射大剂量药物，并通过输液泵持续泵入小剂量维持以控制寒战。在低温情况下，多数的药物清除率降低，可造成药物明显蓄积，因此应避免持续大剂量输入。同时也应注意一些药物的不良反应，如可乐定可能加剧 TH 引起的心动过缓。

与多数镇静和止痛药相比，使用肌松药物控制寒战不会引起低血压，这对于血流动力学不稳定的患者来说是非常重要的，特别是在救护车和急诊室，没有更多的措施来维持血流动力学稳定时，短时的肌松被认为是控制寒战的一线选择。需注意的是，不必常规使用肌松药物，只有当镇静、止痛药物控制寒战无效时再使用肌松药物治疗。

不推荐常规使用肌松剂的原因是：① 尽管肌松药可减轻寒战，但药物对中枢没有作用，即大脑试图产生寒战的反应并没有停止；② 注射肌松剂掩盖了癫痫的症状，癫痫在缺氧性脑病中有一定的发病率，需持续动态脑电图监测，否则会影响癫痫的诊断；③ 使用镇静和止痛药物可对抗寒战，有利于血管舒张，可以增加散热；④ 肌松药物使用后可以掩盖镇静药物剂量不足的现象。因此,通常避免常规使用该药,需认真权衡控制寒战方法的利害。另外,肌松药物也很少需要维持使用,因为当温度低于 33.5℃时寒战会明显减少或完全停止。

【核心温度监测】

应用 TH 治疗时,准确测量核心温度至关重要。“真正的”核心温度是指通过肺动脉导管测量的血液温度。选择测量的其他器官温度应能准确、及时地反映“真正的”核心温度。常用的监测体温的部位有:膀胱、鼻咽部、鼓室、食管、直肠。核心温度与器官温度之间的平衡受多种因素的影响,其中包括器官类型、器官灌注情况(如休克或低血容量情况下,灌注减少温度平衡速度较慢)和各种局部因素。但是当快速降温阶段,各种部位的温度均不能及时反映核心温度的快速变化,特别是使用新的冷却装置降温时,降温速度较快(不低于 4℃/h),如此迅速的降温,除非直接测量血液温度,必然导致测量器官温度与核心温度之间存在时间差,器官温度高于核心温度,如果此时以器官温度为标准继续降温,将导致核心温度低于预定的目标温度,此情况需引起临床医师的注意。常用的温度监测部位均有特定的优势和局限性,不同监测部位滞后核心温度的平均时间也受多种因素的影响。研究表明膀胱温度能较好地反映核心温度而且创伤性小,但一些技术上的问题可影响它的准确性,例如,膀胱温度探测器没有固定在导管的内部,它可以在导管内移动,如果接触到充满室温盐水的气囊上,则不能真实反应膀胱温度。所以哪个部位的温度更能准确、及时地反映核心温度,如何能准确、及时地掌握核心温度还需深入研究。

【展　望】

虽然 TH 在心肺脑复苏中的作用已得到普遍认可,但即使在发达国家也仍然面临着在临床实践中没有充分利用的现状,其原因是多方面的:首先要解决好合作问题,实施 TH 需要多个学科的协作,包括急诊科、神经科、麻醉科、ICU、护士以及医院管理部门;其次,教育的滞后影响了 TH 的推广实施,所有人员要训练掌握降温的方法,要认识并掌握 TH 的常见并发症及处理措施;最后,选用能够快速降温并能稳定地维持低温状态、简化复温过程的降温方法,减少医护工作负担。

相信随着对低温保护机制的进一步认识、对不良反应处理方案的优化、低温治疗管理措施的完善以及预后评价系统的统一和标准化,其应用前景会非常广泛。

(李　聪　叶　英)

第五十章　床旁即时检验(POCT)技术

床旁即时检验(point-of-care testing,POCT),是指在患者近旁进行的、采用可携带式分析仪器并具有操作简便和能快速得到检测结果的检测方式,它有助于缩短治疗周期、改进治疗效果和提高医疗效率。POCT 即是我们所说的即时检测或床旁检测,目前无确切的中文解释,国内外曾有过许多意思相近的表述,如:患者近旁检测(near patient testing)、便捷检验(portable testing)、患者自我检测(patient self-testing)、辅助检测(ancillary testing)、床旁检测(bedside testing)、家庭检测(home testing)、医生诊所检测(physician'S office laboratories)、卫星化检测(satellite testing)等。现在大都采用 POCT 这一名称。

POCT 的出现标志着检验医学发展到一个崭新的和前所未有的发展阶段,同时由于 POCT 具有给出结果快速、操作简便、容易使用、仪器小型化、无需大资金投入和 24 小时可随时进行临床检测的优点,以及随着 POCT 设备的投入不断增加,适用范围不断拓展。POCT 的合理应用有助于缩短得到检测结果的时间,进而缩短患者诊治的时间,有利于改善流程,提高医疗效率,对各种急危重症的尽早诊断和及时治疗具有重要的临床意义。

一、POCT 的基本特点

POCT 绝大多数是在传统的大、中型检验实验室(中心化检测)以外的地方进行,其操作人员无需是受过专业训练的检验人员。POCT 的结果并不一定能够与大、中型检验实验室(中心化检测)的检测结果相一致。具有操作简便、快速、效率高、成本低、试剂稳定且便于携带、操作简单、适于非化学专业人员使用的特点,可以随时进行测试,可放到任何需要的办公室、化验室进行测试而不影响测试的可靠性,能够在临床实验室之外,如患者住所、病房、医生办公室、手术室、急诊科、战场、救护车上、工厂甚至学校等任何场所开展。在多种场合发挥作用,不仅广泛应用于各种急诊急救中,也可在家庭监测健康状况。

二、POCT 方式的选择

POCT 的仪器可按照涉及的疾病类型分类,也可按相应的特点分类。选择 POCT 方式前应判断快速得到检测结果的临床价值,即假如延迟得到这一检测结果是否可能对提高患者的医疗护理水平和患者安全产生重大影响。采用 POCT 方式会给临床诊治患者带来哪些影响,这应该是选择 POCT 方式的首要考虑因素。采用或接受 POCT 方式应重视与提高患者的医疗护理水平相关联,与医疗结果的改进相关联,与医疗费用水平相关联。选择时不仅应考虑速度快,更应考虑所在医疗机构的实际需求,适合临床实践应用。采用 POCT

方式会给临床医疗行为带来一定的影响，因此选择POCT方式应考虑使用时的医疗流程的改变和优化。POCT方式有助于缩短从标本采集到报告结果的时间，即检测周转时间(turn around time，TAT)，但检测只是整个临床医疗过程中的步骤之一，若仅仅加快了检测速度而没有缩短整个医疗过程的时间，则选择POCT就没有很好的临床意义。应用POCT方式应能使临床医疗效果得到有效提高，比如，明显有助于临床治疗，有助于完善临床医疗路径，有助于减少患者就诊等待时间，有助于降低再就诊率或再住院率，有助于提高医生和患者的满意度，有助于提高患者的生命质量等。

三、POCT在急诊中的应用

(一) POCT与急诊医学

急诊医学关注的焦点是以最快的速度、最有效的手段，尽最大可能挽救患者的生命和最大限度地减轻患者的伤残。这就要求一种能就地取材、即时报告的检验方法，将体现患者生命指征的检验结果快速、准确地反馈到医师手中，帮助医师做出准确、及时的诊断，为最终的成功治疗赢得充分的时间。在整个急诊就诊期间，临床检验标本的采集和送检花费了大量时间，如何能最大限度缩短TAT就成为制约急诊医学快速诊断、快速治疗的关键因素。而POCT因省去了标本复杂的预处理程序，并能即时在现场采样分析，与传统实验室检验相比，极大地缩短了TAT。而且POCT具有体积小、携带方便、使用方便和报告即时等诸多优点，因此，在急诊医学各领域中的应用得到了迅猛的发展。

(二) POCT应用能缩短急诊疾病的TAT

1. 循环系统疾病　急性冠状动脉综合征(acute coronary syndrome，ACS)是常见的急诊和心血管疾病，ACS的及时诊断和治疗对于保障患者生命安全非常重要。虽然即刻心电图检查可有明显的改变，但疾病的确诊需要心肌标志物检查，美国心脏病学会和欧洲心脏病学会近期的指南中都强调了心肌标志物升高在AMI诊断中的重要性。肌酸激酶同工酶(CK-MB)及肌钙蛋白(cTnI、cTnT)是心肌损伤的“金标准”，而肌红蛋白(MYO)是诊断早期AMI最重要的指标，目前已有的POCT设备可在数分钟内同时定量测定CK-MB、cTnI、cTnT及MYO的水平，而在中心实验室同时检查上述指标常需1小时以上。另一项在急诊循环系统疾病诊断中发挥重要作用的实验室指标为脑钠肽(BNP)。BNP可用于心力衰竭患者的鉴别诊断，BNP和前体脑钠肽(pro-BNP)对表现为呼吸困难的心力衰竭患者诊断敏感性分别达到97％和95％，且POCT仪器检测的BNP结果与中心实验室的检测结果相关性很好，因而通过POCT快速检测BNP水平对于鉴别急性心源性及肺源性呼吸困难有很大的临床意义。因此，采用POCT方式有助于快速检测心脏标志物。临床医疗单位应采取适当措施，合理应用POCT，保证检测质量，使患者及时得到诊治。急诊常用的POCT项目有肌红蛋白、肌酸激酶同工酶、肌钙蛋白I、心肌脂肪酸结合蛋白、B型脑钠尿肽等。

2. 感染性疾病　某些感染性疾病由于具有传染性等，需要在特定人群中得到快速筛查出来。由于免疫层析技术的发展，POCT诊断试纸和仪器已广泛应用于细菌和病毒的检测，其敏感性和特异性均远远优于传统的培养法和染色法，在预防和疾病控制中有重要的应用价值。2004年度最具创新意义的科技成果之一是POCT用于HIV检测技术，如雅培公司开发的HIV诊断试纸可在0.5小时内检测出患者是否携带HIV，准确率可达到99.7％，避免了实验室采用酶联免疫吸附法(ELISA)检验的漫长等待，目前已广泛应用于大规模的

HIV 患者筛选工作。另外,乙型肝炎病毒、梅毒、流感病毒、幽门螺杆菌、结核杆菌及一些细菌性肺炎等都可通过 POCT 方法迅速得到检测。作为急性炎症反应产物的 C-反应蛋白(CRP),其在感染性疾病中的诊断价值已得到临床医师的认可。急诊常用的 POCT 项目有 CRP 等。

3. 创伤　对创伤患者的快速、全面评估要求尽快获得内环境相关的实验室指标,POCT 的应用满足了这一要求。现代化的 POCT 仪器可以迅速获得血红蛋白、酸碱平衡、电解质、乳酸、肌酐或尿素等指标,如血气分析仪可以快速评估创伤患者的病情以指导进一步治疗。有研究者评估了 POCT 在急性创伤患者治疗中的应用,发现 POCT 可以明显缩短 TAT,有利于医师提前采取更积极的干预治疗,总体病死率也显著降低。应用 POCT 方式检测肌酐或尿素有助于快速得到检测结果,在帮助临床医生和患者及时了解肾脏功能方面有重要的应用价值。

4. 酸碱平衡紊乱　血气分析是医学上常用于判断机体是否存在酸碱平衡失调以及缺氧和缺氧程度等的检验手段,对各种急、危、重症尤其是呼吸衰竭的诊断、治疗和抢救以及低氧血症的判断,指导氧气治疗和机械通气等均有重要意义。急诊常用的 POCT 项目有血气分析,主要提供酸碱度、动脉血二氧化碳分压、动脉血氧分压、氧饱和度、实际碳酸氢根、乳酸水平等指标。

5. 糖尿病　当今,便携式的血糖分析仪已在临床广泛应用,仅需极少量的全血标本即可在数秒钟内获得血糖指标;更为先进的反相离子电渗技术甚至可以在无创下连续动态检测血糖。酮体的 POCT 可用于糖尿病酮症酸中毒的鉴别诊断;急诊中创伤、心肺复苏(CPR)术后的血糖升高可能是应激也可能是合并糖尿病,通过 POCT 迅速评价糖化血红蛋白可以明确诊断并指导后续的治疗。糖尿病患者的血糖自我监测(self-monitoring of blood glucose,SMBG)是糖尿病治疗过程中一项常用的检测内容,有助于及时了解血糖控制情况。采用 POCT 方式的便携式血液葡萄糖检测仪(简称血糖仪)在 SMBG 中得到广泛应用。但目前部分 POCT 方式检测糖化血红蛋白(Hemoglobin A1c;HbA1c)的准确性和精密度都不尽如人意,不能满足临床诊治糖尿病的需求,因此专家们不建议 POCT 方式检测 HbAlc 的结果用于糖尿病的诊断。急诊常用的 POCT 项目有血糖、糖化血红蛋白、尿微量白蛋白等。

6. 消化系统疾病　粪便隐血检测对于早期发现结直肠癌有很好的临床意义。粪便隐血检测的 POCT 方式简便易行,费用不高,对患者几乎无任何不利影响。粪便隐血检测的 POCT 方式主要有化学方法和免疫方法。化学检测方法有较好的灵敏性,但有时会有假阳性结果;免疫检测方法有较好的特异性,但应注意有时会有假阴性结果。急诊常用的 POCT 项目有隐血试验等。

7. 血液系统疾病　POCT 方式检测凝血酶原时间(prothrombin time,PT)和(或)活化部分凝血活酶时间(activated partial thromboplastin time,APTT)是一种适合临床监测和(或)患者自我监测抗凝或溶栓治疗效果和安全性的方式。急诊常用的 POCT 项目有凝血酶原时间、活化部分凝血活酶时间、国际标准化比值、D-二聚体、血小板功能等。

8. 生殖系统疾病　POCT 方式进行尿液中人促绒毛膜性腺激素(humanchorionic gonadotropin,hCG)检测有助于了解早期妊娠,在鉴别生殖系统疾病的急症和计划生育中有较广泛的用途。急诊常用的 POCT 项目有 hCG 等。

(三) POCT 在急诊应用的管理

应用 POCT 应加强管理,保证检测质量,减少和避免差错。急诊医学科及相关急救单位,可根据工作需要设立 POCT 管理组织,该组织的组成成员包括医疗单位行政管理(医务、人事、总务、设备等部门)人员,急诊、监护室和其他相关临床科室的医生、护士以及检验人员等,对医疗单位的 POCT 仪器的购置、数量和分布、操作人员培训、使用、维护和保养等作统一管理。

(四) 对应用 POCT 的相关人员培训

1. 开展 POCT 检测的目的、意义、局限性、从检人员的责任心、POCT 相关操作试剂选用、标本采集、质量保证、分析报告等相关知识。

2. 检测过程中可能出现的干扰因素:临床因素、药物、饮食、采集标本的部位和方式、血浆和全血结果间的差异等。检验及时性的要求,急诊检验及特定要求的规定。

3. 从指端、新生儿脚跟、静脉留置管采样的步骤和基本操作。报告检测结果的程序(原始结果、记录、复核、正式报告等)。

4. 检查仪器、试剂、质量的保证措施,出现差错时的纠正措施。仪器校准,保养和故障排除的方法。进行质量保证的具体内容,包括日常室内质量控制和对比的做法和要求。误差产生原因和处理方法。

5. 组织人员学习病原微生物实验室生物安全管理条例,防止传染病交叉污染的要点和措施。组织人员学习医疗废物管理的相关知识及有关上机操作实验。

(张劲松　燕宪亮　赵宁军)

第五十一章 床旁超声

急诊床旁超声检查始于20世纪80年代，由于当时超声设备数量少、体积大、不便移动等原因，使其在急诊医学中的应用受到了很大的限制。随着彩色多普勒超声临床应用的普及和仪器趋于小型化及功能的智能化，急诊床旁超声检查的作用越来越受到临床的重视，现已成为急危重症检查诊断的主要手段，可为急诊室、重症医学科及其他相关临床科室的医师及时提供急需的诊断信息，用以危险评估、临床分流、治疗决策，并及时启动紧急治疗。

第一节 床旁超声心动图

心血管病发病急，变化快，重危病人多，已是急诊的主要病种之一，特别是急性心肌梗死、主动脉夹层、急性左心衰、心包填塞、肺动脉栓塞等，需要迅速作出诊断并进行临床干预。超声心动图是一种简便、准确、有效、易及的检诊手段，现已成为有心血管相关症状患者心脏、大血管及邻近脏器急诊评估不可或缺的重要工具，急诊床旁超声心动图(emergency bedside echocardiography，EBE)主要检诊内容包括：① 通过评估心脏腔室大小形态、心脏整体及局部功能、心脏瓣膜形态及功能诊断心脏疾病；② 心包积液的有无及积液量的评估；③ 大血管的形态与功能诊断大血管疾病；④ 心脏血管容量负荷评估等。

一、心包积液

检查内容：① 观察心包有无积液、积液的位置、积液分布的范围，估计积液量及其变化，评估积液是否造成心包压塞和静脉回流障碍；② 心包有无增厚、粘连、缩窄；③ 超声引导及实时监视紧急心包穿刺引流，减少穿刺并发症。

检查方法及声像图表现：心包积液时，切面超声心动图主要检查心脏左室长轴观、四腔观及心脏短轴观。少量积液时，房室沟处及左心室后壁心包腔显示液性暗区，积液增加时，右室前壁与胸壁之间、心尖部、心脏外侧、前方及后方可见均匀分布的带状暗区，且形态随体位变化而改变。切面超声心动图可用于心包积液量的估测：① 积液位于左室后下方，其余区域无积液，积液量一般小于100 ml；② 积液均匀分布于心脏周围，积液量为100～500 ml；③ 积液暗区较宽，环绕心脏，左房后方见到积液，积液量大于500 ml。M型超声心动图，心包积液表现为壁层心包与脏层心包间出现液平段，液平段可用于估测心包积液量：① 心包积液液平段小于8 mm，积液量在500 ml以下；② 液平段在10～12.5 mm，积液量为500～1 000 ml；③ 当液平段超过25 mm时，积液量超过1 000 ml。积液量较多有心包填塞症状时可在实时超声引导和监视下行穿刺抽液。缩窄性心包炎时,切面超声心动图可见左、右心房增大,脏层和壁层心包增厚,反射增强,M 型超声心动图可见心室后壁的脏层和壁层心包同向运动。

二、急性心肌梗死

检查内容:心脏腔室大小及形态、心脏各部位心肌的厚薄及收缩与舒张功能、心脏各瓣膜的活动、心脏射血功能及心搏出量的变化。有无乳头肌功能失调和断裂、心脏破裂、室间隔梗死穿孔、室壁瘤和附壁血栓等并发症。

检查方法及声像图表现:切面超声心动图、M 型超声心动图及彩色多普勒超声心动图全面评价室壁运动、心脏瓣膜、心腔大小、形态及血流动力学变化(图 51-1)。急性心肌梗死声像图表现:① 局部心室壁运动异常(运动减弱、不运动、矛盾运动)伴不协调;② 室壁收缩期增厚率异常;③ 正常心肌代偿性运动幅度增强。急性心肌梗死并发症声像图表现(图 51-2):① 室壁瘤表现为室壁变薄,并向外膨出,收缩期运动消失或反向运动;② 心室壁破裂表现为心包腔内出现液性暗区及心壁破裂处回声连续性中断;③ 室间隔穿孔表现为室间隔前下方回声中断伴有周围室壁运动异常,彩色多普勒显示心尖部左向右分流。

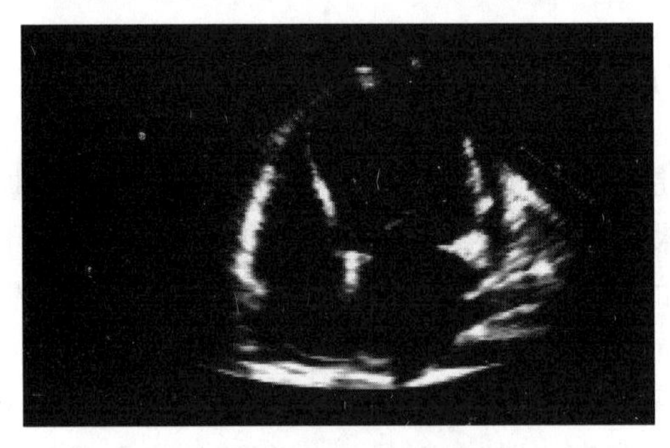

图 51-1 心肌梗死 M 型超声显示,左心室增大,室间隔及左室后壁变薄,活动度减弱

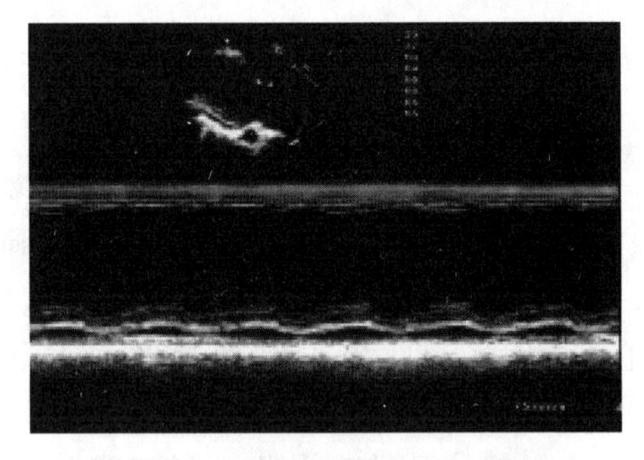

图 51-2 心肌梗死显示左房左室增大,室间隔及左室壁变薄,心尖部圆顿(动态时显示无运动),心包腔少量积液

三、主动脉夹层

检查内容:主动脉全程,包括主动脉瓣、升主动脉、主动脉弓及其头臂动脉分支、腹主动脉及髂动脉。在急诊情况下,因患者体位及不能充分配合,升主动脉及弓降部图像常难以清晰显示,此时需行剑突下及腹部探查腹主动脉,并于颈部探查颈总动脉。

检查方法及声像图表现:于左室长轴和主动脉根部短轴显示升主动脉,剑突下及腹部探查腹主动脉长轴及短轴,颈部长轴及短轴显示颈总动脉。主动脉夹层表现为在主动脉全程的任一节段发现血管腔分离成真假两腔及漂动的血管内膜即可确诊,但阴性结果并不能排除诊断。间接征象:① 主动脉根部显著扩张;② 主动脉瓣严重关闭不全;③ 心包或胸腔积液提示夹层濒临向外破裂。

四、肺动脉栓塞

检查内容:肺动脉主干及其分支有无栓子,右心室大小、室间隔运动、三尖瓣有无关闭不全。

检查方法及声像图表现：除常规切面外，还应探查改良心底大动脉短轴切面。肺动脉栓塞的超声表现分为直接征象和间接征象。直接征象是在肺动脉及其分支内探及血栓回声。间接征象：① 右室扩大；② 室间隔与左室后壁同向运动；③ 三尖瓣关闭不全出现反流；④ 肺动脉分支栓塞表现为相应肺段肺梗死。但因肺动脉分支大多处于超声探查盲区，故直接征象的敏感性低，应强调的是即便所有的征象均不存在也不能完全排除肺栓塞，病人情况允许应进一步行其他影像学检查确诊。

五、不典型急性冠脉综合征

检查内容：包括心脏、心包及大血管，重点评估左室整体及局部收缩功能。

检查方法及声像图表现：常规心脏长轴及短轴标准切面全面探查。不典型急性冠脉综合征声像图表现：① 左室壁整体收缩功能下降，运动减弱；② 节段性左室壁运动减弱，或收缩期增厚率减低。但尚需与稳定的缺血性心肌病、扩张型心肌病、急性重症心肌炎等相鉴别。鉴别要点：① 急性冠脉综合征表现为广泛左室壁运动减弱，但各节段运动障碍程度有所差异；② 急性冠脉综合征可表现为广泛左室壁变薄，但各节段心肌变薄程度有所差异；③ 急性冠脉综合征各节段心肌回声强度也有差异，表现为轻中度变薄的心肌节段尚有内中外膜三层回声，重度变薄的心肌节段则可成单层强回声，为瘢痕组织。

六、急性重症心肌炎

检查内容：急性重症心肌炎是危急胸痛及血流动力学不稳定的常见病因，部分急性重症心肌炎患者的临床表现酷似急性冠脉综合征，检查内容包括心脏腔室大小、心壁厚度及活动、瓣膜开闭及心包情况，需特别关注左室整体及局部收缩功能。

检查方法及声像图表现：常规标准切面心脏长轴及短轴观、M 型及彩色多普勒超声心动图。急性重症心肌炎声像图表现：① 室壁运动普遍减弱，伴有心脏整体收缩功能下降；② 心包腔可有积液；③ 左室心肌回声增强，提示心肌水肿可能。但需与具有类似超声表现的多支血管病变的急性冠脉综合征、各种病因的扩张型心肌病相鉴别。

第二节　肺及胸膜腔

由于肺部气体和肋骨对超声检查的干扰，而胸部 CT、MRI 检查对肺部病灶具有很高的分辨能力，长期以来胸部超声检查主要用于确定有无胸腔积液及积液穿刺定位。近年来随着急诊救援医学的发展和对肺部疾病超声征象认识的提高，床旁超声又因其具有便携、快捷、无辐射等优点，在急诊胸部疾病诊断和引导介入治疗中发挥了越来越重要的作用。然而，就超声波自身的局限性，更精准的肺部疾病影像诊断仍依赖于 CT、MRI 检查。

一、胸腔积液

检查内容：对患者胸腔全面扫查，重点观察坐位时的前、后肋膈角、仰卧位患者的背侧，如怀疑包裹性胸腔积液，则需在可疑部位的胸壁处扫查其临近的胸膜腔，观察胸腔有无液性暗区。根据积液深度及范围估计积液的量，如需穿刺尚需采用十字交叉法或米字中心法确定进针点和深度。

检查方法及声像图表现:胸腔积液首选的影像学检查方法是超声波检查,积液的原因可为外伤出血、炎症渗出、肿瘤、心力衰竭等。积液多时可引起呼吸困难和低氧血症,需紧急处理。由于受重力的影响,胸腔游离积液坐位时常聚于前、后肋膈角处,仰卧位时则聚于患者的背侧,包裹性胸腔积液不随体位变化,扫查时需贴近积液部位的胸壁。胸腔游离积液声像图表现为:① 坐位时少量积液集于胸腔底部,肺底与膈肌间显示条带状无回声区,后肋膈角区无回声呈三角形,形态随呼吸、体位变化而改变,具流动性;② 中等量积液,坐位时胸水无回声超过肋膈角上界,但不超过第六后肋水平;③ 大量积液,胸水无回声超过第六后肋水平。包裹性积液超声表现为局限于胸壁与肺之间的圆形、椭圆形或月牙形无回声区,彩色多普勒显示无血流信号,不具流动性。渗出液、血液或脓液性胸腔积液透声差,其内可见点状、絮状及条带状高回声。漏出液或早期渗出液透声好,呈无回声。

二、气胸及血气胸

检查内容:可为胸部外伤损伤肺及肋骨骨折所致的肺部创伤,也可为肺部疾病如肺大泡的自发破裂。胸腔大量积气、积液影响呼吸循环功能。检查内容为在患者坐位或卧位时胸膜腔的低位(肋膈角、患者的背侧)肋间隙扫查积液,而在相应的胸腔高位检查胸膜腔积气。

检查方法及声像图表现:气胸的检查最好选用高频探头,探查深度在4～6 cm为佳。如无高频探头,也可使用腹部探头,使用B型及B/M型超声检查。气胸检查,探头应在患者所处体位胸腔较高位置的肋间隙扫查,如为液气胸尚需同时检查胸膜腔积液,积液检查探头应置于患者所处体位的低位,由于游离气体和液体的流动性,检查时可让患者变换体位。气胸的声像图表现:① 正常脏层胸膜-肺组织界面产生明亮的强回声反射,其特点是随呼吸而移动,即存在肺表面胸膜滑动征。肺滑行的幅度在肺野下部区域达到最大,吸气时肺朝向腹部下降,呼气时方向相反,气胸时表现为肺表面胸膜滑动征消失。② “A”线消失,超声波遇到胸膜的多重反射形成的多条和胸膜平行的亮线称为“A”线。正常肺超声图像通常显示2～3条平行的“A”线,“A”线之间的距离相等,气胸时“A”线消失。③ 正常肺M型超声“海岸”征消失,显示为“条码”征,“条码”征是气胸时M型超声图像从近场到远场都显示为平行线。正常肺M型图像的上平行线对应着固定的胸壁,相当于“大海”,而胸膜线下方产生的沙砾状图像对应着肺实质,相当于“海岸”,称“海岸”征。④ 仰卧位心前区为气体强回声包绕,心前区难以找到合适的声窗检查心脏。液气胸除气胸声像图特征外,尚有胸腔积液声像特征(图51-3),表现为胸腔内的液性暗区,新鲜积血时无回声内有细密点状高回声,陈旧性的积血时,液性暗区内可见带状回声。

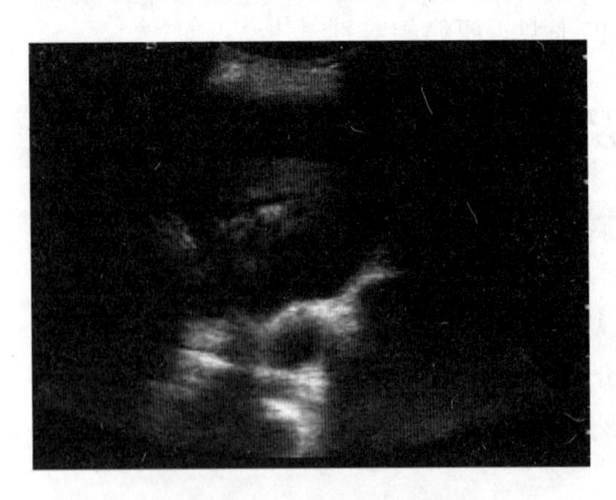

图51-3　胸腔积液显示为不张的肺组织周围无回声

三、肺部疾病

检查内容:正常肺部含气,超声仅能显示贴近胸壁不含气病变肺组织,肺部疾病超声不是首选检查,急诊超声主要用于肺梗死、大叶性肺炎、肺不张的超声诊断。由于超声对肺部检查不够全面,更为精确的肺部疾病检查仍应选用CT、MRI。

检查方法及声像图表现:在患者有症状或听诊呼吸音消失一侧的胸壁,沿肋间隙做纵切及横切面扫查,也可根据CT、MRI检查结果确定扫查肋间隙。不含气病变肺组织超声图像表现为弱回声,边界清晰,可见支气管内气体强回声或液体无回声,肺梗死及肺不张呈尖端指向肺门,底部朝向胸壁的扇形低弱回声区。彩色多普勒超声检查,肺不张和大叶性肺炎低回声区内可见自肺门向胸壁放射状分布的肺动、静脉血管(图51-4),肺梗死时则表现为病变区无血流或少血流信号。

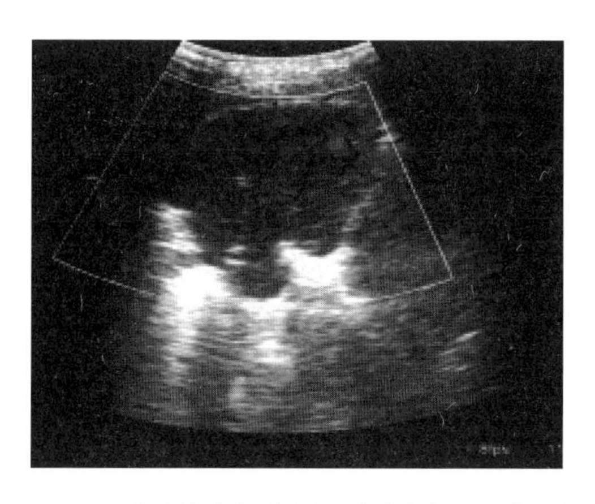

图51-4　大叶性肺炎肺实变,肺内含气强回声消失,呈低回声改变,其内可见气道强回声,CDR显示肺静脉血流信号

四、肋骨及肋软骨骨折

检查内容:肋骨及肋软骨骨折在胸部外伤时较为常见,肋骨及肋软骨位置浅表,非常适合高频超声检查。扫查时需观察肋骨及肋软骨的连续性、对位对线情况及肋骨和肋软骨周围有无血肿,肋骨及肋软骨超声扫查仅用于无皮肤破损的闭合性胸部外伤。

检查方法及声像图表现:于患者外伤部位或明显疼痛处的胸壁,用高频线阵探头沿肋骨及肋软骨走形做纵切及横切连续扫查。肋骨骨折超声的直接征象为骨皮质强回声光带连续性中断,并显示断端的间隙(图51-5),通过测量间隙内、外侧的宽度可确定骨折断端分离的程度,通过测量上下及前后的间隙宽度可确定骨折断端错位的方向和程度。骨折部位的局部软组织肿胀和呈无回声或低回声的血肿形成,是

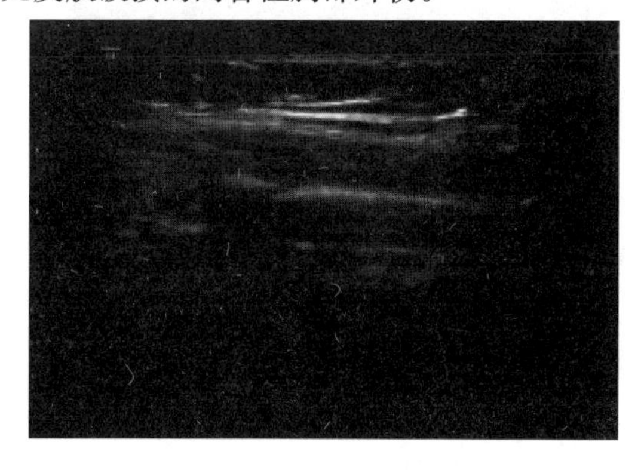

图51-5　肋骨骨折显示肋骨骨皮质连续性中断

对肋骨及肋软骨骨折的诊断有提示作用的间接声像，有助于骨折的定位诊断。肋软骨发生骨折时，可见肋软骨表面不光滑，皮质不连续，断面整齐，多有明显的错位改变。

第三节　腹部及周围血管疾病

一、腹部创伤

检查内容：创伤病人腹部超声检查主要内容包括：① 肝、脾、胰、肾等实质性脏器有无损伤和破裂；② 胃肠道有无破裂；③ 膀胱有无破裂；④ 腹膜后有无血肿。急诊超声首要解决的问题是腹腔内是否有积血、积血的量及有无继续出血。腹腔内积血基本的超声检查部位包括：① 肝脏及周围(右上腹)；② 脾脏及周围(左上腹)；③ 盆腔。

检查方法及声像图表现：超声检查腹腔积血，右上腹主要检查肝脏和右肾之间的潜在间隙及肝脏周围。积血时肝肾间隙及肝周出现无回声区，其内有密集点状回声，积血可因体位改变而移动。左上腹积血需重点关注脾肾间隙、脾膈下间隙和肾脏与结肠旁沟移行区的下部，积血时上述区域出现无回声区。盆腔是检查腹腔游离积血的重要部位，盆腔内的Douglas窝位于腹腔最低位，少量积血首先聚集于此。腹腔大量积血时，腹部间隙、脏器及肠管周围均出现无回声。腹部实质性脏器外伤可表现为真性破裂、包膜下血肿和实质内钝挫伤。真性破裂超声表现为脏器包膜连续性中断，脏器周围出现无回声区(图 51－6)。包膜下血肿表现为脏器包膜尚完整，包膜下出现无回声区。实质性脏器挫伤表现为实质内血肿或回声不均匀。

腹部空腔脏器严重创伤，主要为胃肠道和膀胱的破裂。胃肠道破裂时其内容物进入腹腔，腹腔内积液、积气，出现腹膜炎体征。腹腔积气超声检查，仰卧位时观察肝前和贴近前腹壁壁层腹膜处的腹膜腔，积气超声表现为强回声，常致肝脏及积气深方的腹部器官影像显示不清晰，气体可随患者体位变化而移动。立位时气体积聚于膈下，在肝、脾与膈肌之间出现游离气体强回声(图 51－7、图 51－8)。胃肠道破裂所致的腹腔积液超声表现为腹腔内游离或包裹无回声区，内示点状絮状高回声，超声引导下穿刺抽出含胃肠内容物的液体可确诊。

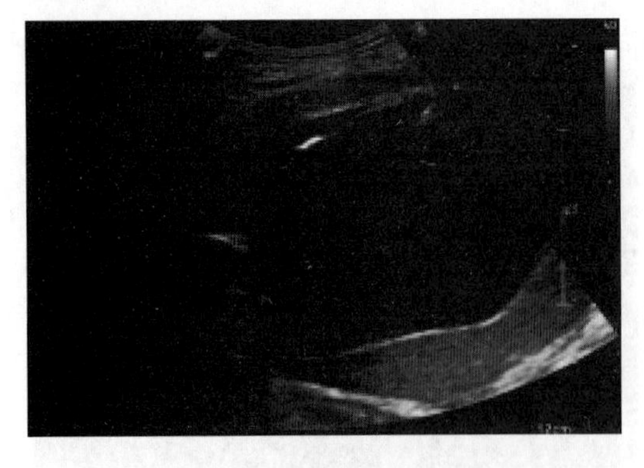

图 51－6　肝破裂肝周积液显示肝与膈之间的无回声区

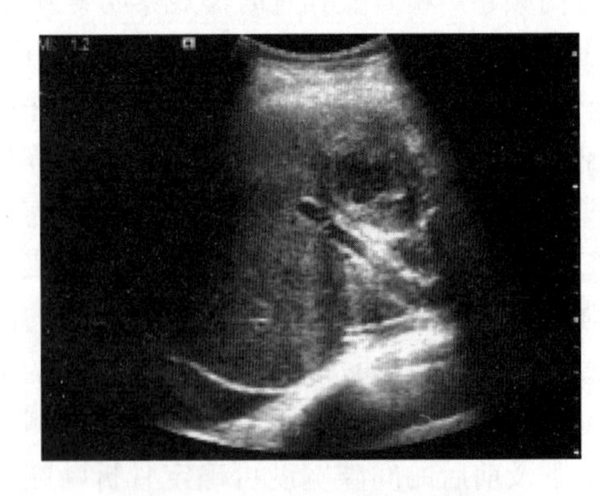

图 51－7　肝实质性裂伤显示肝实质内血肿形成的混杂回声区

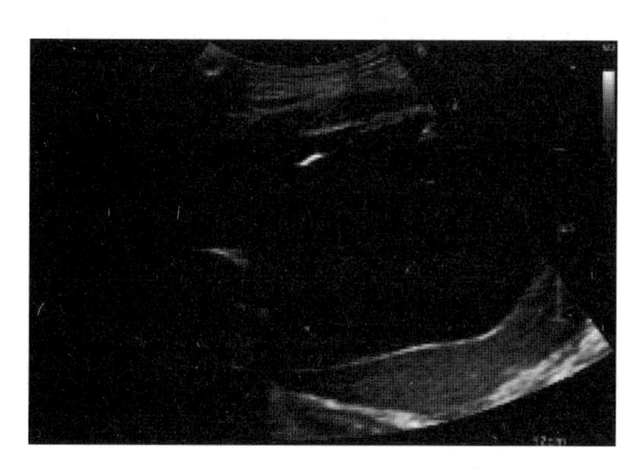

图 51-8　脾外伤脾周大量积液，脾脏受压变形

充盈状态的膀胱壁厚仅 3 mm，外伤可致膀胱破裂，膀胱破裂时超声扫查腹腔内显示游离积液无回声区，可不显示膀胱影像或膀胱始终处于不充盈状态，腹腔内积液伴随尿液的增加而增多，超声引导下腹腔穿刺抽出尿液可确诊。

腹部创伤还可致腹膜后血肿，腹膜后血肿超声表现为腹膜后间隙出现无回声、低回声或混杂回声包块，包块壁较厚而不规则，随访观察血肿可吸收，如观察中血肿继续增大提示有腹膜后活动性出血。

二、腹部大血管及下肢动静脉

检查内容：急诊床旁超声检查时，可能被超声显示的腹部大血管包括腹主动脉、下腔静脉、肠系膜上动脉、肠系膜上静脉、腹腔干、髂动脉、髂静脉，亦可因腹部肠管胀气部分血管显示不够清晰，腹部动脉大血管疾病主要包括腹主动脉瘤、腹主动脉夹层、动脉栓塞、动脉血栓和大动脉炎；静脉疾病主要为静脉血栓。急诊超声可以检查的下肢血管包括：股动脉、股静脉、腘动脉、腘静脉、胫前动脉及足背动脉、胫后动脉、胫后静脉、小腿肌肉静脉及肌肉间静脉。根据病情可以检查单侧肢体的动脉或静脉，也可选择只检查哪一支或某一部位的血管。急诊超声检查下肢血管疾病主要包括动脉栓塞和血栓形成、深静脉及浅静脉血栓形成等。

检查方法及声像图表现：上述血管性疾病的超声检查均采用血管长轴及短轴切面的连续性扫查，长轴扫查用于确定病变血管累及的范围，短轴扫查用于确定病变对血管内腔的影响以及血管周围是否存在其他病变，下肢血管性疾病超声检查常需双侧对照检查。腹主动脉瘤多在肾动脉开口水平以下，可累及双侧髂动脉，声像图表现为：① 血管扩张，内径大于 3 cm；② 病变处血管外径与其远端外径之比大于 1.5；③ 动脉瘤可合并动脉硬化斑块、附壁血栓，表现为局部管壁增厚，有高回声、低回声或混合回声附着于动脉管壁；④ 彩色多普勒及脉冲多普勒可显示动脉血液充盈情况和血流动力学的变化。腹主动脉、肠系膜上动脉、腹腔干、髂动脉均可发生动脉栓塞，动脉栓塞声像图表现为：① 动脉血管内腔透声差，内充填高或低回声；② 彩色多普勒超声显示管腔内无血流信号，脉冲多普勒超声管腔内检测不到血流频谱；③ 来源于心脏的栓子可在左心房、左心室内或二尖瓣上显示血栓回声。大动脉炎可累及腹主动脉及其属支，声像图表现为：① 受累血管管壁均匀性增厚，管腔向心性狭窄；② 彩色多普勒显示管腔内纤细血流信号，完全闭塞则管腔内无血流信号。肠系膜上静脉、下腔静脉及髂静脉均可出现血栓，超声表现为管腔内出现附壁或充满高回声、低回声或混合回声，血管可增宽，血管透声性差，彩色多普勒显示管腔内血流信号充盈缺损或无血流信号。急性下肢动脉栓塞声像图表现为：① 栓塞部位动脉血管内出现异常回声，并充满管腔；② 彩色多普勒显示栓塞部位动脉内及其远端无血流信号；③ 脉冲多普勒显示栓塞部位的近心端动脉血流阻力增大。急性下肢动脉血栓闭塞多见于老年患者，且多有糖尿病病史，声像图表现为：① 下肢动脉管壁明显增厚，管壁附着高回声或强回声斑块；② 双侧下肢动脉管腔形态不规则，显示不同程度的管腔狭窄，彩色多普勒显示血流束纤细；③ 闭塞部位血管腔内充满低回声，彩色多普勒显示闭塞部位及其远端无血流信号。下肢静脉血栓患者多有长期卧床，亦可与外伤或手术后使用抗凝药物并卧床有关，血栓部位的远端肢体肿胀，声像图表现为：① 血栓部位的深静脉或浅静脉内出现异常回声，可以附壁亦可充满管腔；② 新近形成的血栓多表现为低回声，陈旧性血栓回声增高；③ 彩色多普勒显示血栓部位管腔充盈缺损，完全充填时血管内无血流信号；④ 血栓部位的静脉血管管径多增粗；⑤ 正常下肢静脉探头稍加压力可被压瘪，血栓形成时血管不易被压瘪，新鲜血栓禁止加压以免脱落。

三、妇科与产科

检查内容：急诊床旁超声检测的妇产科急症包括：异位妊娠破裂出血、黄体破裂出血、前置胎盘出血、胎盘早剥及卵巢囊肿或肿瘤蒂扭转等。患者情况紧急，不能待膀胱充盈后常规经腹部超声检查，阴道出血时为防止感染亦不宜行经阴道超声检查。

检查方法及声像图表现　异位妊娠破裂和黄体破裂均可出现腹腔大量积血，临床表现为低血压休克，急诊超声检查腹腔内显示大量游离积液，部分患者附件区可显示混合回声包块，宫腔内无孕囊回声。二者鉴别主要依赖病史和尿 HCG 检查。胎盘早剥是指妊娠 20 周后或分娩期，正常位置的胎盘在胎儿娩出前部分或全部从子宫壁剥离。重型胎盘早剥起病急、进展快，可威胁母儿生命。胎盘早剥声像图表现为：① 胎盘与子宫壁间出现边缘模糊、形态不规则的液性暗区，其内可见散在光点光斑回声，常见于隐性剥离；② 胎盘与子宫壁间可见中等回声肿物；③ 胎盘边缘长形索状肿物，或胎膜与宫壁间见凸向羊膜腔内肿物，呈液性区或低回声伴散在光点回声；④ 当胎盘后血肿与胎盘分界不清时，仅表现为胎盘增厚；⑤ 羊水内可出现散在漂浮的点状回声，胎儿超声检查可显示胎儿心脏有无搏动。前置胎盘是指妊娠晚期胎盘附着于子宫下段或覆盖在宫颈内口处。分为中央性前置胎盘、部分性前置胎盘、边缘性前置胎盘。声像图表现为：① 中央性前置胎盘的胎盘实质回声完全覆盖宫颈内口；② 部分性前置胎盘，在临产后宫颈口开放 3 cm 以上，胎盘实质回声覆盖部分宫颈口；③ 边缘性前置胎盘的胎盘下缘回声紧靠宫颈内口，但未覆盖宫颈内口。女性患者突发下腹剧痛，超声检查时如发现附件区较大包块，应考虑到卵巢囊肿或肿瘤蒂扭转的可能。卵巢肿瘤囊肿或蒂扭转声像图表现为：① 肿瘤轻度增大，张力增高；② 彩色多普勒超声检查，卵巢肿瘤实性部分或囊性部分的囊壁血流信号明显减少或无血流信号。

（王兴田）

主要参考文献

[1] Kudenchuk P J, Brown S P, Daya M, et al. For the Resuscitation Outcomes Consortium Investigators. Amiodarone, lidocaine, or placebo in out-of-hospital cardiac arrest[J]. N Engl J Med, 2016, 374: 1711 - 1722.

[2] Panchal A R, Berg K M, Kudenchuk P J, et al. 2018 American Heart Association focused update on advanced cardiovascular life support use of antiarrhythmic drugs during and immediately after cardiac arrest: an update to the American Heart Association guidelines for cardiopulmonary resuscitation and emergency cardiovascular care[J]. Circulation, 2018, 138(23).

[3] Soar J, Donnino M W, Aickin R, et al. 2018 international consensus on cardiopulmonary resuscitation and emergency cardiovascular care science with treatment recommendations summary[J]. Resuscitation, 2018, 133: 194 - 206.

[4] Valdes S O, Donoghue A J, Hoyme D B, et al. Outcomes associated with amiodarone and lidocaine in the treatment of in-hospital pediatric cardiac arrest with pulseless ventricular tachycardia or ventricular fibrillation[J]. Resuscitation, 2014, 85: 381 - 386.

[5] Mosier J M. Extracorporeal membrane oxygenation (ECMO) for critically ill adults in the emergency department: history, current applications, and future directions[J]. Crit Care, 2015 Dec 17, 19: 431.

[6] Extracorporeal Life Support Organization ECLS registry report. International Summary, Ann Arbor, January 2015.

[7] WHO/NHLBI Workshop Report. National Heart, Lung, and Blood Institute. Global strategy for asthma management and prevention, 1995.

[8] Global Initiative for Asthma. Global strategy for asthma management and prevention. Revised, 2015.

[9] MandeU L A, Wunderink R G, Anzueto A, et al. Infectious Diseases Society of America/American Thoracic Society consensus guidelines on the management of community-acquired pneumonia in adults [J]. Clin Infect Dis, 2007, 44(Suppl 2): S27 - 72.

[10] Tom H. Boyles, Adrian Brink, Greg L. Calligaro, et al. South African guideline for the management of community acquired pneumonia in adults[J]. J Thorac Dis, 2017, 9(6): 1469 - 1502.

[11] Andre C. Kalil, a Mark L. Metersky, a Michael Klompas, et al. Management of Adults With Hospital-acquired and Ventilator-associated Pneumonia: 2016 Clinical Practice Guidelines by the Infectious Diseases Society of America and the American Thoracic Society[J]. Clin Infect Dis, 2016, 63(5): e61 - e111.

[12] Andrew Rhodes, Laura E. Evans, Waleed Alhazzani, et al. Surviving Sepsis Campaign: International Guidelines for Management of Sepsis and Septic Shock: 2016. Intensive Care Medicine, 2017, 43(3): 304 - 377.

[13] A Mebazaa, MB Yilmaz, P Levy, et al. Recommendations on pre - hospital & early hospital management of acute heart failure: a consensus paper from the Heart Failure Association of the European Society of Cardiology, the European Society of Emergency Medicine and the Society of

Academic Emergen[J]. European Journal of Heart Failure,2015,17(6):544 - 558.
[14] Levy B,Bastien O,Benjelid K,et al. Experts' recommendations for the management of adult patients with cardiogenic shock. Ann Intensive Care,2015,5(1):52.
[15] Rose J J,Wang L,Xu Q,McTiernan CF,Shiva S,Tejero J,Gladwin MT. Carbon Monoxide Poisoning: Pathogenesis,Management,and Future Directions of Therapy[J]. Am J Respir Crit Care Med,2017, 195(5):596 - 606.
[16] Chen W,Liang X,Nong Z,Li Y,Pan X,Chen C,Huang L. The Multiple Applications and Possible Mechanisms of the Hyperbaric Oxygenation Therapy[J]. Med Chem,2018 Dec 18.
[17] Kuo S C,Hsu C K,Tsai C T,Chieh M J. Hyperbaric Oxygen Therapy and Acute Carbon Monoxide Poisoning. 2018 Aug,65(4):11 - 17.
[18] Mayumi T,Yoshida M,Tazuma S,et al. Practice Guidelines for Primary Care of Acute Abdomen 2015 [J]. J Hepatobiliary Pancreat Sci,2016 Jan,23(1):3 - 36.
[19] Crockett S D,Wani S,Gardner T B,et al. American Gastroenterological Association Institute Guideline on Initial Management of Acute Pancreatitis[J]. Gastroenterology,2018 Mar,154(4):1096 - 1101.
[20] 许铁,张劲松. 急救医学. 南京:东南大学出版社,2010.
[21] 王立祥,孟庆义,余涛. 2018 中国心肺复苏培训专家共识[J]. 中华急诊医学杂志,2018,30(5):385 - 400.
[22] 龙村. 体外膜肺氧合循环支持专家共识[J]. 中国体外循环杂志,2014,12(2).
[23] 中国医师协会急诊医师分会. 中国急诊重症肺炎临床实践专家共识[J]. 中国急救医学,2016,36(2).
[24] 中国医师协会急诊医师分会. 中国急诊感染性休克临床实践指南[J]. 中华急诊医学杂志,2016,25 (3):274 - 287.
[25] 刘大为. 实用重症医学. 2 版. 北京:人民卫生出版社,2017.
[26] 邓小明,李文志. 危重病医学. 4 版. 北京:人民卫生出版社,2016.
[27] 陈志芳,赵斌. 2015 年急腹症基本临床实践指南解读[J]. 中国医刊,2017,52(6):569 - 573.
[28] 中华医学会外科学分会胰腺外科学组. 急性胰腺炎诊治指南(2014)[J]. 中华普通外科学文献(电子版),2015,9(2):86 - 89.
[29] 王鹏旭,尚东. 急性胰腺炎的国内外主要指南分析[J]. 肝胆胰外科杂志,2017,29(1):1 - 5.
[30] 中华医学会肝病学分会,中华医学会消化病学分会,中华医学会内镜学分会. 肝硬化门静脉高压食管胃静脉曲张出血的防治指南[J]. 临床肝胆病杂志,2016,32(2):203 - 219.
[31] 中国医师协会急诊医师分会. 急性上消化道出血急诊诊治流程专家共识[J]. 中国急救医学,2015,35 (10):865 - 873.
[32] 中华医学会血液学分会血栓与止血学组. 弥散性血管内凝血诊断与治疗中国专家共识[J]. 中华血液学杂志,2012,33(11):978 - 979.
[33] 中华医学会血液学分会血栓与止血学组. 弥散性血管内凝血诊断中国专家共识[J]. 中华血液学杂志, 2017,38(5):361 - 363.
[34] 中华医学会外科学分会胰腺外科学组. 急性胰腺炎诊治指南(2014)[J]. 中华普通外科学文献(电子版),2015,9(2):86 - 89.
[35] 中国医师协会急诊医师分会,中国毒理学会中毒与救治专业委员会. 急性中毒诊断与治疗中国专家共识. 中国急救医学,2016,36(11):961 - 974